协和医考

2024

全国公共卫生执业医师资格考试

应试习题集

（含解析）

公共卫生执业医师资格考试专家组　编

中国协和医科大学出版社

北　京

图书在版编目（CIP）数据

2024全国公共卫生执业医师资格考试应试习题集：含解析/公共卫生执业医师资格考试专家组编. —北京：中国协和医科大学出版社，2024.1

（协和医考）

ISBN 978-7-5679-2359-1

Ⅰ.①2… Ⅱ.①公… Ⅲ.①公共卫生学-资格考试-习题集 Ⅳ.①R1-44

中国国家版本馆CIP数据核字（2024）第007400号

协和医考

2024全国公共卫生执业医师资格考试应试习题集

（含解析）

编　　者：公共卫生执业医师资格考试专家组

策划编辑：魏亚萌

责任编辑：张秋艳　魏亚萌　曾小珍　沈紫薇　陈　卓

封面设计：邱晓俐

责任校对：张　麓

责任印制：张　岱

出版发行：中国协和医科大学出版社

（北京市东城区东单三条9号　邮编100730　电话010-65260431）

网　　址：www. pumcp. com

经　　销：新华书店总店北京发行所

印　　刷：三河市龙大印装有限公司

开　　本：850mm×1168mm　1/16

印　　张：39. 25

字　　数：1290千字

版　　次：2024年1月第1版

印　　次：2024年1月第1次印刷

定　　价：129. 00元

ISBN 978-7-5679-2359-1

编者名单

主　编　阎升光　武建辉　孙　健

副主编　闫立成　徐厚君　薛　玲　李小明

编　者　（按姓氏笔画排序）

于立群　王宏丽　王俊玲　付瀚颖　白　静　朱　文
朱　皓　刘　楠　刘守宏　刘慧珍　闫立成　孙　健
李小明　李金龙　李媛媛　佟俊旺　张晓蕾　陈敬绵
武建辉　侯丽颖　钱庆增　徐厚君　高福佳　常　全
崔立华　阎升光　蒋　宁　韩铁生　薛　玲

出版说明

我国执业医师资格考试已经进入第25个年头，这项政策对于加强我国医师队伍建设，提高执业医师的综合素质，保护医师合法权益，规范医师管理制度，完善医师培养制度，发挥了积极的作用。

为帮助考生在繁忙的临床实践期间更有效地复习，更方便地了解与掌握执业医师资格考试的要求，提高考生分析问题、解决问题的能力，从而顺利通过考试，中国协和医科大学出版社推出了“协和医考”系列丛书。25年来，中国协和医科大学出版社在本套丛书的出版过程中，以及每年与广大考生读者反馈交流的工作中，摸索出了我国执业医师资格考试的基本规律，积累了丰富的出版应试丛书的经验，为考生提供了不同层次、不同阶段和不同需求的应试参考书。

本套丛书由中国协和医科大学出版社组织相关专业专家编写，并邀请了专职从事执业医师资格考试研究的培训专家进行审定。内容紧扣最新版《医师资格考试大纲》，以规划教材为基础，以临床能力为重点，侧重于理论与实践的综合运用。本套丛书品类齐全，从应试指导、核心考点精讲，到各类习题集和模拟试卷等，能够满足广大考生复习考试的需要。

“当医生就当好医生，当好医生就读协和医书”，拥有25年执业医师资格考试用书出版经验的中国协和医科大学出版社为全国争当好医生的读者，提供这套全面、准确、实用的应试丛书。我们期望能够对广大考生顺利通过执业医师资格考试有所助益，为我国医学教育及医学事业的发展作出积极的贡献。丛书内容如有不当之处，欢迎各位考生和同仁批评指正。如有关于丛书内容及考试的相关问题，请扫描下方二维码，有专属微信客服为你解答。

前　言

国家执业（助理）医师资格考试是我国医务人员的行业准入考试，分为临床、口腔、公卫、中医（中医和中西医结合）和乡村5个专业。考试方式分为实践技能考试和医学综合笔试，实践技能考试时间一般在每年的6月份，医学综合笔试一般在每年的8月底。执业医师资格考试综合笔试共分4个单元，每单元150题，由国家医学考试中心组织全国统一命题，统一考试。

本书按照2024版公卫医师资格考试大纲的要求进行编写，主要内容更新如下：医学人文综合增加了医学人文素养；临床医学综合更改为按照诊断学、内科学、外科学、妇产科学、儿科学五部分内容进行整合；基础医学综合和公共卫生综合部分也根据大纲进行了相应修订，力求覆盖最新版医师资格考试大纲设置的所有知识点。对分数占比最高的第四部分公共卫生综合中的每题均进行了详细解析，以方便考生掌握考点，加深理解记忆。

为了能实战模拟考试，本书与考卷题型设置相同，分为“A型题”和“B_1型题”，前者包括A_1、A_2、A_3/A_4题型，其中A_1型题是单句型最佳选择题，A_2型题是病例摘要最佳选择题，A_3/A_4型题是病例组型和病例串型最佳选择题。B_1型题是标准配伍题。

尽管力臻完善，难免存在疏漏与不足之处，我们诚挚地希望考生和同道提出宝贵的意见与建议。预祝广大考生通过努力取得好成绩，成为合格的公共卫生执业医师！

编　者

2023年12月

目 录

第一部分 医学人文综合

第二部分 基础医学综合

第三部分 临床医学综合

第四部分 公共卫生综合

第一部分

医学人文综合

第一章　医学心理学

第一节　医学心理学总论

【A_1 型题】

1. 医学心理学的研究对象为
   A. 人类心理活动的规律
   B. 人类行为的科学发展
   C. 疾病发生发展的规律
   D. 影响健康的有关心理问题和行为
   E. 疾病预防和治疗的原则
2. 医学心理学研究任务不包括
   A. 研究心理因素对人体健康的影响及其机制
   B. 研究个性的形成和发展
   C. 研究自我调节对防病、治病和康复的作用
   D. 研究疾病过程中的心理反应
   E. 研究心理因素在疾病发展过程中的作用
3. 生物心理社会医学模式认为
   A. 心身是统一的
   B. 心理对健康和疾病有能动作用
   C. 心理因素、社会因素和生物因素都影响人体健康和疾病的发生
   D. 在健康和疾病问题上应将人视为一个整体
   E. 以上都是
4. 不属于医学心理学相关学科的是
   A. 健康心理学
   B. 变态心理学
   C. 神经心理学
   D. 药物心理学
   E. 教育心理学
5. 不属于医学心理学基本观点的是
   A. 心身统一
   B. 被动调节
   C. 情绪作用
   D. 个性特征
   E. 认知评价
6. 《黄帝内经》提出的“天人合一”“形神合一”的心理学观点属于医学心理学发展的哪一阶段
   A. 神灵医学心理学时代
   B. 哲学医学心理学时代
   C. 科学医学心理学时代
   D. 现代医学心理学时代
   E. 以上都不是

【B_1 型题】

（7~8 题共用备选答案）
   A. 调查法
   B. 临床观察法
   C. 个案法
   D. 实验法
   E. 心理测验法
7. 通过交谈或问卷的方法了解一些人对某一事件的感受、态度和行为，在医学心理学的研究方法中属于
8. 通过严格控制条件，研究行为或活动条件与心理的因果关系，在医学心理学的研究方法中属于

参考答案

【A_1 型题】

1. D　2. B　3. E　4. E　5. B　6. B

【B_1 型题】

7. A　8. D

第二节　医生个人的心理能力

【A_1 型题】

1. 心理过程包括哪3个过程
   A. 气质、性格和能力
   B. 动力、活动和评价
   C. 认识、情绪和意志
   D. 认识、人格和活动
   E. 动力、情绪和意志
2. 人类心理过程的认识过程不包括
   A. 感觉
   B. 信念
   C. 记忆
   D. 思维
   E. 想象
3. “想象”这种心理活动属于
   A. 情感过程
   B. 意志过程
   C. 意识过程
   D. 个性特征
   E. 认识过程
4. 与情绪形成有关的3个要素是
   A. 环境、心境、生理变化
   B. 情景、心境、条件反射
   C. 情景、刺激、生理过程
   D. 认知、反应、结果评价
   E. 情景、认知、生理变化
5. 情绪是与何种需要相联系的
   A. 生理需要
   B. 交际需要
   C. 认知需要
   D. 安全需要
   E. 自我实现需要
6. 情绪可通过哪些系统的生理反应对人体的健康产生影响
   A. 呼吸系统、循环系统和泌尿系统
   B. 神经系统、循环系统和泌尿系统
   C. 呼吸系统、循环系统和免疫系统
   D. 神经系统、内分泌系统和免疫系统
   E. 呼吸系统、内分泌系统和免疫系统
7. 情感对于情绪来说具有的特点是
   A. 强烈而冲动
   B. 伴有明显的行为变化
   C. 伴有明显的生理变化
   D. 稳定而深刻
   E. 带有明显的情境性
8. 人格核心是
   A. 气质
   B. 能力
   C. 性格
   D. 需要
   E. 动机
9. 卡特尔认为人格是由什么构成的
   A. 人格因素
   B. 人格特征
   C. 根源特质
   D. 表面特质
   E. 人格特质
10. 艾森克认为人格的维度有
    A. 情绪性维度、气质性维度和稳定性维度
    B. 情绪性维度、内外向维度和精神质维度
    C. 气质性维度、内外向维度和稳定性维度
    D. 理智性维度、情绪性维度和意志性维度
    E. 理智性维度、内外向维度和精神质维度
11. 胆汁质气质的人，其高级神经活动类型属于
    A. 强、均衡而灵活的活泼型
    B. 强、均衡而不灵活的安静型
    C. 强、不均衡而灵活的兴奋型
    D. 弱、不均衡、不灵活的抑制型
    E. 弱、均衡、灵活的灵活型
12. 不属于性格特征的是
    A. 对现实的态度特征
    B. 意志特征
    C. 情绪特征
    D. 应激特征
    E. 智力特征
13. A型行为性格与下列哪项疾病有关
    A. 溃疡病
    B. 风心病
    C. 冠心病
    D. 癌症
    E. 神经症
14. 与肿瘤有密切关系的行为是
    A. A型
    B. B型
    C. C型
    D. D型
    E. E型
15. 知觉是人脑对客观事物
    A. 个别属性的反映
    B. 整体属性的反映
    C. 本质属性的反映
    D. 特殊属性的反映
    E. 发展属性的反映
16. 动机产生的2个条件是
    A. 需要和目的
    B. 需求和目标
    C. 诱因和目的
    D. 需要和诱因
    E. 意志和目的
17. 按照需要起源，可把需要分为
    A. 生理性需要和社会性需要
    B. 生理性需要和心理性需要
    C. 自然需要和精神需要
    D. 物质需要和精神需要
    E. 物质需要和心理需要
18. 自觉地确定目的，并根据目的的支配自己的行为，克服困难以实现目的的心理过程是
    A. 认识
    B. 意志
    C. 情感

D. 感知
E. 思维

19. 人类能创造出“猪八戒”这一并不客观存在的文学形象，这恰好说明了
A. 心理是脑的功能
B. 心理是对客观现实的反映
C. 心理是极其复杂的
D. 心理是客观现实在人脑中的主观能动的反映
E. 动物进化中产生了神经结构这一物质基础之后才有了心理功能

20. 既想参赛锻炼自己，又怕成绩不好被人讥笑，此时的动机冲突是
A. 双趋冲突
B. 双避冲突
C. 趋避冲突
D. 双重趋避冲突
E. 双重避趋冲突

21. 顺利完成各种活动所必备的基本能力是
A. 语言能力
B. 想象能力
C. 辨别能力
D. 特殊能力
E. 一般能力

22. “感时花溅泪，恨别鸟惊心”，这种情绪状态是
A. 心境
B. 激情
C. 应激
D. 美感
E. 悲哀

23. 反映直接作用于感觉器官的客观事物的个别属性的心理过程是
A. 感觉
B. 知觉
C. 记忆
D. 思维
E. 想象

【A_2 型题】

24. 汽车正在行驶中，一名儿童突然冲向马路对面。司机急刹车，汽车在发出刺耳的刹车声后停住，儿童在车前的半米处跑过。这时司机顿感心跳加快，头上冒汗，手足无力，这种情绪状态是
A. 心境
B. 激情
C. 情感
D. 应激
E. 情操

【A_3/A_4 型题】

（25~26 题共用题干）

《红楼梦》中的林黛玉，其动作稳定缓慢，观察事物细致入微，敏感多疑，孤独多虑，情感体验深刻且持久。

25. 林黛玉的气质类型属于
A. 多血质
B. 黏液质
C. 胆汁质
D. 抑郁质
E. 兴奋质

26. 根据巴甫洛夫高级神经活动类型学说，林黛玉的神经活动类型属于
A. 抑制型
B. 兴奋型
C. 活泼型
D. 安静型
E. 均衡型

【B_1 型题】

（27~29 题共用备选答案）
A. 自觉性
B. 果断性
C. 坚韧性
D. 自制性
E. 独立性

27. 意志行动中善于控制自己的行动，约束自己言行的心理品质是意志的
28. 办事见异思迁，虎头蛇尾的人，其意志活动缺乏
29. 执拗和一意孤行的人，其意志活动缺乏

（30~31 题共用备选答案）
A. 生理需要
B. 安全需要
C. 爱与被爱的需要
D. 尊重的需要
E. 自我实现的需要

30. 马斯洛需要层次论中最高层次需要是
31. 发挥自己的潜能，实现自己的理想与抱负的需要是

（32~34 题共用备选答案）
A. 双趋冲突
B. 双避冲突
C. 趋避冲突
D. 双重趋避冲突
E. 双趋双避冲突

32. “前有狼，后有虎”，这种动机冲突是
33. “鱼与熊掌不可兼得”，这种动机冲突是
34. “想吃糖，又怕胖”，这种动机冲突是

参考答案

【A_1 型题】

1. C	2. B	3. E	4. E	5. A	6. D	7. D	8. C	9. E	10. B
11. C	12. D	13. C	14. C	15. B	16. D	17. A	18. B	19. D	20. C

21. E　22. B　23. A

【A_2 型题】

24. D

【A_3/A_4 型题】

25. D　26. A

【B_1 型题】

27. D　28. C　29. B　30. E　31. E　32. B　33. A　34. C

第三节　心理健康

【A_1 型题】

1. 心理健康标准不包括
   A. 人格健全
   B. 思想内容健康
   C. 情绪乐观稳定
   D. 行为和生活方式健康
   E. 智力正常
2. 心理健康应从何时抓起
   A. 胎儿期
   B. 新生儿期
   C. 乳儿期
   D. 婴儿期
   E. 幼儿期
3. 智力发展的关键期在
   A. 3岁前
   B. 4岁前
   C. 5岁前
   D. 6岁前
   E. 7岁前
4. 不属于青少年心理健康教育主要内容的是
   A. 性生理、性心理、性道德教育
   B. 世界观、人生观、价值观教育
   C. 友谊观和恋爱观教育
   D. 学习策略和方法的教育
   E. 自我意识形成教育
5. 同时能刺激多种感官的游戏或运动，叫作
   A. 感觉运动训练
   B. 体育活动训练
   C. 人格发展训练
   D. 自制能力训练
   E. 感觉整合训练
6. 青春期自我意识中的主要矛盾不包括
   A. 理想与现实
   B. 性意识与社会规范
   C. 本我与超我
   D. 独立与依赖
   E. 交往与封闭

【B_1 型题】

（7~8题共用备选答案）
A. 0~1岁
B. 1~3岁
C. 3~7岁
D. 7~11岁
E. 11~13岁，14岁

7. 人格发展关键期是
8. 语言发展关键期是

参考答案

【A_1 型题】

1. B　2. A　3. E　4. E　5. E　6. C

【B_1 型题】

7. C　8. B

第四节　心理应激与心身疾病

【A_1 型题】

1. 应激的概念可理解为
   A. 外界刺激和环境要求
   B. 对外界刺激和环境要求的反应
   C. 对环境不适应或适应的反应
   D. 对环境要求与应付能力评估后的状态
   E. 内外刺激因素
2. 人生会受到无数应激源的作用，只有那些对人有意义的刺激物才能引起心理应激反应，这些事物是否对人有意义，很

大程度上取决于
A. 应激源的强度
B. 应激源的性质
C. 应激源的数量
D. 人的认知评价
E. 人的智力水平

3. 不影响个体对应激的认知评价的是
A. 人格特征
B. 生活经历
C. 应激源性质
D. 对应激源的敏感度
E. 当时个体的心身状态

4. 人们在遇到压力、痛苦、困境时，引起自杀的主要原因是
A. 逃避应激源
B. 排除应激源
C. 难以应对应激源
D. 没意识到应激源
E. 想超越应激源

5. 布雷迪曾做过这样的实验，两只猴子各坐在自己被约束的椅子上，每隔一定时间通一次电，其中一只猴子（A）能自己断电而避免电击，另一只猴子（B）则不能，最终
A. A 得了溃疡病
B. B 得了溃疡病
C. A、B 均得了溃疡病
D. A、B 均未得病
E. A、B 均得了高血压

6. 在相同应激源作用下而产生不同的应激反应，其主要原因是个体的
A. 体质不同
B. 认知评价不同
C. 敏感强度不同
D. 反应强度不同
E. 文化程度不同

7. 不应列为心理应激对健康有消极影响的是
A. 使已有的疾病加重
B. 适应性调整，恢复内稳态
C. 使原有的疾病复发
D. 损害适应能力，引发心身症状
E. 与其他因素共同影响引发新的疾病

8. 面对威胁性的应激源，通过各种适当的心理和行为对策来消除或缓解个体的紧张状态，称之为
A. 激励
B. 解脱
C. 回避
D. 应对
E. 超脱

9. 下列生活事件中，属于正性生活事件的是
A. 夫妻分居
B. 结婚
C. 坐牢
D. 子女离家
E. 改行

10. 心身疾病是
A. 心理社会因素在病因上起主导作用的躯体疾病
B. 由心理社会因素引起的精神疾病
C. 由心理社会因素引起的器官系统的功能性改变
D. 由心理社会因素引起的神经症
E. 由心理社会因素引起的生理反应

11. 心身疾病的界定条件是
A. 在发病的原因中心理社会因素是重要的因素
B. 具有由心理因素引起的躯体症状
C. 具有明显的器质性病理改变或病理生理变化
D. 不是神经症和精神病
E. 以上都是

12. 按照心身医学的观点，下列疾病中属于心身疾病的是
A. 精神分裂症
B. 抑郁症
C. 消化性溃疡
D. 大叶性肺炎
E. 精神发育迟滞

13. 与心身疾病的诊断无关的是
A. 根据临床症状、体征和特殊检查明确器质性改变
B. 疾病的发生有相平行的心理社会因素
C. 排除神经症和精神疾病
D. 单纯的生物医学疗法收效甚微
E. 由某种躯体疾病引发心理障碍

14. 关于心身关系，你认为最正确的是
A. 心身二元论
B. 心身统一论
C. 神灵支配论
D. 心身还原论
E. 心身平行论

15. 使用 Holmes Rahe 的社会再适应量表测量某人的生活事件，LCU 总分为 250，预示以后两年内患心身疾病的概率为
A. 无可能性
B. 30%
C. 50%
D. 70%
E. 100%

【A_3/A_4 型题】

（16~19 题共用题干）

一男性，某省厅干部，平时不嗜烟酒，生活规律；但性情急躁，易激动，工作认真，争强好胜，雄心勃勃。1 年前单位减员时调入某厂工作，常因小事上火，发脾气。3 日前因心绞痛入院，诊断为冠心病。

16. 病前患者的人格类型是
A. A 型
B. B 型
C. C 型
D. A、B 混合型
E. B、C 混合型

17. 发病的明显原因是
A. 物理性因素
B. 化学性因素
C. 生物性因素
D. 心理社会因素

E. 以上都是

18. 患者的情绪反应属于

A. 抑郁反应

B. 恐怖反应

C. 厌恶反应

D. 愤怒反应

E. 以上都不是

19. 对于患者应采取哪种干预措施

A. 认知疗法

B. 药物疗法

C. 生物反馈疗法

D. 放松疗法

E. 以上都是

（20~23题共用题干）

患者，女性，55岁。丧偶8年，现独居，嗜烟酒，不爱运动。平时性情抑郁，过分容忍，办事无主见，常顺从于别人。1月前行胃癌切除，术中及术后情绪低落，兴趣下降，常独自流泪，有轻生之念。

20. 患者病前的行为特征为

A. A型

B. B型

C. C型

D. 混合型

E. 以上都不是

21. 患者术后的情绪反应属于

A. 焦虑

B. 抑郁

C. 恐惧

D. 痛苦

E. 内疚

22. 患者患胃癌的主要原因为

A. 生活事件

B. 易感性人格特征

C. 情绪因素

D. 不良生活习惯

E. 以上都是

23. 对这种患者临床上应采取哪种措施

A. 支持性心理治疗

B. 认知疗法

C. 精神分析疗法

D. 药物治疗

E. 以上都是

【B_1 型题】

（24~25题共用备选答案）

A. 躯体性应激源

B. 心理性应激源

C. 社会性应激源

D. 职业性应激源

E. 文化性应激源

24. 个体的强烈需求或过高的期望属于

25. 语言、风俗习惯的改变属于

（26~27题共用备选答案）

A. 应激的行为反应

B. 应激的情绪反应

C. 应激的生理反应

D. 应激的防御反应

E. 以上都不是

26. 一个家庭关系紧张的人，尽可能缩短在家逗留的时间，变成一个“工作迷”，这一现象是

27. 一位外科手术前的患者，坐卧不安，眉头紧锁，小动作多，这一现象是

（28~29题共用备选答案）

A. 分散对消极应激源的注意

B. 努力忘却消极应激源的情景状态

C. 增加对威胁情境的回避能力

D. 利用各种放松技术

E. 锻炼意志

28. 有效应对应激的评价调整方法是

29. 应对应激以减轻紧张的措施是

（30~31题共用备选答案）

A. 培养健全人格，锻炼应对能力，获取社会支持

B. 药物治疗

C. 病情变化与心理社会因素有关

D. 心身相结合的原则

E. 心理治疗

30. 心身疾病的治疗原则是

31. 心身疾病的诊断原则之一是

参考答案

【A_1 型题】

1. D　2. D　3. D　4. C　5. B　6. B　7. B　8. D　9. B　10. A

11. E　12. C　13. E　14. B　15. C

【A_3/A_4 型题】

16. A　17. D　18. E　19. E　20. C　21. B　22. E　23. E

【B_1 型题】

24. B　25. E　26. A　27. B　28. A　29. D　30. D　31. C

第五节　心理评估

【A_1型题】

1. 心理测验工作应遵守的原则为
   A. 真诚、中立、回避
   B. 自强、自立、自省
   C. 信度、效度、常模
   D. 客观、保密、标准化
   E. 自主、学习、实效
2. 用16种人格因素测验量表（16PF）测验某人的人格特征，这一方法是依据
   A. 弗洛伊德人格理论
   B. 卡特尔人格理论
   C. 艾森克人格理论
   D. 斯金纳人格理论
   E. 罗杰斯人格理论
3. 为了了解被检者的思维品质，检查者使用了填词测验，这种测验方法属于
   A. 投射法
   B. 问卷法
   C. 作业法
   D. 操作法
   E. 以上都不是
4. 明尼苏达多相人格调查表（MMPI）最初是根据什么需要编制的
   A. 心理学应用
   B. 职业选择
   C. 临床医学
   D. 人类学研究
   E. 精神病临床
5. 心理测验按组织方式进行分类的是
   A. 个别测验、团体测验
   B. 文字测验、非文字测验
   C. 问卷法、操作法、投射法
   D. 调查法、观察法、会谈法
   E. 智力测验、人格测验、特殊能力测验
6. 心理测量的误差主要来源有
   A. 施测条件
   B. 主试者素质
   C. 应试者动机
   D. 应试者生理状态
   E. 以上都是
7. IQ =［13(X−M)/S］+100 称为
   A. 比率智商
   B. 离差智商
   C. 百分位智商
   D. 中位数智商
   E. 人格智商
8. 心理评估常用的方法不包括
   A. 会谈法
   B. 调查法
   C. 实验法
   D. 作品分析法
   E. 心理测验法
9. 艾森克人格问卷的量表中，代表情绪稳定性特征的是
   A. E
   B. N
   C. P
   D. L
   E. 以上都不是
10. “比奈-西蒙量表”属于一种
   A. 智力测验
   B. 人格测验
   C. 神经心理测验
   D. 评定量表
   E. 投射测验
11. 智商同为85，其一是山区农民，结合他受教育程度和所处环境，考虑其智力基本正常；其二是某大学教授，结合其他表现，考虑有大脑退行性改变的可能，这是遵循心理测验的
   A. 标准化原则
   B. 保密性原则
   C. 客观性原则
   D. 统一性原则
   E. 以上都不是
12. 智商IQ的结果“高于平常”，是指其分数为
   A. 70~79
   B. 80~89
   C. 90~109
   D. 110~119
   E. 120~129
13. 临床心理评估是心理治疗和心理咨询的
   A. 前提
   B. 依据
   C. 效果判定
   D. 效果评价
   E. 以上都是
14. 洛夏测验作为一种心理测验，其所用的方法是
   A. 投射法
   B. 问卷法
   C. 作业法
   D. 观察法
   E. 会谈法
15. 一位心理学专家为了对一名3岁幼儿作心理评估，去孩子所在的幼儿园观看该幼儿在游戏中的表现，这种心理评估的方法是
   A. 现状调查法
   B. 自由式会谈法
   C. 控制观察法
   D. 自然观察法
   E. 心理测验法
16. 使用明尼苏达多相人格调查表（MMPI）测查某人的人格特征，并计算各人格因子得分，这是
   A. 心理评估
   B. 心理测量
   C. 心理测验
   D. 心理诊断
   E. 以上都不是
17. 依据心理学的理论和方法对人的心理品质及水平作出的鉴定称为
   A. 心理诊断
   B. 心理测量
   C. 心理测验

D. 心理调查
E. 心理评估

18. 目前我国最常用的智力量表是
A. 斯坦福-比纳智力量表
B. 洛奇-桑代克智力量表
C. 韦克斯勒智力量表
D. 瑟斯顿智力量表
E. 勒特国际操作量表

19. 反映一个测验工具的正确性是指该测验的
A. 效度
B. 信度
C. 样本
D. 常模
E. 概念

20. 投射性测验的理论基础是
A. 精神分析理论
B. 行为主义理论
C. 人本主义理论
D. 认知理论
E. 心理生理学理论

【B_1 型题】

（21~24 题共用备选答案）
A. 人格测验问卷
B. 智力测验
C. 人格投射测验
D. 评定量表
E. 神经心理学测验

21. 语言知觉测验属于
22. 主题统觉测验属于
23. 明尼苏达多相人格调查表属于
24. SCL-90 属于

参考答案

【A_1 型题】

1. D 2. B 3. A 4. E 5. A 6. E 7. B 8. C 9. B 10. A
11. C 12. D 13. E 14. A 15. D 16. B 17. E 18. C 19. A 20. A

【B_1 型题】

21. E 22. C 23. A 24. D

第六节 心理治疗与心理咨询

【A_1 型题】

1. 对恋物癖者电击的方法属于
A. 家庭脱敏
B. 冲击疗法
C. 厌恶疗法
D. 松弛疗法
E. 自由联想

2. 人本主义疗法有以下特点，但应除外
A. 以询者为中心
B. 放松训练
C. 把心理治疗看成一个转变过程
D. 非指令性治疗的技巧
E. 言语操作性条件试验

3. 应用心理学的方法影响或改变患者的感受、认识、情感和行为，调整个体与环境之间的平衡，称之为
A. 心理诊断
B. 心理治疗
C. 心理卫生
D. 心理咨询
E. 心理适应

4. 属于精神分析疗法的是
A. 系统脱敏法
B. 厌恶疗法
C. 自由联想
D. 森田疗法
E. 催眠疗法

5. 不论进行何种心理治疗，治疗者均应遵守以下原则，但除外
A. 真诚原则
B. 保密原则
C. 耐心原则
D. 中立与回避原则
E. 标准化原则

6. 心理治疗医生是否成熟称职的重要条件以及心理治疗成败的关键是
A. 医生的技术水平
B. 心理治疗实施的计划性
C. 是否坚持保密原则
D. 建立良好的医患关系
E. 治疗方法的灵活性

7. 心身疾病的治疗原则，不包括
A. 药物缓解症状
B. 自我心理调节
C. 矫正不良习惯
D. 不间断发泄
E. 心理护理

8. 替代学习疗法属于
A. 询者中心疗法
B. 精神分析疗法
C. 行为疗法
D. 认知疗法
E. 生物反馈疗法

9. 下列不属于行为疗法的是
A. 系统脱敏法
B. 厌恶疗法
C. 冲击疗法
D. 自由联想
E. 放松训练

10. 心理咨询的对象大多数是
A. 精神疾病患者

B. 躯体疾病患者
C. 心理异常者
D. 人格障碍者
E. 心理困难的正常人

11. 心理治疗和心理咨询本质上是相同的，但也有下列差别，应除外
A. 工作任务不同
B. 工作时间长短不同
C. 对象和情境不同
D. 身份和工作方式不同
E. 解决问题的性质和内容不同

12. 在人本主义治疗技术中最重要的是
A. 表达
B. 分析
C. 指导
D. 同情
E. 倾听

13. 心理咨询的基本手段不包括
A. 宣泄
B. 领悟
C. 帮助选择和决定
D. 强化自我控制
E. 增强自信心

14. 一般问题解决模式包含发现问题、分析问题、提出假设、实践和检验假设的几个要素，那么心理治疗过程中哪个阶段相当于提出假设
A. 问题探索阶段
B. 分析认识阶段
C. 治疗行动阶段
D. 结束巩固阶段
E. 以上都不是

15. 为保证材料真实，也为了维护心理治疗本身的声誉及权威性，因此心理治疗要坚持
A. 真诚原则
B. 耐心原则
C. 保密原则
D. 中立原则
E. 回避原则

【A_2 型题】

16. 一位来访者单位的同事，要求了解当事人心理治疗的情况，心理治疗师婉言谢绝，这是因为
A. 出于对来访者的尊重
B. 保持客观中立的立场
C. 不认识来访者的同事
D. 心理治疗的关系限定原则
E. 心理治疗的保密原则

17. 某患者，13 岁。在生活中养成不良的抽烟习惯，父母非常恼火，心理医师建议其采取的较有效地行为治疗是
A. 条件刺激和非条件刺激相结合
B. 环境因素和操作动作相结合
C. 厌恶刺激与不良行为相结合
D. 通过对不良行为的认识来矫正
E. 用转变注意力的方法来矫正

18. 患者，女性，20 岁。主诉自初中毕业后，越来越不能与陌生人接触，近 1 年来发展为见到熟人也害怕与之说话，且一说话就脸红，对于该患者心理治疗首选的方法为
A. 生物反馈
B. 系统脱敏法
C. 自由联想
D. 催眠治疗
E. 人本主义

19. 一位来访者要求心理治疗师帮助她作出决定，是否该与其男友分手，但心理治疗师并没有满足其要求，这是因为
A. 还没有考虑成熟
B. 没有这方面的经验
C. 保持客观中立
D. 要帮助来访者自立
E. 出于对来访者的尊重

20. 提出治疗过程要信任和依靠来访者自身的潜力，而不是依靠治疗师的指导性工作的心理学派观点是
A. 精神分析
B. 行为主义
C. 人本主义
D. 认知心理
E. 折中主义

【A_3/A_4 型题】

（21～23 题共用题干）

某女大学生，19 岁，病前有强迫性人格特征，在一次动物实验中，因抓大白鼠的方法不对而被鼠咬，引起焦虑和恐惧发作。而后表现为见鼠就惊叫、害怕、心跳剧烈，发展到有人谈到鼠也出现焦虑、紧张、出汗症状。患者主动求医，要求治疗

21. 对这位患者心理评估的最佳方法是
A. 调查法
B. 观察法
C. 会谈法
D. 作品分析法
E. 心理测验法

22. 根据临床表现，应诊断为
A. 焦虑性神经症
B. 疑病性神经症
C. 恐怖性神经症
D. 抑郁性神经症
E. 强迫性神经症

23. 心理治疗方法应首选
A. 自由联想疗法
B. 厌恶疗法
C. 奖励方法
D. 系统脱敏法
E. 生物反馈疗法

（24～27 题共用题干）

患者，女性，35 岁，某大学教师，3 个月前因出国问题与领导争吵，而后逐渐表现出情绪低落、兴趣减退，对未来悲观失望，认为领导和同事都疏远她，常有怨天尤人的表现；能主动求医，接触良好。

24. 针对此例，在心理评估上宜采用
  A. 调查法
  B. 观察法
  C. 会谈法
  D. 作品分析法
  E. 心理测验法
25. 其主要的情绪反应是
  A. 焦虑
  B. 恐惧
  C. 愤怒
  D. 抑郁
  E. 痛苦
26. 最合适的干预办法是
  A. 门诊精神科治疗
  B. 精神病院住院治疗
  C. 门诊心理治疗
  D. 门诊心理咨询
  E. 家庭或社会心理治疗
27. 初次接触首选的手段是
  A. 宣泄
  B. 领悟
  C. 强化控制
  D. 增强自信心
  E. 以上都不是

【B_1 型题】

（28~30题共用备选答案）
  A. 自由联想疗法
  B. 森田疗法
  C. 询者中心疗法
  D. 系统脱敏法
  E. 支持疗法
28. 以精神分析理论为基础的疗法是
29. 以行为主义理论为基础的疗法是
30. 以人本主义理论为基础的疗法是

参考答案

【A_1 型题】

1. C　2. B　3. B　4. C　5. E　6. D　7. D　8. C　9. D　10. E
11. B　12. E　13. C　14. B　15. C

【A_2 型题】

16. E　17. C　18. B　19. C　20. C

【A_3/A_4 型题】

21. B　22. C　23. D　24. C　25. D　26. D　27. A

【B_1 型题】

28. A　29. D　30. C

第七节　医患关系与医患沟通

【A_1 型题】

1. 患者，男性，55岁。机关干部。患胃溃疡多年，本次因胃出血入院，手术治疗后，病情平稳。此时，医患关系模式为
  A. 共同参与型
  B. 指导-合作型
  C. 被动-主动型
  D. 主动-主动型
  E. 主动-被动型
2. 应提倡的医患关系模式是
  A. 主动-被动型
  B. 指导-合作型
  C. 共同参与型
  D. 根据具体情况确定
  E. 以上都不是
3. 共同参与型的医患关系模式最适合于
  A. 急性患者
  B. 绝症患者
  C. 慢性患者
  D. 重症患者
  E. 精神疾病患者
4. 医师的临床知识和技能×患者的依从性，等于
  A. 治疗效果
  B. 技术交往
  C. 非技术交往
  D. 言语交往
  E. 非言语交往
5. 建立医患关系的原则是
  A. 疾病性质和患者年龄
  B. 疾病性质和患者的人格特征
  C. 疾病病程和患者的经济状况
  D. 患者的文化程度和情绪反应
  E. 患者的社会地位和经济状况

【B_1 型题】

（6~7题共用备选答案）
  A. 主动-被动型

B. 指导-合作型
C. 共同参与型
D. 强制-被动型
E. 指导-参与型

6. 一个昏迷患者被送到医院，医生对他进行处理，这种医患关系属于

7. 医生劝患者“你应该参加一些晨间锻炼”，这种医患关系属于

参考答案

【A_1 型题】

1. B　2. D　3. C　4. A　5. B

【B_1 型题】

6. A　7. B

第八节　患者的心理问题

【A_1 型题】

1. 不属于患者权利的内容是
   A. 受到社会尊重和理解
   B. 遵守医疗部门规章制度
   C. 享受医疗服务
   D. 保守个人秘密
   E. 免除或部分免除健康时的社会责任
2. 根据求医的决定权，可将求医行为分成
   A. 主动型、参与型、强制型
   B. 主动型、指导型、合作型
   C. 主动型、被动型、强制型
   D. 参与型、指导型、合作型
   E. 参与型、被动型、强制型
3. 不影响患者行为的因素是
   A. 患者的经济状况
   B. 患者的人口统计学特点
   C. 医患关系
   D. 疾病严重程度
   E. 治疗计划特点
4. 由患者的家长、家属或他人作出求医决定的求医类型是
   A. 主动型
   B. 被动型
   C. 强制型
   D. 顾虑型
   E. 合作型
5. 在患者常见的心理问题中，常表现为行为与年龄、社会角色不相符合，像回到婴儿时期，此患者的心理状态被称为
   A. 焦虑
   B. 回避
   C. 猜疑
   D. 愤怒
   E. 退化

【B_1 型题】

（6~8 题共用备选答案）
A. 角色行为缺如
B. 角色行为冲突
C. 角色行为减退
D. 角色行为强化
E. 角色行为异常

6. 期望继续享有患者角色所获得的利益，是患者角色的
7. 否认自己有病，不及时就医是患者角色的
8. 不把自己当患者，仍坚持带病工作是患者角色的

（9~10 题共用备选答案）
A. 主动型
B. 被动型
C. 强制型
D. 参与型
E. 合作型

9. 昏迷患者的求医行为属
10. 儿童患者的求医行为属

参考答案

【A_1 型题】

1. B　2. C　3. A　4. B　5. E

【B_1 型题】

6. D　7. A　8. C　9. B　10. B

第二章 医学伦理学

第一节 伦理学与医学伦理学

【A_1 型题】

1. 目前我国医学伦理学主要的研究方向是
   A. 公民道德问题
   B. 临床医学问题
   C. 公共道德的学说和体系
   D. 生命科学的发展
   E. 医学实践中的道德问题
2. 医学伦理学的研究对象，除外以下
   A. 医际之间的关系
   B. 医务人员和社会的关系
   C. 政府行政部门之间的关系
   D. 医务人员和医学科学发展之间的关系
   E. 医务人员和患者的关系
3. 在医学伦理学任务的提法中，错误的是
   A. 为医学的发展导向
   B. 反映社会对医学的需求
   C. 为符合医学道德的行为辩护
   D. 制定与预防、诊断、治疗相对应的伦理准则
   E. 在医患关系中，只是竭力维护患者的权益
4. 医学伦理学的一个重要特征是
   A. 灵活性
   B. 统一性
   C. 集体性
   D. 实践性
   E. 继承性
5. 世界上第一部《医学伦理学》发表在
   A. 1913 年
   B. 1903 年
   C. 1883 年
   D. 1813 年
   E. 1803 年
6. 医学模式转变对医师提出的根本性医学伦理学要求是
   A. 学习伦理学
   B. 学习生命价值论
   C. 学习公益理论
   D. 更加关注处于社会关系中的、作为一个整体的患者的人文方面
   E. 注重改变传统的医学道德观念
7. 医学伦理学的研究对象是
   A. 医学道德难题
   B. 医学道德理论
   C. 医学道德原则
   D. 医学道德实践
   E. 医学道德关系
8. 关于生物-心理-社会医学模式，下列提法中错误的是
   A. 人们关于健康和疾病的基本观点
   B. 21 世纪建立起来的一种全新医学模式
   C. 临床实践活动和医学科学研究的指导思想
   D. 在更高层次上实现了对人的尊重
   E. 不仅重视人的生物生存状态，而且更加重视人的社会生存状态
9. 能反映医学本质特征的是
   A. 人才
   B. 技术
   C. 设备
   D. 管理
   E. 道德
10. “医乃仁术”指医学伦理学是
   A. 医学的本质特征
   B. 医学活动中的一般现象
   C. 医学的非本质要求
   D. 医学的个别性质
   E. 个别医务人员的追求
11. 对医术与医德之间关系错误的理解是
   A. “医乃仁术”
   B. 有能力做的就应该去做
   C. “大医精诚”
   D. 临床医学决策同时也是伦理决策
   E. 前沿医学技术应用于临床必须有医德参与
12. 《希波克拉底誓言》的内容不涵盖以下哪一点
   A. 为病家保密
   B. 强调医生的品德修养
   C. 尊重同道
   D. 要有好的仪表和作用
   E. 为病家谋利益
13. 高科技应用在医学中所产生的伦理负效应主要表现为下列现象，但应除外的是
   A. 诊治依赖高科技手段
   B. 高技术低情感
   C. 高技术手段集中于“三级医院”中
   D. 滥用高科技手段，造成看病贵
   E. 医患关系的“物化”趋势
14. 高科技应用在医学中所带来的医学难题是
   A. 布局不合理
   B. “植物人”的治疗决策
   C. 卫生资源浪费严重
   D. 其使用背离医学目的
   E. 影响医学人才全面发展
15. 在高科技时代强调医学伦理教育的必要性，最主要的原因在于医学高新技术

A. 给患者带来了福音
B. 促进了医学发展
C. 应用中的双重效应提出了新的医德要求
D. 在西方被严重滥用的教训
E. 应用中出现了许多医德两难选择问题

【A_2 型题】

16. 患者，女性，在一次车祸中受重伤，送到医院后被判定为脑死亡，后来的全面检查表明：当时该“患者”腹中4个月的胎儿完全正常，如果“患者”凭借现代医术使植物人状态长期维持下去，就可以保证胎儿发育成熟，直至出生；如果让“患者”体面地死去，就必须撤掉生命维持系统。这个难题，要求医学服务认真解决
A. 医学中能不能做与伦理上应不应做的矛盾
B. 临床诊断技术的问题
C. 临床治疗技术的问题
D. 服务态度的问题
E. 医药卫生资源宏观分配的矛盾

17. 某患者在打羽毛球时，自己用球拍把额头碰破了一块皮，到某医院就医。接诊医生查看后，问明患者属公费医疗，于是开出了CT检查单。查后结果为阴性。此类现象产生的根源是
A. 医生诊断水平不高
B. 医生对高新技术手段过度迷信
C. 市场经济对医学服务的负面影响
D. 生物医学模式对医生的负面影响
E. 医院管理不到位

18. 患者，女性，59岁，因患肝硬化腹水，出现肝性脑病，多次昏迷，处于濒死状态。其子在得知母亲已治愈无望时，向主管医师提出书面请求：为其母实施“安乐死”，以尽快解除患者濒死前的剧痛。在家属再三请求之下，主管医师下了医嘱，先后两次注射复方氯丙嗪175mg，患者安静地死去。之后，主管医师及患者的儿子2人均以故意杀人罪被起诉立案，后经市人民法院多次公开审理及诉讼后，才宣告主管医师无罪释放。从医学伦理方面对该医师所作所为的正确评价是
A. 完全正确，其选择在医学上有充分依据
B. 完全错误，医师实行安乐死与杀人无异
C. 法律允许，但在伦理上是成问题的
D. 法律允许，在伦理上也是说得通的
E. 没有处理好医学决策与伦理判断之间的矛盾，是有着严重的伦理问题的

【A_3/A_4 型题】

（19~21题共用题干）

某高校一位副教授因高热住进职工医院，经B超、CT、抽血、抽骨髓化验等检查后，难以确诊。医生恐延误病情，于是给予高级抗生素治疗，但病情不好转。第16天，该院请某市医院会诊，仍依据上述检查结果而诊断为病毒性感冒，给予相应治疗后仍无济于事。患者在这两家医院里诊治达20多天，花费近万元，仍无明确诊断。后来，医院又请来了其他医院的某教授会诊。该教授并未盲目用理化检验手段，而是仔细问诊、查体，当在患者身上发现了3个极易被忽视的小红点时，疾病很快得到确诊：原来是患者在不久前游览西双版纳时被蚊虫叮咬，导致斑疹伤寒。确诊后，患者家属遵医嘱到药店花1.2元钱买了20片四环素，患者口服后痊愈。

19. 前两家医院的医生出现误诊误治的原因是
A. 服务态度不好
B. 过分依赖技术手段
C. 患者病情太复杂
D. 诊断仪器不够档次
E. 医生学术水平太低

20. 某教授能为患者很快确诊的根本原因是
A. 对患者负责
B. 医术高明
C. 患者病情十分简单
D. 前两家医院为他提供了充分的检查结果数据
E. 正确看待诊疗仪器的作用，不盲目偏信仪器

21. 医疗仪器，尤其是高科技手段大量进入临床，要求临床医师注意防范的伦理问题应除外
A. 盲目购进，不能充分利用
B. 仪器检查代替医师问诊
C. 仪器检查代替医师查体
D. 仪器检查代替医德、责任心
E. 滥开检查单，不能合理利用

（22~24题共用题干）

患者，女性，患有严重的脑综合征、压疮、心脏病、糖尿病等，对环境没有感觉，只有原始的脑功能，有自主呼吸，没有认识、行为能力，且无改善的希望，住院不久即插入鼻饲管以维持生命。其监护人要求取走鼻饲管，被主管医师拒绝，监护人向法院起诉要求强迫取走，法院同意并下令取走；但受理上诉的法院否定了这个决定，认为中止喂饲就是杀人。3年后，患者死亡，其鼻饲管仍保留着。

22. 从医学伦理学角度说，此案例

反映出的突出问题应除外

A. 临床医学决策同时也是伦理判断

B. 医学上可能做的，不一定在伦理上是应该做的

C. 市场经济对医学实践的正、负效应并存

D. 生命神圣论与生命质量论的冲突

E. 传统医德规范与现代医德观念的矛盾

23. 主管医师拒绝患者监护人的请求，其理由是：医疗行为必须体现

A. 医乃仁术

B. 生命神圣

C. 不伤害原则

D. 尊重患者自主原则

E. 以上都是

24. 对主管医师行为的正确伦理评价是

A. 完全正确

B. 完全错误

C. 基本上错误，侵犯了患者家属自主权

D. 基本上正确，但应弄清患者本人意愿，彻底维护患者权益

E. 以上都不是

（25～26题共用题干）

凌晨，一位被汽车撞成重伤的少校军官被一位好心的老工人用三轮车送到某市医院急诊室。少校军官未带钱，且处于昏迷状态。值班医师给当地部队打电话，未能搞清伤者身份，于是睡觉去了。到早晨交接班时，发现少校军官已死于候诊室外长椅上。事后，某报记者走访了当事医师。当事医师认为，少校军官既没有钱，也无法核实其身份，有不交钱溜走的风险，且没有哪家医院会在不交钱的情况下先看病。

25. 该值班医师出现过错的根源在于

A. 没有正确处理好市场经济带来的负效应问题

B. 没有正确处理好能不能做与应该不应该做的矛盾

C. 没有正确适应医学模式转变的要求

D. 没有正确适应高科技应用于医学的要求

E. 以上都不是

26. 医师在接诊此类患者时的最佳伦理选择应该是

A. 恪守先交钱，然后给予检查、处置、收入院、抢救的规定

B. 先积极抢救，然后再恰当解决收费问题

C. 只管抢救，收费是别人的事

D. 把棘手患者推给上级医生

E. 以上都不对

【B_1 型题】

（27～29题共用备选答案）

A. 不仅关心患者的躯体，而且关心患者的心理

B. 注意克服物化趋势

C. 维护和尊重患者的知情同意权

D. 正确处理同行关系

E. 不能以医谋私

27. 由生物医学模式转到生物心理社会医学模式，要求临床医师

28. 为克服市场经济对医学服务产生的负面效应，要求临床医师

29. 为克服高科技应用于医学服务所产生的负面影响，要求临床医师

参考答案

【A_1 型题】

1. E　2. C　3. E　4. D　5. E　6. D　7. E　8. B　9. E　10. A
11. B　12. D　13. C　14. B　15. C

【A_2 型题】

16. A　17. C　18. E

【A_3/A_4 型题】

19. B　20. E　21. A　22. C　23. E　24. D　25. A　26. B

【B_1 型题】

27. A　28. E　29. B

第二节 医学伦理学的基本原则与规范

【A_1 型题】

1. 我国社会主义医学伦理学基本原则提出的时间是
   A. 1949 年
   B. 1954 年
   C. 1965 年
   D. 1981 年
   E. 1996 年
2. 不属于我国社会主义医学伦理学基本原则内容的一项是
   A. 中西医并重
   B. 防病治病
   C. 救死扶伤
   D. 实行社会主义人道主义
   E. 全心全意为人民身心健康服务
3. 医学伦理学原则中的最高层次是
   A. 不伤害患者
   B. 有利于患者
   C. 全心全意为人民身心健康服务
   D. 尊重患者的自主性
   E. 公正地对待患者
4. 欧美医学伦理学（生命伦理学）四原则不包含
   A. 不伤害
   B. 有利
   C. 尊重
   D. 胆识
   E. 公正
5. “健康所系，性命相托”这一提法出自
   A. 1991 年《中国医学生誓词》
   B. 2000 年《中国医学生誓词》
   C. 1996 年《临床医师公约》
   D. 2002 年《临床医师公约》
   E. 1999 年《中华人民共和国医师法》
6. 在保护患者隐私时应考虑除外
   A. 患者不愿让他人知道的变态心理，要求绝对保密
   B. 患者不愿让他人知道的个人行为，要求绝对保密
   C. 患者不愿让他人知道的家庭生活，要求绝对保密
   D. 患者不愿让他人知道的不良诊断，要求绝对保密
   E. 患者不愿让他人知道的艾滋病病情，要求绝对保密
7. 手术治疗中一般患者知情权不包括
   A. 有权自主选择
   B. 有同意的合法权利
   C. 有明确决定的理解力
   D. 有家属代为决定的权利
   E. 有作出决定的认知力
8. 保守医疗秘密之两方面的内容是指
   A. 为患者保密与对患者保密
   B. 为患者保密与对患者家属保密
   C. 为患者家属保密与对患者保密
   D. 为患者家属保密与对患者家属保密
   E. 为医院保密与对同事保密
9. 下列有关医疗保密的描述明显有误的是
   A. 医疗保密在医疗实践中具有特殊重要的作用
   B. 孙思邈《大医精诚》中曾明确提及
   C. 医学伦理中最古老的医德范畴
   D.《希波克拉底誓言》中曾明确提及
   E. 若不保密可能造成对患者的歧视
10. 在处理保守医密与讲真话二者关系时应该对
   A. 慢性病患者保密，不讲疾病实情
   B. 传染病患者保密，不讲疾病实情
   C. 妇科患者保密，不讲疾病实情
   D. 晚期癌症患者保密，不讲疾病实情
   E. 早期癌症患者保密，不讲疾病实情
11. 在卫生资源分配上，形式公正是根据每个人
   A. 都享有公平分配的权利
   B. 实际的需要
   C. 能力的大小
   D. 社会贡献的多少
   E. 在家庭中的角色地位
12. 医疗审慎的内容应除外
   A. 医生在医疗各个环节始终做到慎言
   B. 医生在医疗各个环节始终做到慎行
   C. 医生在医疗各个环节始终做到自我保护
   D. 医生在医疗各个环节始终做到精益求精
   E. 医生在医疗各个环节始终做到认真负责
13. 患者的权利受到关注的社会背景是
   A. 人的权利意识、参与意识增强和对人的本质的进一步认识
   B. 医患间医学知识的差距逐渐缩小
   C. 对人的本质有了进一步认识
   D. 意识到医源性疾病的危害
   E. 世界性的医患关系冷漠化
14. 公正不仅指形式上的类似，更强调公正的
   A. 本质
   B. 内容
   C. 基础
   D. 内涵

E. 意义

15. 一足部患有严重溃疡的糖尿病患者，经治疗病情未减轻，且有发生败血症的危险，此时为保证患者的生命而需要对患者截肢。这里包含的冲突是

A. 有利原则与公正原则的冲突

B. 有利原则与尊重原则的冲突

C. 不伤害原则与有利原则的冲突

D. 不伤害原则与公正原则的冲突

E. 不伤害原则与尊重原则的冲突

16. 医师可以行使特殊的干涉权的是

A. 对需要隔离的传染病患者拒绝隔离的

B. 在教学医院内住院的患者拒绝接受医学生实习

C. 在有科研任务的医院内住院的患者拒绝作为受试者

D. 门诊就医的患者拒绝按医师开出的特殊检查项目进行检查

E. 门诊就医的患者拒绝向医师吐露与疾病有关的隐私

17. 关于医患双方权利与义务的下述口号和做法中，不可取的是

A. 医者不是上帝

B. 患者是上帝

C. 把维护患者正当权利放在第一位

D. 医者的正当权益也必须得到保证

E. 患者的权利往往意味着医者的义务

18. 关于医德情感，正确的说法是

A. 它与医德义务无关

B. 它以医务人员个人的需要为前提

C. 它应能满足患者的一切需要

D. 它是医务人员的盲目冲动

E. 它是医务人员内心体验的自然流露

19. 保守患者的秘密，其实质是（或体现了什么原则）

A. 尊重患者自主

B. 不伤害患者自尊

C. 保护患者隐私

D. 医患双方平等

E. 人权高于一切

20. 患者义务应除外

A. 完全听从医师安排

B. 如实提供病情信息

C. 认真执行医嘱

D. 不将疾病传播他人

E. 尊重医师及其劳动

21. 对待患者知情同意权的做法中，错误的是

A. 婴幼儿可以由监护人决定

B. 对某些特殊急诊抢救视为例外

C. 无家属承诺，即使患者本人知情同意也不能给予手术治疗

D. 做到充分知情

E. 做到有效同意

22.《中华人民共和国医师法》第二十二条规定的医师的法律义务同时也是其基本的道德义务，这些义务应除外的是

A. 遵守法律、法规、技术操作规范

B. 树立敬业精神，遵守职业道德，履行医师职责，尽职尽责为患者服务

C. 维护医院形象，关心医院创收，积极推进公立医院营利性、市场化改革

D. 关心、爱护、尊重患者，保护患者的隐私

E. 努力钻研业务，更新知识，提高专业技术水平

23. 为了切实做到尊重患者自主性或决定，医生向患者提供信息时要避免

A. 理解

B. 诱导

C. 适量

D. 适度

E. 开导

24. 医师行使道德权利的特点之一是

A. 强制性

B. 自主性

C. 冲动性

D. 组织性

E. 集体性

25. 患者权利应除外

A. 基本医疗权

B. 自我决定权

C. 知情同意权

D. 要求保密权

E. 保管病志权

26. 中华人民共和国卫生部颁布《医务人员医德规范及实施办法》的时间是

A. 1988 年 10 月 15 日

B. 1988 年 12 月 15 日

C. 1949 年 10 月 15 日

D. 1949 年 12 月 15 日

E. 1978 年 12 月 15 日

27. 医德规范的本质是指

A. 医疗卫生行政官员对医务人员提出的基本道德要求

B. 医务人员对自己提出的基本道德要求

C. 患者对医务人员提出的基本道德要求

D. 医务人员在医学活动中的道德行为和道德关系普遍规律的反应

E. 患者在医学活动中的道德行为和道德关系普遍规律的反应

28. 患者不能拒绝

A. 治疗

B. 公开病情

C. 手术

D. 实验

E. 遵守医院制度

29. 以下哪点不是患者的义务
   A. 如实提供病情和有关信息
   B. 避免将疾病传播他人
   C. 尊重医师和他们的劳动
   D. 不可以拒绝医学科研试验
   E. 在医师指导下对治疗作出负责的决定并与医师合作执行
30. 下列做法中不违背医学伦理学无伤害（不伤害）原则的是
   A. 因急于手术抢救患者，未由家属或患者签手术同意书
   B. 发生故意伤害
   C. 造成本可避免的残疾
   D. 造成本可避免的患者自杀
   E. 造成本可避免的人格伤害
31. 关于医德良心，下述提法中错误的是
   A. 医德良心是对道德情感的深化
   B. 医德良心是对道德责任的自觉认识
   C. 医德良心在行为前具有指导作用
   D. 医德良心在行为中具有监督作用
   E. 医德良心在行为后具有社会评价作用
32. 保密原则的具体要求在必要时可以除外
   A. 保护患者隐私
   B. 保护家庭隐私
   C. 告知家属必要信息
   D. 不公开患者提出保密的不良诊断
   E. 不公开患者提出保密的预后判断
33. 反映医患之间权利关系的正确观点是：强调维护
   A. 医生的权利
   B. 医院院长的权利
   C. 护士的权利
   D. 患者的权利
   E. 家属的权利
34. 医务人员在确定辅助检查项目后，必须做到
   A. 只要检查目的明确，无须说服解释
   B. 使患者知情同意，要告知患者（或家属），尊重被检者
   C. 只要有益于治疗，医生可以作出决定
   D. 向患者解释清楚检查的危险性
   E. 因治病需要，无须向患者说明检查项目的经济负担
35. 某患者要做腰穿检查，有恐惧感。从医德要求考虑，临床医生应向患者做的主要工作是
   A. 要得到患者知情同意
   B. 告知做腰穿的必要性，嘱患者配合
   C. 告知做腰穿时应注意的事项
   D. 因诊断需要，先动员，后检查
   E. 动员家属做患者思想工作
36. 对患者不会造成伤害的是
   A. 医务人员的知识和技能低下
   B. 医务人员的行为疏忽和粗枝大叶
   C. 医务人员强迫患者接受检查和治疗
   D. 医务人员对患者呼叫或提问置之不理
   E. 医务人员为治疗疾病适当地限制或约束患者的自由
37. 公平合理分配卫生资源在微观方面的根据应除外
   A. 预防与治疗的合理关系
   B. 患者的年龄
   C. 治疗成功的可能
   D. 患者的潜在贡献
   E. 科研价值
38. 对尊重患者自主权的正确理解是
   A. 必须听从有地位的患者的决定
   B. 此准则适用于所有患者
   C. 此准则适用于患者的所有自我决定
   D. 医生的任何干预都是不道德的
   E. 承认患者有权根据自身状况作出理性决定
39. 现代的医生义务强调的是
   A. 对患者负责任
   B. 对集体负责任
   C. 对集体和社会负责任
   D. 对患者和社会负责任
   E. 对社会负责任
40. 中华人民共和国卫生部颁布的《医务人员医德规范及实施办法》这一文献的基本精神是
   A. 对患者一视同仁
   B. 文明礼貌服务
   C. 廉洁行医
   D. 为患者保守医密
   E. 实行社会主义人道主义
41. 医学伦理学最古老、最有生命力的医德范畴是
   A. 医疗保密
   B. 医疗公正
   C. 医疗权利
   D. 医疗荣誉
   E. 医疗义务
42. 关于医德规范，下列提法中错误的是
   A. 调节医务人员人际关系的出发点和根本准则
   B. 医务人员行为的具体医德标准
   C. 社会对医务人员行为的基本要求
   D. 医德原则的具体体现和补充
   E. 把医德理想变成医德实践的中间环节
43. 医师义务和权利不包括
   A. 承诺治疗效果
   B. 保证患者平等医疗权
   C. 保障患者医疗权利的实现

D. 促进患者身心健康
E. 履行自己的职责

44. 治疗要获得患者的知情同意，其实质是
A. 尊重患者自主性
B. 尊重患者社会地位
C. 尊重患者人格尊严
D. 患者不会作出错误决定
E. 患者提出的要求总是合理的

45. 保密的重要性可除外哪一项
A. 不引起医患矛盾
B. 不危害他人及社会
C. 不引起患者家庭纠纷
D. 不导致患者自残等后果
E. 不引起对患者的歧视

46. 尊重患者自主性或决定，在患者坚持己见时，可能要求医生
A. 放弃自己的责任
B. 听命于患者
C. 无须具体分析
D. 必要时限制患者自主性
E. 不伤害患者

47. 对医德良心的不正确理解是
A. 医德良心是医务人员对患者履行义务的道德责任感
B. 医德良心是医务人员对患者履行义务的自我评估能力
C. 医德良心是医务人员医德情感的深化
D. 医德良心是医务人员天生的对患者的行善之心
E. 医德良心是医务人员在医疗活动中养成的自律机制

48. 最先提出“不伤害原则”的西方医学家是
A. 希波克拉底
B. 盖仑
C. 维萨里
D. 白求恩
E. 桑德斯

49. 对患者自主与医生做主之间关系的正确理解是
A. 患者自主与医生做主是对立的
B. 患者自主与医生做主不是对立的
C. 强调患者自主，也充分看到医生做主的存在价值
D. 强调医生决定，兼顾患者自主
E. 强调患者自主，目的在于减轻医生的责任

50. 关于患者的道德权利，下述提法中正确的是
A. 患者都享有稀有卫生资源分配的权利
B. 患者都有要求开假休息的权利
C. 医师在任何情况下都不能超越患者要求保密的权利
D. 患者被免除社会责任的权利是随意的
E. 知情同意是患者自主权的具体形式

51. 治疗要获得患者的知情同意，其道德价值应除外
A. 维持社会公正
B. 保护患者自主权
C. 解脱医生责任
D. 协调医患关系
E. 保证医疗质量

52. 关于患者享有平等医疗权利的表述中，错误的是
A. 公民享有生命健康权
B. 对所有患者都应一视同仁
C. 患者的需求应得到完全满足
D. 患者享有的医疗保健权在实现时是受条件限制的
E. 应满足患者的合理需求

53. 在医务人员的行为中，不符合有利原则的是
A. 与解除患者的疾苦有关
B. 可能解除患者的疾苦
C. 使患者受益且产生的副作用很小
D. 使患者受益，但却给别人造成了较大的伤害
E. 在人体实验中，可能使受试者暂不得益，但却使社会、后代受益很大

54. 按情感内容从低层次到高层次、理性成分从小到大排列的医德情感序列是
A. 责任感-同情感-事业感
B. 责任感-事业感-同情感
C. 同情感-责任感-事业感
D. 同情感-事业感-责任感
E. 事业感-同情感-责任感

55. 关于医务人员决策权的下述认识和做法中，正确的是
A. 需要根据患者的意见，开具诊断书
B. 需要用强制的方法干涉某些患者嗜酒的不良行为
C. 如何运用药物治疗可以不必考虑患者的意见
D. 是住院治疗还是门诊治疗，由医者最后决策
E. 拒绝为因酒精中毒而不听劝告者就医

56. 医学伦理学尊重原则应除外的内容是
A. 公平分配卫生资源
B. 尊重患者及家属的自主性或决定
C. 尊重患者的知情同意权
D. 保守患者的秘密
E. 保护患者的隐私

57. 医疗审慎的积极作用的突出表现应该是
A. 有利于保护医生的利益
B. 有利于保护医院的利益
C. 有利于医疗质量的提高
D. 有利于保护医学的发展
E. 有利于保护医际的和谐

58. 关于医务人员的同情感，错误的是
A. 它是医务人员发自内心的情感
B. 它是促使医务人员为患者服务的原始动力
C. 它是医德情感内容中低层次的情感
D. 它是责任感的基础
E. 它比责任感具有较大的稳

定性

【A_2 型题】

59. 某肝癌患者病情已到晚期，处于极度痛苦之中，自认为是肝硬化，寄希望于治疗，病情进展和疼痛发作时，多次要求医生给以明确说法和治疗措施。此时，医生最佳的伦理选择应该是
  A. 正确对待保密与讲真话的关系，经家属同意后告知实情，重点减轻病痛
  B. 恪守保密原则，继续隐瞒病情，直至患者病死
  C. 遵循患者自主原则，全面满足患者要求
  D. 依据知情同意原则，应该告知患者所有信息
  E. 依据有利原则，劝导患者试用一些民间土方

60. 据报道，现在有些医院已采取了一些隔离措施，使体格检查置于一个相对封闭的环境中，以免受检患者曝光于众人面前。更确切地说这些措施反映了医院和医生哪一种医德意识
  A. 服务意识
  B. 管理意识
  C. 保护患者隐私意识
  D. 有利于患者的意识
  E. 热爱医学事业的意识

61. 某心理咨询师，在某超级市场遇见一位他的患者也正与其熟人在一起购物，这位治疗师故意未理睬他的患者，因为他遵循的一个心理治疗的原则是
  A. 真诚原则
  B. 保密原则
  C. 中立原则
  D. 回避原则
  E. 灵活原则

62. 一位妇产科病房的患者，手术后腹胀，哭闹着要找科主任给她看看。主任来后，经仔细查看，发现患者只是心理上有些问题，于是说了一些安慰她的话，患者便安静下来了。有同事见了不以为然地说，这也值得主任来管？主任说："难道当主任的就非得看什么大病吗？""有些劳动是平凡的，好像无须一顾，但是，它的精神是神圣的，一个人没有这种神圣的感觉，他就不会每件事都那么仔细、耐心地去作。"这充分体现了
  A. 传统医学观、不伤害原则、同情美德
  B. 现代医学观、不伤害原则、同情美德
  C. 现代医学观、公正原则、正直美德
  D. 传统医学观、公正原则、正直美德
  E. 以上都不是

63. 患者，女性，55 岁。20 年来因丈夫有外遇，夫妻感情不佳，总想离婚，但舍不得孩子，又怕丢面子，来到心理咨询门诊，想咨询离婚还是不离婚好。此时心理咨询师应注意采用的原则是
  A. 回避原则
  B. 中立原则
  C. 耐心原则
  D. 综合原则
  E. 灵活原则

64. 某医师在为患者施行右侧乳房肿瘤摘除术时，发现左侧乳房也有肿瘤，当即进行活检，确诊为乳腺病。医师判断将来可能癌变，未征求患者意见，同时切除了左侧乳房。医师的这种做法，违背了患者权利的哪一点
  A. 平等的医疗权
  B. 保密权
  C. 隐私权
  D. 知情同意权
  E. 获得信息权

65. 一位 50 多岁男性患者，患慢性支气管炎、肺气肿多年，某日上午因用力咳嗽，突感胸痛、气促，立即被送到医院急诊科。体检发现：血压 100/70mmHg，呼吸 120 次/分，烦躁，唇、指发绀，气管明显偏左，右侧胸廓饱满，叩诊鼓音，呼吸音明显减弱。拟诊右侧气胸，未作相应处理，即送放射科作胸透。透视完后患者出现潮式呼吸，未及抢救就死亡了。为防止类似现象，应该
  A. 充分检查，明确诊断，不伤害患者
  B. 依据症状，请相关医生会诊作决策，不伤害患者
  C. 当机立断，审慎地作出诊断并给以处置性穿刺，有利患者
  D. 迅速判断并确定恰当目标，作出恰当的医疗决策，有利患者
  E. 先行观察，再作处理，有利患者

66. 患者，女性，40 岁。企图自杀，服用大量巴比妥致严重中毒，送来医院时，呼吸已经停止。马上对患者进行洗胃，无效。在没有其他对抗措施的条件下，采用了在当时还没有推广的人工肾透析治疗法进行抢救，收到了很好的疗效。为了抢救患者，采用了治疗性试验。对此做法，下面说法错误的是
  A. 动机是好的，但得失结果一时难以下结论
  B. 是符合医学道德的医学行为
  C. 即使是抢救成功，也不合乎道德规范
  D. 即使不幸造成死亡或伤残，也不能逆推动机不好

E. 本案例医生的选择是正确的

67. 某患者，因医生开药少而且便宜，所以对医生有意见，诊治医生在对患者作解释时，以下哪一点是不当的
A. 对症下药
B. 合理配伍
C. 节约费用
D. 医生权力有限
E. 遵守医疗报销制度

68. 某中年男患者因心脏病发作被送到急诊室，症状及检查结果均明确提示心肌梗死。患者很清醒，但拒绝住院，坚持要回家。此时医生应该
A. 尊重患者自主权，自己无任何责任，同意他回家
B. 尊重患者自主权，但应尽力劝导患者住院，无效时办好相关手续
C. 尊重患者自主权，但应尽力劝导患者住院，无效时行使干涉权
D. 行使医生自主权，为治救患者，强行把患者留在医院
E. 行使家长权，为治病救人，强行把患者留在医院

69. 一因车祸受重伤的男子被送去医院急救，因没带押金，医生拒绝为患者办理住院手续，当患者家属拿来钱时，已错过了抢救最佳时机，患者死亡。本案例违背了患者权利的哪一点
A. 享有自主权
B. 享有知情同意权
C. 享有保密和隐私权
D. 享有基本的医疗权
E. 享有参与治疗权

70. 一位3岁患儿患急性菌痢住进医院，经治疗本已好转，行将出院。其父母觉得小儿虚弱，要求输血。碍于情面，医生同意了。可护士为了快点交班，提议给予静脉推注输血。当时病儿哭闹，医护齐动手给他输血过程中，病儿突发心搏骤停死亡。此案例中医护人员的伦理过错是
A. 无知，无原则，违背了有利患者的原则
B. 无知，无原则，违背了人道主义原则
C. 曲解家属自主权，违反操作规程，违背了有利患者的原则
D. 曲解家属自主权，违反操作规程，违背了不伤害患者的原则
E. 曲解家属自主权，违反操作规程，违背了人道主义原则

71. 某年轻女患者，因患左侧乳腺癌住院行根治术。术中同时为右侧乳房一个不明显硬结也作了常规的冷冻病理切片，结果提示：右侧乳房小肿块部分癌变。此时，医生的最佳伦理选择是
A. 依人道原则，立即行右乳大部分切除术
B. 依救死扶伤原则，立即行右乳大部分切除术
C. 依有利原则，立即行右乳根治术
D. 依知情同意原则，立即行右乳根治术
E. 依知情同意原则，立即行右乳大部分切除术

【A_3/A_4 型题】

（72~73题共用题干）

患儿，女，11岁。患甲状腺癌，并有颈淋巴结转移。医生告诉患儿母亲，女孩需做甲状腺癌根治术，按常规手术后要造成颈部塌陷变形、肩下垂，身体的外观和功能都要受到一定损害。当患儿母亲听到要造成这些后遗症后，断然拒绝治疗，带孩子出院。过了不久，患儿家属考虑到癌症将危及患者的生命，故再次来到医院，要求给予治疗，并请求医生尽可能不给孩子留下终身伤残的痛苦。医生经过再三考虑，决定打破常规，采用一种新的术式，既收到治疗效果，又使女孩子保留外形美观，功能不受破坏。患者及家属同意做此手术，尽管这种术式的治疗效果当时尚不能肯定。手术进行得很顺利，随访远期疗效也很好。

72. 在该事例中，涉及了患者权利的哪一项
A. 享有基本的医疗权
B. 享有自我决定权
C. 享有自我选择权
D. 享有知情同意权
E. 以上都是

73. 下面说法，哪一点是错误的
A. 患者应该在医师指导下对治疗作出负责的决定并与医师合作执行
B. 既要为患者考虑眼前疗效，又考虑远期疗效
C. 医生不可以强求患者做不同意做的手术
D. 医生打破常规，采用治疗效果不肯定的术式的做法是不可取的
E. 医生为患者着想、勇担风险是值得赞扬的

（74~76题共用题干）

患者，男性，65岁。患胃癌四年，晚期，已失去手术治疗价值，生命垂危。家属再三恳求医生，希望能满足患者心理上的渴求，收他入院。医生出于“人道”，将他破格地收入院。究竟该不该收治这个患者。

74. 按医院的职能和任务要求，下列哪点是不对的
A. 医院担负治病救人的任务，应该收治这个患者
B. 医院对所有患者都应一视同仁
C. 治愈率、床位周转率是考

核医院效益的指标，因而不能收治晚期癌症患者
D. 患者家属已同意支付医药费，对医院经济利益无影响
E. 在医院内，患者有安全感，心理状态好

75. 从患者的权利分析，应该收治的理由是
A. 解除疾病痛苦是患者的基本需要
B. 患者有权享有必要的、合理的、基本的诊治护理权利
C. 人类的生存权利是平等的，因而医疗保健的享有权也是平等的
D. 对待各种疾病的患者，应一视同仁
E. 以上都是

76. 从医务人员的义务出发，下列除外哪点都是应该收治的
A. 医务人员有诊治患者的责任
B. 医务人员有解除患者痛苦的责任
C. 医务人员应无条件忠实于患者利益的责任
D. 晚期癌症，治好无望，不收也是符合医德要求的
E. 对治疗无望的临危患者，应收入医院进行治疗，目的是尊重人的生命价值

（77~79 题共用题干）

某患者夜间突发急腹症被送到某医院看急诊，初诊为急性胆囊炎。负责医生因自己年轻，怕担风险，未作任何处理，即让家属把患者送到 20 里外的中心医院就诊，延误了治疗时间，致使患者胆囊穿孔、中毒性休克。后虽经抢救挽救了生命，但医药费用去 2 万多元。

77. 对该医生的正确伦理评价是
A. 没有什么问题，不想接诊的患者就可以让他转诊
B. 没有什么问题，风险太大时首先要保护好自己
C. 没有什么问题，当时情况可以转诊
D. 错误，违反首诊负责制要求，给患者造成严重伤害
E. 错误，没有把这件事报告给院长，擅自决定转诊

78. 对该医生的行为进行伦理评价时，应该主要考虑的是：是否做到了
A. 有利原则中的努力使患者受益的要求
B. 有利原则中的努力预防难以避免的伤害
C. 有利原则中的对利害全面权衡，选择受益最大、伤害最小的行动方案
D. 不伤害原则中的不应发生有意的伤害
E. 不伤害原则中的不给患者造成本可避免的各种损害

79. 当事医生在为自己的作为作伦理反思和辩护时，下列看法中不能成立的是
A. 过分审慎，胆识不足
B. 疑难杂症，难以应付
C. 对病情凶险估计不够，缺乏急救意识
D. 习惯做法，转诊是向患者负责
E. 以上都不是

（80~81 题共用题干）

患者，男性，23 岁，被确诊为再生障碍性贫血而住入某院。患者认为“再障”是不治之症而拒绝一切治疗措施，甚至摔碎注射器。医务人员始终保持积极、耐心、和蔼的态度，一方面反复开导，讲解有关知识，陈述利害关系，另一方面精心治疗，获得患者信任。在患者主动配合下，通过中西医结合治疗，使患者好转出院。这位患者出院至今已生存 20 余年，并建立了幸福的家庭。

80. 在这个患者的治疗中，哪一点最能体现医师的美德
A. 重人贵于重病
B. 推动自己，促进和维护患者利益
C. 医师的工作是崇高、繁重、有风险的工作
D. “仁者爱人”包括利人、关怀人
E. 以上各点都符合医师的美德

81. 在这个患者的治愈过程中，以下哪点说法不够准确
A. 患者不仅有受动的一面，更有能动的一面
B. 医务人员通过教育和疏导，变患者的顽固拒医行为为积极求医行为，变患者消极悲观态度为积极乐观态度，是诊治成功的关键
C. 打动患者心灵，改变患者态度，是医务人员的道德责任
D. 医务人员的权威性是至高无上的
E. 把患者的思想工作放在首位是正确的

（82~83 题共用题干）

有一年轻男性患者，在得知自己患了黄疸型肝炎以后，很恐惧，怕女朋友离开他，怕同车间的伙伴疏远他，所以十分恳切地请求医师替他保密。医师看他很值得同情，就决定替他保守这个秘密，但要求他抓紧治疗，不要耽误了病情。

82. 医师的这种做法
A. 基本是对的
B. 全部是对的
C. 是错误的
D. 应该得到表扬，因为他很好地处理了矛盾
E. 以上答案均不对

83. 医师的正确做法是
A. 完全替患者保密，把他留

在医院治疗
B. 完全替患者保密，给他开一些对症的药，让他在家治疗，以免别人知道
C. 应该拒绝保密，拒绝给他治疗，以免被传染
D. 介绍他去别的医院
E. 适当保密，让他住院隔离治疗

【B_1 型题】

（84~86 题共用备选答案）
A. 医师检查患者时，由于消毒观念不强，造成交叉感染
B. 医师满足患者的一切保密要求
C. 妊娠危及母亲的生命时，医师给予引产
D. 医师对患者的呼叫或提问给予应答
E. 医师的行为使某个患者受益，但却损害了别的患者的利益

84. 属于医师违背不伤害原则的是
85. 属于医师违背有利原则的是
86. 属于医师违背尊重原则的是

（87~89 题共用备选答案）
A. 医生为患者选用疗效相当但价格低廉的药物
B. 医生为患者提供完全、真实的信息，供其选择表态
C. 医生使用艾滋病患者病情资料时，应作隐去姓名等处理
D. 医生诊断时应考虑患者的各方面因素
E. 医生治疗时应努力使患者受益

87. 最能体现不伤害原则的是
88. 最能体现保护患者隐私准则的是
89. 最能体现知情同意准则的是

（90~91 题共用备选答案）
A. 患者的权利
B. 患者的义务
C. 医生的权利
D. 医生的义务
E. 患者和医生共同的义务

90. 详细向患者讲清配合治疗的必要性，以获得患者与医师的合作是
91. 患者对经治医生不满意时，可以重新选择医生属于

（92~94 题共用备选答案）
A. 有利、公正
B. 权利、义务
C. 廉洁奉公
D. 医乃仁术
E. 等价交换

92. 属于医学伦理学基本范畴的是
93. 属于医学伦理学基本原则的是
94. 属于医学伦理学基本规范的是

（95~97 题共用备选答案）
A. 具有独立作出诊断和治疗的权利以及特殊干涉权
B. 对患者义务和对社会义务的统一
C. 绝对干涉权
D. 保持和恢复健康，积极配合医疗，支持医学科学研究
E. 支持医学科学研究

95. 医生的权利是
96. 医务人员的道德义务是
97. 患者道德义务是

参考答案

【A_1 型题】

1. D　2. A　3. C　4. D　5. A　6. E　7. D　8. A　9. B　10. D
11. A　12. C　13. A　14. B　15. C　16. A　17. B　18. E　19. A　20. A
21. C　22. C　23. B　24. B　25. E　26. B　27. D　28. E　29. D　30. A
31. C　32. C　33. D　34. B　35. A　36. E　37. A　38. E　39. D　40. E
41. A　42. A　43. A　44. A　45. B　46. D　47. D　48. A　49. C　50. E
51. C　52. C　53. D　54. C　55. D　56. A　57. C　58. E

【A_2 型题】

59. A　60. C　61. B　62. C　63. B　64. D　65. C　66. C　67. D　68. C
69. D　70. D　71. E

【A_3/A_4 型题】

72. E　73. D　74. C　75. E　76. D　77. D　78. C　79. D　80. E　81. D
82. C　83. E

【B_1 型题】

84. A　85. E　86. B　87. A　88. C　89. B　90. D　91. A　92. B　93. A
94. C　95. A　96. B　97. D

第三节　医疗人际关系伦理

【A_1 型题】

1. 互相尊重、密切合作、互相学习是
   A. 处理医患关系的原则
   B. 处理医际关系的原则
   C. 处理医师与医师关系的原则
   D. 处理医师与护士关系的原则
   E. 处理医师与医技人员关系的原则
2. 患者的自主性取决于
   A. 医患之间的契约关系
   B. 医患之间的经济关系
   C. 医患之间的政治关系
   D. 医患之间的亲疏关系
   E. 医患之间的工作关系
3. 医患之间信托关系的非陌生人关系特征，要求医师特别注意
   A. 使用文明语言
   B. 平等对待患者
   C. 保守患者秘密
   D. 遵守规章制度
   E. 恪守医德职责
4. 患者家属加入医患关系中带来的负面效应是
   A. 加重了医务人员的责任
   B. 增加了对医务人员的监督
   C. 有时会损害患者正当权益
   D. 出现了从属关系
   E. 加大了社会意义
5. 最能反映医患关系性质的是医务人员与患者之间的
   A. 信托关系
   B. 陌生人之间的关系
   C. 主动-被动关系
   D. 类似父（母）子间的关系
   E. 商品关系
6. 对于长期慢性患者，宜采取的医患关系模式是
   A. 主动-被动型
   B. 被动-主动型
   C. 指导-合作型
   D. 共同参与型
   E. 合作-指导型
7. 医务人员共同的首要义务和天职是
   A. 维护患者的利益和社会公益
   B. 维护医务人员和医院的声誉
   C. 维护医务人员和医院的经济效益
   D. 维护医务人员和医院的自身利益
   E. 维护医务人员之间、医院间的和谐
8. 在医患交往中，强调维护患者权益取决于
   A. 患者在信托关系中居于弱势地位
   B. 患者在信托关系中有明确要求
   C. 患者在信托关系中居于强者地位
   D. 医师对患者的承诺
   E. 医师对患者的关心
9. 构成医患信托关系的根本前提是
   A. 患者求医行为中包含对医师的信任
   B. 患者在医患交往中处于被动地位
   C. 医师是“仁者”
   D. 现代医学服务是完全可以信赖的
   E. 医患交往中加入一些特殊因素
10. 不利于医院整体效应发挥的是群体间的
    A. 互补
    B. 师承
    C. 控制
    D. 离心
    E. 合作
11. 医患之间的契约关系取决于
    A. 双方是陌生人
    B. 双方是熟人
    C. 双方地位有差别
    D. 双方都有独立人格
    E. 双方构成供求关系
12. 医务人员应共同遵守的道德原则以及建立良好医际关系的思想基础是
    A. 患者利益至上
    B. 医生利益至上
    C. 医院利益至上
    D. 社会利益至上
    E. 以上都不是
13. 体现医患之间契约关系的有下列做法，但应除外
    A. 患者挂号看病
    B. 医生向患者作出应有承诺
    C. 先收费用然后给予检查处置
    D. 先签写手术协议书然后实施手术
    E. 患者被迫送红包时保证不给医生宣扬
14. 医患双方都具有独立人格，要求医师做到
    A. 不伤害患者
    B. 从各方面关心患者
    C. “患者是上帝”
    D. 平等对待患者
    E. 关心患者心理需求
15. 医务人员相互合作的基础和前提是
    A. 医务人员彼此独立
    B. 医务人员彼此信任
    C. 医务人员彼此照顾
    D. 医务人员服从院长
    E. 护士高度尊重医生
16. 维护医患之间相互信任的关系，应除外
    A. 主动赢得患者信任
    B. 珍惜患者的信任
    C. 对患者所提要求言听计从

D. 努力消除误解
E. 对患者出现的疑虑尽量澄清

17. 对医患之间信托关系的正确理解是
A. 陌生人关系
B. 不同于一般陌生人关系
C. 类似于陌生人关系
D. “父子关系”
E. 主动-被动关系

18. 最应具备公正廉洁医德素质的是
A. 医院后勤保障人员
B. 医疗资源的管理和分配者
C. 妇产科医师
D. 内科医师
E. 临床护士

19. 正确处理医务人员之间关系的意义应除外
A. 有利于医学事业发展
B. 有利于医院集体力量发挥
C. 有利于医务人员成才
D. 有利于建立和谐医患关系
E. 有利于内部共同创收

20. 不属于医疗资源管理和分配道德准则的是
A. 平等交往，患者利益中心
B. 医患利益兼顾，患者群体利益第一
C. 防治结合，预防为主
D. 经济效益与社会效益统一，社会效益第一
E. 投入与效益并重，提高效率优先

【A_2 型题】

21. 某女患头痛数月，遇上感和月经来潮时疼痛加重，于是出于彻底检查的目的来院坚决要求作CT检查，被医师拒绝。医师开出脑电图检查单和请耳鼻喉科会诊单。患者大为不满。为形成正常医患关系，该医师应该
A. 维持契约关系，完全按患者要求办，开单作CT检查
B. 维持契约关系，坚决按医生意见办，脑电图检查后再定
C. 维持契约信托关系，说服患者先行体格检查再定
D. 维持信托关系，对不信赖者拒绝接诊
E. 维持信托关系，先查CT和脑电图、进行会诊，然后体检

【A_3/A_4 型题】

（22~23题共用题干）

某地一位司机在车祸中受重伤，被同行的人送到附近一家医院抢救。经查：患者多发性骨折，多脏器破裂，如不及时手术，就会使患者死亡。手术需要亲属签协议书。可患者的同行者谁也不敢代替家属签名。这时，主刀医师的上级医生签了协议书，表示承担责任。经过医务人员的全力抢救，患者脱险。

22. 对该上级医生的做法作出的正确伦理评价应该是
A. 正确，医生在医患关系中居主导地位，最有权力决策
B. 正确，权威医生在任何时候都可以代替患者做主
C. 正确，医生既已受到患者信托，必要时必须承担责任
D. 错误，未经家属委托
E. 错误，医生本人和医院承担的风险太大

23. 该上级医生作出自己的选择之伦理依据是
A. 医患之间契约关系中医师有独立人格
B. 医患之间契约关系中患者自愿进入
C. 医患之间信托关系中患者处于弱势地位
D. 医患之间信托关系中双方不是陌生人关系
E. 医患之间信托关系中患者对医师信任无疑

【B_1 型题】

（24~26题共用备选答案）
A. 双方冲突型
B. 患者主导型
C. 主动-被动型
D. 指导-合作型
E. 共同参与型

24. 一般来说，医患之间信托-契约关系所倡导的医患交往模式是
25. 一般来说，使医患之间信托-契约关系能够得到理想体现的是
26. 对婴幼儿、处于休克状态需要急救等患者适用的模式是

（27~29题共用备选答案）
A. 全面系统，认真细致
B. 综合分析，切忌片面
C. 全神贯注，语言得当
D. 合理配伍，细致观察
E. 精诚团结，密切协作

27. 手术中的道德要求最主要的是
28. 询问病史的道德要求最主要的是
29. 体格检查的道德要求最主要的是

参考答案

【A_1 型题】

1. B　2. A　3. E　4. C　5. A　6. D　7. A　8. A　9. A　10. D
11. D　12. A　13. E　14. D　15. B　16. C　17. B　18. B　19. E　20. A

【A_2 型题】

21. C

【A_3/A_4 型题】

22. C　23. D

【B_1 型题】

24. D　25. E　26. C　27. E　28. C　29. A

第四节　临床诊疗伦理

【A_1 型题】

1. 临床诊治工作的基本道德原则不包括的内容
   A. 及时原则
   B. 准确原则
   C. 主体诱导原则
   D. 自主择优原则
   E. 有效原则
2. 医技工作的特点不包括
   A. 科室的专业性
   B. 服务的广泛性
   C. 与临床科室的协同性
   D. 设备的使用与管理的一体性
   E. 自身防护与社会防护的独立性
3. 临床工作的道德特点
   A. 发挥医务人员主导性的同时，关注疾病，注意与患者沟通，调动患者的主体性
   B. 与患者的沟通比关注疾病本身更重要
   C. 注重患者的主诉是诊断疾病的主要条件
   D. 维护患者利益，但患者利益要先服从社会效益
   E. 开展躯体疾病服务的同时，还要注重经济效益和社会效益
4. 以下不是对急危重患者抢救工作中的道德要求的是
   A. 树立时间就是生命的诊疗观
   B. 在诊疗一般患者时，不能立即放弃去抢救生命危机的患者
   C. 在诊疗行为上作出迅速快捷的反应，采取各项措施
   D. 对患者的要求，耐心作出应答
   E. 勤奋主动地做好治疗工作
5. 以下哪项符合检验科和病理科人员的道德要求
   A. 要有严谨的科学作风
   B. 要有实事求是的态度
   C. 不能涂改、谎报结果
   D. 要有急患者所急的态度
   E. 以上都对
6. 既要维护患者利益，又要兼顾社会公益的具体表现
   A. 尊重患者的知情同意权，但要控制患者选择的权利
   B. 一视同仁地对待各种患者
   C. 对特殊的精神病患者和意识模糊的患者，服务可以滞后一般患者
   D. 敢于批评有损患者利益的现象，但不宜采取行动抵制，要用温和的方式保护患者的生命与健康
   E. 对因病态心理支配有过激行为的患者，应尽快联系公安人员处理，使之远离医院
7. 心理治疗应遵循的道德要求
   A. 掌握和运用心理治疗的知识、技巧去开导患者
   B. 要用焦虑、热切的心态去影响患者
   C. 医务人员必须把自己的情感加在解决患者问题中
   D. 医疗情况下患者的秘密和隐私权无须保护
   E. 无须回答患者问题
8. 临床术前准备的道德要求不包括
   A. 严密观察、提前处理
   B. 认真操作、一丝不苟
   C. 手术过程告知患者进展情况
   D. 以主刀医生为主导，协作人员不得发表意见
   E. 麻醉医生只需做好麻醉工作，术中不得与手术人员交谈

9. 急危重患者在抢救中的道德要求不包括
   A. 要争分夺秒，积极抢救患者
   B. 要满腔热忱，重视心理治疗
   C. 不承担风险，凡事必须患者或患者家属知情同意
   D. 全面考虑，维护社会公益
   E. 要加强业务学习，提高抢救成功率
10. 临床手术与麻醉的特点不包括
   A. 损伤的必然性
   B. 技术的复杂性
   C. 患者的被动性及术前的焦虑心理
   D. 患者或家属的多项要求
   E. 过程中的风险性
11. 医生在询问病史时应遵循的道德要求是
   A. 举止热情、态度亲如兄弟
   B. 全神贯注、语言得当
   C. 医生在询问病史过程中，不能发出惊叹、惋惜等语言
   D. 主导谈话，引导患者说出自己想听的内容
   E. 反复提问，尽量使用专业性术语
12. 药剂科人员的道德要求不包含以下哪一点
   A. 廉洁奉公，忠于职守
   B. 执行各项规定和规程
   C. 如处方有误，可以由药剂科人员更改处方
   D. 态度和蔼，认真负责
   E. 正确地向患者交代服药的方法和剂量
13. 临床医生在药物治疗中应遵循的道德要求是
   A. 对症下药，剂量尽可能大
   B. 尽量开价格较高、质量较好药物
   C. 严守法规，接受监督
   D. 为满足部分患者要求，可开大处方药
   E. 合理配伍，以“多头堵”“大包围”为原则
14. 以下哪项不是在诊疗过程中，医务人员对患者的自主权主要体现
   A. 为患者自主选择提供充分条件
   B. 医生的诊疗措施与患者自主选择发生矛盾时，应遵循医生选择的对策
   C. 正确对待患者的拒绝
   D. 耐心说服患者不合理的要求
   E. 患者拒绝诊疗措施时，要对患者自主选择能力进行判断，确定患者拒绝是否有效
15. 临床诊疗工作中的有效原则，要求医务人员应做到
   A. 学习和掌握偏方等诊疗手段
   B. 认真实施有效治疗
   C. 治疗中若出现偏差，自己知道就行了
   D. 根据患者自我判断诊断治疗效果
   E. 医疗操作常规根据患者情况不同可以进行修改
16. 手术治疗后的道德要求，错误的表述是
   A. 认真书写手术记录
   B. 加强术后观察
   C. 客观地介绍手术和非手术治疗的各种可能性
   D. 防止各种并发症的发生
   E. 若有异常情况发生，及时处理
17. 抢救危重患者工作的特殊性，不包括
   A. 病情变化急骤，带有突发性
   B. 病情严重，救治难度大
   C. 病情复杂，工作量大
   D. 家属焦躁情绪易发，易造成医患关系紧张
   E. 情况变化多端，难以预测

参考答案

【A_1型题】

1. C　2. E　3. A　4. B　5. E　6. B　7. A　8. E　9. C　10. D
11. B　12. C　13. C　14. B　15. B　16. C　17. D

第五节　安宁疗护与死亡伦理

【A_1型题】

1. 现代意义上的安宁疗护的目的不包括
   A. 使临终患者的生存质量得到提高
   B. 为医护人员提供心理咨询
   C. 帮助患者在舒适和安宁中走完人生的最后旅程
   D. 使家属得到慰藉
   E. 为家属提供居丧照护
2. 安宁疗护的根本目的是
   A. 节约卫生资源
   B. 减轻家庭的经济负担
   C. 提高临终患者的生存质量

D. 缩短患者的生存时间
E. 防止患者自杀

3. 安宁疗护的伦理意义表现在
A. 它有利于建立和谐社会
B. 它体现生命神圣、质量和价值的统一
C. 它理解临终患者的需求
D. 它维护临终患者的生命尊严
E. 它同情和关心临终患者的家属

4. 在美国，有 40 个州通过了《死亡权利法案》的时间是
A. 1947 年
B. 1957 年
C. 1967 年
D. 1977 年
E. 1987 年

5. 下述安宁疗护的特点中，正确的是
A. 安宁疗护的主要对象为临床患者
B. 安宁疗护应积极治疗，不惜一切代价挽救生命
C. 安宁疗护应积极治疗，努力延长患者生存时间
D. 安宁疗护应提供家庭式的爱抚与关怀
E. 安宁疗护由临床医务人员实施，不应吸纳非专业人员参与

6. 关于脑死亡的哈佛标准有 4 个具体基本标准。下列中不属于这 4 个具体基本标准的是
A. 大脑皮质功能不可逆丧失
B. 对外部刺激和内部需要无接受性和反应性
C. 自主的肌肉运动和自主的呼吸消失
D. 诱导反射消失
E. 脑电图示脑电波平直

7. 脑死亡标准由美国哈佛大学医学院特设委员会首先提出的时间是
A. 1958 年
B. 1968 年
C. 1978 年
D. 1988 年
E. 1998 年

【A_2 型题】

8. 李某（殁年 73 岁）与邓某是母子关系。二十年来邓某赡养母亲一贯孝顺。2011 年，长期卧病在床、不堪病痛折磨的李某请求邓某为其购买农药服食以结束自己生命，后被告人邓某同意，到一农药店购得农药两瓶，将农药勾兑后给李某饮用。李某喝下农药后即中毒身亡。法院判决认为，被告人明知农药具有毒性，仍帮助母亲饮用导致其死亡，构成故意杀人罪，依法应予惩处。但考虑到被告人的犯罪行为发生于家庭直系亲属之间，且是被害人在患病情况下请求而造成，念及被告人二十年来赡养母亲的一贯孝顺表现，其犯罪动机有值得宽宥之处，决定对被告人从轻处罚，判处有期徒刑三年，缓刑四年。法院的“缓刑四年”的判决可能主要基于以下考虑
A. 邓某的行为是变相杀人
B. 人有生的权利，任何情况下都不能主动促其死亡
C. 只有法律部门才能依法结束一个人的生命
D. 邓某的行为可能使李某错过继续治疗得以恢复的机会
E. 李某的行为在某种程度上有利于邓某的自身利益

【B_1 型题】

（9~10 题共用备选答案）
A. 有利于科学地确定死亡，真正维护人的生命
B. 有利于医生对患者积极抢救还是放弃治疗进行正确抉择
C. 有利于节约医疗卫生资源
D. 有利于公正分配卫生资源
E. 有利于器官移植的开展

9. 上述关于执行脑死亡标准的伦理意义的提法中，最具有说服力的是
10. 上述关于执行脑死亡标准的伦理意义的提法中，最易引发争执的是

参考答案

【A_1 型题】

1. B　2. C　3. B　4. D　5. D　6. A　7. B

【A_2 型题】

8. E

【B_1 型题】

9. A　10. E

第六节　公共卫生伦理与健康伦理

【A_1 型题】

1. 公共卫生是研究
   A. 疾病发生发展转归过程和专门规律的科学
   B. 预防疾病性质、任务、方法和规律的专门科学
   C. 疾病在人群的流行和采取有效措施
   D. 疾病发生和消除疾病直接或间接因素
   E. 对已发生的疾病的治疗和控制的科学
2. 关于大卫生观的基本思想正确的是
   A. 着眼于大卫生系统的动态性与开放性和科学协调管理
   B. 强调政府主导和全权管理
   C. 以“健康为人人，人人为健康”和实现高级卫生保健、重点在城市为主要内容
   D. 实现初级卫生保健，先城镇，后农村，逐步实现
   E. 实现人人享有绝对健康的目标
3. 以下不是公共卫生工作的主要特点的是
   A. 价值导向的超前性，服务对象的整体性，研究方法的独特性
   B. 工作效率的紧迫性、时效性，工作过程的长期性和艰巨性
   C. 工作效果评价的滞后性、效益影像的深远性
   D. 社会效益、经济效益的可观性
   E. 以上均不是
4. 基层工作者的行为规范不包括
   A. 尊重患者人格，开展人性化服务和连续性服务
   B. 言传身教，以身作则，做好宣传工作，落实各项公共卫生措施；做到分工协作，认真履行自己职责
   C. 勤俭节约卫生资源
   D. 树立新的卫生管理道德理念，完善为基层群众服务的三级医疗预防体系
   E. 把维护所有人群的健康权益放在首位道德观
5. 大卫生观包括的主要内容
   A. 卫生事业结构简单，是一种刚起步的社会性事业
   B. 生物、心理、社会医学模式的确立给人类健康事业带来全方位的影响
   C. 重点是社会环境的完美化
   D. 基础医学、临床医学、预防医学三大学科的基本内容
   E. 保障人类健康仅取决于医学发展
6. 世界卫生组织提出的初级卫生保健的基本内容不包括
   A. 对重要保健问题进行宣传教育；开展包括计划生育在内的妇幼工作
   B. 促进食品合理营养，保障安全用水供应；保障基本药物
   C. 对传染病开展预防接种，预防和治疗地方病、常见病和外伤
   D. 初级卫生保健的伦理审查工作
   E. 采取基本公共卫生措施，保护精神健康
7. 以下健康教育的主要任务正确的是
   A. 建立或促进个人和社会对预防疾病和促进健康的大局观和全局责任感
   B. 促进个体和社会作出决策，选择自己最喜欢的健康行为
   C. 有效地促进全社会都来关心健康以及疾病预防问题
   D. 对卫生专业人员及有关人员进行健康教育原则及实践方面的培训
   E. 对老年人进行急救培训，减少突发疾病死亡率
8. 不属于公共卫生伦理要求的是
   A. 爱岗敬业，宣传大卫生观，言传身教
   B. 改善工作和学习环境，严把防疫和食品卫生观
   C. 严格监管，控制污染，保护生态环境，促进社会文明，科学严谨，实事求是，信息透明公开
   D. 防疫工作者有权在疫区切断传染病传播途径的各种措施
   E. 提高社区服务水平，保障妇女儿童和老年人权益
9. 关于提高社区服务水平不正确的是
   A. 努力实现发展社区卫生服务，应对老龄化、城市化的战略举措
   B. 承担医疗任务，负责预防保健工作
   C. 改善社区的医疗卫生条件，为老、弱、病、残、少儿妇女的保健尽职尽责
   D. 改革城市卫生服务体系，积极发展高端医疗卫生服务决策
   E. 加强城市社区卫生人才队伍建设
10. 公共卫生工作中存在的主要问题不包括
    A. 医学教育体制原因，使防和治产生“裂痕”
    B. 医学工作的分工，有部分

预防工作者，没有向其他专业方向延伸
C. 受科学发展所限制，使公共卫生、预防医学伦理原则、环境污染、食品研究、健康教育等伦理研究滞后
D. 我国人口众多，东西部经济发展不平衡，预防工作人员及经费不足，影响预防工作有效开展
E. 环境污染、食品安全和健康教育中的伦理问题越来越突出

11. 人类生态环境的危机主要表现
A. 社会环境的污染
B. 自然资源和生态环境的破坏
C. 人类生存环境的破坏，引发经济危机
D. 生态环境的危机，影响农业的发展
E. 自然资源的破坏性开采，引发经济危机

12. 落实初级卫生保健，以下不是政府的伦理责任的是
A. 加强健康教育
B. 创建公众健康良好的生存环境
C. 公正、合理地分配卫生资源
D. 实施初级卫生保健的各项政策和具体措施
E. 促进人人维护健康

13. 预防医学控制疾病发生两大关口
A. 防疫和食品卫生
B. 管理与监督
C. 卫生知识的宣传与检查
D. 对传染病、地方病、流行病进行调查与隔离
E. 及时上报与及时隔离传染病

14. 保护生态环境的道德规范不包括
A. 热爱大自然，与自然为友
B. 优化生产方式，防止环境污染
C. 对保护有关生态环境的各种设施人人有责
D. 发展科学技术，合理利用自然资源，节约资源消费，生活方式实现生态化
E. 爱惜动植物，保护生态平衡

15. 健康教育的意义不包括
A. 提高全人类整体的身体素质
B. 消除或降低危险因素，降低发病率、伤残率、死亡率
C. 提高生活和生命质量，并对教育效果作出评价
D. 改善、达到、维持和促进个体和社会健康的一种有效手段
E. 帮助人们建立和选择健康的生活方式

16. 以下哪项不是人类生态环境保护的道德原则
A. 尊重自然的道德原则
B. 合理利用资源的道德原则
C. 系统综合和同步效应的道德原则
D. 本系统本单位制定运筹规划、落实措施的道德原则
E. 面向未来的道德原则

17. 以下不属于公共卫生应遵守的行为准则的是
A. 尊重社会个人权利的方式，促进社会人群健康
B. 对公共卫生政策、方案、优先性提出评价，并把社会各种取向整合起来
C. 制定方案和政策，有效促进自然和社会环境的改善和实施
D. 公共卫生机构应当保护那些给个人和社会带来伤害的信息
E. 所有纳税的公民才有权取得健康资源

18. 医务人员在环境保护中，道德责任的表现
A. 自觉遵守刑事、民事法规
B. 加强对社会性污染的监测、管理的道德责任
C. 坚持眼前利益服从长远利益，物质与精神同步建设的道德责任
D. 适当允许先生产后污染治理、实现环境与经济同步发展的道德责任
E. 少数服从多数利益，认真履行环境道德的社会责任

参考答案

【A_1 型题】

1. B　2. A　3. D　4. E　5. B　6. D　7. C　8. D　9. D　10. D
11. B　12. D　13. A　14. C　15. A　16. D　17. E　18. C

第七节　医学科研伦理

【A₁型题】

1. 在临床医学研究中，对待受试者的正确做法是
   A. 对受试者的负担不可以过分强调
   B. 对受试者的受益要放在首要位置考虑
   C. 对受试者的负担和受益要公平分配
   D. 需要特别关照参加试验的重点人群的利益
   E. 对参加试验的弱势人群的权益可以不必太考虑
2. 在临床医学研究中，可以获得意外损伤赔偿的是
   A. 可预见的不良反应可以获得赔偿
   B. 死亡者家属有权获得赔偿
   C. 因参加试验而意外受损伤者有权力要求获得高额赔偿
   D. 死亡者家属是无权力要求获得赔偿的
   E. 对可预见的不良反应可以酌情给予赔偿
3. 关于涉及人的生物医学研究的国际性著名文件是
   A.《夏威夷宣言》
   B.《赫尔辛基宣言》
   C.《希波克拉底誓言》
   D.《东京宣言》
   E.《悉尼宣言》
4. 对涉及人的生物医学研究进行伦理审查的根本目的是
   A. 保护受试者的尊严和权利
   B. 确保医学研究的规范性
   C. 保护受试者的经济利益
   D. 维护研究机构的科研利益
   E. 尊重研究者的基本权利
5. 在临床医学研究开始之前，必须要把研究方案提交到哪个部门进行审查
   A. 医院党委
   B. 科研处
   C. 科研评定委员会
   D. 伦理委员会
   E. 患者所在病房的领导
6. 在临床医学研究中要求对资料保密，以下哪一点是不属于该范畴的
   A. 对研究资料严加保密
   B. 对研究成果严加保密
   C. 医师与患者之间的保密
   D. 研究者与受试者之间的保密
   E. 对患者姓名做保密处理
7. 医学科学研究的作用也有双向性，表现在
   A. 防病与治病
   B. 基础医学与临床医学
   C. 造福人类与危害人类
   D. 社会医学与医学社会学
   E. 医学科学与医学道德
8. 在临床医学研究中必须尊重受试者的知情同意权，下面做法中错误的是
   A. 必须获得受试者的知情同意
   B. 无行为能力者需获得代理同意
   C. 获得同意前需要用受试者能够理解的语言向受试者提供基本的信息
   D. 禁止用欺骗的手法获得受试者同意
   E. 可以利诱受试者，让他同意
9. 在临床医学研究中应切实保护受试者的利益，下列除外哪一项均对
   A. 实验研究前必须经过动物实验
   B. 实验研究前必须制定严密科学的计划
   C. 实验研究前必须有严格的审批监督程序
   D. 实验研究前必须详细了解患者身心情况
   E. 实验研究结束后必须作出科学报告

参考答案

【A₁型题】

1. C　2. B　3. B　4. A　5. D　6. B　7. C　8. E　9. E

第八节　医学新技术研究与应用的伦理

【A₁型题】

1. 基因诊断及治疗所带来的伦理问题应除外
   A. 胎儿生命权与父母选择权可能出现冲突
   B. 人类遗传物质的纯洁性、神圣性是否受到了亵渎
   C. 诊断及治疗时导入的基因

如何正确表达
D. 对个体和人类社会是否安全
E. 生殖细胞的基因治疗是否可行

2. 不符合我国人类精子库管理伦理原则要求的是
A. 捐精行为应完全自愿
B. 捐精者应与精子库的医务人员保持互盲
C. 捐精者有权知道捐精的用途
D. 捐精者有权随时停止捐精
E. 禁止同一捐精者的精子使5名以上妇女受孕

3. 基因诊断及治疗的伦理原则应除外
A. 尊重患者的原则
B. 知情同意的原则
C. 有益于患者的原则
D. 保守秘密的原则
E. 创新至上的原则

4. 目前，关于人类胚胎干细胞研究和应用中道德争议的焦点问题是
A. 人类胚胎干细胞的功能到底如何
B. 人类胚胎是不是生命、是否应该得到尊重
C. 人类胚胎发育阶段如何划分
D. 人类胚胎干细胞是否可以商品化
E. 人类胚胎是否可以克隆

5. 人类辅助生殖技术带来的伦理问题应除外
A. 人类辅助生殖技术所生的孩子，其众多父母如何定位
B. 代孕技术可否允许使用
C. 精子、卵子、胚胎可否商品化
D. 有严重遗传病的新生儿可否实施安乐死
E. 非婚单身女性可否使用相应技术生育孩子

6. 生命伦理学诞生于
A. 十九世纪五六十年代，美国
B. 十九世纪五六十年代，日本
C. 二十世纪五六十年代，美国
D. 二十世纪五六十年代，日本
E. 二十世纪八九十年代，中国

7. 1986年国际移植学会发布的“分配尸体器官的准则”不包含的内容是
A. 将所收集的捐赠器官给以最佳利用
B. 依医学标准将器官给予最适合移植的患者
C. 必须经由国家或地区的器官分配网分配器官
D. 参与移植的医生不应从事该类宣传
E. 不可付钱给捐赠者，但补偿其因手术和住院等所付出的开支和损失是可以的

8. 人类胚胎干细胞研究和应用的伦理准则应除外
A. 尊重的准则
B. 知情同意的准则
C. 研究无禁区的准则
D. 安全有效的准则
E. 防止商品化的准则

9. 在我国实施人类辅助生殖技术，下列违背原卫生部制定的伦理原则的是
A. 使用捐赠的精子
B. 使用捐赠的卵子
C. 实施亲属代孕
D. 实施卵胞质内单精注射
E. 使用捐赠的胚胎

10. 世界上第一个安乐死合法化的国家是
A. 澳大利亚
B. 挪威
C. 比利时
D. 新西兰
E. 荷兰

11. 我国对克隆技术是否应该用于人类的立场是
A. 允许治疗性克隆，不允许生殖性克隆
B. 不允许治疗性克隆，允许生殖性克隆
C. 允许一切克隆
D. 不允许一切克隆
E. 以上都不是

12. 对参加器官移植的医师，应该特别强调的道德责任可除外
A. 对本人供职的医院，大力宣传器官移植优势，塑造医院良好形象
B. 对活体器官捐赠者，必须在严格坚持各项标准的情况下摘取器官
C. 对尸体器官捐赠者，坚持亲属知情同意、死亡判断准确无误
D. 对器官分配，尽量体现社会公正
E. 对接受者，坚持正确的医疗动机并尽量保证手术成功

【B_1 型题】

（13~15题共用备选答案）
A. 医务人员对捐赠精子、卵子、胚胎者，须告知其有关权利、义务等事宜
B. 医务人员与捐赠精子、卵子、胚胎者保持互盲，与受方夫妇及出生的后代保持互盲
C. 医务人员不得对单身女性实施人工辅助生殖技术，不得对任何人实施代孕技术
D. 医务人员不得将人工辅助生殖技术应用于有可能自然生育的夫妇
E. 医务人员运用人工辅助生殖技术应接受医学伦理委员会的审查监督

13. 充分体现实施人类辅助生殖技术的知情同意伦理原则的是

14. 充分体现实施人类辅助生殖技术的维护社会公益原则的是

15. 充分体现实施人类辅助生殖技术的严防商品化原则的是

参考答案

【A_1型题】

1. C　2. D　3. E　4. B　5. D　6. C　7. E　8. C　9. C　10. E
11. A　12. A

【B_1型题】

13. A　14. C　15. D

第九节　医务人员医学伦理素质的养成

【A_1型题】

1. 依据医学目的所选择的医疗手段，必须遵循一些原则，以下哪一点是不对的
   A. 社会性原则
   B. 一致性原则
   C. 突发性原则
   D. 优化性原则
   E. 有效性原则
2. 医德修养要坚持
   A. 集体性
   B. 组织性
   C. 实践性
   D. 强制性
   E. 机动性
3. 以下哪一点是属于最优化原则的内容
   A. 时间最早
   B. 痛苦最少
   C. 没有副作用
   D. 知情同意
   E. 保守秘密
4. 医德评价的标准不包含
   A. 有利
   B. 自主
   C. 公正
   D. 互助
   E. 奉献
5. 以下哪一点不是社会舆论的特点
   A. 传播具有广泛性
   B. 对行为具有约束性
   C. 具有一定的群众性
   D. 具有自发性
   E. 具有深刻性
6. 在进行医德评价时，应防止的“四种片面依据论”不是指
   A. 唯意志论
   B. 唯动机论
   C. 唯效果论
   D. 唯目的论
   E. 唯手段论
7. 医德修养的主要内容是指
   A. 卫生行政部门提出的要求
   B. 医院院长提出的要求
   C. 患者提出的要求
   D. 新闻媒体提出的要求
   E. 医德原则、规范提出的要求
8. 对三种医德评价方式相互关系的正确理解是
   A. 相辅相成、互相补充
   B. 完全一致、可以替代
   C. 互相冲突、都不可信
   D. 比较混乱、说不清楚
   E. 以上都不是
9. 对医德修养的意义的正确表述是
   A. 使医务人员养成良好的医德品质和人格，使医疗卫生单位形成良好形象，在医疗竞争中立于不败之地
   B. 使医务人员养成良好的医德品质和人格，使医疗卫生单位形成良好的医德医风，从而促进社会精神文明
   C. 使医务人员和医疗卫生单位树立良好的形象，从而促进社会精神文明
   D. 使医务人员和医疗卫生单位树立良好的形象，在医疗竞争中立于不败之地
   E. 使医务人员养成良好的医德品质和人格，使医疗卫生单位形成良好的医德医风，在医疗竞争中立于不败之地
10. 医德评价的意义应除外
   A. 医务人员满足自我心理需求的手段
   B. 医务人员行为的监视器和调节器
   C. 维护医德原则的重要保障
   D. 维护医德规范的重要保障
   E. 使医德原则、规范转化为医德行为的中介和桥梁
11. 医学道德评价的方式包括
   A. 医德原则、医德规范、医德范畴
   B. 医德原则、医德规范、内心信念
   C. 社会舆论、传统习俗、医德范畴
   D. 社会舆论、传统习俗、内

心信念

E. 社会舆论、医德原则、内心信念

12. 医德评价应坚持依据的辩证统一是指

A. 动机与目的、效果与手段的统一

B. 动机与效果、目的与手段的统一

C. 动机与手段、目的与效果的统一

D. 目的与效果、目的与手段的统一

E. 目的与动机、动机与效果的统一

13. 医德修养的根本途径和方法是

A. 学习医德理论知识

B. 在医疗卫生保健实践中修养

C. 有的放矢

D. 持之以恒

E. 追求慎独

14. 依评价主体的不同，医德评价可分为两种，它们是

A. 患者评价和家属评价

B. 院长评价和同事评价

C. 社会评价和自我评价

D. 外在评价和自我评价

E. 社会评价和内在评价

15. 在医德评价中，自我评价方式及主观评价力量是指

A. 社会舆论

B. 传统习俗

C. 内心信念

D. 患者评议

E. 院内评价

参考答案

【A_1 型题】

1. C　2. C　3. B　4. E　5. E　6. A　7. E　8. A　9. B　10. A
11. D　12. B　13. B　14. C　15. C

第三章　卫生法规

第一节　卫生法基础知识

【A_1 型题】

1. 以下关于卫生法的分类，正确的是

A. 公共卫生法

B. 医疗法和药事法

C. 中医药法

D. 医疗保障法

E. 以上均正确

2. 我国卫生法的立法依据是

A.《中华人民共和国宪法》

B.《中华人民共和国刑法》

C.《中华人民共和国传染病防治法》

D.《中华人民共和国食品卫生法》

E.《中华人民共和国医师法》

3. 卫生法律文件的效力范围为

A. 只包括时间效力

B. 只包括空间效力

C. 只包括对人的效力

D. 不包括空间效力

E. 包括时间效力、空间效力和对人的效力

4. 以下我国卫生法的表现形式，错误的是

A. 宪法

B. 卫生法律、法规、规章

C. 卫生标准

D. 政府红头文件

E. 卫生国际条约

5. 卫生法的执法范围包括有

A. 行政许可

B. 行政强制

C. 行政处罚

D. 行政复议

E. 以上均是

参考答案

【A_1 型题】

1. E　2. A　3. E　4. D　5. E

第二节 《中华人民共和国基本医疗卫生与健康促进法》

【A_1型题】

1. 国家对医疗卫生机构实行的管理是
   A. 分级
   B. 分类
   C. 严格
   D. 分级分类
   E. 监督
2. 国家推进基本医疗服务实行分级诊疗制度，引导非急诊患者首先到基层医疗卫生机构就诊，实行首诊负责制和转诊审核责任制，下列哪项不是其逐步建立的机制
   A. 基层首诊
   B. 双向转诊
   C. 专科首诊
   D. 上下联动
   E. 急慢分治
3. 医疗卫生服务体系坚持
   A. 以非营利性医疗卫生机构为主体、营利性医疗卫生机构为补充
   B. 以营利性医疗卫生机构为主体、非营利性医疗卫生机构为补充
   C. 全部为非营利性医疗卫生机构
   D. 全部为营利性医疗卫生机构
   E. 非营利性医疗卫生机构与营利性医疗卫生机构并存

参考答案

【A_1型题】

1. B 2. C 3. A

第三节 《中华人民共和国传染病防治法》

【A_1型题】

1. 甲类传染病是指
   A. 严重急性呼吸综合征(SARS)、狂犬病
   B. 黑热病、炭疽
   C. 高致病性禽流感、天花
   D. 鼠疫、霍乱
   E. 伤寒、流行性出血热
2. 对流动人口中的严重急性呼吸综合征患者、疑似患者处理的原则是
   A. 就地控制、就地治疗、就地康复
   B. 就地隔离、就地治疗、就地康复
   C. 就地控制、就地观察、就地治疗
   D. 就地隔离、就地观察、就地治疗
   E. 就地观察、就地治疗、就地康复
3. 属于《中华人民共和国传染病防治法》规定的乙类传染病的是
   A. 鼠疫
   B. 流行性感冒
   C. 人感染高致病性禽流感
   D. 黑热病
   E. 霍乱
4.《突发性公共卫生事件应急条例》规定，医疗卫生机构应当对传染病做到
   A. 早发现、早观察、早隔离、早治疗
   B. 早发现、早观察、早治疗、早康复
   C. 早发现、早报告、早隔离、早治疗
   D. 早发现、早报告、早隔离、早康复
   E. 早预防、早发现、早治疗、早康复
5. 医疗机构发现发生或者可能发生传染病暴发流行时，应当
   A. 在1小时内向所在地县级人民政府卫生行政主管部门报告
   B. 在2小时内向所在地县级人民政府卫生行政主管部门报告
   C. 在4小时内向所在地县级人民政府卫生行政主管部门报告
   D. 在6小时内向所在地县级人民政府卫生行政主管部门报告
   E. 在8小时内向所在地县级人民政府卫生行政主管部门报告
6. 依据《中华人民共和国传染病防治法》的规定，各级各类医疗保健机构在传染病防治方面的职责是
   A. 对传染病防治工作实施统一监督管理
   B. 按照专业分工承担责任范围内的传染病监测管理工作
   C. 承担责任范围内的传染病防治工作
   D. 领导所辖区域传染病防治

工作

E. 设立专人负责各施工区域的卫生防疫工作

7. 对传染病患者或疑似传染病患者污染的场所和物品，医疗保健机构应当及时采取

A. 封闭场所并销毁物品

B. 强制隔离治疗

C. 必要的卫生处理

D. 报告上级卫生行政机关处理

E. 提请卫生防疫部门处理

8. 在自然疫源地和可能是自然疫源地的地区兴办的大型建设项目开工前，建设单位应当申请当地卫生防疫机构对施工环境进行

A. 环保调查

B. 卫生调查

C. 卫生资源调查

D. 环境资源调查

E. 危害因素调查

9. 法定传染病以外的其他传染病，根据其暴发、流行情况和危害程度，需要列入乙类、丙类传染病的，应当由下列哪个部门决定

A. 国务院

B. 国务院卫生行政部门

C. 省级以上人民政府

D. 省级以上人民政府卫生行政部门

E. 国家疾病控制中心

10. 医疗机构对其医疗废物暂时贮存的时间不得超过

A. 1 天

B. 2 天

C. 3 天

D. 4 天

E. 5 天

11. 发生传染病流行时，县级以上地方政府有权在本行政区域内

A. 调集各级各类医疗、防疫人员参加疫情控制工作

B. 停工、停业、停课

C. 封锁甲类或按甲类传染病管理的传染病疫区

D. 封锁跨省、直辖市的疫区

E. 宣布疫区

12. 教育部所属综合大学的附属医院发现脊髓灰质炎疫情，应当报告的部门是

A. 国家教育行政部门

B. 国家卫生行政部门

C. 国家疾病预防控制机构

D. 所在地的政府卫生行政部门

E. 所在地的疾病预防控制机构

13. 对从事传染病预防、医疗、科研的人员以及现场处理疫情的人员，为了保障其健康，他们所在单位应当根据国家规定采取

A. 防治措施和强制治疗措施

B. 防治措施和强制隔离措施

C. 防治措施和医疗保健措施

D. 防治措施和紧急控制措施

E. 防治措施和追踪调查措施

14.《中华人民共和国传染病防治法》规定，国家对传染病实行的方针与管理办法是

A. 预防为主，防治结合，统一管理

B. 预防为主，防治结合，分类管理

C. 预防为主，防治结合，划区管理

D. 预防为主，防治结合，分片管理

E. 预防为主，防治结合，层级管理

15. 医疗机构发现甲类传染病应采取下列措施，除外

A. 对患者予以隔离治疗

B. 对疑似患者，确诊前在指定场所单独隔离治疗

C. 对医疗机构内的患者的密切接触者，在指定场所进行医学观察和采取其他必要的预防措施

D. 拒绝隔离治疗的，可以由公安机关协助采取强制隔离治疗措施

E. 采取紧急措施并予以公告

16.《中华人民共和国传染病防治法》规定，传染病暴发、流行时，当地政府应当

A. 立即组织力量进行防治制，切断传染病的传播途径

B. 限制或停止集市、集会

C. 停业、停工、停课

D. 临时征用房屋、交通工具

E. 宣布疫区

17. 在突发性公共卫生事件应急处理工作中，有关单位和个人不配合有关专业技术人员调查、采样、技术分析和检验的，对有关责任人给予

A. 警告

B. 吊销执照

C. 降级或者撤职的纪律处分

D. 行政处分或纪律处分

E. 追究刑事责任

18. 对疑似甲类传染病患者在明确诊断前，应在指定的场所进行

A. 医学观察

B. 留验

C. 隔离

D. 访视

E. 就地诊验

【A_2 型题】

19. A 县张某系霍乱患者，在 B 市传染病医院隔离治疗期间，擅自逃出医院回到 A 县，脱离隔离治疗。为防止霍乱传播，可以协助传染病医院追回张某采取强制隔离治疗措施的机构是

A. 卫生行政部门

B. 疾病控制中心

C. 民政部门

D. 司法机关

E. 公安机关

20. 患者于某因发热3日到县医院就诊，接诊医师林某检查后拟诊为流行性出血热。因县医院不具备隔离治疗条件，林某遂嘱患儿的家长带于某去市传染病医院就诊。按照传染病防治法的规定，林某应当
A. 请上级医师会诊，确诊后再转诊
B. 请上级医师会诊，确诊后隔离治疗
C. 向医院领导报告，确诊后对于某就地进行隔离
D. 向当地疾病控制机构报告，并复印病历资料转诊
E. 向当地疾病控制机构报告，由疾病控制机构转诊

21. 李某因患炭疽死亡，依据《中华人民共和国传染病防治法》的规定，对其尸体应
A. 立即进行卫生处理，就近火化
B. 必要时可将尸体卫生处理后火化
C. 立即进行消毒处理后火化
D. 必要时可将尸体消毒处理后火化
E. 在指定场所卫生处理后火化

22. 一职工从沿海某城市归来，腹泻1天，10余次，水样便，到市医院求治，疑为肠炎，后便培养出E1-Tor型细菌。诊断后11小时医师上报疫情，国家要求上报此类传染病最迟不超过
A. 6小时
B. 2小时
C. 18小时
D. 24小时
E. 48小时

23. 张某，在某医疗机构进行身体检查时被查出患有血吸虫病，依据《中华人民共和国传染病防治法》的规定，对于张某该医疗机构应当
A. 强制隔离治疗
B. 在指定的场所进行医学观察
C. 采取必要的治疗和控制措施
D. 采取必要的预防和控制措施
E. 在指定场所进行隔离治疗

【A_3/A_4型题】

（24~25题共用题干）

某校住校生郑某感到不适，几天后确诊为病毒性肝炎。校保健室初步诊治，便安排其去市医院住院治疗，并未引起注意。过了几天后，又有郑某的同学、班主任教师、军训的军官相继发病。保健室的负责人及班主任老师为此受到学校的严厉批评

24. 对于郑某的发病必须按照卫健委规定的时限向当地卫生防疫部门报告的是
A. 郑某
B. 校保健室
C. 班主任老师
D. 军训教官
E. 学校

25. 对于郑某应当
A. 强制隔离治疗
B. 在指定的场所进行医学观察
C. 采取必要的治疗和控制措施
D. 采取必要的预防和控制措施
E. 在指定场所进行隔离治疗

【B_1型题】

（26~27题共用备选答案）
A. 市容监督管理部门
B. 城市规划行政主管部门
C. 卫生行政主管部门
D. 检验检疫行政主管部门
E. 环境保护行政主管部门

26. 对医疗废物收集、运送、贮存、处置活动中的疾病污染防治工作实施统一监督管理的是
27. 对医疗废物收集、运送、贮存、处置活动中的环境污染防治工作实施统一监督管理的是

（28~29题共用备选答案）
A. 严重急性呼吸综合征
B. 麻疹
C. 霍乱
D. 艾滋病
E. 肺结核

28. 属于甲类传染病的是
29. 属于乙类传染病，但是采取甲类传染病的预防、控制措施的是

参考答案

【A_1型题】

1. D　2. D　3. C　4. C　5. D　6. C　7. C　8. B　9. B　10. B
11. A　12. E　13. C　14. B　15. E　16. A　17. D　18. A

【A_2型题】

19. E　20. D　21. A　22. B　23. C

【A_3/A_4型题】

24. B　25. C

【B_1 型题】

26. C　27. E　28. C　29. A

第四节　《中华人民共和国职业病防治法》

【A_1 型题】

1. 职业病是指
   A. 劳动者在职业活动中，因接触粉尘、放射性物质和其他有毒、有害物质等因素而引起的疾病
   B. 用人单位的劳动者，因接触粉尘、放射性物质和其他有毒、有害物质等因素而引起的疾病
   C. 用人单位的劳动者在职业活动中，因接触粉尘、放射性物质和其他有毒、有害物质等因素而引起的疾病
   D. 劳动者从事特定职业或者接触特定职业危害因素而引起的疾病
   E. 用人单位的劳动者从事特定职业或者接触特定职业危害因素而引起的疾病
2. 职业病防治工作应坚持以下方针
   A. 预防为主、防治结合
   B. 分类管理、综合治理
   C. 预防为主、综合治理
   D. 防治结合、综合治理
   E. 预防为主、分类管理
3. 国家实行以下下列哪项制度
   A. 职业卫生监督制度
   B. 职业卫生监督管理制度
   C. 职业病危害项目申报制度
   D. 职业病防治责任制度
   E. 职业病危害预评价报告制度
4. 当事人对职业病诊断有异议的，可以向哪个机构申请鉴定
   A. 所在地地方人民政府卫生行政部门
   B. 所在地地方人民政府劳动保障行政部门
   C. 作出诊断的医疗卫生机构所在地地方人民政府卫生行政部门
   D. 作出诊断的医疗卫生机构所在地地方人民政府劳动保障行政部门
   E. 作出诊断的医疗卫生机构所在地的县级以上地方人民政府
5. 医疗卫生机构未经批准擅自从事职业病诊断的，由卫生行政部门责令立即停止违法行为，没收违法所得。违法所得不足五千元的，并处多少罚款
   A. 违法所得的二倍以上十倍以下
   B. 五千元以上五万元以下
   C. 二倍以上五倍以下
   D. 五千元以上二万元以下
   E. 三千元以上五万元以下
6. 职业病诊断应当综合分析下列因素，但除外
   A. 患者的职业史
   B. 职业病危害接触史
   C. 职业病现场危害调查与评价
   D. 临床表现以及辅助检查结果
   E. 患者的家族遗传病史
7. 用人单位应当履行下列责任，但除外
   A. 在疑似职业病患者诊断或者医学观察期间，不得解除或者终止与其订立的劳动合同
   B. 承担疑似职业病患者在诊断，医学观察期间的费用
   C. 对不适宜连续从事原工作的职业病患者，应当调离原岗位，并妥善安置
   D. 应当按照国家有关规定，安排职业病患者进行治疗、康复和定期检查
   E. 组织控制职业病危害事故现场
8. 承担职业病诊断的机构进行职业病诊断时，应当组织几名取得职业病诊断资格的执业医师集体诊断
   A. 2 名
   B. 3 名
   C. 2 名以上
   D. 3 名以上
   E. 4 名以上
9. 劳动者可以在以下机构进行职业病诊断
   A. 用人单位所在地的医疗卫生机构
   B. 本人居住地的医疗卫生机构
   C. 用人单位所在地或者本人居住地依法承担职业病诊断的医疗卫生机构
   D. 用人单位所在地或者本人居住地依法承担职业病诊断的医疗卫生防疫机构
   E. 用人单位所在地依法承担职业病诊断的疾病防治机构
10. 职业病诊断应当由以下哪类机构承担
    A. 省级以上人民政府卫生行政部门批准的医疗卫生机构
    B. 县级以上人民政府卫生行

政部门批准的医疗卫生机构
C. 省级以上人民政府卫生行政部门指定的医疗卫生机构
D. 县级以上人民政府卫生行政部门指定的医疗卫生机构
E. 省级以上人民政府卫生行政部门批准的卫生防疫机构

11. 设立产生职业病危害的用人单位，其工作场所还应当符合下列职业卫生要求，但除外
A. 职业病危害因素的强度或者浓度符合国家职业卫生标准
B. 有与职业病危害防护相适应的设施
C. 生产布局合理，符合有害与无害作业分开的原则
D. 制定职业病防治计划和实施方案
E. 设备、工具、用具等设施符合保护劳动者生理，心理健康的要求

12. 发生职业病危害事故或者有证据证明危害状态可能导致职业病危害事故发生时，卫生行政部门可以采取下列临时控制措施，但不包括
A. 责令暂停导致职业病危害事故的作业
B. 封存造成职业病危害事故的材料和设备
C. 封存可能导致职业病危害事故发生的材料和设备
D. 组织，控制职业病危害事故现场
E. 责令用人单位人停业整顿

13. 卫生行政部门履行监督检查职责时，有权采取下列措施，但不包括
A. 进入被检查单位了解情况，调查取证
B. 进入职业病危害现场，了解情况，调查取证
C. 查阅或者复制与违反职业病防治法律、法规的行为有关的资料
D. 责令违反职业病防治法律，法规的单位和个人停止违法所为
E. 责令暂停导致职业病危害事故的作业

14. 用人单位有下列哪种情节严重的行为，卫生行政部门可以责令停止产业职业病危害的作业
A. 订立或者变更劳动合同时，未告知劳动者职业病危害真实情况的
B. 未按照规定及时，如实向卫生行政部门申报产生职业病危害的项目的
C. 工作场所职业病危害因素的强度或者浓度超过国家职业卫生标准
D. 未按照规定报告职业病，疑似职业病的
E. 拒不承担疑似职业病患者在诊断、医学观察期间的费用的

15. 职业卫生监督执法人员履行职责时，不得有下列行为，但除外
A. 泄露用人单位和秘密
B. 出示监督执法证件
C. 对不符合法定条件的，发给建设项目有关证明文件资质证明文件或者予以批准
D. 对已经取得有关证明文件的，不履行监督检查职责
E. 发现用人单位存在职业病危害的，可能造成职业病危害事故，不及时依法采取控制措施

16. 建设单位有下列违法行为之一的，应承担相应法律责任，但不包括
A. 未按照规定进行职业病危害预评价或者未提交职业病危害预评价报告，或者职业病危害预评价未经卫生行政部门审核同意，擅自开工的
B. 建设项目的职业病防护设施未按照规定与主体工程同时投入生产和使用的
C. 职业病危害严重的建设项目，其职业病防护设施设计不符合国家职业卫生标准如卫生要求施工的
D. 未按照规定对职业病防护施进行职业病危害控制效果评价，未经卫生行政部门验收或者验收不合格，擅自投入使用的
E. 未按照规定公布有关职业病防治的规章制度，操作规程，职业病危害事故应急救援措施的

17. 职业病诊断证明书的有效条件是
A. 由医师签署并盖章
B. 由参与诊断的医师签署并盖章
C. 由参与诊断的医师共同签署，并经医疗卫生机构盖章
D. 由参与诊断的医师签署，并经承担职业病诊断的医疗卫生机构审核盖章
E. 由参与诊断的医师共同签署，并经承担职业病诊断的医疗卫生机构审核盖章

18. 职业病诊断鉴定委员会组成人员应当遵守以下要求，但除外
A. 客观、公正地进行诊断鉴定
B. 不得私下接触当事人
C. 不得收取当事人的财物或者其他好处
D. 与当事人有利害关系的，应当回避
E. 应当实行封闭式诊断鉴定

19. 用人单位和医疗卫生机构发现职业病患者或者疑似职业病患者时，应当及时向哪个部门报告
    A. 卫生行政部门
    B. 劳动保障行政部门
    C. 所在地卫生行政部门
    D. 所在地劳动保障行政部门
    E. 省级以上卫生行政部门
20. 职业病诊断鉴定费用由谁来承担
    A. 用人单位
    B. 政府
    C. 申请鉴定人
    D. 用人单位和职业病患者共同
    E. 职业病患者

【B_1 型题】

（21~23 题共用备选答案）
    A. 发现疑似职业病患者时，应当告知劳动者本人并及时通知用人单位
    B. 承担疑似职业病患者在诊断，医学观察期间的费用
    C. 客观、公正地进行诊断鉴定
    D. 签署职业病诊断证明书
    E. 依法享受国家规定的职业病待遇
21. 医疗卫生机构
22. 用人单位
23. 职业病患者

（24~26 题共用备选答案）
    A. 指用人单位的劳动者在职业活动中，因接触粉尘，放射性物质和其他有毒、有害物质等因素而引起的疾病
    B. 指对从事职业活动的劳动者可能导致职业病的各种危害
    C. 职业活动中存在的各种有害的化学、物理、生物因素以及在作业过程中产生的其他职业有害因素
    D. 指劳动者从事特定职业或者接触特定职业病危害因素时，比一般职业人群更易于遭受职业病危害和罹患职业病或者可能导致原有自身疾病病情加重，或者在从事作业中过程中诱发可能导致对他人生命健康造成危险的疾病的个人特殊生理或者病理状态
    E. 统一负责全国职业病防治的监督管理工作
24. 职业病
25. 职业病危害
26. 职业禁忌

参考答案

【A_1 型题】

1. C	2. A	3. A	4. C	5. B	6. E	7. E	8. D	9. C	10. A
11. D	12. E	13. E	14. C	15. B	16. E	17. E	18. E	19. C	20. A

【B_1 型题】

21. A	22. B	23. E	24. A	25. B	26. D

第五节　《中华人民共和国食品安全法》及《中华人民共和国食品安全法实施条例》

【A_1 型题】

1. 食品必须符合以下要求，但除外
    A. 应当无毒、无害
    B. 符合应当有的营养要求
    C. 具有相应的色、香、味等感官性状
    D. 专供婴幼儿的主、辅食品，必须符合国务院卫生行政部门制定的营养卫生标准
    E. 具有特定保健功能
2. 禁止生产经营下列食品，但不包括
    A. 超过保质期限的
    B. 加入药物的
    C. 掺假、掺杂、伪造，影响营养卫生的
    D. 病死、毒死或者死因不明的禽、畜、兽，水产动物等及其制品
    E. 未经兽医卫生检验或者检验不合格的肉类及其制品
3. 对已造成食物中毒事故或者有证据证明可能导致食物中毒事故的，可以对该食品生产经营者采取临时控制措施的部门是
    A. 县级以上地方人民政府卫生行政部门
    B. 省级地方人民政府卫生行政部门
    C. 县级以上地方人民政府
    D. 省级地方人民政府
    E. 国务院卫生行政主管部门
4. 表明具有特定保健功能的食品必须符合下列要求，但是除外
    A. 其产品及说明书必须报国务院卫生行政部门审查

批准
B. 其产品及说明书必须报国务院卫生行政部门审查备案
C. 不得有害于人体健康
D. 其产品说明书内容必须真实
E. 经产品的功能和成分必须与说明书相一致，不得有虚假

5. 下列表述不正确的是
A. 本法适用于一切食品
B. 本法适用于一切食品添加剂
C. 本法适用于一切食品容器和包装材料
D. 本法适用于一切食品用工具、设备、洗涤剂、消毒剂
E. 本法不适用于食品的生产经营场所、设施和有关环境

6. 食品不得加入药物，但是下列哪一类除外
A. 符合食品卫生标准和卫生要求而加入的
B. 为防病等特殊需要加入的
C. 为具有特定保健功能而加入的
D. 利用新资源生产的食品新品种
E. 按照传统既是食品又是药品的作为原料、调料或者营养强化剂加入的

7. 下列哪一项不属于食品卫生监督职责
A. 对食品生产经营企业的新建、扩建、改建工程的选址和设计进行卫生审查，并参加工程验收
B. 对食物中毒和食品传染事故进行调查，并采取控制措施
C. 对违反食品卫生法的行为追查责任，依法进行行政处罚
D. 进行食品卫生监测，检验和技术指导
E. 对发生食物中毒的患者进行抢救治疗

8. 接收食物中毒患者进行治疗的单位，除采取抢救措施外，应当根据国家有关规定，及时向哪个部门报告
A. 卫生行政部门
B. 卫生防疫机构
C. 所在地卫生行政部门
D. 所在地疾病控制机构
E. 所在地人民政府主管部门

9. 食品卫生监督员执行以下任务，但除外
A. 可以向食品生产经营者了解情况
B. 可以向食品生产经营者索取必要的资料
C. 进入生产经营场所检查
D. 按照规定无偿采样
E. 办理食品卫生许可证

10. 下列单位或个人只有取得卫生许可证，才能从事食品生产经营活动，但不包括
A. 食品厂
B. 方便面厂
C. 职工食品
D. 食品个体摊贩
E. 药房

11. 食品生产经营人员必须进行健康检查的期限是
A. 2年
B. 1年
C. 6个月
D. 3个月
E. 18个月

12. 食品生产经营人员有下列情形之一的，不得参加接触直接入口食品的工作。但除外
A. 患有痢疾
B. 患有伤寒
C. 患有病毒性肝炎
D. 渗出性皮肤病
E. 牙周炎

13. 食品生产经营过程必须符合下列卫生要求，但除外
A. 直接入口的食品应当有小包装或者使用无毒清洁的包装材料
B. 应当有相当的消毒，更衣、采光、通风、照明、防尘、洗涤、污水排放等设施
C. 保持内外环境整洁，采取消除苍蝇、老鼠、蟑螂和其他有害昆虫及其滋生条件的措施，与有毒、有害场所保持规定的距离
D. 食品生产经营企业取得卫生许可证
E. 食品生产经营企业应当有与产品品种数量相适应的食品原料处理、加工、包装、贮存等厂房或者场所

【B_1 型题】

（14～16题共用备选答案）
A. 应当无毒、无害，符合应当有的营养要求
B. 应当有与产品品种，数量相适应的食品原料处理、加工、包装、贮存等厂房或者场所
C. 直接入口的食品应当有小包装或者使用无毒清洁的包装材料
D. 超过保质期限的食品
E. 必须进行健康检查

14. 食品生产经营人员
15. 食品
16. 食品生产经营企业

（17～19题共用备选答案）
A. 使用的洗涤剂，消毒剂应当对人体安全、无害
B. 对生产经营者提供的技术资料有保密的义务
C. 进行食品卫生检验并出具检验报告
D. 封存造成食物中毒或者可能导致食品中毒的食品及其原料
E. 对发生食物中毒的患者采取抢救措施

17. 食品卫生监督员
18. 食品卫生检验单位
19. 县级以上地方人民政府卫生行政部门

（20~22题共用备选答案）

A. 不得伪造、涂改、出借卫生许可证
B. 负责城乡集市贸易的食品卫生管理工作
C. 主管全国食品卫生监督管理工作
D. 实行食品卫生监督制度
E. 负责各类食品市场内的食品卫生管理工作

20. 食品生产经营者
21. 工商行政管理部门
22. 国务院卫生行政部

参考答案

【A_1型题】

1. E　2. B　3. A　4. B　5. E　6. E　7. E　8. C　9. E　10. E
11. B　12. E　13. D

【B_1型题】

14. E　15. A　16. B　17. B　18. C　19. D　20. A　21. B　22. C

第六节 《中华人民共和国疫苗管理法》

【A_1型题】

1. 承担预防接种工作的机构是
   A. 经国务院卫生主管部门指定的医疗卫生机构
   B. 经省级人民政府卫生主管部门指定的医疗卫生机构
   C. 经县级人民政府卫生主管部门指定的医疗卫生机构
   D. 经县级人民政府卫生主管部门指定的卫生防疫机构
   E. 经省级人民政府卫生主管部门指定的卫生防疫机构
2. 下列描述最为完整的是
   A. 国家实行有计划的预防接种制度
   B. 国家实行预防接种制度，推行免疫规划
   C. 国家实行有计划的预防接种制度，推行免疫规划
   D. 国家实行预防接种制度，推行扩大免疫规划
   E. 国家实行有计划的预防接种制度，推行扩大免疫规划
3. 接种单位承担预防接种工作的区域是
   A. 县级人民政府卫生主管部门指定的责任区域
   B. 省级人民政府卫生主管部门指定的责任区域
   C. 所在地的疾病预防控制机构指定的责任区域
   D. 省级人民政府疾病预防控制主管部门指定的责任区域
   E. 医疗机构执业许可证指定的责任区域
4. 下列描述正确的是
   A. 接种单位接种第一类疫苗不得收取任何费用
   B. 接种单位接种第一类疫苗只收取接种耗材费
   C. 接种单位接种第一类疫苗只收服务费
   D. 接种单位接种疫苗不得收取任何费用
   E. 接种单位接种第二类疫苗只可以收取接种耗材费
5. 国家对儿童实行预防接种证制度。在儿童出生及多长时间内，其监护人应为其办理预防接种证
   A. 24小时内
   B. 48小时内
   C. 20天内
   D. 1个月内
   E. 2个月内
6. 接种单位接种疫苗，应当遵守以下规定，但不包括
   A. 预防接种工作规范
   B. 预防接种免疫程序
   C. 疫苗使用指导原则和接种方案
   D. 公示第一类疫苗的品种和接种方法
   E. 公示所有疫苗的品种和接种方法
7. 接种单位应当具备下列条件，但除外
   A. 具有医疗机构执业许可证件
   B. 具有经过县级人民政府卫生主管部门组织的预防接种专业培训并考核合格的执业医师、执业助理医师、护士或者乡村医生
   C. 具有符合疫苗储存、运输管理规范的冷藏设施和设备
   D. 具有符合疫苗储存、运输管理规范的冷藏保管制度
   E. 应当设立预防接种门诊
8. 哪类疫苗由政府免费向公民

提供
A. 第一类
B. 第二类
C. 第三类
D. 第四类
E. 全部

9. 医疗卫生人员在实施接种前，应当履行下列职责，但除外
A. 告知受种者或者监护人所接种疫苗的品种、作用、禁忌、不良反应以及注意事项
B. 询问受种者的健康状况
C. 询问受种者是否有接种禁忌
D. 询问受种者家庭生活环境状况
E. 如实记录告知和询问情况

10. 接种单位及其医疗卫生人员发现预防接种异常反应，疑似预防接种异常反应或者接到相关报告的，应当依照预防接种工作规范的及时处理，并
A. 立即报告所在地的县级人民政府卫生主管部门
B. 在1小时内报告所在地的县级人民政府卫生主管部门
C. 立即报告所在地的县级人民政府卫生管理部门和药品监督管理部门
D. 在2小时内报告所在地的县级人民政府卫生主管部门和药品监督主管部门
E. 在1小时内报告所在地的县级人民政府卫生主管部门和药品监督主管部门

11. 国家免疫规划的制定部门是
A. 国务院卫生主管部门
B. 国务院财政主管部门
C. 省级人民政府卫生主管部门
D. 县级以上地方人民政府卫生主管部门
E. 国务院卫生主管部门会同国务院财政主管部门

12. 用于人体预防接种的疫苗分为几类
A. 2类
B. 3类
C. 4类
D. 5类
E. 1类

13. 下列哪种情形属于预防接种异常反应
A. 因疫苗本身特性引起的接种后一般反应
B. 合格的疫苗在实施规范接种后造成受种者功能损害，相关各方均无过错的药品不良反应
C. 因疫苗质量不合格给受种者造成的损害
D. 受种者在接种时正处于某种疾病的潜伏期，接种后偶合发病
E. 因心理因素发生的个体或者群体的心因性反应

【B_1 型题】

（14~16题共用备选答案）
A. 依照药品管理法的有关规定处理
B. 依照医疗事故处理条例的有关规定处理
C. 参照《中华人民共和国传染病防治法》执行
D. 参照《医疗事故处理条例》执行
E. 依照医疗机构管理条例的有关规定处理

14. 因疫苗质量不合格给受种者造成损害的
15. 因接种单位违反预防接种工作规范、免疫程序、疫苗指导原则、接种方案给受种者造成损害的
16. 预防接种异常反应的鉴定

参考答案

【A_1 型题】

1. C　2. E　3. A　4. A　5. D　6. E　7. E　8. A　9. D　10. C
11. A　12. A　13. B

【B_1 型题】

14. A　15. B　16. D

第七节 《公共场所卫生管理条例》及《公共场所卫生管理条例实施细则》

【A_1 型题】

1. 公共场所“卫生许可证”多长时间复核一次
A. 1年
B. 2年
C. 3年
D. 6个月
E. 3个月

2. 下列描述不正确的是
A. 各级卫生防疫机构，负责管辖范围内的公共场所卫生监督工作
B. 公共场所卫生监督员执行卫生防疫机构交给的任务

C. 公共场所卫生监督员由同级人民政府发给证书
D. 铁路卫生防疫机构的公共场所卫生监督员，由其上级主管部门发给证书
E. 卫生许可证由省级以上卫生行政部门签发

3. 本条例不适用于下面哪个场所
A. 宾馆
B. 公园
C. 影剧院
D. 候诊室
E. 家庭客厅

4. 公共场所直接为顾客服务的人员，患有下列疾病治愈前不得从事直接为顾客服务的工作，但除外
A. 痢疾
B. 伤寒
C. 病毒性肝炎
D. 活动期肺结核
E. 关节炎

5. 公共场所的下列项目符合国家卫生标准和要求，但不包括
A. 空气、微小气候
B. 水质、噪声
C. 采光、照明
D. 建筑的抗震性能
E. 顾客用具和卫生设施

6. 公共场所的主管部门应当履行以下职责，但除外
A. 建立卫生管理制度
B. 配备专职或者兼职卫生管理人员
C. 对所属经营单位的卫生状况进行经常性检查
D. 对所属经营单位的卫生状况进行经常性检查，并提出必要的条件
E. 建立卫生责任制度

7. 卫生防疫机构对公共场所的卫生监督职责不包括下面哪一项
A. 对公共场所进行卫生监督和卫生技术指导
B. 监督从业人员健康检查
C. 指导有关部门对从业人员进行卫生知识的教育和培训
D. 指导有关单位开展爱国卫生运动
E. 对新建、扩建、改建的公共场所的选址和设计进行卫生审查，并参加竣工验收

8. 国家对下列场所实行卫生许可证制度，但除外
A. 公共场所本身
B. 新建公共场所的选地和设计
C. 改建公共场所的选地和设计
D. 扩建公共场所的选地和设计
E. 公共场所的从业人员

参考答案

【A_1 型题】

1. B 2. E 3. E 4. E 5. D 6. E 7. D 8. E

第八节 《学校卫生工作条例》

【A_1 型题】

1. 学校卫生工作的主要任务不包括下面哪一点
A. 监测学生健康状况
B. 对学生进行健康，培养学生良好的卫生习惯
C. 改善学校卫生环境和教学卫生条件
D. 加强对传染病，学生常见病的预防和治疗
E. 加强对教师的卫生知识培训和健康体检工作

2. 下列区域性的中小学生卫生保健机构的主要任务，不包括
A. 调查研究本地区中小学生体质健康状况
B. 开展中小学生常见疾病的预防与矫治
C. 指导本地区中小学校，开展爱国卫生运动
D. 开展中小学生卫生技术人员的技术培训
E. 开展中小学生卫生技术人员的任务指导

3. 各级卫生防疫站，对学校卫生工作承担下列任务，但不包括
A. 实施学校、卫生监测，掌握本地区学生生长发育和健康状况，掌握学生常见病、传染病、地方病动态
B. 制定学生常见病、传染病、地方病的防治计划
C. 对本地区学校，卫生工作进行技术指导
D. 开展学校卫生服务
E. 指导学校开展爱国卫生运动

4. 县以上卫生行政部门对学校卫生工作行使监督职权，其职责不包括
A. 对新建、改建、扩建校舍的选址、设计实行卫生监督
B. 对学校内影响学生健康的学习、生活、劳动、环境、食品等方面的卫生和传染病防治工作实行卫生监督
C. 对学校内的生活饮用水的卫生实行卫生监督
D. 对学生使用的文具实行卫

生监督

E. 对学生使用的娱乐器具，保健用品实行卫生监督

参考答案

【A_1 型题】

1. E 2. C 3. E 4. C

第九节 《突发公共卫生事件应急条例》

【A_1 型题】

1. 突发公共卫生事件是指
   A. 突然发生的严重影响公共健康的事件
   B. 突然发生，造成社会公众健康严重损害的重大传染病疫情
   C. 突然发生，造成社会公众健康严重损害的群体性不明原因疾病
   D. 突然发生，造成社会公众健康严重损害的重大食物和职业中毒事件
   E. 突然发生，造成或者可能造成社会公众健康严重损害的重大传染病疫情、群体性不明原因疾病、重大食物中毒和职业中毒以及其他严重影响公众健康的事件
2. 突发公共卫生事件应急工作，应当遵循的方针是
   A. 预防为主，常备不懈
   B. 统一领导，分级负责
   C. 预防为主，常备不懈，反应及时，措施果断，依靠科学
   D. 统一领导，分级负责，依靠科学，加强合作
   E. 统一领导，分级负责，反应及时，措施果断，依靠科学，加强合作
3. 国家建立突发公共卫生事件的信息发布制度。负责向社会发布突发公共卫生事件信息的部门是
   A. 国务院卫生行政主管部门
   B. 外交部
   C. 信息产业部
   D. 国务院
   E. 中国疾病预防控制中心
4. 医疗卫生机构发现不明原因的群体性疾病，应当在 2 小时内向哪个机构报告
   A. 所在地县级人民政府
   B. 所在地县级人民政府卫生行政主管部门
   C. 所在地县级以上人民政府卫生行政部门
   D. 设区的市级人民政府
   E. 所在地省级卫生行政主管部门
5. 国务院卫生行政主管部门对可能造成重大社会影响的突发公共卫生事件，应当向国务院报告的时限是
   A. 1 小时
   B. 立即
   C. 2 小时
   D. 12 小时
   E. 24 小时
6. 发生传染病菌种、毒种丢失情形，省、自治区、直辖市人民政府应当向国务院卫生行政主管部门报告的时限是
   A. 接到报告 1 小时内
   B. 接到报告 2 小时内
   C. 接到报告后立即
   D. 1 小时内
   E. 2 小时内

参考答案

【A_1 型题】

1. E 2. A 3. A 4. B 5. B 6. A

第十节 《医疗废物管理条例》

【A_1 型题】

1. 国务院于什么时间最新修订了《医疗废物管理条例》
   A. 2003 年 6 月 16 日
   B. 2005 年 8 月 15 日
   C. 2008 年 11 月 2 日
   D. 2011 年 1 月 8 日
   E. 2013 年 6 月 29 日
2. 以下关于医疗卫生机构对医疗废物的管理说法错误的是
   A.《医疗废物管理条例》规定，医疗机构应当及时收集本单位产生的医疗废物，并按照类别分置于防

渗漏、防锐器穿透的专用包装物或者密闭的容器内
B.《医疗废物管理条例》规定，医疗废物暂时贮存的时间不得超过 3 天
C.《医疗废物管理条例》规定，运送医疗废物的工具使用后应当在医疗卫生机构内指定的地点及时消毒和清洁
D.《医疗废物管理条例》规定，医疗卫生机构应当根据就近集中处置的原则，及时将医疗废物集中处置单位处置
E.《医疗废物管理条例》规定，医疗卫生机构产生的污水，应该按照国家规定严格消毒

3. 医疗机构贮存设备或者设施不符合环境保护、卫生要求的
A. 由县级以上地方人民政府卫生行政主管部门责令限期改正，给予警告，可以并处 5000 元以下的罚款
B. 由省（自治区）级以上人民政府责令限期改正，给予警告，可以并处 5000 元以下的罚款
C. 由县级以上地方人民政府卫生行政主管部门责令限期改正，给予警告，可以并处10 000元以下的罚款
D. 由县级以上地方人民政府卫生行政主管部门责令限期改正，给予警告，暂不予罚款处理
E. 由省（自治区）级以上人民政府卫生行政部门责令限期改正，给予警告，可以并处 5000 元以下的罚款

参考答案

【A_1 型题】

1. D　2. B　3. A

第十一节 《病原微生物实验室生物安全管理条例》

【A_1 型题】

1. 卫生系统有关单位发生高致病性病原微生物（毒）种或者样本被盗、被抢、丢失、泄漏情况的，省级人民政府应当在接到报告后多长时间内向国务院卫生主管部门报告
A. 1 小时内
B. 2 小时内
C. 立即
D. 3 小时内
E. 4 小时内

2. 运输高致病性病原微生物菌（毒）种或者样本，应当由不小于几人的专人护送
A. 2 人
B. 3 人
C. 4 人
D. 5 人
E. 1 人

3. 国家对病原微生物进行分类的根据之一是病原微生物的
A. 传播风险
B. 传染性
C. 严重程度
D. 危害程度
E. 高致病性

4. 下列哪个部门负责承担建立的健全安全管理制度，检查、维护实验设施，设备，控制实验室感染的职责
A. 实验室的建设单位及其主管部门
B. 实验室的设立单位及其主管部门
C. 实验室的管理单位
D. 实验室的监管部门
E. 县级以上地方人民政府主管部门

5. 采集病原微生物样本应当具备下列条件，但不包括
A. 具有与采集病原微生物样本所需要的生物安全防护水平相适应的设备
B. 具有掌握相关专业知识和操作技能的工作人员
C. 具有有效地防止病原微生物扩散和感染的措施
D. 具有保证病原微生物样本质量的技术方法和手段
E. 具有保证病原微生物样本安全储存的设备和措施

6. 高致病性病原微生物菌（毒）种或者样本在储存中被盗或者泄漏的，保藏机构应当向主管部门报告的时限为
A. 1 小时内
B. 2 小时内
C. 立即
D. 3 小时内
E. 4 小时内

7. 本条例所称实验活动包括以下内容，但除外
A. 实验室从事与病原微生物菌（毒）种，样本有关的研究
B. 实验室从事与病原微生物菌（毒）种，样本有关的教学
C. 实验室从事与病原微生物菌（毒）种，样本有关的

检测
D. 实验室从事与病原微生物菌（毒）种，样本有关的诊断
E. 实验室从事与病原微生物菌（毒）种，样本有关的治疗

8. 本条例适用于下列实验室及其从事实验活动的生物安全管理，但不包括
A. 中国境内的
B. 中国境外的
C. 中国人民解放军的
D. 农业农村部所属的
E. 卫健委所属的

9. 根据不同情况，有关单位可以分别采取以下方式运输病原微生物菌（毒）种或者样本，但不包括
A. 公路
B. 水路
C. 民用的航空
D. 铁路
E. 公共汽车

10. 下列描述正确的是
A. 国家对病原微生物实行分级管理，对实验室实行分类管理
B. 国家对病原微生物实行分类管理，对实验室实行分级管理
C. 国家对病原微生物和实验室实行分类管理
D. 国家对病原微生物和实验室实行分级管理
E. 国家对病原微生物和实验室实行集中统一管理

11. 病原微生物分为几类
A. 2类
B. 3类
C. 5类
D. 4类
E. 6类

12. 与病原微生物菌（毒）种保藏中心有关的描述，下列哪个不正确
A. 承担集中储存病原微生物菌（毒）种和样本的任务
B. 向实验室提供病原微生物菌（毒）种和样本
C. 对高致病性病原微生物菌（毒）种和样本应当设专库或者专柜单独储存
D. 储存、提供病原微生物菌（毒）种和样本，按规定收取费用
E. 作好病原微生物菌（毒）种和样本进出未储存的记录，建立档案制度

【B_1 型题】

（13～15题共用备选答案）
A. 应当密封
B. 主管与人体健康有关的实验室及其实验活动的生物安全监督工作
C. 主管与人体健康有关的实验室及其实验活动的生物安全管理工作
D. 应当印有生物危险标识和警告用语
E. 应应当经国务院卫生主管部门批准

13. 高致病性病原微生物菌（毒）种或者样本的容器
14. 国务院卫生主管部门
15. 高致病性病原微生物菌（毒）种或者样本的包装材料

参考答案

【A_1 型题】

1. A　2. A　3. B　4. B　5. E　6. B　7. E　8. B　9. E　10. B
11. D　12. D

【B_1 型题】

13. A　14. B　15. D

第十二节　《艾滋病防治条例》

【A_1 型题】

1. 我国艾滋病防治工作坚持的方针是
A. 预防为主，防治结合
B. 政府领导，全社会共同参与
C. 宣传教育，行为干预
D. 行为干预，关怀救助
E. 统一协调，综合防治

2. 国家对艾滋病实行以下哪项制度
A. 自愿咨询制度
B. 自愿检测制度
C. 自愿治疗制度
D. 自愿咨询和自愿检测制度
E. 自愿检测和自愿治疗制度

3. 进口下列，应当经国务院卫生主管部门批准，但不包括
A. 人体血液
B. 人体血浆
C. 人体组织
D. 人体细胞
E. 人体血液制品

4. 县级以上人民政府教育主管部门应当指导、督促有关学校将艾滋病防治知识纳入有关课程，开展有关课外教育活动，但不包括以下哪类学校
   A. 高等院校
   B. 中等职业学校
   C. 普通中学
   D. 小学
   E. 高等医药院校
5. 下面关于艾滋病防治及其监督管理工作的表述，正确的是
   A. 县级以上人民政府统一负责艾滋病防治及其监督管理工作
   B. 县级以上卫生行政部门统一负责艾滋病防治及其监督管理工作
   C. 县级以上疾病预防控制机构负责艾滋病防治及其监督管理工作
   D. 县级以上人民政府有关部门按照职责分工负责艾滋病防治及其监督管理工作
   E. 省级卫生行政部门按照职责分工负责艾滋病防治及其监督管理工作
6. 下列单位违反法律、行政法规的规定，造成他人感染艾滋病病毒的，应当依法承担民事赔偿责任，但不包括
   A. 血站
   B. 单采血浆站
   C. 医疗卫生机构
   D. 血液制品生产单位
   E. 卫生行政部门
7. 下面哪个机构负责对艾滋病发生、流行以及影响其发生、流行的因素开展检测活动
   A. 卫生行政主管部门
   B. 医疗卫生机构
   C. 疾病预防控制机构
   D. 出入境检验检疫机构
   E. 艾滋病监测机构
8. 医疗卫生机构违反条例规定，公开艾滋病患者信息的，应依照哪项法规予以处罚
   A.《中华人民共和国医师法》
   B.《艾滋病防治条例》
   C.《医疗机构管理条例》
   D.《中华人民共和国传染病防治法》
   E.《中华人民共和国保守国家秘密法》

【B_1 型题】

（9~11 题共用备选答案）
   A. 应当接受疾病预防控制机构或者出入境检验检疫机构的流行病学调查和指导
   B. 应当为艾滋病患者提供艾滋病防治咨询、诊断和治疗服务
   C. 向接受艾滋病咨询、检测的人员免费提供咨询和初筛检测
   D. 应当按照属地管理的原则，对艾滋病患者进行医学随访
   E. 应当对采集的人体血浆进行艾滋病检测
9. 艾滋病患者
10. 医疗机构
11. 县级以上地方人民政府

参考答案

【A_1 型题】

1. A　2. D　3. E　4. D　5. D　6. E　7. C　8. D

【B_1 型题】

9. A　10. B　11. C

第十三节　《生活饮用水卫生监督管理办法》

【A_1 型题】

1. 直接从事供、管水的人员不包括下面哪类人员
   A. 从事净水人员
   B. 从事取样人员
   C. 从事化验人员
   D. 二次供水卫生管理及水池，水箱清洗人员
   E. 从事供水管道维修人员
2. 供水单位卫生许可证的有效期为
   A. 1 年
   B. 2 年
   C. 3 年
   D. 4 年
   E. 5 年
3. 城市自来水供水企业和自建设施对外供水的企业，其生产管理制度的建立和执行，人员上岗的资格和水质日常检测工作由哪个部门负责管理
   A. 卫生行政主管部门
   B. 建设行政主管部门
   C. 城市建设主管部门
   D. 城市卫生行政主管部门
   E. 企业的上级主管部门

【B_1 型题】

（4~6 题共用备选答案）
   A. 主管全国饮用水卫生管理

工作
B. 主管全国饮用水卫生监督工作
C. 必须取得县级以上地方人民政府卫生行政部门签发的卫生许可证
D. 除必须取得卫生许可证外，还必须取得《城市供水企业资质证书》
E. 必须取得体检合格证后方可上岗工作
4. 卫生行政部门
5. 集中式供水单位
6. 城市自来水供水企业
（7~9题共用备选答案）
A. 指由水源集中取水，经统一净化处理和清毒后，由输水管网送至用户的供水方式
B. 将来自集中式供水的管理水另行加压、贮存，再送至水站或用户的供水设施
C. 在饮用水生产和供水过程中与饮用水接触的塑料及有机合成管材，管件属于
D. 指从事净水，取样，化验，二次供水卫生管理及水池，水箱清洗人员
E. 负责本行政区域内饮用水污染事故对人体健康影响的调查
7. 集中式供水
8. 二次供水
9. 直接从事供、管水的人员

参考答案

【A_1 型题】

1. E　2. D　3. C

【B_1 型题】

4. B　5. C　6. D　7. A　8. B　9. D

第十四节　《中华人民共和国母婴保健法》及《中华人民共和国母婴保健法实施办法》

【A_1 型题】

1.《中华人民共和国母婴保健法》规定，对于依法接受终止妊娠或者结扎手术的，应当给予
A. 有偿服务
B. 免费服务
C. 酌情收费服务
D. 酌情减半收费服务
E. 酌情免费服务
2. 医疗保健机构依法开展产前诊断的，必须符合卫健委规定的条件和技术标准，并经县级以上地方人民政府卫生行政部门
A. 审查
B. 审核
C. 认可
D. 许可
E. 确认
3. 属于《中华人民共和国母婴保健法》规定可以申请医学技术鉴定的是
A. 对孕妇、产妇保健服务有异议的
B. 对婚前医学检查结果有异议的
C. 对婚前卫生咨询有异议的
D. 对孕产期保健服务有异议的
E. 对医学指导意见有异议的
4. 按照《中华人民共和国母婴保健法》规定，属于婚前医学检查的疾病有
A. 严重传染病
B. 法定传染病
C. 指定传染病
D. 重性精神病
E. 肿瘤
5. 婚前医学检查服务的内容是指
A. 进行性卫生知识、生育知识的教育
B. 进行遗传病知识的教育
C. 对有关婚配问题提供医学意见
D. 对有关生育健康问题提供医学意见
E. 对严重遗传疾病、指定传染病和有关精神病的检查

参考答案

【A_1 型题】

1. B　2. D　3. B　4. C　5. E

第十五节　《中华人民共和国医师法》

【A₁ 型题】

1.《中华人民共和国医师法》适用于
   A. 依法取得执业医师资格的人
   B. 依法取得执业医师资格或者执业助理医师资格的专业医务人员
   C. 依法取得执业医师资格或者执业助理医师资格，在医疗机构中执业的专业医务人员
   D. 依法取得执业医师资格或者执业助理医师资格，经注册在医疗机构中执业的专业医务人员
   E. 依法取得执业医师资格或者执业助理医师资格，经注册在医疗、预防、保健机构中执业的专业医务人员
2. 医师在执业活动中不属于应当履行的义务是
   A. 宣传普及卫生保健知识
   B. 尊重患者隐私权
   C. 人格尊严、人身安全不受侵犯
   D. 努力钻研业务，及时更新知识
   E. 爱岗敬业，努力工作
3. 经国家执业医师资格考试，取得执业医师资格的，可以申请注册，受理机构是
   A. 县级以上人民政府卫生行政部门
   B. 县级以上人民政府
   C. 省（自治区）级以上人民政府卫生行政部门
   D. 国务院卫生行政部门
   E. 县级以上卫生防疫机构
4. 医师考核不合格者，县级以上人民政府卫生行政部门可以责令其暂停执业活动
   A. 1至2个月
   B. 1至3个月
   C. 3至6个月
   D. 6至12个月
   E. 12个月以上
5. 以下情形中不予医师执业注册的是
   A. 受过刑事处罚的
   B. 受刑事处罚，自刑罚执行完毕之日起至申请注册之日止不满3年的
   C. 不具有完全民事行为能力的
   D. 受过吊销医师执业证书行政处罚的
   E. 受吊销医师执业证书行政处罚，自处罚之日起至申请注册之日止不满3年的
6. 卫生行政部门决定不予医师执业注册的，申请人有异议时
   A. 只能申请复议
   B. 只能向人民法院起诉
   C. 可随时申请复议或向人民法院起诉
   D. 可自收到通知之日起10日内申请复议或向人民法院起诉
   E. 可自收到不予注册通知之日起15日内，申请复议或向人民法院起诉
7. 医师经注册后，应当按照以下注册的内容执业
   A. 执业范围
   B. 执业地点
   C. 执业范围，执业类别
   D. 执业范围，执业类别，医疗机构
   E. 执业范围，执业类别，执业地点
8. 以下情形中，可以参加执业医师资格考试的是
   A. 有医学专业本科以上学历，在医疗机构中工作满1年
   B. 有医学专业本科以上学历，在医疗机构中试用期满1年
   C. 有医学专业本科以上学历，在医疗机构中试用期满2年
   D. 有医学专业专科学历，在医疗机构中试用期满1年
   E. 有医学专业专科学历，在医疗机构中工作满1年
9. 申请个体行医的，须经执业医师注册后在医疗、预防、保健机构中执业满
   A. 1年
   B. 2年
   C. 3年
   D. 4年
   E. 5年
10. 医师注册后应当由卫生行政部门注销注册的情形之一是
   A. 受罚款行政处罚
   B. 受警告行政处罚
   C. 受责令暂停6个月执业活动的行政处罚
   D. 中止医师执业活动满1年的
   E. 受吊销执业证书行政处罚的
11. 受理执业医师注册申请的卫生行政部门，对应当准予注册的，准予注册期限是自收到申请之日起
   A. 7日内
   B. 10日内
   C. 15日内
   D. 30日内
   E. 60日内
12. 对医师的业务水平、工作成绩和职业道德状况，依法享有定期考核权的单位是
   A. 县级以上人民政府

B. 县级以上人民政府卫生行政部门
C. 县级以上人民政府卫生行政部门委托的机构或组织
D. 医师所在地的医学会或者医师学会
E. 医师所在的医疗、预防、保健机构

13. 下述机构中的医师不适用执业医师法的是
A. 计划生育技术服务机构
B. 药品生产经营机构
C. 医疗机构
D. 预防机构
E. 保健机构

14. 受理医师执业注册申请的卫生行政部门对不符合条件不予注册的，书面通知申请人并说明理由的期限是应当自收到申请之日起
A. 10 日内
B. 15 日内
C. 30 日内
D. 60 日内
E. 90 日内

15. 管理本行政区域医师工作的机构是
A. 县级以上人民政府劳动人事部门
B. 县级以上人民政府工商行政部门
C. 县级以上人民政府卫生行政部门
D. 各级医师协会
E. 各级政府

16. 定期考核不合格的医师暂停执业活动期满，再次考核仍不合格的
A. 试用 3 年
B. 再次接受培训
C. 在执业医师指导下从事执业活动
D. 暂停执业活动 3 年
E. 注销注册，收回医师执业证书

17. 医师执业变更以下注册事项的，应当到准予注册的卫生行政部门依法办理变更注册手续
A. 执业地点、执业类别、执业范围等
B. 执业地点、执业类别
C. 执业地点、执业类别、执业范围、医疗机构
D. 执业地点、执业类别、执业范围、服务单位
E. 执业地点、执业类别、执业范围、服务单位、专业类别

18. 可以参加执业医师资格考试的条件中，不包括
A. 高等学校医学专业本科以上学历
B. 在执业医师指导下，在医疗机构试用期满 1 年
C. 在执业医师指导下，在预防机构试用期满 1 年
D. 在执业医师指导下，在保健机构试用期满 1 年
E. 在执业医师指导下，在卫生行政管理机构试用期满 1 年

19. 医师在执业活动中享有的权利之一是
A. 宣传普及卫生保健知识
B. 尊重患者隐私权
C. 人格尊严、人身安全不受侵犯
D. 努力钻研业务，及时更新知识
E. 爱岗敬业，努力工作

20. 具备下列条件的可以参加执业助理医师资格考试：具有高等学校医学专科学历，在医疗、预防、保健机构中试用期满
A. 6 个月
B. 18 个月
C. 1 年
D. 2 年
E. 3 年

21. 被注销注册，收回医师执业证书的当事人有异议的，依法申请复议或者起诉的期限是自收到注销注册通知之日起
A. 7 日内
B. 10 日内
C. 15 日内
D. 20 日内
E. 30 日内

22. 下述情形中，不属于国家、集体医疗机构中的医师在执业活动中享有的权利的是
A. 出具相应的医学证明文件
B. 人格尊严、人身安全不受侵犯
C. 获取工资报酬和津贴
D. 私人营利性医疗服务
E. 享受国家规定的福利待遇

23. 医师中止执业活动的情形消失后，需要恢复执业活动的，应当经所在地的县级以上卫生行政部门委托的机构或者组织考核合格，并依法申请办理
A. 准予注册手续
B. 中止注册手续
C. 注销注册手续
D. 变更注册手续
E. 重新注册手续

24. 未经医师注册取得执业证书的
A. 不得从事医师执业活动
B. 可在预防机构从事医师执业活动
C. 可在保健机构从事医师执业活动
D. 可在执业医师指导下，在预防、保健机构，从事医师执业活动
E. 可在执业医师指导下从事医师执业活动

25. 医师注册后有下列情形之一的应当注销注册，除了
A. 死亡的
B. 被宣告失踪的
C. 受民事处罚的
D. 受吊销医师执业证书行政

处罚的

E. 中止医师执业活动满2年的

【B_1型题】

（26~28题共用备选答案）

A. 从事医师执业活动

B. 中止医师执业活动

C. 申请执业医师注册

D. 不予医师执业注册

E. 注销执业医师注册

26. 取得医师资格的可以

27. 受吊销医师执业证书行政处罚，自处罚之日起不满2年的

28. 医师注册后受吊销医师执业证书行政处罚的

（29~31题共用备选答案）

A. 医师可以对所在机构的医疗、预防、保健工作和卫生行政部门的工作提出意见和建议，依法参加所在机构的民主管理

B. 对医学专业技术有重大突破，作出显著贡献的医师，应当给予表彰或者奖励

C. 对急危患者，医师应当采取紧急措施及时进行诊治；不得拒绝急救处置

D. 医师应当关心、爱护、尊重患者，保护患者的隐私

E. 对考核不合格的医师，可以责令其接受培训和继续医学教育

29. 属于医师执业权利的是

30. 属于医师执业义务的是

31. 属于医师执业规则的是

参考答案

【A_1型题】

1. E　2. C　3. A　4. C　5. C　6. E　7. E　8. B　9. E　10. E
11. D　12. C　13. B　14. C　15. C　16. E　17. A　18. E　19. C　20. C
21. C　22. D　23. E　24. A　25. C

【B_1型题】

26. C　27. D　28. E　29. A　30. D　31. C

第十六节　《中华人民共和国精神卫生法》

【A_1型题】

1. 精神卫生工作的方针、原则和管理机制说法有误的是

A. 精神卫生工作实行预防为主的方针

B. 坚持预防和治疗相结合的原则

C. 实行政府组织领导、部门各负其责

D. 实行家庭和单位尽力尽责、全社会共同参与

E. 实行综合管理机制

2. 精神障碍诊断、治疗的原则说法有误的是

A. 应当遵循维护患者合法权益的原则

B. 应当遵循尊重患者人格尊严的原则

C. 保障患者在现有条件下获得良好的精神卫生服务

D. 精神障碍分类、诊断标准和治疗规范，由国务院卫生行政部门组织制定

E. 精神障碍分类、诊断标准和治疗规范，由省级以上卫生行政部门组织制定

3. 精神障碍患者的病例资料及保管说法有误的是

A. 医疗机构及其医务人员应当在病历资料中如实记录精神障碍患者的病情、治疗措施、用药情况、实施约束、隔离措施等内容

B. 医疗机构及其医务人员应当如实告知患者或者其监护人

C. 患者及其监护人可以查阅、复制病历资料

D. 患者查阅、复制可能对其治疗产生不利影响的不得查阅复制病历资料

E. 病历资料保存期限不得少于二十年

4. 开展精神障碍诊断、治疗活动应当具备的条件说法有误的是

A. 有与从事精神障碍诊断、治疗相适应的主任医师

B. 有与从事精神障碍诊断、治疗相适应的护士

C. 有满足开展精神障碍诊断、治疗需要的设施和设备

D. 有完善的精神障碍诊断、治疗管理制度和质量监控制度

E. 从事精神障碍诊断、治疗的专科医疗机构还应当配备从事心理治疗的人员

5. 精神障碍患者合法权益保护说

法有误的是
A. 精神障碍患者的人格尊严、人身和财产安全不受侵犯
B. 精神障碍患者的教育、劳动、医疗以及从国家和社会获得物质帮助等方面的合法权益受法律保护
C. 有关单位和个人应当对精神障碍患者的姓名、肖像、住址、工作单位、病历资料以及其他可能推断出其身份的信息完全保密，不得泄露
D. 全社会应当尊重、理解、关爱精神障碍患者
E. 精神障碍患者的监护人应当履行监护职责，维护精神障碍患者的合法权益

6. 医疗机构及其工作人员实行某些行为，由县级以上人民政府卫生行政部门责令改正，对直接负责的主管人员和其他直接责任人员依法给予或者责令给予降低岗位等级或者撤职的处分；对有关医务人员，暂停六个月以上一年以下执业活动；情节严重的，给予或者责令给予开除的处分，并吊销有关医务人员的执业证书，不属于规定行为的是
A. 违反本法规定实施约束、隔离等保护性医疗措施的
B. 违反本法规定，强迫精神障碍患者劳动的
C. 违反本法规定对精神障碍患者实施外科手术或者实验性临床医疗的
D. 违反本法规定，侵害精神障碍患者的通信和会见探访者等权利的
E. 违反本法规定，错误诊断精神障碍患者的

7. 精神障碍的诊断说法有误的是
A. 诊断应当以精神健康状况为依据。除法律另有规定外，不得违背本人意志进行确定其是否患有精神障碍的医学检查
B. 除个人自行到医疗机构进行精神障碍诊断外，疑似精神障碍患者的近亲属可以将其送往医疗机构进行精神障碍诊断。对查找不到近亲属的流浪乞讨疑似精神障碍患者，由当地人民政府按照职责分工，帮助送往医疗机构进行精神障碍诊断
C. 疑似精神障碍患者发生伤害自身、危害他人安全的行为，或者有伤害自身、危害他人安全的危险的，其近亲属、所在单位、当地公安机关应当立即采取措施予以制止，并将其送往医疗机构进行精神障碍诊断
D. 医疗机构接到送诊的疑似精神障碍患者，不得拒绝为其作出诊断
E. 精神障碍的诊断应当由精神科执业医师作出

8. 医疗机构擅自从事精神障碍诊断、治疗的法律责任说法有误的是
A. 不符合本法规定条件的医疗机构擅自从事精神障碍诊断、治疗的，由县级以上人民政府卫生行政部门责令停止相关诊疗活动
B. 不符合本法规定条件的医疗机构擅自从事精神障碍诊断、治疗的，由县级以上人民政府卫生行政部门给予警告，并处五千元以上一万元以下罚款
C. 不符合本法规定条件的医疗机构擅自从事精神障碍诊断、治疗，有违法所得的没收违法所得
D. 对直接负责的主管人员和其他直接责任人员依法给予或者责令给予降低岗位等级或者吊销其执业证书
E. 对有关医务人员，吊销其执业证书

参考答案

【A_1 型题】

1. B　2. E　3. E　4. A　5. C　6. E　7. B　8. D

第十七节 《医疗机构管理条例》及《医疗机构管理条例实施细则》

【A_1 型题】

1. 医疗机构服务宗旨是
A. 救死扶伤，积极完成基本公共卫生服务工作
B. 促进医疗卫生事业的发展，保障公民健康
C. 以人为本，尽职敬业，服务于社会大众
D. 医疗机构以救死扶伤，防病治病，为公民的健康服务为宗旨
E. 提供公共卫生、基本医疗服务、基本医疗保障

2. 不属于卫生行政部门对医疗机构

诊疗活动超出登记范围的处罚
A. 没收非法所得
B. 警告
C. 责令其改正
D. 情节严重的，吊销其“医疗机构执业许可证”
E. 可以根据情节处以3000元以下的罚款

3. 关于医师的职业规则，以下说法错误的是
A. 应当使用经国家有关部门批准使用的药品、消毒药剂和医疗器械
B. 发现患者非正常死亡时，应按有关规定向有关部门报告
C. 医师不得进行实验性临床医疗
D. 不得出具与自己执业范围无关的医学证明文件
E. 医师不得隐匿、伪造或销毁医学文书及有关资料

4. 未经医师（士）亲自诊查患者或亲自接产，医疗机构不得出具以下证明文件，除了
A. 疾病诊断书
B. 健康证明书
C. 死产报告书
D. 死亡证明书
E. 医疗纠纷分析证言

5. 未经批准擅自开办医疗机构行医的，承担以下法律责任，除了
A. 警告
B. 没收其违法所得及其药品器械，并处10万元以下罚款
C. 对医师吊销执业证书
D. 给患者造成损害的，承担赔偿责任
E. 构成犯罪的，追究刑事责任

6. 床位在100张以上的医疗机构，其“医疗机构许可证”多长时间校验一次
A. 1年
B. 2年
C. 3年
D. 4年
E. 5年

7. 按诊疗同意制度，无法取得患者意见又无家属或者关系人在场，或者遇到其他特殊情况时，处理措施是
A. 可以由经治医师决定施行
B. 可以由经治医师与其他医生商量后决定施行
C. 经治医师提出处置方案后，由无利害关系的人2人以上在场见证情况下施行
D. 经治医师提出处置方案，取得医疗机构负责人批准后施行
E. 经治医师决定，其他医护人员在场见证情况下施行

8. 医疗机构应当于校验期满前几个月向登记机关申请办理校验手续
A. 1个月
B. 2个月
C. 3个月
D. 4个月
E. 5个月

9. 任何单位或个人开展医疗活动，必须依法取得
A. 设置医疗机构批准书
B. 设置医疗机构备案回执
C. 医疗机构执业许可证
D. 医疗机构校验申请书
E. 医疗机构申请变更登记注册书

10. 医疗机构的执业登记
A. 医疗机构的执业登记，由批准其设置的省、自治区、直辖市人民政府卫生行政部门办理
B. 按照国家统一规划的医疗机构设置的医疗机构的执业登记，由所在地的省、自治区、直辖市人民政府卫生行政部门办理
C. 机关、企业和事业单位设置的为内部职工服务的门诊部、诊所、卫生所（室）的执业登记，由所在地的市级人民政府卫生行政部门办理
D. 医疗机构的执业登记，由市级人民政府卫生行政部门办理
E. 国家统一规划的医疗机构设置的医疗机构的执业登记，由批准其设置的人民政府卫生行政部门办理

11. 床位不满100张的医疗机构，其“医疗机构许可证”多长时间校验一次
A. 1年
B. 2年
C. 3年
D. 4年
E. 5年

参考答案

【A_1 型题】

1. D　2. A　3. C　4. E　5. A　6. C　7. D　8. C　9. C　10. B
11. A

第十八节 《中华人民共和国药品管理法》及《中华人民共和国药品管理法实施条例》

【A_1型题】

1. 医疗机构必须配备药学技术人员，配备的这类人员应是依法经过
   A. 学历认定
   B. 资历认定
   C. 资格认定
   D. 资质认定
   E. 执业认定
2. 医疗机构的负责人在药品购销中暗中收受回扣或者其他利益，依法对其给予处分的机关是
   A. 卫生行政部门
   B. 药品监督管理部门
   C. 工商行政管理部门
   D. 劳动保障行政部门
   E. 中医药管理部门
3. 医疗机构从事药剂技术工作必须配备
   A. 保证制剂质量的设施
   B. 管理制度
   C. 检验仪器
   D. 相应的卫生条件
   E. 依法经过资格认定的药学技术人员

参考答案

【A_1型题】

1. C　2. A　3. E

第十九节 《放射诊疗管理规定》

【A_1型题】

1. 医疗机构未取得放射诊疗许可从事放射诊疗工作的，由县级以上卫生行政部门给予警告、责令限期改正，并可以根据情节处以多少元以下的罚款；情节严重的，吊销其“医疗机构执业许可证”
   A. 2000元
   B. 3000元
   C. 5000元
   D. 10 000元
   E. 20 000元
2. 放射诊疗工作按照诊疗风险和技术难易程度管理分为四类，不属于的是
   A. 放射治疗
   B. 医学影像学
   C. 核医学
   D. 介入放射学
   E. X射线影像诊断
3. 放射诊疗设备和检测仪表，定期进行稳定性检测、校正和维护保养，由省级以上卫生行政部门资质认证的检测机构每年至少进行几次状态检测
   A. 1
   B. 2
   C. 3
   D. 4
   E. 6

参考答案

【A_1型题】

1. B　2. B　3. A

第四章 医学人文素养

【A_2型题】

1. 男，65岁。医师确诊为肺癌，但尚未告诉患者和家属，而患者告诉医师自己无儿无女，仅与老伴相依为命，如果是肺癌，不要将病情告诉他的老伴，以免她冠心病发作。如果手术，可以自己签字。医师此时怎样告知病情在医学伦理道德上最佳
   A. 告知患者家属

B. 告知患者本人
C. 对患者和家属都告知
D. 对患者和家属都不告知
E. 由上级领导决定

2. 某患者，三次腹痛来就诊不能缓解，第四次来门诊就诊，情绪激动，下列不正确的操作是
A. 需要进一步检查寻找证据
B. 态度和蔼，耐心解释疾病的诊断要一个过程
C. 担心处理不好，告其转诊
D. 告知下一步要做的诊疗措施，让患者心中有数
E. 使用易于被患者理解的语言解释病情

参考答案

【A_2 型题】

1. B　2. C

第二部分 基础医学综合

第五章 生物化学

第一节 蛋白质的结构与功能

【A_1 型题】

1. 关于蛋白质 α-螺旋的叙述，错误的是
   A. 链内氢键稳定其结构
   B. 有些侧链 R 基团不利于 α-螺旋的形成
   C. 是二级结构的形式之一
   D. 一般蛋白质分子结构中都含有 α-螺旋
   E. 链内疏水作用稳定其结构
2. 维系蛋白质二级结构稳定的主要化学键是
   A. 离子键
   B. 氢键
   C. 疏水作用
   D. 肽键
   E. 二硫键
3. HbA 的 α 亚基与 O_2 结合后产生变构效应，从而
   A. 促进 α 亚基与 O_2 结合，抑制 β 亚基与 O_2 结合
   B. 抑制 α 亚基与 O_2 结合，促进 β 亚基与 O_2 结合
   C. 促进其他亚基与 O_2 结合
   D. 促进 α 亚基与 O_2 结合，同时促进 β 亚基与 CO_2 结合
   E. 抑制其他亚基与 O_2 结合
4. 下列有关蛋白质的叙述哪项不正确
   A. 蛋白质分子都具有一级结构
   B. 蛋白质的二级结构是指多肽链的局部构象
   C. 蛋白质的三级结构是整条肽链的空间结构
   D. 蛋白质分子都具有四级结构
   E. 蛋白质四级结构中亚基的种类和数量均不固定
5. 关于蛋白质二级结构的叙述，正确的是
   A. 氨基酸的排列顺序
   B. 每一氨基酸侧链的空间构象
   C. 局部主链的空间构象
   D. 亚基间相对的空间位置
   E. 每一原子的相对空间位置
6. 最易使 α-螺旋结构中断的氨基酸残基是
   A. 脯氨酸
   B. 苯丙氨酸
   C. 丝氨酸
   D. 谷氨酰胺
   E. 甲硫氨酸
7. 氨基酸中人体必需氨基酸的是
   A. 甘氨酸
   B. 精氨酸
   C. 苏氨酸
   D. 脯氨酸
   E. 丝氨酸
8. 具有蛋白质四级结构的蛋白质分子，在一级结构分析时发现其
   A. 具有一个以上 N 端和 C 端
   B. 只有一个 N 端和 C 端
   C. 具有一个 N 端和几个 C 端
   D. 具有一个 C 端和几个 N 端
   E. 一定有二硫键存在
9. 下列属于亚氨基酸的是
   A. 色氨酸
   B. 组氨酸
   C. 脯氨酸
   D. 赖氨酸
   E. 半胱氨酸
10. 血红蛋白（Hb）中一个亚基与其配体（O_2）结合后，促使其构象发生变化，从而影响此寡聚体与另一亚基与配体的结合能力，此现象称为
    A. 协同效应
    B. 共价修饰
    C. 化学修饰
    D. 激活效应
    E. 别构效应
11. 亚基解聚时
    A. 一级结构破坏
    B. 二级结构破坏
    C. 三级结构破坏
    D. 四级结构破坏
    E. 空间结构破坏
12. 促进 Hb 转变为氧合血红蛋白（HbO_2）的因素是
    A. CO_2 分压增高
    B. 氧分压增高
    C. 血液［H^+］增高
    D. 温度增加
    E. 血液 pH 下降
13. 蛋白质分子一定具有
    A. α-螺旋
    B. β-折叠

C. 三级结构
D. 四级结构
E. 亚基

14. 一个蛋白质与它的配体（或其他蛋白质）结合后，蛋白质的构象发生变化，使它更适合于功能需要，这种变化称为
A. 协同效应
B. 化学修饰
C. 激活效应
D. 共价修饰
E. 别构效应

15. 变性蛋白质的主要特点是
A. 不易被蛋白酶水解
B. 分子量降低
C. 溶解性增加
D. 生物学活性丧失
E. 共价键被破坏松

16. 下列有关 Hb 的叙述哪项不正确
A. Hb 是一条多肽链和一个血红素结合而成，其氧解离曲线是直角曲线
B. Hb 是 $\alpha_2\beta_2$ 四聚体，所以一分子 Hb 可结合四分子氧
C. Hb 各亚基携带 O_2 时，具有正协同效应
D. O_2 是结合在血红素的 Fe^{2+} 上
E. 大部分亲水基团位于 Hb 分子的表面

17. 下列对蛋白质变性的描述，正确的是
A. 变性蛋白质的溶液黏度下降
B. 变性的蛋白质不易被消化
C. 蛋白质沉淀不一定就是变性
D. 蛋白质变性后容易形成结晶
E. 蛋白质变性不涉及二硫键破坏

18. “水平膳食宝塔”提示，每日每人大豆类摄入量相当于干豆 50g，其目的主要是
A. 保证膳食纤维摄入
B. 保证水苏糖的摄入
C. 提高必需脂肪酸摄入水平
D. 提高膳食蛋白质质量
E. 补充人体必需氨损失

19. 维系蛋白质分子中 α 螺旋的化学键是
A. 离子键
B. 疏水键
C. 氢键
D. 肽键
E. 二硫键

20. 有关蛋白质变性的叙述，错误的是
A. 蛋白质变性时其一级结构不受影响
B. 蛋白质变性时其理化性质发生变化
C. 蛋白质变性时其生物学活性降低或丧失
D. 去除变性因素后变性蛋白质都可以复原
E. 球蛋白变性后其水溶性降低

21. 谷类和豆类食物的营养互补氨基酸是
A. 赖氨酸和色氨酸
B. 赖氨酸和酪氨酸
C. 赖氨酸和丙氨酸
D. 赖氨酸和谷氨酸
E. 赖氨酸和甘氨酸

22. 经转氨基作用形成草酰乙酸的是
A. 色氨酸
B. 谷氨酸
C. 丙氨酸
D. 酪氨酸
E. 天冬氨酸

23. 蛋白质生物学价值的高低主要取决于
A. 所含氨基酸的数量
B. 表观消化率
C. 含量
D. 真消化率
E. 所含必需氨基酸的含量和比值

24. 具有四级结构的蛋白质的特征是
A. 分子中含有辅基
B. 胰岛素具有四级结构
C. 每条多肽链都具有独立的生物学活性
D. 依赖肽键维系四级结构的稳定性
E. 由两条或两条以上具有三级结构的多肽链组成

25. 属于含硫氨基酸的是
A. Trp
B. Thr
C. Phe
D. Met
E. Pro

26. 关于肽的叙述，错误的是
A. 2 个以上氨基酸借肽键连接而成的化合物
B. 组成肽的氨基酸分子都不完整
C. 多肽与蛋白质分子之间无明确的分界线
D. 肽没有氨基末端和羧基末端
E. 肽分为寡肽和多肽

【B_1 型题】

（27～30 题共用备选答案）
A. β-折叠
B. 氨基酸侧链基团
C. 亚基
D. 氨基酸排列顺序
E. 氢键

27. 蛋白质主链构象之一是
28. 蛋白质一级结构是
29. 蛋白质二级结构是
30. 别构蛋白常具有

（31～32 题共用备选答案）
A. 一级结构破坏
B. 二级结构破坏
C. 三级结构破坏
D. 四级结构破坏
E. 空间结构破坏

31. 亚基解聚时
32. 蛋白酶水解时

（33~36题共用备选答案）

A. 构象改变
B. 亚基聚合
C. 肽键断裂
D. 二硫键形成
E. 蛋白质聚集

33. 蛋白质协同效应发生时可出现
34. 蛋白质一级结构被破坏时出现
35. 在一级结构基础上形成蛋白质三级结构时可伴有
36. 蛋白质四级结构形成时出现

（37~39题共用备选答案）

A. 蛋白质一级结构
B. 蛋白质二级结构
C. 蛋白质三级结构
D. 蛋白质四级结构
E. 单个亚基结构

37. 不属于蛋白质空间结构的是
38. 整条肽链中，全部氨基酸残基的相对空间位置即是
39. 蛋白质变性时，不受影响的结构是

（40~42题共用备选答案）

A. 氢键、离子键、疏水键和二硫键
B. S形
C. 加热
D. 双曲线
E. α螺旋

40. 肌红蛋白分子中主要的二维结构是
41. 血红蛋白的氧解离曲线是
42. 蛋白质分子三级结构的稳定因素是

参考答案

【A_1型题】

1. E	2. B	3. C	4. D	5. C	6. A	7. C	8. A	9. C	10. A
11. D	12. B	13. C	14. E	15. D	16. A	17. C	18. D	19. C	20. D
21. A	22. E	23. E	24. E	25. D	26. D				

【B_1型题】

27. A	28. D	29. A	30. C	31. D	32. A	33. A	34. C	35. D	36. B
37. A	38. C	39. A	40. E	41. B	42. A				

第二节 核酸的结构与功能

【A_1型题】

1. 有关mRNA结构的叙述，正确的是
   A. 5′端有多聚腺苷酸帽子结构
   B. 3′端有甲基化鸟嘌呤尾结构
   C. 链的二级结构为单链卷曲和单链螺旋
   D. 链的局部可形成双链结构
   E. 三个相连核苷酸组成一个反密码子
2. 真核细胞染色质的基本组成单位是核小体。在核小体中
   A. rRNA与组蛋白八聚体相结合
   B. rRNA与蛋白因子结合成核糖体
   C. 组蛋白H1、H2、H3和H4各两分子形成八聚体
   D. 组蛋白H2A、H2B、H3和H4各两分子形成八聚体
   E. 非组蛋白H2A、H2B、H3和H4各两分子形成八聚体
3. 关于tRNA的描述哪一项是正确的
   A. 5′端是CCA
   B. tRNA是由10^3苷酸组成
   C. tRNA的二级结构是二叶草型
   D. tRNA富有稀有碱基和核苷
   E. 在其DHU环中有反密码子
4. 自然界游离（或自由）核苷酸中磷酸最常见的是与戊糖（核糖或脱氧核糖）的哪个碳原子形成酯键
   A. C 1′
   B. C 2′
   C. C 3′
   D. C 4′
   E. C 5′
5. 在DNA双螺旋中，两链间碱基配对形成氢键，其配对关系是
   A. T=A C≡G
   B. G≡A C≡T
   C. U=A C≡G
   D. U=T T=A
   E. C=U G≡A
6. 下列哪种核苷酸不是RNA的组分
   A. TMP
   B. CMP
   C. GMP
   D. UMP
   E. AMP

7. 有关 RNA 的叙述，错误的是
   A. tRNA 是氨基酸的载体
   B. hnRNA 主要存在于胞质
   C. rRNA 参与核蛋白体组成
   D. mRNA 具有多聚 A 尾结构
   E. mRNA 分子中含有遗传密码
8. 细胞内含量最丰富的 RNA 是
   A. miRNA
   B. mRNA
   C. tRNA
   D. rRNA
   E. hnRNA
9. mRNA 的 5′端“帽子”结构是
   A. GPPPmG 结构
   B. 多聚 A 结构
   C. hnRNA
   D. 假尿嘧啶核苷
   E. CCA-OH 结构
10. 关于真核生物 mRNA 结构的描述，错误的是
   A. 最终出现于 mRNA 中的序列为内含子
   B. 3′端有特殊的“尾”结构
   C. 3′端存在非翻译序列
   D. 5′端有特殊“帽子”结构
   E. 含有开放阅读框架区
11. tRNA 的 3′端结构是
   A. GPPPmG 结构
   B. 多聚 A 结构
   C. hnRNA
   D. 假尿嘧啶核苷
   E. CCA-OH 结构
12. RNA 是
   A. 脱氧核糖核苷
   B. 脱氧核糖核酸
   C. 核糖核酸
   D. 脱氧核糖核苷酸
   E. 核糖核苷酸
13. 在 DNA 和 RNA 分子中
   A. 核糖和碱基都相同
   B. 核糖和碱基都不同
   C. 核糖不同而碱基相同
   D. 核糖相同而碱基不相同
   E. 核糖不同而部分碱基不同
14. 下列有关 RNA 的叙述哪项不正确
   A. RNA 分子也有双螺旋结构
   B. tRNA 是分子量最小的RNA
   C. 胸腺嘧啶是 RNA 的特有碱基
   D. rRNA 参与核蛋白体的组成
   E. mRNA 是生物合成多肽链的直接模板
15. 下列有关遗传密码的叙述哪项不正确
   A. 在 mRNA 信息区，由 5′→3′端每相邻的三个核苷酸组成的三联体称为遗传密码
   B. 在 mRNA 信息区，由 3′→5′端每相邻的三个核苷酸组成的三联体称为遗传密码
   C. 生物体细胞内存在 64 个遗传密码
   D. 起始密码是 AUG 遗传密码
   E. 终止密码为 UAA、UAG 和 UGA
16. 有关 DNA 双螺旋结构的叙述，错误的是
   A. DNA 双螺旋是核酸二级结构的重要形式
   B. DNA 双螺旋由两条以脱氧核糖、磷酸做骨架的双链组成
   C. DNA 双螺旋以右手螺旋的方式围绕同一轴有规律地盘旋
   D. 两股单链从 5′→3′端走向在空间排列相同
   E. 两碱基之间的氢键是维持双螺旋横向稳定的主要化学键
17. 下列哪种核苷酸不是 RNA 的组分
   A. TMP
   B. CMP
   C. GMP
   D. UMP
   E. AMP
18. 下列哪种脱氧核苷酸不是 DNA 的组分
   A. dTMP
   B. dCMP
   C. dGMP
   D. dUMP
   E. dAMP
19. tRNA 含有
   A. 3′-CCA-OH
   B. 帽子 m^7 Gppp
   C. 密码子
   D. 3′-末端的多聚腺苷酸结构
   E. 大、小两个亚基
20. 真核生物的核糖体中 rRNA 包括
   A. 5S、16S 和 23S rRNA
   B. 5S、5.8S、18S 和 28S rRNA
   C. 5.8S、16S、18S 和 23S rRNA
   D. 5S、16S、18S 和 5.8S rRNA
   E. 5S、5.8S 和 28S rRNA
21. 核酸变性后所产生的理化性质改变是
   A. 增色效应
   B. 最大吸收波长发生转移
   C. 失去对紫外线的吸收能力
   D. 溶液黏度增加
   E. 磷酸二酯键断裂
22. 下列不属于 DNA 变性以后所发生变化的是
   A. 增色效应
   B. 浮力密度升高
   C. 黏度下降
   D. 生物功能丧失
   E. 解链
23. 有关 RNA 分类、分布及结构的叙述错误的是
   A. 主要有 mRNA、tRNA 和 rRNA 三类
   B. tRNA 分子量比 mRNA 和 rRNA 小
   C. 胞质中只有 mRNA
   D. rRNA 可与蛋白质结合

E. RNA并不全是单链结构

【B_1型题】

（24~28题共用备选答案）

A. 不同的核酸链经变性处理，它们之间形成局部的双链

B. 一小段核苷酸聚合体的单链，用放射性核素或生物素来标记其末端或全链

C. 运输氨基酸

D. 单股DNA恢复成双股DNA

E. 50%双链DNA变性时的温度

24. tRNA功能是

25. T_m值是指

26. DNA复性是指

27. 核酸杂交是指

28. 核酸探针是指

（29~31题共用备选答案）

A. 核苷酸在核酸长链上的排列顺序

B. tRNA的三叶草结构

C. DNA双螺旋结构

D. DNA的超螺旋结构

E. DNA的核小体结构

29. 属于核酸一级结构的描述是

30. 属于核糖核酸二级结构的描述是

31. 属真核生物染色质结构单位的是

参考答案

【A_1型题】

1. D	2. D	3. D	4. E	5. A	6. A	7. B	8. D	9. A	10. A
11. E	12. C	13. E	14. C	15. B	16. D	17. A	18. D	19. A	20. B
21. A	22. D	23. C							

【B_1型题】

24. C	25. E	26. D	27. A	28. B	29. A	30. B	31. E

第三节　酶

【A_1型题】

1. 有关变构调节（或变构酶）的叙述，哪项不正确
   A. 催化部位与别构部位位于同一亚基
   B. 都含有一个以上的亚基
   C. 动力学曲线呈S形曲线
   D. 变构调节可有效地和及时地适应环境的变化
   E. 该调节可调节整个代谢通路

2. 在底物足量时，生理条件下决定酶促反应速度的是
   A. 酶含量
   B. 钠离子浓度
   C. 温度
   D. 酸碱
   E. 辅酶含量

3. 有关酶竞争性抑制剂特点的叙述，错误的是
   A. 抑制剂与底物结构相似
   B. 抑制剂与底物竞争酶分子中的底物结合
   C. 当抑制剂存在时，K_m值变大
   D. 抑制剂恒定时，增加底物浓度，能达到最大反应速度
   E. 抑制剂与酶分子共价结合

4. 含有核黄素的辅酶是
   A. FMN
   B. HS-CoA
   C. NAD^+
   D. $NADP^+$
   E. CoQ

5. 下列有关V_{max}的叙述中，哪项正确
   A. V_{max}是酶完全被底物饱和时的反应速度
   B. 竞争性抑制时V_{max}减少
   C. 非竞争抑制时V_{max}增加
   D. 反竞争抑制时V_{max}增加
   E. V_{max}与底物浓度无关

6. 常见酶催化基团有
   A. 羧基、羰基、醛基、酮基
   B. 羧基、羟基、氨基、巯基
   C. 羧基、羰基、酮基、酰基
   D. 亚氨基、羧基、巯基、羟基
   E. 羟基、羰基、羧基、醛基

7. 直接影响细胞内cAMP浓度的酶是
   A. 磷脂酶
   B. 腺苷酸环化酶
   C. 蛋白激酶A
   D. 蛋白激酶C
   E. 酪氨酸蛋白激酶

8. 关于酶的正确叙述是
   A. 不能在胞外发挥作用
   B. 大多数酶的化学本质是核酸
   C. 能改变反应的平衡点
   D. 能大大降低反应的活化能
   E. 与底物结合都具有绝对特异性

9. 下列关于酶促反应调节的叙

述，正确的是
A. 温度越高反应速度越快
B. 反应速度不受底物浓度的影响
C. 底物饱和时，反应速度随酶浓度增加而增加
D. 在最适 pH 下，反应速度不受酶浓度影响
E. 反应速度不受酶浓度的影响

10. 结构中不含核苷酸的辅酶是
A. NAD^+
B. FAD
C. TPP
D. FMN
E. $NADP^+$

11. 当 K_m 等于 0.5［S］时，反应速度为最大速度的
A. 1/3
B. 1/2
C. 2/3
D. 3/5
E. 3/4

12. 关于共价修饰调节的叙述正确的是
A. 代谢物作用于酶的别位，引起酶构象改变
B. 该酶在细胞内合成或初分泌时，没有酶活性
C. 该酶是在其他酶作用下，某些特殊基团进行可逆共价修饰
D. 调节过程无逐级放大作用
E. 共价修饰消耗 ATP 多，不是经济有效方式

13. 辅酶和辅基的差别在于
A. 辅酶为小分子有机物，辅基常为无机物
B. 辅酶与酶共价结合，辅基则不是
C. 经透析方法可使辅酶与酶蛋白分离，辅基则不能
D. 辅酶参与酶反应，辅基则不参与
E. 辅酶含有维生素成分，辅基则不含

14. 有关酶原激活的概念，正确的是
A. 初分泌的酶原即有酶活性
B. 酶原转变为酶是可逆反应过程
C. 无活性酶原转变为有活性酶
D. 酶原激活无重要生理意义
E. 酶原激活是酶原蛋白质变性

15. 辅酶含有维生素 PP 的是
A. FAD
B. $NADP^+$
C. CoQ
D. FMN
E. FH_4

16. 下列有关 K_m 值的叙述，哪项错误
A. K_m 值是酶的特征性常数
B. K_m 值是达到最大反应速度一半时的底物浓度
C. 它与酶对底物的亲和力有关
D. K_m 值最大的底物，是酶的最适底物
E. 同一酶作用于不同底物，则有不同的 K_m 值

17. 关于关键酶的叙述正确的是
A. 其催化活性在酶体系中最低
B. 常为酶体系中间反应的酶
C. 多催化可逆反应
D. 该酶活性调节不改变整个反应体系的反应速度
E. 反应体系起始物常可调节关键酶

18. 关于体内酶促反应特点的叙述，错误的是
A. 只能催化热力学上允许进行的反应
B. 具有可调节性
C. 温度对酶促反应速度没有影响
D. 具有高催化效率
E. 可大幅降低反应活化能

19. 有关结合酶概念正确的是
A. 酶蛋白决定反应性质
B. 辅酶与酶蛋白结合才具有酶活性
C. 辅酶决定酶的专一性
D. 酶与辅酶多以共价键结合
E. 体内大多数脂溶性维生素转变为辅酶

【B_1 型题】

（20～21 题共用备选答案）
A. K_m 减小，V_{max} 减小
B. K_m 增大，V_{max} 增大
C. K_m 减小，V_{max} 增大
D. K_m 增大，V_{max} 不变
E. K_m 不变，V_{max} 减小

20. 竞争性抑制作用的特点是
21. 非竞争性抑制作用的特点是

（22～25 题共用备选答案）
A. 底物浓度
B. 酶浓度
C. 激活剂
D. pH
E. 抑制剂

22. 影响酶与底物解离的是
23. 能使酶活性增加的是
24. 酶被底物饱和时，反应速度与之成正比的是
25. 可与酶的必需基团结合，影响酶活性的是

（26～28 题共用备选答案）
A. 胃蛋白酶原
B. 胰淀粉酶
C. 辅脂酶
D. 胰蛋白酶原
E. 糜蛋白酶原

26. 盐酸可激活的消化酶或酶原是
27. 肠激酶可激活的消化酶或酶原是
28. 胰蛋白酶可激活的消化酶或酶原是

参考答案

【A_1 型题】

1. A 2. A 3. E 4. A 5. A 6. B 7. B 8. D 9. C 10. C
11. C 12. C 13. C 14. C 15. B 16. D 17. A 18. C 19. B

【B_1 型题】

20. D 21. E 22. D 23. C 24. B 25. E 26. A 27. D 28. E

第四节 糖代谢

【A_1 型题】

1. 下述丙酮酸脱氢酶复合体组成中辅酶，不包括哪种
   A. TPP
   B. FAD
   C. NAD
   D. HS-CoA
   E. NADP
2. 线粒体中丙酮酸彻底氧化发生
   A. 3 次脱羧，5 次脱氢
   B. 2 次脱羧，5 次脱氢
   C. 4 次脱羧，6 次脱氢
   D. 3 次脱羧，7 次脱氢
   E. 4 次脱羧，6 次脱氢
3. 正常细胞糖酵解途径中，利于丙酮酸生成乳酸的条件是
   A. 缺氧状态
   B. 酮体产生过多
   C. 缺少辅酶
   D. 糖原分解过快
   E. 酶活性降低
4. 属于糖酵解途径关键酶的是
   A. 6-磷酸葡萄糖酶
   B. 丙酮酸激酶
   C. 柠檬酸合酶
   D. 苹果酸脱氢酶
   E. 6-磷酸葡萄糖脱氢酶
5. 一分子葡萄糖彻底氧化分解能生成多少 ATP
   A. 22 或 20
   B. 26 或 24
   C. 32 或 30
   D. 34 或 32
   E. 38 或 36
6. 酵解过程中可被别构调节的限速酶是
   A. 3-磷酸甘油醛脱氢酶
   B. 6-磷酸果糖激酶
   C. 乳酸脱氢酶
   D. 醛缩酶
   E. 磷酸己糖异构酶
7. 正常血糖水平时，葡萄糖虽然易透过肝细胞膜，但是葡萄糖主要在肝外各组织中被利用，其原因是
   A. 各组织中均含有己糖激酶
   B. 因血糖为正常水平
   C. 肝中葡萄糖激酶 K_m 比己糖激酶高
   D. 己糖激酶受产物的反馈抑制
   E. 肝中存在抑制葡萄糖转变或利用的因子
8. 在糖酵解和糖异生中均起作用的酶是
   A. 丙酮酸羧化酶
   B. 磷酸甘油酸激酶
   C. 果糖二磷酸酶
   D. 丙酮酸激酶
   E. 葡萄糖激酶
9. 不能作为糖异生原料的是
   A. 乳酸
   B. 生糖氨基酸
   C. 乙酰 CoA
   D. α-酮戊二酸
   E. 甘油
10. 关于三羧酸循环的叙述，错误的是
   A. 是糖、脂、蛋白质三大营养素分解的共同途径
   B. 三羧酸循环还有合成功能，提供小分子原料
   C. 生糖氨基酸须经三羧酸循环的环节转变成糖
   D. 氧化 1 分子乙酰 CoA 时，可提供 4 对氢原子
   E. 三羧酸循环也是营养素生成乙酰 CoA 的途径
11. 不能补充血糖的代谢过程是
   A. 肌糖原分解
   B. 肝糖原分解
   C. 糖类食物消化吸收
   D. 糖异生作用
   E. 肾小管上皮细胞的重吸收作用
12. 进行底物水平磷酸化的反应是
   A. 葡萄糖→6-磷酸葡萄糖
   B. 6-磷酸果糖→1,6-二磷酸果糖
   C. 3-磷酸甘油醛→1,3-二磷酸甘油酸
   D. 琥珀酰 CoA→琥珀酸
   E. 丙酮酸→乙酰 CoA
13. 磷酸果糖激酶-1 的最强变构激活剂是
   A. ATP
   B. ADP
   C. AMP
   D. 1,6-二磷酸果糖
   E. 2,6-二磷酸果糖
14. 糖原分解途径中的关键酶是

A. 果糖二磷酸酶-1
B. 6-磷酸果糖激酶-1
C. HMG-CoA 还原酶
D. 磷酸化酶
E. HMG-CoA 合成酶

15. 下述正常人摄取糖类过多时的几种代谢途径中，哪一项是错误的
A. 糖转变为甘油
B. 糖转变为蛋白质
C. 糖转变为脂肪酸
D. 糖氧化分解成 CO_2、H_2O
E. 糖转变成糖原

16. 关于磷酸化酶的叙述，错误的是
A. 有 a、b 两种活性形式
B. 两型可以互相转变
C. 磷酸化酶-a 无活性
D. 酶活性受激素调控
E. 是糖原分解的关键酶

17. 有关糖酵解途径的生理意义叙述中错误的是
A. 成熟红细胞 ATP 是由糖酵解提供
B. 缺氧性疾病，由于酵解减少，易产生代谢性碱中毒
C. 神经细胞，骨髓等糖酵解旺盛
D. 糖酵解可迅速提供 ATP
E. 肌肉剧烈运动时，其能量由糖酵解供给

18. 不参与三羧酸循环的化合物是
A. 柠檬酸
B. 草酰乙酸
C. 丙二酸
D. α-酮戊二酸
E. 琥珀酸

19. 丙酮酸氧化脱羧生成的物质是
A. 丙酰 CoA
B. 乙酰 CoA
C. 羟基戊二酰 CoA
D. 乙酰乙酰 CoA
E. 琥珀酰 CoA

20. 红细胞中 NADPH 主要来自
A. 糖的无氧酵解
B. 糖的有氧氧化
C. 磷酸戊糖途径
D. 乳酸生成反应
E. 2,3-二磷酸甘油酸支路

21. 成熟红细胞利用葡萄糖的主要代谢途径是
A. 磷酸戊糖途径
B. 无氧酵解
C. 有氧氧化
D. 三羧酸循环
E. 糖原分解

22. 糖原分子中一个葡萄糖单位经糖酵解途径分解成乳酸时能产生多少 ATP
A. 1
B. 2
C. 3
D. 4
E. 5

23. 下述有关糖异生途径关键酶的叙述中，哪项错误
A. 丙酮酸羧化酶
B. 丙酮酸激酶
C. PEP 羧激酶
D. 果糖双磷酸酶-1
E. 葡萄糖-6-磷酸酶

24. 能降低血糖水平的激素是
A. 胰岛素
B. 胰高血糖素
C. 糖皮质激素
D. 肾上腺素
E. 生长激素

25. 乳酸循环所需的 NADH 主要来自
A. 三羧酸循环过程中产生的 NADH
B. 脂肪酸 β-氧化过程中产生的 NADH
C. 糖酵解过程中 3-磷酸甘油醛脱氢产生的 NADH
D. 磷酸戊糖途径产生的 NADPH 经转氢生成的 NADH
E. 谷氨酸脱氢产生的 NADH

26. 关于己糖激酶叙述正确的是
A. 己糖激酶又称为葡萄糖激酶
B. 它催化的反应基本上是可逆的
C. 使葡萄糖活化以便参加反应
D. 催化反应生成 6-磷酸果酸
E. 是酵解途径的唯一的关键酶

27. 短期饥饿时，血糖浓度的维持主要靠
A. 肌糖原分解
B. 肝糖原分解
C. 酮体转变成糖
D. 糖异生作用
E. 组织中葡萄糖的利用

28. 磷酸戊糖途径的生理意义是生成
A. 5-磷酸核糖和 $NADH^{+}H^{+}$
B. 6-磷酸果糖和 $NADPH^{+}H^{+}$
C. 3-磷酸甘油醛和 $NADH^{+}H^{+}$
D. 5-磷酸核糖和 $NADPH^{+}H^{+}$
E. 6-磷酸葡萄糖酸和 $NADH^{+}H^{+}$

29. 肝糖原合成中葡萄糖载体是
A. CDP
B. ADP
C. UDP
D. TDP
E. GDP

30. 含有高能磷酸键的糖代谢中间产物是
A. 6-磷酸果糖
B. 磷酸烯醇式丙酮酸
C. 3-磷酸甘油醛
D. 磷酸二羟丙酮
E. 6-磷酸葡萄糖

【B_1 型题】

（31～32 题共用备选答案）
A. 糖的无氧酵解
B. 糖的有氧氧化
C. 磷酸戊糖途径
D. 乳酸生成反应
E. 2,3-二磷酸甘油酸支路

31. 成熟红细胞所需能量来自
32. 红细胞中 NADPH 主要来自

（33～36 题共用备选答案）
A. 葡萄糖-6-磷酸酶
B. 磷酸烯醇式丙酮酸羧激酶

C. 异柠檬酸脱氢酶
D. 苹果酸脱氢酶
E. 己糖激酶

33. 糖酵解中催化不可逆反应的酶有
34. 糖异生途径的限速酶是
35. 调节三羧酸循环的最重要的酶是
36. 肝糖原可以补充血糖的原因是肝脏有

参考答案

【A_1 型题】

1. E	2. A	3. A	4. B	5. C	6. B	7. C	8. B	9. C	10. E
11. A	12. D	13. E	14. D	15. B	16. C	17. B	18. C	19. B	20. C
21. B	22. C	23. B	24. A	25. C	26. C	27. D	28. D	29. C	30. B

【B_1 型题】

31. A	32. C	33. E	34. B	35. C	36. A

第五节 脂质代谢

【A_1 型题】

1. 酮体包括
   A. 草酰乙酸、β-羟丁酸、丙酮
   B. 乙酰乙酸、β-羟丁酸、丙酮酸
   C. 乙酰乙酸、γ-羟丁酸、丙酮
   D. 乙酰乙酸、β-羟丁酸、丙酮
   E. 乙酰丙酸、β-羟丁酸、丙酮
2. 下列物质中参加胆固醇酯化成胆固醇酯过程的是
   A. LCAT
   B. LDL
   C. LPL
   D. LDH
   E. HMG-CoA 还原酶
3. 胆固醇不能转化成
   A. 胆汁酸
   B. 维生素 D_3
   C. 睾酮
   D. 雌二醇
   E. 胆红素
4. 合成 VLDL 的主要场所是
   A. 脂肪组织
   B. 肾
   C. 肝
   D. 小肠黏膜
   E. 血浆
5. 体内脂肪大量动员时，肝内生成的乙酰辅酶 A 可生成
   A. 葡萄糖
   B. 二氧化碳和水
   C. 胆固醇
   D. 草酰乙酸
   E. 酮体
6. 下列关于脂肪氧化分解过程的叙述，错误的是
   A. β-氧化中的受氢体为 NAD^+ 和 FAD
   B. 一分子软脂酸完全氧化可净生成 127 分子 ATP
   C. 脂肪酰 CoA 需转运入线粒体
   D. 脂肪酸首先要活化生成脂肪酰 CoA
   E. β-氧化的 4 步反应为脱氢、加水、再脱氢和硫解
7. 合成胆固醇的限速酶是
   A. HMG-CoA 合成酶
   B. HMG-CoA 裂解酶
   C. HMG-CoA 还原酶
   D. 鲨烯环氧酶
   E. 甲羟戊酸激酶
8. 脑组织在正常情况下主要利用葡萄糖供能，只有在下述哪种情况下脑组织主要利用酮体
   A. 剧烈运动
   B. 空腹
   C. 短期饥饿
   D. 长期饥饿
   E. 轻型糖尿病
9. FA 由血液中何种物质运输
   A. CM
   B. LDL
   C. HDL
   D. 清蛋白
   E. 球蛋白
10. 甘油磷脂合成最活跃的组织是
    A. 肺
    B. 脑
    C. 骨
    D. 肝
    E. 肌肉
11. 向肝内转运胆固醇的脂蛋白是
    A. 中间密度脂蛋白（IDL）
    B. 极低密度脂蛋白（VLDL）
    C. 低密度脂蛋白（LDL）
    D. 乳糜蛋白（CM）
    E. 高密度脂蛋白（HDL）
12. 乙酰 CoA 不能转变为下列哪种物质
    A. 丙二酰 CoA
    B. 胆固醇

C. 乙酰乙酸
D. 丙酮酸
E. 脂肪酸

13. 运输内源性甘油三酯的主要脂蛋白是
A. 乳糜微粒
B. 极低密度脂蛋白
C. 低密度脂蛋白
D. 高密度脂蛋白
E. 极高密度脂蛋白

14. 属于胆汁酸合成限速酶催化的反应是
A. 氧化反应
B. 还原反应
C. 水解反应
D. 葡糖醛酸结合反应
E. 7α-羟化酶催化反应

15. 肝中乙酰 CoA 不能来自下列哪些物质
A. 脂肪酸
B. α-磷酸甘油
C. 葡萄糖
D. 甘油
E. 酮体

16. 何种情况下机体由脂肪提供能量
A. 长期饥饿
B. 空腹
C. 进餐后
D. 剧烈运动
E. 安静状态

17. 肝脏在脂肪代谢中产生过多酮体主要由于
A. 肝功能不好
B. 肝中脂肪代谢障碍
C. 脂肪转运障碍
D. 脂肪摄食过多
E. 糖的供应不足或利用障碍

18. 脂肪酸合成的原料乙酰 CoA 从线粒体转移至胞液的途径是
A. 三羧酸循环
B. 乳酸循环
C. 糖醛酸循环
D. 柠檬酸-丙酮酸循环
E. 丙氨酸-葡萄糖循环

19. 体内脂肪酸合成的主要原料是
A. NADPH 和乙酰 CoA
B. NADH 和乙酰 CoA
C. NADPH 和丙二酰 CoA
D. NADPH 和乙酰乙酸
E. NADH 和丙二酰 CoA

20. 胆汁酸合成的限速酶是
A. HMG-CoA 还原酶
B. 鹅脱氧胆酰 CoA 合成酶
C. 胆固醇 7α-羟化酶
D. 胆酰 CoA 合成酶
E. 7α-羟胆固醇氧化酶

21. 酮体不能在肝中氧化是因为肝中缺乏下列哪种酶
A. HMG-CoA 合成酶
B. HMG-CoA 还原酶
C. HMG-CoA 裂解酶
D. 琥珀酰 CoA 转硫酶
E. 琥珀酸脱氢酶

22. 导致脂肪肝的主要原因是
A. 肝内脂肪合成过多
B. 肝内脂肪分解过多
C. 肝内脂肪运出障碍
D. 食入脂肪过多
E. 食入糖类过多

23. 下列哪种物质不是甘油磷脂的成分
A. 胆碱
B. 乙醇胺
C. 肌醇
D. 丝氨酸
E. 神经鞘氨醇

24. 控制长链脂肪酰基进入线粒体氧化的关键因素是
A. ATP 水平
B. 肉碱脂酰转移酶的活性
C. 脂酰 CoA 合成酶的活性
D. 脂酰 CoA 的水平
E. 脂酰 CoA 脱氢酶的活性

25. 乙酰 CoA 是在线粒体内产生的，而 FA 及 Ch 是在胞液内以乙酰 CoA 为原料进行合成的，乙酰 CoA 通过下列哪种机制由线粒体进入胞液中
A. 乳酸循环
B. 柠檬酸-丙酮酸循环
C. 鸟氨酸循环
D. 三羧酸循环
E. 丙氨酸-葡萄糖循环

26. 不能利用脂肪酸的组织是
A. 肝脏
B. 肾脏
C. 肌肉
D. 脑组织
E. 心肌

27. 胆固醇在体内的主要生理功能是
A. 影响基因表达
B. 合成磷脂的前体
C. 控制胆汁分泌
D. 影响胆汁分泌
E. 控制膜的流动性

28. 某脂肪酰 CoA（20：0）经β-氧化可分解为 10mol 乙酰 CoA，此时可形成 ATP 的摩尔数为
A. 15
B. 25
C. 36
D. 45
E. 60

29. 脂酰 CoA 经 β-氧化的酶促反应顺序为
A. 加水、脱氢、再脱氢、硫解
B. 脱氢、加水、再脱氢、硫解
C. 脱氢、硫解、再脱氢、加水
D. 硫解、脱氢、加水、再脱氢
E. 加水、硫解、再脱氢、脱氢

30. 饥饿时分解代谢可产生酮体的物质是
A. 维生素
B. 脂肪酸
C. 核苷酸
D. 葡萄糖
E. 氨基酸

31. 食物脂肪消化吸收后进入血液的主要方式是
A. 甘油及脂肪酸

B. 甘油二酯及脂肪酸
C. 甘油一酯及脂肪酸
D. 乳糜蛋白
E. 甘油三酯

32. 属于必需脂肪酸是
A. 亚油酸、亚麻酸、花生四烯酸
B. 油酸、亚麻酸、花生四烯酸
C. 亚油酸、软脂酸、花生四烯酸
D. 亚麻酸、硬脂酸、亚油酸
E. 亚麻酸、亚油酸、软脂酸

33. 下述哪种物质是体内合成胆碱的原料
A. 肌醇
B. 苏氨酸
C. 丝氨酸
D. 甘氨酸
E. 核酸

34. 关于脂肪酸β-氧化的叙述，错误的是
A. 酶系存在于线粒体中
B. 不发生脱水反应
C. 需要FAD及NAD^+为受氢体
D. 脂肪酸的活化是必要的步骤
E. 每进行一次β-氧化产生2分子乙酰CoA

35. 合成脂肪酸的乙酰CoA主要来自
A. 糖的分解代谢
B. 脂肪酸的分解代谢
C. 胆固醇的分解代谢
D. 生糖氨基酸的分解代谢
E. 生酮氨基酸的分解代谢

36. 胆固醇合成的主要场所是
A. 肾
B. 肝
C. 小肠
D. 脑
E. 胆

37. 组成卵磷脂分子的成分有
A. 乙醇胺
B. 胆碱
C. 肌醇
D. 丝氨酸
E. 甘氨酸

38. 胆固醇体内代谢的主要去路是在肝中转化为
A. 乙酰CoA
B. NADPH
C. 维生素D
D. 类固醇
E. 胆汁酸

39. 胆固醇体内合成的原料是
A. 胆汁酸盐和磷脂酰胆碱
B. 17-羟类固醇和17-酮类固醇
C. 胆汁酸和维生素D等
D. 乙酰CoA和NADPH
E. 胆汁酸

【B_1型题】

（40~42题共用备选答案）
A. HMG-CoA合成酶
B. HMG-CoA还原酶
C. 琥珀酰CoA转硫酶
D. 乙酰CoA羧化酶
E. 己糖激酶

40. 合成酮体的关键酶是
41. 酮体利用的关键酶是
42. 合成FA的关键酶是

（43~47题共用备选答案）
A. 贮能和供能
B. 磷脂、胆固醇和不饱和脂肪酸
C. 前列腺素、血栓噁烷及白三烯
D. 胆汁酸盐、辅脂酶与胰脂酶
E. 小肠

43. 生物膜组成成分是
44. 脂肪的主要生理功能是
45. 多不饱和脂酸的重要衍生物是
46. 脂肪乳化主要物质是
47. 乳糜微粒生成部位是

（48~50题共用备选答案）
A. β-羟丁酸
B. β-羟脂酰CoA
C. HMG-CoA
D. 磷酸二羟丙酮
E. 琥珀酰CoA

48. 胆固醇和酮体合成的中间产物是
49. 酮体氧化和三羧酸循环中共需的物质是
50. 甘油和糖分解代谢的共同中间产物是

（51~55题共用备选答案）
A. 运送内源性TG
B. 运送内源性Ch
C. 运送外源性TG
D. 蛋白质含量最高
E. 与冠状动脉粥样硬化的发生率呈负相关

51. VLDL
52. CM
53. LDL
54. HDL
55. HDL2

（56~58题共用备选答案）
A. TG、C、CE、磷脂和游离脂肪酸
B. A、B、C、D与E
C. Ⅰ、ⅡA、ⅢB、Ⅲ、Ⅳ和Ⅴ
D. CM、HDL、LDL、VLDL
E. 乙酰CoA

56. 高脂蛋白血症分型
57. 载脂蛋白分类
58. 血脂包括

参考答案

【A_1型题】

1. D　2. A　3. E　4. C　5. E　6. B　7. C　8. D　9. D　10. D

11. E	12. D	13. B	14. E	15. E	16. A	17. E	18. D	19. A	20. C
21. D	22. C	23. E	24. B	25. B	26. D	27. E	28. C	29. B	30. B
31. D	32. A	33. C	34. E	35. A	36. B	37. B	38. E	39. D	

【B_1 型题】

40. A	41. C	42. D	43. B	44. A	45. C	46. D	47. E	48. C	49. E
50. D	51. A	52. C	53. B	54. D	55. E	56. C	57. B	58. A	

第六节 生物氧化

【A_1 型题】

1. 呼吸链电子传递过程中可直接被磷酸化的物质是
   A. CDP
   B. ADP
   C. GDP
   D. TDP
   E. UDP
2. 细胞色素在呼吸链中传递电子的顺序是
   A. a→a3→b→c→c1
   B. a3→b→c→c1→a
   C. b→c→c1→aa3
   D. b→c1→c→aa3
   E. c1→c→aa3→b
3. 电子传递中生成 ATP 的三个部位是
   A. FMN→CoQ，Cytb→CytC，Cytaa3→O_2
   B. FMN→CoQ，CoQ→Cytb，Cytaa3→O_2
   C. NADH→FMN，CoQ→Cytb，Cytaa3→O_2
   D. FAD→CoQ，Cytb→CytC，Cytaa3→O_2
   E. FAD→CytB，Cytb→CytC，Cytaa3→O_2
4. 在线粒体中进行的代谢过程是
   A. 脂肪酸合成
   B. 糖酵解
   C. 糖原合成
   D. 氧化磷酸化
   E. 核糖体循环
5. 不含高能磷酸键的化合物是
   A. 1, 3-二磷酸甘油酸
   B. 磷酸肌酸
   C. 肌苷三磷酸
   D. 磷酸烯醇式丙酮酸
   E. 1, 6-二磷酸果糖
6. 能使氧化磷酸化减慢的物质是
   A. ATP
   B. ADP
   C. CoASH
   D. 还原当量
   E. 琥珀酸
7. 线粒体内膜两侧形成质子梯度的能量来源是
   A. 磷酸肌酸水解
   B. ATP 水解
   C. 磷酸烯醇式丙酮酸
   D. 电子传递链在传递电子时所释放的能量
   E. 各种三磷酸核苷酸
8. 有关 P/O 比值的叙述正确的是
   A. 是指每消耗 1mol 氧分子所消耗的无机磷的摩尔数
   B. 是指每消耗 1mol 氧分子所消耗的 ATP 的摩尔数
   C. 是指每消耗 1mol 氧原子所消耗的无机磷的摩尔数
   D. P/O 比值不能反映物质氧化时生成 ATP 的数目
   E. P/O 比值反映物质氧化时所产生的 NAD^+数目
9. 体内两条电子传递链分别以不同递氢体起始，经呼吸链最后将电子传递给氧，生成水。这两条电子传递链的交叉点是
   A. CytB
   B. FAD
   C. FMN
   D. CytC
   E. CoQ
10. 1 克分子琥珀酸脱氢生成延胡索酸时，脱下的一对氢原子经过呼吸链氧化生成水，同时生成多少克分子 ATP
   A. 1.5
   B. 2
   C. 2.5
   D. 3
   E. 5
11. 体内细胞色素 C 直接参与的反应是
   A. 生物氧化
   B. 脂肪酸合成
   C. 糖酵解
   D. 肽键合成
   E. 叶酸还原
12. 体内常见的高能磷酸化合物是因为其磷酸酯键水解时释放能量（kJ/mol）为
   A. >11
   B. >16
   C. >21
   D. >26
   E. >31
13. 细胞色素氧化酶（aa3）中除含铁卟啉外还含有
   A. Mn
   B. Zn
   C. Co
   D. Mg
   E. Cu

14. 有关还原当量的穿梭叙述错误的是
A. 2H经苹果酸穿梭在线粒体内生成3分子ATP
B. 2H经α磷酸甘油穿梭在线粒体内生成2分子ATP
C. 胞液生成的NADH只能进线粒体才能氧化成水
D. 2H经穿梭作用进入线粒体需消耗ATP
E. NADH不能自由通过线粒体内膜

15. 电子传递的递氢体有五种类型，它们按一定顺序进行电子传递，正确的是
A. 辅酶Ⅰ→黄素蛋白→铁硫蛋白→泛醌→细胞色素
B. 黄素蛋白→辅酶Ⅰ→铁硫蛋白→泛醌→细胞色素
C. 辅酶→泛醌→黄素蛋白→铁硫蛋白→细胞色素
D. 辅酶Ⅰ→泛醌→铁硫蛋白→黄素蛋白→细胞色素
E. 铁硫蛋白→黄素蛋白→辅酶Ⅰ→泛醌→细胞色素

16. 体育运动消耗大量ATP时
A. ADP减少，ATP/ADP比值增大，呼吸加快
B. ADP磷酸化，维持ATP/ADP比值不变
C. ADP增加，ATP/ADP比值下降，呼吸加快
D. ADP减少，ATP/ADP比值恢复
E. 以上都不对

17. 在胞质中进行的和能量代谢有关的代谢是
A. 三羧酸循环
B. 脂肪酸氧化
C. 电子传递
D. 糖酵解
E. 氧化磷酸化

18. 通常，生物氧化是指生物体内
A. 脱氢反应
B. 营养物氧化成 H_2O 和 CO_2 的过程
C. 加氧反应
D. 与氧分子结合的反应
E. 释出电子的反应

19. 体内肌肉能量的储存形式是
A. CTP
B. ATP
C. 磷酸肌酸
D. 磷酸烯醇或丙酮酸
E. 所有的三磷酸核苷酸

【B_1 型题】

（20~23题共用备选答案）
A. 线粒体外膜
B. 线粒体内膜
C. 线粒体膜间腔
D. 线粒体基质
E. 线粒体内膜F1F0复合体

20. 三羧酸循环的酶位于
21. 呼吸链多数成分位于
22. ATP合成部位在
23. 脂肪酸的β-氧化在

（24~25题共用备选答案）
A. 含有寡霉素敏感蛋白
B. 具有ATP合酶活性
C. 结合GDP后发生构象改变
D. 存在单加氧酶
E. 存在 H^+ 通道

24. 线粒体内膜复合物Ⅴ的F1
25. 线粒体内膜复合物Ⅴ的F0

（26~28题共用备选答案）
A. 异柠檬酸脱氢酶、α酮戊二酸脱氢酶
B. 柠檬酸合成酶、琥珀酸脱氢酶
C. 柠檬酸合成酶
D. 琥珀酸合成酶
E. 苹果酸脱氢酶

26. 在三羧酸循环中既是催化不可逆反应的酶，又是调节点的是
27. 在三羧酸环中是催化不可逆反应的酶，但不是调节点的是
28. 催化三羧酸循环第一步反应的酶是

（29~32题共用备选答案）
A. 1.5分子ATP
B. 2.5分子ATP
C. 2分子ATP
D. 3分子ATP
E. 5分子ATP

29. 还原当量经琥珀酸氧化呼吸链可得
30. 还原当量经NAD氧化呼吸链可得
31. 胞液NADH经苹果酸穿梭机制可得
32. 胞液NADH经α磷酸甘油穿梭机制可得

参考答案

【A_1 型题】

1. B　2. D　3. A　4. D　5. E　6. A　7. D　8. C　9. E　10. A
11. A　12. C　13. E　14. D　15. A　16. C　17. D　18. B　19. C

【B_1 型题】

20. D　21. B　22. E　23. D　24. B　25. E　26. A　27. C　28. C　29. A
30. B　31. B　32. A

第七节 氨基酸代谢

【A₁ 型题】

1. NH_3 生成尿素通过
   A. 柠檬酸循环
   B. 嘌呤循环
   C. 鸟氨酸循环
   D. 丙酮酸循环
   E. 核苷酸循环
2. 谷丙转氨酶和谷草转氨酶共同底物是
   A. 天冬酰胺
   B. 谷氨酸
   C. 谷氨酰胺
   D. 酪氨酸
   E. 精氨酸
3. 下述哪种酶缺乏可致白化病
   A. 酪氨酸转氨酶
   B. 苯丙氨酸转氨酶
   C. 苯丙酮酸羟化酶
   D. 酪氨酸羟化酶
   E. 酪氨酸酶
4. 体内 NH_3 的主要来源是
   A. 肠道吸收
   B. 肾脏产氨
   C. 氨基酸脱氨基
   D. 胺分解
   E. 碱基分解
5. 可转变为黑色素的物质是
   A. 天冬酰胺
   B. 谷氨酸
   C. 谷氨酰胺
   D. 酪氨酸
   E. 精氨酸
6. 下列哪种氨基酸中能转化生成儿茶酚胺
   A. 天冬氨酸
   B. 色氨酸
   C. 酪氨酸
   D. 脯氨酸
   E. 甲硫氨酸（蛋氨酸）
7. 蛋白质生理价值大小主要取决于
   A. 氨基酸种类
   B. 氨基酸数量
   C. 必需氨基酸数量
   D. 必需氨基酸种类
   E. 必需氨基酸数量、种类及比例
8. 关于鸟氨酸循环的叙述，正确的是
   A. 鸟氨酸循环直接从鸟氨酸与氨结合生成瓜氨酸开始
   B. 鸟氨酸循环从氨基甲酰磷酸合成开始
   C. 每经历 1 次鸟氨酸循环消耗 1 分子氨
   D. 每经历 1 次鸟氨酸循环消耗 2 分子 ATP
   E. 鸟氨酸循环主要在肝内进行
9. CPS Ⅰ和 CPS Ⅱ 均催化氨基甲酰磷酸的合成，而生成的氨基甲酰磷酸可参与尿素和嘧啶核苷酸合成，下述有关其叙述中哪项正确
   A. CPS Ⅰ 参与嘧啶核苷酸合成
   B. CPS Ⅱ 参与尿素的合成
   C. N 乙酰谷氨酸是 CPS Ⅰ 的别构激活剂
   D. N 乙酰谷氨酸是 CPS Ⅱ 的别构抑制剂
   E. CPS Ⅰ 可作为细胞增殖的指标，CPS Ⅱ 可作为肝细胞分化指标
10. 下列哪种氨基酸是生酮氨基酸
    A. 谷氨酸
    B. 赖氨酸
    C. 亮氨酸
    D. 甘氨酸
    E. 蛋氨酸
11. 蛋白质合成后经化学修饰的氨基酸是
    A. 半胱氨酸
    B. 羟脯氨酸
    C. 甲硫氨酸
    D. 丝氨酸
    E. 酪氨酸
12. 巨幼红细胞贫血患者，如用维生素 B_{12} 治疗常表现疗效良好，其原因可能是维生素 B_{12} 促进下述哪种 FH_4 的重新利用
    A. N_5N_{10}-CH-FH_4
    B. N_5N_{10}-CH_2-FH_4
    C. N_5-CH_3-FH_4 中的 FH_4
    D. N_{10}-CHO-FH_4 中的 FH_4
    E. N_5-CHNH-FH_4 中的 FH_4
13. 属于酪氨酸衍生物的物质是
    A. 组胺
    B. 精胺
    C. 腐胺
    D. 5-羟色胺
    E. 多巴胺
14. 将骨骼肌中生成的氨转运至肝的主要氨基酸是
    A. 脯氨酸
    B. 丙氨酸
    C. 缬氨酸
    D. 亮氨酸
    E. 甘氨酸
15. 人体内合成尿素的主要脏器是
    A. 脑
    B. 肌组织
    C. 肾
    D. 肝
    E. 心
16. 肌酸的合成原料是
    A. 精氨酸和瓜氨酸
    B. 精氨酸和甘氨酸
    C. 精氨酸和鸟氨酸
    D. 鸟氨酸和甘氨酸
    E. 鸟氨酸和瓜氨酸
17. 补充酪氨酸可“节省”体内的
    A. 苯丙氨酸
    B. 组氨酸
    C. 蛋氨酸
    D. 赖氨酸

E. 亮氨酸

18. 体内某些胺类在生长旺盛组织（胚胎、肿瘤）中含量较高，它是调节细胞生长的重要物质，该胺是
A. 牛磺酸
B. 多胺
C. 组胺
D. γ-氨基丁酸
E. 5-羟色胺

【B_1 型题】

（19~20 题共用备选答案）
A. 丙氨酸和谷氨酰胺
B. 谷氨酸和丙氨酸
C. 瓜氨酸和精氨酸
D. 半胱氨酸和瓜氨酸
E. 组氨酸和赖氨酸

19. 氨在血液中主要运输形式是
20. 氨在肝中合成尿素的主要中间物质是

（21~24 题共用备选答案）
A. 鸟氨酸
B. 谷氨酸
C. 组氨酸
D. 色氨酸
E. 苏氨酸

21. 组胺的前体是
22. γ-氨基丁酸的前体是
23. 精脒、精胺的前体是
24. 5 羟色胺的前体是

（25~28 题共用备选答案）
A. 甲硫氨酸循环
B. 嘌呤核苷酸循环
C. γ 谷氨酰基循环
D. 鸟氨酸循环
E. 丙氨酸葡萄糖循环

25. SAM 生成过程是
26. 氨基酸的吸收通过
27. NH_3由肌肉向肝中运输是通过
28. 骨骼与心肌细胞中的脱氨基方式是

（29~32 题共用备选答案）
A. 维生素 B_1（硫胺素）
B. 维生素 B_6
C. 维生素 PP
D. 叶酸
E. 泛酸

29. 参与一碳单位代谢的维生素是
30. 参与氧化脱氨的维生素是
31. 参与转氨基的维生素是
32. 参与辅酶 A 组成的维生素是

参考答案

【A_1 型题】

1. C　2. C　3. E　4. C　5. D　6. C　7. E　8. E　9. C　10. C
11. B　12. C　13. E　14. B　15. D　16. B　17. A　18. B

【B_1 型题】

19. A　20. C　21. C　22. B　23. A　24. D　25. A　26. C　27. E　28. B
29. D　30. C　31. B　32. E

第八节　核苷酸代谢

【A_1 型题】

1. 与体内尿酸累积相关的酶是
A. 酰胺转移酶
B. 四氢叶酸还原酶
C. 转甲酰基酶
D. 黄嘌呤氧化酶
E. 磷酸核糖焦磷酸合成酶

2. 嘌呤碱基的 C8 来自
A. N_5—CH—NH—FH_4
B. N_5—CH_3—FH_4
C. N_{10}—CHO—FH_4
D. N_5，N_{10}—CH_2—FH_4
E. N_5，N_{10}=CH—FH_4

3. 5-FU 是哪种碱基的类似物
A. A
B. U
C. C
D. G
E. T

4. 嘌呤环中的 N7 来源于
A. AlA
B. Asp
C. Gln
D. Glu
E. Gly

5. 体内嘧啶核苷酸合成的原料是
A. 甘氨酸+氨基甲酰磷酸+PRPP
B. 谷氨酸+氨基甲酰磷酸+PRPP
C. 谷氨酰胺+氨基甲酰磷酸+PRPP
D. 天冬氨酸+氨基甲酰磷酸+PRPP
E. 精氨酸+氨基甲酰磷酸+PRPP

6. 别嘌呤醇治疗痛风的机制是该药抑制
A. 黄嘌呤氧化酶
B. 腺苷脱氨酸
C. 尿酸氧化酶
D. 鸟嘌呤脱氢酶
E. 黄嘌呤脱氢酶

7. 动物体内嘧啶代谢的终产物不

包括
A. NH_3
B. CO_2
C. 尿酸
D. β-丙氨酸
E. β-氨基异丁酸
8. 氮杂丝氨酸能干扰或阻断核苷酸合成是因为其化学结构类似于
A. 丝氨酸
B. 谷氨酸
C. 天冬氨酸
D. 谷氨酰胺
E. 天冬酰胺
9. 嘌呤碱在体内分解的终产物是
A. 次黄嘌呤
B. 黄嘌呤
C. 别嘌呤醇
D. 氨、CO_2 和有机酸
E. 尿酸
10. 合成 DNA 的原料是
A. dAMP、dGMP、dCMP、dTMP
B. dADP、dGDP、dCDP、dTDP
C. dATP、dGTP、dCTP、dTrP
D. AMP、GMP、CMP、TMP
E. ADP、GDP、CDP、TDP
11. 体内 dTMP 合成的直接前体是
A. dUMP
B. TMP
C. UDP
D. UMP
E. dCMP
12. 氨甲蝶呤可用于治疗白血病的原因是其可以直接
A. 抑制二氢叶酸还原酶
B. 抑制 DNA 的合成酶系的活性
C. 抑制蛋白质的分解代谢
D. 阻断蛋白质的合成代谢
E. 破坏 DNA 的分子结构
13. 不属于嘌呤核苷酸从头合成直接原料的是
A. CO_2
B. 甘氨酸
C. 谷氨酸
D. 天冬氨酸
E. 一碳单位
14. 阿糖胞苷抗肿瘤作用的机制是抑制
A. IMP 生成 GMP
B. UTP 生成 CTP
C. IMP 生成 AMP
D. CDP 生成 Dcdp
E. Dump 生成 dTMP
15. 嘧啶从头合成途径首先合成的核苷酸为
A. UDP
B. CDP
C. TMP
D. UMP
E. CMP
16. 尿素在肝的合成部位是
A. 胞质和微粒体
B. 胞质和线粒体
C. 线粒体和微粒体
D. 微粒体和高尔基体
E. 胞质和高尔基体
17. 嘧啶核苷酸补救途径的主要酶是
A. 尿苷激酶
B. 嘧啶磷酸核糖转移酶
C. 胸苷激酶
D. 胞苷激酶
E. 氨基甲酰磷酸合成酶
18. 6-巯基嘌呤、8-氮杂鸟嘌呤具有抗肿瘤作用的可能机制是
A. 抑制嘌呤的补救合成
B. 抑制 RNA 聚合酶
C. 抑制 DNA 聚合酶
D. 碱基错配
E. 抑制蛋白质合成酶
19. 胸腺嘧啶在体内合成时甲基来自
A. N_{10}甲酰四氢叶酸
B. 胆碱
C. N_5，N_{10}甲烯四氢叶酸
D. S 腺苷甲硫氨酸
E. 肉碱
20. 当放射性核素^{14}C、^{15}N 同时标记的天冬氨酸进入动物体内时，有部分化合物将存在标记原子。下列哪种化合物可能同时存在^{15}N、^{14}C
A. 尿素
B. 肾上腺素
C. AMP
D. UMP
E. 肌酸
21. 合成 IMP 和 UMP 的共同原料是
A. 天冬酰胺
B. 天冬氨酸
C. 甘氨酸
D. 甲硫氨酸
E. 一碳单位
22. 嘌呤核苷酸从头合成的原料不包括
A. R-5′-P
B. 一碳单位
C. 天冬氨酸、甘氨酸
D. Gln、CO_2
E. S 腺苷蛋氨酸
23. 痛风症是因为血中某种物质在关节、软组织处沉积，其成分为
A. 尿酸
B. 尿素
C. 胆固醇
D. 黄嘌呤
E. 次黄嘌呤

【A_2 型题】

24. 有患者血中尿酸含量>80mg/L，经临床别嘌呤醇治疗后尿酸降为 50mg/L，患者尿液中可能出现哪种化合物
A. 尿黑酸
B. 别嘌呤核苷酸
C. 牛磺酸
D. 多巴胺
E. 精胺、精脒
25. 患者，男性，51 岁，近 3 年来出现关节炎症状和尿路结石，进食肉类食物时，病情加重。该患者发生的疾病涉及的代谢途径是

A. 糖代谢
B. 脂代谢
C. 嘌呤核苷酸代谢
D. 嘧啶核苷酸代谢
E. 氨基酸代谢

【B_1 型题】

（26~29 题共用备选答案）
A. ATP
B. CTP
C. GTP
D. UTP
E. TTP

26. 细胞内合成氨基酰 tRNA 时消耗
27. 合成磷脂时，除消耗 ATP 外，还消耗
28. 糖原合成时形成活化的葡萄糖时消耗
29. 形成 3′，5′环化鸟苷酸时需要

（30~32 题共用备选答案）
A. 8 氮杂鸟嘌呤
B. 甲氨蝶呤
C. 阿糖胞苷
D. 5-氟尿嘧啶
E. 别嘌呤醇

30. 叶酸类似物抗代谢药物是
31. 抑制 CDP 还原成 dCDP 的药物是
32. 为次黄嘌呤类似物的药物是

（33~35 题共用备选答案）
A. 尿酸
B. 尿囊素
C. 尿囊酸
D. 尿素
E. β 氨基异丁酸

33. 精氨酸可分解产生
34. 黄嘌呤氧化酶的产物为
35. 嘧啶分解可产生

（36~38 题共用备选答案）
A. I
B. X
C. A
D. T
E. U

36. 通常不存在于 RNA 中的碱基是
37. 6MP 的结构类似物是
38. 直接分解产生尿酸的是

参考答案

【A_1 型题】

1. D　2. E　3. E　4. E　5. D　6. A　7. C　8. D　9. E　10. C
11. A　12. A　13. C　14. D　15. D　16. C　17. B　18. A　19. C　20. D
21. B　22. E　23. A

【A_2 型题】

24. B　25. C

【B_1 型题】

26. A　27. B　28. D　29. C　30. B　31. C　32. E　33. D　34. A　35. E
36. D　37. A　38. B

第九节　遗传信息的传递

【A_1 型题】

1. 催化以 RNA 为模板合成 DNA 的酶是
A. 反转录酶
B. 引物酶
C. DNA 聚合酶
D. RNA 聚合酶
E. 拓扑异构酶

2. 着色性干皮病的分子基础是
A. Na^+泵激活引起细胞失水
B. 温度敏感性转移酶类失活
C. 紫外线照射损伤 DNA 修复
D. 利用维生素 A 的酶被光破坏
E. DNA 损伤修复所需的核酸内切酶缺乏

3. 关于真核细胞 DNA 聚合酶 α 活性的叙述，下列哪项正确
A. 合成前导链
B. 具有核酸酶活性
C. 具有引物酶活性，它能合成 10 个核苷酸左右的 RNA
D. 底物是 NTP
E. 是线粒体内 DNA 复制的主要酶

4. DNA 连接酶的催化作用在于
A. 解开超螺旋
B. 解开双螺旋
C. 合成引物 RNA
D. 连接 DNA 链 3′ OH 末端与另一 DNA 链的 5′ P 末端
E. 连接 DNA 与 RNA 分子

5. 哺乳动物细胞中 DNA 紫外线损伤最主要的修复酶是
A. DNA 聚合酶 α
B. DNA 聚合酶 β
C. DNA 聚合酶 γ

D. DNA 聚合酶 δ
E. DNA 聚合酶 ε

6. 下列哪种疾病与 DNA 修复过程缺陷有关
A. 痛风
B. 黄疸
C. 蚕豆病
D. 着色性干皮病
E. 卟啉病

7. 参与 DNA 复制的物质不包括
A. DNA 聚合酶
B. 解链酶、拓扑酶
C. 模板、引物
D. 光修复酶
E. 单链 DNA 结合蛋白

8. 进行 DNA 复制实验时，保留全部 DNA 复制体系成分，但以 DNA 聚合酶Ⅱ代替 DNA 连接酶，试分析可能会出现什么后果
A. DNA 高度缠绕，无法作为模板
B. DNA 被分解成无数片段
C. 无RNA 引物，复制无法进行
D. 随从链的复制无法完成
E. 冈崎片段生成过量

9. 原核生物参与转录起始的酶是
A. 解链酶
B. 引物酶
C. RNA 聚合酶Ⅲ
D. RNA 聚合酶全酶
E. RNA 聚合酶核心酶

10. 真核生物染色体 DNA 复制特点，错误的是
A. 冈崎片段较短
B. 复制呈半不连续性
C. 只需 DNA 聚合酶 α、β 参与
D. 可有多个复制起始点
E. 为半保留复制

11. DNA 复制过程中，母链遗传信息必须准确地传到子链，即复制的保真性，下列哪种情况可造成复制的失真
A. A 与 T、G 与 C 配对
B. DNA 聚合酶选择配对碱基
C. DNA 聚合酶即时校读
D. DNA 聚合酶依赖模板
E. DNA 聚合酶Ⅲ缺乏 ε 亚基

12. 反转录的遗传信息流向是
A. DNA→DNA
B. DNA→RNA
C. RNA→DNA
D. RNA→蛋白质
E. RNA→RNA

13. 下列关于 DNA 复制特点的叙述，错误的是
A. 不需要 RNA 参与
B. 新生 DNA 链沿 5′→3′方向合成
C. DNA 链的合成是半不连续的
D. 复制是定点双向进行的
E. 需要 DNA 聚合酶

14. 冈崎片段的生成是由于
A. 真核生物有多个复制起始点
B. 拓扑酶的作用
C. RNA 引物合成不足
D. 随从链的复制与解链方向相反
E. DNA 连接酶缺失

15. DNA 复制时，以序列 5′-TAGA-3′为模板合成的互补结构是
A. 5′-TCTA-3′
B. 5′-TAGA-3′
C. 5′-ATCT-3′
D. 5′-AUCU-3′
E. 5′-UCUA-3′

16. 关于 DNA 聚合酶的叙述，错误的是
A. 需模板 DNA
B. 需引物 RNA
C. 延伸方向为 5′→3′
D. 以 NTP 为原料
E. 具有 3′→5′外切酶活性

17. DNA 上某段碱基顺序为 5′ATCGTTA 3′，其互补链相对应的 mRNA 碱基顺序是
A. 5′TAGCAAT 3′
B. 5′AUGCGUUA 3′
C. 5′AUCGUUA 3′
D. 3′UAGCAAU 5′
E. 5′ATCGTTA 3′

18. 识别转录起始点的是
A. ρ 因子
B. 核心酶
C. 聚合酶 α 亚基
D. σ 因子
E. DnaB 蛋白

19. 镰状细胞贫血是因为血红蛋白 β 链基因上哪种突变引起的
A. 点突变
B. 插入
C. 缺失
D. 倒位
E. 移码突变

20. 在 DNA 复制中 RNA 引物的功能（作用）是
A. 使 DNA 聚合酶活化并使 DNA 双链解开
B. 提供 5′末端作为合成新 DNA 链的起点
C. 提供 5′末端作为合成新 RNA 链的起点
D. 提供 3′-OH 末端作为合成新 DNA 链的起点
E. 提供 3′-OH 末端作为合成新 RNA 链的起点

21. 在真核生物中，经 RNA 聚合酶Ⅱ催化产生的转录产物是
A. mRNA
B. 18S rRNA
C. 28S rRNA
D. tRNA
E. 全部 RNA

22. 可引起读码框移位的突变是
A. 转换
B. 颠换
C. 点突变
D. 缺失终止密码子
E. 插入 10 个核苷酸

23. 利用电子显微镜观察原核生物和真核生物 DNA 复制过程，

都能看到伸展成叉状的复制现象，其可能的原因是
A. DNA双链被解链酶解开
B. 拓扑酶发挥作用形成中间体
C. 有多个复制起始点
D. 冈崎片段连接时的中间体
E. 单向复制所致
24. 在DNA重组试验中使用DNA连接酶的目的是
A. 催化质粒与噬菌体的连接
B. 获得较小的DNA片段
C. 扩增特定DNA序列
D. 使DNA片段与载体结合
E. 鉴定重组DNA片段
25. 引起着色性干皮病的原因是
A. DNA上TT二聚体的切除修复系统有缺陷
B. 细胞膜通透性缺陷引起迅速失水
C. 紫外线照射诱导了有毒性的前病毒
D. 温度敏感性转移酶失活
E. 维生素B_1缺乏
26. 关于紫外光照射引起DNA分子形成的TT二聚体，下列叙述哪项正确
A. 并不终止复制
B. 由光修复酶断裂两个胸腺嘧啶形成的二聚体
C. 由胸腺嘧啶二聚体酶所催化
D. 由两股互补核苷酸链上胸腺嘧啶之间形成共价键
E. 框移码突变阅读
27. DNA以半保留复制方式进行复制，一完全被放射性核素标记的DNA分子置于无放射性标记的溶液中复制两代，其放射性状况如何
A. 4个分子的DNA均有放射性
B. 仅2个分子的DNA有放射性
C. 4个分子的DNA均无放射性
D. 4个分子的DNA双链中仅其一条链有放射性
E. 以上都不是
28. 下列关于RNA分子中"帽子"的叙述哪一项是正确的
A. 可使tRNA进行加工过程
B. 存在于tRNA的3′端
C. 是由聚A组成
D. 存在于真核细胞的mRNA 5′端
E. 用于校正原核细胞mRNA翻译中的错误
29. 真核生物中tRNA和5S rRNA的转录由下列哪种酶催化
A. RNA聚合酶Ⅰ
B. 反转录酶
C. RNA聚合酶Ⅱ
D. RNA聚合酶全酶
E. RNA聚合酶Ⅲ
30. 关于原核RNA聚合酶叙述，正确的是
A. 原核RNA聚合酶有3种
B. 由4个亚基组成的复合物
C. 全酶中包括一个σ因子
D. 全酶中包括两个β因子
E. 全酶中包括一个α因子

参考答案

【A_1型题】

1. A	2. E	3. C	4. D	5. E	6. D	7. D	8. D	9. D	10. C
11. E	12. C	13. A	14. D	15. A	16. D	17. C	18. D	19. A	20. D
21. A	22. E	23. A	24. A	25. A	26. B	27. B	28. D	29. E	30. C

第十节　蛋白质生物合成

【A_1型题】

1. 关于蛋白质合成的错误叙述是
A. 20种氨基酸都有相应的密码
B. 氨基酸以氨基与tRNA共价相连
C. 氨基酸与tRNA3′端连接
D. 核糖体是蛋白质翻译的场所
E. mRNA是多肽合成的直接模板
2. 氨基酰tRNA合成酶的特点正确的是
A. 存在于细胞核中
B. 催化反应需GTP
C. 对氨基酸、tRNA都有专一性
D. 直接生成甲酰蛋氨酰tRNA
E. 只对氨基酸有绝对专一性
3. 关于血红蛋白合成的叙述，正确的是
A. 血红素合成以甘氨酸、天冬氨酸为原料
B. 血红素合成只有在成熟红细胞才能进行
C. 血红蛋白合成与珠蛋白合成无关
D. 受肾分泌的红细胞生成素调节
E. 合成全过程均受ALA合酶的调节
4. 干扰素抑制翻译过程是作用于

A. IF-1
B. eEF-2
C. eIF-2
D. eEF-1
E. IF-3

5. 白喉毒素导致 eEF-2 失活是通过对其进行
A. 糖基化修饰
B. 磷酸化修饰
C. 甲基化修饰
D. ADP-糖基化修饰
E. 泛素化修饰

6. 下列有关密码的错误叙述是
A. 密码无标点符号
B. 有终止密码和起始密码
C. 密码有简并性
D. 密码有通用性
E. 蛋白质中的氨基酸均有一个相应密码

7. 一个 tRNA 反密码子为 5′IGC 3′，它可以识别的密码是
A. 5′GCA 3′
B. 5′GCG 3′
C. 5′CCG 3′
D. 5′ACG 3′
E. 5′UCG 3′

8. 干扰素诱导生成的寡核苷酸是
A. 2′-5′G
B. 3′-5′G
C. 2′-5′A
D. 3′-5′U
E. 2′-5′C

【B_1 型题】

（9~10 题共用备选答案）
A. 丝氨酸
B. 羟脯氨酸
C. 胱氨酸
D. 蛋氨酸
E. 苏氨酸

9. 肽链合成后经羟化生成的是
10. 由两个半胱氨酸的 SH 基氧化生成的是

（11~13 题共用备选答案）
A. 摆动性
B. 通用性
C. 连续性
D. 简并性
E. 特异性

11. tRNA 反密码第 1 位上的 I 与 mRNA 密码第 3 位上的 A、C、U 均可配对，属于
12. UGC、UGU 可编码半胱氨酸属于密码的
13. mRNA 碱基插入或缺失可造成框移突变由于密码的

参考答案

【A_1 型题】

1. B　2. C　3. D　4. C　5. D　6. E　7. A　8. C

【B_1 型题】

9. B　10. C　11. A　12. D　13. C

第十一节　基因表达调控

【A_1 型题】

1. RNA 聚合酶Ⅱ（TFⅡ）中能与 TATA 盒直接结合的是
A. TFⅡA
B. TFⅡB
C. TFⅡD
D. TFⅡE
E. TFⅡF

2. 与 DNA 结合并阻止转录进行的蛋白质称为
A. 正调控蛋白
B. 反式作用因子
C. 诱导物
D. 阻遏物
E. 分解代谢基因活化蛋白

3. 以下关于增强子的叙述错误是
A. 增强子决定基因表达的组织特异性
B. 增强子是远离启动子的顺式作用元件
C. 增强子作用无方向性
D. 增强子在基因的上游或下游均对基因的转录有增强作用
E. 增强子只在个别真核生物中存在，无普遍性

4. tRNA 分子上 3′端序列的功能是
A. 辨认 mRNA 上的密码子
B. 剪接修饰作用
C. 辨认与核糖体结合的组分
D. 提供-OH 基与氨基酸结合
E. 提供-OH 基与糖类结合

5. 增强子的作用是
A. 促进结构基因转录
B. 抑制结构基因转录
C. 抑制阻遏蛋白
D. 抑制操纵基因表达
E. 抑制启动子

6. 关于启动子的叙述下列哪项正确
A. 开始被翻译的 DNA 序列
B. 开始转录生成 mRNA 的 DNA 序列
C. 开始结合 RNA 聚合酶的 DNA 序列
D. 阻遏蛋白结合的 DNA 序列

E. 产生阻遏物的基因

7. cAMP 对转录起始的调控是
A. 单独与操纵基因结合，封闭其基因表达
B. 以 cAMP-CAP 复合物与操纵基因结合，使该基因开放
C. 与 RNApol Ⅱ结合，促进酶的活性
D. 与阻遏蛋白结合，去阻遏作用
E. 与增强子结合，促进转录

8. 下列属于反式作用因子的是
A. 延长因子
B. 增强子
C. 操作序列
D. 启动子
E. 转录因子

9. RNA 聚合酶结合于操纵子的位置是
A. 结构基因起始区
B. CAP 结合位点
C. 调节基因
D. 启动序列
E. 操纵序列

10. 在亮氨酸拉链中，每隔多少个氨基酸出现 1 个亮氨酸
A. 7 个
B. 3.6 个
C. 9 个
D. 12 个
E. 7.2 个

11. 一个操纵子通常含有
A. 一个启动序列和一个编码基因
B. 一个启动序列和数个编码基因
C. 数个启动序列和一个编码基因
D. 数个启动序列和数个编码基因
E. 两个启动序列和数个编码基因

12. 不是操纵子组成部分的是
A. 结构基因
B. 启动序列
C. 操纵序列
D. 阻遏物
E. 调节基因

13. 属于顺式作用元件的是
A. 转录抑制因子
B. 转录激活因子
C. 增强子
D. 外显子
E. 内含子

14. 启动子是指
A. DNA 分子中能转录的序列
B. 与 RNA 聚合酶结合的 DNA 序列
C. 与阻遏蛋白结合的 DNA 序列
D. 有转录终止信号的序列
E. 与顺式作用元件结合的序列

15. 反式作用因子的确切定义是指
A. 调控任意基因转录的某一基因编码蛋白质
B. 调控另一基因转录的某一基因编码蛋白质
C. 具有转录调节功能的各种蛋白质因子
D. 具有翻译调节功能的各种蛋白质因子
E. 具有基因表达调控功能的各种核因子

16. 增强子的作用特点是
A. 只作用于真核细胞中
B. 有固定的部位，必须在启动子上游
C. 有严格的专一性
D. 无须与蛋白质因子结合就能增强转录作用
E. 作用无方向性

17. 关于 TFⅡD 的叙述，下列哪项正确
A. 是唯一能与 TATA 盒结合的转录因子
B. 能促进 RNApol Ⅱ与启动子结合
C. 具有 ATP 酶活性
D. 能解开 DNA 双链
E. 抑制 DNA 基因转录

18. 基因表达调控的主要环节是
A. 基因扩增
B. 转录起始
C. 转录后加工
D. 翻译起始
E. 翻译后加工

19. cAMP 对转录进行调控，必须先与
A. CAP 结合，形成 cAMP-CAP 复合物
B. RNA 聚合酶结合，从而促进该酶与启动子结合
C. G 蛋白结合
D. 受体结合
E. 操纵基因结合

20. DNA 分子上能被 RNA 聚合酶特异结合的部位称为
A. 外显子
B. 增强子
C. 密码子
D. 终止子
E. 启动子

21. 关于“基因表达”的叙述，错误的是
A. 所有基因表达都经历转录和翻译过程
B. 某些基因表达经历转录和翻译过程
C. 某些基因表达产物是蛋白质分子
D. 某些基因表达产物不是蛋白质分子
E. 某些基因表达产物是 RNA 分子

【B_1 型题】

（22～23 题共用备选答案）
A. 顺式作用元件
B. 反式作用元件
C. 顺式作用因子
D. 反式作用因子
E. 顺/反式作用元件

22. 对自身基因转录具有调控作用的 DNA 序列是

23. 特定基因编码、调控另一基因转录激活的转录因子是

（24～26 题共用备选答案）
A. 操纵子
B. 启动子
C. 增强子
D. 沉默子
E. 衰减子
24. 大多数原核生物基因转录调控机制是
25. 激活真核基因组织特异性转录所必需的是
26. 包含有 RNA 聚合酶识别位点的是
（27～28 题共用备选答案）
A. 辅阻遏蛋白
B. TFⅡB
C. CAP
D. 乳糖
E. 抑制基因
27. 可使阻遏蛋白变构并促进其与操纵基因结合的是
28. 参与操纵子正调控的蛋白质因子是
（29～30 题共用备选答案）
A. TATA 盒
B. 增强子结合蛋白
C. 操纵子
D. 酪氨酸蛋白激酶
E. RNA 聚合酶Ⅱ
29. 属于反式作用因子的是
30. 属于顺式元件的是
（31～32 题共用备选答案）
A. 乳糖
B. 葡萄糖
C. cAMP
D. 色氨酸
E. 阿拉伯糖
31. 能与阻遏蛋白结合，使操纵基因开放的是
32. 与分解代谢基因活化蛋白（CAP）结合生成复合物的是
（33～35 题共用备选答案）
A. 阻遏蛋白
B. TFⅡB
C. CAP
D. 乳糖
E. 结构基因
33. 属于基本转录因子的是
34. 诱导操纵子表达的是
35. 含有几个可转录的编码基因序列的是

参考答案

【A_1 型题】

1. C　2. D　3. E　4. D　5. A　6. C　7. B　8. E　9. D　10. A
11. B　12. D　13. C　14. B　15. B　16. E　17. A　18. B　19. A　20. E
21. A

【B_1 型题】

22. A　23. D　24. A　25. C　26. B　27. A　28. C　29. B　30. A　31. A
32. C　33. B　34. D　35. E

第十二节　信号转导

【A_1 型题】

1. 有关类固醇激素作用方式的叙述，正确的是
A. 激素可进入核内，直接促进转录
B. 激素与受体结合后激活 G 蛋白
C. 激素-受体复合物激活热休克蛋白
D. 激素与受体结合后促进受体解聚
E. 其受体具有转录因子功能
2. 神经递质、激素和细胞因子可通过下列哪条共同途径传递信息
A. 形成动作电位
B. 使离子通道开放
C. 与受体结合
D. 通过胞饮进入细胞
E. 使离子通道关闭
3. 1, 4, 5-三磷酸肌醇（IP_3）可以
A. 促进甘油二酯生成
B. 使细胞膜钙泵活性增强
C. 促进内质网中 Ca^{2+} 释放至胞液
D. 促进 Ca^{2+} 与 CAM 结合
E. 促进 Ca^{2+} 与蛋白激酶 C 结合
4. 蛋白激酶的作用是使
A. 蛋白质水解
B. 蛋白质或酶磷酸化
C. 蛋白质或酶脱磷酸
D. 酶降解失活
E. 蛋白质合成
5. IP_3 受体位于
A. 质膜
B. 高尔基体
C. 内质网
D. 溶酶体
E. 核糖体
6. 与 G 蛋白偶联的受体是
A. 环状受体
B. 跨膜受体
C. 催化性受体

D. 细胞核内受体
E. 胞质内受体

7. 下列哪种物质不属于第二信使
A. cAMP
B. Ca^{2+}
C. cGMP
D. IP_3
E. 乙酰胆碱

8. 激素的第二信使不包括
A. PIP_2
B. cAMP
C. DG
D. Ca^{2+}
E. IP_3

9. 激活的PKC能磷酸化的氨基酸残基是
A. 酪氨酸/丝氨酸
B. 酪氨酸/苏氨酸
C. 丝氨酸/苏氨酸
D. 丝氨酸/组氨酸
E. 苏氨酸/组氨酸

10. 依赖cAMP的蛋白激酶是
A. 受体型TPK
B. 非受体型TPK
C. PKC
D. PKA
E. PKG

11. 某蛋白分子具有以下特点：①为三聚体（α、β、γ）；②有激活型和抑制型两种；③αGTP为其活化形式；④具有潜在的GTP酶活性。该蛋白最有可能
A. 属于CAM
B. 属于胰岛素受体
C. 属于PKA
D. 活化后调节AC活性
E. 活化后调节PKC活性

12. 受体的特异性取决于
A. 活性中心的构象和活性基团
B. 结合域的构象和活性基团
C. 细胞膜的构象和活性基团
D. 信息传导部分的构象和活性基团
E. G蛋白的构象和活性基团

13. cAMP蛋白激酶A途径和DG蛋白激酶C途径的共同特点是
A. 由G蛋白介导
B. Ca^{2+}可激活激酶
C. 磷脂酰丝氨酸可激活激酶
D. 钙泵可拮抗激酶活性
E. cAMP和DG均为小分子，故都可在胞液内自由扩散

14. 通过细胞膜受体发挥作用的激素是
A. 雌激素
B. 孕激素
C. 糖皮质激素
D. 甲状腺素
E. 胰岛素

15. 关于第二信使甘油二酯的叙述，下列哪项正确
A. 由甘油三酯水解而成
B. 进入胞质，起第二信使的作用
C. 只能由磷脂酰肌醇-4, 5-二磷酸水解生成
D. 可提高PKC对Ca^{2+}的敏感性，激活PKC
E. 只参与腺体的分泌

16. 哪项不是受体与配体结合的特点
A. 高度专一性
B. 高度亲和力
C. 可饱和性
D. 不可逆性
E. 非共价键结合

17. cAMP可以别构激活的酶是
A. 蛋白酶
B. 蛋白激酶
C. 磷蛋白磷酸酶
D. 还原酶
E. 转肽酶

18. 不直接被胞内第二信使调节的蛋白激酶是
A. PKA
B. PKC
C. PKG
D. TPK
E. Ca^{2+}-CaM激酶

19. 下列哪项不符合G蛋白的特点
A. 又称鸟苷三磷酸结合蛋白
B. 由α、β、γ三种亚基组成
C. α亚基能与GTP、GDP结合
D. α亚基具有GTP酶活性
E. βγ结合松弛

【B_1型题】

（20～21题共用备选答案）
A. 神经递质
B. 旁分泌的激素
C. 自分泌的激素
D. 细胞因子
E. 谷胱甘肽

20. 胰岛δ细胞分泌的生长抑素是
21. EGF是

（22～23题共用备选答案）
A. cAMP
B. cGMP
C. 磷脂酰丝氨酸
D. IP_3
E. GSH

22. 激活蛋白激酶A需
23. 激活蛋白激酶C需

（24～25题共用备选答案）
A. CAMP
B. CGMP
C. IP_3
D. DG
E. PIP_2

24. 可促进内质网释出Ca^{2+}的是
25. 可直接激活蛋白激酶C的是

（26～27题共用备选答案）
A. 使α亚基与效应蛋白解离
B. 具蛋白激酶A活性
C. 具蛋白激酶C活性
D. 具酪氨酸蛋白激酶活性
E. 可激活腺苷酸环化酶

26. G蛋白游离的α亚基GTP
27. G蛋白结合GDP后

（28～29题共用备选答案）
A. IRS 1
B. cGMP
C. IP_3
D. DG

E. 神经生长因子

28. Ca^{2+}钙调蛋白激酶途径可被上述哪种物质激活

29. PKC 可被上述哪种物质激活

（30~31 题共用备选答案）

A. 胰高血糖素

B. 胰岛素

C. 盐皮质激素

D. 肾上腺素

E. 促性腺激素

30. 抑制腺苷酸环化酶，激活磷酸二酯酶的激素是

31. 能透过细胞膜并与细胞内受体结合的激素是

（32~34 题共用备选答案）

A. 细胞膜

B. 细胞液

C. 细胞核

D. 线粒体

E. 内质网

32. 腺苷酸环化酶位于

33. 细胞内 Ca^{2+}贮存于

34. 性激素受体位于

（35~37 题共用备选答案）

A. DG

B. Na^{+}-K^{+}-ATP 酶

C. 线粒体内膜嵴

D. FFO 复合体

E. GLUT4

35. ATP 合酶

36. 第二信使

37. 不依赖 Na^{+}的转运葡萄糖载体

参考答案

【A_1 型题】

1. E 2. C 3. C 4. B 5. C 6. B 7. E 8. A 9. C 10. D
11. D 12. B 13. A 14. E 15. D 16. D 17. B 18. D 19. E

【B_1 型题】

20. B 21. D 22. A 23. C 24. C 25. D 26. E 27. A 28. C 29. D
30. B 31. C 32. A 33. E 34. C 35. D 36. A 37. E

第十三节 重组 DNA 技术

【A_1 型题】

1. 下列哪项不是限制性内切酶识别序列的特点
   A. 特异性很高
   B. 常由 4~6 个核苷酸组成
   C. 一般具有回文结构
   D. 少数内切酶识别序列中的碱基可以有规律地替换
   E. 限制性内切酶的切口均是黏性末端
2. 重组 DNA 的连接方式不包括
   A. 黏性末端连接
   B. 平头末端连接
   C. 黏性末端与平头末端连接
   D. DNA 连接子技术
   E. DNA 适配子技术
3. 基因工程的基本过程不包括
   A. 载体和目的基因的分离
   B. 限制性内切酶的切割
   C. DNA 重组体的形成及转化
   D. 蛋白质空间结构的测定
   E. 重组体的筛选与鉴定
4. 实验室内常用的连接外源性 DNA 载体的酶是
   A. Taq 酶
   B. T_4DNA 连接酶
   C. DNA 聚合酶Ⅰ
   D. DNA 聚合酶Ⅱ
   E. DNA 聚合酶Ⅲ
5. 在 DNA 重组实验中使用 DNA 连接酶的目的是
   A. 催化质粒与噬菌体的连接
   B. 获得较小的 DNA 片段
   C. 扩展待定 DNA 序列
   D. 使 DNA 与载体结合
   E. 鉴定重组 DNA 片段
6. 关于基因治疗的叙述，正确的是
   A. 输入干细胞
   B. 注射多肽药物
   C. 注射细胞因子
   D. 注射动物提取的核酸
   E. 输入导入了相应外源基因的细胞
7. 关于重组 DNA 技术的叙述，错误的是
   A. 质粒、噬菌体可作为载体
   B. 限制性内切酶是主要工具酶之一
   C. 重组 DNA 由载体 DNA 和目标 DNA 组成
   D. 重组 DNA 分子经转化或转染可进入宿主细胞
   E. 进入细胞内的重组 DNA 均可表达目标蛋白
8. 有关理想质粒载体的特点，正确的是
   A. 为线性单链 DNA
   B. 含有多种限制酶的单一切点
   C. 含有同一限制酶的多个切点
   D. 其复制受宿主控制
   E. 不含耐药基因
9. 关于质粒的叙述，下列哪项

错误
A. 大小约为数千个碱基对
B. 是双链的线性分子
C. 存在于大多数细菌的胞质中
D. 易从一个细菌转移入另一个细菌
E. 常带抗药基因

10. 基因重组不包括
A. 转化
B. 转换
C. 整合
D. 转导
E. 转位

【B_1 型题】

（11～13题共用备选答案）
A. Northern 印迹杂交
B. 亲和层析
C. Southern 印迹杂交
D. Western 印迹杂交
E. 离子交换层析

11. 用来鉴定蛋白质的技术是
12. 用来鉴定 RNA 的技术是
13. 用来鉴定 DNA 的技术是

（14～15题共用备选答案）
A. 大肠埃希菌 DNA 聚合酶Ⅰ
B. 大肠埃希菌 DNA 聚合酶Ⅱ
C. 大肠埃希菌 DNA 聚合酶Ⅰ大片段
D. 大肠埃希菌 DNA 聚合酶Ⅲ
E. 水生菌 YT 1 菌株的 DNA 聚合酶

14. Klenow DNA 聚合酶是
15. Taq DNA 聚合酶是

（16～18题共用备选答案）
A. 96℃
B. 85℃
C. 72℃
D. 62℃
E. 55℃

16. PCR 变性温度一般为
17. PCR 引物退火温度一般为
18. PCR 引物延伸温度一般为

参考答案

【A_1 型题】

1. E 2. C 3. D 4. B 5. D 6. E 7. E 8. B 9. B 10. B

【B_1 型题】

11. D 12. A 13. C 14. C 15. E 16. A 17. E 18. C

第十四节 癌基因与抑癌基因

【A_1 型题】

1. 关于抑癌基因的正确叙述是
A. 其产物具有抑制细胞增殖的能力
B. 与癌基因的表达无关
C. 肿瘤细胞出现时才表达
D. 不存在于人类正常细胞
E. 缺失与细胞的增殖和分化有关的因子

2. 关于抑癌基因的叙述，下列哪项正确
A. 发出抗细胞增生信号
B. 与癌基因表达无关
C. 缺失对细胞的增生、分化无影响
D. 不存在于人类正常细胞
E. 肿瘤细胞出现时才进行表达

3. 关于癌基因的叙述，错误的是
A. 是细胞增生的正调节基因
B. 可诱导细胞凋亡
C. 能在体外引起细胞转化
D. 能在体内诱发肿瘤
E. 包括病毒癌基因和细胞癌基因

4. 属于抑癌基因的是
A. *RB*
B. *RAS*
C. *MYC*
D. *ERB2*
E. *SIS*

5. 关于原癌基因的叙述，下列哪项错误
A. 正常细胞无此基因
B. 基因突变可激活原癌基因表达
C. 正常细胞均有原癌基因
D. 病毒感染可使该基因活化表达
E. 多种理化因素可活化此基因表达

6. 生长因子受体不具备下列哪项结构特点
A. 是跨膜糖蛋白
B. 胞外部分构成结合域
C. 跨膜段由 20 多个疏水氨基酸组成
D. 胞内部分有较多可以被磷酸化的酪氨酸残基
E. 酪氨酸残基磷酸化后形成与 G 蛋白的结合位点

7. 下列哪种因素可能使癌基因活化

A. 癌基因发生点突变
B. 正常基因不表达
C. 正常基因表达减弱
D. 抑癌基因表达增强
E. 细胞分化增加

【B_1 型题】

（8~10 题共用备选答案）

A. 出现新的原癌基因产物
B. 病毒基因组 *LTR* 插入细胞原癌基因
C. 原癌基因内单个碱基的替换
D. 原癌基因拷贝数增加
E. 原癌基因移至强启动子附近

8. 获得启动子和增强子
9. 原癌基因扩增
10. 点突变

参考答案

【A_1 型题】

1. A　2. A　3. B　4. A　5. A　6. E　7. A

【B_1 型题】

8. B　9. D　10. C

第十五节　血液生化

【A_1 型题】

1. 在血浆内含有的下列物质中，肝脏不能合成的是
A. 清蛋白
B. 免疫球蛋白
C. 凝血酶原
D. 高密度脂蛋白
E. 纤维蛋白原

2. 在血浆蛋白电泳中，泳动最慢的蛋白质是
A. 清蛋白
B. α_1-球蛋白
C. α_2-球蛋白
D. β-球蛋白
E. γ-球蛋白

3. 血红素合成的限速酶是
A. ALA 脱水酶
B. ALA 合酶
C. 尿卟啉原Ⅰ合成酶
D. 血红素合成酶
E. 尿卟啉原Ⅲ合成酶

4. 血液内存在的下列物质中，不属于代谢终产物的是
A. 尿素
B. 尿酸
C. 肌酐
D. 二氧化碳
E. 丙酮酸

5. 血液非蛋白氮中含量最多的物质是
A. 肌酐
B. 肌酸
C. 蛋白质
D. 尿酸
E. 尿素

6. 长期饥饿状态下，在血浆中含量明显减少的蛋白是
A. α_1-球蛋白
B. α_2-球蛋白
C. β-球蛋白
D. γ-球蛋白
E. 清蛋白

7. 关于血红蛋白合成的叙述，正确的是
A. 以甘氨酸、天冬氨酸为原料
B. 只有在成熟红细胞才能进行
C. 与珠蛋白合成无关
D. 受肾分泌的促红细胞生成素调节
E. 合成全过程仅受 ALA 合酶的调节

8. 合成血红素的原料是
A. 乙酰 CoA、组氨酸、Fe^{2+}
B. 琥珀酰 CoA、甘氨酸、Fe^{2+}
C. 乙酰 CoA、甘氨酸、Fe^{2+}
D. 丙氨酰 CoA、组氨酸、Fe^{2+}
E. 草酰 CoA、丙氨酸、Fe^{2+}

9. 干扰血红素合成的物质是
A. 维生素 C
B. 铅
C. 氨基酸
D. Fe^{2+}
E. 葡萄糖

10. 成熟红细胞产生的 $NADPH^+H^+$ 的主要功能是
A. 参与脂肪合成
B. 提供能量
C. 促进胆固醇的合成
D. 使 GSSG 还原为 GSH
E. 参与合成氨基酸

11. 清蛋白产生的胶体渗透压占血浆胶体总渗透压的
A. 55%~60%
B. 60%~65%
C. 65%~70%
D. 70%~75%
E. 75%~80%

【B_1型题】

（12～14题共用备选答案）

A. 水解乙酰胆碱
B. 抑制凝血酶
C. 特异地与球蛋白结合
D. 专与血红素结合
E. 属抗体

12. 胆碱酯酶
13. 免疫球蛋白
14. 抗凝血酶 Ⅲ

（15～18题共用备选答案）

A. 糖酵解
B. 糖的有氧氧化
C. 磷酸戊糖途径
D. 2′3′-BPG 旁路
E. 葡糖醛酸途径

15. 红细胞唯一的能量来源是
16. 红细胞中 NADPH 的来源是
17. 成熟红细胞中不存在
18. 其产物的功能是调节 Hb 的运氧功能

参考答案

【A_1型题】

1. B　2. E　3. B　4. E　5. E　6. E　7. D　8. B　9. B　10. D
11. E

【B_1型题】

12. A　13. E　14. B　15. A　16. C　17. B　18. D

第十六节　肝　生　化

【A_1型题】

1. 溶血性黄疸时，下列哪项不存在
   A. 血中游离胆红素增加
   B. 粪胆素原增加
   C. 尿胆素原增加
   D. 尿中出现胆红素
   E. 粪便颜色加深
2. 发生在肝生化转化第二阶段的是
   A. 葡糖醛酸结合反应
   B. 氧化反应
   C. 还原反应
   D. 水解反应
   E. 脂化反应
3. 机体可以降低外源性毒物毒性的反应是
   A. 肝生物转化
   B. 肌糖原磷酸化
   C. 三羧酸循环
   D. 乳酸循环
   E. 甘油三酯分解
4. 促红细胞生成素的产生部位主要是
   A. 肝
   B. 肾
   C. 脾
   D. 骨髓
   E. 血液
5. 下列哪种胆汁酸是初级胆汁酸
   A. 甘氨石胆酸
   B. 甘氨胆酸
   C. 牛磺脱氧胆酸
   D. 牛磺石胆酸
   E. 甘氨脱氧胆酸
6. 胆汁中含量最多的有机成分是
   A. 胆色素
   B. 胆汁酸
   C. 胆固醇
   D. 磷脂
   E. 黏蛋白
7. 食用新鲜蚕豆发生溶血性黄疸，患者缺陷的酶是
   A. 3-磷酸甘油醛脱氢酶
   B. 异柠檬酸脱氢酶
   C. 琥珀酸脱氢酶
   D. 葡萄糖-6-磷酸脱氢酶
   E. 葡萄糖酸-6-磷酸脱氢酶
8. 下列化合物哪一个不是胆色素
   A. 血红素
   B. 胆绿素
   C. 胆红素
   D. 胆素原族
   E. 胆素族
9. 生物转化过程最重要的方式是
   A. 使毒物的毒性降低
   B. 使药物失效
   C. 使生物活性物质灭活
   D. 使某些药物药效更强或毒性增加
   E. 使非营养物质极性增强，利于排泄
10. 在生物转化中最常见的一种结合物是
    A. 乙酰基
    B. 甲基
    C. 谷胱甘肽
    D. 葡糖醛酸
    E. 硫酸
11. 下列哪种情况尿中胆素原族排泄量减少
    A. 肝功能轻度损伤
    B. 肠道阻塞
    C. 溶血
    D. 碱中毒
    E. 胆道阻塞
12. 血中哪一种胆红素增加会在尿中出现胆红素

A. 非结合胆红素
B. 结合胆红素
C. 肝前胆红素
D. 间接反应胆红素
E. 与清蛋白结合的胆红素

【B_1 型题】

（13~16题共用备选答案）

A. 硫酸胆红素
B. 胆红素清蛋白
C. 胆红素配体蛋白
D. 胆红素葡糖醛酸酯
E. 胆素原族

13. 胆红素在血内运输形式是
14. 胆红素在肝细胞内存在形式是
15. 胆红素自肝脏排出主要形式是
16. 肠道重吸收的胆色素是

参考答案

【A_1 型题】

1. D　2. A　3. A　4. B　5. B　6. B　7. D　8. A　9. E　10. D
11. E　12. B

【B_1 型题】

13. B　14. C　15. D　16. E

第十七节　钙磷代谢

【A_1 型题】

缺钙会出现下列哪种情况

A. 异食癖
B. 佝偻病
C. 侏儒症
D. 贫血
E. 夜盲症

参考答案

【A_1 型题】

B

第六章　生　理　学

第一节　绪　论

【A_1 型题】

1. 正常成年人体液总量约占体重的
A. 30%
B. 40%
C. 50%
D. 60%
E. 70%
2. 下列参与体液调节过程的化学物质来源，正确的是
A. 胰岛素
B. 肾上腺素
C. 5-羟色胺
D. 腺苷
E. 以上均正确
3. 下列属于负反馈的是
A. 排尿反射
B. 体温调节
C. 血液凝固
D. 排便反射
E. 分娩

参考答案

【A_1 型题】

1. D　2. E　3. B

第二节 细胞的基本功能

【A_1 型题】

1. 由载体介导的易化扩散发生饱和现象的机制是
   A. 跨膜浓度梯度降低
   B. 载体特异性较差
   C. 跨膜电位梯度降低
   D. 物质转运能量不足
   E. 载体转运达极限
2. 神经、肌肉和腺体受到阈刺激时产生反应的共同表现是
   A. 收缩
   B. 神经冲动
   C. 动作电位
   D. 感受器电位
   E. 突触后电位
3. 在骨骼肌兴奋-收缩偶联中起关键作用的离子是
   A. Na^+
   B. K^+
   C. Ca^{2+}
   D. Mg^{2+}
   E. Cl^-
4. 动作电位是可兴奋细胞兴奋的标志。动作电位的大小
   A. 不随细胞种类而异
   B. 具有全或无性质
   C. 随刺激强度增加而改变
   D. 相当于 K^+ 平衡电位
   E. 随传导距离而改变
5. 动作电位沿神经纤维到达神经肌接头时，使终板膜产生终板电位，然后在什么部位引发动作电位
   A. 肌细胞膜
   B. 接头后膜
   C. 横管膜
   D. 三联管膜
   E. 终板膜
6. 神经纤维动作电位的幅度接近于
   A. 钾平衡电位
   B. 钠平衡电位
   C. 静息电位绝对值与局部电位之和
   D. 静息电位绝对值与钠平衡电位之差
   E. 静息电位绝对值与钠平衡电位之和
7. 神经-骨骼肌接头处的兴奋传递物质是
   A. 肾上腺素
   B. 去甲肾上腺素
   C. GABA
   D. 乙酰胆碱
   E. 5-羟色胺
8. 兴奋性是机体或组织对刺激
   A. 发生应激的特性
   B. 发生反应的特性
   C. 产生适应的特性
   D. 引起反射的特性
   E. 引起内环境稳态的特性
9. 兴奋-收缩偶联的结构基础是
   A. 肌质网
   B. 终池
   C. 纵管
   D. 横管
   E. 三联管
10. 静息电位接近于
   A. 钠平衡电位
   B. 钾平衡电位
   C. 钠平衡电位与钾平衡电位之和
   D. 钠平衡电位与钾平衡电位之差
   E. 锋电位与超射之差
11. 关于钠泵生理作用的描述，不正确的是
   A. 钠泵活动使膜内钠、钾离子均匀分布
   B. 将钠离子移出膜外，将钾离子移入膜内
   C. 建立势能储备，为某些营养物质吸收创建条件
   D. 细胞外高钠离子可维持细胞内外正常渗透压
   E. 细胞内高钾离子保证许多细胞代谢反应进行
12. 关于 Na^+ 泵生理作用的描述，不正确的是
   A. Na^+ 泵活动使膜内外 Na^+、K^+ 呈均匀分布
   B. 将 Na^+ 移出膜外，将 K^+ 移入膜内
   C. 建立势能储备，为某些营养物质吸收创造条件
   D. 细胞外高 Na^+ 可维持细胞内外正常渗透压
   E. 细胞内高 K^+ 保证许多细胞代谢反应进行
13. 细胞外液中的葡萄糖进入一般细胞的过程属于
   A. 单纯扩散
   B. 易化扩散
   C. 主动转运
   D. 入胞式物质转运
   E. 受体介导式入胞
14. 阈电位是
   A. 造成膜对 K^+ 通透性突然增大的临界膜电位
   B. 造成膜对 K^+ 通透性突然减小的临界膜电位
   C. 造成膜对 Na^+ 通透性突然增大的临界膜电位
   D. 造成膜对 Na^+ 通透性突然减小的临界膜电位
   E. 超极化到刚引起动作电位时的临界膜电位
15. CO_2 在血液中运输的主要形式是
   A. 物理溶解
   B. 形成碳酸
   C. 形成碳酸氢盐
   D. 形成氨基甲酰血红蛋白
   E. 与血浆清蛋白结合
16. 神经纤维的跨膜电位从+30mV变为-70mV的过程是
   A. 极化
   B. 去极化

C. 超极化
D. 反极化
E. 复极化

17. 蛙的有髓神经纤维动作电位的持续时间约为 2ms，从理论上讲它 1s 内所产生的动作电位的次数不可能超过多少次
A. 100
B. 200
C. 300
D. 400
E. 500

18. 当低温、缺氧或代谢障碍等因素影响 Na^{+}-K^{+} 泵活动时，可使细胞的
A. 静息电位增大，动作电位幅度减小
B. 静息电位减小，动作电位幅度增大
C. 静息电位增大，动作电位幅度增大
D. 静息电位减小，动作电位幅度减小
E. 静息电位和动作电位幅度均不变

19. 影响神经纤维动作电位幅度的主要因素是
A. 刺激强度
B. 刺激持续时间
C. 阈电位水平
D. 细胞内外 Na^{+}浓度
E. 神经纤维直径

20. 关于骨骼肌兴奋-收缩偶联，哪项错误
A. 电兴奋通过横管系统传向肌细胞深部
B. 横管膜产生动作电位
C. 终末池中 Ca^{2+} 逆浓度差进入肌浆中
D. 纵管终末池对 Ca^{2+} 通透性升高
E. Ca^{2+}到达肌丝区，触发肌丝滑行

21. 兴奋性突触后电位是指突触后膜出现
A. 极化
B. 去极化
C. 超极化
D. 反极化
E. 复极化

22. 在神经-肌接头化学传递中，消除乙酰胆碱的酶是
A. 磷酸二酯酶
B. 腺苷酸环化酶
C. 胆碱酯酶
D. ATP 酶
E. 单胺氧化酶

23. 肠上皮细胞由肠腔吸收葡萄糖的过程属于
A. 单纯扩散
B. 易化扩散
C. 主动转运
D. 出胞
E. 入胞

24. 在神经纤维动作电位的去极相，哪种离子通透性最大
A. Na^{+}
B. K^{+}
C. Ca^{2+}
D. Mg^{2+}
E. Cl^{-}

【B_1 型题】

（25～27 题共用备选答案）
A. K^{+}内流
B. Cl^{-}内流
C. Na^{+}内流
D. K^{+}外流
E. Ca^{2+}内流

25. 神经细胞动作电位上升支是由于
26. 骨骼肌细胞动作电位下降支是由于
27. 动作电位到达运动神经末梢时引起

（28～32 题共用备选答案）
A. 极化
B. 去极化
C. 复极化
D. 超极化
E. 反极化

28. 细胞受刺激兴奋时，膜内电位负值减小称为
29. 膜内电位负值增大时称为
30. 安静时细胞两侧存在着电位差的状态称为
31. 动作电位产生过程中，K^{+} 外流增多，出现
32. 动作电位产生过程中，膜内电位由负变正称为

参考答案

【A_1 型题】

1. E　2. C　3. C　4. B　5. A　6. E　7. D　8. B　9. E　10. B
11. A　12. A　13. B　14. C　15. C　16. E　17. E　18. D　19. D　20. C
21. B　22. C　23. C　24. A

【B_1 型题】

25. C　26. D　27. E　28. B　29. D　30. A　31. C　32. B

第三节　血　　液

【A_1型题】

1. 中性粒细胞的主要功能是
   A. 产生抗体
   B. 参与止血
   C. 释放细胞毒素
   D. 吞噬异物
   E. 释放组胺
2. 对维持血管内外水平衡有重要作用的是
   A. 血浆晶体渗透压
   B. 血浆
   C. 血浆胶体渗透压
   D. 组织液
   E. 组织液胶体渗透压
3. 红细胞生成的基本原料是
   A. 铁和维生素 B_{12}
   B. 叶酸和维生素 B_{12}
   C. 叶酸和蛋白质
   D. 维生素 B_{12}和蛋白质
   E. 铁和蛋白质
4. 组织液与血浆成分的主要区别在于
   A. Na^+
   B. K^+
   C. Cl^-
   D. 蛋白质
   E. 无机酸
5. O 型血的红细胞膜上含有
   A. A 抗原
   B. B 抗原
   C. O 抗原
   D. H 抗原
   E. D 抗原
6. 以下哪项疾病，红细胞沉降率不增快
   A. 多发性骨髓瘤
   B. 胃癌
   C. 活动性肺结核
   D. 风湿热
   E. 真性红细胞增多症
7. 某人血浆中含有抗 A、抗 B 凝集素，则此人的血型可能是
   A. A_1 型
   B. B 型
   C. AB 型
   D. A_2B 型
   E. O 型
8. 正常人的血浆渗透压约为
   A. 200mmol/L
   B. 250mmol/L
   C. 300mmol/L
   D. 350mmol/L
   E. 400mmol/L
9. 产生促红细胞生成素的主要部位是
   A. 骨髓
   B. 肝
   C. 脾
   D. 肾
   E. 垂体
10. 血小板数计数增多是指
   A. 血小板数多于 80×10^9/L
   B. 血小板数多于 100×10^9/L
   C. 血小板数多于 200×10^9/L
   D. 血小板数多于 300×10^9/L
   E. 血小板数多于 400×10^9/L
11. 血液中各种成分的含量大多随贮存时间的延长而下降，只有下列哪一种例外？
   A. 红细胞的生活力
   B. 钾离子浓度
   C. pH
   D. 血小板的活性
   E. 红细胞携带氧的能力
12. 60kg 体重的正常成年人的血量为
   A. 2.8~4.0L
   B. 4.2~4.8L
   C. 5.0~7.0L
   D. 7.0~8.0L
   E. 10.0~20.0L
13. 通常所说的血型指
   A. 红细胞膜上的受体类型
   B. 红细胞表面特异凝集原的类型
   C. 红细胞表面特异凝集素的类型
   D. 血浆中特异凝集素的类型
   E. 血浆中特异凝集原的类型
14. 最能反映血液中红细胞和血浆相对数量变化的是
   A. 血液黏滞性
   B. 血细胞比容
   C. 血浆渗透压
   D. 血液比重
   E. 血红蛋白量
15. 形成血浆胶体渗透压的主要物质是
   A. NaCl
   B. 清蛋白
   C. 球蛋白
   D. 纤维蛋白
   E. 血红蛋白
16. 已知受血者为 A 型血，在交叉配血试验中，主侧不凝集，次侧凝集，给血者血型应该是
   A. A 型
   B. B 型
   C. O 型
   D. AB 型
   E. O 型、B 型都可能
17. 血浆胶体渗透压的生理作用是
   A. 调节细胞内外水的交换
   B. 调节血管内外水的交换
   C. 维持细胞正常体积
   D. 维持细胞正常形态
   E. 决定血浆总渗透压
18. 输血时主要考虑
   A. 给血者红细胞不被受血者细胞所凝集
   B. 给血者红细胞不被受血者血清所凝集
   C. 给血者血浆不使受血者血浆发生凝集
   D. 给血者血浆不使受血者红

细胞凝集
E. 受血者红细胞不与其血浆发生凝集
19. 血清与血浆的主要不同点是前者不含
A. 钙离子
B. 球蛋白
C. 清蛋白
D. 凝集素
E. 纤维蛋白原
20. 血清与血浆的最主要区别在于血清缺乏
A. 纤维蛋白
B. 纤维蛋白原
C. 血小板
D. Ca^{2+}
E. 凝血因子
21. 血浆晶体渗透压降低时可引起
A. 红细胞膨胀和破裂
B. 红细胞萎缩
C. 组织液增多
D. 组织液减少
E. 尿少
22. 血浆中含量最多、缓冲能力最强的缓冲体系是
A. Na^+-Pr/H-Pr
B. Na_2HPO_4/NaH_2PO_4
C. $NaHCO_3/H_2CO_3$
D. K_2HPO_4/KH_2PO_4
E. $KHCO_3/H_2CO_3$
23. 某人红细胞与B型血的血清发生凝集，其血清与B型血的红细胞不凝集，此人的血型可能是
A. A_1型
B. B型
C. AB型
D. O型
E. A_2型

【B_1型题】

（24~25题共用备选答案）
A. 细胞外液
B. 细胞内液
C. 细胞内液和细胞外液
D. 血浆
E. 组织液
24. 体液是指
25. 内环境是指
（26~27题共用备选答案）
A. 葡萄糖
B. Na^+
C. 纤维蛋白
D. 球蛋白
E. 清蛋白
26. 血浆胶体渗透压最主要来自血浆的
27. 血浆晶体渗透压主要来自血浆的
（28~29题共用备选答案）
A. $(4\sim10)\times10^9/L$
B. $(100\sim300)\times10^9/L$
C. $(1.0\sim3.0)\times10^{12}/L$
D. $(3.8\sim4.6)\times10^{12}/L$
E. $(4.5\sim5.5)\times10^{12}/L$
28. 正常人安静时血液中的白细胞计数是
29. 正常成年女性红细胞计数是
（30~31题共用备选答案）
A. 20%~35%
B. 37%~48%
C. 40%~50%
D. 50%~60%
E. 60%~70%
30. 正常成年男性血细胞比容是
31. 正常成年女性血细胞比容是
（32~34题共用备选答案）
A. 红细胞膜上含A凝集原、血清中含抗A凝集素
B. 红细胞膜上含B凝集原、血清中含抗B凝集素
C. 红细胞膜上含A凝集原、血清中含抗B凝集素
D. 红细胞膜上含B凝集原、血清中含抗A凝集素
E. 红细胞膜上同时含有A和B两种凝集原，血清中无凝集素
32. A型血
33. B型血
34. AB型血

参考答案

【A_1型题】

1. D　2. C　3. E　4. D　5. D　6. E　7. E　8. C　9. D　10. E
11. B　12. B　13. B　14. B　15. B　16. C　17. B　18. B　19. E　20. B
21. A　22. C　23. C

【B_1型题】

24. C　25. A　26. E　27. B　28. A　29. D　30. C　31. B　32. C　33. D
34. E

第四节 血液循环

【A_1型题】

1. 心室肌细胞动作电位各时期的跨膜电位变化不包括
   A. 0期去极
   B. 1期复极
   C. 2期平台期
   D. 3期复极
   E. 4期自动去极
2. 心排出量是
   A. 心脏每搏动一次所泵出的血量
   B. 左、右心室输出的总血液量
   C. 每分钟左心室或右心室所泵出的血量
   D. 心房进入心室的血量
   E. 每分钟两心房进入心室的血量
3. 减压反射的生理意义是
   A. 减弱心血管的活动
   B. 降低动脉血压
   C. 是动脉血压的负反馈调节
   D. 是动脉血压的自身调节
   E. 维持动脉血压相对稳定
4. 儿茶酚胺对心肌细胞的作用主要是
   A. 增加K^+通道的通透性
   B. 增加Na^+通道的通透性
   C. 增加Ca^{2+}和K^+的通透性
   D. 降低K^+通道的通透性
   E. 增加Ca^{2+}通道的通透性
5. 心脏正常起搏点位于
   A. 窦房结
   B. 房室交界区
   C. 心房
   D. 心室末梢浦肯野纤维网
   E. 心室
6. 以下情况中，何时可以出现房室瓣开放
   A. 等容收缩期初
   B. 等容收缩期末
   C. 等容舒张期初
   D. 等容舒张期末
   E. 心房收缩期初
7. 一般情况下，收缩压的高低主要反映
   A. 心脏每搏输出量
   B. 外周阻力
   C. 心率
   D. 主动脉管壁弹性
   E. 循环血量
8. 传导速度最快的是
   A. 窦房结
   B. 心房肌
   C. 心室肌
   D. 房室交界
   E. 浦肯野纤维
9. 心室肌细胞不具有哪种生理特性
   A. 兴奋性
   B. 自律性
   C. 传导性
   D. 收缩性
   E. 有效不应期长
10. 心室肌细胞动作电位的锋电位由哪部分形成
    A. 0期去极和4期自动去极
    B. 1期复极和2期复极
    C. 0期去极和1期复极
    D. 2期复极和3期复极
    E. 0期去极至3期复极
11. 静脉注射去甲肾上腺素后出现血压升高，心率减慢。心率减慢出现的主要原因是
    A. 去甲肾上腺素对心脏的抑制作用
    B. 去甲肾上腺素对血管的抑制作用
    C. 减压反射活动减弱
    D. 减压反射活动增强
    E. 大脑皮质心血管活动中枢活动减弱
12. 心室肌细胞动作电位的主要特征是
    A. 0期除极迅速
    B. 1期复极化快
    C. 有缓慢的2期平台
    D. 有快速的3期复极化
    E. 有4期自动除极
13. 房室瓣关闭主要是由于
    A. 心房收缩
    B. 心室收缩
    C. 乳头肌收缩
    D. 房-室压差下降
    E. 心房压力下降
14. 当正常人心率超过180次/分时，心排出量减少的原因主要是以下哪一时相缩短
    A. 心房收缩期
    B. 等容收缩期
    C. 减慢射血相
    D. 快速充盈相
    E. 减慢充盈相
15. 由平卧位突然站立，静脉回心血量减少，每搏输出量减少、动脉血压降低，是由于下列哪项引起
    A. 等长调节
    B. 异长调节
    C. 心室后负荷增大
    D. 心交感神经兴奋
    E. 心迷走神经兴奋
16. 心室肌的初长可用下列何者来间接表示
    A. 等容收缩期容积或压力
    B. 等容舒张期容积或压力
    C. 舒张末期容积或压力
    D. 舒张末期主动脉压
    E. 快速充盈期容积或压力
17. 心动周期的等容收缩期时
    A. 心房压<心室压
    B. 心房压>心室压
    C. 主动脉压<心室压
    D. 心房压>动脉压
    E. 主动脉压=心室压
18. 心肌细胞可分为快反应细胞和慢反应细胞，主要是根据动作电位的

A. 0 期去极速度
B. 1 期复极速度
C. 平台期复极速度
D. 3 期复极速度
E. 4 期自动去极速度

19. 心室肌细胞动作电位复极期内，只有强刺激才能引起兴奋的那段时间称作
A. 有效不应期
B. 相对不应期
C. 超常期
D. 低常期
E. 绝对不应期

20. 窦房结是心脏正常起搏点的原因是
A. 静息电位仅-70mV
B. 阈电位为-40mV
C. 0 期去极速度快
D. 没有明显的平台期
E. 4 期去极速率快

21. 下列哪种情况下，可使心排出量增加
A. 心迷走神经兴奋时
B. 颈动脉窦压力升高时
C. 动脉血压升高时
D. 使用去甲肾上腺素时
E. 使用肾上腺素时

22. 心迷走神经末梢释放的递质作用于心肌细胞膜上的受体是
A. N 受体
B. M 受体
C. α 受体
D. β_1受体
E. β_2受体

23. 在心动周期中，占时间最长的是
A. 心房收缩期
B. 等容收缩期
C. 等容舒张期
D. 充盈期
E. 射血期

24. 衡量自律性高低的指标是
A. 阈强度
B. 兴奋性
C. 不应期
D. 4 期自动去极速度
E. 绝对不应期

25. 心迷走神经末梢释放的递质是
A. 肾上腺素
B. 去甲肾上腺素
C. 胆碱
D. 乙酰胆碱
E. 组胺

26. 心动周期中左心室容积最大的时期是
A. 快速射血期末
B. 快速充盈期末
C. 减慢充盈期末
D. 减慢射血期末
E. 心房收缩期末

27. 心指数是指下列哪项计算的心排出量
A. 单位体重
B. 单位年龄
C. 单位身高
D. 单位体表面积
E. 单位能量代谢率

28. 心肌不产生完全强直收缩的原因是心肌
A. 为功能合胞体
B. 有自律性
C. 肌质网不发达
D. 呈全或无收缩
E. 有效不应期特别长

29. 心动周期指
A. 心脏机械活动周期
B. 心脏生物电活动周期
C. 心律变化周期
D. 室内压变化周期
E. 心音活动周期

30. 肾上腺素不具有下列哪种作用
A. 心肌收缩力增强
B. 心率加快
C. 内脏、皮肤血管收缩
D. 骨骼肌血管舒张
E. 组织液生成减少

31. 心肌兴奋性变化的特点是
A. 绝对不应期短
B. 有效不应期特别长
C. 相对不应期短
D. 超常期特别长
E. 低常期特别长

32. 心室肌的后负荷指
A. 舒张末期容积
B. 射血期心室内压
C. 等容收缩期心室内压
D. 大动脉血压
E. 右心房压力

33. 在影响动脉血压的诸因素中，搏出量增多而其他因素不变时，脉压增大的主要原因是
A. 收缩压、舒张压均降低
B. 收缩压、舒张压均升高
C. 收缩压升高，舒张压降低
D. 收缩压降低，舒张压变化不大
E. 收缩压升高，舒张压变化不大

34. 颈动脉窦灌注压升高时诱发降压反射的是
A. 心交感神经冲动增多
B. 交感缩血管纤维冲动增多
C. 心迷走神经冲动增多
D. 窦神经冲动增多
E. 交感舒血管纤维冲动增多

35. 主动脉瓣关闭主要由于
A. 乳头肌收缩
B. 瓣膜肌收缩
C. 心房肌收缩
D. 心室肌收缩
E. 心室舒张引起室内压下降

36. 心室肌细胞动作电位 1 期复极主要是由于
A. K^+外流
B. Cl^-内流
C. Na^+内流
D. Ca^{2+}内流
E. K^+内流

37. 心室肌细胞有效不应期相当于
A. 收缩期
B. 舒张期
C. 收缩期+舒张早期
D. 收缩期+舒张期
E. 舒张晚期

38. 自律细胞与非自律细胞的区别是
A. 1 期去极的快慢
B. 1 期复极的快慢

C. 2期复极的快慢
D. 3期复极的快慢
E. 4期自动去极的有无

39. 用于分析比较不同个体心功能的常用指标是
A. 每分输出量
B. 心指数
C. 射血分数
D. 心脏做功量
E. 心力贮备

40. 引起心室肌细胞动作电位0期除极的主要离子是
A. Na^+
B. Cl^-
C. Ca^{2+}
D. K^+
E. Mg^{2+}

41. 心室肌有效不应期的长短主要取决于
A. 动作电位0期去极的速度
B. 动作电位1期的长短
C. 动作电位2期的长短
D. 动作电位3期的长短
E. 阈电位水平的高低

42. 决定和影响传导性的主要因素是
A. 0期去极速度和幅度
B. 4期自动去极速度
C. 阈电位水平
D. 最大复极电位水平
E. 平台期时程

43. 窦房结细胞动作电位0期去极的离子基础是
A. Ca^{2+}内流
B. Na^+内流
C. K^+内流
D. Ca^{2+}外流
E. K^+外流

44. 心室肌细胞动作电位2期复极的离子基础是
A. Na^+内流、K^+外流
B. K^+外流、Cl^-内流
C. K^+外流、Ca^{2+}内流
D. Na^+外流、K^+内流
E. K^+内流、Ca^{2+}内流

45. 体循环中血流阻力主要来自
A. 小动脉
B. 微动脉
C. 小动脉和微动脉
D. 微静脉
E. 静脉

46. 在等容舒张期，心脏各瓣膜的功能状态是
A. 房室瓣关闭，动脉瓣开放
B. 房室瓣开放，动脉瓣关闭
C. 房室瓣关闭，动脉瓣关闭
D. 房室瓣开放，动脉瓣开放
E. 二尖瓣关闭，三尖瓣开放

47. 动脉血压升高时能引起
A. 窦神经传入冲动增加
B. 主动脉神经传入冲动减少
C. 心迷走中枢兴奋
D. 交感缩血管中枢兴奋
E. 心交感中枢兴奋

48. 当心脏处于全心舒张期时
A. 心室达到最大充盈
B. 房室瓣关闭
C. 心室容积不变
D. 动脉瓣关闭
E. 心室内压略高于心房内压

49. 关于心排出量的叙述错误的是
A. 左心室大于右心室
B. 等于搏出量乘以心率
C. 动脉血压可影响心排出量
D. 随机体代谢需要而增加
E. 与静脉回心血量保持动态平衡

【B_1型题】

（50~52题共用备选答案）
A. 窦房结
B. 心房肌
C. 房室交界
D. 心室肌
E. 浦肯野纤维

50. 传导速度最快的是
51. 传导速度最慢的是
52. 自律性最高的是

（53~54题共用备选答案）
A. 等容收缩期
B. 快速射血期
C. 减慢射血期
D. 等容舒张期
E. 快速充盈期

53. 左心室压上升速率最快是在
54. 左心室压下降速率最快是在

（55~58题共用备选答案）
A. Na^+内流
B. K^+外流
C. Cl^-内流
D. Ca^{2+}内流
E. Ca^{2+}外流

55. 心室肌细胞静息电位的形成是由于
56. 心肌快反应细胞动作电位0期去极化的形成是由于
57. 心肌慢反应细胞动作电位0期去极化的形成是由于
58. 心肌细胞动作电位1期复极的形成是由于

（59~60题共用备选答案）
A. 快反应自律细胞
B. 慢反应自律细胞
C. 快反应非自律细胞
D. 慢反应非自律细胞
E. 过渡细胞

59. 心室肌细胞属于
60. 窦房结P细胞属于

（61~64题共用备选答案）
A. 收缩压
B. 舒张压
C. 脉压
D. 平均动脉压
E. 循环系统平均充盈压

61. 在一个心动周期中，主动脉血压达到的最高值称为
62. 在一个心动周期中，主动脉血压达到的最低值称为
63. 一个心动周期中的血压波动范围称为
64. 血液循环停止后血液对血管壁的侧压称为

（65~67题共用备选答案）
A. 收缩压升高
B. 舒张压升高
C. 收缩压和舒张压升高幅度相同
D. 收缩压降低，舒张压升高

E. 收缩压升高，舒张压降低

65. 外周阻力和心率不变而每搏输出量增大时

66. 每搏输出量和外周阻力不变而心率加快时

67. 老年人动脉硬化时

（68~70 题共用备选答案）

A. Ca^{2+}内流

B. Cl^-内流

C. Na^+泵离子流

D. Na^+内流

E. K^+外流

68. 心室肌细胞 1 期动作电位的主要离子流是

69. 心室肌细胞 3 期动作电位的主要离子流是

70. 心室肌细胞 4 期动作电位的主要离子流是

参考答案

【A_1 型题】

1. E	2. C	3. E	4. E	5. A	6. D	7. A	8. E	9. B	10. C
11. D	12. C	13. B	14. D	15. B	16. C	17. A	18. A	19. B	20. E
21. E	22. B	23. D	24. D	25. D	26. E	27. D	28. E	29. A	30. E
31. B	32. D	33. E	34. D	35. E	36. A	37. C	38. E	39. B	40. A
41. C	42. A	43. A	44. C	45. C	46. C	47. C	48. D	49. A	

【B_1 型题】

50. E	51. C	52. A	53. A	54. D	55. B	56. A	57. D	58. B	59. C
60. B	61. A	62. B	63. C	64. E	65. A	66. B	67. E	68. E	69. E
70. C									

第五节 呼 吸

【A_1 型题】

1. 肺泡内压在下列哪一呼吸时相中与大气压相等
   A. 呼气初与呼气末
   B. 吸气初与吸气末
   C. 吸气初与呼气末
   D. 吸气末与呼气末
   E. 吸气初与呼气初

2. 呼吸频率从 12 次/分增加到 24 次/分，潮气量从 500ml 减少到 250ml，则
   A. 肺通气量增加
   B. 肺泡通气量增加
   C. 肺泡通气量不变
   D. 肺通气量减少
   E. 肺泡通气量减少

3. 正常成人时间肺活量第 1 秒末呼出气量占肺活量的百分比是
   A. 60%
   B. 63%
   C. 80%
   D. 96%
   E. 99%

4. 维持胸膜腔内负压的必要条件是
   A. 呼吸道存在阻力
   B. 胸膜腔密闭
   C. 胸膜腔内有少量浆液
   D. 肺内压低于大气压
   E. 吸气肌收缩

5. CO_2在血液中运输的主要形式是
   A. 和水结合形成碳酸
   B. 形成碳酸氢盐
   C. 形成一氧化碳血红蛋白
   D. 形成氨基甲酸血红蛋白
   E. 物理溶解

6. 肺的通气/血流比值反映肺部气体交换时气泵和血泵的匹配情况。如果通气/血流比值增大，说明出现
   A. 肺内气体交换障碍
   B. 解剖无效腔增大
   C. 肺泡无效腔增大
   D. 解剖动静脉短路
   E. 功能性动静脉短路

7. 肺通气的原动力是
   A. 呼吸运动
   B. 胸膜腔内压的变化
   C. 肋间内肌与外肌的收缩
   D. 胸膜腔内压与肺内压之差
   E. 肺内压与大气压之差

8. 关于胸膜腔负压生理意义的叙述，错误的是
   A. 保持肺的扩张状态
   B. 有利于静脉回流
   C. 维持正常肺通气
   D. 使中心静脉压升高
   E. 胸膜腔负压消失可导致肺塌陷

9. 外呼吸指
   A. 肺与血液的气体交换
   B. 外界环境与气道间气体交换
   C. 肺毛细血管血液与外界环境间气体交换
   D. 外界 O_2进入肺的过程
   E. 体内 CO_2出肺的过程

10. $PaCO_2$ 升高时引起呼吸加深加

快，接受刺激的主要部位是
A. 主动脉体和颈动脉体
B. 颈动脉体和主动脉弓
C. 颈动脉窦和主动脉体
D. 主动脉弓和颈动脉窦
E. 中枢化学感受器

11. 体内CO_2分压最高的部位是
A. 动脉血
B. 静脉血
C. 毛细血管血液
D. 组织液
E. 细胞内液

12. 肺换气时气体通过的部位是
A. 支气管
B. 细支气管
C. 肺泡壁
D. 肺泡小管
E. 呼吸膜

13. 决定每分钟肺泡通气量的因素是
A. 呼吸频率与无效腔的大小
B. 余气量的多少
C. 肺活量
D. 潮气量的大小
E. 呼吸频率，潮气量与无效腔的大小

14. 每分钟肺泡通气量等于
A. 潮气量×呼吸频率
B. 肺通气量的1/2
C. (潮气量-生理无效腔)×呼吸频率
D. 功能余气量
E. (肺通气量-生理无效腔)×呼吸频率

15. 决定肺部气体交换方向的最主要因素是
A. 气体溶解度
B. 气体分压差
C. 气体分子量大小
D. 呼吸膜通透性
E. 气体和血红蛋白的亲和力

16. 设某人的肺通气量为7500 ml/min，呼吸频率为20次/分，无效腔容量为125ml，每分肺血流量为5L，他的通气/血流比值应是
A. 0.7
B. 0.8
C. 0.9
D. 1.0
E. 1.1

17. 肺总量等于
A. 潮气量+肺活量
B. 潮气量+功能余气量
C. 余气量+补吸气量
D. 余气量+肺活量
E. 余气量+功能余气量

18. 正常成年人安静时的肺通气/血流比值为
A. 0.048
B. 0.084
C. 0.24
D. 0.48
E. 0.84

19. 下列有关肺泡表面活性物质生理作用的叙述，哪项错误
A. 降低肺泡表面张力
B. 稳定肺泡内压
C. 维持肺泡于适当的扩张状态
D. 维持肺的回缩力
E. 阻止血管内水分滤入肺泡

20. 让受试者先用力作深吸气，然后以最快的速度尽力呼出气体，分别测量第1、2、3秒末的呼出气量，计算其占肺活量的百分数，分别称为第1、2、3秒的
A. 肺活量
B. 用力肺活量
C. 用力呼气量
D. 深吸气量
E. 最大通气量

21. O_2在血液中主要是和哪种蛋白结合来运输的
A. 血浆蛋白
B. 清蛋白
C. 肌红蛋白
D. 血红蛋白
E. 纤维蛋白

22. 胸膜腔内压等于
A. 大气压-跨气道压
B. 大气压+跨肺压
C. 大气压+跨胸壁压
D. 大气压-肺回缩压
E. 大气压+肺回缩压

【B_1型题】

（23~25题共用备选答案）
A. 肺泡表面活性物质
B. 肺泡表面液体薄层
C. 肺泡上皮细胞
D. 间质
E. 毛细血管基膜和内皮细胞

23. 肺泡表面张力来自
24. 肺泡Ⅱ型上皮细胞分泌
25. 气体交换时肺泡内氧首先通过

（26~27题共用备选答案）
A. 潮气量
B. 肺活量
C. 时间肺活量
D. 通气/血流比值
E. 肺扩散容量

26. 测定肺换气效率较好指标是
27. 测定肺通气效率较好指标是

（28~31题共用备选答案）
A. 余气量
B. 肺活量
C. 功能余气量
D. 用力肺活量
E. 肺泡通气量

28. 呼吸肌完全松弛时的肺容量等于
29. 每分钟吸入肺泡的新鲜空气量是
30. 用力最大吸气，尽力、快速呼气所能呼出的气体量
31. 对肺泡气中的O_2和CO_2分压变化起缓冲作用的是

参考答案

【A₁ 型题】

1. D　2. E　3. C　4. B　5. B　6. C　7. A　8. D　9. C　10. E
11. E　12. E　13. E　14. C　15. B　16. D　17. D　18. E　19. D　20. C
21. D　22. D

【B₁ 型题】

23. B　24. A　25. B　26. D　27. C　28. C　29. E　30. D　31. C

第六节　消化和吸收

【A₁ 型题】

1. 小肠是吸收的最主要部位。这主要与小肠的哪项特点有关
   A. 长度长
   B. 肠壁厚
   C. 通透性高
   D. 面积大
   E. 消化酶多
2. 交感神经对胃肠运动与分泌的作用是
   A. 胃肠运动增强，分泌抑制
   B. 胃肠运动及分泌均抑制
   C. 胃肠运动及分泌均增强
   D. 胃肠运动抑制，分泌增强
   E. 胃肠内的括约肌抑制
3. 支配消化道的副交感神经兴奋时，下述哪一种活动不增强
   A. 胃液分泌
   B. 胰液分泌
   C. 胃的运动
   D. 小肠运动
   E. 支配消化道的交感神经活动
4. 小肠特有的以环行肌舒缩为主的节律性运动形式是
   A. 蠕动
   B. 蠕动冲
   C. 紧张性收缩
   D. 分节运动
   E. 容受性舒张
5. 能促进维生素 B_{12} 吸收的物质是
   A. 胃蛋白酶
   B. 盐酸
   C. 碳酸氢盐
   D. 内因子
   E. 黏液
6. 泌酸腺壁细胞可分泌
   A. 内因子
   B. 胃蛋白酶
   C. 促胃液素
   D. 缩胆囊素
   E. 抑胃肽
7. 分泌促胃液素的主要部位是
   A. 胃体
   B. 胃窦和十二指肠
   C. 十二指肠
   D. 空肠
   E. 回肠
8. 关于胃液分泌的描述错误的是
   A. 壁细胞分泌盐酸
   B. 主细胞分泌胃蛋白酶
   C. 黏液细胞分泌糖蛋白
   D. 幽门腺分泌糖蛋白
   E. 内因子是壁细胞分泌的
9. 消化吸收最主要的部位是
   A. 胃
   B. 十二指肠
   C. 小肠
   D. 大肠
   E. 食管
10. 促进胃排空的主要因素是
    A. 大量食物入胃的机械和化学刺激
    B. 十二指肠内的酸性刺激
    C. 十二指肠内的脂肪增加
    D. 十二指肠内渗透压增高
    E. 食糜进入十二指肠的机械和化学刺激
11. 正常情况下消化道吸收水分的主要部位是
    A. 胃
    B. 十二指肠
    C. 小肠
    D. 升结肠
    E. 降结肠
12. 胆汁中不含有的物质是
    A. 消化酶
    B. 胆盐
    C. 卵磷脂
    D. 胆色素
    E. 胆固醇
13. 调节胰液分泌的神经体液因素不包括
    A. 迷走神经兴奋
    B. 促胃液素
    C. 促胰液素
    D. 支配胰的内脏大神经
    E. 血管活性肠肽
14. 对于保护胃黏膜具有重要作用的物质基础是
    A. 胃蛋白酶
    B. 内因子
    C. 水分
    D. 黏液-碳酸氢盐屏障
    E. 无机离子
15. 胃大部切除患者出现贫血，其主要原因是
    A. HCl 减少
    B. 黏液减少
    C. 内因子减少
    D. HCO_3^-减少

E. 胃蛋白酶活性减弱

16. 关于胃酸的生理作用的叙述，错误的是

A. 激活胃蛋白酶原

B. 促进蛋白质变性，易于分解

C. 促进维生素 B_{12}的吸收

D. 进入小肠后可促进胰液、胆汁和小肠液的分泌

E. 促进铁和钙的吸收

17. 下列食物在胃中排空速度由快到慢依次是

A. 蛋白质、脂肪、糖

B. 脂肪、糖、蛋白质

C. 糖、蛋白质、脂肪

D. 蛋白质、糖、脂肪

E. 糖、脂肪、蛋白质

18. 以下哪一项不是促胃液素的主要生理功能

A. 促进胃酸分泌

B. 刺激消化道黏膜生长

C. 促进胃肠运动

D. 抑制食管-胃括约肌

E. 提高幽门泵的活动

19. 关于胃酸的生理作用，下列哪项错误

A. 激活胃蛋白酶原，提供酸性环境

B. 使食物中的蛋白变性，易于分解

C. 杀菌

D. 促进维生素 B_{12}吸收

E. 盐酸进入小肠，促进胰液、胆汁等的分泌

20. 胆汁中与消化有关最重要的物质是

A. 消化酶

B. 胆盐

C. 卵磷脂

D. 胆色素

E. 脂肪酸

21. 在所有的消化液中最重要的是

A. 唾液

B. 胃液

C. 胆汁

D. 胰液

E. 小肠液

22. 胃液中激活胃蛋白酶原、促进铁的吸收的成分是

A. HCl

B. 内因子

C. 黏液

D. 碳酸氢盐

E. 维生素 B_{12}

【B_1 型题】

（23～24 题共用备选答案）

A. 胃

B. 十二指肠

C. 空肠

D. 回肠

E. 结肠

23. 胆盐的主要吸收部位是

24. 维生素 B_{12}的主要吸收部位是

（25～27 题共用备选答案）

A. 壁细胞分泌

B. 主细胞分泌

C. S 细胞分泌

D. I 细胞分泌

E. G 细胞分泌

25. 内因子由

26. 盐酸由

27. 胃蛋白酶原由

（28～30 题共用备选答案）

A. 水少，盐和酶多

B. 水多，盐和酶少

C. 水少，酶少，盐多

D. 水多，盐多，酶少

E. 水少，盐少，酶多

28. 迷走神经兴奋引起胰液分泌特点是

29. 促胰液素引起胰液分泌特点是

30. 缩胆囊素引起胰液分泌特点是

（31～32 题共用备选答案）

A. 唾液

B. 胃液

C. 胆汁

D. 胰液

E. 小肠液

31. 含消化酶种类最多的消化液是

32. 对脂肪消化力最强的是

参考答案

【A_1 型题】

1. D	2. B	3. E	4. D	5. D	6. A	7. B	8. B	9. C	10. A
11. B	12. A	13. D	14. D	15. C	16. C	17. C	18. D	19. D	20. B
21. D	22. A								

【B_1 型题】

23. D	24. D	25. A	26. A	27. B	28. E	29. D	30. E	31. D	32. D

第七节　能量代谢和体温

【A_1 型题】

1. 剧烈运动状态，产热量最多的组织是

A. 脑和脊髓

B. 内脏

C. 骨骼肌

D. 甲状腺

E. 肾上腺

2. 寒冷时，机体增加产热量的主要方式是
   A. 寒战
   B. 甲状腺素的释放量增加
   C. 肾上腺素释放量增加
   D. 去甲肾上腺素释放量增加
   E. 球管平衡
3. 某患者突起畏寒、寒战，体温39℃，这种体温升高是由于
   A. 产热中枢抑制
   B. 散热中枢兴奋
   C. 皮肤血管收缩
   D. 调定点上调
   E. 体温调节功能障碍
4. 临床上测定基础代谢率，主要用来判断哪个器官的功能
   A. 甲状腺
   B. 肾上腺
   C. 胰腺
   D. 心脏
   E. 肝脏
5. 体温调节中枢主要位于
   A. 脊髓
   B. 延髓
   C. 丘脑下部
   D. 小脑
   E. 大脑皮质
6. 体温昼夜变化的特点是
   A. 昼夜间呈现周期性波动
   B. 清晨及午后体温均较高
   C. 傍晚体温最低
   D. 波动幅度在2℃以上
   E. 体温波动与生物钟无关
7. 人体的主要散热部位是
   A. 皮肤
   B. 呼吸道
   C. 消化道
   D. 肺循环
   E. 泌尿道
8. 下列哪项不影响体温的生理变动
   A. 昼夜变动
   B. 性别差异
   C. 情绪变化
   D. 年龄差异
   E. 体重差异
9. 在测定基础代谢率时，错误的是
   A. 在清晨、卧床、醒来前进行
   B. 无肌肉活动
   C. 无精神紧张
   D. 室温 20~25℃
   E. 测定前至少禁食 12 小时
10. 基础代谢率的正常范围是不超过正常平均值的
   A. ±5%~±10%
   B. ±0%~±5%
   C. ±10%~±15%
   D. ±20%~±30%
   E. ±30%~±40%
11. 下列哪种激素不增加机体产热
   A. 甲状腺激素
   B. 孕激素
   C. 雌激素
   D. 肾上腺素
   E. 去甲肾上腺素
12. 正常人的腋窝温、口腔温和直肠温按温度由高至低排列顺序为
   A. 口腔温，腋窝温，直肠温
   B. 腋窝温，口腔温，直肠温
   C. 口腔温，直肠温，腋窝温
   D. 直肠温，腋窝温，口腔温
   E. 直肠温，口腔温，腋窝温
13. 在常温下，机体散热的主要机制是
   A. 辐射
   B. 蒸发
   C. 出汗
   D. 不感蒸发
   E. 传导
14. 发挥体温调定点作用的中枢部位在
   A. 脑干网状结构
   B. 下丘脑弓状核
   C. 丘脑特异感觉接替核
   D. 视前区-下丘脑前部
   E. 延髓下部薄、楔束核
15. 炎热环境中（30℃以上），机体维持体热平衡是通过
   A. 增加有效辐射面积
   B. 增加皮肤与环境之间的温度差
   C. 交感神经紧张性增加
   D. 发汗及增加皮肤血流量
   E. 发汗及减少皮肤血流量
16. 影响皮肤辐射散热的主要因素是
   A. 环境温度
   B. 皮肤温度
   C. 机体与环境之间的温差
   D. 风速
   E. 环境的湿度

【B_1 型题】

（17~19 题共用备选答案）
   A. 辐射散热
   B. 对流散热
   C. 传导散热
   D. 蒸发散热
   E. 传导和蒸发散热
17. 给高热患者使用冰帽的散热方式属于
18. 用酒精给高热患者擦浴的散热方式属于
19. 通过游泳使机体散热的方式属于

（20~21 题共用备选答案）
   A. 身高
   B. 体重
   C. 体表面积
   D. 心排出量
   E. 年龄
20. 与基础代谢率成正比的是
21. 与基础代谢率几乎成反比的是

参考答案

【A_1型题】

1. C　2. A　3. D　4. A　5. C　6. A　7. A　8. E　9. A　10. C
11. C　12. E　13. A　14. D　15. D　16. C

【B_1型题】

17. C　18. D　19. C　20. C　21. E

第八节　尿的生成和排出

【A_1型题】

1. ADH主要由何处合成
   A. 腺垂体
   B. 神经垂体
   C. 下丘脑视上核
   D. 下丘脑室旁核
   E. 肾脏
2. 各段肾小管比较，重吸收量居首位的是
   A. 近球小管
   B. 髓袢降支细段
   C. 髓袢升支细段
   D. 远曲小管
   E. 集合管
3. 葡萄糖重吸收的部位主要在
   A. 近球小管
   B. 髓袢细段
   C. 远曲小管和集合管
   D. 髓袢降支粗段
   E. 髓袢升支粗段
4. 水重吸收的量最多的部位是
   A. 肾小囊
   B. 近球小管
   C. 髓袢
   D. 远曲小管
   E. 集合管
5. 正常终尿约占肾小球超滤液量的
   A. 1%
   B. 5%
   C. 10%
   D. 15%
   E. 20%
6. 肾功能的重要生理意义是
   A. 排泄代谢终产物
   B. 调节水、盐代谢
   C. 维持酸碱平衡
   D. 产生生物活性物质
   E. 维持机体内环境相对稳定
7. 大量饮水引起尿量增多，主要是由于
   A. ADH分泌减少
   B. 滤过率增加
   C. 醛固酮分泌减少
   D. 肾素分泌减少
   E. 肾血流量下降
8. 血K^+浓度升高时，分泌增加的激素是
   A. 心房钠尿肽
   B. 血管紧张素Ⅱ
   C. 肾素
   D. 醛固酮
   E. 抗利尿激素
9. 正常情况下不能通过肾小球滤过膜的物质是
   A. Na^+
   B. 氨基酸
   C. 甘露醇
   D. 葡萄糖
   E. 血浆清蛋白
10. 静脉注射20%葡萄糖50ml，尿量明显增加。尿量增多的主要原因是
    A. 肾小球滤过率增加
    B. 血容量增加
    C. 肾小管对水的通透性降低
    D. 肾小管溶质浓度增加
    E. 肾小管为Na^+重吸收减少
11. 动脉血压在多大范围内变动时，肾小球毛细血管压和肾血流量保持相对恒定
    A. 5.3～13.3kPa（40～100mmHg）
    B. 6.7～18.6kPa（50～140mmHg）
    C. 8.0～16.0kPa（60～120mmHg）
    D. 10.7～24.0kPa（80～180mmHg）
    E. 24.0～29.3kPa（180～220mmHg）
12. 滤过分数指
    A. 肾小球滤过率/肾血浆流量
    B. 肾血浆流量/肾血流量
    C. 肾血流量/肾血浆流量
    D. 肾小球滤过率/肾血流量
    E. 肾血流量/心排出量
13. 肾小球滤过率指
    A. 每侧肾脏每分钟生成的原尿量
    B. 每分钟两肾生成的超滤液量
    C. 每分钟两肾生成的尿的总量
    D. 每分钟每侧肾脏通过的血浆量
    E. 每分钟每侧肾脏的血浆滤过量
14. 形成肾小囊超滤液的有效滤过压等于
    A. 肾小球毛细血管压+血浆胶体渗透压+囊内压
    B. 肾小球毛细血管压-血浆

胶体渗透压-囊内压
C. 肾小球毛细血管压+血浆胶体渗透压+囊内压
D. 肾小球毛细血管压-血浆胶体渗透压+囊内压
E. 肾小球毛细血管压-(血浆胶体渗透压-囊内压)

15. 正常成年人的肾小球滤过率约为
A. 100ml/min
B. 125ml/min
C. 250ml/min
D. 1L/min
E. 180L/min

16. 与肾小球滤过作用无关的因素是
A. 肾血浆流量
B. 有效滤过压
C. 滤过膜面积
D. 滤过通透性
E. 肾髓质渗透压梯度

17. 下列哪项与尿的生成过程无关
A. 肾小球的滤过
B. 肾小管与集合管的重吸收
C. 肾小管与集合管的排泄
D. 肾小管与集合管的分泌
E. 输尿管的蠕动

18. 下列情况中，能引起肾小球滤过率减少的是
A. 血浆胶体渗透压减低
B. 血浆胶体渗透压升高
C. 血浆晶体渗透压降低
D. 血浆晶体渗透压升高
E. 肾小球毛细血管血压升高

19. 决定尿量多少最关键的部位是
A. 肾小囊
B. 近曲小管
C. 髓袢升支
D. 髓袢降支
E. 远曲小管和集合管

20. 原尿的成分
A. 和终尿近似
B. 比终尿多葡萄糖
C. 比终尿多 Na^+、K^+
D. 比血浆少葡萄糖
E. 比血浆少蛋白质

21. ADH 释放的有效刺激主要是
A. 血浆晶体渗透压降低
B. 血浆晶体渗透压升高
C. 血浆胶体渗透压升高
D. 血浆胶体渗透压降低
E. 循环血量增加

22. ADH 可以调节
A. 近曲小管对水的重吸收
B. 髓袢降支粗段对水的重吸收
C. 髓袢细段对水的重吸收
D. 髓袢升支粗段对水的重吸收
E. 远曲小管和集合管对水的重吸收

【B_1 型题】

(23~26 题共用备选答案)
A. <100ml/24h
B. 100~500ml/24h
C. 1000~2000ml/24h
D. 2000~2500ml/24h
E. >2500ml/24h

23. 正常人尿量为
24. 多尿指尿量长期保持在
25. 少尿指尿量为
26. 无尿指尿量为

(27~29 题共用备选答案)
A. 水利尿
B. 渗透性利尿
C. 尿崩症
D. 尿失禁
E. 尿潴留

27. 一次饮大量清水导致尿量增多称
28. 静脉滴注甘露醇引起
29. 糖尿病患者多尿属于

(30~31 题共用备选答案)
A. 近端小管
B. 髓袢降支细段
C. 髓袢升支细段
D. 髓袢升支粗段
E. 远曲小管和集合管

30. 小管液重吸收率与肾小球滤过率具有等比关系的部位是
31. 水的重吸收量不多但可被调节的部位是

参考答案

【A_1 型题】

1. C　2. A　3. A　4. B　5. A　6. E　7. A　8. D　9. E　10. D
11. D　12. A　13. B　14. B　15. B　16. E　17. E　18. B　19. E　20. E
21. B　22. E

【B_1 型题】

23. C　24. E　25. B　26. A　27. A　28. B　29. B　30. A　31. E

第九节 神经系统的功能

【A_1 型题】

1. 人类小脑后叶中间带区受损时所特有的症状是
   A. 肌张力降低
   B. 腱反射增强
   C. 静止性震颤
   D. 意向性震颤
   E. 眼震颤
2. 条件反射的特点是
   A. 先天遗传而获得
   B. 一种初级的神经活动
   C. 种族共有的反射
   D. 后天训练而建立
   E. 反射弧固定不变
3. 突触后电位包括兴奋性突触后电位和抑制性突触后电位。关于突触后电位的特征，下列哪项是错误的
   A. 电位大小随刺激的强度改变
   B. 有时间总和
   C. 有空间总和
   D. 是“全或无”的
   E. 以电紧张方式扩布
4. 突触前抑制的产生是由于
   A. 突触前轴突末梢超极化
   B. 突触前轴突末梢去极化
   C. 突触后膜的兴奋性发生改变
   D. 突触前轴突末梢释放抑制性递质
   E. 突触后神经元超极化
5. 关于儿茶酚胺与α受体结合后产生的效应，下列哪项错误
   A. 血管收缩
   B. 妊娠子宫收缩
   C. 扩瞳肌收缩
   D. 小肠平滑肌收缩
   E. 竖毛肌收缩
6. 屈肌反射和腱反射
   A. 感受器相同
   B. 引起反射的刺激的性质相同
   C. 前者的效应器为屈肌，后者主要为伸肌
   D. 都是短暂的反射活动
   E. 都能引起肢体的位相性运动
7. 在突触传递过程中，引起递质释放的关键因素是
   A. 兴奋传到神经末梢
   B. 突触前膜发生去极化
   C. Ca^{2+}进入突触前末梢
   D. 前膜内轴浆黏度的高低
   E. 前膜内侧负电位的大小
8. 兴奋性突触后电位是由于突触后膜提高了对下列哪些离子的通透性而引起的
   A. Cl^-、Na^+，尤其是Cl^-
   B. Na^+、K^+，尤其是Na^+
   C. K^+、Na^+，尤其是K^+
   D. Ca^{2+}、Na^+，尤其是Ca^{2+}
   E. Ca^{2+}、Na^+，尤其是Na^+
9. 维持躯体姿势的最基本方式是
   A. 屈肌反射
   B. 对侧伸肌反射
   C. 腱反射
   D. 肌紧张反射
   E. 翻正反射
10. 屈肌反射和肌紧张
   A. 感受器相同
   B. 引起反射的刺激的性质相同
   C. 前者的效应器为屈肌，后者主要为伸肌
   D. 都是短暂的反射活动
   E. 都能引起肢体的位相性运动
11. 特异性投射系统的特点是
   A. 弥散投射到大脑皮质广泛区域
   B. 点对点投射到大脑皮质特定区域
   C. 上行激活系统是其主要结构
   D. 改变大脑皮质兴奋状态是其主要功能
   E. 对催眠药和麻醉药敏感
12. 中枢神经系统内，兴奋的化学传递特征中，下列哪项是错误
   A. 单向传递
   B. 中枢延搁
   C. 总和
   D. 兴奋节律不变
   E. 易受内环境条件改变的影响
13. 某有机磷中毒患者，给予大量阿托品治疗。阿托品对有机磷中毒的下列哪种症状无效
   A. 大汗
   B. 肠痉挛
   C. 瞳孔缩小
   D. 心率减慢
   E. 肌束颤动
14. 人类区别于动物的最主要特征是
   A. 能形成条件反射
   B. 有学习和记忆能力
   C. 有第一信号系统
   D. 有第一和第二信号系统
   E. 对环境适应能力大
15. 反射弧中，哪个环节最易疲劳
   A. 中枢
   B. 感受器
   C. 效应器
   D. 传入神经纤维
   E. 传出神经纤维
16. 脊休克产生的原因是
   A. 损伤性刺激对脊髓的抑制作用
   B. 脊髓中的反射中枢被破坏
   C. 脊髓失去了高位中枢的调节作用
   D. 血压下降使脊髓缺血
   E. 躯体感觉传入冲动受阻
17. 快速牵拉肌肉时发生的牵张反射是使
   A. 受牵拉的肌肉发生收缩
   B. 同一关节的协同肌抑制
   C. 同一关节的拮抗肌兴奋

D. 其他关节的肌肉也收缩
E. 伸肌和屈肌同时收缩

18. 儿茶酚胺类递质包括
A. 肾上腺素和去甲肾上腺素
B. 肾上腺素、去甲肾上腺素和与5-羟色胺
C. 肾上腺素、去甲肾上腺素和多巴胺
D. 肾上腺素和多巴胺
E. 多巴胺和5-羟色胺

19. 脊髓突然被横断后，断面以下脊髓所支配的骨骼肌的紧张度
A. 增强，但能恢复正常
B. 降低，能恢复但与正常不同
C. 降低，但能恢复正常
D. 增强，但不能恢复正常
E. 基本不变

20. 去甲肾上腺素对心血管的作用主要是
A. 舒张血管
B. 升高血压
C. 心率加快
D. 强心
E. 增大脉压

21. 下列哪项不属于小脑的功能
A. 调节内脏活动
B. 维持身体平衡
C. 维持姿势
D. 协调随意运动
E. 调节肌紧张

22. 在完整的动物机体建立条件反射的关键步骤是
A. 存在无关刺激
B. 没有干扰刺激
C. 存在非条件刺激
D. 无关刺激与非条件刺激在时间上多次结合
E. 非条件刺激出现在无关刺激之前

23. 突触后膜对哪些离子通透性增加引起抑制性突触后电位
A. K^+、Cl^-，尤其是K^+
B. Na^+、Cl^-，尤其是Na^+
C. K^+、Cl^-，尤其是Cl^-
D. Ca^{2+}、Cl^-，尤其是Ca^{2+}
E. Na^+、Cl^-，尤其是Cl^-

24. 在整个反射弧中，最易出现疲劳的部位是
A. 感受器
B. 传入神经元
C. 反射中枢中的突触
D. 传出神经元
E. 效应器

25. 支配心脏的交感神经所释放的递质是
A. 肾上腺素
B. 去甲肾上腺素
C. 多巴胺
D. γ-氨基丁酸（GABA）
E. 乙酰胆碱

26. 谈论梅子时引起唾液分泌是
A. 交感神经兴奋所致
B. 副交感神经兴奋所致
C. 第一信号系统的活动
D. 第二信号系统的活动
E. 非条件反射

27. 丘脑的非特异性投射系统的主要作用是
A. 引起触觉
B. 调节内脏活动
C. 引起牵涉痛
D. 维持睡眠状态
E. 维持大脑皮质的兴奋状态

28. 下列哪项属于副交感神经的作用
A. 瞳孔扩大
B. 糖原分解增加
C. 逼尿肌收缩
D. 骨骼肌血管舒张
E. 消化道括约肌收缩

29. 下列哪项属于胆碱能受体
A. M、α
B. M、β
C. M、α_1和β_1
D. M、α_2、β_2
E. M、N_1和N_2

30. 交感神经节后纤维释放的递质是
A. ACh
B. NE
C. 5-HT
D. DA
E. 多数为NE，少数为ACh

31. 躯体运动神经末梢释放的递质是
A. 乙酰胆碱
B. 多巴胺
C. 去甲肾上腺素
D. 甘氨酸
E. 肾上腺素

32. 神经系统实现其调节功能的基本方式是
A. 正反馈与负反馈
B. 兴奋和抑制
C. 感受和处理信息
D. 条件反射与非条件反射
E. 记忆和思维

33. 突触前抑制的特点是
A. 突触前膜超极化
B. 潜伏期长，持续时间长
C. 突触前轴突末梢释放抑制性递质
D. 突触后膜的兴奋性降低
E. 通过轴突-树突突触结构的活动来实现

【B_1型题】

（34~39题共用备选答案）
A. α受体
B. β受体
C. β_2受体
D. M受体
E. N_1受体

34. 副交感神经节细胞膜上的受体为
35. 导致内脏血管收缩的肾上腺素能受体为
36. 导致支气管平滑肌舒张的肾上腺素能受体为
37. 导致冠状血管收缩的肾上腺素能受体为
38. 受交感神经支配的汗腺上的受体为
39. 导致心肌收缩加强的肾上腺素能受体为

（40~42题共用备选答案）

A. 与身体平衡功能有关
B. 与调节肌紧张有关
C. 与调节随意运动有关
D. 与内脏运动有关
E. 与内脏感觉有关

40. 新小脑（皮质小脑）主要
41. 古小脑（前庭小脑）主要
42. 旧小脑（脊髓小脑）主要

（43~45题共用备选答案）
A. 翻正反射
B. 防御反射
C. 牵张反射
D. 状态反射
E. 对侧伸肌反射

43. 腱反射是
44. 肌紧张是
45. 屈肌反射是

（46~48题共用备选答案）
A. 去甲肾上腺素
B. 肾上腺素
C. 乙酰胆碱
D. 多巴胺
E. GABA

46. 心迷走神经末梢释放的递质是
47. 心交感神经末梢释放的递质是
48. 躯体运动神经释放的是

（49~53题共用备选答案）
A. 六烃季铵
B. 十烃季铵
C. 筒箭毒碱
D. 酚妥拉明
E. 普萘洛尔

49. α受体阻断药是
50. β受体阻断药是
51. N_1受体阻断药是
52. N_2受体阻断药是
53. N受体阻断药是

参考答案

【A_1型题】

1. D	2. D	3. D	4. B	5. D	6. D	7. C	8. B	9. D	10. C
11. B	12. D	13. E	14. D	15. A	16. C	17. A	18. C	19. B	20. B
21. A	22. D	23. C	24. C	25. B	26. D	27. E	28. C	29. E	30. B
31. A	32. D	33. B							

【B_1型题】

34. E	35. A	36. C	37. A	38. D	39. B	40. C	41. A	42. B	43. C
44. C	45. B	46. C	47. A	48. C	49. D	50. E	51. A	52. B	53. C

第十节　内　分　泌

【A_1型题】

1. 刺激胰岛素分泌的最主要因素是
A. 迷走神经兴奋
B. 促胃液素释放
C. 胰高糖素释放
D. 血糖浓度升高
E. 血糖浓度降低

2. 下列关于甲状腺激素的作用，哪项错误
A. 增加组织耗氧量，促进产热
B. 促进婴幼儿脑和骨的发育
C. 引起黏液水肿
D. 增加糖原分解和糖异生
E. 提高神经系统的兴奋性

3. 下列含碘酪氨酸衍生物中哪种生物活性最强
A. T_4
B. γT_3
C. T_3
D. MIT
E. DIT

4. 下列哪种激素不是由腺垂体合成、分泌的
A. 促甲状腺激素
B. 生长素
C. 缩宫素
D. 促肾上腺皮质激素
E. 黄体生成素

5. 机体受刺激而发生应激反应的系统是
A. 交感-肾上腺髓质系统
B. 迷走-胰岛素系统
C. 下丘脑-神经垂体系统
D. 下丘脑腺垂体-甲状腺轴
E. 下丘脑-腺垂体-肾上腺皮质轴

6. 人幼年时缺乏哪种激素可导致侏儒症
A. 甲状腺激素
B. 生长激素
C. 胰岛素
D. 催乳素
E. 维生素D_3

7. 关于糖皮质激素的作用，下列哪项错误
A. 促进全身各部位的脂肪分解
B. 促进肝外组织蛋白分解
C. 促进糖异生
D. 促进肾保钠、保水
E. 减少外周组织对葡萄糖的

利用

8. 检测血液中哪种物质的浓度最能反映甲状腺功能
   A. 促甲状腺激素
   B. 结合型甲状腺激素
   C. 游离型甲状腺激素
   D. 甲状腺结合球蛋白
   E. 甲状腺球蛋白
9. 因分泌不足而引起呆小症的激素是
   A. 胰岛素
   B. 生长激素
   C. 生长抑素
   D. 甲状旁腺素
   E. 甲状腺素
10. 下列哪项不是生长素对机体的作用
   A. 促进骨骼和肌肉生长
   B. 促进蛋白质合成
   C. 加速糖利用
   D. 加速脂肪氧化
   E. 促进神经系统发育
11. 硫尿嘧啶可抑制甲状腺激素的合成，可用于治疗甲状腺功能亢进，主要是其抑制下列哪种酶的活性
   A. 过氧化酶
   B. 脱碘酶
   C. 磷酸化酶
   D. 氨基化酶
   E. 水解酶
12. 机体保钠的主要激素是
   A. 抗利尿激素
   B. 生长激素
   C. 氢化可的松
   D. 醛固酮
   E. 雌激素
13. 肾上腺皮质功能不足的患者，需要补充哪种激素以缓解症状
   A. 胰岛素
   B. 胰高血糖素
   C. 醛固酮
   D. 肾上腺素
   E. 糖皮质激素
14. 下列可使醛固酮分泌增多的因素是
   A. 血糖浓度升高
   B. 血 Ca^{2+}浓度降低
   C. 血 K^{+}浓度升高
   D. 循环血量增多
   E. 血 Na^{+}浓度升高
15. 应激反应时血中明显增多的激素是
   A. 皮质醇
   B. 醛固酮
   C. 胰岛素
   D. 抗利尿激素
   E. 雄激素
16. 使血糖含量降低的激素是
   A. 甲状腺激素
   B. 胰高血糖素
   C. 肾上腺素
   D. 糖皮质激素
   E. 胰岛素
17. 长期大量使用糖皮质激素时会出现
   A. 血中 ACTH 含量升高
   B. 血中 ACTH 含量降低
   C. 血中 ACTH 含量不变
   D. 血中 ACTH 含量先降低后升高
   E. 血中 ACTH 含量时高时低

【B_1 型题】

（18~22 题共用备选答案）
   A. 呆小症
   B. 巨人症
   C. 侏儒症
   D. 库欣（Cushing）综合征
   E. 艾迪生（Addison）病
18. 幼年期生长素过多会出现
19. 幼年期生长素过少会出现
20. 幼年期甲状腺激素不足会出现
21. 肾上腺皮质功能低下会出现
22. 肾上腺皮质功能亢进会出现

参考答案

【A_1 型题】

1. D　2. C　3. C　4. C　5. E　6. B　7. A　8. C　9. E　10. E
11. A　12. D　13. E　14. C　15. A　16. E　17. B

【B_1 型题】

18. B　19. C　20. A　21. E　22. D

第十一节 生 殖

【A_1 型题】

1. 睾丸间质细胞的主要生理功能是
   A. 营养和支持生殖细胞
   B. 产生精子
   C. 分泌雄激素
   D. 促进精子成熟
   E. 起血睾屏障作用
2. 关于孕激素作用的叙述下列哪项错误
   A. 刺激子宫内膜呈增生期变化
   B. 使子宫肌活动减弱
   C. 降低母体免疫排斥反应

D. 刺激乳腺腺泡的发育
E. 促进能量代谢，有产热作用

3. 绒毛膜促性腺激素的作用是
A. 在妊娠 8～10 周内维持妊娠
B. 在妊娠 8～10 周后继续维持妊娠
C. 增加淋巴细胞的活动达到“安胎”效应
D. 抑制黄体分泌孕酮
E. 降低母体利用糖，将葡萄糖转给胎儿

4. 在月经周期中，引起排卵主要的直接作用激素是
A. 卵泡刺激素
B. 黄体生成素
C. 孕激素
D. 雌激素
E. hCG

5. 雌激素和孕激素作用的共同点是
A. 使子宫内膜腺体分泌
B. 使子宫内膜增生
C. 加强子宫、输卵管平滑肌收缩
D. 减少子宫颈黏液分泌
E. 刺激机体产热

6. 女性的基础体温在排卵后可升高。这种基础体温的升高与哪种激素有关
A. 孕激素
B. 雌激素
C. 甲状腺素
D. 黄体生成素
E. 卵泡刺激素

7. 下列有关睾酮功能的叙述，错误的是
A. 促进精子生长发育
B. 抑制蛋白质合成
C. 促进骨骼生长
D. 促进第二性征的出现
E. 维持正常性欲

8. 下列哪个组织中不能合成雌激素
A. 卵巢
B. 子宫
C. 胎盘
D. 黄体
E. 肾上腺皮质

9. 月经的发生是由于
A. 雌激素急剧减少
B. 孕激素急剧减少
C. 雌激素与孕激素都急剧减少
D. 前列腺素 $F_{2\alpha}$减少
E. 缩宫素急剧减少

10. 血中哪种激素出现高峰可作为排卵的标志
A. 催乳素
B. 卵泡刺激素
C. 黄体生成素
D. 催乳素释放因子
E. 催乳素释放抑制因子

11. 男性性腺分泌的激素是
A. 肽类激素
B. 氨基酸
C. 糖蛋白
D. 儿茶酚胺
E. 类固醇激素

【B_1 型题】

（12～13 题共用备选答案）
A. 睾丸
B. 肾上腺皮质
C. 卵巢
D. 胎盘
E. 垂体

12. 月经期妇女血中雌、孕激素主要来源于
13. 绒毛膜促性腺激素来源于

参考答案

【A_1 型题】

1. C　2. A　3. A　4. C　5. B　6. A　7. B　8. B　9. C　10. C
11. E

【B_1 型题】

12. C　13. D

第七章　医学微生物学

第一节　微生物的基本概念

【A_1 型题】

1. 属于真核细胞型微生物的是
A. 铜绿假单胞菌
B. 衣原体
C. 白念珠菌
D. 立克次体
E. 肺炎支原体

2. 具有完整细胞核的微生物是

A. 溶血性链球菌
B. 乙型肝炎病毒
C. 梅毒螺旋体
D. 单纯疱疹病毒
E. 白念珠菌

3. 属于非细胞型微生物的是
A. 甲型流感病毒
B. 斑疹伤寒立克次体
C. 肺炎支原体
D. 肺炎链球菌
E. 伤寒沙门菌

参考答案

【A_1 型题】

1. C　2. E　3. A

第二节　细菌的形态与结构

【A_1 型题】

1. 革兰阳性细菌不具备的成分是
A. 肽聚糖
B. 脂多糖
C. 磷壁酸
D. N-乙酰胞壁酸
E. N-乙酰葡糖胺

2. 青霉素抗菌作用的机制是
A. 干扰细菌细胞壁的合成
B. 干扰细菌细胞蛋白质的合成
C. 破坏细菌细胞膜通透性
D. 破坏细菌细胞核酸的代谢
E. 干扰细菌胞质颗粒的形成

3. 与细菌致病性无关的是
A. 荚膜
B. 毒素
C. 芽孢
D. 侵袭性酶
E. 黏附因子

4. 细菌细胞壁特有的成分是
A. 肽聚糖
B. 外膜
C. 脂蛋白
D. 脂多糖
E. 类脂 A

5. 测量细菌常用的单位是
A. mm
B. μm
C. nm
D. pm
E. cm

6. 溶菌酶溶菌作用的机制是
A. 裂解细胞壁聚糖骨架上的β-1, 4 糖苷键
B. 抑制细胞壁肽聚糖上四肽侧链与五肽桥的交联
C. 抑制细菌 mRNA 表达
D. 抑制细菌 DNA 转录
E. 破坏细胞壁上的磷壁酸

7. L 型细菌缺失哪一种结构
A. 细胞质
B. 细胞膜
C. 细胞核质
D. 细胞壁
E. 核糖体

8. 关于革兰染色，叙述错误的是
A. 革兰阳性菌染成深紫色
B. 染色顺序为结晶紫→95%乙醇→碘液→稀释复红
C. 革兰阴性菌染成红色
D. 具有鉴别细菌意义
E. 具有指导选择抗菌药物的意义

9. 革兰阴性菌的细胞壁肽聚糖缺少的成分是
A. 聚糖骨架
B. β-1, 4 糖苷键
C. 四肽侧链
D. 五肽交联桥
E. N-乙酰葡糖胺和 N-乙酰胞壁酸

10. 关于细菌细胞结构叙述错误的是
A. 细胞壁均有肽聚糖
B. 有 70S 核糖体
C. 核有完整的核膜和核仁
D. L 型细菌无细胞壁
E. 中介体多见于 G^+ 菌

【B_1 型题】

（11～18 题共用备选答案）
A. 荚膜
B. 芽孢
C. 鞭毛
D. 菌毛
E. 异染颗粒

11. 与细菌运动有关的是
12. 白喉棒状杆菌具有
13. 肺炎链球菌可形成
14. 志贺菌具有
15. 评价消毒灭菌是否彻底的指标是破坏
16. 与细菌黏附宿主细胞有关的是
17. 与细菌抵抗吞噬有关的是
18. 对外界抵抗力最强的是

参考答案

【A_1 型题】

1. B 2. A 3. C 4. A 5. B 6. A 7. D 8. B 9. D 10. C

【B_1 型题】

11. C 12. E 13. A 14. D 15. B 16. D 17. A 18. B

第三节 细菌的生理

【A_1 型题】

1. 液体培养基的主要用途是
   A. 分离单个菌落
   B. 鉴别菌种
   C. 观察细菌运动能力
   D. 增菌
   E. 检测细菌毒素
2. 在细菌生长过程中，细菌生长最快，生物学性状最典型的阶段是
   A. 迟缓期
   B. 对数期
   C. 减数期
   D. 稳定期
   E. 衰退期
3. 大肠埃希菌分裂一代需要的时间大约是
   A. 18 小时
   B. 20 分钟
   C. 72 小时
   D. 60 分钟
   E. 20 秒
4. 吲哚试验阳性的细菌是因为该菌能分解
   A. 葡萄糖产酸
   B. 色氨酸产生靛基质
   C. 胱氨酸生成硫化氢
   D. 枸橼酸盐生成碳酸盐
   E. 丙酮酸产生乙酰甲基甲醇
5. 下列哪个是耐盐细菌
   A. 痢疾志贺菌
   B. 破伤风梭菌
   C. 副溶血性弧菌
   D. 白喉棒状杆菌
   E. 结核分枝杆菌
6. 细菌个体的繁殖方式是
   A. 有性繁殖
   B. 菌丝断裂
   C. 细胞出芽
   D. 无性二分裂
   E. 核酸复制
7. 半固体培养基便于观察细菌是否有下列哪种结构
   A. 菌毛
   B. 鞭毛
   C. 荚膜
   D. 芽孢
   E. 磷壁酸
8. 单个细菌在固体培养基上的生长现象是形成
   A. 菌苔
   B. 菌团
   C. 菌落
   D. 菌膜
   E. 菌丝
9. 不是细菌合成代谢产物的是
   A. 内毒素
   B. 外毒素
   C. 类毒素
   D. 色素
   E. 侵袭性酶类
10. 下列除哪项外，均为细菌生长繁殖的条件
   A. 营养物质
   B. 酸碱度
   C. 温度
   D. 气体环境
   E. 溶解度
11. 破伤风梭菌属于
   A. 专性需氧菌
   B. 专性厌氧菌
   C. 兼性厌氧菌
   D. 微需氧菌
   E. 微需二氧化碳

参考答案

【A_1 型题】

1. D 2. B 3. B 4. B 5. C 6. D 7. B 8. C 9. C 10. E
11. B

第四节　消毒与灭菌

【A_1 型题】

1. 饮用水及游泳池消毒用
   A. 0.05%~1.00%苯扎溴铵
   B. 75%乙醇
   C. 0.05%~1.00%度米芬
   D. 0.2~0.5μg/L 氯
   E. 0.1%~0.5%过氧乙酸
2. 下列消毒灭菌法哪种是错误的
   A. 牛奶——巴氏消毒
   B. 排泄物——漂白粉
   C. 玻璃器材——流通蒸汽法
   D. 含糖培养基——间歇灭菌法
   E. 人或动物血清——滤过除菌
3. 高压蒸汽灭菌法通常在 103.4kPa（1.05kg/cm²）的压力下维持时间为
   A. 1~5 分钟
   B. 6~10 分钟
   C. 15~20 分钟
   D. 30~40 分钟
   E. 55~60 分钟
4. 新生儿预防淋病奈瑟球菌所致脓漏眼的常用消毒剂是
   A. 2%~4%甲紫
   B. 0.1%高锰酸钾
   C. 2%红汞
   D. 1%硝酸银
   E. 2%聚维酮碘
5. 关于高压蒸汽灭菌法，不正确的描述是
   A. 灭菌效果最可靠
   B. 适用于耐高温和耐湿物品的灭菌
   C. 可杀灭包括细菌芽孢在内的所有微生物
   D. 通常灭菌压力为 2.05 kg/cm²
   E. 通常灭菌温度为 121.3℃
6. 具有杀菌作用的紫外线波长是
   A. 50~90nm
   B. 100~140nm
   C. 150~190nm
   D. 200~300nm
   E. 400~490nm
7. 杀死包括芽孢在内所有微生物的方法称为
   A. 消毒
   B. 无菌
   C. 防腐
   D. 灭菌
   E. 抑菌
8. 滤过除菌常用的滤板孔径是
   A. 0.22~0.45μm
   B. 0.50~0.75μm
   C. 0.80~0.95μm
   D. 1~5μm
   E. 5~10μm

【B_1 型题】

（9~13 题共用备选答案）
A. 高压蒸汽灭菌
B. 干烤
C. 滤过除菌
D. 紫外线
E. 煮沸消毒

9. 手术间的消毒宜采用
10. 动物免疫血清的除菌宜采用
11. 手术用金属器械宜采用
12. 玻璃器皿采用
13. 饮水消毒用

参考答案

【A_1 型题】

1. D　2. C　3. C　4. D　5. D　6. D　7. D　8. A

【B_1 型题】

9. D　10. C　11. A　12. B　13. E

第五节　噬　菌　体

【A_1 型题】

1. 噬菌体在分类上属于
   A. 细菌
   B. 病毒
   C. 原虫
   D. 支原体
   E. 真菌
2. 关于噬菌体生物性状叙述错误的是
   A. 能通过细菌滤器
   B. 不具有抗原性
   C. 主要成分是核酸和蛋白质
   D. 必须在活菌内寄生
   E. 具有严格的宿主特异性

【B_1 型题】

（3~6 题共用备选答案）
A. 温和噬菌体
B. 毒性噬菌体

C. 前噬菌体
D. 溶原性细菌
E. L 型细菌

3. 整合在细菌染色体上的噬菌体的核酸是
4. 带有前噬菌体的细菌称为
5. 能产生溶原状态的噬菌体称为
6. 使相应细菌裂解的噬菌体称为

参考答案

【A_1 型题】

1. B　2. B

【B_1 型题】

3. C　4. D　5. A　6. B

第六节　细菌的遗传与变异

【A_1 型题】

1. 与接合有关的细菌结构是
   A. 微绒毛
   B. 普通菌毛
   C. 性菌毛
   D. 鞭毛
   E. 纤毛
2. 细菌“核质以外的遗传物质”是指
   A. mRNA
   B. 核蛋白体
   C. 质粒
   D. 异染颗粒
   E. 性菌毛
3. 耐药质粒的组成部分是
   A. 耐药传递因子（RTF）与F因子
   B. RTF与耐药（γ）决定因子
   C. γ决定因子与 *gal* 基因
   D. γ决定因子与 *bio* 基因
   E. γ决定因子与F因子

【B_1 型题】

（4~8题共用备选答案）
A. F质粒
B. R质粒
C. Vi质粒
D. Col质粒
E. γ决定因子

4. 耐药性质粒是
5. 决定细菌性别的是
6. 产生大肠菌素的质粒是
7. 与细菌毒力有关的质粒是
8. 决定细菌耐药性的基因是

（9~14题共用备选答案）
A. 转化
B. 转导
C. 溶原性转换
D. 接合
E. 原生质体融合

9. 以温和噬菌体为载体，受体菌获供体菌遗传物质而获得新的性状称为
10. 细菌DNA直接进入受体菌，称为
11. 供体菌通过性菌毛将遗传物质转移给受体菌，称为
12. 细菌因其基因组上整合有前噬菌体而获新的性状称为
13. 失去细胞壁的细菌发生融合，获得多种类型重组融合体，称为
14. 不产毒素的白喉棒状杆菌被β-棒状杆菌噬菌体感染时则变成产毒白喉棒状杆菌，是发生

（15~18题共用备选答案）
A. 染色体
B. 质粒
C. 毒力岛
D. 转座子
E. 前噬菌体

15. 携带细菌绝大多数遗传信息，决定细菌基因型的是
16. 可通过接合方式传递的是
17. 整合在宿主菌染色体上的是
18. 能在细菌遗传物质间自行移动的是

参考答案

【A_1 型题】

1. C　2. C　3. B

【B_1 型题】

4. B　5. A　6. D　7. C　8. E　9. B　10. A　11. D　12. C　13. E
14. C　15. A　16. B　17. E　18. D

第七节　细菌的感染与免疫

【A_1 型题】

1. 内毒素的主要成分是
   A. 肽聚糖
   B. 蛋白质
   C. 脂蛋白
   D. 核酸
   E. 脂多糖
2. 化脓性细菌侵入血流引起的症状称为
   A. 败血症
   B. 毒血症
   C. 菌血症
   D. 脓毒血症
   E. 病毒血症
3. 关于外毒素的叙述，哪项错误
   A. 化学成分是蛋白质
   B. 毒性作用强，对组织有选择性
   C. 受甲醛处理形成类毒素
   D. 毒性部分是类脂 A
   E. 多由革兰阳性菌产生，不耐热
4. 哪项不是机会致病菌产生的因素
   A. 寄生部位改变
   B. 全身免疫功能低下
   C. 局部免疫功能低下
   D. 菌群失调
   E. 药物治疗
5. 关于细菌内毒素的描述，不正确的是
   A. 由革兰阴性菌裂解产生
   B. 化学成分为脂多糖
   C. 毒性较弱且无特异性
   D. 耐热，160℃，2～4 小时才被破坏
   E. 抗原性强，经甲醛处理可制成类毒素
6. 引起菌群失调症的原因是
   A. 正常菌群的遗传特性明显改变
   B. 正常菌群的耐药性明显改变
   C. 正常菌群的增殖方式明显改变
   D. 正常菌群的组成和数量明显改变
   E. 大量使用生态制剂
7. 不是细菌侵袭性酶的是
   A. 血浆凝固酶
   B. 透明质酸酶
   C. 链激酶（SK）
   D. 链道酶（SD）
   E. 溶菌酶
8. 在感染过程的 5 种结局中最不常见的表现是
   A. 病原体被清除
   B. 隐性感染
   C. 显性感染
   D. 病原携带状态
   E. 不感染
9. 关于致病菌致病因素的描述，错误的是
   A. 黏附因子与致病有关
   B. 荚膜、微荚膜与致病有关
   C. 细菌的胞外酶可致病
   D. 内、外毒素与致病有关
   E. 细菌侵入数量与致病无密切关系
10. 不能产生肠毒素的细菌是
    A. 白喉棒状杆菌
    B. 霍乱弧菌
    C. 肠产毒性大肠埃希菌
    D. 产气荚膜梭菌
    E. 金黄色葡萄球菌
11. 下列细菌中哪种最常引起医院感染
    A. 伤寒沙门菌
    B. 结核分枝杆菌
    C. 耐药性金黄色葡萄球菌
    D. 乙型溶血性链球菌
    E. 变形杆菌

【B_1 型题】

（12～16 题共用备选答案）
A. 内毒素
B. 肠毒素
C. 神经毒素
D. 细胞毒素
E. 红疹毒素

12. 破伤风梭菌产生
13. 伤寒沙门菌产生
14. 金黄色葡萄球菌产生
15. 白喉棒状杆菌产生
16. A 群链球菌产生

（17～21 题共用备选答案）
A. 败血症
B. 毒血症
C. 内毒素血症
D. 脓毒血症
E. 菌血症

17. 病原菌在局部繁殖，毒素入血称为
18. 细菌大量入血并繁殖，称为
19. 化脓菌入血大量繁殖并扩散到其他器官引起新化脓灶，称为
20. 革兰阴性菌入血引起中毒症状，称为
21. 病原菌经局部入血，但未在其中繁殖称为

参考答案

【A_1 型题】

1. E　2. D　3. D　4. E　5. E　6. D　7. E　8. C　9. E　10. A　11. C

【B_1 型题】

12. C 13. A 14. B 15. D 16. E 17. B 18. A 19. D 20. C 21. E

第八节 细菌感染的检查方法与防治原则

【A_1 型题】

1. 诊断下列疾病，采用的血清学诊断方法，下列哪项错误
   A. 伤寒——肥达反应
   B. 风湿热——抗“O”试验（ASO 试验）
   C. 斑疹伤寒——外斐反应
   D. 肺炎支原体肺炎——冷凝集试验
   E. 结核——结核菌素试验
2. 机体抗外毒素的免疫主要依靠
   A. 激活的巨噬细胞分泌的蛋白酶类
   B. IgG、IgM 抗体
   C. 辅助 T 细胞
   D. 靶细胞表面毒素受体被修饰
   E. 细胞毒性 T 细胞
3. 均可用抗毒素进行紧急预防的疾病是
   A. 破伤风与结核病
   B. 肠热症与波状热
   C. 白喉与痢疾
   D. 白喉与破伤风
   E. 猩红热与风湿热
4. 不属分离鉴定细菌程序的是
   A. 细菌分离培养
   B. 直接形态学检查
   C. 生化反应
   D. 抗原和毒力检测
   E. 血清中特异抗体检测
5. 适宜卡介苗（BCG）接种的主要对象是
   A. 结核性脑膜炎患者
   B. 结核菌素试验阳性者
   C. 严重的结核病患者
   D. 新生儿以及结核菌素试验阴性的儿童
   E. 细胞免疫功能低下者

【B_1 型题】

（6~9 题共用备选答案）

A. 活疫苗
B. 死疫苗
C. 类毒素
D. 抗毒素
E. 转移因子

6. BCG 属于
7. 预防伤寒用
8. 白喉治疗用
9. 预防破伤风用

（10~13 题共用备选答案）

A. 隐性或显性感染
B. 通过胎盘获得母体的抗体
C. 接种疫苗
D. 注射抗毒素
E. 注射类毒素

10. 属于自然被动免疫是
11. 属于自然主动免疫是
12. 人工被动免疫是
13. 预防结核用

参考答案

【A_1 型题】

1. E 2. B 3. D 4. E 5. D

【B_1 型题】

6. A 7. B 8. D 9. C 10. B 11. A 12. D 13. C

第九节 病原性球菌

【A_1 型题】

1. 鉴别肺炎链球菌与甲型链球菌的试验是
   A. 胆汁溶菌试验和菊糖发酵试验
   B. 胆汁溶菌试验和甘露醇发酵试验
   C. 血浆凝固酶试验和甘露醇发酵试验
   D. 血浆凝固酶试验和菊糖发酵试验
   E. 乳糖发酵试验和蔗糖发酵试验
2. 不是鉴定金黄色葡萄球菌的依据为
   A. 葡萄状排列的革兰阳性球菌
   B. 产生金黄色色素
   C. 血平板出现透明溶血环
   D. 血浆凝固酶阳性

E. 发酵菊糖

3. 对淋病奈瑟球菌（淋球菌）的叙述，唯一正确的是
A. 主要经呼吸道传播
B. 为革兰阳性球菌
C. 人是淋病奈瑟菌的唯一宿主
D. 淋球菌可产生自溶酶
E. 大多无荚膜和菌毛

4. 肺炎链球菌的主要致病因素是
A. C 反应蛋白
B. 自溶酶
C. 荚膜
D. 外毒素
E. 内毒素

5. 链激酶、链道酶、透明质酸酶产自下列哪种细菌
A. 沙门菌
B. 肺炎链球菌
C. 淋球菌
D. A 群链球菌
E. 金黄色葡萄球菌

6. 不是金黄色葡萄球菌引起的疾病是
A. 烫伤样皮肤综合征
B. 假膜性肠炎
C. 食物中毒
D. 毒性休克综合征
E. 大叶性肺炎

7. 不是由 A 群链球菌引起的疾病是
A. 亚急性感染性心内膜炎
B. 猩红热
C. 风湿热
D. 急性肾小球肾炎
E. 蜂窝织炎

8. 病原菌与其传播途径组合错误的是
A. 淋球菌——性传播
B. 伤寒沙门菌——消化道传播
C. 引起猩红热的 A 群链球菌——血行传播
D. 脑膜炎奈瑟菌——呼吸道传播
E. 肺炎链球菌——呼吸道传播

9. SPA 存在于下列哪种细菌
A. 表皮葡萄球菌
B. 腐生葡萄球菌
C. 金黄色葡萄球菌
D. 乙型溶血性链球菌
E. 甲型链球菌

10. 对淋球菌叙述错误的是
A. 为革兰阴性双球菌
B. 菌毛为主要致病物质
C. 分离培养用巧克力血琼脂平板
D. 可引起淋病和新生儿脓漏眼
E. 抵抗力强

【A_2 型题】

11. 某 70 岁女患者，因尿路感染于 10 天前开始服用氨苄西林。现出现腹泻。取便标本，培养出大量革兰阳性葡萄球菌。试问腹泻发生的机制是
A. 菌群失调
B. 肠毒素使腺苷环化酶活性增加
C. 细菌侵袭肠黏膜
D. 内毒素作用于肠黏膜
E. 肠蠕动加快

12. 某男，24 岁，有不洁性接触史，因近 2 日尿急、尿频、排尿刺痛而来院就诊。查体尿道口有白色脓性分泌物。分泌物涂片染色，镜下见到革兰阴性成双排列的球菌，试问，该患感染可能是由下述哪种细菌引起
A. 肺炎链球菌
B. 淋球菌
C. 葡萄球菌
D. 链球菌
E. 脑膜炎奈瑟菌

13. 某单位发生了症状以呕吐为主，腹泻为次的食物中毒，防疫站检查食品等未培养出肠道致病菌，而在炊事员手上查出了化脓感染灶，试问致病菌可能是哪种
A. 鼠伤寒沙门菌
B. 产气荚膜梭菌
C. 金黄色葡萄球菌
D. 肠炎杆菌
E. 副溶血弧菌

14. 一男青年发热，休克。3 日前开始头痛入院，当日意识不清，昏迷，体温 41℃，血压 70/30mmHg，躯干皮肤出现红色斑点。用药后血压仍继续下降，第 3 天死亡。血培养发现革兰阴性双肾状球菌生长。请问导致感染的病原菌最可能是
A. 乙型溶血性链球菌
B. 脑膜炎奈瑟菌
C. 肠侵袭性大肠埃希菌
D. 肺炎链球菌
E. 金黄色葡萄球菌

15. 李某，11 岁，因发热水肿、血尿入院，自幼时常咽喉痛，发热，曾因心脏杂音卧床 1 个月。入院前 3 周又因咽痛发热而注射青霉素数日，症状消失，但入院前 3 日又突发高热，血尿，眼睑水肿。入院查体体温 39℃，血压稍高，心脏有Ⅱ级以上收缩期杂音。化验结果：尿红细胞满视野，颗粒管型 3～5 个/高倍镜视野，ASO 抗体 85 单位，可疑疾病是
A. 急性肾小球肾炎
B. 急性肾盂肾炎
C. 急性尿路感染
D. 亚急性感染性心内膜炎
E. 风湿热

16. 一青年近 3 日咳嗽，高热 39℃，咳铁锈色痰，WBC $18.5\times10^9/L$，胸部 X 线片发现右肺中叶有大片阴影，临床诊断为大叶性肺炎，请问致病菌是
A. 嗜肺军团菌
B. 肺炎链球菌
C. 肺炎克雷伯菌
D. 肺炎支原体

E. 肺炎衣原体

17. 20岁某青年摘除扁桃体后，发热，出现心力衰竭。采血培养细菌，血平板有草绿色溶血环的小菌落形成。涂片染色为革兰阳性链状排列球菌，诊断为甲型溶血性链球菌引起的心内膜炎。试问下列菌中还有哪种菌能形成草绿色溶血环菌落
A. 金黄色葡萄球菌
B. 表皮葡萄球菌
C. 乙型溶血性链球菌
D. 丙型链球菌
E. 肺炎链球菌

18. 某新生儿出生7天被确诊为化脓性脑膜炎，下述哪种是常见的致病菌
A. 脑膜炎奈瑟菌
B. 流感杆菌
C. 肺炎链球菌
D. 金黄色葡萄球菌
E. B群链球菌

19. 一新生儿暴发脓毒血症，脓汁标本经涂片革兰染色镜检发现葡萄球菌。试问为确定该菌是否有致病力，应检查哪一种酶
A. 凝固酶
B. 触酶
C. DNA酶
D. 尿素酶
E. 卵磷脂酶

参考答案

【A_1型题】

1. A 2. E 3. C 4. C 5. D 6. E 7. A 8. C 9. C 10. E

【A_2型题】

11. A 12. B 13. C 14. B 15. A 16. B 17. E 18. A 19. A

第十节 肠杆菌

【A_1型题】

1. 能引起食物中毒的细菌是
A. 霍乱弧菌
B. 大肠埃希菌
C. 铜绿假单胞菌
D. 副溶血弧菌
E. 志贺菌

2. 对肠杆菌的共同特性叙述，错误的是
A. 均为革兰阴性杆菌
B. 均为机会致病菌
C. 鉴别依据生化反应
D. 鉴别依据抗原构造
E. 均含有菌体（O）抗原

3. 伤寒发病2周，微生物学检查分离培养时常采取的标本是
A. 骨髓
B. 血液
C. 尿
D. 便
E. 十二指肠液

4. 在鉴别肠道致病菌和非致病菌的单糖发酵试验中，具有鉴别意义的单糖是
A. 葡萄糖
B. 麦芽糖
C. 蔗糖
D. 菊糖
E. 乳糖

5. 引起急性出血性结肠炎的病原体是
A. 志贺菌
B. 伤寒沙门菌
C. 新型肠道病毒70型
D. 大肠埃希菌O157：H7型
E. 轮状病毒A组

6. 引起出血性结肠炎和溶血性尿毒综合征的病原菌是
A. 肠产毒性大肠埃希菌（ETEC）
B. 肠出血性大肠埃希菌（EHEC）
C. 肠致病性大肠埃希菌（EPEC）
D. 肠侵袭性大肠埃希菌（EIEC）
E. 肠聚集性大肠埃希菌（EAEC）

【A_2型题】

7. 患者张某，疑似伤寒入院，2次取血做肥达反应的结果：入院后第4天结果，TH 1：80，TO 1：80，TA、TB、TC 1：40；入院后第12天，TH、TO 1：320，TA、TB、TC 1：40，可诊断为
A. 伤寒
B. 甲型副伤寒
C. 乙型副伤寒
D. 沙门菌早期感染
E. 回忆反应

8. 某患者因发热而入院，疑患伤寒。肥达反应结果是TO 1：160，TH 1：320，PA 1：40，PB 1：40，试问此患可能是
A. 伤寒潜伏期
B. 伤寒感染期
C. 伤寒恢复期
D. 曾注射伤寒三联疫苗
E. 来自疫区的健康者

9. 某患者因近3日腹泻腹痛前来就诊。自述有里急后重感，便内有脓血，疑似痢疾。试问如进一步确诊进行微生物学检查时，一般不做哪些检查
   A. 血清学鉴定
   B. 生化反应
   C. 直接涂片革兰染色查形态
   D. 免疫荧光菌球试验
   E. 检测细菌核酸

参考答案

【A_1 型题】

1. D 2. B 3. D 4. E 5. D 6. B

【A_2 型题】

7. A 8. B 9. C

第十一节 弧 菌

【A_1 型题】

1. 关于霍乱弧菌的生物学性状，错误的描述是
   A. 增菌培养基通常为碱性蛋白胨水
   B. 有菌毛和单鞭毛
   C. 悬滴观察呈"穿梭"样运动
   D. 可形成芽孢
   E. 革兰染色为阴性
2. 霍乱弧菌的致病因素不包括
   A. 鞭毛
   B. 菌毛
   C. 荚膜
   D. 肠毒素
   E. 内毒素

【A_2 型题】

3. 从东南亚入境一男子，3天前因突然剧烈呕吐、腹泻而入院。腹泻物呈米泔水样，便检发现穿梭状运动的细菌，请问致病菌可能是
   A. 副溶血弧菌
   B. 肠炎杆菌
   C. 鼠伤寒沙门菌
   D. 产气荚膜梭菌
   E. 霍乱弧菌

参考答案

【A_1 型题】

1. D 2. C

【A_2 型题】

3. E

第十二节 厌氧性细菌

【A_1 型题】

1. 不是产气荚膜梭菌致病物质的是
   A. 卵磷脂酶
   B. 胶原酶
   C. 透明质酸酶
   D. 肠毒素
   E. 内毒素
2. 不是肉毒梭菌特点的是
   A. 芽孢位于菌体次极端，菌体呈网球拍状
   B. 严格厌氧
   C. 致病物质主要是肉毒毒素
   D. 引起疾病主要是化脓性感染
   E. 肉毒毒素作用机制是阻止神经组织释放乙酰胆碱
3. 鉴定破伤风梭菌有无致病性最可靠依据是
   A. 革兰阳性杆菌
   B. 菌体顶端有圆形芽孢
   C. 产生痉挛毒素
   D. 专性厌氧
   E. 有周鞭毛
4. 排除无芽孢厌氧菌的依据是
   A. 机体多个部位的脓疡
   B. 血性分泌物，恶臭或有气体
   C. 分泌物直接涂片可见细菌
   D. 在普通肉汤培养基中呈表面生长
   E. 在血平板中长出微小菌落

【A_2 型题】

5. 某妇女下腹部疼痛，阴道有大量黄色、无血、无气味的分泌物，1 周前曾做过经阴道结扎术。检查时，从阴道后穹隆穿刺，得 20ml 带血、恶臭的脓性物，厌氧培养出革兰阴性杆菌。请问该化脓感染的病原体可能是下列哪项
   A. 大肠埃希菌
   B. 铜绿假单胞菌
   C. 变形杆菌
   D. 脆弱拟杆菌
   E. 肉毒梭菌
6. 王某，48 岁，建筑工人，因牙关紧闭、四肢痉挛而入院。8 天前，右脚被铁钉扎伤，伤口深，但几日后自愈。5 日后，右腿有些麻木和疼痛，咀嚼不便，吞咽困难，最后全身抽搐，四肢痉挛。入院诊断为破伤风，请问下述哪项是最佳治疗原则
   A. 注射青霉素
   B. 注射破伤风抗毒素和青霉素
   C. 注射破伤风抗毒素和百白破疫苗
   D. 注射破伤风抗毒素
   E. 注射百白破疫苗和青霉素

参考答案

【A_1 型题】

1. E 2. D 3. C 4. D

【A_2 型题】

5. D 6. B

第十三节　分枝杆菌属

【A_1 型题】

1. 不是分枝杆菌特性的是
   A. 生长慢并有分枝生长的趋势
   B. 抗酸染色阳性
   C. 专性厌氧
   D. 营养要求高
   E. 毒力和耐药性均可发生变异
2. 结核分枝杆菌引起机体的免疫是
   A. 局部免疫
   B. 感染免疫
   C. 体液免疫
   D. 抗毒素免疫
   E. 抗菌免疫
3. 结核分枝杆菌化学组成最显著的特点是含有大量的
   A. 蛋白质
   B. 脂类
   C. 多糖
   D. RNA
   E. 磷壁酸
4. 关于麻风分枝杆菌叙述错误的是
   A. 主要经破损皮肤或黏膜进入机体
   B. 抗麻风免疫主要是细胞免疫
   C. 抗酸阳性、细长略带弯曲的细菌
   D. 可在体外用人工培养基培养
   E. 根据临床表现多分为瘤型和结核样型

【A_2 型题】

5. 一名未接种过卡介苗的健康中年人，做结核菌素试验是阳性，下列哪项解释不正确
   A. 需要接种卡介苗
   B. 不需要接种卡介苗
   C. 对结核病有免疫力
   D. 细胞免疫功能正常
   E. 感染过结核分枝杆菌
6. 一男性患者 1 个月前感到疲劳、食欲缺乏、发热咳嗽、咳痰带血丝，取咳痰进行抗酸染色，镜下见到红色细长弯曲、分枝的杆菌，试问该细菌最有可能是何种细菌
   A. 白喉棒状杆菌
   B. 肺炎克雷伯菌
   C. 炭疽杆菌
   D. 结核分枝杆菌
   E. 流感嗜血杆菌
7. 某女青年因咳嗽发热就诊。拍胸片发现右肺有片状阴影，结核菌素试验红肿直径大于 2.0cm，试问该患者可能是
   A. 机体对结核无免疫能力
   B. 结核病恢复期
   C. 结核病活动期
   D. 注射过卡介苗
   E. 结核病早期
8. 20 岁男性患者咳嗽数周。1 个月前开始感到疲劳，食欲缺乏，发热 2 周后咳痰中带血丝，体重减轻。体温 38℃，非急性面容，右上肺有啰音，WBC $11\times10^9/L$，中性粒细胞 0.63，临床怀疑患肺结核，取痰做下列处置，哪项是错误的

A. 做结核菌素试验
B. 痰浓缩集菌涂片进行抗酸染色
C. PCR 查结核分枝杆菌核酸
D. 痰结核分枝杆菌培养
E. 痰培养物接种豚鼠进行动物实验

参考答案

【A_1 型题】

1. C　2. B　3. B　4. D

【A_2 型题】

5. A　6. D　7. C　8. A

第十四节　螺杆菌属

【A_1 型题】

1. 关于幽门螺杆菌的叙述，正确的是
A. 无鞭毛
B. 革兰染色阳性
C. 营养要求低
D. 微需氧
E. 呈球形

【A_2 型题】

2. 男，40 岁。上腹部不适伴食欲减退 2 个月，既往体健。胃镜检查结果为黏膜相关性淋巴样组织淋巴瘤。与该病发生密切相关的病原体是
A. 军团菌
B. 粪肠球菌
C. 幽门螺杆菌
D. 产气肠杆菌
E. 大肠埃希菌

参考答案

【A_1 型题】

1. D

【A_2 型题】

2. C

第十五节　动物源性细菌

【A_1 型题】

1. 关于炭疽杆菌叙述错误的是
A. 竹节状排列革兰阳性大杆菌
B. 无氧条件下易形成芽孢
C. 荚膜和外毒素是重要毒力因素
D. 无鞭毛，无动力
E. 有毒株产生荚膜

2. 对布鲁菌叙述错误的是
A. 是波浪热的病原体
B. 分 6 个生物种，我国流行羊、牛、猪 3 种
C. 为革兰阳性小杆菌
D. 重要抗原是 M 抗原和 A 抗原
E. 主要通过接触经呼吸道皮肤等途径传播

3. 下述不是鼠疫耶尔森菌特点的是
A. 两端浓染革兰阴性短杆菌
B. 不能在人工培养基上生长
C. 致病物质主要是鼠疫毒素
D. 以鼠蚤为媒介由鼠传染给人
E. 临床类型分腺鼠疫，败血症鼠疫和肺鼠疫等

参考答案

【A_1 型题】

1. B　2. C　3. B

第十六节　其他细菌

【A_1 型题】

1. 细菌与所致疾病组合错误的是
   A. 铜绿假单胞菌——烧伤感染
   B. 幽门螺杆菌——慢性胃炎
   C. 军团菌——军团菌病
   D. 百日咳鲍特菌——百日咳
   E. 流感嗜血杆菌——流感流行

【A_2 型题】

2. 某1岁男孩，因抽搐入院。上呼吸道感染2天，昨夜发热嗜睡。查体有颈项强直，体温40℃，WBC 17×10^9/L，腰穿脑脊液细胞数 4000×10^6/L，中性粒细胞占0.88，诊断为细菌性脑膜炎。细菌培养时发现在预加的金葡菌菌落周围生长旺盛，出现卫星现象。革兰染色为阴性杆菌。试问所感染的细菌可能是
   A. 肺炎克雷伯菌
   B. B群链球菌
   C. D群链球菌
   D. 流感嗜血杆菌
   E. 铜绿假单胞菌

参考答案

【A_1 型题】

1. E

【A_2 型题】

2. D

第十七节　放线菌

【A_1 型题】

在放线菌感染的病灶组织及脓样物质中，肉眼可见硫黄样颗粒，其实质是
   A. 异染颗粒
   B. 在组织中形成的菌落
   C. 包涵体
   D. 质粒
   E. 孢子

参考答案

【A_1 型题】

B

第十八节　支原体

【A_1 型题】

1. 关于支原体的性状，哪项错误
   A. 呈多形态性，培养形成"油煎蛋样"菌落
   B. 是能在无生命培养基中生长繁殖的最小微生物
   C. 对青霉素敏感
   D. 培养支原体的pH不低于7.0
   E. 没有细胞壁
2. 支原体不同于L型细菌的是
   A. 缺乏细胞壁
   B. 具有DNA和RNA两种核酸
   C. 可通过细菌滤器
   D. 培养时形成油煎蛋样菌落
   E. 形态结构不因有无青霉素等诱因而改变
3. 引起人类原发性非典型肺炎的病原体是
   A. 肺炎链球菌
   B. 肺炎支原体
   C. 嗜肺军团菌
   D. 冠状病毒
   E. 溶脲脲原体

参考答案

【A_1 型题】

1. C　2. E　3. B

第十九节　立克次体

【A_1 型题】

1. 关于立克次体的特点，哪项错误
   A. 有多种形态，二分裂繁殖
   B. 专性细胞内寄生
   C. 以节肢动物为传播媒介
   D. 可引起人畜共患疾病
   E. 对抗生素不敏感
2. 可代替立克次体为抗原进行外斐反应的细菌是
   A. 大肠埃希菌
   B. 痢疾杆菌
   C. 变形杆菌
   D. 铜绿假单胞菌
   E. 百日咳鲍特菌
3. 普氏立克次体主要引起哪种疾病
   A. 肠伤寒
   B. 流行性斑疹伤寒
   C. Q 热
   D. 地方性斑疹伤寒
   E. 恙虫病

【A_2 型题】

4. 某患者有丛林接触史，突然高热，用变形杆菌 OXk 株做抗原与患者血清进行定量凝集试验，抗体效价为 1∶320，该患者可能患何种疾病
   A. Q 热
   B. 伤寒病
   C. 流行性斑疹伤寒
   D. 恙虫病
   E. 地方性斑疹伤寒
5. 某患者有野外操作史，两周后，突发高热、头痛出现皮疹，用变形杆菌 OX19 株作抗原与患者血清进行外斐反应，抗体效价为 1∶320，初步诊断地方性斑疹伤寒，试问是通过哪种媒介传播的
   A. 鼠蚤
   B. 虱
   C. 恙螨
   D. 蚊
   E. 蜱
6. 某患者有丛林接触史，突发高热，用变形杆菌 OX19 与患者血清进行外斐反应，抗体效价为 1∶320，该患者可能的印象诊断是
   A. 流行性乙型脑炎
   B. 肠伤寒
   C. 森林脑炎
   D. 恙虫病
   E. 斑疹伤寒

【B_1 型题】

（7~9 题共用备选答案）
   A. 蜱
   B. 虱
   C. 蚊
   D. 蚤
   E. 螨

7. 流行性斑疹伤寒的传播媒介是
8. 地方性斑疹伤寒的传播媒介是
9. Q 热在动物间的传播媒介是

参考答案

【A_1 型题】

1. E　2. C　3. B

【A_2 型题】

4. D　5. A　6. E

【B_1 型题】

7. B　8. D　9. A

第二十节　衣　原　体

【A_1 型题】

1. 衣原体不同于其他细菌的性状是
   A. 含有两种核酸
   B. 具有胞壁酸
   C. 二分裂方式增殖
   D. 专性细胞内寄生
   E. 对抗生素敏感

2. 衣原体与病毒的不同点是
   A. 可用鸡胚接种进行培养
   B. 可通过细菌滤器
   C. 专性细胞内寄生
   D. 可在感染细胞中形成包涵体
   E. 对抗生素敏感
3. 下述疾病中，哪项不是衣原体引起的
   A. 大叶性肺炎
   B. 非淋菌性泌尿生殖道感染
   C. 沙眼
   D. 性病淋巴肉芽肿
   E. 急性呼吸道感染

【B_1 型题】

（4~6题共用备选答案）
   A. 始体
   B. 原体
   C. 内氏小体
   D. 革兰阳性圆形体
   E. 革兰阴性圆形体
4. 衣原体细胞外的感染型是
5. 衣原体在细胞内的繁殖型是
6. 革兰染色后镜检衣原体的形态是

参考答案

【A_1 型题】

1. D　2. E　3. A

【B_1 型题】

4. B　5. A　6. E

第二十一节　螺　旋　体

【A_1 型题】

1. 常用于检查血液和组织中的梅毒螺旋体的染色方法是
   A. 革兰染色法
   B. 抗酸染色法
   C. 墨汁染色法
   D. 镀银染色法
   E. 鞭毛染色法
2. 伯氏疏螺旋体主要引起哪种疾病
   A. 回归热
   B. 狂犬病
   C. 莱姆病
   D. 波浪热
   E. 钩体病

【A_2 型题】

3. 一名耕种水稻的农民，突然出现高热、乏力，伴有腓肠肌疼痛和眼结膜出血以及淋巴结肿大，进而出现黄疸。该患者可能是哪种微生物感染
   A. 霍乱弧菌
   B. 钩端螺旋体
   C. 梅毒螺旋体
   D. 甲型肝炎病毒
   E. 伯氏疏螺旋体
4. 某患者，突然出现高热，乏力，伴有腓肠肌疼痛，眼结膜出血以及淋巴结肿大。印象诊断是钩体病。该病原体的主要传染源和储存宿主是
   A. 鼠和犬
   B. 猪和犬
   C. 鼠和猪
   D. 牛和马
   E. 羊和牛
5. 患者，男性，有不洁性交史，2个月前出现生殖器皮肤的无痛性溃疡，1个月后自然愈合，近日出现全身皮肤红疹，伴有淋巴结肿大，该患者可能患有何病
   A. 猩红热
   B. 麻疹
   C. 性病淋巴肉芽肿
   D. 风疹
   E. 梅毒

参考答案

【A_1 型题】

1. D　2. C

【A_2 型题】

3. B　4. C　5. E

第二十二节　真　　菌

【A_1 型题】

1. 真菌不能引起的疾病是
   A. 外源性感染
   B. 内源性感染
   C. 潜伏感染
   D. 变态反应
   E. 毒素中毒
2. 关于白假丝酵母菌的特点，哪项错误
   A. 属机会致病菌
   B. 培养呈类酵母型菌落
   C. 可引起皮肤和黏膜感染
   D. 可引起全身脏器感染
   E. 对青霉素、链霉素敏感
3. 培养真菌最适宜的 pH 是
   A. 1~2
   B. 3~4
   C. 5~6
   D. 7~8
   E. 9~10
4. 培养真菌的最适宜温度是
   A. 4~9℃
   B. 10~15℃
   C. 16~21℃
   D. 22~28℃
   E. 29~37℃
5. 关于新型隐球菌的特点，哪项错误
   A. 多数是外源性感染
   B. 主要经消化道传播
   C. 菌体外有肥厚的荚膜
   D. 主要存在土壤和鸽粪中
   E. 最易侵犯中枢神经系统
6. 取皮肤癣症皮屑处理后镜下鉴别真菌主要观察的是
   A. 芽孢
   B. 菌丝与孢子
   C. 假菌丝
   D. 荚膜
   E. 细胞壁结构
7. 培养真菌常用的培养基是
   A. 巧克力培养基
   B. 伊红-亚甲蓝培养基
   C. 亚碲酸钾培养基
   D. 沙保培养基
   E. 疱肉培养基
8. 引起鹅口疮的病原体是
   A. 絮状表皮癣菌
   B. 石膏样小孢子菌
   C. 口腔链球菌
   D. 白假丝酵母菌
   E. 口腔螺旋体
9. 新型隐球菌的主要传播方式是
   A. 患者-咳痰-飞沫传播
   B. 鸽子-粪便-呼吸道传播
   C. 患者-粪便-消化道传播
   D. 患者-粪便-呼吸道传播
   E. 人虱-粪便-破损皮肤传播
10. 真菌的繁殖器官是
   A. 芽孢
   B. 菌丝体
   C. 芽管
   D. 菌丝
   E. 孢子
11. 新型隐球菌引起的主要疾病是
   A. 慢性脑膜炎
   B. 流行性脑脊髓膜炎
   C. 流行性乙型脑炎
   D. 鹅口疮
   E. 原发性非典型肺炎

【A_2 型题】

12. 标本涂片镜检可见圆形或卵圆形菌体，革兰染色阳性，从菌体上有芽管伸出，但不与菌体脱离，形成假菌丝；将标本接种至玉米粉培养基上，可长出厚膜孢子，此微生物可能是
   A. 葡萄球菌
   B. 链球菌
   C. 白念珠菌
   D. 放线菌
   E. 毛癣菌
13. 成年男性患者，使用抗结核药物治疗肺结核数月，1 周前出现头部持续性疼痛，3 天前出现发热达 38℃左右，今日头痛加重，出现昏迷，检查可见颈项强直，脑脊液轻度浑浊，白细胞计数为 $12\,000\times10^6$/L，以淋巴细胞为多见，总蛋白 1.5g/L（标准值为 0.15~0.45g/L），集菌涂片镜检可见有芽生孢子和厚荚膜的菌体。除外结核性脑膜炎，最可能的诊断是
   A. 白假丝酵母菌性脑膜炎
   B. 新型隐球菌性脑膜炎
   C. 流行性脑脊髓膜炎
   D. 金黄色葡萄球菌性脑膜炎
   E. 钩端螺旋体性脑膜炎
14. 某患者，疑为新型隐球菌性脑膜炎，最有意义的快速诊断方法是，采集脑脊液，离心沉渣后，进行
   A. 钩端螺旋体培养
   B. 新型隐球菌培养
   C. 白假丝酵母菌培养
   D. 涂片后革兰染色
   E. 涂片后墨汁染色
15. 某患者，放疗数周后出现中枢神经刺激症状，伴发热 38℃，颈项强直，查脑脊液轻度浑浊，淋巴细胞增多，蛋白含量增多。若怀疑脑脊液中可能存在真菌病原体进行分离培养时，最好使用哪种培养基
   A. 血液琼脂培养基
   B. 巧克力琼脂培养基
   C. 沙保培养基
   D. 亚碲酸钾培养基
   E. 蛋白胨血清培养基
16. 某艾滋病女患者，出现严重的肺炎，痰涂片发现有孢子存

在，试问最有可能的病原体是哪种
A. 曲霉菌
B. 新型隐球菌
C. 毛霉菌
D. 卡氏肺孢子菌
E. 小孢子癣菌

参考答案

【A_1型题】

1. C 2. E 3. C 4. D 5. B 6. B 7. D 8. D 9. B 10. E
11. A

【A_2型题】

12. C 13. B 14. E 15. C 16. D

第二十三节 病毒的基本性状

【A_1型题】

1. 对病毒生物学性状的描述，不正确的是
   A. 描述病毒大小的单位是纳米（nm）
   B. 含有DNA和RNA两种核酸
   C. 以复制方式增殖
   D. 必须寄生于活细胞内
   E. 属于非细胞型微生物
2. 决定病毒传染性的主要结构是
   A. 衣壳
   B. 核酸
   C. 包膜
   D. 刺突
   E. 子粒
3. 属于非细胞型微生物的是
   A. 柯萨奇病毒
   B. 钩端螺旋体
   C. 肺炎支原体
   D. 白假丝酵母菌
   E. 沙眼衣原体
4. 下列哪种不属病毒结构对称型
   A. 螺旋对称型
   B. 有包膜20面体立体对称型
   C. 无包膜20面体立体对称型
   D. 复合对称型
   E. 球形对称型
5. 测量病毒大小的常用单位是
   A. 厘米（cm）
   B. 毫米（mm）
   C. 微米（μm）
   D. 纳米（nm）
   E. 皮米（pm）
6. 不是病毒衣壳主要功能的是
   A. 保护病毒核酸
   B. 具有抗原性
   C. 决定病毒复制、遗传特性
   D. 参与感染过程
   E. 无包膜病毒衣壳可与细胞表面受体结合
7. 病毒复制周期的步骤不包括
   A. 吸附与穿入
   B. 脱壳
   C. 生物合成
   D. 扩散
   E. 装配与释放

【B_1型题】

（8~10题共用备选答案）
A. 干扰素
B. 乙醚
C. 青霉素
D. −70℃
E. 紫外线

8. 灭活病毒无效的因素是
9. 最易破坏病毒包膜的因素是
10. 可长期保存病毒的因素是

参考答案

【A_1型题】

1. B 2. B 3. A 4. E 5. D 6. C 7. D

【B_1型题】

8. C 9. B 10. D

第二十四节　病毒的感染和免疫

【A_1 型题】

1. 关于干扰素的特性，哪项错误
   A. 具有抗肿瘤、免疫调节作用
   B. 具有种属特异性
   C. 具有直接杀灭病毒作用
   D. 具有广谱抗病毒作用
   E. 属于非特异性免疫因素
2. 不属病毒感染类型的是
   A. 慢性病毒感染
   B. 慢发病毒感染
   C. 潜伏性感染
   D. 败血症
   E. 隐性感染
3. 最易形成潜伏感染的病毒是
   A. 麻疹病毒
   B. 流感病毒
   C. 狂犬病
   D. 脊髓灰质炎
   E. 水痘-带状疱疹病毒
4. 干扰素（IFN）抗病毒的作用机制是
   A. 干扰病毒的吸附
   B. 干扰病毒的穿入
   C. 直接干扰病毒 mRNA 的转录
   D. 诱导邻近细胞产生抗病毒蛋白
   E. 干扰病毒的释放
5. 关于病毒与肿瘤发生的关系，哪项组合是错误的
   A. EB 病毒——鼻咽癌
   B. 汉坦病毒——肺癌
   C. 乙型肝炎病毒——原发性肝癌
   D. 人乳头瘤病毒——子宫颈癌
   E. 人嗜 T 细胞病毒——成人 T 细胞白血病
6. 常见的可引起先天性婴儿畸形的病毒是
   A. 风疹病毒
   B. 麻疹病毒
   C. 狂犬病毒
   D. 脊髓灰质炎病毒
   E. EB 病毒
7. 不能经虫媒传播感染的病毒是
   A. 乙型脑炎病毒
   B. 森林脑炎病毒
   C. 登革热病毒
   D. 狂犬病病毒
   E. 黄热病病毒
8. 不发生垂直传播的病毒是
   A. 风疹病毒
   B. 巨细胞病毒
   C. 乙型肝炎病毒
   D. 人类免疫缺陷病毒
   E. 脊髓灰质炎病毒
9. 罕见经输血传播的病毒是
   A. 乙型肝炎病毒
   B. 人类免疫缺陷病毒
   C. 乙型脑炎病毒
   D. 丙型肝炎病毒
   E. 巨细胞病毒
10. 哪项不是病毒感染对宿主细胞的直接作用
   A. 杀细胞感染
   B. 细胞融合
   C. 病毒与宿主细胞基因组整合
   D. 形成包涵体
   E. 产生变态反应
11. 不是中和抗体抗病毒的作用机制是
   A. 阻止病毒吸附和侵入易感细胞
   B. 与病毒形成免疫复合物易被吞噬
   C. 阻止无包膜病毒脱壳
   D. 与病毒表面抗原结合，激活补体，使细胞溶解
   E. 活化杀伤 T 细胞（CTL）释放淋巴因子

【B_1 型题】

（12～15 题共用备选答案）
   A. 人类免疫缺陷病毒（HIV）
   B. 乙型肝炎病毒（HBV）
   C. 甲型肝炎病毒（HAV）
   D. 单纯疱疹病毒（HSV）
   E. 人乳头瘤病毒（HPV）
12. 主要经消化道传播的病原体是
13. 最易形成慢发病毒感染的病原体是
14. 最易形成潜伏感染的病原体是
15. 最易形成慢性感染的病原体是

参考答案

【A_1 型题】

1. C　2. D　3. E　4. D　5. B　6. A　7. D　8. E　9. C　10. E
11. E

【B_1 型题】

12. C　13. A　14. D　15. B

第二十五节 病毒感染的检查方法和防治原则

【A_1 型题】

1. 为预防风疹和先天性风疹综合征，禁忌接种风疹减毒活疫苗的人群是
   A. 育龄期女青年
   B. 结婚登记时的女青年
   C. 注射过抗风疹人血清免疫球蛋白孕妇
   D. 妊娠妇女（孕妇）
   E. 1 岁以上的少年儿童
2. 不适用于培养病毒的方法是
   A. 适龄鸡胚接种
   B. 传代细胞培养
   C. 组织器官培养
   D. 易感动物接种
   E. 人工合成培基
3. 用活疫苗进行预防接种，可有效控制的病毒性疾病是
   A. 狂犬病
   B. 脊髓灰质炎
   C. 艾滋病（AIDS）
   D. 乙型肝炎
   E. 流行性乙型脑炎
4. 对病毒性感染进行血清学诊断时，双份血清抗体效价至少增高几倍时，才有诊断意义
   A. 2 倍
   B. 4 倍
   C. 8 倍
   D. 16 倍
   E. 32 倍
5. 检测病毒病进行微生物学检查时，不是标本采集原则的是
   A. 无菌操作
   B. 发病早期采集
   C. 采集病变部位标本
   D. 查抗体时，采早期血清即可
   E. 尽快送检，暂保存时放-70℃
6. 不能用于检测抗病毒抗体的方法是
   A. ELISA
   B. 中和试验
   C. 红细胞凝集试验
   D. 血凝抑制试验
   E. 补体结合试验

参考答案

【A_1 型题】

1. D　2. E　3. B　4. B　5. D　6. C

第二十六节 呼吸道病毒

【A_1 型题】

1. 区分流感病毒亚型的依据是
   A. RNA+NA
   B. RNA+HA
   C. NA+NP
   D. HA+NP
   E. HA+NA
2. 关于流感病毒的特点，哪项错误
   A. 是有包膜病毒
   B. 具有神经氨酸酶（NA）刺突
   C. 不易发生抗原性变异
   D. 具有分节段的 RNA 和核蛋白（NP）
   E. 具有血凝素 HA 刺突
3. 能引起不育的呼吸道病毒是
   A. 副流感病毒
   B. 风疹病毒
   C. 冠状病毒
   D. 鼻病毒
   E. 腮腺炎病毒
4. 关于腺病毒所致疾病，哪项错误
   A. 病毒性肺炎
   B. 流行性角结膜炎
   C. 咽结膜热
   D. 先天性畸形
   E. 婴幼儿胃肠炎
5. 进行流感病毒的血清学诊断最常用的方法是
   A. 抗体中和试验
   B. 补体结合试验
   C. 红细胞凝集试验
   D. 血凝抑制试验
   E. 荧光抗体试验
6. 甲型流感病毒最容易发生变异的成分是
   A. 包膜脂类
   B. 神经氨酸酶和血凝素
   C. 衣壳蛋白
   D. 基质蛋白
   E. 核蛋白

【A_2 型题】

7. 25 岁女性，妊娠 24 周，昨夜发热，今朝颜面部及周身出现皮疹，查体皮疹为粟粒大红色丘疹，两侧耳后可触及数个淋巴结，风疹病毒抗体效价为 1：8，进而最合适的处置方法是
   A. 给予抗生素进行治疗
   B. 注射免疫球蛋白制剂
   C. 给予干扰素进行治疗
   D. 立即采取终止妊娠措施

E. 2周后再检查抗体效价

8. 某幼儿园2岁女孩，突然因高热、上呼吸道卡他症状，继而出现全身红色皮疹而入院。印象诊断是麻疹。试问对接触过的幼儿应注射
A. 麻疹疫苗
B. 丙种球蛋白
C. 干扰素
D. 青霉素
E. 类毒素

参考答案

【A_1型题】

1. E　2. C　3. E　4. D　5. D　6. B

【A_2型题】

7. E　8. B

第二十七节　胃肠道病毒

【A_1型题】

1. 关于脊髓灰质炎病毒，哪项错误
A. 主要经粪-口途径传播
B. 为无包膜DNA病毒，分为Ⅰ、Ⅱ、Ⅲ型
C. 各型病毒的中和抗体无交叉保护反应
D. 主要感染脊髓前角运动神经细胞
E. 口服减毒活疫苗可进行预防

2. 最易引起病毒性心肌炎的病毒是
A. 脊髓灰质炎病毒
B. 柯萨奇病毒A组
C. 柯萨奇病毒B组
D. 埃可病毒
E. 肠道病毒70型

3. 不属于轮状病毒特点的是
A. 为RNA病毒，含11个片段
B. 电镜下可见车轮状形态
C. 主要经粪-口途径传播
D. 可引起急性出血性结膜炎
E. 可引起婴幼儿腹泻

4. 脊髓灰质炎、甲型肝炎等病毒的结构组成是
A. 核酸和刺突
B. 衣壳和包膜
C. 基质蛋白和衣壳
D. 核酸和包膜
E. 核酸和衣壳

5. 关于脊髓灰质炎减毒活疫苗，哪项错误
A. 可刺激肠黏膜产生sIgA
B. 可刺激机体产生血清IgM、IgG
C. 秋冬季节服用效果最佳
D. 避免各型疫苗间的干扰
E. 可在室温下长期保存

参考答案

【A_1型题】

1. B　2. C　3. D　4. E　5. E

第二十八节　肝炎病毒

【A_1型题】

1. 关于HBV抗原-抗体的检测，哪项错误
A. 用于乙型肝炎的诊断
B. 用于筛选合格的献血员
C. 选择治疗用药的参考
D. 判断乙型肝炎的预后
E. 调查人群的免疫水平

2. 关于乙型肝炎病毒特征叙述错误的是
A. 电镜下可见3种颗粒形态
B. 完整病毒称为Dane颗粒
C. 对理化因素抵抗力很强
D. 主要经血液或注射传播
E. 有包膜RNA病毒

3. 引起输血后肝炎的病毒是
A. HAV
B. HIV
C. HCV
D. HDV
E. HEV

4. 关于肝炎病毒与传播途径的组合，哪项错误
A. HAV——消化道传播
B. HBV——输血和注射
C. HCV——输血和注射
D. HDV——输血和注射
E. HEV——输血和注射

5. 属于缺陷病毒的是
A. HAV
B. HBV
C. HCV

D. HDV
E. HEV

6. 不属于甲型肝炎病毒特点的是
A. 属于无包膜小 RNA 病毒
B. 主要经粪-口传播
C. 预后不良可诱发肝癌
D. 病后可获持久免疫
E. 可用灭活或减毒活疫苗预防

7. 对乙型肝炎病毒表面抗原叙述错误的是
A. 3 种 HBV 颗粒均含有 HBsAg
B. 检出 HBeAg 表示体内有病毒复制
C. 仅有携带者能检出 HBsAg
D. 检出 HBsAb 表示已获免疫力
E. HBcAb IgM 阳性表示体内有 HBV 复制、有传染性

8. 孕妇 HBeAg（+），对其新生儿最好应注射
A. 丙种球蛋白
B. HBIg + 乙型肝炎疫苗
C. 干扰素
D. 胎盘球蛋白
E. 乙型肝炎疫苗

【A_2 型题】

9. 某患者，有输血史，近日体检发现血液 HCV RNA（+）和抗 HCV IgM（+），最积极有效的处置方法是
A. 卧床休息
B. 注射抗生素
C. 注射丙种球蛋白
D. 注射干扰素
E. 接种疫苗

10. 一男性手术时曾输血 800ml，1 个月后出现恶心、呕吐、黄疸等症状，怀疑为输血后肝炎，进行实验室确诊首先应检查的是
A. HAV 抗体
B. HCV 抗体
C. HDV 抗体
D. HEV 抗体
E. CMV 抗体

11. 某护士在给一位乙型肝炎病毒（HBV）携带者注射时，不慎被患者用过的针头刺伤手指。为预防乙型肝炎病毒感染，应首先采取的措施是
A. 注射抗生素
B. 注射丙种球蛋白
C. 注射乙型肝炎疫苗
D. 注射 HBIg
E. 注射 α 干扰素

12. 20 岁男性，喜食毛蚶，1 周前突然发病，有畏寒、发热、全身乏力、食欲缺乏、厌油腻、肝区疼痛，尿色渐加深至浓茶状。实验室检查抗 HAV 阳性。近日体温降低，巩膜和皮肤出现黄疸，最可能的印象诊断是
A. 甲型肝炎
B. 乙型肝炎
C. 丙型肝炎
D. 丁型肝炎
E. 戊型肝炎

13. 某患者，患乙型肝炎多年，近日病情加重，形成急性重型肝炎，试问该患者可能是合并哪种病毒的重叠感染
A. HAV
B. HCV
C. HDV
D. HEV
E. CMV

14. 一男性青年，突发高热，黄疸伴肝区痛，厌油，实验室检查 GPT 升高，抗 HAV 阳性，印象诊断为急性黄疸性肝炎。该病主要的传播方式是
A. 呼吸道传播
B. 消化道传播
C. 泌尿道传播
D. 经虫媒传播
E. 经输血传播

15. 某患外科手术时输血 500ml，近日出现黄疸，并伴肝区痛，食欲缺乏，厌油食等症状。查抗 HCV IgM（+），最可能的印象诊断是
A. 甲型肝炎
B. 乙型肝炎
C. 丙型肝炎
D. 丁型肝炎
E. 戊型肝炎

【B_1 型题】

（16~17 题共用备选答案）
A. HAV
B. HBV
C. HCV
D. HDV
E. HEV

16. 属于 DNA 病毒的是
17. Dane 颗粒是哪种病毒的完整颗粒

18~22 题备选答案	HBsAg	HBsAb	HBeAb	HBcAb	HBeAg
A	+	−	−	−	−
B	−	+	−	−	−
C	+	−	−	+	+
D	+	−	+	+	−
E	−	+	+	−	−

（18～22题共用备选答案）

18. 机体对HBV有免疫力的指标是

19. 代表乙型肝炎恢复期的指标是

20. 传染性强的指标（俗称大三阳）是

21. 表示乙型肝炎无症状携带者的指标是

22. 被称为小三阳的指标是

参考答案

【A_1型题】

1. C　2. E　3. C　4. E　5. D　6. C　7. C　8. B

【A_2型题】

9. D　10. B　11. D　12. A　13. C　14. B　15. C

【B_1型题】

16. B　17. B　18. B　19. E　20. C　21. A　22. D

第二十九节　黄　病　毒

【A_1型题】

1. 关于流行性乙型脑炎病毒，哪项错误
   A. 蚊是传播媒介
   B. 猪是扩增宿主
   C. 多为隐性感染
   D. 为DNA病毒
   E. 病毒外层有包膜

2. 流行性乙型脑炎（简称乙脑）的主要传染源是
   A. 猪
   B. 乙脑病毒携带者
   C. 乙脑患者
   D. 蚊虫
   E. 野鼠

3. 关于登革病毒叙述错误的是
   A. 属于无包膜RNA病毒
   B. 以蚊为传播媒介
   C. 引起登革热
   D. 临床表现形式有登革热、登革出血热、登革热-休克综合征3种
   E. 机体感染后以体液免疫为主

4. 均以节肢动物为媒介的组合，哪项错误
   A. 乙型脑炎病毒，登革病毒
   B. 乙型脑炎病毒，麻疹病毒
   C. 登革病毒，斑疹伤寒立克次体
   D. 登革病毒，恙虫病立克次体
   E. 乙型脑炎病毒，Q热柯克斯体

【B_1型题】

（5～7题共用备选答案）

A. 蚊
B. 人虱
C. 鼠蚤
D. 恙螨
E. 蜱

5. 登革热的传播媒介是

6. 地方性斑疹伤寒的传播媒介是

7. 流行性斑疹伤寒的传播媒介是

参考答案

【A_1型题】

1. D　2. A　3. A　4. B

【B_1型题】

5. A　6. C　7. B

第三十节　出血热病毒

【A_1型题】

1. 关于汉坦病毒的特性，哪项错误
   A. 为有包膜的DNA病毒
   B. 黑线姬鼠为主要传染源
   C. 经呼吸道和消化道传播
   D. 病后可获得牢固的免疫力
   E. 中和试验可将汉坦病毒分为6个血清型

2. 汉坦病毒主要引起的疾病是
   A. Q热

B. 恙虫病
C. 肾综合征出血热
D. 流行性乙型脑炎
E. 森林脑炎

参考答案

【A_1 型题】

1. A　2. C

第三十一节　疱疹病毒

【A_2 型题】

1. 48 岁女性，近日自觉背部沿肋间皮肤灼痛，进而出现红疹、疱疹、串连成带状。幼儿时患过水痘。最可能的印象诊断是
   A. 肾综合征出血热
   B. 带状疱疹
   C. 流行性斑疹伤寒
   D. 风疹
   E. 输血后单核细胞增多症
2. 某患者，发热 39℃，肝、脾大，颈部淋巴结可触及，血液白细胞增多，异型淋巴细胞可检出。印象诊断是传染性单核细胞增多症，引起该病的病原体是
   A. 腺病毒
   B. 丙型肝炎病毒
   C. 风疹病毒
   D. 巨细胞病毒
   E. EB 病毒

【B_1 型题】

（3~8 题共用备选答案）
A. HSV-1
B. HSV-2
C. VZV
D. CMV
E. EBV

3. 引起水痘-带状疱疹的病原体是
4. 与鼻咽癌的发生有关的是
5. 感染可引起巨细胞包涵体病的病原体是
6. 引起口唇疱疹的病原体是
7. 常引起生殖器疱疹的病原体是
8. 常引起角膜结膜炎的病原体是

参考答案

【A_2 型题】

1. B　2. E

【B_1 型题】

3. C　4. E　5. D　6. A　7. B　8. A

第三十二节　反转录病毒

【A_1 型题】

1. 关于反转录病毒的性状，哪项错误
   A. 均含有反转录酶
   B. 均侵犯 $CD4^+$ 细胞
   C. 有包膜 DNA 病毒
   D. 复制时先形成 RNA/DNA 中间体
   E. 基因组易发生变异
2. 关于人类免疫缺陷病毒（HIV）的特点，哪项错误
   A. 传染源是 HIV 携带者和 AIDS 患者
   B. 引起人类艾滋病
   C. 可通过性行为传播
   D. 不能经胎盘传播
   E. 可通过输血传播
3. AIDS 的临床表现不包括
   A. 隐性感染
   B. 原发急性感染
   C. 无症状潜伏感染
   D. AIDS 相关综合征
   E. 典型 AIDS

【A_2 型题】

4. 26 岁男患者，有不洁性交史和吸毒史，近半年来出现体重下降，腹泻，发热，反复出现口腔真菌感染，初诊为 AIDS。确诊时需要参考的主要检测指标是
   A. HIV 相应的抗原
   B. HIV 相应的抗体
   C. AIDS 患者的补体
   D. HIV 相关的 $CD8^+$ 细胞

E. HIV 相关的 $CD4^+$细胞

5. 成年男性，体检用 ELISA 试验发现血液中 HIV 抗体阳性。确认实验用
   A. PCR 法查 DNA
   B. 分离培养病毒
   C. 检测病毒抗原
   D. 蛋白印迹（Western blotting）
   E. RT-PCR 查 RNA

6. 某 HIV 感染者，近日出现继发感染、衰竭、免疫缺陷等 AIDS 症状，入院治疗。目前认为最有效的治疗方案是
   A. 蛋白酶抑制剂
   B. 核苷类反转录酶抑制剂
   C. 鸡尾酒疗法（联合用药疗法）
   D. 非核苷类反转录酶抑制剂
   E. 脱氧鸟苷单一用药疗法

7. 成年男性患者，被确诊为 HIV 感染者，消瘦衰竭经常发生肺感染，造成免疫低下机制主要是
   A. 神经胶质细胞减少
   B. 树突状细胞减少
   C. 吞噬细胞被破坏
   D. 中和抗体保护作用低
   E. $CD4^+$T 细胞大量被破坏

参考答案

【A_1 型题】

1. C　2. D　3. A

【A_2 型题】

4. B　5. D　6. C　7. E

第三十三节　其他病毒

【A_1 型题】

1. 关于狂犬病病毒的特点，哪项错误
   A. 患病动物是传染源
   B. 病毒只有一个血清型
   C. 狂犬咬伤后 100% 发病
   D. 可发生毒力变异
   E. 可用病毒固定毒株制备疫苗进行预防

2. 引起尖锐湿疣的病原体是
   A. 人类免疫缺陷病毒（HIV）
   B. 人乳头瘤病毒（HPV）
   C. EB 病毒（EBV）
   D. 水痘-带状疱疹病毒（VZV）
   E. 巨细胞病毒（CMV）

【B_1 型题】

（3~5 题共用备选答案）
   A. 人乳头瘤病毒
   B. 森林脑炎病毒
   C. 巨细胞病毒
   D. 狂犬病病毒
   E. 柯萨奇病毒

3. 与子宫颈癌的发生有关的是
4. 感染神经细胞可形成内氏小体的是
5. 外形为子弹状，有包膜的 RNA 病毒是

参考答案

【A_1 型题】

1. C　2. B

【B_1 型题】

3. A　4. D　5. D

第三十四节　朊　粒

【A_1 型题】

1. 不是朊粒主要特点的是
   A. 引起人和动物中枢神经退化性病变
   B. 不含有 RNA
   C. 是蛋白酶抗性蛋白
   D. 仅含 DNA
   E. 具有传染性

2. 引起疯牛病和人类克-雅病、库鲁病等的病原体是
   A. 病毒

B. 类病毒
C. 拟病毒
D. 朊粒
E. 衣原体

参考答案

【A_1 型题】

1. D　2. D

第八章　医学免疫学

第一节　绪　论

【A_1 型题】

1. 免疫是指
   A. 机体识别排除抗原性异物的功能
   B. 机体清除和杀伤自身突变细胞的功能
   C. 机体抗感染的功能
   D. 机体清除自身衰老、死亡细胞的功能
   E. 机体对病原微生物的防御能力
2. 免疫系统的三大功能为
   A. 免疫防御、免疫应答、免疫记忆
   B. 免疫应答、免疫记忆、免疫监视
   C. 免疫防御、免疫记忆、免疫监视
   D. 免疫应答、免疫监视、免疫自身稳定
   E. 免疫防御、免疫监视、免疫自身稳定
3. 免疫系统不包括
   A. 免疫组织
   B. 免疫器官
   C. 免疫细胞
   D. 免疫分子
   E. 免疫应答
4. 属于固有免疫应答的细胞是
   A. T 淋巴细胞
   B. B 淋巴细胞
   C. NK 细胞
   D. 脂肪细胞
   E. 上皮细胞
5. 介导适应性体液免疫应答的细胞是
   A. 单核细胞
   B. 巨噬细胞
   C. 中性粒细胞
   D. B 淋巴细胞
   E. 自然杀伤细胞
6. 免疫监视功能低下时，易发生
   A. 变态反应
   B. 肿瘤
   C. 自身免疫病
   D. 移植排斥反应
   E. 免疫缺陷病
7. 适应性免疫应答的特点不具有
   A. 特异性
   B. 非特异性
   C. 多样性
   D. 记忆性
   E. 耐受性
8. 提出克隆选择学说的学者是
   A. Ehrlich
   B. Behring
   C. Burnet
   D. Landsteiner
   E. 北里

参考答案

【A_1 型题】

1. A　2. E　3. E　4. C　5. D　6. B　7. B　8. C

第二节　抗　原

【A_1 型题】

1. 哪项不是构成抗原的条件
   A. 大分子物质
   B. 异物性
   C. 有一定的化学组成和结构
   D. 非经口进入机体
   E. 必须与载体相结合
2. 抗原的免疫原性是指能够刺激机体的免疫系统发生免疫应答
   A. 产生抗体的能力
   B. 产生致敏淋巴细胞的能力
   C. 产生抗体或致敏淋巴细胞的能力
   D. 与相应抗体特异性结合的

能力
E. 与相应致敏淋巴细胞特异性结合的能力
3. 含有相同或相似抗原表位的不同抗原称为
A. 共同抗原
B. 异嗜性抗原
C. 同种异型抗原
D. 自身抗原
E. 独特型抗原
4. 属于TI-Ag的物质有
A. 病原微生物
B. 肺炎链球菌荚膜多糖
C. 血细胞
D. 血清蛋白
E. 外毒素
5. 有关T细胞表位描述错误的是
A. 由TCR识别
B. 无须MHC分子的提呈
C. 多为线性表位
D. 可存在于抗原分子的任意部位
E. 化学性质多为肽类分子
6. TD-Ag哪项是错误的
A. 大多数为蛋白质
B. 可诱导体液免疫和细胞免疫
C. 可刺激产生IgG型抗体
D. 有免疫记忆
E. 大多数为多糖物质
7. 存在于抗原分子表面的，决定抗原特异性的特殊的化学基团称为
A. 表位
B. 异嗜性抗原
C. 抗原结合价
D. 类属抗原
E. Forssman抗原
8. 关于抗原，下列哪项组合是错误的
A. 半抗原——青霉素
B. 自身抗原——HLA抗原
C. 异种抗原——病原微生物
D. 细胞质抗原——线粒体抗原
E. 异嗜性抗原——Forssman抗原
9. 马血清抗毒素是
A. 是抗体，不是抗原
B. 是抗原，不是抗体
C. 即是抗体，又是异种抗原
D. 即非抗原，又非抗体
E. 是异嗜性抗原
10. 关于佐剂的叙述，下列哪项错误
A. 佐剂是特异性免疫增强剂
B. 与免疫原混合后可增强抗原在体内存留时间
C. 最常用于动物实验的是弗氏佐剂和弗氏不完全佐剂
D. 可刺激巨噬细胞（MΦ），增加它对抗原的处理和提呈
E. 可刺激淋巴细胞的增生和分化
11. 完全抗原
A. 只有免疫原性，无抗原性
B. 只有抗原性，无免疫原性
C. 既无免疫原性，又无抗原性
D. 既有免疫原性，又有抗原性
E. 不能激发细胞免疫应答
12. 关于超抗原的性质，哪项错误
A. 无严格的MHC限制性
B. 无须APC加工可直接刺激T细胞
C. 与MHC Ⅱ类分子的非多态区结合
D. 参与某些病理生理过程
E. 一种超抗原只可活化少数T细胞克隆
13. 激活B细胞产生抗体过程中依赖T细胞的辅助的抗原称为
A. 完全抗原
B. 半抗原
C. TI-Ag
D. TD-Ag
E. 共同抗原

【A_2型题】

14. 20世纪，Forssman用豚鼠的肝、脾、肾上腺制备的生理盐水悬液注射家兔，得到抗体，除与相应的抗原反应外，还可使绵羊RBC发生凝集，出现这一现象是因为
A. 可能绵羊RBC发生了自身凝集
B. 豚鼠与绵羊间有完全相同的血型抗原
C. 豚鼠脏器与绵羊RBC间有共同抗原决定簇
D. 豚鼠脏器在制备过程中抗原结构发生了改变
E. 体外实验中，绵羊RBC的抗原性发生了改变
15. 注射破伤风抗毒素以后患者出现休克、发热、蛋白尿、血尿、淋巴结肿大等，原因可能是
A. Ⅰ型变态反应
B. Ⅱ型变态反应
C. Ⅳ型变态反应
D. Ⅰ型或Ⅲ型变态反应
E. Ⅲ型变态反应

【B_1型题】

（16~20题共用备选答案）
A. 异种抗原
B. 同种异型抗原
C. 异嗜性抗原
D. 自身抗原
E. 肿瘤相关抗原
16. AFP是
17. ABO血型抗原是
18. 眼晶状体
19. 大肠埃希菌与人结肠黏膜的共同抗原是
20. 异种动物血清是
（21~22题共用备选答案）
A. 半抗原
B. 变应原
C. 耐受原
D. 超抗原
E. 丝裂原
21. 能诱导变态反应的抗原称为
22. 可诱导机体产生免疫耐受的

抗原称为

（23~26题共用备选答案）

A. TI-Ag

B. 超抗原

C. 自身抗原

D. 同种异型抗原

E. 半抗原

23. 肺炎链球菌荚膜多糖是

24. HLA抗原是

25. 青霉素是

26. 金黄色葡萄球菌肠毒素是

参考答案

【A_1 型题】

1. E 2. C 3. A 4. B 5. B 6. E 7. A 8. B 9. C 10. A
11. D 12. E 13. D

【A_2 型题】

14. C 15. D

【B_1 型题】

16. E 17. B 18. D 19. C 20. A 21. B 22. C 23. A 24. D 25. E
26. B

第三节 免疫器官与免疫细胞

【A_1 型题】

1. B细胞产生的抗体

A. 中和细菌外毒素

B. 具有调理作用

C. 阻断病原体与靶细胞结合

D. ADCC作用

E. 通过补体的旁路途径发挥溶细胞或溶菌作用

2. CD3和CD4分子存在于

A. 所有外周淋巴细胞

B. 所有外周T细胞

C. Th1和Th2

D. Treg和Tc

E. Th1和Tc

3. 调节性T细胞（Treg）不表达

A. CD79a

B. CD3

C. CD25

D. TCR

E. Foxp3

4. B细胞表面最重要的标志为

A. mIg

B. FcγR

C. CD40

D. CD5

E. CD80

5. 调节性T细胞的表型是

A. $CD3^+$，$CD4^+$，$Foxp3^-$

B. $CD3^+$，$CD8^+$，$Foxp3^+$

C. $CD4^+$，$CD25^+$，$Foxp3^+$

D. $CD20^+$，$CD40^+$，$Foxp3^-$

E. $CD56^+$，$CD94^+$，$Foxp3^-$

6. 不属于识别HLA Ⅰ类分子的NK细胞受体是

A. KIR2DL

B. KIR3DL

C. CD94/NKG2A

D. CD94/NKG2C

E. NKG2D

7. $CD4^+$ T细胞的主要功能是

A. 特异性杀伤作用

B. 吞噬作用

C. 辅助作用

D. 抑制作用

E. 抗原提呈作用

8. 对B细胞共受体描述错误的是

A. 由CD19、CD21和CD81组成

B. 可与C3d结合

C. 提高B细胞对抗原刺激的敏感性

D. 与EB病毒选择性感染B细胞有关

E. 可减弱B细胞活化信号的转导

9. Ii链的主要功能是

A. 促进MHC Ⅱ类分子α链与β链组装和折叠

B. 促进MHC Ⅱ类分子二聚体形成

C. 位于粗面内质网膜上

D. 促进MHC Ⅱ类分子在粗面内质网内与其他内源性多肽结合

E. 促进MHC Ⅱ类分子二聚体在细胞内的转运

10. 与B7结合抑制T细胞活化的是

A. CD2

B. CD40L

C. ICOS

D. CTLA-4

E. CD28

11. 机体受外源抗原刺激后，发生免疫应答的部位是

A. 骨髓

B. 淋巴结

C. 胸腺

D. 腔上囊

E. 外周血

12. 对 NK 细胞描述错误的是
A. 活化后表达 Fas
B. 可直接杀伤某些肿瘤细胞
C. 可间接杀伤某些病毒感染细胞
D. 分泌 TNF-α
E. 具有免疫调节作用
13. NK 细胞表面没有
A. CD16
B. CD56
C. FcRⅢ
D. TCR
E. CKR
14. T 细胞在胸腺中发育不需要的因素是
A. 胸腺微环境的作用
B. 受体基因重排
C. 神经内分泌的作用
D. 阳性和阴性选择
E. 骨髓微环境的作用
15. Th2 细胞不分泌
A. IL-2
B. IL-5
C. IL-4
D. IL-10
E. IL-13
16. 表达于所有成熟 T 细胞表面的分子是
A. CD19
B. CD3
C. CD4
D. CD8
E. CD40
17. 无抗原提呈功能的细胞是
A. B 细胞
B. 内皮细胞
C. 巨噬细胞
D. 树突状细胞
E. 红细胞
18. 动物新生期切除胸腺的后果是
A. 细胞免疫功能缺陷，体液免疫功能正常
B. 细胞免疫功能正常，体液免疫功能缺陷
C. 细胞和体液免疫功能均不受影响
D. 细胞免疫功能缺陷，体液免疫功能受损
E. 机体造血和免疫功能均有损害
19. 以下受体-协同刺激分子的结合哪项错误
A. CD28 与 CD80
B. CD40L 与 CD40
C. CD2 与 LFA-3
D. CD4-MHC Ⅱ
E. CD8-MHC Ⅱ
20. 在免疫应答过程中，巨噬细胞
A. 产生抗体
B. 表达 TCR
C. 产生细胞因子
D. 表达 CD3 分子
E. 发生基因重排
21. APC 不包括
A. B 细胞
B. MΦ
C. 树突状细胞
D. 内皮细胞
E. 粒细胞
22. 对 B-1 细胞描述错误的是
A. 出现较早
B. 不能自我更新
C. 表达 CD5 分子
D. 主要针对碳水化合物产生较强应答
E. 产生抗体无须 Th 细胞辅助
23. 具有特异性杀伤作用的细胞是
A. B 细胞
B. 中性粒细胞
C. NK 细胞
D. CTL 细胞
E. LAK 细胞
24. 以下哪种分子不存在于 T 细胞表面
A. CD2
B. CD3
C. mIg
D. TCR
E. CD28
25. Mφ 不表达
A. C3b 受体
B. 细胞因子受体
C. IgG Fc 受体
D. MHC Ⅱ 分子
E. mIg
26. 在提呈低浓度抗原方面发挥重要作用的 APC 是
A. MΦ
B. DC 细胞
C. B 细胞
D. 嗜酸性粒细胞
E. 成纤维细胞
27. TAP
A. 参与外源性抗原的提呈
B. 参与内源性抗原的提呈
C. 位于内体膜上
D. 为同源二聚体分子
E. 对多肽进行被动转运
28. 能够产生抗体的细胞是
A. T 细胞
B. 未活化的 B 细胞
C. 浆细胞
D. NK 细胞
E. B 细胞
29. 关于 NK 细胞正确的叙述是
A. 发现具有特异性抗原识别受体
B. 具有 MHC 的限制性
C. 具有 ADCC 效应
D. 分泌 IL-10
E. 具有抗体产生作用
30. 成熟 DC 最重要的功能是
A. 摄取抗原
B. 维持和诱导免疫耐受
C. 免疫调节作用
D. 抗原提呈与免疫激活作用
E. 加工抗原
31. 对 CD1 分子描述错误的是
A. 提呈外源性脂类抗原
B. 是一类 MHC Ⅰ 类分子
C. 不能提呈自身脂类抗原
D. 有 CD1a-e5 个成员
E. 主要将脂类抗原提呈给 NKT 细胞

【B_1 型题】

（32～34 题共用备选答案）

A. TCR-CD3 复合物
B. mIg
C. FcR
D. C3bR
E. BCR 复合物
32. 识别抗原，并把识别信号传递到T细胞内的是
33. 与补体 C3b 相结合的是
34. 识别抗原，并把识别信号传递到B细胞的是
（35~38 题共用备选答案）
A. Tc
B. Treg
C. Th
D. Th1
E. Th2
35. 对体液免疫起辅助作用
36. 起免疫应答负调节作用的是
37. 分泌 IL-2、IFN-γ 的是
38. 具有细胞毒作用的是
（39~41 题共用备选答案）
A. MHC Ⅰ类分子途径
B. MHC Ⅱ类分子途径
C. 非经典的抗原提呈途径
D. 脂类抗原的 CD1 分子提呈途径
E. 经典的抗原提呈途径
39. 外源性抗原提呈途径是
40. 内源性抗原提呈途径是
41. MHC 分子对抗原的交叉提呈是
（42~45 题共用备选答案）
A. MΦ
B. T 细胞
C. B 细胞
D. NK 细胞
E. 嗜碱性粒细胞
42. 直接参与Ⅰ型变态反应的是
43. 活化为浆细胞产生抗体的是
44. 具有吞噬和抗原提呈作用的是
45. 具有 CD3 分子表面抗原的是
（46~48 题共用备选答案）
A. 骨髓
B. 淋巴结
C. 胸腺
D. 外周免疫器官
E. 脾
46. B 细胞发育成熟的场所是
47. 免疫应答发生的基地是
48. T 细胞、B 细胞定居、分化和增生的场所是

参考答案

【A_1 型题】

1. E	2. C	3. A	4. A	5. C	6. E	7. C	8. E	9. D	10. D
11. B	12. A	13. D	14. E	15. A	16. B	17. E	18. D	19. E	20. C
21. E	22. B	23. D	24. C	25. E	26. C	27. B	28. C	29. C	30. D
31. C									

【B_1 型题】

32. A	33. D	34. E	35. E	36. B	37. D	38. A	39. B	40. A	41. C
42. E	43. C	44. A	45. B	46. A	47. D	48. D			

第四节　免疫球蛋白

【A_1 型题】

1. IgG 的生物学作用之一是
A. 与 Ag 结合后激活补体
B. 不能透过胎盘
C. 与 Ag 作用后，体内最先出现
D. 是分泌液中主要的保护性抗体
E. 参与Ⅰ型变态反应
2. 抗体与抗原结合的部位是
A. VL 和 VH 区
B. CH1 区
C. CH3 区
D. CD4 区
E. 铰链区
3. 天然血型抗体是
A. IgA
B. IgM
C. IgG
D. IgE
E. IgD
4. 五聚体 IgM 一般只有几个结合点可结合抗原
A. 1 个
B. 2 个
C. 4 个
D. 5 个
E. 10 个
5. 独特型抗原决定簇的氨基酸差异主要在
A. 恒定区
B. 铰链区
C. 可变区
D. 超变区
E. 补体结合区
6. 无铰链区的免疫球蛋白是
A. IgG、IgD
B. IgA、IgG

C. IgG、IgE
D. IgM、IgE
E. IgM、IgD

7. 免疫球蛋白的超变区在
A. Fab
B. Fc
C. 铰链区
D. CH1 区
E. CH2 区

8. 介导 NK 细胞、巨噬细胞、中性粒细胞发挥 ADCC 效应的 Ig 主要是
A. IgA
B. IgM
C. IgD
D. IgG
E. IgE

9. 免疫球蛋白的基本结构是
A. 由 4 条相同的重链组成
B. 由 4 条相同的轻链组成
C. 由二硫键相连的 4 条肽链组成
D. 由二硫键相连的 2 条肽链组成
E. 由 J 键连接的 5 条肽链组成

10. 免疫球蛋白不具有的作用是
A. 中和外毒素
B. 激活补体经典途径
C. 调理作用
D. 介导 ADCC 作用
E. 参与Ⅳ型变态反应

11. 新生儿早期患呼吸道感染的可能原因是
A. 补体成分缺陷
B. 先天免疫缺陷
C. 皮肤黏膜天然屏障差
D. sIgA 合成不足
E. 呼吸道发育不良

12. 类毒素刺激机体后产生的特异性免疫应答物质是
A. 干扰素
B. 抗毒素
C. 补体
D. 乙型溶素
E. 细胞因子

13. 具有补体 C1q 结合点的 Ig 是
A. IgE 和 IgD
B. IgA 和 IgG
C. IgM 和 IgA
D. IgG 和 IgM
E. IgM 和 IgE

14. 有关免疫球蛋白和抗体的说法，正确的是
A. 免疫球蛋白就是抗体、二者具有相同的含义
B. 免疫球蛋白均为抗体，抗体不一定都是免疫球蛋白
C. 免疫球蛋白与抗体不同，二者也不相关
D. 抗体均为免疫球蛋白，而免疫球蛋白并不一定都是抗体
E. 抗体和免疫球蛋白只存在于血液和体液中，二者均具有免疫功能

15. IgG 通过胎盘主要决定于哪一部位
A. Fab 段
B. CH2 区
C. F（ab）2′
D. Fc 段
E. 铰链区

16. 免疫调理作用最强的 Ig 是
A. IgG
B. IgM
C. IgA
D. IgD
E. IgE

17. IgE 与 IgG 功能区不同，因为 IgE 有
A. V 区
B. CH1
C. CH2
D. CH3
E. CH4

18. 浆细胞主要存在于
A. 胸腺
B. 外周血
C. 脾及淋巴结
D. 黏膜相关的淋巴细胞
E. 骨髓

19. 以下哪种不是单克隆抗体的特点
A. 识别一种抗原表位
B. 制备成本高
C. 纯度高
D. 效价高
E. 特异性强

20. 关于 IgE 下列哪项错误
A. IgE 的 H 链有 4 个 CH 区
B. 是正常人血清含量最少的 Ig
C. IgE 无铰链区
D. 寄生虫感染使 IgE 水平降低
E. 在个体发育过程中开始合成时间较晚

21. Ig 分成 κ、λ 两个型，其依据是
A. 重链
B. 轻链
C. 可变区
D. 恒定区
E. 铰链区

22. 具有亲细胞作用的抗体是
A. IgM
B. IgD
C. IgE
D. IgG
E. IgA

23. IgG 不含的功能区是
A. VH
B. VL
C. CH1
D. CH2
E. CH4

24. 抗体分子的抗原结合部位是
A. Fc 段
B. Fab 段
C. 铰链区
D. 轻链 C 末端
E. 重链 C 末端

【B_1 型题】

（25～27 题共用备选答案）
A. IgG

B. IgA
C. IgM
D. IgD
E. IgE
25. 唯一通过胎盘的Ig是
26. 参与Ⅰ型变态反应的Ig是
27. 在进化过程中出现最早的Ig是
（28~30题共用备选答案）
A. IgG
B. IgA
C. IgM
D. IgD
E. IgE
28. 胚胎时期起重要防御作用的Ig是
29. 含量最少的Ig是
30. 含量最多的Ig是
（31~33题共用备选答案）
A. 2Fab段+Fc段
B. F（ab′）2 +pFC′
C. 铰链区
D. 可变区
E. 稳定区
31. 胃蛋白酶水解的片段是
32. 木瓜酶水解的片段是
33. 蛋白酶作用的部位是
（34~37题共用备选答案）
A. V区
B. C区
C. 铰链区
D. 重链
E. 轻链
34. 决定Ig类和亚类的部位
35. 决定Ig型和亚型的部位
36. 决定Ig独特型的部位
37. 与立体构型改变有关的部位

参考答案

【A_1型题】

1. A　2. A　3. B　4. D　5. D　6. D　7. A　8. D　9. C　10. E
11. D　12. B　13. D　14. D　15. D　16. A　17. E　18. E　19. B　20. D
21. B　22. C　23. E　24. B

【B_1型题】

25. A　26. E　27. C　28. A　29. E　30. A　31. B　32. A　33. C　34. D
35. E　36. A　37. C

第五节　补体系统

【A_1型题】

1. 补体经典途径反应的次序是
A. C1→C2→C3……→C9
B. C1→C3→C2→C4……→C9
C. C1→C2→C3→C5……→C9
D. C1→C4→C2→C3→C5……→C9
E. C3→C5→C6……→C9
2. 在经典、替代两个途径中均起作用的补体成分是
A. C1q
B. C1s
C. C1r
D. C2
E. C3
3. 补体膜攻击复合物是
A. C3b
B. C5b
C. C5b6789
D. C5b678
E. C5b67
4. 补体系统在激活后可以
A. 诱导免疫耐受
B. 抑制变态反应
C. 结合细胞毒性T细胞
D. 启动抗体的类别转换
E. 裂解细菌
5. 参与替代途径激活补体的物质是
A. IgG
B. IgM
C. IgD
D. LPS
E. MBL
6. 关于MBL途径正确的是
A. 是最早被发现的补体激活途径
B. 活化过程需要B因子参与
C. 需要抗原抗体复合物的参与
D. 形成的膜攻击复合物同经典途径相同
E. 不形成经典途径的C5转化酶
7. 血清中含量最高的补体成分是
A. C1
B. C2
C. C3
D. C4
E. C5
8. 关于补体的正确叙述是
A. 是一组具有酶促反应活性的脂类物质
B. 主要由活化的淋巴细胞产生
C. 参与免疫病理反应
D. 对热稳定

E. 血清中C1含量最高
9. 多数补体成分灭活的标准温度和时间是
A. 0℃，24小时
B. 4℃，2小时
C. 37℃，30分钟
D. 56℃，30分钟
E. 100℃，15分钟

【B_1型题】

（10～14题共用备选答案）
A. S蛋白
B. IgM与抗原结合形成的复合物
C. P因子
D. MBL
E. DAF
10. 稳定旁路途径C3转化酶的是
11. 桥连C1q，启动补体经典途径活化的是
12. 与细菌表面甘露糖残基结合，启动MBL途径的是
13. 抑制膜攻击复合物形成的是
14. 抑制经典途径和替代途径C3转化酶和C5转化酶形成与活性的是
（15～18题共用备选答案）
A. C3bB
B. CR
C. Ⅰ因子
D. C4b2a
E. C5b6789n
15. MBL途径的C3转化酶是
16. 在D因子作用下被分解的是
17. 膜攻击复合体是
18. 能够裂解C4b的因子是

参考答案

【A_1型题】

1. D　2. E　3. C　4. E　5. D　6. D　7. C　8. C　9. D

【B_1型题】

10. C　11. B　12. D　13. A　14. E　15. D　16. A　17. E　18. C

第六节　细胞因子及受体

【A_1型题】

1. IL-1的主要产生细胞是
A. T细胞
B. 巨噬细胞
C. B细胞
D. NK细胞
E. 中性粒细胞
2. 能杀伤细胞的细胞因子是
A. IL-2
B. TNF-α
C. 干扰素
D. IL-4
E. IL-1
3. 属于趋化因子CXC亚族的代表成员是
A. IL-2
B. IL-4
C. IL-6
D. IL-8
E. IL-12
4. 诱导IgE产生的主要细胞因子是
A. IL-1
B. IL-2
C. IL-4
D. IL-3
E. IL-6
5. IL-1的功能不包括
A. 促进T细胞的增殖
B. 激活单核-吞噬细胞
C. 大量IL-1进入血流能诱导急性期蛋白
D. 抑制NK细胞
E. 可作为内源性致热原
6. 被FDA批准用于治疗乙肝的细胞因子是
A. IFN-α
B. G-CSF
C. IFN-γ
D. TNF
E. IL-2
7. 属于细胞因子的物质是
A. 植物血凝素
B. 干扰素
C. 调理素
D. 乙型溶素
E. 胸腺素
8. 下列哪项不是细胞因子的生物学功能
A. 调节固有免疫应答
B. 调节适应性免疫应答
C. 刺激造血细胞生成
D. 细胞毒效应
E. 特异性结合抗原
9. 产生IL-2的细胞是
A. MΦ
B. T细胞
C. B细胞
D. NK细胞
E. 中性粒细胞
10. T细胞产生的细胞因子不包括
A. IL-1
B. IL-2
C. IL-3
D. IL-4
E. IL-6

【B_1型题】

（11～13题共用备选答案）

A. IL-1
B. IL-2
C. IL-8
D. IL-5
E. IL-6
11. MΦ 产生的能活化 T 细胞的是
12. T 产生的能活化 T、B、MΦ 的是
13. 对中性粒细胞有趋化作用的是
（14~15 题共用备选答案）
A. IL-5
B. IL-4
C. IFN-γ
D. TNF-α
E. IL-8
14. 可促进人类 IgE 类抗体转换的是
15. 可抑制 Th0 细胞向 Th2 细胞转化的是
（16~18 题共用备选答案）
A. 细胞因子的多效性
B. 细胞因子的重叠性
C. 细胞因子的拮抗性
D. 细胞因子的协同性
E. 细胞因子的特异性
16. 一种细胞因子作用于多种靶细胞，产生多种生物学效应为
17. 几种不同的细胞因子作用于同一种靶细胞为
18. 一种细胞因子能强化另一种细胞因子的功能

参考答案

【A₁ 型题】

1. B　2. B　3. D　4. C　5. D　6. A　7. B　8. E　9. B　10. A

【B₁ 型题】

11. A　12. B　13. C　14. B　15C　16. A　17. B　18. D

第七节　白细胞分化抗原和黏附分子

【A₁ 型题】

1. 不属于 T 细胞-APC 识别刺激信号的黏附分子是
A. CD4-MHC Ⅱ类分子
B. CD8-MHC Ⅰ类分子
C. CD19/CD21/CD81 复合体-C3d
D. CD28-CD80/CD86
E. LFA1-ICAM1
2. 属于 B 细胞的表面标志为
A. CD3
B. CD4
C. CD8
D. mIg
E. CD56
3. 以下哪种不是免疫细胞表面的功能分子
A. TCR
B. BCR
C. FcR
D. GVHR
E. CR
4. 下列哪种不是黏附分子的功能
A. 细胞活化增生
B. 肿瘤转移
C. 补体活化
D. 炎症及凝血
E. 淋巴细胞归巢
5. 只有 T 细胞才具有的表面标记为
A. 识别抗原受体
B. CR3
C. 细胞因子受体
D. CD3 分子
E. 有丝分裂原受体
6. 参与 B 细胞活化的 CD 分子是
A. CD3
B. CD4
C. CD40
D. CD8
E. CD28
7. 对 B 细胞分化成熟和抗体产生起重要作用的协同刺激信号是
A. CD40-CD40L
B. CD80-CD28
C. CD86-CD28
D. ICAM-1-LFA-1
E. B7-1-CTLA-4
8. 以下哪种不是黏附分子家族
A. 整合素家族
B. 选择素家族
C. 免疫球蛋白超家族
D. 钙黏蛋白家族
E. 钙调蛋白家族

【B₁ 型题】

（9~11 题共用备选答案）
A. CD
B. CAM
C. CR1
D. CKR
E. FcR
9. 具有抑制补体活化作用的是
10. 白细胞分化成熟不同阶段的所表达的细胞表面标志是
11. 在细胞间或细胞与基质间起黏附作用的是

参考答案

【A_1 型题】

1. C　2. D　3. D　4. C　5. D　6. C　7. A　8. E

【B_1 型题】

9. C　10. A　11. B

第八节　主要组织相容性复合体

【A_1 型题】

1. HLA 复合体不编码
   A. HLA-Ⅰ类分子的 α 链
   B. HIA-Ⅰ类分子的 β_2m 链
   C. HLA-Ⅱ类分子的 α 链
   D. HLA-Ⅱ类分子的 β 链
   E. B 因子
2. 关于 HLA-Ⅱ 类分子，正确的是
   A. 由 α 链和 β_2m 链组成
   B. 提呈外源性抗原
   C. 分布在所有有核细胞的表面
   D. 由 *HLA-A*、*HLA-B*、*HLA-C* 等基因编码
   E. 可与 CD8 分子结合
3. HLA Ⅰ类抗原不在下列哪一种细胞表面表达
   A. 淋巴细胞
   B. 成熟红细胞
   C. 巨噬细胞
   D. 网织红细胞
   E. 粒细胞
4. HLA-B27 阳性相关的疾病是
   A. 类风湿性关节炎
   B. 系统性红斑狼疮
   C. 强直性脊柱炎
   D. 肾小球性肾炎咯血综合征
   E. 胰岛素依赖型糖尿病
5. 受主要组织相容性复合体（MHC）限制的是
   A. CTL 杀伤病毒感染细胞
   B. NK 细胞杀伤肿瘤细胞
   C. 巨噬细胞吞噬细菌
   D. 抗体结合病毒
   E. 树突状细胞摄取抗原
6. 下列哪种不是 HLA 复合体的遗传特征
   A. 多基因性
   B. 基因常需要重组
   C. 共显性遗传
   D. 单元型遗传
   E. 连锁不平衡
7. 人类 *MHC* 定位于
   A. 第 7 号染色体上
   B. 第 5 号染色体上
   C. 第 6 号染色体上
   D. 第 13 号染色体上
   E. 第 2 号染色体上

参考答案

【A_1 型题】

1. B　2. B　3. B　4. C　5. A　6. B　7. C

第九节　免疫应答

【A_1 型题】

1. 向 T 细胞提供第二活化信号的重要共刺激分子是
   A. CD28/B7
   B. CD40/CTLA-4
   C. CD4/MHC Ⅱ类分子
   D. CD8/MHC Ⅰ类分子
   E. LFA-1/ICAM-1
2. T 细胞介导的免疫应答包括的几个阶段是
   A. T 细胞特异性识别抗原阶段
   B. T 细胞活化、增殖和分化阶段
   C. 效应 T 细胞的产生及效应阶段
   D. 上列 A 和 B 两项
   E. 上列 A、B 和 C 三项
3. 内源性 Ag 诱导的免疫应答中，需识别 MHC Ⅰ类分子，这种细胞是
   A. Th1
   B. Th2
   C. Mφ
   D. $CD8^+$T
   E. 嗜碱性粒细胞
4. 识别细菌 CpG DNA 的 Toll 样受体是
   A. TLR2
   B. TLR4
   C. TLR5
   D. TLR7

E. TLR9

5. 对Igα/Igβ描述正确的是
A. 与mIg组成BCR复合物
B. 胞质区有ITAM
C. 可传导第一活化信号进入B细胞
D. 上列A和B两项
E. 上列A、B和C三项

6. 在IgA、IgM、IgG、IgE及IgD中IgE主要的抗体效应是
A. 中和作用
B. 调理作用
C. 裂解细胞作用
D. ADCC
E. 参与Ⅰ型变态反应

7. 肺炎链球菌荚膜多糖免疫家兔出现的情况是
A. 诱导细胞免疫和体液免疫
B. 产生大量的IgG
C. 产生大量的IgM
D. 可发生再次应答
E. 发生迟发型变态反应

8. CTL在抗感染中主要抵御的细菌是
A. 布鲁菌
B. 肺炎链球菌
C. 破伤风杆菌
D. 乙型链球菌
E. 金黄色葡萄球菌

9. $CD4^+$Th细胞活化的第一信号是
A. 表达IL-12、IL-2、IL-4的受体
B. TCR识别肽Ag MHCⅡ类分子复合物
C. $CD4^+$Th与APC间黏附分子的作用
D. IL-12作用
E. IL-1的作用

10. $CD8^+$T细胞活化的第一信号是
A. TCR识别Ag肽-自身MHCⅠ类分子复合物
B. 协同刺激因子在靶细胞表面的表达
C. 表达IL-2受体
D. 表达IFN-γ受体
E. 受IL-12和IFN-γ的作用

11. B细胞活化过程中的第一信号是
A. BCR识别Ag
B. IL-1的作用
C. 识别MHC分子
D. IL-2受体的产生
E. 黏附分子受体与配体的相互作用

12. 激活的CTL使靶细胞裂解的主要因素是
A. 颗粒酶
B. IL-12
C. 穿孔素+颗粒酶+FasL
D. IFN-γ
E. Fas

13. B1细胞所不具备的抗体应答特点是
A. 识别并结合多糖抗原而被激活
B. 接受抗原刺激后，相应抗体可在48小时内产生
C. 产生的抗体以IgM为主
D. 产生的抗体以IgG为主
E. 不产生免疫记忆

14. 在Ab产生的一般规律中，初次应答产生最早，具有早期诊断价值的Ig是
A. IgG
B. IgM
C. sIgA
D. IgE
E. IgD

15. 固有免疫细胞不具备的应答特点是
A. 直接识别病原体PAMP
B. 识别结合相应配体后，立即产生免疫应答
C. 经克隆扩增和分化后，迅速产生免疫效应
D. 没有免疫记忆功能，不能引起再次应答
E. 免疫应答维持时间较短

16. 再次应答最主要的特点是
A. 潜伏期长
B. IgG大量产生
C. IgM产生量大
D. IgG与IgM的产生量相似
E. IgG的亲和力没变化

17. 可负向调节T细胞活化的配对分子是
A. CD28/B7
B. CTLA-4/B7
C. LFA-1/ICAM-1
D. 上列A和B两项
E. 上列A、B和C三项

18. $CD4^+$Th1细胞诱导的炎症中最主要的效应细胞是
A. 活化的MΦ
B. T细胞
C. B细胞
D. NK细胞
E. 中性粒细胞

19. 下列哪一项不属于细胞免疫效应
A. 抗肿瘤
B. 抗病毒
C. 引起同种移植物的排斥
D. 发生ADCC
E. 引起DTH

20. APC提呈外源性Ag的正确描述是
A. 外源性Ag可在局部或局部引流至淋巴组织接触APC
B. 外源性Ag首先被APC摄取、加工和处理
C. 外源性Ag通常被APC以抗原肽-MHCⅠ类分子复合物形式提呈给$CD8^+$T细胞识别
D. 上列A和B两项
E. 上列A、B和C三项

21. Th1细胞激活Mφ可通过
A. 诱生IFN-γ激活Mφ
B. CD40L与Mφ表面的CD40分子结合向Mφ提供激活信号
C. 与Mφ提呈的特异性抗原结合可诱导Mφ激活
D. 上列A和B两项
E. 上列A、B和C三项

22. 未成熟B细胞表达的抗体是
A. IgM

B. IgM、IgD
C. IgG
D. IgA
E. IgE

23. 提呈可溶性 Ag 最有效的 APC 是
A. Mφ
B. 朗格汉斯细胞
C. DC
D. 并指状细胞
E. B 细胞

24. TCR 识别 Ag 后向细胞传递信息的分子是
A. CD2
B. CD3
C. CD4
D. CD8
E. CD28

25. 淋巴细胞活化过程中需要黏附分子的辅佐，其中协助 Th 活化 B 细胞的是
A. CD2/LFA3
B. CD40/CD40L
C. LFA-1/ICAM-1
D. CD4/MHC Ⅱ类分子
E. CD8/MHC Ⅰ类分子

26. $CD4^+$Th1 细胞诱导的炎症中直接造成细胞浸润的主要细胞因子是
A. IFN-γ
B. TNF+IFN-γ+IL-2
C. IL-4
D. IL-12
E. IL-8

27. 早期固有免疫应答发生于
A. 感染 0~4 小时
B. 感染后 4~24 小时
C. 感染后 24~48 小时
D. 感染后 4~96 小时
E. 感染 96 小时后

28. 初次应答最主要的特点是
A. IgG 大量产生
B. IgG 产生的快
C. IgG 和 IgM 同时产生
D. IgM 产生的快
E. IgG 的亲和力强

29. 下列抗原属内源性 Ag 的是
A. 菌体 Ag
B. 细菌的外毒素
C. 病毒感染细胞合成的病毒蛋白
D. 异种动物血清
E. 红细胞的 Rh 抗原

30. $CD8^+$T 细胞活化的协同刺激信号是
A. IL-1 受体的表达
B. IL-2 的作用
C. IL-5 的作用
D. TCR 识别 Ag 肽-MHC Ⅱ类分子复合物
E. $CD8^+$T 细胞与 APC 间黏附分子及协同刺激分子的作用

【B1 型题】

（31~34 题共用备选答案）
A. 对 TI-Ag 应答
B. ADCC
C. 对 TD-Ag 应答
D. 分泌细胞因子的作用
E. 特异性杀伤作用

31. B1 细胞具有
32. CTL 细胞具有
33. NK 细胞具有
34. T、B 细胞具有

（35~38 题共用备选答案）
A. Ab 中和作用
B. 调理作用
C. 裂解细胞作用
D. ADCC
E. 引起Ⅰ型变态反应

35. IgE
36. 中性粒细胞
37. 抗病毒感染
38. NK

（39~41 题共用备选答案）
A. Th1
B. Th2
C. CTL
D. NK
E. Mφ

39. 产生 IL-2 的是
40. 产生 IL-4 的是
41. 有提呈 Ag 作用的是

（42~46 题共用备选答案）
A. 中和作用
B. 免疫调节作用
C. 传导活化信号作用
D. 趋化作用
E. 引起 DTH 作用

42. C5a 是
43. CD3 分子具有
44. Th1 具有
45. IFN-γ 具有
46. 抗毒素具有

（47~49 题共用备选答案）
A. KIR2DL
B. NKp46
C. TCR
D. MBL
E. CEA

47. 可传递抑制信号的是
48. 可结合抗原的是
49. 可激活补体的是

参考答案

【A1 型题】

1. A	2. E	3. D	4. B	5. E	6. E	7. C	8. A	9. B	10. A
11. A	12. C	13. D	14. B	15. C	16. B	17. B	18. A	19. D	20. D
21. D	22. A	23. E	24. B	25. B	26. B	27. D	28. D	29. C	30. E

【B_1型题】

31. A 32. E 33. B 34. C 35. E 36. B 37. A 38. D 39. A 40. B
41. E 42. D 43. C 44. E 45. B 46. A 47. A 48. C 49. D

第十节 黏膜免疫

【A_1型题】

1. 不属于黏膜相关淋巴组织的是
   A. 扁桃体
   B. 支气管相关淋巴组织
   C. M细胞
   D. 脾
   E. 小肠派氏集合淋巴结
2. 黏膜免疫系统B细胞产生的抗体主要是
   A. IgG
   B. IgM
   C. IgD
   D. sIgA
   E. IgA
3. 不属于韦氏环结构的是
   A. 咽扁桃体
   B. 颌下淋巴结
   C. 腭扁桃体
   D. 舌扁桃体
   E. 鼻后部其他淋巴组织
4. 分布于黏膜系统的淋巴组织约占机体淋巴组织的
   A. 90%
   B. 70%
   C. 50%
   D. 40%
   E. 30%
5. 对于M细胞描述错误的是
   A. 呈穹隆状
   B. 可摄取肠腔内抗原性异物
   C. 可转运抗原
   D. 是专职APC细胞
   E. 包绕着T细胞、B细胞、Mφ和DC
6. 参与再循环的淋巴细胞主要是
   A. 成熟T细胞
   B. 成熟B细胞
   C. 不成熟T细胞
   D. 不成熟B细胞
   E. 记忆性B细胞

【B_1型题】

（7~9题共用备选答案）
A. sIgA
B. IgG
C. IgE
D. IgM
E. IgD

7. 在黏膜局部抗感染免疫防御中发挥关键作用的是
8. 在机体抗感染中发挥主要作用的是
9. 经过口服抗原导致全身免疫耐受的是

（10~11题共用备选答案）
A. CD34
B. L-selectin
C. CD19
D. CD56
E. ICOS

10. 在HEV内皮细胞表面的是
11. 在初始T细胞表面的是

参考答案

【A_1型题】

1. D 2. D 3. B 4. C 5. D 6. A

【B_1型题】

7. A 8. B 9. A 10. A 11. B

第十一节 免疫耐受

【A_1型题】

1. 形成低带免疫耐受的细胞是
   A. B细胞
   B. T细胞
   C. T细胞、B细胞
   D. 单核细胞
   E. NK细胞
2. 关于免疫耐受的叙述哪项是正确的
   A. 产生免疫耐受后对各种抗原均不感受
   B. 免疫耐受无记忆性
   C. 免疫耐受就是免疫抑制
   D. 产生自身耐受是自身免疫病的起因
   E. 对病毒感染免疫耐受的机体易发生该病毒的疾病

3. 最容易诱导免疫耐受的细胞是
   A. B 细胞
   B. Mφ
   C. 单核细胞
   D. T 细胞
   E. NK 细胞
4. 不属于免疫耐受机制的是
   A. 克隆消除
   B. 胸腺内阴性选择
   C. T 细胞克隆无能
   D. 免疫抑制
   E. B 细胞克隆无能
5. 关于抗原因素对免疫耐受形式哪项是正确的
   A. 抗原的持续存在是维持免疫耐受的重要条件
   B. 耐受原多为大分子颗粒性物质
   C. 抗原有多种不同的决定簇易形成耐受
   D. 抗原经皮下或肌内注射易形成耐受
   E. TD-Ag 无论多少剂量均不易引起 T 细胞耐受
6. 注射大剂量 Ag 形成免疫耐受是由于
   A. Ab 形成速度慢，而代谢速度过快所致
   B. Ab 过剩，多余的 Ag 中和了抗体
   C. 产生无功能抗体
   D. 浆细胞麻痹
   E. B 细胞分化增生受到抑制
7. 形成高带免疫耐受的细胞是
   A. B 细胞
   B. T 细胞
   C. T 细胞和 B 细胞
   D. 单核细胞
   E. NK 细胞
8. 诱导免疫耐受的方法是
   A. 切除成年动物的胸腺
   B. 切除成年动物的脾脏
   C. 注射佐剂
   D. 注射极大量 Ag
   E. 注射有丝分裂素和 Ag
9. 关于免疫耐受，错误的是
   A. 多次注射耐受原可延长免疫耐受状态
   B. 静脉注射抗原易诱导免疫耐受
   C. 聚合的蛋白抗原易诱导免疫耐受
   D. 遗传背景与免疫耐受相关
   E. 克隆清除是形成免疫耐受的机制之一
10. 关于 T 细胞、B 细胞免疫耐受的特点正确的叙述是
   A. 诱导 T 细胞耐受所需时间长，B 细胞短
   B. 诱导 T 细胞耐受维持时间短，B 细胞长
   C. 高剂量 TD-Ag 不能使 T 细胞、B 细胞产生耐受
   D. 低剂量 TD-Ag 仅能使 T 细胞产生耐受，不能使 B 细胞产生耐受
   E. 低剂量的 TI-Ag 能使 T 细胞、B 细胞均产生耐受

【A_2 型题】

11. 一存活多年的同种异体肾移植接受者的体内虽有供体 HLA 表达却未发生明显的排斥反应，其原因可能是
   A. 受者的免疫细胞功能活跃
   B. 移植物的免疫细胞功能活跃
   C. 移植物已失去了免疫原性
   D. 受者对移植物发生了免疫耐受
   E. 移植物对受者发生了免疫耐受

【B_1 型题】

（12~15 题共用备选答案）
   A. 引起 T 细胞免疫耐受
   B. 引起 B 细胞免疫耐受
   C. 引起 T、B 细胞免疫耐受
   D. 不引起免疫耐受
   E. 引起免疫抑制
12. 高剂量 TD-Ag
13. 低剂量 TD-Ag
14. 高剂量 TI-Ag
15. 低剂量 TI-Ag

（16~19 题共用备选答案）
   A. 免疫调理
   B. 免疫抑制
   C. 免疫调节
   D. 建立免疫耐受
   E. 打破免疫耐受
16. 脱敏治疗是
17. 治疗肿瘤是
18. 促进巨噬细胞吞噬是
19. 先天免疫缺陷是

参考答案

【A_1 型题】

1. B　2. E　3. D　4. D　5. A　6. E　7. C　8. D　9. C　10. D

【A_2 型题】

11. D

【B_1 型题】

12. C　13. A　14. B　15. D　16. D　17. E　18. A　19. B

第十二节　抗感染免疫

【A_1型题】

1. 参与特异性抗细胞外病原体感染的主要免疫效应成分是
   A. CTL
   B. Th1
   C. 巨噬细胞
   D. Ig
   E. NK细胞
2. 关于APC处理提呈抗原，下列哪项错误
   A. 外源性抗原经APC处理，形成多肽-MHC Ⅱ类分子复合物提呈给$CD4^+$ TH细胞
   B. Bm将抗原肽-MHC Ⅱ类分子复合物呈递给TH细胞
   C. 类脂与CD1结合，由APC提呈
   D. TAP参与外源性和内源性抗原的处理
   E. 内源性抗原经APC处理，形成多肽-MHC-Ⅰ类分子复合物提呈给$CD8^+$T细胞
3. 抗原提呈细胞所不具备的作用是
   A. 促进T细胞表达特异性抗原受体
   B. 降解抗原为小分子肽段
   C. 使MHC分子与抗原肽结合
   D. 将抗原肽：MHC复合物提呈给T细胞
   E. 为T细胞活化提供第二信号
4. 类毒素的性质是
   A. 有免疫原性，有毒性
   B. 无免疫原性，无毒性
   C. 有免疫原性，无毒性
   D. 有毒性，无免疫原性
   E. 有变应原性，有毒性
5. 下列哪项不属于体液免疫的效应作用
   A. 调理作用
   B. ADCC
   C. DTH反应
   D. 中和作用
   E. CDC
6. 迟发型变态反应中，下列哪种细胞因子能活化巨噬细胞
   A. IFN-γ
   B. TNF
   C. TGF-β
   D. LT
   E. IL-10
7. 与外源性抗原提呈密切相关的分子是
   A. MHCⅠ类分子
   B. MHCⅡ类分子
   C. FcγR
   D. mIg
   E. C3bR
8. 关于抗感染免疫的叙述，下列错误的是
   A. 完整的皮肤与黏膜屏障是抗感染的第一道防线
   B. 吞噬细胞和体液中的杀菌物质是抗感染的第二道防线
   C. 体液免疫主要针对胞外寄生菌的感染
   D. 细胞免疫主要针对胞内寄生菌的感染
   E. 抗体与细菌结合可直接杀死病原菌
9. 与内源性抗原提呈密切相关的分子是
   A. MHCⅠ类分子
   B. MHCⅡ类分子
   C. FcγR
   D. mIg
   E. C3 bR
10. 病毒在下列哪种情况下可脱离免疫逃逸状态
    A. 病毒基因高频突变
    B. 病毒急性感染期
    C. 免疫抑制
    D. 分子模拟
    E. 干扰抗原提呈
11. 巨噬细胞对外源性抗原加工处理和提呈过程不包括
    A. 吞噬体形成
    B. 吞噬溶酶体形成
    C. 抗原降解成抗原肽
    D. 抗原在内质网中加工修饰
    E. 抗原肽与MHCⅡ类分子结合形成复合物
12. NK细胞通过ADCC作用杀伤靶细胞需要
    A. 补体
    B. 抗体
    C. 细胞因子
    D. MHC分子
    E. TCR
13. 交叉反应是由于两种不同的抗原分子中具有
    A. 构象决定簇
    B. 不同的抗原决定簇
    C. 功能性决定簇
    D. 共同抗原决定簇
    E. 连续性决定簇
14. 巨噬细胞主要是通过以下哪种方式摄入和消化细菌的
    A. 胞饮作用
    B. 受体介导的胞吞作用
    C. 膜泡运输的方式
    D. 吞饮作用
    E. 吞噬作用
15. 关于免疫应答，下列哪项错误
    A. 对TD抗原的应答都产生记忆细胞
    B. 对TD抗原的应答都需APC处理和提呈抗原
    C. 都产生效应产物
    D. 效应产物的作用均是特异的
    E. 都能形成免疫耐受
16. 具有非特异性杀伤作用的细胞是

A. Th 细胞
B. CTL 细胞
C. TCRαβT 细胞
D. NK 细胞
E. Ts 细胞

17. 参与特异性抗细胞内病原体感染的主要免疫效应细胞是
A. 巨噬细胞
B. Th2
C. CTL
D. B 细胞
E. NK 细胞

【B_1 型题】

（18～22 题共用备选答案）
A. 中性粒细胞
B. 红细胞
C. NK 细胞
D. 巨噬细胞
E. 嗜碱性粒细胞

18. 具有非特异性吞噬杀伤和抗原提呈作用的细胞是
19. 来源于淋巴样前体细胞的细胞是
20. 在急性炎症中起关键作用的细胞是
21. 能够引起急性变态反应的细胞是
22. 具有清除血循环中免疫复合物功能的细胞是

（23～27 题共用备选答案）
A. 自身抗原
B. 同种异型抗原
C. 超抗原
D. 独特型抗原
E. 异嗜性抗原

23. 在某些情况下，能刺激机体产生免疫应答的自身物质是
24. 只需极低浓度既可激活多克隆 T 细胞的物质是
25. 一类与种属无关的存在人、动物和微生物之间的共同抗原是
26. 存在于 TCR 或 BCR 可变区的抗原决定簇是
27. ABO 血型抗原属于

参考答案

【A_1 型题】

1. D 2. D 3. A 4. C 5. C 6. A 7. B 8. E 9. A 10. E
11. D 12. B 13. D 14. E 15. D 16. D 17. C

【B_1 型题】

18. D 19. C 20. A 21. E 22. D 23. A 24. C 25. E 26. D 27. B

第十三节 变态反应

【A_1 型题】

1. Ⅱ型变态反应
A. 由 IgG 介导
B. 属迟发型变态反应
C. 与 NK 细胞无关
D. 与巨噬细胞无关
E. 不破坏细胞

2. 属于Ⅲ型变应性疾病的是
A. 过敏性溶血性贫血
B. SLE
C. 过敏性鼻炎
D. 结核
E. 青霉素引起的过敏性休克

3. 不参与Ⅰ型变态反应的细胞是
A. 嗜碱性粒细胞
B. 肥大细胞
C. 浆细胞
D. 中性粒细胞
E. 嗜酸性粒细胞

4. 不是Ⅰ型变态反应特点是
A. IgE 介导
B. 发生速度快
C. 有明显的个体差异
D. 引起功能紊乱
E. 造成严重组织细胞损伤

5. 有关血清病的正确叙述是
A. 免疫复合物沉积于毛细血管基底膜
B. 补体含量增加
C. ADCC 作用破坏靶细胞
D. 症状局限在淋巴结
E. 补体一般不参与致局部病理损伤

6. 诱导支气管平滑肌强烈而持久地收缩的介质是
A. 白三烯
B. 组胺
C. 激肽类物质
D. PGD_2
E. C3a

7. 有补体参与的变态反应性疾病是
A. 支气管哮喘
B. 青霉素引起的休克
C. 粒细胞减少症
D. 剥脱性皮炎
E. 荨麻疹

8. 支气管哮喘中起主要作用的 Ig 是
A. IgG
B. IgM
C. sIgA
D. IgE
E. IgD

9. 介导Ⅳ型变态反应的免疫细胞是
   A. T细胞
   B. B细胞
   C. 嗜酸性粒细胞
   D. 肥大细胞
   E. 中性粒细胞
10. 在Ⅰ型变态反应中，细胞内cAMP水平降低能够
   A. 增强嗜碱性粒细胞的膜稳定性
   B. 增强肥大细胞的膜稳定性
   C. 引起嗜碱性粒细胞脱颗粒
   D. 引起T细胞对靶细胞的破坏
   E. 阻断肥大细胞脱颗粒
11. 属于Ⅰ型变态反应的疾病是
   A. 血清病
   B. 过敏性休克
   C. 免疫复合物性肾小球肾炎
   D. 类风湿关节炎
   E. 感染性迟发型变态反应
12. Ⅲ型变态反应的启动因素是
   A. 细胞因子
   B. 免疫球蛋白
   C. 免疫复合物
   D. 单核吞噬细胞
   E. 淋巴毒素
13. 与免疫复合物型变态反应有关的疾病是
   A. 新生儿溶血症
   B. 链球菌感染后肾小球肾炎
   C. 肺出血-肾炎综合征
   D. 血细胞减少症
   E. Graves病
14. 关于变态反应正确理解是
   A. 不出现组织细胞损伤
   B. 机体反应性处于低状态
   C. 不是特异性的
   D. 属于正常免疫应答
   E. 属于异常免疫应答
15. 与IgE具有亲和性的细胞是
   A. 嗜酸性粒细胞和中性粒细胞
   B. 毛细血管基底膜细胞
   C. Mφ细胞
   D. 嗜碱性粒细胞及肥大细胞
   E. NK细胞
16. 属于Ⅱ型变态反应的疾病是
   A. 血小板减少性紫癜
   B. 血清病
   C. SLE
   D. 过敏性鼻炎
   E. 荨麻疹
17. 补体、中性粒细胞、血小板共同参与的变态反应类型是
   A. Ⅰ型
   B. Ⅱ型
   C. Ⅲ型
   D. Ⅳ型
   E. Ⅱ型和Ⅲ型
18. 参与Ⅰ型变态反应的主要细胞是
   A. 肥大细胞
   B. 致敏T细胞
   C. CTL细胞
   D. NK细胞
   E. 中性粒细胞
19. 不参与Ⅰ型变态反应的介质或细胞因子是
   A. 组胺
   B. LTs
   C. PAF
   D. PGD_2
   E. IFN-γ
20. 如遇一位异种动物血清过敏者（仍须注破伤风抗毒素）应当如何处理
   A. 停止注射
   B. 用色甘酸钠后再注射
   C. 少量多次注射
   D. 一次性皮下注射
   E. 与肾上腺素同时注射
21. 在Ⅰ型变态反应中起负反馈调节作用的细胞是
   A. 肥大细胞
   B. 嗜酸性粒细胞
   C. Th2细胞
   D. 中性粒细胞
   E. 嗜碱性粒细胞
22. 参与Ⅰ型变态反应的最重要的Ig是
   A. IgG
   B. IgM
   C. sIgA
   D. IgE
   E. IgD

【A_2型题】

23. 注射青霉素引起过敏性休克，血压下降，是由血管活性物质引起的生物学效应，这种休克的发生是由哪种效应所致
   A. 支气管平滑肌收缩
   B. 腺体分泌增加
   C. 毛细血管扩张
   D. 血管通透性增加
   E. 以上全部是
24. 糖尿病患者由于反复注射胰岛素，在注射局部出现红肿，出血，坏死等剧烈的炎症，应是
   A. 类风湿关节炎
   B. 类Arthus反应
   C. 血清病
   D. 免疫复合物型肾小球性肾炎
   E. SLE
25. 一开放性外伤患者，急需注射破伤风抗毒素血清，皮试发现过敏，需采用的主要防治措施是
   A. 色甘酸钠阻止肥大细胞脱颗粒
   B. 生物活性介质拮抗剂——苯海拉明
   C. 肾上腺素
   D. 异种免疫血清脱敏疗法
   E. 特异性变应原脱敏疗法
26. 使用化妆品后24小时出现面部水肿，渗出，痒痛，应属于
   A. Ⅰ型变态反应
   B. Ⅱ型变态反应
   C. Ⅲ型变态反应
   D. Ⅳ型变态反应
   E. 以上都不是
27. 患者体内有维生素B_{12}辅助因子的抗体，此抗体可使肠道维生素B_{12}吸收障碍，该种贫血

属于
A. ABO 血型不符
B. 新生儿溶血症
C. 自身免疫性溶血性贫血
D. 恶性贫血
E. 药物过敏性溶血性贫血

28. 某血管活性物质的作用是刺激支气管平滑肌强烈持久性地收缩，也有使毛细血管通透性增强和促进内分泌的作用，该物质应该是
A. 血小板活化因子
B. 组胺
C. 白三烯
D. 前列腺素
E. 激肽

【B_1 型题】

（29~33 题共用备选答案）
A. 引起Ⅰ型变态反应
B. 引起Ⅱ型变态反应
C. 引起Ⅲ型变态反应
D. 引起Ⅳ型变态反应
E. 是Ⅰ型变态反应的介质

29. 花粉
30. ABO 抗原
31. 中等大小可溶性复合物
32. 组胺
33. 结核菌

（34~40 题共用备选答案）
A. 属Ⅰ型变应性疾病
B. 属Ⅱ型变应性疾病
C. 属Ⅲ型变应性疾病
D. 属Ⅳ型变应性疾病
E. 不属于变应性疾病

34. 结核病
35. 移植物急性排斥
36. 青霉素过敏性休克
37. 药物过敏性血小板减少症紫癜
38. 血清病
39. 输血反应
40. 类风湿关节炎

参考答案

【A_1 型题】

1. A　2. B　3. D　4. E　5. A　6. A　7. C　8. D　9. A　10. C
11. B　12. C　13. B　14. E　15. D　16. A　17. C　18. A　19. E　20. C
21. B　22. D

【A_2 型题】

23. E　24. B　25. D　26. D　27. D　28. C

【B_1 型题】

29. A　30. B　31. C　32. E　33. D　34. D　35. D　36. A　37. B　38. C
39. B　40. C

第十四节　自身免疫和自身免疫病

【A_1 型题】

1. 重症肌无力的自身抗原是
A. 平滑肌
B. 乙酰胆碱受体
C. 胰岛素受体
D. 细胞核
E. 血小板

2. 风湿性心脏病的发病机制主要与下列哪一项有关
A. 自身抗原的改变
B. 分子模拟
C. 表位扩展
D. 免疫忽视的打破
E. 免疫隔离部位抗原的释放

3. 自身免疫病最重要的基本特征是
A. 患者血中可测得高效价的自身抗体和/或针对自身 Ag 的致敏淋巴细胞
B. 自身抗体或致敏淋巴细胞造成组织损伤或功能障碍
C. 病情转归与自身免疫反应强度有关
D. 反复发作或慢性迁延
E. 有遗传倾向

4. 刺激机体产生类风湿因子的抗原是
A. 变性 IgA
B. 变性 IgD
C. 变性 IgE
D. 变性 IgG
E. 变性 IgM

5. 属于器官特异性自身免疫病的是
A. SLE
B. 全身性硬皮病
C. 多发性肌炎
D. 干燥综合征
E. 甲状腺功能亢进症

6. 格雷夫斯（Graves）病患者血清中的促甲状腺素受体的抗体主要是
A. IgG
B. IgA

C. IgE
D. IgM
E. IgD

7. 自身免疫病是由于哪一项免疫功能损害所致
A. 免疫调节
B. 免疫监视
C. 免疫防御
D. 免疫自稳
E. 抗原提呈

8. 属于器官非特异性自身免疫性疾病的是
A. 重症肌无力
B. 类风湿性关节炎
C. 1型糖尿病
D. 甲状腺功能亢进症
E. 桥本甲状腺炎（慢性甲状腺炎）

参考答案

【A_1 型题】

1. B　2. B　3. A　4. D　5. E　6. A　7. D　8. B

第十五节　免疫缺陷病

【A_1 型题】

1. 慢性肉芽肿发病的原因是
A. T细胞功能缺陷
B. 联合免疫缺陷
C. B细胞功能缺陷
D. 补体系统缺陷
E. 吞噬细胞功能缺陷

2. X连锁无丙种球蛋白血症是属于
A. T细胞缺陷
B. 联合免疫缺陷
C. 吞噬细胞缺陷
D. 补体系统缺陷
E. B细胞缺陷病

3. 下列中不属于免疫缺陷病共同特点的是
A. 好发恶性肿瘤
B. 反复感染
C. 常患心血管病
D. 多伴有自身免疫病
E. 多有遗传倾向性

4. 临床常用的对抗HIV抗体进行初筛的检查方法是
A. 免疫荧光法
B. 放射免疫测定
C. 免疫PCR
D. 免疫印迹法
E. ELISA法

5. 原发性免疫缺陷易出现的主要疾病是
A. 自身免疫性疾病
B. 肿瘤
C. 白血病
D. 艾滋病
E. 反复感染

6. AIDS的主要传播途径是
A. 性接触、呼吸道传播、消化道传播
B. 性接触、垂直传播、血液传播
C. 性接触、血液传播、呼吸道传播
D. 性接触、消化道传播、血液传播
E. 性接触、垂直传播、呼吸道传播

7. HIV造成机体免疫功能损害主要侵犯的细胞是
A. $CD4^+$T淋巴细胞
B. $CD8^+$T淋巴细胞
C. B淋巴细胞
D. NK细胞
E. 浆细胞

8. 确诊原发性免疫缺陷最重要的指标是
A. 白细胞计数和分类
B. 各类Ig的检测
C. T细胞、B细胞及吞噬细胞的功能检测
D. 检测相关基因的缺陷
E. 补体成分的检测

9. 关于迪格奥尔格（DiGeorge）综合征的叙述，错误的是
A. 患者抗病毒免疫力降低
B. 患者先天性胸腺发育不全
C. 患者结核菌素试验阴性
D. 患者体液免疫功能不受影响
E. 患者细胞免疫功能缺陷

10. 选择性IgA缺陷症是属于
A. B细胞缺陷病
B. T细胞缺陷病
C. T细胞、B细胞联合免疫缺陷病
D. 吞噬细胞缺陷
E. 补体系统缺陷

11. 属于继发性免疫缺陷病的是
A. X连锁低丙球蛋白血症
B. DiGeorge综合征
C. 慢性肉芽肿瘤
D. AIDS
E. 白细胞黏附缺陷

12. HIV与感染细胞膜上CD4分子结合的病毒刺突是
A. gp120
B. gp41
C. P24
D. P17
E. gp160

【A_2 型题】

13. 一男孩出生后8个月发病。反

复感染，淋巴组织中查不到 mIg 阳性细胞，无生发中心，扁桃体小，血清中 IgG、IgA、IgD 含量极低，T 细胞功能正常。该疾病是
A. Bruton 症（X 性连锁无丙种球蛋白血症）
B. X 性连锁高 IgM 综合征
C. Ig 重链缺乏
D. 婴儿暂时性低丙种球蛋白血症
E. 选择性 IgA 缺陷

14. 本病的特点是：①全身组织发育不良；②易发生反复感染；③易发生 GVHR；④易发生自身免疫病或肿瘤。该病是
A. DiGeorge（先天性胸腺发育不全）
B. SCID（重症联合免疫缺陷病）
C. Wiskott Aldrich 综合征
D. 共济失调—毛细血管扩张
E. 慢性肉芽肿病

15. 一名 9 个月的婴儿接种减毒水痘病毒疫苗，结果在其接种部位发生了进行性肌坏死性损伤，这种接种反应可能是由于
A. B 细胞缺陷
B. 对佐剂反应
C. 补体缺陷
D. T 细胞缺陷
E. 吞噬细胞缺陷

【B_1 型题】

（16～18 题共用备选答案）
A. 慢性肉芽肿
B. DiGeorge 综合征
C. Bruton 病
D. SCID
E. 补体系统缺陷

16. 属于吞噬细胞缺陷病
17. 属于 T 细胞缺陷病
18. 属于 B 细胞缺陷病

参考答案

【A_1 型题】

1. E　2. E　3. C　4. E　5. E　6. B　7. A　8. D　9. D　10. A
11. D　12. A

【A_2 型题】

13. A　14. B　15. D

【B_1 型题】

16. A　17. B　18. C

第十六节　肿瘤免疫

【A_1 型题】

1. 关于肿瘤抗原的正确叙述是
A. TAA 诱导的免疫应答具有典型的特异性和记忆性
B. TSA 不能成为抗体识别和清除恶变细胞的抗原成分
C. TAA 被宿主识别的过程具有 MHC 限制性
D. TSA 抗原性较弱，难以刺激机体产生抗肿瘤免疫应答
E. TSA 是肿瘤免疫诊断及治疗的有效靶点

2. NK 细胞杀伤肿瘤细胞是通过
A. 特异性地识别肿瘤细胞表面的 MHC Ⅰ类分子
B. 将肿瘤细胞内化杀伤
C. 释放穿孔素
D. 释放 TNF-β
E. 释放 IFN-α

3. 关于肿瘤免疫的正确描述是
A. 肿瘤抗原只存在于细胞表面
B. 血清中抗甲胎蛋白抗体水平增高有助于原发性肝癌诊断
C. 血清中癌胚抗原水平增高有助于结肠癌诊断
D. 同种类型的肿瘤表达的肿瘤抗原相同
E. HIV 与成人 T 淋巴细胞白血病的发病有关

4. 诱导肿瘤特异性 Ag 的物质是
A. 人乙肝病毒
B. 甲基胆蒽
C. EB 病毒
D. 人乳头瘤病毒
E. 单纯疱疹病毒

5. 属于主动免疫治疗肿瘤的方法是
A. BCG 注射
B. 抗原性疫苗的输入
C. IL-2 的注射
D. 抗肿瘤导向治疗
E. LAK 的输入

6. 特异性杀伤肿瘤的细胞是
A. CTL
B. NK
C. Mφ

D. LAK
E. 中性粒细胞

7. 肿瘤治疗不包括
A. 主动免疫治疗
B. 非特异性免疫治疗
C. 抗肿瘤导向治疗
D. 血浆置换
E. 过继免疫治疗

8. 化学因素诱发的肿瘤抗原的特点是
A. 特异性高，抗原性强
B. 特异性高，抗原性弱
C. 特异性低，抗原性强
D. 特异性低，抗原性弱
E. 多具有共同性表达

9. 关于肿瘤免疫反应描述正确的是
A. 体液免疫在抗肿瘤免疫中起主要作用
B. 细胞免疫在抗肿瘤免疫中起主要作用
C. 静止的与活化的 MΦ 均能杀伤肿瘤细胞
D. 诊断主要依赖于肿瘤的特异性抗原的检测
E. 临床使用细胞因子治疗肿瘤效果显著

10. 在细胞介导的抗肿瘤免疫中，下述正确的是
A. $CD8^+$CTL 是抗肿瘤免疫的主要效应细胞
B. CTL 杀伤肿瘤细胞不受 MHC 限制
C. 用巨噬细胞抑制剂可抑制机体内肿瘤生长
D. 中性粒细胞可特异的杀伤人体内多种肿瘤
E. NK 细胞通过表面的 IgE Fc 段受体与瘤细胞上的抗体结合发挥 ADCC 效应

11. 正确描述肿瘤免疫逃逸机制的是
A. 肿瘤细胞 MHCⅡ类分子表达下降或缺失
B. 肿瘤细胞可产生杀伤性物质
C. 肿瘤细胞表面共刺激分子表达水平降低
D. 肿瘤细胞在遗传上稳定，不易产生变异
E. 肿瘤细胞表达大量 Fas

12. 属于肿瘤过继免疫疗法的是
A. 注射 BCG
B. 注射 IL-2
C. 注射 TIL
D. 注射病毒性肿瘤疫苗
E. 注射 McAb^{125}I

【A_2 型题】

13. 某一细胞群体杀伤肿瘤细胞机制为：①通过其 Ag 受体识别肿瘤细胞特异 Ag，在 Th 辅助下直接杀伤肿瘤细胞；②该细胞活化后，分泌 IFN-γ、TNF-β 等细胞因子间接杀伤肿瘤细胞，该细胞是
A. MΦ
B. NK
C. CTL
D. LAK
E. TIL

14. 某一细胞群体杀伤肿瘤细胞机制为：①释放溶酶体酶直接杀伤；②ADCC 效应；③分泌 TNF 等细胞因子。该细胞是
A. Mφ
B. NK
C. Tc
D. LAK
E. TIL

15. 将细胞因子基因导入体内，使之发挥免疫调节作用。通过直接抑制肿瘤细胞生长或间接激活抗肿瘤免疫功能等机制达到治疗肿瘤目的的方法是
A. 基因治疗
B. 过继免疫治疗
C. 主动特异性免疫治疗
D. 免疫导向治疗
E. 以上都不是

【B_1 型题】

（16~19 题共用备选答案）
A. 血 CA19-9 升高
B. 血 PSA 升高
C. 血 CEA 升高
D. 血 AFP 升高
E. 血酸性磷酸酶升高

16. 结肠直肠癌患者
17. 胰腺癌患者
18. 原发性肝癌患者
19. 前列腺癌患者

（20~23 题共用备选答案）
A. EBV
B. 人乳头瘤病毒
C. 乙型肝炎病毒
D. HIV
E. 人嗜 T 淋巴细胞病毒-1

20. 与原发性肝癌有关
21. 与 B 淋巴细胞瘤发生有关
22. 与成人 T 淋巴细胞白血病发生有关
23. 与子宫颈癌发生有关

参考答案

【A_1 型题】

1. E　2. C　3. C　4. B　5. B　6. A　7. D　8. B　9. B　10. A
11. C　12. C

【A_2 型题】

13. C　14. A　15. A

【B_1 型题】

16. C　17. A　18. D　19. B　20. C　21. A　22. E　23. B

第十七节　移植免疫

【A_1 型题】

1. 与急性同种异基因移植物排斥关系最密切的细胞是
   A. NK 细胞
   B. B 细胞
   C. $CD4^+$T 细胞
   D. 肥大细胞
   E. 嗜酸性粒细胞
2. 引起移植排斥反应最重要的抗原是
   A. Rh 血型抗原
   B. ABO 血型抗原
   C. 异嗜性抗原
   D. HLA 抗原
   E. 变应原
3. 下列叙述中错误的是
   A. 超急排斥一般在移植 24 小时内发生，多由 ABO 血型或 MHC Ⅰ类分子的抗体引起
   B. 急性排斥发生在移植后数天或数月，主要由细胞免疫介导
   C. 慢性排斥发生在移植后数月或数年
   D. HVGR 是骨髓移植的主要障碍
   E. GVHR 是移植物中的免疫细胞对宿主成分的免疫应答
4. 成人器官移植中常发生 GVHR 的是
   A. 骨髓移植
   B. 肾移植
   C. 心脏移植
   D. 胸腺移植
   E. 皮肤移植

【A_2 型题】

5. 一般在移植的数天或数月后发生，主要由细胞免疫应答引起，移植物的主要病理变化是实质细胞的坏死。这种移植排斥反应的类型是
   A. 超急排斥
   B. 急性排斥
   C. 慢性排斥
   D. GVHR
   E. 以上都不是
6. 移植排斥反应损伤机制中能激活 CTL、NK 杀伤移植物，使 B 细胞产生抗体的细胞因子是
   A. IL-1
   B. IL-8
   C. IL-2
   D. IL-4
   E. IL-5

【B_1 型题】

（7~8 题共用备选答案）
A. 移植物供血不足
B. 受者体内有抗供者组织抗原的抗体
C. MHC 不相配
D. 受者免疫功能紊乱
E. 受者体内有自身反应性 T 细胞

7. 无血缘关系的同种器官移植时，发生排斥反应的主要原因是
8. 异种移植时发生超急性排斥反应的机制是

参考答案

【A_1 型题】

1. C　2. D　3. D　4. A

【A_2 型题】

5. B　6. C

【B_1 型题】

7. C　8. B

第十八节　免疫学检测技术

【A_1 型题】

1. 属于直接凝集反应的是
   A. 肥达反应
   B. 单向琼脂扩散
   C. 双向琼脂扩散
   D. 对流免疫电泳
   E. 抗“O”试验
2. 检测 IgE 含量常用的简单方法是
   A. 凝集反应
   B. 单向琼脂扩散
   C. ELISA
   D. 免疫电泳
   E. 免疫荧光法
3. 细胞增生程度除用^{3}H-TdR 掺入法外，还可应用的检测方法是
   A. 乳酸脱氢酶释放法
   B. MTT 法
   C. ELISA 法
   D. 溶血空斑试验
   E. ELISOP 法
4. 用于检测 CTL 杀伤活性的常用实验是
   A. 免疫电泳
   B. 流式细胞术
   C. 乳酸脱氢酶释放法
   D. 溶血空斑试验
   E. ELISA
5. 用于吞噬细胞吞噬功能测定的实验是
   A. ^{3}H-TdR 掺入法
   B. ELISA
   C. 免疫 PCR
   D. MTT 法
   E. 硝基蓝四氮唑实验
6. 标记技术中最敏感的方法是
   A. 荧光标记法
   B. 酶标记法
   C. 放射性核素标记法
   D. 化学发光测定法
   E. 胶体金标记法
7. 抗原抗体反应的特异性主要依赖于
   A. 抗原的相对分子质量
   B. 抗体的电荷
   C. 抗原和抗体的浓度
   D. 抗原和抗体的构象
   E. 免疫球蛋白的类别
8. 细胞水平检测抗体形成能力的方法是
   A. 抗人球蛋白（Coombs）试验
   B. E 花环试验
   C. 凝集反应
   D. 淋巴细胞转化试验
   E. 溶血空斑试验
9. 测定蛋白样品中某种相对分子质量的蛋白选用最佳的方法是
   A. 免疫 PCR
   B. ELISA 法
   C. 蛋白印迹试验（Western blotting）
   D. 斑点杂交
   E. Southern blotting
10. 检测 Ig 和补体的含量可采用
   A. 双向琼脂扩散
   B. 单向琼脂扩散
   C. 直接凝集实验
   D. 间接凝集实验
   E. 协同凝集实验
11. 在抗原抗体反应中，下述哪项错误
   A. 抗原抗体特异性结合
   B. 抗原抗体结合稳定、不可逆
   C. 抗原抗体按一定比例结合
   D. 反应受酸碱度影响
   E. 反应受温度影响
12. 应用酶联免疫法检测抗破伤风类毒素抗体，加底物显色后，所测定的颜色的光密度值
   A. 同患者血清中特异性抗体的浓度成正比
   B. 同固相上结合的抗原成正比
   C. 同患者血清中特异性抗体的浓度成反比
   D. 同酶标记的抗体浓度成正比
   E. 同酶底物的浓度成正比
13. 属于迟发型变态反应的试验是
   A. 库姆试验
   B. 抗毒素血清皮试
   C. 青霉素皮试
   D. OT 试验（结核菌素试验）
   E. 普鲁卡因皮试
14. 常用于外周血 T 细胞亚群检测的方法是
   A. 流式细胞术
   B. MTT 法
   C. 细胞毒试验
   D. 凝集反应
   E. 沉淀反应

【B_1 型题】

（15~16 题共用备选答案）
   A. 皮肤迟发型变态反应
   B. 血清谷丙转氨酶测定
   C. 血清免疫球蛋白测定
   D. 血清 β_2 微球蛋白测定
   E. 硝基四唑氮蓝还原试验
15. 体液免疫测定是指
16. 细胞免疫测定是指

（17~20 题共用备选答案）
   A. 免疫荧光法
   B. 免疫胶体金技术
   C. 对流免疫电泳
   D. ELISA
   E. 放射免疫测定法
17. 检查血清中抗核抗体的方法是
18. 检查血清中 Ig 各组分含量的方法是
19. 检查激素、药物等微量物质的方法是
20. 早孕快速检测技术的原理是

参考答案

【A_1 型题】

1. A 2. C 3. B 4. C 5. E 6. C 7. D 8. E 9. C 10. B
11. B 12. A 13. D 14. A

【B_1 型题】

15. C 16. A 17. A 18. D 19. E 20. B

第十九节 免疫学防治

【A_1 型题】

1. 以下哪种是人工主动免疫
   A. 给机体注射抗毒素
   B. 给机体注射类毒素
   C. 给机体注射丙种球蛋白
   D. 给机体注射细胞因子
   E. 给机体注射胎盘球蛋白
2. 下列哪种是减毒活疫苗
   A. 鼠疫菌苗
   B. 伤寒菌苗
   C. 百日咳菌苗
   D. 类毒素
   E. 森林脑炎疫苗
3. 密切接触白喉患者的儿童应给予的免疫措施是
   A. 白喉类毒素
   B. BCG
   C. 白喉抗毒素
   D. 丙种球蛋白
   E. 胎盘球蛋白
4. 以下哪种是人工被动免疫
   A. 注射菌苗
   B. 口服麻痹糖丸
   C. 接种卡介苗（BCG）
   D. 注射免疫球蛋白
   E. 注射类毒素
5. 下列哪种搭配是正确的
   A. 隐性感染——自然被动免疫
   B. 接种疫苗——人工主动免疫
   C. 接种类毒素——人工被动免疫
   D. 注射抗毒素——人工主动免疫
   E. 从初乳中获得 sIgA——人工被动免疫
6. 下列哪种是死疫苗
   A. BCG
   B. 小儿麻痹糖丸
   C. 麻疹疫苗
   D. 鼠疫疫苗
   E. 伤寒疫苗
7. 下列哪种属于自然被动免疫
   A. 注射丙种球蛋白
   B. 注射抗毒素血清
   C. 经胎盘从母体得到的抗体
   D. 接种类毒素产生的抗体
   E. 接种疫苗产生的抗体
8. 下列哪种不是疫苗
   A. 亚单位疫苗
   B. 基因工程疫苗
   C. 合成肽疫苗
   D. 人免疫球蛋白制剂
   E. DNA 疫苗

【B_1 型题】

（9~13 题共用备选答案）
   A. 应用生物应答调节剂进行免疫治疗
   B. 应用细胞因子拮抗剂的治疗
   C. 应用细胞因子的治疗
   D. 过继免疫治疗
   E. 应用抗体进行免疫治疗
9. 用自体 LAK、TIL 细胞治疗恶性肿瘤为
10. 用抗 TNF 单抗治疗类风湿关节炎为
11. 用卡介苗辅助治疗膀胱癌为
12. 注射破伤风抗毒素血清治疗破伤风为
13. 用 IFN-α 治疗毛细胞白血病

（14~15 题共用备选答案）
   A. 左旋咪唑
   B. 环磷酰胺
   C. 卡介苗
   D. FK-506
   E. 胸腺肽
14. 具有免疫增强疗效的化学制剂是
15. 具有免疫抑制疗效的微生物制剂是

（16~18 题共用备选答案）
   A. 灭活疫苗
   B. 减毒活疫苗
   C. 类毒素疫苗
   D. 基因工程疫苗
   E. DNA 疫苗
16. 卡介苗属于
17. 狂犬疫苗属于
18. 重组乙型肝炎病毒表面抗原属于

参考答案

【A_1型题】

1. B　2. A　3. C　4. D　5. B　6. E　7. C　8. D

【B_1型题】

9. D　10. B　11. A　12. E　13. C　14. A　15. D　16. B　17. C　18. E

第九章　药　理　学

第一节　药物效应动力学

【A_1型题】

1. 下列哪个参数最能表示药物的安全性
   A. 最小有效量
   B. 极量
   C. 半数致死量
   D. 半数有效量
   E. 治疗指数
2. 治疗指数是指
   A. 比值越大就越不安全
   B. ED_{50}/LD_{50}
   C. ED_{50}/TD_{5}
   D. 比值越大，药物毒性越大
   E. LD_{50}/ED_{50}
3. 半数有效量（ED_{50}）是
   A. 引起50%动物死亡的剂量
   B. 引起50%动物中毒的剂量
   C. 引起50%动物产生阳性反应的剂量
   D. 和50%受体结合的剂量
   E. 达到50%有效血药浓度的剂量
4. 药物的副反应是
   A. 药物本身固有的
   B. 较严重的药物不良反应
   C. 剂量过大时产生的不良反应
   D. 药物作用选择性
   E. 与药物治疗目的有关的效应
5. 药物不良反应
   A. 一般都很严重
   B. 发生在大剂量情况下
   C. 产生原因与药物作用的选择性高有关
   D. 可发生在治疗剂量
   E. 只是一种变态反应
6. 受体激动药的特点是
   A. 与受体有亲和力，有内在活性
   B. 与受体有亲和力，无内在活性
   C. 与受体无亲和力，有内在活性
   D. 与受体有亲和力，有弱的内在活性
   E. 与受体有弱亲和力，有强的内在活性
7. 受体阻断药的特点是
   A. 与受体有亲和力，有内在活性
   B. 与受体有亲和力，无内在活性
   C. 与受体无亲和力，有内在活性
   D. 与受体有亲和力，有弱的内在活性
   E. 与受体有弱亲和力，有强的内在活性

【B_1型题】

（8~12题共用备选答案）

A. 在剂量过大或药物在体内蓄积过多时发生的不良反应
B. 停药后血药浓度已降至阈浓度以下时残存的药理效应
C. 突然停药后原有疾病加剧
D. 反应性质与药物原有效应无关，用药理性拮抗药解救无效
E. 一类先天遗传异常所致的反应

8. 停药反应是指
9. 变态反应是指
10. 毒性反应是指
11. 后遗效应是指
12. 特异质反应是指

参考答案

【A_1型题】

1. E　2. E　3. C　4. A　5. D　6. A　7. B

【B_1型题】

8. C　9. D　10. A　11. B　12. E

第二节　药物代谢动力学

【A_1 型题】

1. 药物的生物利用度是指
   A. 药物经胃肠道进入门脉的分量
   B. 药物能吸收进入体循环的分量
   C. 药物吸收后达到作用点的分量
   D. 药物吸收后进入体内的相对速度
   E. 药物吸收进入体循环的相对分量和速度
2. 用药的间隔时间主要取决于
   A. 药物与血浆蛋白的结合率
   B. 药物的吸收速度
   C. 药物的排泄速度
   D. 药物的消除速度
   E. 药物的分布速度
3. 硝酸甘油口服，经门静脉入肝，在进入体循环的药量约10%左右，这说明该药
   A. 活性低
   B. 效能低
   C. 首过消除显著
   D. 排泄快
   E. 首过消除不显著，排泄慢
4. 影响生物利用度较大的因素是
   A. 给药次数
   B. 给药时间
   C. 给药剂量
   D. 给药途径
   E. 年龄
5. 某弱酸性药物的 pKa 是 3.4，在血浆中的解离百分率约为
   A. 1%
   B. 10%
   C. 90%
   D. 99%
   E. 99.99%
6. 某药的消除符合一级动力学，其 $t_{1/2}$ 为 4 小时，在定时定量给药后，需经多少小时才能达到稳态血药浓度
   A. 约 10 小时
   B. 约 20 小时
   C. 约 30 小时
   D. 约 40 小时
   E. 约 50 小时
7. 易透过血脑屏障的药物具有特点为
   A. 与血浆蛋白结合率高
   B. 相对分子质量大
   C. 极性大
   D. 脂溶度高
   E. 脂溶性低
8. 按一级动力学消除的药物的特点是
   A. 药物的半衰期随剂量而改变
   B. 并非为大多数药物的消除方式
   C. 单位时间内实际消除的药量递减
   D. 酶学中的米-曼公式与动力学公式相似
   E. 以固定的间隔给药，体内血药浓度难以达到稳态
9. 首过消除最显著的给药途径是
   A. 舌下给药
   B. 吸入给药
   C. 静脉给药
   D. 皮下给药
   E. 口服给药
10. 影响药物转运的因素不包括
   A. 药物的脂溶性
   B. 药物的解离度
   C. 体液的 pH
   D. 胎盘屏障
   E. 血脑屏障

【B_1 型题】

（11～13 题共用备选答案）
   A. 半衰期
   B. 清除率
   C. 消除速率常数
   D. 零级动力学消除
   E. 一级动力学消除
11. 单位时间内消除恒定的量是
12. $t_{1/2}$恒定的是
13. 单位时间内药物按一定比率消除是

参考答案

【A_1 型题】

1. E　2. D　3. C　4. D　5. E　6. B　7. D　8. C　9. E　10. D

【B_1 型题】

11. D　12. E　13. E

第三节 胆碱受体激动药

【A_1型题】

1. 毛果芸香碱（匹鲁卡品）对眼的作用表现为
   A. 降低眼压、扩瞳、调节痉挛
   B. 降低眼压、缩瞳、调节麻痹
   C. 降低眼压、缩瞳、调节痉挛
   D. 升高眼压、扩瞳、调节痉挛
   E. 升高眼压、缩瞳、调节痉挛
2. 毛果芸香碱临床上主要用于治疗
   A. 重症肌无力
   B. 青光眼
   C. 术后腹胀气
   D. 房室传导阻滞
   E. 有机磷农药中毒
3. 支配虹膜环形肌的是
   A. N受体
   B. M受体
   C. α受体
   D. β受体
   E. 多巴胺能受体
4. 毛果芸香碱对眼的调节作用是
   A. 睫状肌松弛，悬韧带拉紧，晶状体变扁平
   B. 睫状肌松弛，悬韧带放松，晶状体变凸
   C. 睫状肌收缩，悬韧带拉紧，晶状体变凸
   D. 睫状肌收缩，悬韧带拉紧，晶状体变扁平
   E. 睫状肌收缩，悬韧带放松，晶状体变凸

参考答案

【A_1型题】

1. C　2. B　3. B　4. E

第四节 抗胆碱酯酶药和胆碱酯酶复活药

【A_1型题】

1. 新斯的明的药理作用是
   A. 激活胆碱酯酶
   B. 激动M受体
   C. 抑制胆碱酯酶
   D. 阻断M受体
   E. 激动N受体
2. 解救中度有机磷酸酯类中毒可用
   A. 阿托品和毛果芸香碱合用
   B. 氯解磷定和毛果芸香碱合用
   C. 阿托品和毒扁豆碱合用
   D. 氯解磷定和毒扁豆碱合用
   E. 氯解磷定和阿托品合用
3. 有机磷酸酯类急性中毒表现为
   A. 腺体分泌减少、胃肠平滑肌兴奋
   B. 膀胱逼尿肌松弛、呼吸肌麻痹
   C. 支气管平滑肌松弛、唾液腺分泌增加
   D. 神经节兴奋、心血管作用复杂
   E. 脑内乙酰胆碱水平下降、瞳孔扩大
4. 有机磷酸酯类中毒症状中，不属于M样症状的是
   A. 瞳孔缩小
   B. 流涎流泪
   C. 腹痛腹泻
   D. 小便失禁
   E. 肌肉震颤
5. 治疗重症肌无力首选
   A. 毛果芸香碱
   B. 乙酰胆碱
   C. 毒扁豆碱
   D. 新斯的明
   E. 肾上腺素
6. 美曲膦酯（敌百虫）口服中毒不能用下列哪种溶液洗胃
   A. 高锰酸钾溶液
   B. 生理盐水
   C. 饮用水
   D. 碳酸氢钠溶液
   E. 醋酸溶液
7. 下列哪个药物属于胆碱酯酶复活药
   A. 新斯的明
   B. 碘解磷定
   C. 毒扁豆碱
   D. 安贝氯铵
   E. 阿托品
8. 有机磷农药中毒的机制是
   A. 抑制磷酸二酯酶
   B. 抑制单胺氧化酶
   C. 抑制胆碱酯酶
   D. 抑制腺苷酸环化酶
   E. 直接激动胆碱受体
9. 新斯的明最强的作用是
   A. 兴奋胃肠道平滑肌
   B. 兴奋膀胱平滑肌
   C. 缩小瞳孔
   D. 兴奋骨骼肌
   E. 增加腺体分泌

参考答案

【A_1 型题】

1. C　2. E　3. D　4. E　5. D　6. D　7. B　8. C　9. D

第五节　M 胆碱受体阻断药

【A_1 型题】

1. 阿托品抗休克的主要机制是
   A. 加快心率，增加排出量
   B. 扩张支气管，改善缺氧状态
   C. 扩张血管，改善微循环
   D. 兴奋中枢，改善呼吸
   E. 收缩血管，升高血压
2. 阿托品中毒时可用下列何药治疗
   A. 毛果芸香碱
   B. 酚妥拉明
   C. 东莨菪碱
   D. 后马托品
   E. 山莨菪碱
3. 阿托品不能引起
   A. 心率加快
   B. 眼内压下降
   C. 口干
   D. 视物模糊
   E. 扩瞳
4. 阿托品用于治疗
   A. 心源性休克
   B. 过敏性休克
   C. 失血性休克
   D. 感染中毒性休克
   E. 神经源性休克
5. 阿托品禁用于
   A. 胃痉挛
   B. 虹膜睫状体炎
   C. 青光眼
   D. 胆绞痛
   E. 缓慢型心律失常
6. 阿托品对哪种平滑肌的松弛作用最强
   A. 胃肠道
   B. 胆管
   C. 支气管
   D. 输尿管
   E. 幽门括约肌

参考答案

【A_1 型题】

1. C　2. A　3. B　4. D　5. C　6. A

第六节　肾上腺素受体激动药

【A_1 型题】

1. 多巴胺舒张肾血管是由于
   A. 激动 β 受体
   B. 阻断 α 受体
   C. 激动 M 胆碱受体
   D. 激动多巴胺能受体
   E. 使组胺释放
2. 下列哪个药物不宜做肌内注射
   A. 肾上腺素
   B. 去甲肾上腺素
   C. 异丙肾上腺素
   D. 间羟胺
   E. 麻黄碱
3. 治疗心搏骤停宜首选
   A. 静脉滴注去甲肾上腺素
   B. 舌下含异丙肾上腺素
   C. 静脉滴注地高辛
   D. 肌内注射尼可刹米
   E. 心内注射肾上腺素
4. 肾上腺素与异丙肾上腺素共同的适应证是
   A. 过敏性休克
   B. 房室传导阻滞
   C. 与局麻药配伍，延长局麻药的作用时间
   D. 支气管哮喘
   E. 局部止血
5. 青霉素类引起的过敏性休克首选
   A. 去甲肾上腺素
   B. 异丙肾上腺素
   C. 肾上腺素
   D. 多巴胺
   E. 麻黄碱
6. 休克和急性肾功能衰竭最好选用
   A. 多巴胺
   B. 多巴酚丁胺
   C. 肾上腺素
   D. 间羟胺
   E. 阿托品
7. 多巴胺药理作用不包括
   A. 减少肾血流量，使尿量减少
   B. 对血管平滑肌 β_2 受体作用很弱
   C. 直接激动心脏 β_1 受体
   D. 激动血管平滑肌多巴胺能

受体
E. 间接促进去甲肾上腺素释放

8. 治疗严重房室传导阻滞宜选用
A. 肾上腺素
B. 去甲肾上腺素
C. 异丙肾上腺素
D. 阿托品
E. 氨茶碱

9. 为了延长局麻药的局麻作用和减少不良反应，可加用
A. 肾上腺素
B. 异丙肾上腺素
C. 多巴胺
D. 去甲肾上腺素
E. 麻黄碱

10. 明显舒张肾血管，增加肾血流的药是
A. 肾上腺素
B. 异丙肾上腺素
C. 麻黄碱
D. 多巴胺
E. 去甲肾上腺素

11. 急性肾衰竭时，可用何药与利尿剂配伍来增加尿量
A. 多巴胺
B. 麻黄碱
C. 去甲肾上腺素
D. 异丙肾上腺素
E. 肾上腺素

【A_2 型题】

12. 患者，女性，15 岁。因突发寒战，高热，呕吐入院。经检查：血压 70/40mmHg，脑膜刺激征阳性，WBC 25×10^9/L，中性粒细胞占 90%，脑脊液涂片发现革兰阴性双球菌。患者四肢厥冷，口唇发绀，面色苍白，确诊后，立即给青霉素抗感染，此外还应给哪种药治疗
A. 肾上腺素
B. 多巴胺
C. 去甲肾上腺素
D. 阿托品
E. 东莨菪碱

13. 患者，女性，25 岁。因心脏手术，麻醉药过量，患者出现呼吸、心搏骤停，此时除进行人工呼吸及心脏按压外，应采取哪项急救措施
A. 静脉注射毛花苷 C
B. 静脉滴注去甲肾上腺素
C. 心内注射阿托品
D. 心内注射肾上腺素
E. 静脉注射异丙肾上腺素

14. 患者，男性，37 岁。在心脏手术过程中，患者心电图表明：突然发生三度房室传导阻滞。此时该用何药做紧急处置
A. 静脉注射阿托品
B. 静脉滴注异丙肾上腺素
C. 静脉注射肾上腺素
D. 静脉滴注山莨菪碱
E. 静脉滴注去甲肾上腺素

15. 患者，男性，18 岁。因寒战，发热，咽痛来诊。经检查：体温 39℃，双侧扁桃体肿大 Ⅱ 度，诊断为急性扁桃体炎，决定用青霉素。青霉素皮试（-）。但注射青霉素后，患者突感头晕，恶心，呕吐，全身湿冷，面色苍白，血压已测不到，此时该用何药抢救
A. 去甲肾上腺素
B. 多巴胺
C. 肾上腺素
D. 间羟胺
E. 山莨菪碱

【B_1 型题】

（16~18 题共用备选答案）
A. α 受体
B. β_1受体
C. β_2受体
D. M 受体
E. N_2受体

16. 激动时引起支气管平滑肌松弛的是
17. 激动时使血管平滑肌收缩的是
18. 激动时使骨骼肌收缩的是

参考答案

【A_1 型题】

1. D 2. B 3. E 4. D 5. C 6. A 7. A 8. C 9. A 10. D
11. A

【A_2 型题】

12. D 13. D 14. B 15. C

【B_1 型题】

16. C 17. A 18. E

第七节 肾上腺素受体阻断药

【A_1 型题】

1. 下列哪项不是普萘洛尔的作用
   A. 内在拟交感活性
   B. 抗血小板聚集作用
   C. 降低眼内压作用
   D. 减少肾素释放
   E. 抑制脂肪分解
2. 下面那种情况禁用β受体阻断药
   A. 心绞痛
   B. 快速性心律失常
   C. 高血压
   D. 房室传导阻滞
   E. 甲状腺功能亢进
3. 下列哪个药物能诱发支气管哮喘
   A. 酚妥拉明
   B. 普萘洛尔
   C. 酚苄明
   D. 洛贝林
   E. 阿托品
4. 普萘洛尔阻断突触前膜上的β受体，可引起
   A. 去甲肾上腺素释放减少
   B. 去甲肾上腺素释放增加
   C. 去甲肾上腺素释放无变化
   D. 心率增加
   E. 外周血管收缩
5. 下列β受体阻断药中哪个兼有α受体阻断作用
   A. 普萘洛尔
   B. 美托洛尔
   C. 拉贝洛尔
   D. 噻吗洛尔
   E. 吲哚洛尔
6. 能翻转肾上腺素升压作用的药物是
   A. M受体阻断药
   B. N受体阻断药
   C. β受体阻断药
   D. α受体阻断药
   E. H_1受体阻断药
7. β受体阻断药
   A. 可使心率加快、心排出量增加
   B. 有时可诱发或加重哮喘发作
   C. 促进脂肪分解
   D. 促进肾素分泌
   E. 升高眼压
8. 普萘洛尔没有下列哪种作用
   A. 减弱心肌收缩力
   B. 松弛支气管平滑肌
   C. 收缩血管
   D. 降低心肌耗氧量
   E. 减少肾素释放
9. 外周血管痉挛性疾病可选用
   A. 山莨菪碱
   B. 异丙肾上腺素
   C. 酚妥拉明
   D. 普萘洛尔
   E. 间羟胺
10. 下列哪项不是β受体阻断药的适应证
    A. 高血压
    B. 甲状腺功能亢进
    C. 窦性心动过速
    D. 心绞痛
    E. 支气管哮喘
11. 关于普萘洛尔的叙述，哪项正确
    A. 口服难吸收，生物利用度低
    B. 选择性阻断β_1受体
    C. 有内在拟交感活性
    D. 可用于哮喘病患者
    E. 对β_1、β_2受体无选择性

【B_1 型题】

（12~14题共用备选答案）
A. 普萘洛尔
B. 拉贝洛尔
C. 阿托品
D. 酚妥拉明
E. 美托洛尔

12. 选择性阻断β_1受体的是
13. 既阻断β_1又阻断β_2受体的是
14. 既阻断β受体又阻断α受体的是

参考答案

【A_1 型题】

1. A　2. D　3. B　4. A　5. C　6. D　7. B　8. B　9. C　10. E　11. E

【B_1 型题】

12. E　13. A　14. B

第八节 局部麻醉药

【A_1 型题】

1. 局麻药引起局麻作用的电生理学机制是
   A. 促进Na^+内流
   B. 阻止Na^+内流
   C. 促进Ca^{2+}内流
   D. 阻止Ca^{2+}内流
   E. 阻止K^+外流

2. 丁卡因
   A. 可用于浸润麻醉
   B. 脂溶性低
   C. 穿透力弱
   D. 作用较普鲁卡因弱
   E. 可用于表面麻醉
3. 毒性最大的局麻药是
   A. 普鲁卡因
   B. 利多卡因
   C. 丁卡因
   D. 布比卡因
   E. 依替卡因
4. 局麻作用起效快、作用强维持时间长且安全范围大的药物是
   A. 普鲁卡因
   B. 利多卡因
   C. 丁卡因
   D. 布比卡因
   E. 依替卡因
5. 普鲁卡因不宜用于哪种麻醉
   A. 表面麻醉
   B. 浸润麻醉
   C. 传导麻醉
   D. 硬膜外麻醉
   E. 蛛网膜下腔麻醉

参考答案

【A_1型题】

1. B　2. E　3. C　4. B　5. A

第九节　镇静催眠药

【A_1型题】

1. 地西泮抗焦虑的主要作用部位是
   A. 边缘系统
   B. 大脑皮质
   C. 黑质纹状体
   D. 下丘脑
   E. 脑干网状结构
2. 关于地西泮的叙述，哪项错误
   A. 肌内注射吸收慢而不规则
   B. 口服治疗量对呼吸和循环影响小
   C. 较大剂量易引起全身麻醉
   D. 可用于治疗癫痫持续状态
   E. 其代谢产物也有生物活性
3. 苯二氮䓬类药物的作用机制是
   A. 直接和GABA受体结合，增加GABA神经元的功能
   B. 与苯二氮䓬受体结合，生成新的抑制性蛋白起作用
   C. 不通过受体，直接抑制中枢神经系统的功能
   D. 与其受体结合后促进GABA与相应受体结合，增加Cl^-通道开放频率
   E. 与其受体结合后促进GABA与相应受体结合，增加Cl^-通道开放的时间
4. 兼有镇静，催眠，抗惊厥，抗癫痫作用的药物是
   A. 苯妥英钠
   B. 地西泮
   C. 水合氯醛
   D. 扑米酮
   E. 司可巴比妥
5. 苯二氮䓬类药物作用特点为
   A. 对快动眼睡眠时相影响大
   B. 没有抗惊厥作用
   C. 没有抗焦虑作用
   D. 无停药反跳
   E. 可缩短睡眠诱导时间

参考答案

【A_1型题】

1. A　2. C　3. D　4. B　5. E

第十节　抗癫痫药和抗惊厥药

【A_1型题】

1. 治疗癫痫持续状态的首选药物是
   A. 苯妥英钠
   B. 苯巴比妥钠
   C. 硫喷妥钠
   D. 地西泮
   E. 水合氯醛
2. 关于苯妥英钠，哪项错误
   A. 不宜肌内注射
   B. 无镇静催眠作用
   C. 抗癫痫作用与开放钠通道有关
   D. 血药浓度过高则按零级动力学消除
   E. 有诱导肝药酶的作用
3. 不属于苯二氮䓬类药物作用特点的是
   A. 具有抗焦虑作用
   B. 具有外周性肌松作用

C. 具有镇静作用
D. 具有催眠作用
E. 用于癫痫持续状态

4. 三叉神经痛首选
A. 氯硝西泮
B. 苯妥英钠
C. 卡马西平
D. 氯丙嗪
E. 丙米嗪

5. 对癫痫小发作疗效最好的药物是
A. 乙琥胺
B. 卡马西平
C. 丙戊酸钠
D. 地西泮
E. 扑米酮

6. 下列哪种药物属于广谱抗癫痫药物
A. 苯巴比妥
B. 苯妥英钠
C. 丙戊酸钠
D. 硝西泮
E. 乙琥胺

7. 关于苯二氮䓬类药物的叙述，哪项错误
A. 是最常用的镇静催眠药
B. 治疗焦虑症有效
C. 可用于小儿高热惊厥
D. 可用于心脏电复律前给药
E. 长期用药不产生耐受性和依赖性

【A_2 型题】

8. 一位临产孕妇，突感头痛，恶心，相继发生抽搐，查血压为160/110mmHg，下肢水肿。对此患者最适用哪种抗惊厥药
A. 地西泮
B. 水合氯醛
C. 苯巴比妥钠
D. 硫酸镁
E. 硫喷妥钠

9. 一名癫痫大发作的患者，因服用过量的苯巴比妥而引起昏迷，呼吸微弱，送医院急救。不该采取哪项措施
A. 人工呼吸
B. 静脉滴注呋塞米
C. 静脉滴注碳酸氢钠
D. 静脉滴注氯化铵
E. 静脉滴注贝美格

【B_1 型题】

（10~12 题共用备选答案）
A. 乙琥胺
B. 苯妥英钠
C. 地西泮
D. 丙戊酸钠
E. 硫酸镁

10. 对各型癫痫都有效的药物是
11. 能诱导肝药酶加速自身代谢的药物是
12. 对癫痫小发作最好选用

参考答案

【A_1 型题】

1. D　2. C　3. B　4. C　5. A　6. C　7. E

【A_2 型题】

8. D　9. D

【B_1 型题】

10. D　11. B　12. A

第十一节　治疗中枢神经系统退行性疾病药

【A_1 型题】

1. 增加左旋多巴疗效，减少不良反应的药物是
A. 卡比多巴
B. 维生素 B_6
C. 利血平
D. 苯海索
E. 苯乙肼

2. 用左旋多巴或 M 受体阻断药治疗帕金森病（震颤麻痹），不能缓解的症状是
A. 肌肉强直
B. 随意运动减少
C. 动作缓慢
D. 面部表情呆板
E. 静止性震颤

3. 苯海索治疗帕金森病的作用机制是
A. 中枢抗胆碱作用
B. 激活多巴胺受体
C. 减少多巴胺降解
D. 抑制多巴胺再摄取
E. 提高脑内多巴胺浓度

4. 左旋多巴抗帕金森病的作用机制是
A. 在外周脱羧变成多巴胺起作用
B. 促进脑内多巴胺能神经释放递质起作用
C. 进入脑后脱羧生成多巴胺起作用
D. 在脑内直接激动多巴胺受体
E. 在脑内抑制多巴胺再摄取

5. 对苯海索的叙述，哪项错误

A. 阻断中枢胆碱受体
B. 对帕金森病疗效不如左旋多巴
C. 对氯丙嗪引起的震颤麻痹无效
D. 对僵直和运动困难疗效差
E. 外周抗胆碱作用比阿托品弱

【A_2 型题】

6. 患者，男性，45岁。因患严重精神分裂症，用氯丙嗪治疗，两年来用的氯丙嗪量逐渐增加至600mg/d，才能较满意的控制症状，但近日出现肌肉震颤，动作迟缓，流涎等症状，对此，应选何药纠正
A. 苯海索
B. 左旋多巴
C. 金刚烷胺
D. 地西泮
E. 溴隐亭

参考答案

【A_1 型题】

1. A　2. E　3. A　4. C　5. C

【A_2 型题】

6. A

第十二节　抗精神失常药

【A_1 型题】

1. 关于氯丙嗪的应用，哪项错误
A. 人工冬眠疗法
B. 精神分裂症
C. 药物引起的呕吐
D. 晕动病引起的呕吐
E. 躁狂症
2. 丙米嗪（米帕明）抗抑郁症的机制是
A. 促进脑内NA和5-HT释放
B. 抑制脑内NA和5-HT释放
C. 促进脑内NA和5-HT再摄取
D. 抑制脑内NA和5-HT再摄取
E. 激活脑内D_2受体
3. 氯丙嗪抗精神病的作用机制是阻断
A. 中枢α肾上腺素能受体
B. 中枢β肾上腺素能受体
C. 中脑边缘系和中脑皮质通路D_2受体
D. 黑质纹状体通路中的5-HT受体
E. 结节漏斗通路的D_2受体
4. 长期应用氯丙嗪的患者停药后可出现
A. 帕金森综合征
B. 静坐不能
C. 迟发性运动障碍
D. 急性肌张力障碍
E. 直立性低血压
5. 对氯丙嗪叙述错误的是
A. 对刺激前庭引起的呕吐有效
B. 可使正常人体温下降
C. 可加强苯二氮䓬类药物的催眠作用
D. 可阻断脑内多巴胺受体
E. 可抑制糖皮质激素的分泌
6. 氯丙嗪引起的低血压状态应选用
A. 多巴胺
B. 肾上腺素
C. 麻黄碱
D. 异丙肾上腺素
E. 去甲肾上腺素
7. 氯丙嗪引起锥体外系反应是由于阻断
A. 结节漏斗通路中的D_2受体
B. 黑质纹状体通路中的D_2受体
C. 中脑边缘系中的D_2受体
D. 中脑皮质通路中的D_2受体
E. 中枢M胆碱受体
8. 碳酸锂中毒的早期症状为
A. 食欲缺乏、恶心、呕吐等胃肠道反应
B. 震颤、共济失调
C. 发热、定向障碍
D. 癫痫大发作
E. 下肢水肿、多尿
9. 属于心境稳定剂的药物是
A. 碳酸锂
B. 氢氧化铝
C. 硫酸镁
D. 苯妥英钠
E. 氟哌啶醇
10. 氯丙嗪引起的血压下降不能用哪种药纠正
A. 甲氧明
B. 肾上腺素
C. 去氧肾上腺素
D. 去甲肾上腺素
E. 间羟胺

【B_1 型题】

（11～12题共用备选答案）
A. 碳酸锂
B. 丙米嗪

C. 氯丙嗪
D. 奋乃静
E. 五氟利多
11. 躁狂症首选
12. 抑郁症首选

（13~15 题共用备选答案）
A. 对心肌有奎尼丁样作用
B. 使突触间隙的 NA 浓度下降
C. 阻断 N 胆碱受体
D. 阻断 D_2 样受体
E. 阻断中枢 5-HT 受体
13. 氯丙嗪作用机制为
14. 丙米嗪的作用有
15. 碳酸锂作用机制为

参考答案

【A_1 型题】

1. D　2. D　3. C　4. C　5. A　6. E　7. B　8. A　9. A　10. B

【B_1 型题】

11. A　12. B　13. D　14. A　15. B

第十三节　镇　痛　药

【A_1 型题】

1. 不属于哌替啶适应证的是
A. 术后镇痛
B. 人工冬眠
C. 支气管哮喘
D. 麻醉前给药
E. 心源性哮喘
2. 心源性哮喘宜选用
A. 肾上腺素
B. 去甲肾上腺素
C. 异丙肾上腺素
D. 哌替啶
E. 多巴胺
3. 吗啡镇痛作用机制是
A. 阻断脑室，导水管周围灰质的阿片受体
B. 激动脑室，导水管周围灰质的阿片受体
C. 抑制前列腺素合成，降低对致痛物质的敏感性
D. 阻断大脑边缘系统的阿片受体
E. 激动中脑盖前核的阿片受体
4. 成瘾性最小的镇痛药是
A. 吗啡
B. 芬太尼
C. 哌替啶
D. 喷他佐辛
E. 美沙酮
5. 哌替啶不能单独治疗胆绞痛的原因是
A. 对胆道平滑肌无作用
B. 引起胆道括约肌的痉挛
C. 易成瘾
D. 抑制呼吸
E. 镇痛强度不如吗啡
6. 吗啡禁用于
A. 分娩镇痛
B. 胃肠绞痛
C. 肾绞痛
D. 晚期癌痛
E. 心肌梗死剧痛
7. 吗啡的适应证为
A. 颅脑外伤疼痛
B. 诊断未明急腹症疼痛
C. 哺乳期妇女镇痛
D. 分娩镇痛
E. 急性严重创伤、烧伤所致疼痛
8. 下列叙述中，错误的是
A. 可待因的镇咳作用比吗啡强
B. 纳洛酮是阿片受体阻断药
C. 喷他佐辛久用不易成瘾
D. 吗啡是阿片受体的激动药
E. 吗啡和哌替啶都能用于心源性哮喘
9. 吗啡对中枢神经系统的作用是
A. 镇痛、镇静、催眠、呼吸抑制、镇吐
B. 镇痛、镇静、镇咳、缩瞳、致吐
C. 镇痛、镇静、镇咳、呼吸兴奋
D. 镇痛、镇静、镇吐、呼吸抑制
E. 镇痛、镇静、扩瞳、呼吸抑制
10. 吗啡禁用于分娩镇痛，是由于
A. 可致新生儿便秘
B. 易产生成瘾性
C. 易在新生儿体内蓄积
D. 镇痛效果差
E. 可抑制新生儿呼吸
11. 广泛地应用于治疗海洛因成瘾的药物是
A. 吗啡
B. 美沙酮
C. 哌替啶
D. 纳曲酮
E. 曲马多

【A_2 型题】

12. 患者，男性，56 岁。有急性心肌梗死病史，经治疗好转后，停药月余，昨夜突发剧咳而憋醒，不能平卧，咳粉红色泡沫样痰，烦躁不安，

心率130次/分，血压160/90mmHg，两肺有小水泡音。诊断为急性左心衰竭，心源性哮喘，问用哪种药物治疗最适宜
A. 阿托品
B. 吗啡
C. 去甲肾上腺素
D. 卡托普利
E. 纳洛酮

【B_1型题】

（13~14题共用备选答案）
A. 喷他佐辛
B. 罗通定
C. 曲马多
D. 芬太尼
E. 纳洛酮
13. 阿片受体阻断药是
14. 镇痛作用最强的是

参考答案

【A_1型题】

1. C　2. D　3. B　4. D　5. B　6. A　7. E　8. A　9. B　10. E
11. B

【A_2型题】

12. B

【B_1型题】

13. E　14. D

第十四节　解热镇痛抗炎药

【A_1型题】

1. 胃溃疡患者宜选用哪种解热镇痛药
A. 对乙酰氨基酚
B. 吲哚美辛
C. 保泰松
D. 吡罗昔康
E. 布洛芬
2. 不用于治疗风湿性关节炎的药物是
A. 阿司匹林
B. 对乙酰氨基酚
C. 羟基保泰松
D. 吲哚美辛
E. 舒林酸
3. 抑制PG合成酶作用最强的药物是
A. 阿司匹林
B. 吲哚美辛
C. 保泰松
D. 对乙酰氨基酚
E. 布洛芬
4. 阿司匹林没有哪种作用
A. 抑制环加氧酶
B. 抗炎抗风湿
C. 抑制PG合成，易造成胃黏膜损伤
D. 高剂量时才能抑制血小板聚集
E. 高剂量时也能抑制PGI_2的合成
5. 小剂量阿司匹林预防血栓形成的机制是
A. 抑制磷脂酶
B. 抑制TXA_2的合成
C. 减少PGI_2的合成
D. 抑制凝血酶原
E. 减少花生四烯酸的合成
6. 哪一项不是阿司匹林的不良反应
A. 胃黏膜糜烂及出血
B. 出血时间延长
C. 溶血性贫血
D. 诱发哮喘
E. 血管神经性水肿
7. 解热镇痛作用强而抗炎作用很弱的药物是
A. 吲哚美辛
B. 吡罗昔康
C. 布洛芬
D. 双氯芬酸
E. 对乙酰氨基酚
8. 可引起水杨酸反应的药物是
A. 阿司匹林
B. 非那西丁
C. 保泰松
D. 对乙酰氨基酚
E. 羟基保泰松
9. 解热镇痛抗炎药的作用机制是
A. 直接抑制中枢神经系统
B. 直接抑制PG的生物效应
C. 抑制PG的生物合成
D. 减少PG的分解代谢
E. 减少缓激肽分解代谢
10. 对解热镇痛抗炎药的正确叙述是
A. 对各种疼痛都有效
B. 镇痛的作用部位主要在中枢
C. 对各种炎症都有效
D. 解热、镇痛和抗炎作用与抑制PG合成有关
E. 抑制缓激肽的生物合成

【A_2 型题】

11. 患者，男性，42 岁。有胃溃疡病史。近日发现手指关节肿胀，疼痛，早晨起床后感到指关节明显僵硬，活动后减轻，经化验后确诊为类风湿关节炎，应选用哪种药物治疗
   A. 阿司匹林
   B. 对乙酰氨基酚
   C. 布洛芬
   D. 吗啡
   E. 吡罗昔康
12. 患儿，女，12 岁。3 周前患急性扁桃体炎。突然出现窦性心动过速，心搏微弱，心尖区有收缩期吹风样杂音，实验室检查有链球菌感染，确诊为急性风湿热，除用青霉素控制链球菌感染外，应选哪种药治疗
   A. 阿司匹林
   B. 布洛芬
   C. 对乙酰氨基酚
   D. 保泰松
   E. 吲哚美辛
13. 患者，女性，32 岁。因气候突变，感到头痛，鼻塞，体温 37.2℃，自认为感冒，便服阿司匹林 1 片，30 分钟后突感不适，呼吸困难，大汗。产生这些症状的原因是
   A. 阿司匹林过量
   B. 冷空气对呼吸道的刺激
   C. 阿司匹林增加 TXA_2 生成
   D. 阿司匹林抑制 PGI_2 的合成
   E. 阿司匹林抑制 PG 合成，使白三烯增多

参考答案

【A_1 型题】

1. A　2. B　3. B　4. D　5. A　6. C　7. E　8. A　9. C　10. D

【A_2 型题】

11. E　12. A　13. E

第十五节　钙通道阻滞药

【A_1 型题】

1. 关于硝苯地平，哪项错误
   A. 是二氢吡啶类钙通道阻滞药
   B. 口服吸收迅速而完全
   C. 主要的不良反应是低血压
   D. 可用于治疗心律失常
   E. 可用于治疗高血压和心绞痛
2. 属于苯烷胺类选择性钙通道阻滞药是
   A. 硝苯地平
   B. 维拉帕米
   C. 普尼拉明
   D. 哌克昔林
   E. 氟桂利嗪
3. 关于维拉帕米，哪项错误
   A. 是治疗阵发性室上性心动过速的首选药
   B. 对肥厚型心肌病无效
   C. 能改善心室的舒张功能
   D. 禁用于严重心衰的患者
   E. 能增加缺血心肌的冠脉流量
4. 血浆半衰期最长钙通道阻滞药是
   A. 硝苯地平
   B. 尼卡地平
   C. 氨氯地平
   D. 尼索地平
   E. 尼群地平
5. 降压作用平稳、持久的钙通道阻滞药是
   A. 硝苯地平
   B. 尼卡地平
   C. 尼索地平
   D. 尼群地平
   E. 拉西地平
6. 选择性钙通道阻滞药是
   A. 氟桂利嗪
   B. 普尼拉明
   C. 哌克昔林
   D. 硝苯地平
   E. 桂利嗪
7. 对脑血管具有较强扩张作用的钙通道阻滞药是
   A. 维拉帕米
   B. 硝苯地平
   C. 尼莫地平
   D. 地尔硫䓬
   E. 戈洛帕米
8. 关于维拉帕米的叙述，哪项错误
   A. 可用于治疗心绞痛
   B. 可用于治疗高血压
   C. 可用于治疗阵发性室上性心动过速
   D. 禁用于有传导阻滞的患者
   E. 禁用于心房颤动的患者
9. L 型钙通道中的主要功能亚单位是
   A. α_1

B. α_2
C. β
D. γ
E. δ

10. 维拉帕米对哪种心律失常疗效最好
A. 房室传导阻滞
B. 室性心动过速
C. 室性期前收缩
D. 阵发性室上性心动过速
E. 强心苷过量的心律失常

11. 对心肌收缩力抑制作用最强的钙通道阻滞药是
A. 尼莫地平
B. 尼群地平
C. 硝苯地平
D. 地尔硫䓬
E. 维拉帕米

12. 阵发性室上性心动过速首选
A. 维拉帕米
B. 硝苯地平
C. 尼卡地平
D. 尼索地平
E. 地尔硫䓬

【A_2 型题】

13. 患者，男性，62 岁。因房颤入院，用地高辛后心室率得到控制，并以 0.5 mg/d 地高辛维持。因患者有心绞痛病史，为预防心绞痛而用一种抗心绞痛的药物，用药期间患者出现传导阻滞，你认为最可能是合并应用了哪种药物
A. 硝酸甘油
B. 硝苯地平
C. 维拉帕米
D. 硝酸异山梨酯
E. 美托洛尔

14. 患者，男性，58 岁。因 2 天前突然严重头痛、恶心、呕吐伴有颈项强直而入院，穿刺检查证明颅内压增高，除一般治疗外，为防治脑血管痉挛，宜选用
A. 硝苯地平
B. 维拉帕米
C. 地尔硫䓬
D. 尼卡地平
E. 氟桂利嗪

参考答案

【A_1 型题】

1. D　2. B　3. B　4. C　5. E　6. D　7. C　8. E　9. A　10. D
11. E　12. A

【A_2 型题】

13. C　14. E

第十六节　抗心律失常药

【A_1 型题】

1. 治疗阵发性室上性心动过速的首选药是
A. 奎尼丁
B. 苯妥英钠
C. 维拉帕米
D. 普萘洛尔
E. 利多卡因

2. 关于普萘洛尔抗心律失常的机制，哪项错误
A. 阻断心肌 β 受体
B. 降低窦房结的自律性
C. 降低浦肯野纤维的自律性
D. 治疗量就延长普氏纤维的有效不应期
E. 延长房室结的有效不应期

3. 阵发性室上性心动过速并发变异型心绞痛，宜采用下述何种药物治疗
A. 维拉帕米
B. 利多卡因
C. 普鲁卡因胺
D. 奎尼丁
E. 普萘洛尔

4. 对地高辛引起的窦性心动过缓和轻度房室传导阻滞最好选用
A. 阿托品
B. 异丙肾上腺素
C. 苯妥英钠
D. 肾上腺素
E. 氯化钾

5. 与胺碘酮延长心室肌 APD 作用机制有关的主要离子通道是
A. 钠通道
B. 钙通道
C. 镁通道
D. 氯通道
E. 钾通道

6. 奎尼丁最严重的不良反应是
A. 金鸡纳反应
B. 药物热，血小板减少
C. 晕厥
D. 胃肠道反应
E. 心室率加快

7. 哪种药物对心房颤动无效
A. 奎尼丁
B. 地高辛

C. 普萘洛尔
D. 胺碘酮
E. 利多卡因

8. 关于利多卡因的抗心律失常作用，哪项错误
A. 是窄谱抗心律失常药
B. 能缩短浦肯野纤维的动作电位时程和有效不应期
C. 对传导速度的作用，受细胞外液 K^+ 浓度的影响
D. 对心肌的直接作用是抑 Na^+ 内流，促 K^+ 外流
E. 治疗剂量就能降低窦房结的自律性

9. 抗心律失常谱广而 $t_{1/2}$ 长的药物是
A. 奎尼丁
B. 普萘洛尔
C. 胺碘酮
D. 普罗帕酮
E. 普鲁卡因胺

10. 治疗急性心肌梗死引起的室性心动过速的首选药是
A. 奎尼丁
B. 普鲁卡因胺
C. 普萘洛尔
D. 利多卡因
E. 维拉帕米

11. 胺碘酮
A. 延长 APD，阻滞 Na^+ 内流
B. 缩短 APD，阻滞 Na^+ 内流
C. 延长 ERP，促进 K^+ 外流
D. 缩短 APD，阻断 β 受体
E. 缩短 ERP，阻断 α 受体

12. 利多卡因对哪种心律失常无效
A. 心室颤动
B. 室性期前收缩
C. 室上性心动过速
D. 强心苷引起的室性心律失常
E. 心肌梗死所致的室性期前收缩

13. 治疗地高辛引起的室性早搏（期前收缩）的首选药是
A. 奎尼丁
B. 苯妥英钠
C. 利多卡因
D. 胺碘酮
E. 普鲁卡因胺

【A_2 型题】

14. 患者，女性，54 岁。有甲亢病史，近日因过劳和精神刺激而出现失眠、心悸、胸闷。体检见心率 160 次/分，心电有明显的心肌缺血改变、窦性心律不齐。此时最好选用
A. 胺碘酮
B. 奎尼丁
C. 普鲁卡因胺
D. 普萘洛尔
E. 利多卡因

15. 患者，男性，42 岁。因心悸、胸闷 5 天入院，心电图显示频发性室性期前收缩，宜选用哪种抗心律失常药
A. 胺碘酮
B. 索他洛尔
C. 美西律
D. 奎尼丁
E. 普罗帕酮

16. 患者，女性，45 岁。有心肌缺血病史，经治疗后几年来一直健康。近日突然出现心慌、气短，数分钟后自然缓解，每日发作数次，发作时常伴有心绞痛症状。经心电图检查认为阵发性室上性心动过速，此时最好选用
A. 普鲁卡因胺
B. 硝苯地平
C. 维拉帕米
D. 索他洛尔
E. 普罗帕酮

【B_1 型题】

（17～19 题共用备选答案）
A. 奎尼丁
B. 普鲁卡因胺
C. 利多卡因
D. 胺碘酮
E. 维拉帕米

17. 可影响甲状腺功能的药物是
18. 可引起肺纤维化的药物是
19. 长期用药可引起全身红斑狼疮样综合征的药物是

参考答案

【A_1 型题】

1. C　2. D　3. A　4. A　5. E　6. C　7. E　8. E　9. C　10. D
11. A　12. C　13. B

【A_2 型题】

14. D　15. A　16. C

【B_1 型题】

17. D　18. D　19. B

第十七节　治疗心力衰竭的药物

【A_1型题】

1. 能扩张小动脉，小静脉，作用强大而短暂，可用于治疗慢性心功不全急性发作的扩血管药是
   A. 硝酸甘油
   B. 肼屈嗪
   C. 硝普钠
   D. 硝苯地平
   E. 哌唑嗪
2. 强心苷引起的房室传导阻滞最好选用
   A. 异丙肾上腺素
   B. 氯化钾
   C. 肾上腺素
   D. 阿托品
   E. 苯妥英钠
3. 地高辛的 $t_{1/2}=33h$，按每日给予治疗量，问血药浓度何时达到稳态
   A. 3天
   B. 6天
   C. 9天
   D. 12天
   E. 15天
4. 对地高辛过量中毒引起的心动过速，哪一项是不应采取的措施
   A. 用呋塞米加速排出
   B. 停药
   C. 给氯化钾
   D. 给苯妥英钠
   E. 给地高辛的特异性抗体
5. 关于强心苷，哪项错误
   A. 有正性肌力作用
   B. 有正性心肌传导功能
   C. 有负性频率作用
   D. 安全范围小
   E. 用于治疗心衰，也可治疗室上性心动过速
6. 强心苷心肌毒性的发生机制是
   A. 激活心脏细胞膜 Na^+-K^+-ATP 酶
   B. 抑制心肌细胞膜 Na^+-K^+-ATP 酶
   C. 增加心肌细胞中的 K^+
   D. 增加心肌细胞中的 Ca^{2+}
   E. 增加心肌细胞中的 Na^+
7. 强心苷对哪种心衰的疗效最好
   A. 肺源性心脏病引起
   B. 严重二尖瓣狭窄引起的
   C. 甲状腺功能亢进引起的
   D. 严重贫血引起的
   E. 高血压或瓣膜病引起的
8. 强心苷对下列哪种原因所致的慢性心功能不全疗效较好
   A. 甲状腺功能亢进
   B. 维生素 B_1 缺乏
   C. 肺源性心脏病
   D. 心力衰竭伴房颤
   E. 缩窄性心包炎
9. 下列哪种药物能增加地高辛的血药浓度
   A. 奎尼丁
   B. 利多卡因
   C. 苯妥英钠
   D. 氯化钾
   E. 呋塞米
10. 地高辛治疗心房颤动的主要作用是
   A. 缩短心房有效不应期
   B. 抑制窦房结
   C. 减慢房室传导
   D. 降低浦肯野纤维的自律性
   E. 直接降低心房的兴奋性
11. 哪种药物能防止和逆转慢性心功能不全的心室肥厚并能降低病死率
   A. 地高辛
   B. 米力农
   C. 氢氯噻嗪
   D. 硝普钠
   E. 卡托普利

【A_2型题】

12. 患者，男性，59岁。约有10年高血压病史，经强心、利尿治疗好转，但近日病情加重，出现心悸，气短，下肢水肿加重。诊断为原发性高血压，慢性心功不全，心肌肥大，最好加用哪种药物继续治疗
   A. 卡托普利
   B. 硝苯地平
   C. 肼屈嗪
   D. 哌唑嗪
   E. 氨茶碱
13. 患者，女性，54岁。患风湿性二尖瓣关闭不全多年，用地高辛和氢氯噻嗪维持疗效，但近日呼吸困难加重，夜间频繁发作，心悸，两肺满肺野湿啰音，经检查左室舒张期充盈压明显升高。除上述药物外，该加用哪种药物进行治疗
   A. 米力农
   B. 多巴胺
   C. 硝普钠
   D. 氨力农
   E. 卡托普利
14. 患者，女性，56岁。因风湿性心脏病给予地高辛 0.5mg/d，连续治疗1个月后，病情好转，但患者出现恶心呕吐，黄视等症状。经检查：心电图：PP间期和PR间期延长；地高辛血浓度为3.2ng/ml。诊断为地高辛中毒。除立即停药外，还应采用什么药治疗
   A. 苯妥英钠
   B. 利多卡因
   C. 普萘洛尔
   D. 钾盐
   E. 阿托品

【B_1型题】

（15～17题共用备选答案）

A. 地高辛
B. 氨茶碱
C. 卡托普利
D. 肼屈嗪
E. 硝普钠

15. 具有抑制磷酸二酯酶，扩张血管和正性肌力作用的药物是
16. 具有血管紧张素Ⅰ转换酶抑制作用，能防止和逆转心室肥厚的药物是
17. 扩张小动脉，小静脉，作用强快短的扩血管药物是

参考答案

【A_1 型题】

1. C 2. D 3. B 4. A 5. B 6. B 7. E 8. D 9. A 10. C
11. E

【A_2 型题】

12. A 13. C 14. E

【B_1 型题】

15. B 16. C 17. E

第十八节 抗心绞痛药

【A_1 型题】

1. 硝酸甘油舒张血管平滑肌的机制是
   A. 激活腺苷酸环化酶，增加 cAMP
   B. 直接作用于血管平滑肌
   C. 激动 β_2 受体
   D. 体内代谢生成 NO
   E. 阻断 Ca^{2+} 通道
2. 治疗稳定型心绞痛首选
   A. 尼莫地平
   B. 硝苯地平
   C. 氨氯地平
   D. 地尔硫䓬
   E. 尼群地平
3. 变异性心绞痛患者首选药物是
   A. 胺碘酮
   B. 卡托普利
   C. 利多卡因
   D. 硝苯地平
   E. 普萘洛尔
4. 关于普萘洛尔抗心绞痛方面，哪项错误
   A. 对变异性心绞痛效果好
   B. 与硝酸甘油合用效果好
   C. 对兼有高血压的效果好
   D. 久用后不宜突然停药
   E. 对稳定型和不稳定型的都有效
5. 不属于硝酸甘油作用机制的是
   A. 降低室壁肌张力
   B. 降低心肌耗氧量
   C. 扩张心外膜血管
   D. 降低左心室舒张末压
   E. 降低交感神经活性
6. 硝酸甘油为临床常用抗心绞痛药物，常与 β 受体阻断药合用，其重要理由为
   A. 二者均可使心率减慢
   B. 在心室压力改变方面可相互拮抗
   C. 二者均可使心室容积减小
   D. 二者均可使心肌收缩减弱
   E. 二者均可使心肌耗氧量下降，有协同作用

【A_2 型题】

7. 患者，男性，58 岁，患高血压性心脏病数年，有时因激动或过劳而发生心绞痛，最初经休息后尚可自行缓解，几天之后心绞痛加重并有心律失常，此时合理的治疗方案是
   A. 硝酸甘油+硝酸异山梨酯
   B. 普萘洛尔+维拉帕米
   C. 地尔硫䓬+普萘洛尔
   D. 硝酸甘油+普萘洛尔
   E. 地尔硫䓬+维拉帕米

【B_1 型题】

（8~9 题共用备选答案）
A. 硝酸甘油
B. 普萘洛尔
C. 地尔硫䓬
D. 硝苯地平
E. 维拉帕米

8. 连续应用最易产生耐受性的药物是
9. 不宜用于变异型心绞痛的药物是

参考答案

【A_1型题】

1. D　2. D　3. D　4. A　5. E　6. E

【A_2型题】

7. D

【B_1型题】

8. A　9. B

第十九节　抗高血压药

【A_1型题】

1. 关于硝普钠，哪项错误
   A. 对小动脉和小静脉有同等的舒张作用
   B. 适用于治疗高血压危象和高血压脑病
   C. 也可用于治疗难治性心衰
   D. 连续应用数日后体内可能有SCN^-蓄积
   E. 降压作用迅速而持久
2. 能防止，甚至逆转血管壁增厚和心肌肥大的抗高血压药是
   A. 利尿降压药
   B. β受体阻断药
   C. 钙通道阻滞药
   D. 血管紧张素转换酶抑制药
   E. α受体阻断药
3. 哪类降压药兼有改善肾功能、心功能，逆转心脏肥大，并能明显降低病死率
   A. 可乐定等中枢性降压药
   B. 钙通道阻滞药
   C. 血管紧张素转换酶抑制药
   D. 利尿降压药
   E. 神经节阻断药
4. 使用利尿药后期的降压机制是
   A. 排Na^+利尿，降低血容量
   B. 降低血浆肾素活性
   C. 增加血浆肾素活性
   D. 减少细胞内Na^+，降低血管对缩血管物质的反应性
   E. 抑制醛固酮的分泌
5. 便秘发生率最高的降压药是
   A. 氢氯噻嗪
   B. 维拉帕米
   C. 氯沙坦
   D. 普萘洛尔
   E. 卡托普利
6. 关于普萘洛尔，哪项错误
   A. 阻断突触前膜β_2受体减少去甲肾上腺素释放
   B. 减少肾素的释放
   C. 长期用药一旦病情好转应立即停药
   D. 生物利用度个体差异大
   E. 能诱发支气管哮喘
7. ATⅡ受体阻断药是
   A. 尼群地平
   B. 硝苯地平
   C. 氨氯地平
   D. 尼莫地平
   E. 氯沙坦
8. 具有抗心律失常、抗高血压及抗心绞痛作用的药物是
   A. 可乐定
   B. 普萘洛尔
   C. 利多卡因
   D. 硝酸甘油
   E. 氢氯噻嗪
9. 关于卡托普利，下列哪种说法错误
   A. 降低外周血管阻力
   B. 可用于治疗心衰
   C. 与利尿药合用可加强其作用
   D. 可增加体内醛固酮水平
   E. 双侧肾动脉狭窄的患者忌用
10. 卡托普利的作用原理是
    A. 降低肾素活性
    B. 抑制血管紧张素转换酶
    C. 减少血管紧张素Ⅰ的生成
    D. 抑制β-羟化酶
    E. 阻断血管紧张素受体
11. 卡托普利常见的不良反应是
    A. 直立性低血压
    B. 刺激性干咳
    C. 多毛
    D. 阳痿
    E. 反射性心率加快
12. 哌唑嗪的不良反应可表现为
    A. 低钾血症
    B. 消化性溃疡
    C. 水钠潴留
    D. 粒细胞减少
    E. 首剂低血压
13. 利尿药初期降压机制可能是
    A. 降低血管对缩血管剂的反应性
    B. 增加血管对扩血管剂的反应性
    C. 降低动脉壁细胞的Na^+含量
    D. 排钠利尿，降低胞外液及血容量
    E. 诱导动脉壁产生扩血管物质
14. 降低肾素活性最明显的药物是
    A. 氢氯噻嗪
    B. 可乐定
    C. 肼屈嗪

D. 普萘洛尔
E. 利血平
15. 糖尿病、高血压伴有肾功不全者最好选用
A. 氢氯噻嗪
B. 利血平
C. 卡托普利
D. 胍乙啶
E. 哌唑嗪
16. 抗高血压药最合理的联合是
A. 氢氯噻嗪+硝苯地平+普萘洛尔
B. 氢氯噻嗪+拉贝洛尔+普萘洛尔
C. 肼屈嗪+地尔硫䓬+普萘洛尔
D. 肼屈嗪+哌唑嗪+普萘洛尔
E. 硝苯地平+哌唑嗪+可乐定
17. 患隐性糖尿病的高血压患者，不宜选用
A. 利血平
B. 氢氯噻嗪
C. 硝普钠
D. 卡托普利
E. 硝苯地平

【A_2 型题】

18. 患者，男性，60 岁。原发性高血压史近 20 年。检查：心室肌肥厚，血压 170/100mmHg。最好选用哪种降压药
A. 氢氯噻嗪
B. 可乐定
C. 卡托普利
D. 维拉帕米
E. 普萘洛尔
19. 患者，男性，65 岁。原发性高血压史 18 年，近日有时夜间出现胸闷，并有频发的阵发性室上性心动过速，此时宜选用
A. 硝苯地平
B. 普萘洛尔
C. 普罗帕酮
D. 维拉帕米
E. 卡托普利
20. 患者，男性，54 岁。有糖尿病史，近年因工作紧张患高血压，血压达 160/100mmHg。最好选用哪种降压药
A. 氢氯噻嗪
B. 可乐定
C. 氯沙坦
D. 普萘洛尔
E. 利血平
21. 患者，女性，56 岁。头痛、头晕 2 个月，并有时心悸。检查：血压 180/105mmHg，窦性心动过速。最好选用哪种治疗方案
A. 氢氯噻嗪+普萘洛尔
B. 氢氯噻嗪+可乐定
C. 硝苯地平+肼屈嗪
D. 硝苯地平+哌唑嗪
E. 卡托普利+肼屈嗪

参考答案

【A_1 型题】

1. E　2. D　3. C　4. D　5. B　6. C　7. E　8. B　9. D　10. B
11. B　12. E　13. D　14. D　15. C　16. A　17. B

【A_2 型题】

18. C　19. D　20. C　21. A

第二十节　利尿药与脱水药

【A_1 型题】

1. 关于噻嗪类利尿药，哪项是错误的
A. 有降血压作用
B. 利尿作用不受肾小球滤过作用的影响
C. 能升高血糖
D. 能升高血浆尿酸浓度
E. 能抑制碳酸酐酶
2. 最易引起电解质紊乱的药物是
A. 氢氯噻嗪
B. 螺内酯
C. 呋塞米
D. 氨苯蝶啶
E. 乙酰唑胺
3. 长期应用易使血钾升高的药物
A. 呋塞米
B. 布美他尼
C. 依他尼酸
D. 螺内酯
E. 氢氯噻嗪
4. 下列关于甘露醇的叙述不正确的是
A. 脱水须静脉给药
B. 体内不被代谢
C. 不易通过毛细血管
D. 提高血浆渗透压
E. 易被肾小管重吸收
5. 静脉注入甘露醇后尿量增多的原因是
A. 小管液渗透压升高，水和 KCl 的重吸收增加
B. 小管液渗透压升高，水和 NaCl 的重吸收增加
C. 小管液渗透压升高，水和

NaCl 的重吸收减少
D. 小管液渗透压降低，水和 KCl 的重吸收减少
E. 小管液渗透压降低，水和 NaCl 的重吸收增加

6. 可引起男子乳房女性化和妇女多毛症的药物是
A. 甘露醇
B. 螺内酯
C. 呋塞米
D. 糖皮质激素
E. 氢氯噻嗪

7. 氨苯蝶啶作用的特点是
A. 产生低氯碱血症
B. 具有抗醛固酮作用
C. 产生高血糖反应
D. 产生高钾血症
E. 产生低钠血症

8. 脑压过高，为预防脑疝最好选用
A. 呋塞米
B. 阿米洛利
C. 螺内酯
D. 乙酰唑胺
E. 甘露醇

9. 伴有糖尿病的水肿患者，不宜选用
A. 氢氯噻嗪
B. 吲达帕胺
C. 氨苯蝶啶
D. 螺内酯
E. 乙酰唑胺

10. 最适于治疗肺水肿的药物是
A. 呋塞米
B. 氢氯噻嗪
C. 氨苯蝶啶
D. 螺内酯
E. 乙酰唑胺

【A_2 型题】

11. 患者，男性，34 岁，建筑工人。一次事故严重外伤，大量出血，血压下降少尿，经抢救低血压和血容量已纠正后，尿量仍很少，为避免肾衰竭的进展，应给哪种药物
A. 氢氯噻嗪
B. 呋塞米
C. 螺内酯
D. 氨苯蝶啶
E. 卡托普利

12. 患者，女性，40 岁。因风湿性心脏病出现心衰，心功能Ⅱ级，并有下肢水肿，经地高辛治疗后，心功能有改善，但水肿不见好转，检查发现：血浆醛固酮水平高，此时最好选用
A. 呋塞米
B. 氢氯噻嗪
C. 螺内酯
D. 布美他尼
E. 氨苯蝶啶

13. 某心源性水肿患者，用地高辛和氢氯噻嗪治疗，2 周后患者出现多源性室性期前收缩，其主要原因是
A. 低钾血症
B. 低钙血症
C. 低钠血症
D. 高镁血症
E. 低氯碱血症

【B_1 型题】

（14~16 题共用备选答案）
A. 氢氯噻嗪
B. 呋塞米
C. 氨苯蝶啶
D. 螺内酯
E. 阿米洛利

14. 对抗醛固酮作用的药物是
15. 发挥作用最慢的利尿药是
16. 做基础降压药宜选

参考答案

【A_1 型题】

1. B　2. C　3. D　4. E　5. C　6. B　7. D　8. E　9. A　10. A

【A_2 型题】

11. B　12. C　13. A

【B_1 型题】

14. D　15. D　16. A

第二十一节　调血脂药与抗动脉粥样硬化药

【A_1 型题】

1. 降低总胆固醇和低密度脂蛋白最明显的药物是
A. 烟酸
B. 多烯脂肪酸
C. 普罗布考
D. 乐伐他汀
E. 非诺贝特

2. 下列属于酰基辅酶 A 胆固醇酰基转移酶抑制药的是
A. 甲亚油酰胺
B. 烟酸
C. 考来替泊

D. 辛伐他汀
E. 维生素 E

3. HMG-CoA 还原酶抑制剂的药理作用是
A. 抑制体内胆固醇氧化酶
B. 阻断 HMG-CoA 转化为甲羟戊酸
C. 使肝脏 LDL 受体表达减弱
D. 具有促进细胞分裂作用
E. 具有增强细胞免疫作用

4. 影响胆固醇吸收的药物是
A. 考来烯胺
B. 烟酸
C. 多烯脂肪酸
D. 低分子量肝素
E. 普罗布考

5. 通过抗氧化作用而发挥抗动脉粥样硬化作用的药物是
A. 考来烯胺
B. 洛伐他汀
C. 烟酸
D. 非诺贝特
E. 普罗布考

【B_1 型题】

（6~8 题共用备选答案）
A. 考来烯胺
B. 烟酸
C. 非诺贝特
D. 洛伐他汀
E. 普罗布考

6. HMG-CoA 还原酶抑制剂是
7. 具有抗氧化作用的药物是
8. 抑制胆固醇合成的药物是

参考答案

【A_1 型题】

1. D　2. A　3. B　4. A　5. E

【B_1 型题】

6. D　7. E　8. D

第二十二节　作用于血液及造血器官的药物

【A_1 型题】

1. 双香豆素过量引起的出血可用
A. 硫酸鱼精蛋白
B. 叶酸
C. 维生素 K
D. 尿激酶
E. 维生素 B_{12}

2. 为失血性休克扩充血容量宜选用
A. 硫酸亚铁
B. 叶酸
C. 维生素 B_{12}
D. 右旋糖酐
E. 红细胞生成素

3. 哪种药物对抗肝素过量的自发性出血最有效
A. 维生素 K
B. 维生素 C
C. 垂体后叶素
D. 鱼精蛋白
E. 右旋糖酐

4. 关于肝素，哪项错误
A. 肝素过量能引起骨质疏松
B. 肝素不能口服
C. 肝素是通过抗凝血酶Ⅲ起作用
D. 肝素用量越大，其抗凝活性 $t_{1/2}$ 越长
E. 肝素只在体外有抗凝血作用

5. 抗凝血酶 Ⅲ 的作用是
A. 封闭凝血因子活性中心
B. 抑制 PG
C. 抑制血小板聚集
D. 抑制 TXA 形成
E. 增加溶解

6. 双香豆素的抗凝血机制是
A. 能对抗凝血因子ⅡA、ⅦA、ⅨA、ⅩA 的作用
B. 影响凝血因子Ⅱ、Ⅶ、Ⅸ、Ⅹ的活化
C. 加速 ATⅢ对凝血因子的灭活作用
D. 激活纤溶酶
E. 抑制血小板的聚集反应

7. 肝素抗凝作用的主要机制是
A. 直接灭活凝血因子
B. 激活血浆中的 AT-Ⅲ
C. 与血浆中 Ca^{2+} 结合
D. 激活纤溶酶原活性
E. 抑制肝脏合成凝血因子

8. 可减弱香豆素类药物抗凝血作用的药物是
A. 甲苯磺丁脲
B. 奎尼丁
C. 阿司匹林
D. 苯巴比妥
E. 羟基保泰松

9. 链激酶属于
A. 促凝血药
B. 纤维蛋白溶解药
C. 抗贫血药
D. 抗血小板药
E. 补血药

10. 关于香豆素类抗凝血药，哪项

错误
A. 发挥作用慢，维持时间长
B. 维生素K能对抗其抗凝血作用
C. 体内外都有抗凝血作用
D. 口服就有抗凝血作用
E. 华法林的作用比双香豆素出现作用快，维持时间短

11. 具有体内、外抗凝血作用的药物是
A. 肝素
B. 阿司匹林
C. 香豆素类
D. 链激酶
E. 右旋糖酐

【B_1型题】

（12~14题共用备选答案）
A. 氨甲苯酸
B. 链激酶
C. 组织纤溶酶原激活因子
D. 双嘧达莫
E. 华法林

12. 抗纤维蛋白溶解药是
13. 对血栓部位有一定选择性的溶栓药是
14. 使cAMP升高抑制血小板聚集药物是

（15~19题共用备选答案）
A. 铁剂
B. 叶酸
C. 维生素B_{12}
D. 维生素K
E. 肝素

15. 长期缓慢失血致贫血用
16. 预防新生儿出血用
17. 恶性贫血用
18. 巨幼细胞贫血用
19. 香豆素类过量中毒选用

参考答案

【A_1型题】

1. C　2. D　3. D　4. E　5. A　6. B　7. B　8. D　9. B　10. C
11. A

【B_1型题】

12. A　13. C　14. D　15. A　16. D　17. C　18. B　19. D

第二十三节　组胺受体阻断药

【A_1型题】

1. H_1受体阻断药对哪种病最有效
A. 支气管哮喘
B. 皮肤黏膜过敏症状
C. 血清病高热
D. 过敏性休克
E. 过敏性紫癜

2. 对异丙嗪，哪项错误
A. 是H_1受体阻断药
B. 有明显的中枢抑制作用
C. 能抑制胃酸分泌
D. 有抗过敏作用
E. 有止吐作用

3. 对苯海拉明，哪项错误
A. 可用于失眠的患者
B. 可用于治疗荨麻疹
C. 是H_1受体阻断药
D. 可治疗胃和十二指肠溃疡
E. 可治疗过敏性鼻炎

4. 对雷尼替丁，哪项错误
A. 可用于治疗皮肤黏膜过敏症
B. 是H_2受体阻断药
C. 可用于治疗胃和十二指肠溃疡
D. 对反流性胃炎也有效
E. 长期用药不引起性激素失调

5. 关于雷尼替丁，哪项错误
A. 是H_2受体阻断药
B. 抑制胃酸分泌作用比西咪替丁强
C. 也能中和胃酸，减轻对溃疡面的刺激
D. 肝功不良者$t_{1/2}$明显延长
E. 对基础胃酸和夜间胃酸分泌都抑制

参考答案

【A_1型题】

1. B　2. C　3. D　4. A　5. C

第二十四节 作用于呼吸系统的药物

【A_1 型题】

1. 关于平喘药物的作用，哪项错误
   A. 稳定肥大细胞膜
   B. β_2受体激动
   C. 磷酸二酯酶抑制
   D. M 受体阻断
   E. H_2 受体阻断
2. 色甘酸钠的作用机制是
   A. 能对抗胆碱等过敏介质的作用
   B. 直接松弛支气管平滑肌
   C. 抑制肥大细胞脱颗粒反应
   D. 促进儿茶酚胺释放
   E. 阻断 M 受体
3. 氨茶碱的主要平喘机制为
   A. 直接舒张支气管
   B. 抑制磷酸二酯酶
   C. 激活鸟苷酸环化酶
   D. 抑制腺苷酸环化酶
   E. 促进肾上腺素的释放
4. 主要用于预防Ⅰ型变态反应所致哮喘的药物是
   A. 氨茶碱
   B. 肾上腺素
   C. 特布他林
   D. 色甘酸钠
   E. 异丙肾上腺素
5. 急性哮喘发作首选
   A. 色甘酸钠吸入
   B. 氨茶碱口服
   C. 沙丁胺醇吸入
   D. 麻黄碱口服
   E. 倍氯米松口服
6. 对β_2受体有选择性激动作用的平喘药是
   A. 茶碱
   B. 肾上腺素
   C. 沙丁胺醇
   D. 色甘酸钠
   E. 异丙肾上腺素
7. 关于平喘药的叙述哪项错误
   A. 肾上腺素也能收缩支气管黏膜的血管，有助于平喘
   B. 沙丁胺醇是β_2受体激动药
   C. 异丙肾上腺素主要缺点是心率加快
   D. 阿托品可用于哮喘发作
   E. 色甘酸钠只能预防哮喘发作

参考答案

【A_1 型题】

1. E　2. C　3. B　4. D　5. C　6. C　7. D

第二十五节 作用于消化系统的药物

【A_1 型题】

1. 抑制胃酸分泌作用最强的是
   A. 西咪替丁
   B. 雷尼替丁
   C. 奥美拉唑
   D. 哌仑西平
   E. 丙谷胺
2. 兼具抗幽门螺杆菌作用的抗酸药是
   A. 氢氧化铝
   B. 米索前列醇
   C. 西咪替丁
   D. 哌仑西平
   E. 奥美拉唑
3. 奥美拉唑抑制胃酸分泌的机制是
   A. 阻断 H_2受体
   B. 抑制胃壁细胞 H^+泵的功能
   C. 阻断 M 受体
   D. 阻断促胃液素（胃泌素）受体
   E. 直接抑制胃酸分泌
4. 关于奥美拉唑，哪项错误
   A. 是目前抑制胃酸分泌作用最强的
   B. 抑制胃壁细胞 H^+泵作用
   C. 也能使促胃液素分泌增加
   D. 是 H_2受体阻断药
   E. 对消化性溃疡和反流性食管炎效果好
5. 哪项不是奥美拉唑的不良反应
   A. 口干、恶心
   B. 头晕、失眠
   C. 胃黏膜出血
   D. 外周神经炎
   E. 男性乳房女性化

参考答案

【A_1 型题】

1. C　2. E　3. B　4. D　5. C

第二十六节　子宫平滑肌兴奋药

【A_1型题】

1. 麦角胺治疗偏头痛的作用机制是
   A. 阻断血管平滑肌α受体
   B. 抑制前列腺素合成
   C. 增加脑血流量
   D. 收缩脑血管
   E. 镇痛作用

2. 关于缩宫素临床应用的叙述，正确的是
   A. 治疗尿崩症
   B. 治疗乳腺分泌
   C. 小剂量用于催产和引产
   D. 小剂量用于产后止血
   E. 治疗痛经和月经不调

参考答案

【A_1型题】

1. D　2. C

第二十七节　肾上腺皮质激素类药物

【A_1型题】

1. 糖皮质激素不具有哪种药理作用
   A. 快速强大的抗炎作用
   B. 抑制细胞免疫和体液免疫
   C. 提高机体对细菌内毒素的耐受力
   D. 提高机体对细菌外毒素的耐受力
   E. 增加血中白细胞数量，但却抑制其功能

2. 有关糖皮质激素的叙述正确的是
   A. 小剂量抑制体液免疫，大剂量抑制细胞免疫
   B. 可直接中和细菌内毒素和细菌外毒素
   C. 抑制胃酸分泌，促进胃黏液分泌
   D. 能兴奋中枢，出现欣快，激动等，甚至可诱发精神病
   E. 能明显增加血液中性粒细胞数，增强其游走吞噬功能

3. 一般说来，下列哪项不是糖皮质激素的禁忌证
   A. 急性粟粒型肺结核
   B. 糖尿病
   C. 水痘
   D. 活动性消化型溃疡病
   E. 孕妇

4. 关于糖皮质激素的应用，下列哪项错误
   A. 水痘和带状疱疹
   B. 风湿和类风湿性关节炎
   C. 血小板减少症和再生障碍性贫血
   D. 过敏性休克和心源性休克
   E. 中毒性肺炎，重症伤寒和急性粟粒型肺结核

5. 关于糖皮质激素抗炎作用的正确叙述是
   A. 对抗各种原因，如物理、生物等引起的炎症
   B. 能提高机体的防御功能
   C. 促进创口愈合
   D. 抑制病原体生长
   E. 直接杀灭病原体

6. 长期大量应用糖皮质激素可引起哪种不良反应
   A. 高钾血症
   B. 低血压
   C. 低血糖
   D. 高钙血症
   E. 水钠潴留

7. 长期应用糖皮质激素后，突然停药所产生的反跳现象是由于患者
   A. 对糖皮质激素产生耐药性
   B. 对糖皮质激素产生了依赖或病情未能完全控制
   C. 肾上腺皮质功能亢进
   D. 肾上腺皮质功能减退
   E. ACTH 分泌减少

8. 水钠潴留作用最弱的糖皮质激素是
   A. 泼尼松
   B. 泼尼松龙
   C. 甲泼尼龙
   D. 地塞米松
   E. 氢化可的松

9. 严重肝功能不全的患者不宜用
   A. 氢化可的松
   B. 甲泼尼龙
   C. 泼尼松龙
   D. 泼尼松
   E. 地塞米松

10. 糖皮质激素类药物可用于治疗
    A. 原发性血小板增多症
    B. 急性淋巴细胞白血病
    C. 慢性粒细胞白血病
    D. 真性红细胞增多症
    E. 骨质疏松

【A_2型题】

11. 患者，男性，60岁。患风湿性关节炎，口服泼尼松和多种非甾体抗炎药5个月，近日突发自发性胫骨骨折，其原因可能与哪种药物有关
   A. 阿司匹林
   B. 吲哚美辛
   C. 布洛芬
   D. 泼尼松
   E. 保泰松

12. 患者，女性，25岁。平素易患咽炎，扁桃体炎，近来不规则低热3个月，膝、踝关节红、肿、热、痛明显，小腿有散在红斑，心肺（－），WBC增多，患慢性迁延性肝炎多年，不宜选用的药物是
   A. 氢化可的松
   B. 泼尼松
   C. 泼尼松龙
   D. 阿司匹林
   E. 布洛芬

【B_1型题】

（13～14题共用备选答案）
   A. 米托坦
   B. 地塞米松
   C. 可的松
   D. 氟轻松
   E. 甲泼尼松

13. 全身用药抗炎作用最强，作用持续时间最长的糖皮质激素是

14. 不能作全身应用，而只能外用的糖皮质激素是

参考答案

【A_1型题】

1. D　2. D　3. A　4. A　5. A　6. E　7. B　8. D　9. D　10. B

【A_2型题】

11. D　12. B

【B_1型题】

13. B　14. D

第二十八节 甲状腺激素及抗甲状腺药

【A_1型题】

1. 治疗黏液性水肿的药物是
   A. 甲硫氧嘧啶
   B. 甲巯咪唑
   C. 碘制剂
   D. 甲状腺素
   E. 卡比马唑

2. 关于T_3和T_4，下列叙述正确的是
   A. T_3的血浆蛋白结合率高于T_4
   B. T_3起效快，作用强
   C. T_3起效慢，作用持久
   D. T_3起效快，作用持久
   E. T_3起效慢，作用弱

3. 甲状腺激素不具哪项药理作用
   A. 维持生长发育
   B. 增强心脏对儿茶酚胺的敏感性
   C. 维持血液系统功能正常
   D. 维持神经系统功能
   E. 促进代谢

4. 不宜用作甲亢常规治疗的药物是
   A. 碘化物
   B. 甲硫氧嘧啶
   C. 丙硫氧嘧啶
   D. 甲巯咪唑
   E. 卡比马唑

5. 能抑制甲状腺素合成，又抑制外周组织中T_4变为T_3，还抑制免疫球蛋白生成的药物是
   A. 碘化物
   B. 甲巯咪唑
   C. 丙硫氧嘧啶
   D. 卡比马唑
   E. 普萘洛尔

6. 青少年甲亢患者，内科常规治疗药物为
   A. 丙硫氧嘧啶
   B. 普萘洛尔
   C. 甲状腺素
   D. ^{131}I
   E. 碘化钾

7. 能明显缓解甲亢患者交感神经兴奋症状，并能抑制T_4变为T_3，但不引起粒细胞缺乏的药物是
   A. 普萘洛尔
   B. 甲硫氧嘧啶
   C. 丙硫氧嘧啶
   D. 甲巯咪唑
   E. 卡比马唑

【A_2型题】

8. 患者，女性，43岁。患甲亢3年，须行甲状腺部分切除术，正确的术前准备是
   A. 术前2周给丙硫氧嘧啶＋

普萘洛尔
B. 术前2周给丙硫氧嘧啶+小剂量碘剂
C. 术前2周给丙硫氧嘧啶+大剂量碘剂
D. 术前2周给丙硫氧嘧啶
E. 术前2周给卡比马唑

【B_1型题】

（9~10题共用备选答案）

A. 甲硫氧嘧啶
B. 丙硫氧嘧啶
C. 甲状腺素
D. ^{131}I
E. 甲巯咪唑

9. 单纯性甲状腺肿选用
10. 甲状腺危象选用

（11~12题共用备选答案）

A. 诱发心绞痛
B. 粒细胞缺乏
C. 甲状腺功能减退
D. 血管神经性水肿
E. 肝功能不良

11. 硫脲类的主要不良反应是
12. ^{131}I的主要不良反应是

参考答案

【A_1型题】

1. D　2. B　3. C　4. A　5. C　6. A　7. A

【A_2型题】

8. C

【B_1型题】

9. C　10. B　11. B　12. C

第二十九节　胰岛素及其他降血糖药

【A_1型题】

1. 关于胰岛素的作用下列哪项错误
   A. 促进脂肪合成，抑制脂肪分解
   B. 抑制蛋白质合成，抑制氨基酸进入细胞
   C. 促进葡萄糖利用，抑制糖原分解和产生
   D. 促进钾进入细胞，降低血钾
   E. 促进蛋白质合成及氨基酸转运
2. 有严重肝病的糖尿病患者禁用哪种降血糖药
   A. 氯磺丙脲
   B. 甲苯磺丁脲
   C. 苯乙双胍
   D. 胰岛素
   E. 二甲双胍
3. 不促进胰岛素释放，不加重肥胖的降糖药为
   A. 二甲双胍
   B. 甲苯磺丁脲
   C. 格列本脲
   D. 格列吡嗪
   E. 氯磺丙脲
4. 下述不良反应哪项是胰岛素不具有的
   A. 过敏
   B. 低血糖
   C. 急性耐受性
   D. 慢性耐受性
   E. 肝损伤
5. 对切除胰腺或重度糖尿病患者无效的降糖药为
   A. 阿卡波糖
   B. 格列齐特
   C. 二甲双胍
   D. 苯乙双胍
   E. 珠蛋白锌胰岛素
6. 引起胰岛素抵抗性的诱因，哪项错误
   A. 严重创伤
   B. 酮症酸中毒
   C. 并发感染
   D. 手术
   E. 暴饮暴食
7. 磺酰脲类药物药理作用为
   A. 可使电压依赖性钾通道开放
   B. 可促进胰岛素释放而降血糖
   C. 不改变体内胰高血糖素水平
   D. 可使电压依赖性钠通道开放
   E. 能抑制抗利尿激素的分泌
8. 有降血糖及抗利尿作用的药物是
   A. 甲苯磺丁脲
   B. 氯磺丙脲
   C. 格列本脲
   D. 二甲双胍
   E. 苯乙双胍
9. 下列何种降血糖药易引起乳酸血症
   A. 胰岛素

B. 阿卡波糖
C. 格列本脲
D. 甲苯磺丁脲
E. 苯乙双胍

10. 下述哪种糖尿病不需首选胰岛素
A. 幼年重型糖尿病
B. 合并严重感染的糖尿病
C. 轻型糖尿病
D. 需作手术的糖尿病患者
E. 合并妊娠的糖尿病患者

【A_2 型题】

11. 患者，男性，53岁。2型糖尿病，控制饮食无效，体重超重，过度肥胖，选下列哪种降糖药为最佳
A. 格列齐特
B. 格列苯脲
C. 甲苯磺丁脲
D. 格列吡嗪
E. 二甲双胍

参考答案

【A_1 型题】

1. B 2. A 3. A 4. E 5. B 6. E 7. B 8. B 9. E 10. C

【A_2 型题】

11. E

第三十节 β-内酰胺类抗生素

【A_1 型题】

1. 关于β-内酰类抗生素抗菌作用机制的描述哪项错误
A. 抑制菌细胞壁黏肽合成酶
B. 触发细菌的自溶酶活性
C. 抑制细菌的自溶酶活性
D. 阻碍菌细胞壁黏肽合成
E. 菌体膨胀变形

2. 肾功能不良的患者禁用
A. 青霉素
B. 耐酶青霉素类
C. 广谱青霉素
D. 第一代头孢菌素
E. 第三代头孢菌素

3. 哪项不是对β-内酰胺类抗生素产生耐药的原因
A. 细菌产生β-内酰胺酶
B. PBPs与抗生素亲和力降低
C. PBPs数量减少
D. 菌细胞壁或外膜的通透性发生改变
E. 细菌缺少自溶酶

4. 青霉素最适于治疗
A. 伤寒、副伤寒
B. 肺炎杆菌性肺炎
C. 布鲁菌病
D. 溶血性链球菌感染
E. 细菌性痢疾

5. 对青霉素最敏感的病原体是
A. 立克次体
B. 钩端螺旋体
C. 衣原体
D. 支原体
E. 真菌

6. 对幽门螺杆菌有强杀菌作用的是
A. 阿莫西林
B. 青霉素
C. 红霉素
D. 奥美拉唑
E. 氨苄西林

7. 哪种疾病用青霉素治疗可引起赫氏反应
A. 流行性脑脊髓膜炎
B. 草绿色链球菌心内膜炎
C. 大叶性肺炎
D. 气性坏疽
E. 梅毒

8. 克拉维酸因具哪种特点可与阿莫西林配伍应用
A. 抗菌谱广
B. 是广谱β-内酰胺酶抑制剂
C. 与阿莫西林竞争肾小管分泌
D. 使阿莫西林口服吸收更好
E. 使阿莫西林毒性降低

9. 第三代头孢菌素的特点是
A. 主要用于轻、中度呼吸道和尿路感染
B. 对革兰阴性菌有较强的作用
C. 对β-内酰胺酶的稳定性较第一、第二代头孢菌素低
D. 对肾脏毒性较第一、第二代头孢菌素大
E. 对组织穿透力弱

10. 可治疗伤寒的青霉素类药是
A. 青霉素
B. 苯唑西林
C. 羧苄西林
D. 替卡西林
E. 氨苄西林

11. 抗铜绿假单胞菌作用最强的头孢菌素是
A. 头孢氨苄
B. 头孢他啶
C. 头孢孟多
D. 头孢噻吩
E. 头孢乙腈

参考答案

【A_1 型题】

1. C 2. D 3. C 4. D 5. B 6. A 7. E 8. B 9. B 10. E
11. B

第三十一节 大环内酯类、林可霉素类及多肽类抗生素

【A_1 型题】

1. 克林霉素的抗菌谱不包括
   A. 立克次体
   B. 放线杆菌
   C. 脆弱拟杆菌
   D. 金黄色葡萄球菌
   E. 产气荚膜杆菌
2. 大环内酯类对下述哪类细菌无效
   A. G^+菌
   B. G^-球菌
   C. 大肠埃希菌、变形杆菌
   D. 军团菌
   E. 衣原体、支原体
3. 可以治疗军团菌、支原体、衣原体的药物是
   A. 人工合成类
   B. 氨基糖苷类抗生素
   C. 四环素类
   D. 大环内酯类
   E. 头孢类
4. 肺部支原体感染用
   A. 阿莫西林
   B. 红霉素
   C. 头孢曲松
   D. 林可霉素
   E. 万古霉素
5. 红霉素最主要的临床用途是
   A. 耐青霉素的金葡菌感染
   B. 脑膜炎双球菌引起的流脑
   C. 淋球菌引起的淋病
   D. 梅毒螺旋体引起的梅毒
   E. 布鲁菌病

【A_2 型题】

6. 患儿，2岁。高热，呼吸困难，双肺散在小水泡音，诊断为支气管肺炎，青霉素过敏试验(+)，宜用
   A. 氯霉素
   B. 四环素
   C. 头孢唑啉
   D. 磺胺嘧啶
   E. 红霉素
7. 患儿，6岁。高热，惊厥，神志不清，颈项强直，病理反射(+)，脑脊液压力高，脓性，不宜用
   A. 青霉素
   B. 麦迪霉素
   C. 磺胺嘧啶
   D. 氯霉素
   E. 氨苄西林

参考答案

【A_1 型题】

1. A 2. C 3. D 4. B 5. A

【A_2 型题】

6. E 7. B

第三十二节 氨基糖苷类抗生素

【A_1 型题】

1. 氨基糖苷类抗生素主要不良反应是
   A. 前庭毒性
   B. 耳毒性
   C. 肾毒性
   D. 神经肌肉阻滞
   E. 以上均是
2. 氨基糖苷类药物在体内分布浓度较高的部位是
   A. 细胞内液
   B. 血液
   C. 耳蜗内淋巴液
   D. 脑脊液
   E. 结核病灶的空洞中
3. 首选链霉素的疾病是
   A. 鼠疫
   B. 布鲁菌病
   C. 甲型溶血性链球菌性心内膜炎
   D. 浸润性肺结核
   E. 立克次体病
4. 耳、肾毒性最大的氨基糖苷类

抗生素是
A. 卡那霉素
B. 庆大霉素
C. 西索米星
D. 奈替米星
E. 新霉素

5. 耳、肾毒性最低的氨基糖苷类药物是
A. 卡那霉素
B. 庆大霉素
C. 西索米星
D. 奈替米星
E. 新霉素

【A_2 型题】

6. 患者，女性，25 岁。不明原因发热 2 个月入院，贫血貌，杵状指，皮肤黏膜有多处小出血点，入院时，三尖瓣区有 Ⅲ 级吹风样杂音，近日消失，脾大，有压痛，血液培养为草绿色链球菌，拟用青霉素和下列之一药合用宜选用
A. 链霉素
B. 阿米卡星
C. 奈替米星
D. 红霉素
E. 羧苄西林

7. 患者，男性，32 岁，有免疫缺陷，近期高热，诊断为革兰阴性杆菌败血症，宜选用
A. 红霉素
B. 氨苄西林
C. 阿米卡星+头孢曲松
D. 链霉素
E. 多黏菌素

【B_1 型题】

（8～10 题共用备选答案）
A. 增加肾毒性
B. 增加耳毒性
C. 延缓耐药性产生
D. 增强抗菌范围
E. 增加神经-肌肉接头阻滞

8. 氨基糖苷类抗生素+呋塞米
9. 氨基糖苷类抗生素+骨骼肌松弛药
10. 庆大霉素+多黏菌素

参考答案

【A_1 型题】

1. E　2. C　3. A　4. E　5. D

【A_2 型题】

6. A　7. C

【B_1 型题】

8. B　9. E　10. A

第三十三节　四环素类药物

【A_1 型题】

1. 立克次体感染宜选
A. 链霉素
B. 四环素
C. 磺胺嘧啶
D. 阿奇霉素
E. 多黏菌素

2. 肺炎支原体肺炎宜选
A. 青霉素
B. 氯霉素
C. 土霉素
D. 多西环素
E. 万古霉素

【A_2 型题】

3. 患者，男性，40 岁。慢性肾炎合并胆囊炎宜用
A. 四环素
B. 头孢唑啉
C. 多西环素
D. 庆大霉素
E. 多黏菌素

4. 患者，男性，70 岁，高热，畏寒，剧烈头痛入院，用青霉素无效，发病第 5 天，除面部外于胸肩等处出现鲜红色斑丘疹，于内衣见有虱虮，发病 10 天，外斐反应效价为 1∶400，诊断为斑疹伤寒宜选用
A. 庆大霉素
B. 磺胺嘧啶
C. 头孢他啶
D. 链霉素
E. 多西环素

【B_1 型题】

（5～6 题共用备选答案）
A. 氯霉素
B. 多西环素
C. 土霉素
D. 四环素
E. 米诺环素

5. 抗菌活性强，可产生前庭反应的药物是
6. 能引起骨、牙发育障碍的药物是

参考答案

【A_1型题】

1. B 2. D

【A_2型题】

3. C 4. E

【B_1型题】

5. E 6. D

第三十四节 人工合成的抗菌药

【A_1型题】

1. 喹诺酮类抗菌药抑制
   A. 细菌二氢叶酸合成酶
   B. 细菌二氢叶酸还原酶
   C. 细菌RNA多聚酶
   D. 细胞依赖于DNA的RNA多聚酶
   E. 细菌DNA回旋酶
2. 甲氧苄啶与磺胺甲噁唑组成复方新诺明的理论基础是
   A. 促进吸收
   B. 促进分布
   C. 减慢排泄
   D. 升高血药浓度
   E. 两药的药代动力学相似，发挥协同抗菌作用
3. 磺胺药抗菌机制是
   A. 抑制DNA螺旋酶
   B. 抑制二氢叶酸还原酶
   C. 抑制二氢蝶酸合酶
   D. 改变膜通透性
   E. 抑制分枝菌酸合成
4. 适用于烧伤面铜绿假单胞菌感染的药物是
   A. 磺胺醋酰
   B. 磺胺嘧啶银盐
   C. 氯霉素
   D. 林可霉素
   E. 利福平
5. 服用磺胺类药物加服$NaHCO_3$的目的是
   A. 增强抗菌疗效
   B. 加快药物吸收速度
   C. 防止变态反应
   D. 防止药物排泄过快而影响疗效
   E. 使尿偏碱性，增加药物的溶解度
6. 不属于氟喹诺酮类药物的药理学特性的是
   A. 抗菌谱广
   B. 口服吸收好
   C. 与其他抗菌药物无交叉耐药性
   D. 不良反应较多
   E. 体内分布较广
7. 影响胎儿和婴儿软骨发育，孕妇及哺乳妇女不宜用的药物是
   A. 四环素类
   B. 喹诺酮类
   C. 磺胺类
   D. 硝基呋喃类
   E. 甲氧苄啶

【B_1型题】

（8~11题共用备选答案）
   A. 甲氧苄啶
   B. 磺胺多辛
   C. 呋喃唑酮
   D. 磺胺嘧啶
   E. 环丙沙星

8. 抗菌增效剂是
9. 口服难吸收，用于肠道感染的药物是
10. 预防流脑首选药是
11. 对铜绿假单胞菌有良好抗菌活性的药物是

参考答案

【A_1型题】

1. E 2. E 3. C 4. B 5. E 6. D 7. B

【B_1型题】

8. A 9. C 10. D 11. E

第三十五节　抗真菌药和抗病毒药

【A_1 型题】

1. 艾滋病患者隐球菌性脑膜炎首选
   A. 灰黄霉素
   B. 两性霉素
   C. 酮康唑
   D. 氟康唑
   E. 制霉菌素
2. 不良反应最小，可进入脑脊液的咪唑类抗真菌药是
   A. 克霉唑
   B. 咪康唑
   C. 酮康唑
   D. 氟康唑
   E. 氟胞嘧啶
3. 毒性大，仅局部应用的抗病毒药是
   A. 金刚烷胺
   B. 利巴韦林
   C. 阿昔洛韦
   D. 阿糖胞苷
   E. 碘苷

【A_2 型题】

4. 患者，男性，60 岁，糖尿病合并皮肤感染。长期服用四环素，近来咽部出现白色薄膜，消化不良，腹泻，疑白念珠菌病，宜用
   A. 灰黄霉素
   B. 制霉菌素
   C. 两性霉素 B
   D. 阿昔洛韦
   E. 利巴韦林

参考答案

【A_1 型题】

1. D　2. D　3. E

【A_2 型题】

4. B

第三十六节　抗结核病药

【A_1 型题】

1. 各类型的结核病首选药是
   A. 链霉素
   B. 利福平
   C. 异烟肼
   D. 乙胺丁醇
   E. 吡嗪酰胺
2. 抗结核作用强，且对金黄色葡萄球菌有效的药物是
   A. 利福平
   B. 对氨基水杨酸
   C. 吡嗪酰胺
   D. 链霉素
   E. 乙胺丁醇
3. 可治疗麻风并具有广谱抗菌作用的是
   A. 链霉素
   B. 乙胺丁醇
   C. 异烟肼
   D. 氯喹
   E. 利福平
4. 用异烟肼时合用维生素 B_6 的目的是
   A. 增强疗效
   B. 延缓耐药性
   C. 中枢抑制
   D. 降低对神经的毒性
   E. 促进吸收

【A_2 型题】

5. 某糖尿病患者伴有浸润性肺结核，应用甲苯磺丁脲，利福平，链霉素，用抗结核药两月后，尿糖加重并出现肝功能不良，其原因是
   A. 甲苯磺丁脲有肝毒性
   B. 患者又患了肝炎
   C. 利福平诱导肝药酶且有肝损害
   D. 链霉素的肾毒性
   E. 以上都不是
6. 结核性腹膜炎患者，在抗结核治疗中出现失眠，神经错乱，可能由如下哪种药引起
   A. 利福平
   B. PAS
   C. 乙胺丁醇
   D. 吡嗪酰胺
   E. 异烟肼

【B_1 型题】

（7~10 题共用备选答案）
   A. 可引起外周神经炎
   B. 可引起视神经炎
   C. 有流感样症状
   D. 可引起耳鸣、耳聋
   E. 可引起关节疼痛
7. 异烟肼
8. 利福平
9. 乙胺丁醇
10. 链霉素

参考答案

【A_1型题】

1. C 2. A 3. E 4. D

【A_2型题】

5. C 6. E

【B_1型题】

7. A 8. C 9. B 10. D

第三十七节 抗疟药

【A_1型题】

1. 关于抗疟药，下列哪项叙述正确
   A. 氯喹对阿米巴痢疾有效
   B. 氯喹可根治间日疟
   C. 青蒿素治疗疟疾易复发
   D. 伯氨喹可用作疟疾病因性预防
   E. 乙胺嘧啶能引起急性溶血贫血
2. 进入疟区时，作为病因性预防的常规用药是
   A. 伯氨喹
   B. 氯喹
   C. 乙胺嘧啶
   D. 增效磺胺
   E. 奎宁
3. 对奎宁的叙述哪项错误
   A. 最早用于治疗疟疾的药物
   B. 对红细胞内期滋养体有杀灭作用
   C. 主要用于耐氯喹或耐多药的恶性疟
   D. 每周服药1次，用于病因性预防
   E. 可出现心肌抑制作用

【A_2型题】

4. 某疟疾患者突然出现昏迷，给予二盐酸奎宁静脉滴注抢救，抢救过程中，患者又出现寒战，高热，血红蛋白尿，应改下列哪种药继续抢救
   A. 氯喹
   B. 甲氟喹
   C. 伯氨喹
   D. 乙胺嘧啶
   E. 青蒿素

【B_1型题】

（5~8题共用备选答案）
A. 氯喹
B. 奎宁
C. 伯氨喹
D. 乙胺嘧啶
E. 甲氟喹

5. 疗效高，生效快，控制疟疾症状首选
6. 可根治间日疟和控制疟疾传播的药是
7. 可用于治疗阿米巴肝脓肿的药是
8. 可引起巨幼细胞贫血的药物是

参考答案

【A_1型题】

1. C 2. C 3. D

【A_2型题】

4. E

【B_1型题】

5. A 6. C 7. A 8. D

第三十八节 抗恶性肿瘤药

1. 最容易引起出血性膀胱炎的抗癌药是
   A. 5-氟尿嘧啶
   B. 环磷酰胺
   C. 博来霉素
   D. 多柔比星
   E. 紫杉醇
2. 甲氨蝶呤的抗肿瘤作用机制主要是抑制

A. DNA 回旋酶
B. DNA 多聚酶
C. 拓扑异构酶
D. 二氢叶酸合成酶
E. 二氢叶酸还原酶

3. 甲氨蝶呤抗肿瘤的主要机制是
A. 抑制二氢叶酸合成酶
B. 抑制二氢叶酸还原酶
C. 破坏 DNA 结构和功能
D. 嵌入 DNA 干扰转录 RNA
E. 干扰蛋白质合成

4. 放线菌素抗肿瘤作用机制是
A. 引起 DNA 链间交联，妨碍双链拆开
B. 插入 DNA 双链，破坏模板作用
C. 抑制细胞 DNA 聚合酶活性
D. 抑制细胞 RNA 聚合酶活性
E. 抑制蛋白质生物合成

5. 羟基脲的抗肿瘤作用机制是
A. 抑制二氢叶酸还原酶
B. 阻止嘧啶核苷酸生成
C. 阻止嘌呤核苷酸生成
D. 抑制核苷酸还原酶
E. 抑制 DNA 多聚酶

6. 主要作用于 M 期的抗癌药
A. 氟尿嘧啶
B. 长春新碱
C. 环磷酰胺
D. 泼尼松龙
E. 柔红霉素

7. 在体外没有抗癌作用的抗癌药物是
A. 阿糖胞苷
B. 多柔比星
C. 环磷酰胺
D. 卡莫司汀
E. 长春碱

8. 环磷酰胺对何种肿瘤疗效最显著
A. 卵巢癌
B. 急性淋巴细胞性白血病
C. 肺癌
D. 多发性骨髓瘤
E. 恶性淋巴瘤

9. 5-氟尿嘧啶最常见的不良反应是
A. 骨髓抑制
B. 变态反应
C. 急性小脑综合征
D. 消化道反应
E. 肝肾损害

10. 环磷酰胺在体内转化为活性最强的代谢物是
A. 卡莫司汀
B. 磷酰胺氮芥
C. 磷酰胺
D. 丙烯醛
E. 异环磷酰胺

【B_1 型题】

（11～12 题共用备选答案）
A. 对心毒性最大
B. 对肾毒性最大
C. 对肺毒性最大
D. 对骨髓抑制最重
E. 发生腹泻最重

11. 多柔比星
12. 顺铂

（13～14 题共用备选答案）
A. 卡铂
B. 环磷酰胺
C. 氟尿嘧啶
D. 多柔比星
E. 长春新碱

13. 属于烷化剂抗癌药物的是
14. 属于抗生素类抗癌药物的是

参考答案

【A_1 型题】

1. B　2. E　3. B　4. B　5. D　6. B　7. C　8. E　9. D　10. B

【B_1 型题】

11. A　12. B　13. B　14. D

第三部分

临床医学综合

第十章 临床医学

【A_1 型题】

1. 中等度热的口腔温度是
   A. 37.0~37.2℃
   B. 37.3~38.0℃
   C. 38.1~39.0℃
   D. 39.1~41.0℃
   E. 41℃以上
2. 胸骨后烧灼样痛可见于
   A. 胸膜炎
   B. 心脏官能症
   C. 肺梗死
   D. 自发性气胸
   E. 反流性食管炎
3. 下列可引起混合性呼吸困难的是
   A. 气管异物
   B. 喉痉挛
   C. 气胸
   D. 支气管哮喘
   E. 慢性阻塞性肺疾病
4. 紫癜的皮下出血面积直径为
   A. ≤2mm
   B. 1~3mm
   C. 2~5mm
   D. 5~6mm
   E. >6mm
5. 哪种疾病咳嗽并咳大量痰液
   A. 急性咽喉炎
   B. 支气管扩张
   C. 急性支气管炎
   D. 胸膜炎
   E. 肺结核
6. 与慢性支气管炎的发生关系最密切的是
   A. 有害气体和有害颗粒
   B. 感染因素
   C. 免疫功能
   D. 气候异常
   E. 过敏因素
7. 对年老体弱、痰量较多且无力咳痰的慢性阻塞性肺疾病患者，不宜使用的药物为
   A. 氧氟沙星
   B. 溴己新
   C. 羧甲司坦
   D. 氨溴索
   E. 可待因
8. 慢性阻塞性肺疾病常见的并发症不包括
   A. 慢性肺源性心脏病
   B. 自发性气胸
   C. 右心功能不全
   D. 支气管扩张
   E. 慢性呼吸衰竭
9. 慢性阻塞性肺疾病与支气管哮喘最重要的区别是
   A. 治疗需应用支气管扩张剂
   B. 气流受限多为不完全可逆
   C. 胸部X线肺纹理增强
   D. 听诊双肺可闻及干啰音
   E. 多发生肺源性心脏病伴心力衰竭
10. 典型支气管哮喘发作时最主要的临床表现为
   A. 吸气性呼吸困难，双肺哮鸣音
   B. 呼气性呼吸困难，双肺哮鸣音
   C. 端坐呼吸，两肺密布中小水泡音
   D. 呼气性呼吸困难，两肺散在干湿啰音
   E. 进行性呼吸困难，肺部局限性哮鸣音
11. 支气管哮喘发作时禁用
   A. 麻黄素
   B. 肾上腺素
   C. 吗啡
   D. 氨茶碱
   E. 特布他林
12. 对放疗最敏感的肺癌是
   A. 小细胞未分化癌
   B. 鳞癌
   C. 腺癌
   D. 肺泡细胞癌
   E. 以上均不敏感
13. 下述哪项X线征象是周围型肺癌的特征
   A. 肺段或肺叶的局限性肺气肿
   B. 圆形或类圆形肿块呈分叶状，有脐样切迹或有毛刺
   C. 阻塞性肺炎
   D. 出现囊状空洞或斑片状浸润
   E. 可有“S”形的肺不张和密度较高的片状阴影
14. 肺结核痰菌阳性患者的短期化疗方案最好的是
   A. 异烟肼、链霉素加对氨基水杨酸1年
   B. 异烟肼、对氨基水杨酸加氨硫脲1年
   C. 利福平、异烟肼3~5个

月，头 2 个月用链霉素或乙胺丁醇强化
D. 利福平、乙胺丁醇加对氨基水杨酸 1 年
E. 利福平、异烟肼 6～9 个月，头 2 个月用乙胺丁醇和吡嗪酰胺强化

15. 原发性肺结核自然演变过程中，最常见的是
A. 自行吸收或钙化
B. 发展为肺门淋巴结结核
C. 发展为浸润型肺结核
D. 凝成“结核球”
E. 血行播散

16. 下列不属于冠状动脉粥样硬化性心脏病（冠心病）主要危险因素的是
A. 吸烟
B. 高血压
C. 肥胖
D. 左心室肥厚
E. 高脂饮食

17. 成人高血压的诊断标准是
A. BP≥140/90mmHg
B. BP≥150/90mmHg
C. BP≥160/90mmHg
D. BP≥160/95mmHg
E. BP≥165/95mmHg

18. 老年人高血压首选
A. 阿替洛尔或卡托普利
B. 美托洛尔或硝苯地平
C. 硝苯地平或卡托普利
D. 呋塞米或尼群地平
E. 硝普钠或硝酸甘油

19. 高血压合并糖尿病患者，血压应控制在
A. <130/80mmHg
B. <130/85mmHg
C. <135/85mmHg
D. <140/90mmHg
E. <150/90mmHg

20. 有关消化性溃疡的病史，下列哪项描述不确切
A. 节律性周期性发作
B. 肝浊音区消失，应疑溃疡穿孔
C. 45 岁以上，十二指肠溃疡患者，持续大便隐血阳性，考虑癌变可能
D. 部分患者以上消化道出血为首发症状
E. 出血后可使原有的溃疡症状减轻

21. 消化性溃疡的主要症状为
A. 食欲缺乏、消瘦
B. 恶心、呕吐
C. 嗳气、反酸
D. 呕血、黑便
E. 上腹疼痛

22. 消化性溃疡患者发生夜间痛和背部痛最突出的是
A. 十二指肠球后壁溃疡
B. 幽门管溃疡
C. 胃小弯溃疡
D. 胃大弯溃疡
E. 胃后壁溃疡

23. 上腹部疼痛同时有咽喉部及胸骨后疼痛的急性胃炎是
A. 单纯性
B. 腐蚀性
C. 感染性
D. 出血性
E. 化脓性

24. 慢性胃炎最可靠的临床诊断手段是
A. 胃镜检查和胃黏膜活检
B. X 线钡餐检查
C. 胃液分析
D. 幽门螺杆菌检测
E. 抗壁细胞抗体测定

25. 针对急性胃炎的治疗，错误的是
A. 解痉镇痛药物对症处理
B. 若为细菌感染所致，应给予抗感染治疗
C. 可给予抑制胃酸分泌的 H_2 受体拮抗剂
D. 可使用具有黏膜保护作用的药物
E. 可食用一些刺激性的食物

26. 慢性胃炎，有胆汁反流，治疗上最好用
A. 肾上腺糖皮质激素
B. 甘珀酸（生胃酮）
C. 西咪替丁
D. 硫糖铝
E. 口服链霉素

27. 提高早期胃癌诊断率的三项关键性手段是
A. 纤维胃镜检查，胃液细胞学检查，X 线钡餐检查
B. 纤维胃镜检查，胃液酸碱度检查，X 线钡餐检查
C. 胃液细胞学检查，粪便隐血试验，X 线钡餐检查
D. 胃液细胞学检查，粪便隐血试验，纤维胃镜检查
E. 纤维胃镜检查，粪便隐血试验，X 线钡餐检查

28. 原发性肝癌的临床特点不正确的是
A. 肿块增长迅速，肝包膜被牵拉引起疼痛
B. 门脉内癌栓可导致门静脉高压
C. 门脉外癌栓可以产生血管杂音
D. 癌块侵犯肝门胆管引起黄疸
E. 肿瘤生长缓慢，可以无痛

29. 对肝癌的临床诊断最具特异性的是
A. 肝区疼痛
B. 进行性肝大，质硬
C. 恶病质
D. 梗阻性黄疸
E. 肺部转移病灶

30. 引起急性肾小球肾炎的常见病因是
A. 甲型肝炎病毒感染
B. 乙型肝炎病毒感染
C. 葡萄球菌感染
D. A 族乙型溶血性链球菌 12 型感染
E. A 族乙型溶血性链球菌感染

31. 急性肾小球肾炎临床表现中消失或恢复正常最慢的是

A. 高血压
B. 水肿
C. 血尿及微量蛋白尿
D. 补体 C3
E. 管型尿

32. 下列哪项对诊断急性肾小球肾炎最有价值
A. 红细胞沉降率增快
B. 抗“O”增高
C. 尿沉渣可见红细胞管型
D. 血清补体 C3 下降
E. 蛋白尿

33. 急性肾小球肾炎的治疗原则是
A. 以休息及对症处理为主
B. 以减轻水肿、利尿为主
C. 以降低血压、应用联合降压药物为主
D. 以止血、治疗血尿为主
E. 以治疗并发症为主

34. 临床表现与急性肾小球肾炎不符合的是
A. 链球菌感染后 2 周出现血尿、蛋白尿
B. 病程中出现补体 C3 下降
C. 高血压持续 2 个月以上
D. 可并发心力衰竭
E. 部分患者可有 ASO 水平升高

35. 肾病综合征低蛋白血症的主要原因是
A. 肾小管重吸收蛋白不足
B. 肝合成清蛋白不足
C. 血浆蛋白分解代谢增强
D. 肾小球毛细血管壁通透性增强，大量的清蛋白从尿中丢失
E. 蛋白质摄入不足

36. 急性肾盂肾炎的疗程通常是
A. 1 周
B. 2 周
C. 3 周
D. 4 周
E. 6 周

37. 孕妇患急性肾盂肾炎应首选
A. 青霉素
B. 氨苄西林
C. 红霉素
D. 四环素
E. 庆大霉素

38. 男性泌尿生殖系统肿瘤在哪个器官最常见
A. 肾
B. 膀胱
C. 输尿管
D. 睾丸
E. 前列腺

39. 采用 TNM 分期标准，膀胱肿瘤浸润浅肌层的分期是
A. T1 期
B. T2b 期
C. T3a 期
D. Ta 期
E. T2a 期

40. 诊断膀胱癌最主要的检查方法是
A. 尿脱落细胞检查
B. 膀胱镜检查，必要时活检
C. 膀胱双合诊
D. B 超检查
E. 静脉尿路造影

41. 慢性肾衰竭按肾功能损害程度可分为
A. 代偿期、失代偿期、尿毒症期
B. 氮质血症期、尿毒症期
C. 氮质血症期、尿毒症前期、尿毒症期
D. 肾贮备能力下降期、氮质血症期、肾衰竭期、尿毒症期
E. 代偿期、氮质血症期、尿毒症期

42. 慢性肾衰竭恶化的常见诱因，应除外的是
A. 感染、发热
B. 外伤、失血
C. 呕吐伴腹泻
D. 血尿酸或血钙过低
E. 心力衰竭

43. 下列哪项不是受精卵着床的必备条件
A. 透明带消失
B. 合体滋养细胞形成
C. 子宫内膜蜕膜变
D. 囊胚和子宫内膜的发育必须同步
E. 有足量的孕酮支持

44. 早期妊娠的诊断，下列哪项最为准确
A. 停经伴恶心、呕吐
B. 阴道充血变软，呈紫蓝色
C. 子宫增大
D. B 超探及胎心管搏动
E. 自觉胎动

45. 进入产程中的子宫收缩的特征，下列哪项是错误的
A. 是不自主的节律性收缩
B. 宫缩具有对称性
C. 子宫底部宫缩为最强烈，子宫下段收缩最弱
D. 子宫肌纤维在宫缩时变短变宽，间歇时松弛恢复如旧
E. 子宫收缩间隔越来越短，持续时间越来越长

46. 妊娠足月胎儿，下列哪种胎位不可能经阴道分娩
A. 颏后位
B. 枕后位
C. 枕横位
D. 颏前位
E. 臀位

47. 妊娠期高血压疾病的诊断方面，下述哪项是正确的
A. 妊娠后期血压有一次在 130/90mmHg 以上
B. 高血压、水肿、蛋白尿三者具备，为中度妊娠期高血压疾病
C. 重度妊娠期高血压疾病必须在 180/110mmHg 以上
D. 子痫一般有前驱症状
E. 妊娠期高血压疾病大多有后遗症

48. 引起子痫抽搐的主要病理原因是
A. 颅内脑组织散在出血点
B. 颅内小动脉痉挛，脑水肿

C. 血钙低下
D. 代谢性酸中毒
E. 胎盘毒素

49. 关于重度妊娠期高血压疾病的治疗，下列哪项不适宜
A. 解痉、镇静、防止抽搐
B. 在解痉的基础上，扩容利尿
C. 适时终止妊娠
D. 严格控制钠盐摄入量，防止水肿加重
E. 关于扩容剂的选择，胶体溶液优于晶体溶液

50. 妊娠近足月先兆子痫的孕妇，恰当的处理应是
A. 积极治疗，等待产程发动
B. 积极治疗 24~48 小时，症状无明显改善时应终止妊娠
C. 积极治疗 1 周后，予以引产
D. 立即引产
E. 立即行剖宫术

51. 胎儿娩出后 4 分钟，产妇出现大量阴道流血，最可能的原因是
A. 阴道静脉破裂
B. 子宫颈裂伤
C. 子宫收缩乏力
D. 胎盘部分剥离
E. 凝血功能障碍

52. 胎儿娩出后，随即阴道大量流血，最佳的处理方法是
A. 立即人工剥离胎盘，并注射宫缩剂
B. 抽血做交叉配血
C. 阴道检查有无软产道裂伤
D. 检查凝血功能
E. 立即静脉输入生理盐水

53. 下列疾病中哪项不易发生因 DIC 导致的产后出血
A. 死胎
B. 重度妊娠期高血压疾病
C. 羊水栓塞
D. 过期妊娠
E. 妊娠合并肝炎

54. 有关产褥感染下列哪项是正确的
A. 指产后生殖器官感染，引起局部和全身的炎性变化
B. 多为单种细菌感染
C. 凡产褥期体温升高均为生殖器感染所致
D. 产后未发生产褥感染，宫腔内培养不出细菌
E. 以上都不是

55. 关于产褥感染的病原体，哪项是错误的
A. 大肠埃希菌是外源性感染的主要菌种
B. 葡萄球菌中以金黄色葡萄球菌致病力最强
C. 支原体和衣原体不是产褥感染的病原体
D. 厌氧性链球菌与大肠埃希菌混合感染，有异常臭气味
E. B 族链球菌产生外毒素与溶组织酶，致病力、毒力、播散能力较强，可引起严重感染

56. 子宫肌瘤的症状与下述何项关系密切
A. 肌瘤的大小
B. 肌瘤生长的部位（子宫体、子宫颈）
C. 发生年龄
D. 肌瘤与肌层的关系（黏膜下、浆膜下、壁间）
E. 肌瘤数目

57. 子宫壁间肿瘤最主要的症状是
A. 月经不调
B. 绝经后出血
C. 月经过多
D. 接触性出血
E. 不规则阴道出血

58. 关于子宫肌瘤，下述哪项是错误的
A. 黏膜下肌瘤较常发生月经量过多与不规则出血
B. 浆膜下肌瘤较少出现月经过多
C. 膀胱充盈时，较大肌瘤可升至腹部，患者因此就医
D. 较大浆膜下肌瘤可发生蒂扭转
E. 浆膜下肌瘤最易引起不孕

59. 子宫肌瘤最常见的症状是
A. 排卵期出血
B. 经期延长
C. 月经周期延长
D. 性交后出血
E. 经后淋漓不尽

60. 下述哪项是早期子宫颈癌的症状
A. 阴道大量排液
B. 反复阴道流血
C. 接触性阴道流血
D. 大腿及腰骶部疼痛
E. 恶病质

61. 子宫颈癌的预后主要与哪项因素有关
A. 及时放疗
B. 早期诊断、早期治疗
C. 一般状态
D. 是否贫血、能否耐受化疗
E. 发热、白细胞计数升高

62. 关于流产的定义，下列哪项是正确的
A. 妊娠 < 28 周，胎儿体重<1000g
B. 妊娠 < 20 周，胎儿体重<500g
C. 妊娠 20 ~ 27 周，胎儿体重<500g
D. 妊娠 20 ~ 27 周，胎儿体重<1000g
E. 妊娠 12 ~ 20 周，胎儿体重<500g

63. 关于流产，下列哪项是正确的
A. 完全流产，有腹痛，宫口松
B. 先兆流产，出血量少，宫口闭
C. 不全流产，宫口闭，出血少
D. 难免流产，宫口闭，出血少

E. 稽留流产，胚胎死亡达4周以上未自然排出

64. 关于自然流产的症状，下列哪项是错误的
A. 妊娠12周后，先阴道流血后腹痛
B. 晚期流产一般出血不多
C. 妊娠8~12周，阴道流血较多
D. 妊娠8周前出血不多
E. 妊娠8周后，不完全流产较多

65. 关于流产的治疗原则，下列哪项是错误的
A. 难免流产应行刮宫术
B. 不全流产应行刮宫术
C. 患者自述阴道有组织物从阴道内排出，但阴道流血未见减少，应行刮宫术
D. 流产合并感染出血不多，应抗感染及刮宫同时进行
E. 子宫颈内口松弛者，应在妊娠14~18周时行子宫颈环扎术

66. 下列关于早产的概念正确的是
A. 妊娠20足周至不满37足周间终止者
B. 妊娠24足周至不满36足周间终止者
C. 妊娠28足周至不满36足周间终止者
D. 妊娠28足周至不满37足周间终止者
E. 妊娠28足周至不满38足周间终止者

67. 孕早期心脏病患者，决定是否能继续妊娠的最重要依据是
A. 心脏病种类
B. 心脏病变部位
C. 心功能分级
D. 症状严重程度
E. 既往生育史

68. 关于妊娠合并心脏病的处理下列哪项是错误的
A. 发绀型心脏病患者经手术矫治，心功能改善为Ⅰ~Ⅱ级者，可以妊娠
B. 早孕期有心衰发作者，应于心衰控制后终止妊娠
C. 换瓣手术的心脏病妇女，由于凝血功能的特殊要求，不宜妊娠
D. 单纯因二尖瓣病变而心功能恶化的孕期妇女，可以在孕期做心脏矫治手术后继续妊娠
E. 心功能Ⅲ级以上者，产后不宜哺乳，应予产褥早期回乳

69. 病毒性肝炎对妊娠的影响，下述哪项是错误的
A. 妊娠早期患肝炎致畸发生率高
B. 妊娠早期患肝炎易发展为急性、亚急性肝炎
C. 妊娠晚期发病易并发妊娠期高血压疾病
D. 妊娠中晚期发病易诱发DIC
E. 妊娠期发生病毒性肝炎致围生（产）儿死亡率高

70. 下列哪项是确诊妊娠期病毒性肝炎的根据
A. 蛋白尿和水肿
B. 皮肤瘙痒和黄疸
C. 妊娠晚期上腹部疼痛，吐咖啡样物
D. 黄疸昏迷
E. 血中谷丙转氨酶增高，血清病毒学检测阳性

71. 无排卵型异常子宫出血最常见的症状是
A. 出血时伴有下腹痛
B. 不规则子宫出血
C. 月经周期缩短
D. 经期延长
E. 贫血及全身不适

72. 诊断黄体萎缩不全异常子宫出血的可靠依据是
A. 孕激素分泌量少
B. 月经第5天内膜有分泌反应
C. 雌激素分泌过多
D. 子宫颈黏液呈椭圆体型
E. 基础体温呈双相

73. 关于排卵型异常子宫出血，下述哪项正确
A. 多见于青春期、更年期
B. 基础体温呈单相
C. 周期短，规律，经量多少不定
D. 月经中期缺LH高峰
E. 月经前刮宫，内膜无分泌反应

74. 根据国内标准，血红蛋白测定值符合下列哪项可诊断为贫血
A. 成年男生低于130g/L
B. 成年女性低于110g/L
C. 妊娠期低于105g/L
D. 哺乳期低于115g/L
E. 初生儿至3个月低于150g/L

75. 贫血最常见的临床表现是
A. 窦性心动过速
B. 心脏杂音
C. 皮肤和黏膜苍白
D. 口腔炎、舌炎
E. 毛发干燥无光泽、易脱落

76. 慢性铁缺乏发展的正确顺序为
A. 骨髓铁储存被动员和耗竭，血清铁降低，低血红蛋白，贫血
B. 血清铁降低，骨髓铁储存被动员和耗竭，贫血，低血红蛋白
C. 血清铁降低，贫血，骨髓铁储存被动员和耗竭，低血红蛋白
D. 骨髓铁储存被动员和耗竭，贫血，低血红蛋白，血清铁降低
E. 铁降低，低血红蛋白，贫血，骨髓铁储存被动员和耗竭

77. 霍奇金病分期可根据以下何条件而明确
A. 骨髓检查发现Reed Sternberg

细胞
B. 异常的淋巴管造影
C. 胸腔积液
D. 脾大
E. 有全身症状

78. 缺铁性贫血的最常见病因是
A. 慢性胃炎
B. 慢性肝病
C. 慢性感染
D. 慢性溶血
E. 慢性失血

79. 再障最主要的诊断依据是
A. 全血细胞减少，有出血或感染表现
B. 网织红细胞减少
C. 骨髓增生不良
D. 肝、脾淋巴结不肿大
E. 铁剂、叶酸治疗无效

80. 慢性再障的治疗首选
A. 丙酸睾酮肌内注射
B. 造血干细胞移植
C. 维生素 B_{12}肌内注射
D. 抗胸腺球蛋白
E. 肾上腺糖皮质激素口服

81. 最常见的早期输血不良反应是
A. 溶血反应
B. 发热反应
C. 细菌污染反应
D. 出血倾向
E. 酸中毒

82. 不属于输血适应证的是
A. 大量失血
B. 凝血异常
C. 贫血
D. 脓毒症
E. Hb>100g/L

83. 甲亢时最具有诊断意义的体征是
A. 心率加快，第一心音亢进
B. 弥漫性甲状腺肿伴血管杂音
C. 突眼
D. 脉压增大
E. 心脏增大

84. 下述甲状腺疾病中哪一种必须手术
A. 结节性甲状腺肿，并发甲亢
B. 轻度原发性甲状腺功能亢进
C. 青春期甲状腺肿
D. 妊娠早期甲状腺肿
E. 青少年甲亢

85. 甲状腺功能亢进诊断主要依靠
A. 临床表现
B. 基础代谢率测定
C. 放射性碘摄取试验
D. 甲状腺扫描
E. PBI 测定（血清蛋白结合碘）

86. 预防甲亢术后甲状腺危象的关键是
A. 防止术中副损伤，操作粗暴
B. 术后加强护理
C. 术时尽量选用全身麻醉
D. 术后应用镇静剂
E. 术前使基础代谢率降至正常

87. 糖尿病的高危因素不包括
A. 共同生活者患有糖尿病
B. 巨大胎儿分娩者
C. 肥胖（BMI≥28）
D. 曾有糖调节受损
E. 年龄在 45 岁以上

88. 1 型糖尿病的主要特点是
A. 多见于 40 岁以上的成年人
B. 易发生非酮症高渗性糖尿病昏迷
C. 自身免疫介导的胰岛 B 细胞破坏
D. 早期常不需要胰岛素治疗
E. 大部分有体重超重或肥胖

89. 糖尿病的诊断是糖尿病症状加上随机血糖
A. ≥7.1mmol/L
B. ≥9.1mmol/L
C. ≥10.1mmol/L
D. ≥11.1mmol/L
E. ≥12.1mmol/L

90. 若诊断临床糖尿病，应首先选择下述哪项检查
A. 尿糖
B. 空腹血糖
C. 糖化血红蛋白
D. 口服糖耐量试验
E. 空腹胰岛素测定

91. 若该患者临床 2 型糖尿病已证实，其首选治疗方案是
A. 饮食管理
B. 体育锻炼
C. 药物减肥
D. 口服磺脲类降糖药
E. 胰岛素

92. 依据糖尿病诊断标准，确诊糖尿病选用
A. 全血血糖
B. 血浆血糖
C. 糖化血红蛋白
D. 尿糖定性
E. 24 小时尿糖定量

93. 经治疗后，患者空腹及餐后血糖多次正常，之后最不合适的处理为
A. 停止药物治疗
B. 继续药物治疗，并随访血糖以调整剂量
C. 继续药物治疗，并根据糖化血红蛋白随访疗效
D. 加用二甲双胍并调整原来药物剂量
E. 血脂仍高，加用降脂药物

94. 缺血性脑卒中的常见危险因素不包括
A. 不良生活方式，如吸烟、酗酒
B. 高血压
C. 糖尿病
D. 缺乏运动
E. 低盐饮食

95. 脑出血最常见的病因为
A. 动静脉畸形
B. 先天性脑动脉瘤
C. 脑淀粉样血管病
D. 高血压
E. 脑动脉粥样硬化

96. 高血压脑出血最常见的诱因是
A. 劳累

B. 外伤
C. 情绪激动或活动过度
D. 感染
E. 寒冷

97. 脑血栓形成的最常见病因是
A. 高血压
B. 脑动脉粥样硬化
C. 各种脑动脉炎
D. 血压偏低
E. 红细胞增多症

98. 脑栓塞的常见病因为
A. 高血压
B. 脑动脉硬化
C. 脑动脉炎
D. 心脏病
E. 长骨骨折

99. 精神疾病是指在各种生物学、心理学以及社会环境因素影响下，造成下列哪种损害所致的
A. 大脑功能失调
B. 小脑功能失调
C. 锥体系失调
D. 锥体外系失调
E. 胼胝体功能失调

100. 社会心理因素对个体心身健康的影响最主要的是
A. 应激的强烈程度
B. 应激持续时间
C. 个体的心理状态
D. 社会支持
E. 对信息的主观评价

101. 精神症状主要通过以下哪些检查确定
A. 陪同就诊人员的叙述
B. 体格检查
C. 面谈及观察
D. 实验室检查
E. 智力测验

102. 精神科临床常见而重要的精神病性症状是
A. 错觉
B. 幻觉
C. 妄想
D. 思维奔逸
E. 痴呆

103. 幻觉是指
A. 对客观事物歪曲的知觉
B. 一种虚幻的知觉体验
C. 一种病理基础上产生的病态信念
D. 一种梦幻中的感觉
E. 对事物个别属性的感知障碍

104. 患者坚持不在床上睡，因为他感到床在运动，实际上床是静止的，此症状是
A. 妄想
B. 感觉倒错
C. 非真实感
D. 幻觉
E. 空间感知障碍

105. 妄想的描述正确的是
A. 大量涌现的不自主的观念
B. 不能被说服的病态信念
C. 无法摆脱的重复出现的观念
D. 抽象的概念荒谬地具体化
E. 思维联想连贯性障碍

106. 精神分裂症常见的注意障碍是
A. 注意增强
B. 妄想消退
C. 注意衰退
D. 注意涣散
E. 注意转移

107. 临床上判断病情好转程度的重要指标是
A. 幻觉消失
B. 妄想消退
C. 情感恢复正常
D. 无行为紊乱
E. 自知力恢复

108. 情感倒错是指
A. 情感波动增强、病态的喜悦
B. 对外界一切均不能引起兴趣
C. 患者情绪容易引起波动
D. 情感体验与思维内容、外界刺激不相协调
E. 对外界任何刺激均缺乏相应情感反应

109. 下列属于精神科急诊范畴的是
A. 幻觉妄想
B. 情感不稳
C. 伤人毁物
D. 意志缺乏
E. 无自知力

110. 对重度抑郁患者，尤其要注意的是
A. 防兴奋伤人毁物
B. 防自伤
C. 防藏药
D. 防外逸
E. 防过食

111. 压缩性骨折，最常发生于
A. 肱骨头
B. 股骨头
C. 脊椎骨
D. 腕舟状骨
E. 足舟状骨

112. 骨折的特有体征是
A. 疼痛
B. 功能障碍
C. 异常活动
D. 肿胀
E. 瘀斑

113. 股骨闭合性骨折后，体温可能出现的情况是
A. 上午正常，下午高热
B. 通常不超过38℃
C. 时高时低不规则
D. 常在38.5℃以上
E. 一般低于正常

114. 骨折引起脂肪栓塞是由于
A. 患者肥胖
B. 脂肪肝
C. 骨筋膜室压力过高
D. 创伤的应激作用
E. 静脉压力增高

115. 最容易导致上肢缺血性肌挛缩的骨折是
A. 肱骨髁粉碎骨折
B. Colles 骨折
C. 尺骨鹰嘴骨折
D. 桡骨小头骨折

E. 肱骨髁上骨折

116. 属于骨折晚期并发症的是
A. 肝、脾破裂
B. 创伤性关节炎
C. 血管损伤
D. 脂肪栓塞
E. 神经损伤

117. 锁骨骨折常用的治疗方法是
A. 切开复位，内固定
B. 手法复位，横 8 字绷带固定
C. 牵引治疗
D. 手法复位，夹板固定
E. 手法复位，石膏外固定

118. Colles 骨折远端的典型移位是
A. 远侧端向尺侧移位
B. 近侧端向背侧移位
C. 远侧端向背侧移位
D. 近侧端向尺侧移位
E. 远侧端向桡侧移位

119. 反科雷（Colles）骨折（Smith 骨折）的典型移位是
A. 远侧端向掌侧移位
B. 远侧端向尺侧移位
C. 远侧端向桡侧移位
D. 近侧端向掌侧移位
E. 近侧端旋转移位

120. 双侧耻骨上下支骨折，无明显移位，哪种治疗方法最理想
A. 蛙式石膏固定
B. 仅卧床休养即可
C. 骨盆悬吊牵引
D. 切开复位
E. 手法复位，夹板固定

121. 典型麻疹首先出现皮疹的部位是
A. 面部、颈部
B. 耳后、颈部发际边缘
C. 躯干
D. 四肢
E. 手、足

122. 麻疹的出疹顺序为
A. 面部→躯干→四肢，1 日出齐
B. 颈部→四肢→躯干，1 日出齐
C. 耳后、颈部发际→面部、躯干、上肢→下肢足部，3 日出齐
D. 耳后、颈部发际→面部、躯干、上肢→下肢足部，1 日出齐
E. 面部→四肢→躯干，3 日出齐

123. 麻疹具有传染性的时间是
A. 潜伏期至出疹后 5 天
B. 潜伏期至出疹后 10 天
C. 出疹前 5 天至出疹后 5 天
D. 接触麻疹后 7 天至出疹后 10 天
E. 接触麻疹后 5 天至出疹后 5 天

124. 典型水痘皮疹的特点中，哪项是错误的
A. 初起于四肢
B. 分批出现的红色斑疹或斑丘疹，并迅速发展成为小水疱
C. 黏膜皮疹可出现在口腔、结膜、生殖器等处
D. 水痘从中心处开始干瘪，迅速结痂
E. 在病症高峰期可见到丘疹、新旧水疱和结痂同时存在

125. 风疹的典型临床表现是
A. 潜伏期 5~7 天
B. 高热
C. 热退后全身出疹
D. 颈后、枕后、耳后淋巴结肿痛
E. 出疹后脱皮

126. 猩红热是由产红疹毒素的何种病原菌引起
A. A 族甲型溶血性链球菌
B. 乙型溶血性链球菌
C. B 族甲型溶血性链球菌
D. B 族乙型溶血性链球菌
E. 金黄色葡萄球菌

127. 小儿时期患结核病最常见的类型为
A. 原发型肺结核
B. 结核性胸膜炎
C. 粟粒型肺结核
D. 结核性脑膜炎
E. 结核性腹膜炎

128. 抗结核病的首选药和必选药是
A. 异烟肼
B. 利福平
C. 乙胺丁醇
D. 吡嗪酰胺
E. 链霉素

129. 婴儿感染性腹泻的治疗原则不包括
A. 调整饮食
B. 加强护理
C. 控制感染
D. 用止泻剂
E. 纠正脱水

130. 婴幼儿秋冬季腹泻的最常见病原是
A. 腺病毒
B. 诺沃克病毒
C. 轮状病毒
D. 埃可病毒
E. 柯萨奇病毒

131. 婴儿腹泻重型与轻型的主要区别点是
A. 发热、呕吐
B. 每日大便超过 10 次
C. 有水、电解质紊乱
D. 大便含黏液、腥臭
E. 镜检有大量脂肪滴

132. 急性肺炎病程为
A. 1 个月内
B. 2 个月内
C. 3 个月内
D. 4 个月内
E. 5 个月内

133. 以下哪项为无分流型（无青紫型）先天性心脏病
A. 房间隔缺损
B. 室间隔缺损
C. 动脉导管未闭
D. 法洛四联症

E. 肺动脉狭窄

134. 判定新生儿轻度窒息是指生后1分钟的Apgar评分为
A. 0~1分
B. 2~3分
C. 4~7分
D. 5~8分
E. 8~10分

135. 约60%足月儿可于生后
A. 1~2天出现黄疸
B. 2~3天出现黄疸
C. 3~5天出现黄疸
D. 5~7天出现黄疸
E. 7~9天出现黄疸

136. 新生儿病理性黄疸的特点是
A. 生后24小时内出现黄疸
B. 足月儿2周内消退
C. 早产儿3~4周内消退
D. 血清胆红素85~205μmol/L
E. 血清结合胆红素10μmol/L左右

137. 新生儿生理性黄疸，下列哪项是错误的
A. 生后2~3天出现黄疸
B. 一般情况良好
C. 足月儿14天内消退
D. 早产儿4周内消退
E. 血清胆红素<257μmol/L

138. 新生儿早发型败血症是指
A. 生后1天内发病
B. 生后7天内发病
C. 生后7~10天发病
D. 出生7天后发病
E. 出生14天后发病

139. 引起新生儿早发型败血症最常见的病原菌是
A. 表皮葡萄球菌
B. 大肠埃希菌等革兰阴性杆菌
C. 克雷伯菌
D. 铜绿假单胞菌
E. 李斯特菌

140. 新生儿早发型败血症的感染途径最常见的是
A. 母胎垂直传播
B. 胎膜早破
C. 产时胎儿通过产道时吸入污染的分泌物
D. 脐带感染
E. 皮肤感染

141. 21三体综合征属
A. 常染色体畸变
B. 常染色体显性遗传
C. 常染色体隐性遗传
D. X连锁显性遗传
E. X连锁隐性遗传

142. 苯丙酮尿症属
A. 染色体畸变
B. 常染色体显性遗传
C. 常染色体隐性遗传
D. X连锁显性遗传
E. X连锁隐性遗传

143. 典型的苯丙酮尿症是因肝缺乏
A. 酪氨酸羟化酶
B. 谷氨酸羟化酶
C. 苯丙氨酸羟化酶
D. 二氢生物蝶呤还原酶
E. 羟苯丙酮酸氧化酶

144. 苯丙酮尿症新生儿筛查采用的是
A. 尿有机酸分析
B. 血氨基酸分析
C. 尿蝶呤分析
D. 尿三氯化铁试验
E. 苯丙氨酸浓度测定

145. 近年来输血后肝炎主要由哪种病毒引起
A. 甲型肝炎病毒
B. 乙型肝炎病毒
C. 丙型肝炎病毒
D. 戊型肝炎病毒
E. 丁型肝炎病毒

146. 急性肝衰竭最有诊断意义的临床表现是
A. 黄疸加深
B. 肾功能障碍
C. 出血倾向明显
D. 腹腔积液出现
E. 2周内出现肝性脑病

147. 妊娠期肝炎特点，下列哪项是不正确的
A. 消化道症状明显
B. 产后大出血多见
C. 重型肝炎比例高
D. 病死率高
E. 对胎儿无影响

148. 急性病毒性肝炎病程一般为
A. <2个月
B. 2~4个月
C. <5个月
D. <半年
E. >半年

149. 肾综合征出血热属于
A. 蚊传性出血热
B. 蜱传性出血热
C. 自然疫源性疾病
D. 动物源性出血热
E. 传播途径不明的出血热

150. 肾综合征出血热的传染源主要是
A. 啮齿类
B. 猪
C. 病毒携带者
D. 犬
E. 急性期患者

151. 下列哪项不是肾综合征出血热早期外周血象改变
A. 白细胞计数增高
B. 类白血病样反应
C. 嗜酸性粒细胞减少以至消失
D. 异常淋巴细胞增多
E. 血小板减少

152. 细菌性痢疾的传播途径是
A. 消化道
B. 呼吸道
C. 血液
D. 虫媒传播
E. 接触传播

153. 鉴别细菌性痢疾和阿米巴痢疾最可靠的依据是
A. 潜伏期的长短
B. 毒血症状的轻重
C. 大便常规发现红细胞的多少，是否有吞噬细胞或夏-雷结晶
D. 大便检出病原体

E. 抗生素治疗是否有效

154. 中毒性菌痢的临床特征哪项除外
A. 急性高热，反复惊厥，昏迷
B. 大便常规检查发现大量炎性细胞
C. 迅速发生休克，呼吸衰竭
D. 腹痛、腹泻明显
E. 脑脊液化验正常

155. 下列哪项不是暴发型流脑（休克型）的典型表现
A. 高热，中毒症状重
B. 脑膜刺激征
C. 脑脊液“米汤样”，糖、氯减少
D. 迅速扩大的全身瘀点、瘀斑
E. 血培养脑膜炎球菌阳性

156. 下列哪个不是感染人类的疟原虫种类
A. 间日疟
B. 三日疟
C. 四日疟
D. 卵形疟
E. 恶性疟

157. 平原地区间日疟传播的主要媒介是
A. 淡色库蚊
B. 中华按蚊
C. 三带喙库蚊
D. 刺扰伊蚊
E. 微小按蚊

158. 间日疟的典型发作中，不存在
A. 前驱期
B. 寒战期
C. 高热期
D. 大汗期
E. 间歇期

159. 在疟疾的表现中（典型），下列哪项是错误的
A. 定时性，周期性寒战和发热，大汗发作
B. 有完全缓解间歇
C. 脾大
D. 白细胞增多，中性粒细胞升高
E. 贫血

160. 孕妇和儿童宜服用哪种抗疟药预防疟疾
A. 氯喹
B. 甲氟喹
C. 乙胺嘧啶
D. 多西环素
E. 阿奇霉素

161. 确诊日本血吸虫病的依据为粪便检出活卵或孵出
A. 尾蚴
B. 雷蚴
C. 幼虫
D. 毛蚴
E. 成虫

162. 预防日本血吸虫病的关键是消灭
A. 猪
B. 牛
C. 鼠
D. 羊
E. 钉螺

163. 艾滋病的传染源是
A. 猪
B. 蚊
C. 鼠
D. 人
E. 螨

164. 关于艾滋病的艾滋病期表现，下列哪种是错的
A. 肺孢子菌肺炎
B. 神经系统症状
C. 消化系统症状
D. 免疫缺陷所致肿瘤
E. 顽固性休克

165. 急性淋病的治疗，首选药物是
A. 青霉素
B. 大观霉素
C. 头孢曲松
D. 红霉素
E. 阿奇霉素

166. 妊娠期淋病的治疗可应用哪种药物
A. 四环素
B. 氟喹诺酮类
C. 青霉素
D. 环丙沙星
E. 干扰素

167. 引起梅毒的病原体是
A. 难辨梭菌
B. 苍白密螺旋体
C. 甲型溶血性链球菌
D. 人类乳头瘤病毒
E. HIV

168. 以下哪一项不是梅毒的感染途径
A. 性接触
B. 血液传播
C. 垂直传播
D. 接吻
E. 蚊虫叮咬

169. 梅毒的分期不包括下列哪一项
A. 一期梅毒
B. 亚急性期梅毒
C. 三期梅毒
D. 早期先天性梅毒
E. 二期梅毒

170. 关于一期梅毒的叙述，错误的是
A. 可出现硬下疳
B. 梅毒血清学阴性
C. 有神经梅毒
D. 有不洁性交史
E. 外阴表面溃疡，有浆液性分泌物

171. 下列哪种药物不能治疗梅毒
A. 青霉素
B. 四环素
C. 阿昔洛韦
D. 红霉素
E. 头孢曲松钠

172. 高压灭菌后的物品一般可保留
A. 4 天
B. 1 周
C. 2 周
D. 3 周
E. 1 个月

173. 手术区皮肤消毒的范围最少距手术切口
A. 5cm
B. 10cm
C. 15cm
D. 20cm
E. 30cm

174. 器械浸泡在70%乙醇或0.1%新洁尔灭溶液中需要多少时间方可使用
A. 15分钟
B. 30分钟
C. 60分钟
D. 90分钟
E. 120分钟

175. 关于戴无菌手套，脱污染手套，下述描述哪项是错误的
A. 戴无菌手套时，注意勿触及手套外面
B. 脱污染手套时，手套外面不能触及皮肤
C. 常规洗手后，如用干手套，先穿手术衣后戴手套
D. 常规洗手后，如用温手套，先戴手套后穿手术衣
E. 常规洗手后，如用干手套，先戴手套后穿手术衣

176. 口服中毒者，最常用的吸附剂是
A. 牛奶
B. 树脂
C. 活性炭
D. 鸡蛋清
E. 使用油

177. 不明原因的中毒洗胃液宜选用
A. 生理盐水
B. 1∶5000高锰酸钾
C. 2%碳酸氢钠
D. 0.3%过氧化氢
E. 5%硫酸钠

178. 关于急性中毒的洗胃治疗，下列哪项不正确
A. 每次注入200~250ml洗胃液
B. 每次灌液后尽量排出
C. 洗胃液总量至少6~8L
D. 直至回收液清亮为止
E. 应注意预防吸入性肺炎、窒息

179. 中毒的一般处理方法不包括
A. 清除未吸收的毒物
B. 加速药物排泄，减少药物吸收
C. 对昏迷状态的患者催吐
D. 使用特殊解毒剂
E. 支持对症治疗

180. 确诊CO中毒最主要的依据是
A. 空气中CO的浓度
B. 与CO接触的时间
C. 血液中碳氧血红蛋白的有无
D. 昏迷的深度
E. 缺氧的程度

181. CO中毒时首选
A. 细胞色素C
B. 给氧
C. 甘露醇及利尿剂
D. 中枢兴奋剂
E. 抗生素

182. 解除有机磷农药中毒时烟碱样毒性作用首选
A. 阿托品
B. 解磷定
C. 贝美格
D. 尼可刹米
E. 甘露醇

183. 诊断有机磷农药中毒最重要的指标是
A. 接触史
B. 出现毒蕈碱和烟碱样症状
C. 血胆碱酯酶活力降低
D. 阿托品试验诊断阳性
E. 呕吐物和衣物有大蒜味

184. 关于深部脓肿，下列哪项是错误的
A. 局部有疼痛与压痛
B. 有凹陷性水肿
C. 可扪及波动感
D. 有明显全身症状
E. 穿刺有脓

185. 发生外科感染的必要条件不包括
A. 外界病菌大量侵入组织
B. 人体正常菌群变成致病菌
C. 致病菌在组织内大量繁殖
D. 人体抵抗能力有一定缺陷
E. 组织内的有氧环境

186. 化脓性感染形成脓肿后，外科治疗的基本原则是
A. 全身加大抗生素剂量
B. 改用其他抗生素
C. 加用肾上腺皮质激素
D. 配合局部物理疗法
E. 立即切开引流

187. 乳腺癌最早表现为
A. 乳房多发肿块
B. 乳房疼痛
C. 乳房单发小肿块
D. 皮肤呈“橘皮样”改变
E. 乳头内陷

188. 急性乳腺炎的首发症状为
A. 局部硬块
B. 发热
C. 搏动性疼痛
D. 患侧腋窝淋巴结肿大
E. 乳房肿胀疼痛

189. 关于乳腺囊性增生病，下述哪项是错误的
A. 与内分泌功能失调有关
B. 25~40岁妇女多见
C. 常见于两侧乳房
D. 可以发生癌变
E. 基本病变是乳腺腺泡的增生

190. 下列哪项不是乳腺癌的临床表现
A. 肿块生长速度较快
B. 癌块表面皮肤凹陷
C. 肿块表面光滑，活动度良好
D. 橘皮样外观
E. 最早表现为无痛、单发、质硬、界限不清小肿块

191. 急性乳腺炎的重要病因是
A. 全身和局部抵抗力下降
B. 乳汁淤积加细菌入侵

C. 乳腺组织发育不良
D. 哺乳次数增多
E. 乳腺分泌障碍

192. 随月经周期疼痛的乳腺肿块可能是
A. 乳腺癌
B. 导管内乳头状瘤
C. 乳房囊性增生病
D. 乳腺纤维腺瘤
E. 乳房脂肪坏死

【A_2 型题】

193. 患者，男性，65 岁。慢性阻塞性肺疾病患者，因受凉后咳嗽、咳痰伴呼吸困难加重 2 天入院。查体：坐位，喘息貌，球结膜轻度水肿，口唇发绀，双肺可闻及散在哮鸣音，肺底少许湿啰音。动脉血气分析示 pH 7.21，$PaCO_2$ 65mmHg，PaO_2 52mmHg。该患者宜采取的治疗措施为
A. 储氧面罩吸氧
B. 有创通气
C. 鼻导管吸氧
D. 普通面罩吸氧
E. 无创通气

194. 患者，男性，53 岁。咳嗽、咳痰 8 年，肺功能测定为阻塞性通气功能障碍。下列哪项是错误的
A. 肺活量减低
B. 残气量增加
C. 第 1 秒用力呼气量减低
D. 残气容积占肺总量的百分比降低
E. 最大呼气中期流速减低

195. 患者，男性，54 岁。慢性咳嗽、咳痰 10 年，气急 3 年，逐渐加重。胸部 X 线片示肋间隙增宽，两肺透亮度增加，右上圆形透亮区，两下肺纹理增粗、紊乱。诊断应先考虑
A. 支气管哮喘
B. 自发性气胸
C. 支气管扩张
D. 慢性阻塞性肺疾病
E. 慢性支气管炎

196. 患者，男性，40 岁。除 20 年前患过肺结核外，平素健康，近 3 个月来有刺激性咳嗽，痰中偶有血丝，有时发热。X 线片示右肺上叶前段有 2.0cm×2.5cm 的块状阴影，边缘不整呈分叶状，痰查脱落细胞 3 次均阴性，诊断首先考虑
A. 肺结核
B. 肺脓肿
C. 肺囊肿
D. 肺癌
E. 肺良性肿瘤

197. 患者，男性，35 岁。刺激性咳嗽并痰中带血丝 6 个月。胸片示左肺中央型块影，左肺上叶不张，左胸腔中量积液，右纵隔阴影增宽，轮廓呈波浪形。右侧的病变应考虑是肺癌的
A. 交叉转移
B. 直接扩散
C. 细胞脱落种植
D. 经肺循环血行转移
E. 经体循环血行转移

198. 患者，男性，50 岁。20 年前咳嗽、低热，当时胸片示右上肺结核伴空洞，曾长期应用异烟肼、利福平效果不佳。目前右上肺有纤维空洞形成，未见广泛播散病变，痰结核菌阳性。采用哪种治疗方法为好
A. 异烟肼、利福平、乙胺丁醇
B. 卡那霉素、吡嗪酰胺
C. 异烟肼、利福平、吡嗪酰胺
D. 肺叶切除术
E. 异烟肼、氨硫脲

199. 患者，男性，28 岁，有吸烟史。因低热、咳嗽 2 个月，痰中带血 1 周来院门诊。查体：体温 37.5℃，双侧颈部可触及多个淋巴结，可活动，右上肺可闻及少许湿啰音。胸片示右上肺云雾状阴影。最可能的诊断是
A. 原发型肺结核
B. 右肺炎
C. 继发型肺结核
D. 支气管肺癌
E. 颈淋巴结炎

200. 患者，男性，66 岁。高血压心脏病、心功能不全，心电图示二度房室传导阻滞，两肺底闻及湿啰音。此时不宜选择下列哪一种降压药物
A. 卡托普利
B. 硝苯地平
C. β 受体阻断药
D. 噻嗪类利尿药
E. 哌唑嗪

201. 患者，女性，55 岁。高血压、冠心病，近日加班后出现心前区闷痛发作频繁，伴头痛，休息后不能缓解，测血压 150/100mmHg，心电图示 R 波为主导联 ST-T 缺血性改变。应采用何种药物治疗最为适宜
A. 洋地黄
B. 利多卡因
C. 硝苯地平
D. 硝酸甘油
E. 硝酸异山梨酯

202. 患者，男性，60 岁。患高血压病多年，1 年来血压经常为（170～180）/（110～120）mmHg。胸部 X 线片示左室增大，肺淤血。眼底为高血压 3 级改变，尿常规正常。诊断为
A. 高血压病 1 级
B. 高血压病 2 级
C. 高血压病 3 级
D. 急性高血压
E. 高血压危象

203. 患者，女性，31岁。间断上腹隐痛4年。疼痛无规律，多餐后发生，无反酸、胃灼热、消瘦。查体：心肺无异常，腹部无压痛，未触及包块，肝脾肋下未触及。腹部B超未见异常。最有可能的诊断是
A. 慢性胆囊炎
B. 慢性阑尾炎
C. 慢性胃炎
D. 慢性胰腺炎
E. 胃食管反流病

204. 患者，男性，49岁。胃溃疡病史25年，反复发作，每于抑酸对症治疗好转。2个月来，又有疼痛发作，经内科治疗8周不见好转，且逐渐消瘦。最大可能是
A. 消化性溃疡复发
B. 消化性溃疡癌变
C. 药物耐受，不敏感
D. 复合溃疡
E. 多发溃疡

205. 患者，女性，42岁。间断性上腹痛2年，疼痛多在餐前，进食后缓解。查体：腹平软，剑下偏右压痛。钡透：十二指肠球部变形。此患者最可能是
A. 十二指肠球炎
B. 慢性胃炎
C. 十二指肠球后溃疡
D. 十二指肠球部溃疡
E. 非溃疡性消化不良

206. 患者，男性，60岁。近日出现上腹不适，疼痛，进食后加重，消瘦、贫血。应高度警惕
A. 消化性溃疡
B. 慢性胃炎
C. 胃癌
D. 肝癌
E. 胰腺炎

207. 患者，男性，30岁。颜面水肿3天，无力，尿量400ml/24h，血压130/80mmHg。实验室检查：血红蛋白130g/L，尿蛋白（+++），尿红细胞20～40个/HP，颗粒管型0～2个/HP。最可能的诊断是
A. 隐匿性肾炎
B. 急进性肾小球肾炎
C. 急性肾小球肾炎
D. 慢性肾小球肾炎
E. 肾盂肾炎

208. 患者，男性，16岁。近半个月来全身水肿。实验室检查：尿蛋白（+++），透明管型2～3个/HP，血红蛋白120g/L，血压正常，24小时尿蛋白>3.5g，最可能的诊断是
A. 急性肾炎
B. 急进性肾炎
C. 慢性肾炎
D. 肾病综合征
E. 肾盂肾炎

209. 患者，男性，24岁。1年前诊断肾病综合征，应用糖皮质激素治疗4周，尿蛋白转阴后减量，治疗共8周，停药已半年，近1个月来又出现水肿，尿蛋白（+++），应首选应用
A. 泼尼松1mg/kg治疗
B. 甲泼尼龙，冲击治疗
C. 环磷酰胺治疗
D. 吲哚美辛治疗
E. 雷公藤治疗

210. 患者，女性，25岁。出现尿频、尿急、尿痛。实验室检查：尿白细胞管型2～3个/HP，红细胞3～5个/HP，白细胞10～15个/HP，最可能的诊断是
A. 膀胱炎
B. 急性肾小球肾炎
C. 慢性肾炎急性发作
D. 尿道炎
E. 急性肾盂肾炎

211. 患者，女性，24岁。突然出现尿频、尿痛，进而发热。尿常规检查：尿蛋白（+），红细胞5～7个/HP，白细胞20～30个/HP，诊断为急性肾盂肾炎，考虑感染途径为
A. 血行感染
B. 上行感染
C. 淋巴道感染
D. 直接感染
E. 以上都不是

212. 患者，男性，75岁。进行性排尿困难6个月，直肠指诊发现前列腺右侧有2cm×2cm硬结，1周后行PSA检查为120ng/ml，核素全身骨扫描示骨盆及腰椎系统放射性浓聚区，诊断为前列腺癌骨转移，此时患者最适宜的治疗是
A. 根治性前列腺切除+放射治疗
B. 根治性前列腺切除+化疗
C. 根治性前列腺切除+盆腔淋巴结清扫
D. 前列腺切除+综合治疗
E. 双睾丸切除+抗雄性激素药物+放射治疗

213. 患者，男性，38岁。间歇性无痛性肉眼血尿4个月。膀胱镜见左输尿管口外上方1cm处有一带蒂的肿瘤直径约2.5cm，“水草”样改变。静脉肾盂造影示上尿路正常。术中肿瘤注射噻替哌见肿物隆起。该患应采取的最佳方法是
A. 膀胱部分切除
B. 膀胱全切
C. 膀胱肿瘤单纯切除
D. 膀胱部分切除+左输尿管膀胱再植
E. 膀胱肿瘤单纯切除+左输尿管膀胱再植

214. 患者，男性。有慢性肾炎病史10年，近2周来持续性少尿、水肿、恶心，伴呼吸困

难，血压 180/100mmHg，心率 110 次/分，双肺底可闻湿啰音，血尿素氮 54mmol/L，二氧化碳结合力 15mmol/L，静脉注射呋塞米 60mg 无效，下列最有效的治疗措施是
A. 透析疗法
B. 低盐饮食
C. 静脉注射毛花苷 C
D. 静脉滴注血管扩张药
E. 加大呋塞米剂量

215. 患者，女性，30 岁。白带增多伴腥臭味 1 个月，妇科检查见阴道分泌物呈稀薄灰白色。镜检发现线索细胞。考虑诊断
A. 滴虫阴道炎
B. 外阴阴道假丝酵母菌病
C. 细菌性阴道病
D. 支原体性阴道炎
E. 衣原体性阴道炎

216. 患者，女性，32 岁，外阴瘙痒伴分泌物增多 4~5 天，妇科检查：阴道黏膜散在红色斑点，阴道内多量脓性泡沫状分泌物，有臭味。考虑诊断为
A. 细菌性阴道病
B. 外阴阴道假丝酵母菌病
C. 滴虫阴道炎
D. 淋球菌阴道炎
E. 外阴瘙痒症

217. 患者，女性，25 岁。既往月经 5~6/28 天，月经过期 1 周。结婚 6 个月从未用过避孕药，既往月经正常。子宫颈软、着色，子宫正常大小，双附件（-）。下列哪项是诊断妊娠的最早方法
A. B 型超声检查
B. 放射免疫测定 β-hCG
C. 测基础体温
D. 听胎心
E. 尿 hCG 测定

218. 患者，女性，35 岁。月经周期规律，经期延长，经量增加半年，阴道流血 10 天。查体：贫血貌，妇科检查发现子宫增大如 8 周大小，质中，B 超提示宫腔实性占位，直径 4cm。最可能的诊断是
A. 子宫浆膜下肌瘤
B. 子宫黏膜下肌瘤
C. 子宫颈肌瘤
D. 子宫阔韧带肌瘤
E. 子宫肌壁间肌瘤

219. 患者，女性，30 岁。孕 1 产 0，宫内妊娠 20 周，合并子宫壁间肌瘤，主诉：下腹痛 7 天，合并低热，无阴道流血。WBC 9×10^9/L。最可能的诊断是
A. 子宫肌瘤合并感染
B. 子宫肌瘤红色变性
C. 子宫肌瘤囊性变
D. 子宫肌瘤蒂扭转
E. 妊娠合并阑尾炎

220. 患者，女性，40 岁，孕 5 产 1。阴道不规则流血达 8 个月。妇科检查：子宫颈肥大，可见凹陷样溃疡，边缘硬。左侧子宫颈旁组织厚而硬，双穹（-），子宫颈活检为鳞状上皮癌。其分期
A. 子宫颈癌ⅡA 期
B. 子宫颈癌ⅡB 期
C. 子宫颈癌ⅢA 期
D. 子宫颈癌ⅢB 期
E. 子宫颈癌ⅣA 期

221. 患者，女性，30 岁。发热、寒战，轻度黄疸，脾肋下 3cm，Hb 70g/L，网织红细胞 0.09，血清铁 1200μg/L，肝功正常，Ham 试验阴性，Coombs 试验阳性。诊断应考虑为
A. 阵发性寒冷性血红蛋白尿症
B. 阵发性睡眠性血红蛋白尿症
C. 自身免疫性溶血性贫血
D. 肝炎后合并继发性贫血
E. Evans 综合征

222. 患者，男性，38 岁。畏寒、发热、寒战、头晕 3 天。查体：体温 38℃，巩膜黄染，肝肋下 2.5cm，尿胆原阳性，尿镜下无红细胞，尿隐血阳性，过去有肝炎史。诊断
A. 慢性肝炎急性发作
B. 胆石症
C. 急性黄疸型肝炎
D. 溶血性贫血
E. 以上全不是

223. 患者，男性，35 岁。半年来逐渐贫血，不发热，无出血症状，尿呈浓茶色，巩膜轻度黄染，肝、脾不大。化验：Hb 82g/L，白细胞 5.6×10^9/L，血小板 93×10^9/L，网织红细胞 0.05，为确诊首选哪项检查
A. 骨髓穿刺
B. 血清铁
C. 尿含铁血黄素
D. 抗人球蛋白试验
E. 酸化血清溶血试验

224. 患者，男性，20 岁。乏力、发热、全身痛，皮肤瘀斑半个月余。查体：贫血貌，体温 38℃，心肺（-），胸骨有压痛，肝肋下 1.5cm，脾肋下 1cm，血红蛋白 60g/L，白细胞总数 2×10^9/L，血小板 20×10^9/L，最可能的诊断是
A. 再生障碍性贫血
B. 溶血性贫血，缺铁性贫血
C. 巨幼细胞贫血
D. 血小板减少性紫癜
E. 急性白血病

225. 患者，男性，33 岁。咳嗽、发热 1 周，体温 38.5℃，皮肤有大块瘀斑，血红蛋白 85g/L，白细胞总数 3×10^9/L，中性粒细胞 0.32，淋巴细胞 0.64，未见幼稚细胞，血小板 3.2×10^9/L，凝血酶原时间 15 秒（对照

12秒），3P试验弱阳性。最可能诊断是
A. 再生障碍性贫血
B. 急性白血病
C. 肺炎并发DIC
D. 原发性血小板减少性紫癜
E. 维生素K缺乏

226. 患者，女性，32岁。心悸、烦躁、怕热伴消瘦2个月。查体：BP 120/60mmHg，心率112次/分。心尖部闻及收缩期柔和吹风样杂音。最可能的诊断是
A. 糖尿病
B. 心肌炎
C. 甲状腺功能亢进症
D. 心血管神经症
E. 风湿性心脏病

227. 患者，女性，18岁。心悸、怕热、多汗，体重下降3个月。双手有细颤，突眼不明显，甲状腺Ⅱ度弥漫性肿大、质地软、有血管性杂音，心率108次/分，两肺呼吸音清，考虑为Graves病。为明确诊断，首先要检查
A. 甲状腺摄碘率
B. 血TSH、FT3、FT4
C. 抗甲状腺抗体TGA
D. 甲状腺B型超声
E. 甲状腺放射性核素扫描

228. 患者，女性，18岁。甲状腺弥漫性肿大，无突眼。甲状腺摄碘试验：2小时25%，24小时50%。清晨空腹测定脉搏70次/分，血压120/80mmHg，SPECT检查甲状腺无结节。最可能的诊断是
A. 甲状腺功能减退
B. 甲状腺功能亢进
C. 甲状腺炎
D. 单纯性甲状腺肿
E. 结节性甲状腺肿

229. 患者，男性，50岁。无“三多一少”症状，空腹血糖6.5mmol/L，有糖尿病家族史，疑糖尿病就诊，下列哪项试验最具诊断意义
A. 尿糖定性
B. 24小时尿糖定量
C. 餐后血糖
D. 葡萄糖耐量+胰岛素释放试验
E. 糖化血红蛋白

230. 患者，男性，45岁。较肥胖，因面颈部反复疖肿2个月就诊，无明显“三多一少”症状，空腹血糖7.6mmol/L，父母均为2型糖尿病患者。此时首选具有诊断意义的检查是
A. 100g葡萄糖耐量+C肽释放试验
B. 75g葡萄糖耐量+胰岛素释放试验
C. 尿糖测定
D. 空腹血糖测定
E. 糖化血红蛋白测定

231. 患者，男性，45岁。体胖，平素食欲佳。近1个月饮水量逐渐增多，每日1500ml左右，尿量多，空腹血糖6.7mmol/L（120mg/dl），尿糖（+）。应做哪些检查来确诊糖尿病
A. 24小时尿糖定量
B. 24小时尿C肽测定
C. 皮质素葡萄糖耐量试验
D. 葡萄糖耐量试验
E. 24小时尿糖定量

232. 患者，男性，65岁。患糖尿病15年，长期应用苯乙双胍。检查结果：浅昏迷，呼吸深大，中度脱水，膝反射极弱，血压80/65mmHg，血糖15mmol/L，血钠140mmol/L，血钾5.6mmol/L，CO_2CP 12mmol/L，BUN 15mmol/L，尿糖（+++），尿酮体（+），尿蛋白（++）。最可能的诊断是
A. 糖尿病酮症酸中毒昏迷
B. 非酮症高渗性糖尿病昏迷
C. 乳酸酸中毒昏迷
D. 糖尿病肾病尿毒症昏迷
E. 脑血管意外所致昏迷

233. 某患者轻度肥胖，空腹血糖5.6mmol/L，口服葡萄糖75g后60分钟血糖达高峰，为11.1mmol/L，2小时值为8.7mmol/L，3小时为4.6mmol/L。其血浆胰岛素浓度及变化可能是
A. 空腹时100μU/ml（正常5~24μU/ml）
B. 空腹时<5μU/ml
C. 空腹时正常或升高，口服葡萄糖后缓慢升高，达峰延迟，以后下降
D. 空腹时正常，口服葡萄糖后迅速升高，持续时间长，以后下降
E. 空腹时正常，口服葡萄糖后迅速升高，然后逐渐下降

234. 患者，女性，32岁。表现为紧张恐惧，坐立不安，有大祸临头之感，惶惶不可终日，说不清具体原因，属于
A. 焦虑
B. 恐惧
C. 情感爆发
D. 易激惹
E. 情感不稳

235. 某患者意识清晰，有嗜酒史，智力相对良好，但有近事记忆障碍及言谈虚构倾向。该患者最可能的综合征是
A. 谵妄
B. 酒中毒性幻觉症
C. 酒中毒性妄想症
D. 痴呆
E. 遗忘综合征

236. 76岁老人，平素健康，跌倒后，致股骨头下型骨折有移位。选择哪种治疗最合适
A. 皮牵引治疗
B. 髋人字石膏固定

C. 骨牵引治疗
D. 股骨粗隆间截骨术
E. 人工股骨头置换术

237. 患者，男性，35岁。2个月前由高处跌落，发生第1腰椎压缩性骨折，双下肢不全瘫，CT片显示脊髓被向后突出的第1腰椎后缘骨嵴压迫。此时应采用
A. 自身功能复位
B. 双踝悬吊复位
C. 椎板切除减压术
D. 两桌法复位
E. 椎管侧后方减压术

238. 患者，男性，20岁。夜间骑自行车，头朝下跌于壕沟，发生四肢不全瘫，X线片显示齿状突骨折伴半脱位。此时在治疗上最先采取的措施是
A. 石膏领固定
B. 颅骨牵引固定
C. 吊带牵引
D. 环枕固定术
E. 切开复位内固定

239. 女孩，2岁。高热4天，皮疹1天。伴咳嗽、流涕、流泪。查体：T 39.5℃。P 120次/分。睑结膜充血。耳后、发际、颌面及颈部散在红色斑丘疹，疹间皮肤正常。心肺无异常。最可能的诊断是
A. 猩红热
B. 水痘
C. 幼儿急诊
D. 风疹
E. 麻疹

240. 患儿，5岁。平素体质较差，8个月时曾接种麻疹疫苗，今在幼儿园中接触一麻疹患儿。该小儿应检疫观察多长时间
A. 5天
B. 7天
C. 10天
D. 14天
E. 21天

241. 8个月婴儿，发热，体温高达39℃，咽红，精神状态尚好，静脉滴注3天头孢唑啉，第4天热退，但患儿皮肤出现红色斑丘疹，颈部及躯干明显，既往曾用过头孢唑林。诊断最可能为
A. 麻疹
B. 药疹
C. 风疹
D. 幼儿急疹
E. 荨麻疹

242. 男婴，3个月。母乳喂养，腹泻2个月，大便5～6次/天，稀或糊便，无脓血，食欲好，面有湿疹，体重5.6kg。最可能的诊断是
A. 迁延性腹泻
B. 慢性腹泻
C. 生理性腹泻
D. 饮食性腹泻
E. 感染性腹泻

243. 患儿，男，7个月。因腹泻1天，体温39℃，于9月13日入院。查体：精神可，无明显脱水征，咽红。粪便呈蛋花汤样，脂肪球（+）。其引起腹泻的最可能病因是
A. 细菌性痢疾
B. 进食过量或喂养不当
C. 病毒性肠炎
D. 生理性腹泻
E. 致病性大肠埃希菌肠炎

244. 男孩，1岁。发热2天，咳嗽、气喘1天，已诊断为支气管肺炎。确诊最主要的体征是
A. 三凹征（+）
B. 双肺闻及细水泡音
C. 呼吸急促
D. 口唇发绀
E. 双肺闻及哮鸣音

245. 男孩，18个月。咳嗽5天，发热，气喘1天。查体：体温38℃，咽赤（+），呼吸急促，唇轻度发绀，诊断为急性支气管肺炎。对于诊断有利的体征是
A. 呼吸急促，口周发绀
B. 肺间不固定的水泡音及哮鸣音
C. 鼻翼扇动及三凹征阳性，肺部固定中小水泡音
D. 呼气性呼吸困难
E. 三凹征阳性

246. 患儿，女，8岁。近1周乏力、身体不适、咳嗽剧烈、微热，近3天胸痛及头痛、咳嗽加重，影响睡眠。肺部听诊仅在肺下部局限性呼吸音减低。X线示右肺下部呈云雾状，浸润影。此患儿最应考虑的诊断是
A. 急性支气管肺炎
B. 金黄色葡萄球菌肺炎
C. 病毒性肺炎
D. 肺炎支原体肺炎
E. 毛细支气管肺炎

247. 患者，男性，发现乙肝2年，出现乏力，腹胀，食欲缺乏，病情不稳定。查体：肝病面容，肝肋下触及1.0cm，质中等，脾界扩大，血清GPT 200U/L，清蛋白34g/L，球蛋白37g/L。应诊为
A. 慢性乙型肝炎，中度
B. 慢性乙型肝炎，重度
C. 慢性肝衰竭
D. 肝硬化
E. 慢性重症肝炎

248. 患者，男性，35岁。病程2个月，轻度乏力，腹胀，皮肤瘙痒，粪便颜色变浅，肝肋下触及2cm。化验结果：GPT、AKP、BIL均明显升高。肝胆B超未见肿瘤、结石，肝内胆管无扩张。应诊断为
A. 梗阻性黄疸
B. 胆汁性肝硬化
C. 慢性活动性肝炎

D. 淤胆型肝炎
E. 慢性胆囊炎急性发作

249. 患者，男性，17岁。发热38℃，伴乏力、食欲缺乏、恶心、呕吐，3天后体温正常并发现尿色加深，如深茶样，巩膜皮肤中度黄染。诊断应考虑最可能为
A. 急性黄疸型肝炎
B. 急性胆囊炎
C. 胆石症
D. 慢性肝炎活动
E. 淤胆型肝炎

250. 慢性乙肝患者，发热4天，体温38℃，伴恶心、呕吐，尿色加深，化验：GPT 800U/L，胆红素定量120μmoL/L，抗-HEV IgM（+）。诊断应考虑
A. 慢性乙型肝炎重叠戊型肝炎病毒感染
B. 慢性乙型肝炎重度
C. 慢性乙型肝炎，急性丁型肝炎
D. 慢加急性肝衰竭
E. 亚急性肝衰竭

251. 患者，男性，30岁。自10月30日起出现发热，头痛，皮肤、黏膜出血，3天后出现少尿，此时血白细胞35×10^9/L，尿蛋白（+++）。此时最可能诊断是
A. 肾小球肾炎
B. 尿毒症
C. 白血病
D. 肾综合征出血热
E. 重感冒

252. 肾综合征出血热，少尿期，并高血容量，脉搏洪大，心率增快，明显呼吸困难，继而咯血，其原因是
A. 肺感染
B. 肺水肿
C. 支气管扩张
D. DIC
E. 尿毒症酸中毒

253. 某患者于1月3日起发病，3天来发热，恶心，呕吐，食欲缺乏，头痛，四肢酸痛，腰痛。查体：重病容，球结膜充血，无水肿，咽充血，腋下可见点状抓痕样出血点，肝脾未及。血常规：WBC 12×10^9/L、中性粒细胞0.72、淋巴细胞0.28，可见异型淋巴细胞。尿常规：尿蛋白（+++），RBC 2~5个/HP，该患者首先考虑的诊断为
A. 钩端螺旋体病
B. 败血症
C. 肾综合征出血热
D. 流行性脑脊髓膜炎
E. 结核性脑膜炎

254. 6岁，女孩。发热1天，腹泻5~6次，为黏液性脓血便，腹痛伴里急后重，病前进食过夜食物。粪便常规检查：黏液便，红、白细胞满视野，诊断为细菌性痢疾。其类型属于
A. 普通型
B. 轻型
C. 重型
D. 中毒型
E. 慢性型

255. 伤寒患者经治疗后体温渐降，但未降至正常，此后体温再次升高，血培养阳性，属于
A. 复发
B. 再感染
C. 复燃
D. 混合感染
E. 重复感染

256. 患者，男性，20岁。突发寒战高热，伴腹痛，腹泻，腹泻十余次，粪便质少，为黏液脓血便，便细菌培养痢疾杆菌阳性。便常规：脓液（++），红细胞6个/HP，白细胞满视野。该患者治疗首选
A. 氯霉素
B. 诺氟沙星
C. 头孢霉素
D. 红霉素
E. 利巴韦林

257. 3岁小儿，发热3天，有头痛，呕吐。查体：皮肤有瘀点，瘀斑，脑膜刺激征（+），腰穿脑脊压升高，外观浑浊，细胞数2000×10^6/L，糖和氯化物明显降低，蛋白含量明显升高，脑脊液直接涂片检菌阳性。临床诊断
A. 结核性脑膜炎
B. 肺炎球菌性脑膜炎
C. 普通型流脑
D. 脑膜脑炎型流脑
E. 病毒性脑膜炎

258. 间日疟患者经奎宁治疗3天，临床症状消失，2个月后又出现疟疾，外周血可查到疟原虫，其间再无感染，此种情况应考虑
A. 疟疾再感染
B. 疟疾复发
C. 疟疾再燃
D. 不同疟原虫混合感染
E. 疟原虫重复感染

259. 患者，男性，35岁，浙江人。1个月前因捕鱼着凉，近日发热，体温38.5℃，腹泻稀便。查体：无欲外观，周身可见荨麻疹，无黄染，肝肋下1.0cm，脾肋下2.0cm，脾轻压痛。化验：血WBC 15×10^9/L，嗜酸性粒细胞0.4。其最可能的诊断是
A. 伤寒
B. 副伤寒
C. 阿米巴肝脓肿
D. 急性血吸虫病
E. 粟粒性结核

260. 患者，男性，45岁。有不洁性交史5天，1天前尿道疼痛出脓。查体：尿道口可见大量黄色脓性分泌物。下列

哪种检查既便捷又准确
A. 淋球菌涂片
B. 淋球菌培养
C. HIV 分离
D. 血清 HIV 抗体
E. RPR

261. 患者，女性，60 岁。清晨在家中被发现昏迷，急诊入院。查体：昏迷，皮肤潮红，口唇樱桃红色，双侧瞳孔大小正常。最可能的诊断是
A. 镇静催眠药中毒
B. 有机磷杀虫药中毒
C. 乙醇中毒
D. 阿托品中毒
E. 一氧化碳中毒

【A_3/A_4 型题】

（262～264 题共用题干）

患者，男性，65 岁。慢性咳嗽、咳痰 20 年。4 天前受凉后咳嗽加重，痰量增多，咳黏脓痰

262. 诊断慢性支气管炎急性发作期的依据是
A. 年龄大于 60 岁
B. 咳嗽、咳痰
C. 痰呈黏脓性
D. 咳加重，痰量增多 4 天
E. 肺部有啰音

263. 体检最可能发现
A. 两肺呼吸音增强
B. 肺尖部湿啰音
C. 散在干湿啰音
D. 肺底部捻发音
E. 局限固定哮鸣音

264. 此时最合理的治疗是
A. 免疫治疗
B. 中药治疗
C. 抗炎祛痰
D. 解痉平喘
E. 补充电解质

（265～271 题共用题干）

患者，男性，50 岁。咳嗽、咳白色泡沫痰 10 年，每年持续 4 个月。近 3 年出现活动后气短，时有哮喘。查体：两肺叩诊高清音，呼吸音低，呼气延长。

265. 患者应诊断为
A. 单纯型慢性支气管炎
B. 支气管哮喘、肺气肿
C. 喘息型慢性支气管炎
D. 喘息型慢性支气管炎、肺气肿
E. 单纯型慢性支气管炎、肺气肿

266. 为明确诊断应选择
A. 动脉血气分析
B. 心电图
C. 痰液检查
D. 呼吸功能测定
E. 血常规

267. 慢性肺源性心脏病形成肺动脉高压的主要机制是
A. 支气管感染
B. 红细胞增多
C. 血液黏稠度增加
D. 肺小动脉痉挛
E. 肺毛细血管床减少

268. 最易导致肺气肿、肺源性心脏病的肺结核是
A. 原发型肺结核
B. 血行播散型肺结核
C. 浸润型肺结核
D. 慢性纤维空洞型肺结核
E. 结核性胸膜炎

269. 可引起视力减退、视野缩小的药物是
A. 异烟肼
B. 乙胺丁醇
C. 对氨基水杨酸
D. 吡嗪酰胺
E. 利福平

270. 即使结核分枝杆菌对其已产生耐药，但复治时仍可选用的药物是
A. 利福平
B. 异烟肼
C. 链霉素
D. 乙胺丁醇
E. 吡嗪酰胺

271. 患者，男性，55 岁。慢性支气管炎病史 5 年，近 1 年痰血 3 次，鉴别诊断时哪项疾病不需要鉴别
A. 肺结核
B. 肺炎
C. 支气管扩张
D. 支气管肺癌
E. 支气管哮喘

（272～274 题共用题干）

患者，男性，60 岁。吸烟史 30 年，咳嗽、咳痰 20 年，活动后气急 5 年，偶有下肢水肿。查体：桶状胸，两肺呼吸音低，少量湿啰音，肺动脉瓣区第二心音亢进。

272. 最可能的诊断是
A. 喘息型慢性支气管炎
B. 慢性支气管炎急性发作
C. 老年性肺气肿
D. 慢性支气管炎、肺气肿、肺源性心脏病
E. 肺源性心脏病失代偿期

273. 为明确诊断，下列哪项不作首选
A. 胸部 X 线
B. 心电图
C. 肺功能
D. 血气分析
E. 超声心动图

274. 该患者 X 线表现一般不出现
A. 右下肺动脉干横径$>$15mm
B. 肺动脉段突出
C. 膈低平
D. 肺纹理紊乱
E. 心影明显增大

（275～276 题共用题干）

患者，男性，60 岁，突然呼吸困难伴咳嗽 2 小时，两肺闻及哮鸣音，心率 126 次/分，杂音听不清。

275. 应给予哪项治疗
A. 肾上腺素
B. 氨茶碱
C. 吗啡
D. 异丙肾上腺素
E. 哌替啶

276. 诊断支气管哮喘的主要依据是

A. 血中嗜酸性粒细胞增多
B. 有阻塞性通气功能障碍
C. 血清 IgE 升高
D. 反复发作的呼吸困难伴哮鸣音
E. 气道激发试验阳性

（277～279 题共用题干）

患者，男性，30 岁。呼吸困难 2 天就诊，发作前有鼻痒、喷嚏。既往有类似病史。体检：呼吸 26 次/分，呼气末闻及哮鸣音，心率 96 次/分，律齐。

277. 最可能的诊断是
A. 上呼吸道感染
B. 心源性哮喘
C. 大叶性肺炎
D. 支气管哮喘
E. 喘息性支气管炎

278. 为判断病情程度，应做哪项检查
A. 血嗜酸性粒细胞计数
B. 呼气流速峰值
C. 血清 IgE
D. 血气分析
E. 胸部 X 线

279. 治疗首选药物是
A. 酮替酚
B. 色苷酸钠
C. 沙丁胺醇
D. 泼尼松
E. 特非那定

（280～281 题共用题干）

患者，女性，25 岁。午后发热 3 周，咳嗽，少量白色黏痰。体检：左肩胛区闻及少量湿啰音，红细胞沉降率 40mm/h，白细胞 10×10^9/L，中性粒细胞占比 0.75，胸部 X 线片示左第二前肋斑片状浸润阴影。

280. 最可能的诊断
A. 肺炎球菌肺炎
B. 浸润型肺结核
C. 肿瘤肺内浸润
D. 肺炎支原体肺炎
E. 肺真菌病

281. 如不及时治疗，最易出现
A. 亚急性血行播散
B. 空洞形成
C. 结核性胸膜炎
D. 慢性纤维空洞
E. 病变硬结钙化

（282～284 题共用题干）

患者，男性，16 岁，低热、咳嗽、咽部不适 2 周。胸部 X 线片示两肺下部网状及按小叶分布的斑片状浸润阴影，血 WBC 10×10^9/L。

282. 患者最可能的诊断是
A. 肺炎支原体肺炎
B. 病毒性肺炎
C. 军团菌肺炎
D. 肺炎球菌肺炎
E. 浸润型肺结核

283. 首选哪项检查以确定诊断
A. 痰细菌培养
B. 痰真菌培养
C. 冷凝集试验
D. 血清抗体测定
E. 痰抗酸杆菌涂片

284. 治疗药物首选
A. 青霉素
B. 红霉素
C. 氟康唑
D. 异烟肼+利福平
E. 利巴韦林（病毒唑）

（285～287 题共用题干）

患者，男性，60 岁，肺气肿病史，发热、咳嗽 1 周，痰量多而黏稠，脓性，胸部 X 线片：右上肺大片状阴影内有多个空腔，叶间隙下坠。

285. 最可能的诊断是
A. 肺脓肿
B. 干酪性肺炎
C. 阻塞性肺炎
D. 克雷伯菌肺炎
E. 金黄色葡萄球菌肺炎

286. 进一步诊断应当首先
A. 血培养
B. 胸部 CT
C. 痰细菌培养
D. 痰抗酸杆菌检查
E. 纤维支气管镜检查

287. 治疗上选择
A. 万古霉素
B. 苯唑西林
C. 庆大霉素+利福平
D. 阿米卡星+红霉素
E. 阿米卡星+头孢哌酮

（288～290 题共用题干）

患者，男性，45 岁。经常头痛、头晕近 10 年，头痛加重 2 天，伴有恶心、呕吐送往急诊。查体：神志模糊，血压 230/120mmHg，尿蛋白（++），尿糖（+）。

288. 最可能的诊断是
A. 糖尿病酮症酸中毒
B. 恶性高血压
C. 高血压危象
D. 肾性高血压
E. 高血压脑病

289. 诊断已成立，其发病机制是
A. 心房利钠因子减少
B. 肾素活性增高
C. 交感神经过度兴奋
D. 周围小动脉痉挛
E. 脑血管自身调节障碍

290. 入院治疗，神志清楚，但血压仍为 202/120mmHg，且气急不能平卧。查体：心率 10 次/分，期前收缩 3 次/分，两肺底有湿啰音，此时正确治疗是
A. 毛花苷 C
B. 硝普钠静脉滴注
C. 利多卡因静脉滴注
D. 普罗帕酮静脉注射
E. 快速利尿剂静脉注射

（291～292 题共用题干）

患者，男性，56 岁。患胃溃疡 15 年，近 3 个月复发，经 8 周内科药物治疗无效，便隐血试验持续阳性。

291. 该患者最可能的疾病是
A. 胃溃疡活动
B. 合并十二指肠球溃疡
C. 胃溃疡癌变
D. 慢性胃体炎
E. 慢性胃窦炎

292. 该患者做哪项检查有助确诊
A. 胃镜+活检
B. 钡透
C. 腹部平片
D. 胸腹联透
(293~295 题共用题干)
患者，男性，40 岁。右上腹胀痛 2 个月，肝肋下 3cm，脾肋下 2cm，移动性浊音阳性，HBsAg 阳性，B 超检查见肝右叶有一直径 5cm 的占位病变。
293. 最可能的诊断
A. 肝硬化
B. 细菌性肝脓肿
C. 肝血管瘤
D. 肝癌
E. 肝包虫病
294. 最合适的实验室检查
A. AFP
B. γ-GT
C. 血培养
D. 包虫囊液皮试
E. 血清胆红素测定
295. 对该病最有确定诊断意义的检查
A. B 超
B. 腹部 CT
C. X 线检查
D. 肝功能检查
E. 肝穿刺针吸细胞学检查
(296~299 题共用题干)
患者，男性，30 岁。转移性右下腹痛 10 小时，伴恶心、呕吐，呕吐物为胃内容物、量少。体温约 38.2℃，脉搏 98 次/分，右下腹压痛、反跳痛、肌紧张。白细胞计数为 12×10^9/L，中性粒细胞 0.9，尿常规 WBC 8 ~ 10 个/HP，RBC 2~3 个/HP。
296. 该患者最可能诊断是
A. 急性胆囊炎
B. 消化性溃疡穿孔
C. 急性化脓性阑尾炎
D. 急性胰腺炎
E. 急性肠梗阻
297. 该患者最佳治疗方法为
A. 观察
B. 急诊行手术治疗
C. 抗炎补液
D. 中药治疗
E. 对症治疗
298. 该患者可能出现的最严重并发症为
A. 门静脉炎
B. 肠梗阻
C. 化脓性腹膜炎
D. 腹腔脓肿
E. 水、电解质紊乱
299. 该患者手术后最常出现的并发症为
A. 肠粘连梗阻
B. 肠瘘
C. 腹腔残余脓肿
D. 腹腔出血
E. 切口感染
(300~301 题共用题干)
患者，男性，50 岁。吞咽困难 3 个月，现尚能进半流质食物。锁骨上未触及肿大淋巴结。
300. 最先考虑的诊断是
A. 食管炎
B. 食管癌
C. 食管平滑肌瘤
D. 食管静脉曲张
E. 贲门失弛缓症
301. 首先应选择的检查是
A. 食管镜
B. 胸部 X 线检查
C. 食管 X 线钡餐透视
D. 胸部及纵隔 CT
E. 腹部超声和肝功检查
(302~305 题共用题干)
患者，男性，35 岁，暴饮暴食后心窝区突然疼痛，恶心、呕吐，呕吐物为胃内容物，吐后疼痛不缓解。查体：体温 38.3℃、脉搏 96 次/分，脐周压痛、反跳痛，肌紧张不明显，无移动性浊音，肠鸣音减弱。血白细胞计数 12.0×10^9/L，中性粒细胞 0.88。
302. 诊断怀疑
A. 急性胰腺炎
B. 急性胃肠炎
C. 急性胆囊炎
D. 急性单纯性肠梗阻
E. 急性阑尾炎
303. 为进一步明确诊断需进行以下哪项检查
A. 腹部立位平片
B. 肝胆胰脾彩色超声检查
C. 血、尿淀粉酶测定
D. 心电图
E. 动脉造影
304. 该患者应采取以下哪项治疗方法
A. 流食，中药治疗
B. 半流食，针刺疗法
C. 禁食水，抗生素注射，补液，解痉止痛
D. 禁食水，解痉镇痛
E. 抗生素，补液治疗
305. 该患者最可能发生以下哪种并发症
A. 胰腺假性囊肿
B. 肠梗阻
C. 肠出血
D. 肠瘘
E. 腹腔脓肿
(306~308 题共用题干)
患者，女性，18 岁。3 周前因急性化脓性扁桃体炎发热，治疗后好转，近日来出现眼睑水肿、血压增高、少尿、呼吸困难、不能平卧而就诊。
306. 首先应该选择哪几项检查
A. 血常规、尿常规、便常规
B. 血常规，尿常规，血补体 C3、补体 C4 测定
C. 肾 B 超、超声心动图
D. 心电图、血脂分析
E. 血尿蛋白
307. 最可能的诊断是
A. 急性肾小球肾炎合并左心衰竭
B. 急性上呼吸道感染
C. 急性心肌炎并左心衰竭
D. 急进性高血压
E. 急进性肾小球肾炎

308. 血压增高的最可能原因为
A. 原发性高血压病
B. 心功能不全所致
C. 水钠潴留
D. 低蛋白血症
E. 高胆固醇血症

（309~311题共用题干）

患者，男性，有慢性肾炎病史5年，长期低盐、低蛋白饮食，近来出现乏力、恶心、呕吐20天，血压140/100mmHg，无水肿，血红蛋白60g/L，尿蛋白（+），颗粒管型0~3个/HP，血清蛋白30g/L、球蛋白25g/L，血尿素氮20mmol/L，血肌酐1220μmol/L，血钠125mmol/L。

309. 此患者首先采取哪项治疗饮食
A. 蛋白饮食1g/（kg·d），多给动物蛋白，不限盐
B. 蛋白饮食0.6g/（kg·d），以动物蛋白为主，限盐
C. 蛋白饮食0.3g/（kg·d），以植物蛋白为主，不限盐
D. 高蛋白饮食，以植物蛋白为主，限盐
E. 高蛋白饮食，不限盐

310. 同时首先选择下列哪项治疗
A. 降血压
B. 呋塞米100mg，每日1次静脉注射
C. 补充血浆、红细胞
D. 透析治疗
E. 0.85%氯化钠注射液500ml静脉滴注

311. 患者出现贫血的主要原因是
A. 失血
B. 缺铁
C. 低蛋白血症
D. 红细胞生存时间缩短
E. 促红细胞生成素分泌减少

（312~314题共用题干）

患者，女性，36岁。突然寒战、高热、腰痛并尿频、尿痛1周，既往无类似发作史。体温39.4℃，右侧肾区叩痛阳性。尿蛋白（+），白细胞20~30个/HP，白细胞管型0~2个/HP，比重1.022。

312. 此患者最可能是
A. 感染
B. 肾结石合并泌尿系感染
C. 膀胱炎
D. 急性肾盂肾炎
E. 肾炎合并泌尿系感染

313. 诊断的主要依据是
A. 突然寒战、高热
B. 腰痛
C. 尿频、尿痛
D. 右侧肾区叩击痛（+）
E. 尿蛋白（+）白细胞20~30个/HP，白细胞管型0~2个/HP

314. 为了确定诊断还需要做的最主要的检查是
A. 血β_2微球蛋白
B. 尿β_2微球蛋白
C. 血BUN
D. 尿细菌培养
E. 血肌酐

（315~316题共用题干）

患者，女性，40岁。月经量增多5年，月经周期正常，经量多时如小便样外流。妇科检查：子宫如孕3个月妊娠大小，表面凹凸不平，子宫左侧可扪及鸭卵大小包块，质硬与子宫分不开，无压痛，血红蛋白60g/L。

315. 该妇女患有何种疾病
A. 子宫内膜异位症
B. 卵巢实质性肿瘤
C. 多发性子宫肌瘤
D. 盆腔炎性包块
E. 巧克力囊肿

316. 该妇女应进行的治疗为
A. 药物保守治疗
B. 肌瘤挖除术
C. 单附件切除术
D. 子宫全切术
E. 广泛根治术

（317~318题共用题干）

患者，女性，49岁。少许接触性出血3个月。妇科检查：子宫颈重度糜烂外观，子宫体前位，大小正常，子宫旁浸润达盆壁，活检报告为鳞癌。

317. 其临床分期为
A. ⅡA期
B. ⅡB期
C. ⅢA期
D. ⅢB期
E. Ⅳ期

318. 最恰当的治疗是
A. 子宫全切术
B. 扩大性子宫全切术
C. 广泛子宫全切术+盆腔淋巴结清扫术
D. 放射治疗
E. 扩大性子宫切除术+盆腔淋巴结清扫术

（319~321题共用题干）

患者，男性，56岁。食欲缺乏半年，巩膜轻度黄染，肝肋下及边。Hb 80g/L，RBC 3.1×10^{12}/L，网织红细胞0.20。骨髓象示幼红细胞增生活跃，中、晚幼红细胞为主，幼红细胞体积小，胞质少，边缘不整，粒细胞系以及巨核细胞系正常。

319. 诊断
A. 巨幼细胞贫血
B. 缺铁性贫血
C. 溶血性贫血
D. 再生障碍性贫血
E. 肝病性贫血

320. 处理首选
A. 输血
B. 铁剂治疗
C. 胃肠道检查
D. 治疗胃病
E. 肝功能检查

321. 关于缺铁性贫血正确的是
A. 治疗目的是使血红细胞蛋白恢复正常
B. 维生素B_{12}可增强疗效
C. 多饮茶水
D. 小剂量开始，血红蛋白正常后再用药2~3个月
E. 禁用酸性药物

（322~323 题共用题干）

患者，男性，29 岁。低热、酱油色尿 2 个月。体检：巩膜黄染，贫血面容，肝、脾不大。实验室检查：Hb 73g/L，血小板计数 105×10^9/L，白细胞计数 4.4×10^9/L，网织红细胞计数 0.15，尿隐血阴性。

322. 最可能的诊断是
  A. 急性早幼粒细胞白血病伴 DIC
  B. 急性红白血病
  C. 阵发性睡眠性血红蛋白尿症
  D. 缺铁性贫血
  E. 慢性感染性贫血

323. 除以上治疗外还可进行的治疗为
  A. 同种异基因造血干细胞移植
  B. 化疗
  C. 放疗
  D. 放疗+化疗
  E. 放血疗法

（324~327 题共用题干）

患者，女性，28 岁，已婚。因消瘦、乏力、多食、心悸 3 个月就诊。近 2 年应用口服避孕药。

324. 下述哪项体征最有诊断意义
  A. 心动过速
  B. 双手震颤
  C. 双眼裂增宽
  D. 皮肤潮润
  E. 甲状腺Ⅱ度肿大，双上极可闻及血管杂音

325. 哪项检查对患者诊断最有意义
  A. TT_3、TT_4、TSH 测定
  B. FT_3、FT_4、sTSH 测定
  C. 甲状腺吸碘率测定
  D. TSH 受体抗体测定
  E. TGAb，TPOAb 测定

326. 当临床及实验室检查确诊为 Graves 病后，本例患者应选择哪项治疗
  A. 丙硫氧嘧啶治疗
  B. 甲巯咪唑治疗
  C. 丙硫氧嘧啶治疗+普萘洛尔治疗
  D. 过氯酸钾治疗
  E. 碳酸钾治疗

327. 患者于抗甲亢药物减药期发生妊娠，希望保胎，哪种治疗措施是正确的
  A. 立即行甲状腺手术
  B. 继续药物治疗，待妊娠中期行甲状腺手术
  C. 放射性核素治疗
  D. 加大药物治疗剂量，以防止甲亢加重影响胎儿发育
  E. 以上都不对

（328~330 题共用题干）

患者，男性，70 岁。软弱无力，进食减少，口渴、多尿 2 周，近 2 天嗜睡。急诊检查：血压 70/50mmHg，呼吸 28 次/分，心率 108 次/分，意识不清，皮肤干燥失水，尿糖（++++），尿酮（±）。既往无糖尿病史。

328. 最可能的诊断是
  A. 糖尿病肾病
  B. 糖尿病性神经病变
  C. 糖尿病酮症酸中毒
  D. 糖尿病乳酸性酸中毒
  E. 高渗高血糖综合征

329. 为明确诊断，除血糖测定外，首选的检查是
  A. 血电解质+BUN、Scr
  B. 糖基化血红蛋白+BUN、Scr
  C. 血气分析+BUN、Scr
  D. 血酮体+血气分析
  E. 血乳酸+血气分析

330. 最主要的治疗措施是
  A. 抗感染
  B. 肾上腺皮质激素
  C. 口服降血糖药
  D. 小剂量胰岛素及补液
  E. 补充碱性药物

（331~333 题共用题干）

患儿，2 岁。1 周前无明显诱因发热，流泪、畏光，当地医院疑“上感”给予口服抗生素，4 天后患儿病情加重，咳嗽，出现皮疹，今日来院。体检见皮肤红色斑丘疹，双肺闻及湿啰音，诊断：麻疹合并肺炎。

331. 麻疹出疹的特点是
  A. 自耳后，颈部沿发际边缘出疹渐及躯干、四肢，3 天出齐
  B. 自面部出疹渐及躯干、四肢，1 天内遍及全身
  C. 红色斑丘疹，颈及躯干部多见，1 天出齐，次日消退
  D. 皮疹见于颈、胸、腹部，1 天内遍及全身，呈弥漫鲜红色
  E. 皮疹见于面部、躯干及四肢、形态多样

332. 此患儿应隔离至
  A. 出疹后 5 天
  B. 出疹后 1 周
  C. 出疹后 10 天
  D. 出疹后 2 周
  E. 出疹后 3 周

333. 其表弟未接种麻疹疫苗，与此患儿有接触史，应采取何措施
  A. 立即接种麻疹疫苗
  B. 立即注射丙种球蛋白
  C. 注射青霉素
  D. 口服复方新诺明
  E. 口服转移因子

（334~336 题共用题干）

患者，男性，20 岁。发热起病，体温 38℃，3 天后体温下降伴周身乏力，食欲缺乏，恶心、呕吐，近 2 天发现尿色深如酱油样。胆红素定量 80μmol/L，HBsAb（+），抗-HAV IgM（+），巩膜及皮肤中度黄染，肝区轻度叩痛，肝肋下 1.0cm，质软，脾侧卧未及，胆囊区无压痛。

334. 此患者临床诊断应考虑
  A. 急性黄疸型肝炎
  B. 急性重型肝炎
  C. 亚急性重型肝炎
  D. 淤胆型肝炎

E. 胆囊炎伴肝损害

335. 从病原学诊断应考虑
A. 急性乙型肝炎
B. 急性甲型肝炎
C. 急性戊型肝炎
D. 急性甲、乙型肝炎
E. 急性丁型肝炎

336. 此患者目前主要治疗措施为
A. 保肝治疗
B. 卧床休息
C. 调节免疫功能治疗
D. 抗病毒治疗
E. 支持治疗

（337~339题共用题干）

患者，女性，20岁。服务业人员，未婚，不否认有性交行为。半个月前躯干、四肢、双手掌跖出现红斑，无痒痛感，查躯干、四肢可见玫瑰色椭圆形斑疹，对称分布，掌跖部黄豆大小铜红色领圈样脱屑。

337. 该患者应考虑为哪种疾病
A. 玫瑰糠疹
B. 梅毒
C. 红斑狼疮
D. 麻疹
E. 结节性红斑

338. 要诊断梅毒还应做哪项检查
A. RPR TPPA
B. HIV抗体
C. HEV抗体
D. RPR
E. 红细胞沉降率

339. 若确诊为梅毒首选治疗药物是
A. 四环素
B. 红霉素
C. 头孢曲松钠
D. 青霉素类
E. 莫西沙星

【B_1型题】

（340~341题共用备选答案）
A. 结核菌素试验
B. 痰细胞学检查
C. 支气管镜检查
D. 痰培养加药敏试验
E. 经胸壁穿刺活组织检查

340. 患者，男性，30岁。低热、乏力、咳嗽，痰中偶带血丝1年。胸片显示双肺片状阴影，轮廓模糊。进一步的检查是

341. 患者，男性，50岁。吸烟史30年，刺激性咳嗽，痰中带血丝3周，胸片显示右肺门处阴影增大，纵隔增宽，上叶不张。进一步检查是

（342~343题共用备选答案）
A. 喉、肠结核
B. 脓气胸
C. 肺心病
D. 脑膜结核
E. 支气管扩张症

342. 肺干酪样坏死破溃入胸腔可引起

343. 晚期肺结核可发生

（344~347题共用备选答案）
A. 梨形心
B. 普大型心
C. 左室增大，主动脉明显扩张
D. 心室收缩时心房反向膨出
E. 心影正常或左室、左房轻度增大

344. 主动脉瓣关闭不全

345. 二尖瓣狭窄

346. 二尖瓣关闭不全

347. 主动脉瓣狭窄

（348~352题共用备选答案）
A. 心尖区舒张中晚期隆隆样杂音
B. 心尖区全收缩期吹风样杂音
C. 胸骨左缘第3肋间舒张早期哈气样杂音
D. 胸骨右缘第2肋间3级以上喷射性收缩期杂音
E. 胸骨左缘功能性收缩期杂音

348. 主动脉瓣狭窄

349. 二尖瓣狭窄

350. 肥厚型梗阻性心肌病

351. 二尖瓣关闭不全

352. 主动脉瓣关闭不全

（353~355题共用备选答案）
A. 急性胆囊炎
B. 急性阑尾炎
C. 胃十二指肠溃疡穿孔
D. 急性胰腺炎
E. 右输尿管结石

353. 转移性右下腹痛

354. 上腹部束带状疼痛，多呈持续性

355. 右腰部阵发性绞痛向会阴部扩散

（356~358题共用备选答案）
A. 流产感染
B. 稽留流产
C. 先兆流产
D. 难免流产
E. 不全流产

356. 停经3月余，子宫如妊娠40天大小

357. 停经11周，少量阴道流血3天，子宫符合孕月，宫口未开

358. 停经3个月，下腹胀痛，伴中等量阴道流血1天，子宫大小如50天，宫口松，容1指，宫内似有组织可触及

（359~361题共用备选答案）
A. 易引起DIC
B. 易引起失血性休克
C. 易引起颈管粘连
D. 易引起迷走神经综合征
E. 最易致肠管损伤

359. 稽留流产

360. 不全流产

361. 人工流产手术

（362~363题共用备选答案）
A. 直接或间接传播
B. 血液传播
C. 内源性感染
D. 飞沫感染
E. 垂直感染

362. 滴虫阴道炎的主要感染方式是

363. 外阴阴道假丝酵母菌病的主要感染方式是

（364~366 题共用备选答案）

A. 短期内大量输入冷藏血

B. 输血速度超过心脏负荷能力

C. 大量输入含枸橼酸钠的血制品

D. 血液受污染

E. 输入受细菌污染的血制品

364. 低体温

365. 循环超负荷

366. 低血钙

（367~368 题共用备选答案）

A. 白细胞数降低

B. 甲状腺功能减退

C. 术后呼吸困难和窒息

D. 肝功损害

E. 发热

367. Graves 病，手术治疗最严重的并发症是

368. Graves 病，抗甲状腺药物治疗，最常见的并发症是

（369~372 题共用备选答案）

A. 风疹

B. 麻疹

C. 幼儿急疹

D. 猩红热

E. 荨麻疹

369. 患儿，7 个月。发热 4 天，体温最高为 39℃，当地医院诊断为“上感”，静脉滴注 3 天头孢唑啉及利巴韦林，今晨热退，但见面、颈及躯干皮肤有红色斑丘疹

370. 患儿，2 岁。4 天前开始发热，流涕，打喷嚏，畏光，今日体温升高，且咳嗽，出现皮疹，急来就诊。查体：体温 40.5℃，口腔黏膜粗糙，耳后、颈部沿发际边缘见红色斑丘疹，双肺呼吸音粗

371. 患儿，9 岁。发热，咽痛 1 天就诊。查体：体温 38.9℃，咽部充血，双扁桃体Ⅱ度肿大，有脓性分泌物，舌红、乳头粗，颈部及躯干见红色鸡皮疹，压之退血，腋窝处明显，心、肺正常

372. 患儿，3 岁。上午开始流涕，发热，体温最高 38.2℃，在家服用小儿退热药及双黄连口服液，吃晚饭时发现患儿面部有皮疹。体检：精神状态良好，耳后、枕部触及黄豆及花生大小淋巴结，有触痛，面、颈及躯干有红色斑丘疹

（373~377 题共用备选答案）

A. 便色黄或暗绿，有腥臭味

B. 便次较多，发育不受影响

C. 黏液脓血便，常伴有发热

D. 血便或呈“赤豆汤”样便

E. 便泡沫多，含黏液，“豆渣”样

373. 生理性腹泻

374. 侵袭性细菌性肠炎

375. 坏死性肠炎

376. 金葡菌肠炎

377. 白念珠菌肠炎

（378~381 题共用备选答案）

A. 喘憋为突出表现

B. 咳频，喘憋，发绀

C. 常见猩红热样或荨麻疹样皮疹

D. 全身中毒症状明显，重者意识障碍甚至休克

E. 刺激性咳嗽为突出表现

378. 肺炎支原体肺炎

379. 葡萄球菌肺炎

380. 腺病毒肺炎

381. 呼吸道合胞病毒肺炎

（382~384 题共用备选答案）

A. 稽留高热

B. 弛张高热

C. 低热

D. 不发热

E. 热型不定

382. 腺病毒肺炎

383. 肺炎支原体肺炎

384. 葡萄球菌肺炎

（385~386 题共用备选答案）

A. 21 三体综合征

B. 18 三体综合征

C. 先天性甲状腺功能减退症

D. 苯丙酮尿症

E. 黏多糖病

385. 患儿，1 岁，表情呆滞，眼距宽，眼裂小，鼻梁低平，双眼外侧上斜，通贯手

386. 患儿，1 岁，表情呆滞，眼距宽，舌常伸出口外，鼻梁宽平，毛发稀少，面部黏液性水肿，皮肤粗糙，躯干长，四肢短

（387~389 题共用备选答案）

A. 周期性疼痛

B. 肿块边界清楚，活动，增大缓慢

C. 肿块巨大，活动，淋巴结不大，有肺部转移

D. 肿块固定，腋窝淋巴结肿大

E. 肿块具有明显压痛

387. 乳腺癌

388. 乳腺纤维腺瘤

389. 急性乳腺炎

参考答案

【A_1 型题】

1. C	2. E	3. C	4. C	5. B	6. A	7. E	8. D	9. B	10. B
11. C	12. A	13. B	14. E	15. A	16. D	17. A	18. D	19. A	20. C

21. E	22. A	23. B	24. A	25. E	26. D	27. A	28. C	29. B	30. D
31. C	32. D	33. A	34. C	35. D	36. B	37. B	38. B	39. E	40. B
41. D	42. D	43. C	44. D	45. D	46. A	47. D	48. B	49. D	50. B
51. D	52. A	53. D	54. A	55. C	56. D	57. C	58. E	59. B	60. C
61. B	62. A	63. B	64. A	65. D	66. D	67. C	68. C	69. B	70. E
71. B	72. B	73. C	74. B	75. A	76. D	77. E	78. E	79. C	80. A
81. B	82. E	83. B	84. A	85. A	86. E	87. A	88. C	89. D	90. B
91. A	92. B	93. E	94. E	95. D	96. C	97. B	98. D	99. A	100. E
101. C	102. B	103. B	104. D	105. B	106. C	107. E	108. D	109. C	110. B
111. C	112. C	113. B	114. C	115. A	116. B	117. B	118. C	119. C	120. B
121. B	122. C	123. C	124. A	125. D	126. B	127. A	128. A	129. D	130. C
131. C	132. A	133. E	134. C	135. B	136. A	137. E	138. B	139. B	140. A
141. A	142. C	143. C	144. E	145. C	146. E	147. E	148. B	149. C	150. A
151. C	152. A	153. D	154. E	155. C	156. C	157. B	158. A	159. D	160. A
161. D	162. E	163. D	164. E	165. C	166. C	167. B	168. E	169. B	170. C
171. C	172. C	173. C	174. B	175. E	176. C	177. A	178. C	179. C	180. C
181. B	182. B	183. C	184. C	185. E	186. E	187. C	188. E	189. E	190. C
191. B	192. C								

【A_2 型题】

193. E	194. D	195. D	196. D	197. A	198. D	199. C	200. C	201. C	202. C
203. C	204. B	205. D	206. C	207. C	208. D	209. B	210. E	211. B	212. E
213. C	214. A	215. C	216. C	217. A	218. B	219. B	220. B	221. C	222. D
223. E	224. E	225. B	226. C	227. B	228. D	229. D	230. B	231. D	232. C
233. C	234. A	235. E	236. E	237. E	238. B	239. E	240. E	241. D	242. C
243. C	244. B	245. D	246. D	247. B	248. D	249. A	250. A	251. D	252. B
253. C	254. A	255. C	256. B	257. C	258. C	259. D	260. A	261. E	

【A_3/A_4 型题】

262. D	263. C	264. C	265. D	266. D	267. D	268. D	269. B	270. B	271. E
272. D	273. D	274. E	275. B	276. D	277. D	278. B	279. C	280. B	281. B
282. A	283. D	284. B	285. D	286. C	287. E	288. E	289. E	290. B	291. C
292. A	293. D	294. A	295. E	296. C	297. B	298. A	299. E	300. B	301. A
302. A	303. C	304. C	305. A	306. B	307. A	308. C	309. B	310. D	311. E
312. D	313. E	314. D	315. C	316. D	317. C	318. D	319. B	320. C	321. D
322. C	323. A	324. E	325. B	326. C	327. B	328. E	329. A	330. D	331. A
332. C	333. B	334. A	335. B	336. A	337. B	338. A	339. D		

【B_1 型题】

340. A	341. C	342. B	343. C	344. C	345. A	346. D	347. E	348. D	349. A
350. E	351. B	352. C	353. B	354. D	355. E	356. B	357. C	358. E	359. A
360. B	361. D	362. A	363. C	364. A	365. B	366. C	367. C	368. A	369. C
370. B	371. D	372. A	373. B	374. C	375. D	376. A	377. E	378. E	379. C
380. B	381. A	382. A	383. E	384. B	385. A	386. C	387. D	388. B	389. E

第四部分

公共卫生综合

第十一章　流行病学

第一节　绪　　论

【A_1 型题】

1. 目前，适合我国流行病学的定义是
   A. 研究疾病和健康状况在人群中的分布的学科
   B. 预防医学的一门方法学
   C. 研究常见病在人群中的分布及影响分布的因素以及预防对策的学科
   D. 研究疾病与健康状况在人群中的分布和影响分布的因素以及预防对策的学科
   E. 研究传染病在人群中的分布和影响分布的因素以及预防对策的学科
2. 流行病学研究方法包括
   A. 描述疾病在人群、时间及空间的分布
   B. 病例对照研究及队列研究
   C. 现况调查
   D. 个案调查
   E. 描述性研究、分析性研究、实验性研究、理论性研究
3. 下列哪项不是流行病学研究的用途
   A. 探索病因及影响因素
   B. 评价预防策略和措施的效果
   C. 疾病监测
   D. 研究疾病的自然史
   E. 治疗疾病
4. 流行病学研究疾病的范围是
   A. 慢性病
   B. 急性病
   C. 流行病
   D. 传染病
   E. 疾病和健康状况（还有伤害）在人群中的分布与影响因素
5. 流行病学研究的对象是
   A. 有病的人群
   B. 健康人群
   C. 全人群
   D. 疾病
   E. 患者个体
6. 流行病学研究范围哪项不对
   A. 传染病
   B. 健康
   C. 精神性疾病
   D. 肿瘤
   E. 不包括车祸和意外伤害
7. 流行病学研究是从
   A. 个体水平研究疾病
   B. 群体水平研究疾病
   C. 分子水平研究疾病
   D. 细胞水平研究疾病
   E. 亚细胞水平研究疾病
8. 关于流行病学，下列哪种说法正确
   A. 从个体的角度研究疾病和健康状况的分布及其影响因素
   B. 只研究疾病的防制措施
   C. 研究传染病的分布及其影响因素
   D. 研究慢性病的危险因素
   E. 研究人群中疾病与健康状况的分布及其影响因素，并研究防治疾病及促进健康的策略、措施及效果评价
9. 下列有关现代流行病学叙述正确的是
   A. 流行病学的研究范畴是疾病
   B. 流行病学研究的角度是个人或人群
   C. 流行病学从疾病或健康事件的分布出发
   D. 流行病学用观察的研究方法揭示健康事件的人群特征
   E. 流行病学是一门控制传染病在人群中流行的科学
10. 下列哪一个不是流行病学的特征
   A. 预防为主
   B. 治疗为主
   C. 对比
   D. 概率论
   E. 以分布为起点
11. 流行病学研究方法的核心特征是
   A. 群体特征
   B. 以分布为起点的特征
   C. 对比的特征
   D. 概率论与数理统计的特征
   E. 社会医学和预防为主的特征
12. 以下哪项不是流行病学的用途

A. 探索病因
B. 预防措施的效果评价
C. 临床观察
D. 人群患病情况分析
E. 评价治疗措施的效果

13. 流行病学研究解决的问题不包括
A. 疾病的分布及其影响因素
B. 疾病的防制措施
C. 疾病病因
D. 增进人群健康的策略
E. 临床治疗

14. 流行病学研究方法按设计类型可分为
A. 描述性研究、分析性研究、理论性研究和预防性研究
B. 描述性研究、实验性研究、理论性研究和临床试验
C. 描述性研究、分析性研究、实验性研究和理论性研究
D. 现况研究、病例对照研究、队列研究和干预实验
E. 横断面研究、验证性病例对照研究、双向性队列研究和实验性研究

15. 流行病学研究方法使用最多的是
A. 观察法
B. 实验法
C. 理论法
D. 方法学研究
E. 干预法

【A_2型题】

16. 根据某高速公路交通事故统计，蓝色车子的车祸发生事件要比其他车子的车祸发生事件多。由此推论：蓝色车子发生车祸的危险性高于其他车子。此推论
A. 正确
B. 不正确，因为没有进行统计学显著性检验
C. 不正确，因为以流行率而未用发病率
D. 不正确，因为比较的不是基于率的比较
E. 不正确，因为没有对照组

【B_1型题】

（17~21题共用备选答案）
A. 现况研究
B. 病例对照研究
C. 队列研究
D. 流行病学实验研究
E. 描述性研究

17. 可以直接获得暴露组与非暴露组的发病率或死亡率，并可以直接计算相对危险度的研究为
18. 客观地反映某一时点的疾病分布以及人们的某些特征与疾病之间的联系，不设专门对照，使用的指标主要是患病率的研究为
19. 由研究者控制干预措施的研究为
20. 使用比值比反映暴露与疾病联系强度的研究为
21. 一般来说，流行病学研究的起点是

（22~24题共用备选答案）
A. 描述流行病学
B. 分析流行病学
C. 实验流行病学
D. 理论流行病学
E. 血清流行病学

22. 归纳观察现象，解释疾病分布，提出病因假说
23. 在人群中进行实验，观察在增加或消除某因素后疾病发病率的变化
24. 研究各项因素同疾病频率之间和各因素之间的定量关系用数学方程式表示，揭示他们之间的相互关系

参考答案与解析

【A_1型题】

1. D

【解析】流行病学主要研究疾病和健康状况（还有伤害）在人群中的分布，以及影响因素，并研究防治疾病及促进健康的策略和措施的科学。A项只提到分布，C、E项只关注传染病和常见病，不全面，B项说法正确，但不是定义。

2. E

【解析】流行病学研究方法包括观察性研究、实验性研究和理论性研究，其中观察性研究包括描述性研究和分析性研究。其余A项属于描述性研究，B项属于分析性研究，CD项属于描述性研究。

3. E

【解析】从流行病学定义来看，流行病学可以用来描述疾病的三间分布，探索病因或影响因素，并且研究防治疾病的策略和措施，除此之外，还可以进行疾病监测，研究疾病的自然史，为更好预测、预防、控制疾病提供依据，而治疗疾病不是流行病学的用途。

4. E

【解析】从流行病学定义来看，流行病学可以研究疾病、健康状况（还有伤害）在人群中的分布及影响因素，因此包含ABCD内容。

5. C

【解析】流行病学与临床医学最大的区别就是在人群中开展研究，epidemiology，epi 在…之上，

demo 人群，ology 学科，因此流行病学是在人群之上的学科，研究疾病在全人群中的分布和影响因素，不论是有病的或是健康的人群，都是其研究对象。E 为临床医学研究的对象，D 为流行病学研究的范围之一。

6. E

【解析】研究范围包括各种疾病、健康状况和伤害。

7. B

【解析】临床医学主要是从个体水平研究疾病的诊断与治疗，而流行病学从诞生起，就从群体水平去研究疾病、健康等问题。在不同时间、空间、人群间，采用率、比和构成比等描述疾病的分布特征。伦敦宽街霍乱、Doll-Hill 吸烟与肺癌等经典案例均如此。近些年，随着细胞分子水平的技术在医学的应用，出现了分子流行病学，但流行病学主要还是从人群角度来研究疾病的一种经典方法。

8. E

【解析】见流行病学定义题目 1 解析。ABCD 说法均不全面。

9. C

【解析】流行病学研究范畴不仅限于疾病，还包括健康状况和伤害，A 不正确。研究对象主要是群体，也有个体，因此 B 不正确。D 项，观察性研究不仅能揭示健康事件，也能揭示疾病等的人群分布特征、时间分布特征和地区分布特征。E 项，流行病学源于传染病的控制，发展至今主要用于一切疾病病因探讨和科研的手段，因此，定义有误。C 项正确，流行病学总是先从描述性研究（三间分布）入手，提供可能的线索，进而去检验并验证病因假设。

10. B

【解析】治疗为主是临床医学的特征。流行病学特征为：群体特征、对比特征、分布为起点特征、数理统计与概率论特征、社会医学特征和预防为主的特征。

11. C

【解析】流行病学研究中自始至终贯穿着对比的思想。对比是流行病学研究方法的核心。只有通过对比调查、对比分析，才能从中发现疾病发生的原因或线索。

12. C

【解析】属于临床医学研究范畴。

13. E

【解析】属于临床医学研究范畴。

14. C

【解析】见题目 2 解析。A 项预防性研究不正确，B 项临床试验属于实验性研究，DE 项过于具体。

15. A

【解析】观察法是流行病学使用最多的方法，如伦敦宽街霍乱流行案例、吸烟与肺癌、己烯雌酚和阴道腺癌等，Framingham Heart Study 等案例，广泛用于危险因素筛选、检验某暴露与某疾病的关联强度和论证因果关联等方面。

【A_2 型题】

16. D

【解析】推论错误，题干中的比较不是基于率的比较。

【B_1 型题】

17. C

【解析】队列研究可直接获得暴露组与对照组的发病率或死亡率，可直接计算 *RR* 和 *AR* 等反映暴露与疾病关联强度的指标。

18. A

【解析】现况研究可以客观地反映某一时点的疾病分布以及人们的某些特征与疾病之间的联系，并且不设专门对照，使用的指标主要是患病率。

19. D

【解析】由研究者控制干预措施的研究为流行病学实验研究。

20. B

【解析】病例对照研究可计算比值比（*OR* 值）。

21. E

【解析】一般来说，流行病学研究的起点是描述性研究。

22. A

【解析】归纳观察现象，解释疾病分布，提出病因假说属于描述流行病学。

23. C

【解析】在人群中进行实验，观察在增加或消除某因素后疾病发病率的变化属于实验流行病学。

24. D

【解析】研究各项因素同疾病频率之间和各因素之间的定量关系用数学方程式表示，揭示他们之间的相互关系属于理论流行病学。

第二节　疾病的分布

【A_1 型题】

1. 年龄对疾病发生的影响
   A. 无影响
   B. 仅对非传染病发生有影响
   C. 仅对传染病发生有影响
   D. 影响不明显
   E. 对传染病和非传染病发生均有影响

2. 疾病的三间分布是指
   A. 年龄分布、性别分布、职业分布
   B. 时间分布、地区分布、人群分布
   C. 年龄分布、季节分布、性别分布
   D. 季节分布、地区分布、人群分布
   E. 种族分布、季节分布、地区分布
3. 关于疾病年龄分布分析方法的叙述，正确的是
   A. 横断面分析不能反映致病因子与年龄的关系
   B. 出生队列是对不同年代出生的人群在同时期的发病率或死亡率进行分析
   C. 致病因子在不同时期强度不同时，出生队列分析能反映疾病与年龄的关系
   D. 出生队列研究实质是多组队列研究的综合应用
   E. 对突发的新急性传染病也应该用出生队列研究，反映病原因素与年龄的关系
4. 在我国20世纪20年代，猩红热重型病例多见，病死率可高达15%～20%，但近年来其发病率与死亡率均有明显降低，几乎未见有病死者。这是疾病在时间分布上表现出的
   A. 短期波动
   B. 季节性
   C. 周期性
   D. 长期趋势
   E. 散发
5. 发病率的分子是一定期间内某暴露人口中某病的
   A. 新发病例数
   B. 现患某病的新旧病例数
   C. 已感染者人数
   D. 已患病例人数
   E. 治愈者人数
6. 对于一种严重的致死性疾病，在评价某种新的疗法的效果时，最恰当的指标是
   A. 发病率
   B. 患病率
   C. 病死率
   D. 死亡率
   E. 罹患率
7. 一种新疗法只能延缓死亡，但不能治愈疾病，以下哪种情况将会发生
   A. 该病患病率减少
   B. 该病患病率增加
   C. 该病发病率增加
   D. 该病发病率减少
   E. 该病的发病率和患病率均减少
8. 某病的病死率指的是
   A. 一定时期内，每十万人口中死于某病的患者的频率
   B. 患某病的住院患者中因该病而死亡的频率
   C. 某人群中死于某种病患者的频率
   D. 一定时期内，在所有疾病患者中死于该病患者的频率
   E. 一定时期内，患某种疾病的人群中因该病而死亡的频率
9. 罹患率适用于
   A. 慢性病
   B. 疾病的长期流行
   C. 较小范围或短期流行
   D. 某病的隐性感染
   E. 大范围疾病的流行
10. 发病率适用于
   A. 慢性病
   B. 疾病的长期流行
   C. 易于确切指出发病时间的急性病
   D. 某病的隐性感染
   E. 较小范围或短期流行
11. 使用一种新疗法可减少某病的死亡人数，但不能使该病治愈，则会发生
   A. 该病的发病率减少
   B. 该病的发病率增加
   C. 该病的患病率减少
   D. 该病的患病率增加
   E. 只减少发病率不减少患病率
12. 使用一种新疗法可使某病的康复人数增加，则会发生
   A. 该病的发病率减少
   B. 该病的发病率增加
   C. 该病的患病率减少
   D. 该病的患病率增加
   E. 只减少发病率不减少患病率
13. 下列哪一种说法是正确的
   A. 发病率指某特定时期内人口中新旧病例所占的比例
   B. 患病率指一定时期内特定人群中发生某病新病例的频率
   C. 发病率的分母中不包括不会发病的人
   D. 现患率和患病率不是同一个指标
   E. 发病率和现患率是同一个指标
14. 比较甲、乙两地的死亡率大小，要用哪个指标
   A. *RR*
   B. *AR*
   C. *OR*
   D. *SMR*
   E. *AR%*
15. 某地进行首次糖尿病普查，可得出
   A. 糖尿病发病率
   B. 糖尿病罹患率
   C. 糖尿病患病率
   D. 糖尿病续发率
   E. 糖尿病死亡率
16. 甲、乙两地女性宫颈癌标化死亡率相同，甲地死亡率高于乙地死亡率，由此可知
   A. 甲地人口较乙地年轻
   B. 乙地人口较甲地年轻
   C. 甲、乙两地人口的年龄分布相同
   D. 甲地诊断水平高于乙地

E. 乙地诊断水平高于甲地

17. 罹患率的计算公式是
A.（观察期间病例数/同期平均人口数）×100%
B.（一年内新发病例数/同年暴露人口数）×100%
C.（观察期间新病例数/同期平均人口数）×100%
D.（观察期间新病例数/同期暴露人口数）×100%
E.（观察期间新旧病例数/同期平均人口数）×100%

18. 发病率与患病率有相同之处，又有差异，因而常易混淆，下列哪种说法不正确
A. 两者均为测量疾病频率的指标
B. 计算患病率时，其分子应为某特定时期或特定时点内患有某病的所有患者
C. 计算患病率时，其分子不应包括在研究期间或时点之前已经发病的病例
D. 发病率是指在特定时间内某人群中某病新病例的发生频率
E. 计算发病率和患病率时，选择公倍数 K 值的原则相同

19. 关于某病病死率和死亡率的叙述，正确的是
A. 前者用于医院人群，后者用于社区人群
B. 某病的病死率和死亡率都反映疾病对人群的危害程度
C. 某病死亡率和病死率都反映疾病的严重程度
D. 某病死亡率反映疾病对人群的危害程度，而病死率反映疾病的严重程度
E. 两者计算的分母相同

20. 关于横断面分析哪一项是不正确的
A. 说明同一时期不同年龄死亡率的变化
B. 说明不同年代各年龄组死亡率的变化
C. 说明不同年代出生者各年龄组的死亡趋势
D. 不能说明不同年代出生者各年龄组的死亡趋势
E. 不能正确显示致病因子与年龄的关系

21. 出生队列是指
A. 将同一民族的人列为一队
B. 将同一年龄组的人列为一队
C. 将同一性别的人列为一队
D. 将同一职业的人列为一队
E. 将同一时期出生的人列为一队

22. 为研究某种疾病的发生与遗传和环境的关系孰大，可用
A. 描述性流行病学方法
B. 分析性流行病学方法
C. 理论性流行病学方法
D. 移民流行病学方法
E. 遗传流行病学方法

23. 某病的续发率是指
A.（接触者中发病人数/接触者总人数）×100%
B.（同等身份的接触者中发病人数/同等身份人数）×100%
C.（一个潜伏期内接触者中的发病人数/易感接触者总人数）×100%
D.（一个潜伏期内接触者中的患病人数/易感接触者总人数）×100%
E.（接触者中的患病人数/接触者总人数）×100%

24. 某单位调查了 1000 人的 HBsAg 的携带情况，其中 45 人阳性。该调查最合适的流行病学描述指标是
A. 死亡率
B. 发病率
C. 患病率
D. 感染率
E. 罹患率

25. 对急性重型肝炎评价临床抢救效果时最恰当的指标应是
A. 死亡率
B. 发病率
C. 患病率
D. 病死率
E. 罹患率

26. 暴发调查中常用的测量指标是
A. 发病率
B. 患病率
C. 病死率
D. 死亡率
E. 罹患率

27. 下列哪一种测量常用来作为计算某病发病率的分母
A. 观察到的病例数
B. 观察到的新病例数
C. 无症状病例数
D. 观察人年数
E. 失访人数

28. 下列哪种说法是正确的
A. 发病率和患病率是一样的
B. 现患率和患病率是不一样的
C. 某病发病率的分母中包括具有该病免疫力和现患病的人
D. 发病率指某特定时期内特定人群中新病例发生的频率
E. 患病率指特定时期内特定人群中发生某病的比例

29. 2002 年 11 月至 2003 年 6 月初，我国发生了严重急性呼吸综合征（SARS）流行，SARS 病死率是根据以下哪些数据计算出的
A. 全部患病者中死亡病例数占总人口的比例
B. 患该病的死亡者占同期暴露人口数
C. 全部确诊患者和疑似患者中因该病死亡者的比例
D. 全部确诊患者中因该病死亡者的比例
E. 该病的全部死亡病例占该

期的平均人口数的比例

30. 发病率通常不用来表示
   A. 病程短的急性病的调查
   B. 各种疾病的暴发调查
   C. 各种疾病流行时的调查
   D. 病程较长的慢性病的调查
   E. 突发卫生事件时的疾病调查

31. 患病率通常用来表示
   A. 病程短的慢性病的发生或流行情况
   B. 病程长的慢性病的发生或流行情况
   C. 病程短的传染病的发生或流行情况
   D. 暴发疾病的发生和流行情况
   E. 流行疾病的发生和流行情况

32. 患病率指标来自
   A. 门诊患者的调查
   B. 住院患者的调查
   C. 现况调查资料
   D. 专科医院调查
   E. 所有患者的调查

33. 在哪种情况下，某病的患病率与发病率比值将增大
   A. 病死率高
   B. 该病病程短
   C. 该病病程长
   D. 暴露时间长
   E. 该病发病率高

34. 发病率、患病率和病程三者的正确关系是
   A. 发病率=患病率×病程
   B. 患病率=发病率×病程
   C. 发病率=患病率+病程
   D. 发病率=患病率-病程
   E. 病程=患病率×发病率

35. 在大于70岁的人中，虽然冠心病的发病率随年龄增长而增高，但该病的患病率下降，这种现象的最好解释是
   A. 大于70岁的人冠心病患者病程较短
   B. 大于70岁的人冠心病患者病程较长
   C. 大于70岁的人冠心病患者有较好的治疗措施
   D. 大于70岁的人冠心病的病死率降低
   E. 大于70岁的人冠心病的发病减少

36. 疾病流行是指
   A. 某病发病率虽低，但在某地区或人群中却是长年不断
   B. 罹患率大于1%
   C. 某地区某病发病率明显超过该地区历年同时期的一般发病率水平
   D. 呼吸系统疾病的季节性升高
   E. 年发病率大于100/10万

37. 描述较短时间分布的最适合用语可为
   A. 暴发
   B. 散发
   C. 流行
   D. 大流行
   E. 暴发性流行

38. 哪项不是描述疾病流行强度的术语
   A. 暴发
   B. 散发
   C. 流行
   D. 大流行
   E. 季节性

39. 我国发生的严重急性呼吸综合征（SARS），很快波及许多省市，这种发病情况称为
   A. 暴发
   B. 季节性升高
   C. 流行
   D. 周期性流行
   E. 长期变异

40. 通过描述疾病年龄分布探讨病因，最好的方法是
   A. 出生队列分析
   B. 横断面分析
   C. 发病率分析
   D. 死亡率分析
   E. 队列分析

41. 对于共源性暴发
   A. 不能用潜伏期来推算暴露日期或时间范围
   B. 可从流行曲线的尾部向前倒推二个常见潜伏期来推算暴露日期或时间范围
   C. 可从流行曲线的前部向前倒推一个最长潜伏期来推算暴露日期或时间范围
   D. 可从发病高峰倒推一个常见潜伏期来推算暴露日期或时间范围
   E. 可从发病高峰倒推一个最短潜伏期来推算暴露日期或时间范围

42. 某病的流行曲线只有一个高峰，所有病例都集中在该病常见潜伏期这个时间段内，则可断定此暴发为
   A. 连续传播性流行
   B. 同源暴发
   C. 混合型暴发
   D. 多次暴露
   E. 持续暴露

43. 对疾病的时间、地区和人群这三方面分布的综合研究，最典型的研究方法是
   A. 遗传流行病学
   B. 血清流行病学
   C. 移民流行病学
   D. 分子流行病学
   E. 理论流行病学

44. 根据不同国家、不同年代、不同民族调查，均发现同卵双生者精神分裂症的发病率显著高于异卵双生者的发病率。此结果表明
   A. 此病主要与遗传有关
   B. 此病主要与环境有关
   C. 此病主要与生活习惯有关
   D. 此病病因遗传与环境同等重要
   E. 此病病因遗传与生活习惯环境同等重要

45. 进行暴发调查时的首要工作是

A. 计算各种罹患率
B. 形成病因假设并检验假设
C. 核实诊断
D. 扑灭疫情
E. 制定防治措施

46. 下列关于暴发的描述错误的是
A. 暴发常由于许多人接触同一致病因子而引起
B. 局部地区或集体单位在较短时间内发生大量同一种疾病称为暴发
C. 一次同源性疾病暴发过程中，大部分病例的发生日期往往在该病的最短和最长潜伏期之间
D. 一次同源性暴发的流行高峰与中位数潜伏期基本一致
E. 疾病暴发时病例发生日期之不同，是由于该病的传染期不同所致

【A_2 型题】

47. 美国白人、美国的日本移民与日本人的一些死因的标化死亡比见下表

疾病	日本	日本移民		美国白人
		非美国生	美国生	
冠心病	100	326	263	481
宫颈癌	100	52	33	48

上述资料说明：
A. 冠心病是环境因素起作用，宫颈癌是遗传因素所致
B. 宫颈癌是环境因素起作用，冠心病是遗传因素所致
C. 两者都是遗传因素起作用
D. 两者都是环境因素起作用
E. 无法判断是遗传因素起作用还是环境因素起作用

48. 在一次食物中毒中，共有200人用餐，其中有80人出现急性胃肠炎症状。对这80人的进食情况进行了分析，发现其中多数人吃了凉拌黄瓜，据此调查者认为凉拌黄瓜是最可能的致病食物，此结论
A. 正确
B. 不正确，因为没有进行统计学显著性检验
C. 不正确，因为缺乏严格的对照组
D. 不正确，因为未用率作比较
E. 不正确，因为未进行年龄标化

49. 某病的三组患者的性别分布如下表，比较该病的性别发病率

组别	男性	女性
1	200	100
2	300	100
3	400	100
合计	900	300

A. 男性发病为女性的2倍
B. 男性发病为女性的3倍
C. 男性发病为女性的4倍
D. 男性发病为女性的2~4倍
E. 所给资料不能计算

50. 某单位会餐的100人中，有30人因食某一被弧菌污染的食物，于会餐后的三天内发生腹泻、腹痛，这30%是
A. 发病率
B. 患病率
C. 罹患率
D. 感染率
E. 相对危险度

51. 某市某区1999年总平均人口为20万，该区1998年结核病患者为1234人，其中治愈501例，死亡75例。而在1999年底时结核病患者为1742人，请问该区1999年结核病发病率为
A. 1742/10万
B. 871/10万
C. 542/10万
D. 1200/10万
E. 无法计算

52. 某军区于2020年1~6月对20万名指战员进行高血压普查，共检出高血压患者200名。下列哪一项表示方法是正确的
A. 发病率为100/10万
B. 罹患率为100/10万
C. 时点患病率为100/10万
D. 续发率为100/10万
E. 期间患病率为100/10万

【A_3/A_4型题】

（53~54题共用题干）

某年某社区开展为期一年的糖尿病普查，该社区年初人口数9500人，年末人口数10500人。年初有糖尿病患者100人，年末有糖尿病患者130人，普查期间有10名患者死于糖尿病并发症。

53. 该社区普查当年的糖尿病病死率为
A. 10/10500
B. 10/10000
C. 10/140
D. 10/130
E. 10/40

54. 该社区普查当年的糖尿病患病率为
A. 130/10500
B. 130/10000
C. 140/10000
D. 140/10500
E. 40/10000

（55~58题共用题干）

某地区有10万人口，1960年总死亡人数为1000名，已发现的结核病患者有300名，其中男性200名，女性100名。1960年死于结核病者60名，其中男性50名。

55. 该地区粗死亡率为
A. 300/10万
B. 60‰

C. 10‰
D. 100‰
E. 10/万

56. 该地区结核病的死亡率为
A. 300/10万
B. 60/10万
C. 200‰
D. 20‰
E. 10/万

57. 该地区男性结核病的死亡率为
A. 20%
B. 25%
C. 30%
D. 50%
E. 所给资料不能计算

58. 该地区结核病的病死率为
A. 20%
B. 6%
C. 2%
D. 男女相等
E. 所给资料不能计算

【B_1型题】

（59~61题共用备选答案）
A. 森林脑炎见于春天
B. 吸毒、不正当性行为可致艾滋病
C. 城市肝癌死亡率和发病率高于农村
D. 流行性乙型脑炎多有隐性流行
E. 霍乱可发生大流行

59. 人群分布
60. 地区分布
61. 时间分布

（62~64题共用备选答案）
A. 散发
B. 暴发
C. 隐性流行
D. 流行
E. 大流行

62. 在常年无白喉发生的自然村中，去年秋天，突然发生白喉患者5例，在流行过程的强度上称
63. 非洲地区，伤寒发病率维持在10/10万左右，今年伤寒患者在某城发生20例，该城市30万人，这种情况属于
64. 据统计某省以往病毒性肝炎发病率维持在0.13%左右，1998年其病的发病率达到0.5%，这种情况属于

（65~69题共用备选答案）
A. 发病率
B. 死亡率
C. 罹患率
D. 病死率
E. 患病率

65. 一定时期内，一定范围人群中某病新病例发生的频率
66. 小范围短时期内的发病率
67. 在某特定时间内总人口中某病新旧病例数所占的比例
68. 在一定期间内，某人群中总死亡人数在该人群中所占的比例
69. 一定时期内（一般以年为单位）某病患者中因该病死亡的比例

（70~72题共用备选答案）
A. 引入率
B. 续发率
C. 死亡率
D. 病死率
E. 发病率

70. 研究哪类成员最易将麻疹带入家中时用
71. 用以衡量疾病对人生命威胁的严重程度
72. 用于比较传染病传染力的强弱，分析传染病流行因素及评价防疫措施的效果

参考答案与解析

【A_1型题】

1. E

【解析】在研究任何疾病的危险因素（保护因素）时，年龄均是混杂因素，因此无论传染病还是非传染病的发生，年龄均有影响。

2. B

【解析】三间分布指的是时间分布、地区间分布和人群间分布。

3. C

【解析】横断面分析可以反映致病因子与年龄的关系，是在同一时间断面上对不同年龄组的疾病频率进行比较分析。当疾病的发病率、死亡率等存在长期变化趋势时，利用横断面分析的结果推断疾病风险与年龄的关系，会得出错误的结论。A项错误。出生队列分析是同一时期出生的一组人群称为出生队列，对其随访若干年，观察疾病的发生和死亡情况，将疾病的年龄分布和时间分布结合起来描述的方法称出生队列分析。B项错误。D项，出生队列是描述性研究，而不是分析性的队列研究。E项，出生队列主要用于持续较长的慢性病的描述。

4. D

【解析】从20世纪20年代至今近百年，因此反映疾病的长期趋势，而不是短期波动。题干中未体现季节性变化，而周期性则是指疾病频率按照一定的时间间隔，呈现有规律的起伏波动，每隔若干年出现一个流行高峰的现象。

5. A

【解析】发病率指的是一定期间内，一定范围人群中某病新发

生病例出现的频率。BD 为患病率分子，C 为感染率分子，E 为治愈率分子。

6. C

【解析】病死率表示确诊某病者的死亡概率，可反映疾病的严重程度，也可反映某种新方法的诊治能力，常用于急性传染病，较少用于慢性病。分子是经过治疗无效死亡的人数，分母是经过新疗法治疗的患病的人数。

7. B

【解析】该疗法无法治愈，但又能延缓死亡，因此使患病人数增加，患病率增大，而与发病率无关。

8. E

【解析】表示一定时期内因某病死亡者占该病全部患者的比例。

9. C

【解析】与发病率一样，都是测量某人群新发病例发生频率的指标，通常指在某一局限范围、短时间内的发病率。

10. C

【解析】因为发病率的分子是一定时期内的新发病例数量，新发病例的判定依赖于疾病发生时间的确定。因此对于慢性病、隐性感染等适合计算其患病率，较小范围疾病的流行一般计算罹患率。

11. D

【解析】见题目 7 解析。

12. C

【解析】康复人数增加，则患病人数减少，患病率减少，而与发病率无关。

13. C

【解析】发病率的分子应是特定时期内的新发病例数，分母是该时期有可能发病的人数，故 A 不正确。患病率分子应该是特定时期内新旧病例数总和，分母是该时期内的人口数，故 B 不正确。患病率又称现患率，故 D 不正确。发病率和现患率不是同一指标，故 E 不正确。发病率分母应该是有可能发病的人数，不包括不可能发病人数，故 C 正确。

14. D

【解析】相对危险度 *RR* 和比值比 *OR* 分别用在队列研究和病例对照研究中，用来说明暴露与结局的联系强度。归因危险度 *AR* 是率差，是指暴露人群与非暴露人群比较，因该暴露因素所增加的疾病发生数量，如果消除该暴露因素，就可减少这个数量的疾病发生。归因危险度百分比 *AR%* 是指暴露人群中的发病或死亡归因于暴露的部分占全部发病或死亡的百分比。上述四个指标均无法比较两个率大小。标化死亡比 *SMR*，以全人群的死亡率作为标准，计算观察人群的预期死亡人数，实际死亡人数与预期死亡人数之比即标准化死亡比。是不同国家、不同地区对同种疾病死亡率进行比较的一个指标。

15. C

【解析】普查属于现况研究，能发现全部病例进而计算出人群患病率，现况研究也被称为患病率研究。

16. B

【解析】宫颈癌随着年龄增长，易于发病和死亡，甲乙两地由于女性年龄构成不同，因此采用标化死亡率，在统一年龄构成的基础上来比较两地宫颈癌的严重程度。两地标化率相同，说明甲乙两地的宫颈癌严重程度相同，但甲地实际死亡率高，说明是由于甲地年龄构成偏大，乙地人口较甲地年轻造成的。

17. D

【解析】罹患率近似等于发病率，只不过计算的时间较短，范围较小，所以分子应该是新发病例，分母是同期暴露人口数。发病率计算时间通常是一年，一年中人口变动较大，所以分母用平均人口数，而罹患率计算时间通常不超过一个月，使用同期暴露人口数即可。

18. C

【解析】患病率分为时点患病率和期间患病率，时点患病率是在某一时间断面，在某人群中已经患有某病的患者的频率，期间患病率通常指一年内患病人数在该人群平均人口中的频率。之前已经发病存活到该时点或该期间内，均属于分子范畴。

19. D

【解析】二者分母不同，死亡率是平均人口，病死率分母是已搜集的患有某病的人群数量。二者均可用于各种人群。死亡率反映疾病对某人群的危害程度，病死率反映疾病的严重程度。

20. C

【解析】横断面分析主要是在同一时间断面上对不同年龄组的疾病频率进行比较分析，若进行多次横断面分析，则可显示不同时期各年龄组疾病分布的特征，因此 AB 正确，它无法说明不同年代出生者在各年龄组的死亡趋势，D 正确。当疾病的发病率、死亡率等存在长期变化趋势时，利用横断面分析的结果推断疾病风险与年龄的关系，会得出错误的结论。因此 E 正确。

21. E

【解析】同一时期出生的一组人群称为出生队列，对其随访若干年，观察疾病的发生和死亡情况，将疾病的年龄分布和时间分布结合起来描述的方法称出生队列分析。

22. D

【解析】移民流行病学通过生活在不同地区的相同人群发病率或死亡率的比较或生活在同一地区不同人群发病率或死亡率的比较，来估计疾病遗传因素与环境因素的比重。如果相同人群移居到不同地区生活一个时期后发病率相差很大，则可估计疾病发生中环境因素占的比重较大；相反，在同一地区中移民和本地人群发病率相差很大，则可估计遗传因素可能起更大的作用。

23. C

【解析】选项C为续发率的计算公式。

24. D

【解析】本题计算的是乙肝病毒的感染率。

25. D

【解析】发病指标如发病率和罹患率常用来寻找病因，患病率通常用来表示病程较长的慢性病的发生或流行情况，死亡率反映疾病对某人群的危害程度。对所有肝炎患者进行抢救，死亡者作为分子，可评价治疗效果。

26. E

【解析】暴发调查是指对集体单位或某一地区在较短时间内集中发生许多同类患者时所进行的调查。如食物中毒。适用罹患率进行描述某一局限范围、短时间内的发病率。

27. D

【解析】如果观察人群是动态人群，计算发病密度（发病率的一种）可采用人年数作为分母。见队列研究章节。

28. D

【解析】发病率和患病率不同，A错误。现患率就是患病率，B错误。C项，计算发病率，有免疫力的人应从分母中剔除。E项不应描述为发生某病的比例，应为新旧病例数的频率。

29. D

【解析】表示一定时期内因某病死亡者占该病全部患者的比例。

30. D

【解析】AB项可以计算罹患率，与发病率一样，都是测量某人群新发病例发生频率的指标，通常指在某一局限范围、短时间内的发病率。CE项正确，流行时进行病因调查需计算发病率。病程较长的慢性病调查通常计算患病率，故选择D选项。

31. B

【解析】患病率通常用来表示病程较长的慢性病的发生或流行情况。A病程短的慢性病说法错误。CDE项，病程短的传染病、暴发疾病和流行疾病可采用发病率或罹患率进行描述。

32. C

【解析】现况研究又称横断面研究，也称患病率研究，结果常用现患率来表示。

33. C

【解析】当某地某病的发病率和该病的病程在相当长时间内保持稳定时，患病率 = 发病率 × 病程。

34. B

【解析】见题目33解析。

35. A

【解析】当某地某病的发病率和该病的病程在相当长时间内保持稳定时，患病率 = 发病率×病程，发病率增高，患病率降低，说明病程更短，才能使患病率下降。

36. C

【解析】流行指在某地区某病的发病率显著超过该病历年发病率水平。A为散发。D为疾病的季节性。

37. A

【解析】暴发是指在一个局部地区或集体单位中，短时间内突然发生很多症状相同的患者。

38. E

【解析】流行强度包括散发、暴发、流行和大流行。

39. C

【解析】流行指在某地区某病的发病率显著超过该病历年发病率水平。相对于散发，流行出现时各病例之间呈现明显的时间和空间联系。相对于暴发，流行范围更广。BDE为疾病时间分布特征。

40. A

【解析】CD项均错误。E项属于分析性研究，且年龄是队列研究的混杂因素。AB均可以，当疾病的发病率、死亡率等存在长期变化趋势时，利用横断面分析的结果推断疾病风险与年龄的关系，会得出错误的结论。所以，A项正确。

41. D

【解析】共源性暴发指疾病暴发，且患者多有相同的传染源。大多数患者常同时出现在该病的最短和最长潜伏期之间。因此，可以采用潜伏期来推算暴露的时间范围，A错误。从流行曲线中部最高峰处，即发病人数最多的时间向前倒推一个平均潜伏期，而不是一个最长、最短潜伏期或者两个潜伏期，或从流行曲线前部和尾部倒推会有很大偏差，因此D正确。

42. B

【解析】同源暴发如一次食物中毒，曲线呈单峰，所有病例都集中在最短和最长潜伏期之后。连续传播性流行是指通过宿主间传播或人传人所引起的流行，为非同源暴露，因此曲线上升缓慢，有时出现波浪状。混合型暴发包括同源性暴发和连续传播性流行。

43. C

【解析】移民流行病学是将疾病的人群、地区和时间分布综合描述的一种方法。具体见题目22。

44. A

【解析】不同国家说明与环境关联不大；不同时代说明与时间关联不大；不同民族说明与种族关联不大，而且双胞胎生活环境、生活习惯基本相似，均可以排除。

因此精神分裂可能与同卵异卵的生殖方式有关，即与遗传有关。

45. C

【解析】暴发步骤如下：核实诊断，证实暴发，了解疫情，制定调查表，了解分布特点，初步判断，提出假设，验证假设，采取措施。因此，第一步应该证实存在某疫情的暴发，需核实诊断的准确性。

46. E

【解析】常见为同源性暴发，因此 A 正确，B 为暴发的定义，一次同源性暴发的流行高峰参见题目 41 解析。病例发病日期不同，并不是被传染的时间不同，而是由于个体差异，潜伏期不等的原因而导致。

【A_2 型题】

47. D

【解析】美国本土冠心病标化死亡比比日本本土高，日本移民迁入美国后冠心病标化死亡比升高，说明不是遗传因素而是环境因素所致。宫颈癌同理。

48. D

【解析】结论错误，没有用率做比较。

49. E

【解析】发病率指一定期间内，一定范围人群中某病新发生病例出现的频率。本题只有发病人数，即计算发病率时的分子，而没有给出可能发病的人数，即计算发病率时的分母，故无法计算发病率。

50. C

【解析】罹患率通常指在某一局限范围短时间内的发病率。

51. C

【解析】发病率 = 1999 年新发病例/总平均人口 = ［1742 − (1234−501−75)］/20 万。

52. E

【解析】期间患病率指特定的一段时间，通常为几个月内总人口中某病新旧病历所占的比例。

【A_3/A_4 型题】

53. C

【解析】病死率 = 某时期内因某病死亡人数/同期某病的患者数×100%。

54. C

【解析】期间患病率 = 某观察期间某人群中某病的新旧病例数/同期的平均人口数×K。

55. C

【解析】粗死亡率 = 某人群某年总死亡人数/该人群同年平均人口数×K。

56. B

【解析】某病死亡率 = 某时期内因某病死亡人数/该人群同年平均人口数×100%。

57. E

【解析】缺少男性人口数。

58. A

【解析】病死率 = 某时期内因某病死亡人数/同期某病的患者数×100%。

【B_1 型题】

59. B

【解析】吸毒、不正当性行为可致艾滋病多见于吸毒、不正当性行为人群。

60. C

【解析】城市肝癌死亡率和发病率高于农村体现了地区分布。

61. A

【解析】森林脑炎见于春天体现了时间分布。

62. B

【解析】暴发是指局部地区或集体单位，短时间内突然发生很多症状相同患者的现象。

63. A

【解析】散发指发病率呈历年的一般水平，各病例间在发病时间和地点上无明显联系，表现为散在发生。

64. D

【解析】流行是指在某地区某病发病率显著超过该病历年发病率水平。

65. A

【解析】发病率指一定期间内，一定范围人群中某病新发生病例出现的频率。

66. C

【解析】罹患率指在某一局限范围一短时间内的发病率。

67. E

【解析】患病率指某特定时间内总人口中某病新旧病例所占的比例。

68. B

【解析】死亡率表示在一定期间内，某人群中总死亡人数在该人群中所占的比例。

69. D

【解析】病死率表示在一定时期内，因某病死亡者占该病患者的比例。

70. A

【解析】研究哪类成员最易将麻疹带入家中时用引入率。

71. D

【解析】病死率表示确诊某病者的死亡概率，它可反映疾病的严重程度。

72. B

【解析】续发率可用于比较传染病传染力的强弱，分析传染病流行因素及评价防疫措施的效果。

第三节 描述性研究

【A_1型题】

1. 为了了解人群中某病的患病情况，开展普查工作最适合于
   A. 患病率高的疾病
   B. 患病率低的疾病
   C. 不易发现的隐性疾病
   D. 病死率较高的疾病
   E. 检查方法操作技术复杂的病种
2. 现况调查对象的选择原则是
   A. 从人群中选择有某病与无某病者
   B. 从人群中选择暴露与非暴露某因素者
   C. 从医院和人群中随机抽样选择患某病的人
   D. 从人群中随机抽样选择部分人群
   E. 从人群中随机抽样选择部分健康人群
3. 不属于现况研究的目的与任务的是
   A. 描述疾病的地区分布
   B. 描述疾病的人群分布
   C. 验证疾病的病因
   D. 检出现患病例
   E. 检出病原携带者
4. 抽样调查方法中，抽样误差最大的方法是
   A. 单纯随机抽样
   B. 整群抽样
   C. 系统抽样
   D. 分层抽样
   E. 多阶段抽样
5. 在常用的几种抽样方法中，最便于组织，并且节省经费的是
   A. 单纯随机抽样
   B. 分层抽样
   C. 整群抽样
   D. 系统抽样
   E. 单纯随机抽样和系统抽样
6. 关于抽样调查，以下哪个是正确的
   A. 目的是早期发现、早期诊断、早期治疗宫颈癌
   B. 为了调查大学生乙型肝炎感染情况，可不必调查所有大学的全部学生
   C. 一项在健康人中发现可疑的肺结核患者的调查
   D. 对个别发生的麻疹患者进行调查
   E. 一次因会餐引起的食物中毒调查
7. 欲调查某地人群HBsAg携带情况，可采用
   A. 个例调查
   B. 前瞻性调查
   C. 抽样调查
   D. 暴发调查
   E. 回顾性调查
8. 通过疾病的现况调查（时间范围较短），可以得到某病的
   A. 出生率
   B. 发病率
   C. 患病率
   D. 病死率
   E. 罹患率

【A_2型题】

9. 2015年某市为了调查老年人中多发病的分布情况，对该市7个区的9个不同地段抽取60岁及以上的老年人7458例进行调查，这是
   A. 分析性研究
   B. 抽样调查
   C. 普查
   D. 筛检
   E. 发病率调查
10. 为研究饮用水中微囊藻毒素与大肠癌发病的关系，有人对某地8个镇居民饮用水中微囊藻毒素浓度进行检测，以此作为环境暴露水平，同时收集近年来当地大肠癌发病率数据，以此作为疾病指标，然后对两种指标进行等级相关分析，这种研究方法属于
    A. 出生队列分析
    B. 生态学研究
    C. 理论流行病学研究
    D. 病例对照研究
    E. 队列研究
11. 某地一项有关高血压的横断面研究结果表明：40~49岁组有高血压者男性占12%，女性占11%。从而得出结论，该年龄组男性患高血压的危险性较女性大。此结论
    A. 正确
    B. 不正确，因为没有区分患病率和发病率
    C. 不正确，因为未用率做性别间比较
    D. 不正确，因为无对照
    E. 不正确，因为没有考虑到可能存在的队列的影响

【B_1型题】

（12~14题共用备选答案）
A. 为了早期发现、早期诊断、早期治疗乳腺癌
B. 为了调查大学生乙型肝炎感染情况，可不必调查所有大学的全部学生
C. 一项在健康人中发现可疑的肺结核患者的调查
D. 对个别发生的麻疹患者进行调查
E. 一次因会餐引起的食物中毒调查

12. 抽样调查
13. 普查
14. 筛检

参考答案与解析

【A_1 型题】

1. A

【解析】不易发现或者检查方法操作复杂的疾病，均不适用于大规模普查的开展。病死率较高，存活较少，无法开展普查。经过大量人力物力耗费后，患病率低的疾病只能查出为数不多的患者，不符合成本效益原则。因此，普查适合患病率高的疾病，可找出所有患者进行普查普治。

2. D

【解析】现况研究分为普查和抽样调查，普查是以全部人群（总体）作为研究对象。抽样调查则是对特定时点、特定范围内人群的一个随机样本进行调查。AB为病例对照和队列研究选择的研究对象；CE的研究对象代表性不佳。

3. C

【解析】现况研究属于描述性研究，主要描述疾病的三间分布，并检出所有患者，提供病因假设而不是验证病因假设。

4. B

【解析】抽样误差大小为，整群抽样>单纯随机抽样>系统抽样>分层抽样

5. C

【解析】整群抽样是将总体分成若干群组，抽取其中部分群组作为观察单位组成样本。若被抽到的群组中的全部个体均作为调查对象，其优点就是易于组织、实施方便，可以节省人力、物力。

6. B

【解析】A为筛检。C采用普查。D为个案调查。E为暴发调查。

7. C

【解析】本题目目的是获得乙肝表面抗体患病情况，因此可采用现况研究，人群携带率9%左右，而且目的并非普查普治，所有采用抽样调查。B、E属于分析性研究，适合进行某暴露与某疾病的关联性分析。A主要对少量研究对象进行详细描述其全貌，了解事物发展、变化的全过程。C适用查明疾病暴发的原因，及时采取有效措施迅速扑灭疫情。

8. C

【解析】现况研究又称横断面研究，也称患病率研究，结果常用现患率来表示。

【A_2 型题】

9. B

【解析】注意题干中抽取二字

10. B

【解析】生态学研究的特点是在群体的水平上研究某种暴露因素与疾病之间的关系，以群体为观察和分析的单位。生态学研究通过描述不同人群中某因素的暴露状况与疾病的频率，分析该暴露因素与疾病之间的关系。所以答案选B。

11. C

【解析】结论不正确，因为未用率做性别间比较。

【B_1 型题】

12. B

【解析】抽样调查指通过随机抽取的方法，对特定时点，特定范围内人群的一个代表性样本进行调查。

13. A

【解析】普查的目的包括早期发现、早期诊断和早期治疗患者，如妇女的宫颈癌普查。

14. C

【解析】筛检运用快速简便的方法，将未察觉或未诊断疾病的人群中那些可能有病或缺陷但表面健康的个体同那些可能无病者鉴别开来的一系列医疗卫生服务措施。

第四节 队列研究

【A_1 型题】

1. 队列研究属于
   A. 实验性研究
   B. 描述性研究
   C. 分析性研究
   D. 理论性研究
   E. 相关性研究
2. 病例对照研究与队列研究相比，其优点是
   A. 更容易避免系统误差
   B. 更容易确定暴露与疾病的先后顺序
   C. 适用于罕见病的研究
   D. 更容易验证病因假设
   E. 容易得到发病率指标
3. 下列哪项不是前瞻性研究的特点
   A. 可直接计算发病率
   B. 多数情况下要计算人年发病（死亡）率

C. 多用于罕见疾病
D. 每次调查能同时研究几种疾病
E. 因素可分为几个等级，便于分析剂量反应关系

4. 队列研究中调查对象应选择
A. 在患病人群中，选择有、无某种暴露因素的两个组
B. 在患病人群中，选择有某种暴露因素的为一组，在未患病人群中选择无某种暴露因素的为另一组
C. 在未患病人群中选择有某种暴露因素的为一组，在患病人群中选择无某种暴露因素的为另一组
D. 在未患病人群中，选择有、无某种暴露因素两组
E. 任选有、无暴露的两个组

5. 在进行某病的队列研究时，最初选择的队列组成是
A. 患该病的患者
B. 未患该病的人
C. 具有所要调查该项因素的人
D. 具有该病家族史的人
E. 没有所要调查该项因素的人

6. 如果研究开始时研究人群病例已经产生，则不能进行
A. 队列研究
B. 前瞻性队列研究
C. 回顾性队列研究
D. 双向队列研究
E. 病例对照研究

7. 在队列研究中，结局的确切概念是指
A. 统计检验结果
B. 暴露属性的分组结果
C. 观察中出现了预期结果的事件
D. 观察期限的终止时间
E. 研究队列中存在的混杂结果

8. 区分历史性队列研究与前瞻性队列研究的依据是
A. 依据追踪观察的时间
B. 依据所获结果检验水平
C. 依据暴露程度
D. 依据研究对象进入队列时间
E. 依据论证强度

9. 队列研究设计在确定暴露因素时要全面考虑的问题有
A. 定量指标、暴露水平、暴露时间、暴露连续性
B. 定性指标、暴露早晚、暴露方式、暴露终止时间
C. 等级指标、暴露先后、暴露主次、暴露起始期
D. 量化指标、暴露有无、暴露来源、暴露间歇期
E. 概率指标、暴露性质、暴露强弱、暴露组距长短

10. 相对危险度（*RR*）是
A. 暴露组发病率或死亡率与非暴露组发病率或死亡率之比
B. 暴露组发病率或死亡率与非暴露组发病率或死亡率之差
C. 病例组有某因素的比例与对照组无某因素的比例之比
D. 病例组有某因素的比例与对照组无某因素的比例之差
E. 病例组的暴露比值与对照组的暴露比值之比

11. 特异危险度（*AR*）指
A. 病例对照研究中暴露组发病（死亡）率与非暴露组发病（死亡）率的比值
B. 实验研究中暴露组发病（死亡）率与非暴露组发病（死亡）率的比值
C. 队列研究中暴露组发病（死亡）率与非暴露组发病（死亡）率的比值
D. 队列研究中暴露组发病（死亡）率与非暴露组发病（死亡）率之差
E. 病例对照研究中暴露组发病（死亡）率与非暴露组发病（死亡）率之差

12. 在队列研究中，最常用于分析疾病与危险因素联系强度的指标是
A. *RR*
B. *OR*
C. *AR*
D. *PAR*
E. *P* 值

13. 相对危险度（*RR*）是队列研究中反映暴露与发病（死亡）关联强度的指标，下列说法哪一个是正确的
A. *RR* 95%可信区间（CI）的上限>1，认为暴露与疾病呈“正”关联，即暴露因素是疾病的危险因素
B. *RR* 95%CI 的下限<1，认为暴露与疾病呈“负”关联，即暴露因素是保护因素
C. *RR* 95%CI 的下限>1，认为暴露与疾病呈“负”关联，即暴露因素是保护因素
D. *RR* 95%CI 包括1，则认为暴露因素与疾病有统计学联系
E. *RR* 95%CI 包括1，则认为暴露因素与疾病无统计学联系

14. 某项队列研究得出的相对危险度为2.6，95%的可信区间为1.7~3.4，下列哪种说法不正确
A. 率差为1.7
B. 暴露与疾病的关联为正关联
C. 暴露组的发病危险比对照组高
D. 暴露组的发病危险是对照组的2.6倍
E. 该暴露因素是疾病的危险因素

15. 在队列研究中
A. 不能计算相对危险度

B. 不能计算特异危险度
C. 只能计算比值比来估计相对危险度
D. 既可计算相对危险度，又可计算特异危险度
E. 既不可计算相对危险度，又不可计算特异危险度

16. 队列研究的最大优点是
A. 对较多的人进行较长时间随访，具有好的代表性
B. 发生选择偏倚的可能比病例对照研究少
C. 能较直接地确定疾病与因素间的因果联系
D. 容易控制混杂因子的作用
E. 研究的结果常能外推到整个人群

17. 确定某因素与某病的联系强度用
A. 某人群中该病的发病率
B. 某人群中该病的患病率
C. 某人群中该病的死亡率
D. 某人群中该病的暴露率
E. 相对危险度

18. 某因素与某病之间的关联强度最好用哪一指标衡量
A. 绝对危险度
B. 相对危险度
C. 特异度
D. 归因危险度百分比
E. 比值比

19. 评价一个致病因子的公共卫生学意义，宜选用
A. 绝对危险度
B. 相对危险度
C. 特异度
D. 归因危险度百分比
E. 人群归因危险度

20. 下列叙述中，哪一条不是队列研究的特点
A. 能直接估计因素和疾病的关联强度，可计算发病率
B. 暴露人年的计算繁重
C. 结果可靠，多用于罕见病
D. 队列研究每次只列因素一个或一组
E. 因素的作用可分为等级，以便计算剂量反应关系

21. 以人年为单位计算的率为
A. 发病率
B. 发病密度
C. 病死率
D. 现患率
E. 死亡率

22. 评价某致病因素对人群危害程度使用
A. *RR*
B. *AR*
C. *PAR*
D. *ARP*
E. 死亡比例

23. 在分析流行病学研究中，下列哪项是暴露的最确切含义
A. 暴露是指一个发病因素
B. 暴露是指多个危险因素
C. 暴露是指研究对象具有某种疑为与患病与否可能有关的特征或曾受到某种疑为与患病与否可能有关的因子的影响
D. 暴露是指接触了危险因素
E. 暴露是指感染了病原体

【A_2 型题】

24. 为研究人群高血压患病率及其分布特点，在W市采用分层随机抽样方法抽取五个社区，对15岁以上的居民进行体检并填写健康调查问卷。该种研究属于
A. 分析性研究
B. 现况研究
C. 社区试验
D. 生态学研究
E. 队列研究

25. 为了摸清某地吸毒人员艾滋病（AIDS）病毒感染情况，1995年确立吸毒者和非吸毒者两个队列，观察起始均未感染AIDS病毒，1997年随访复查，排除队列有变动的人员，检查结果如下。试问吸毒人员感染AIDS的相对危险度

暴露情况	检查人数	AIDS 感染者
吸毒	500	20
非吸毒	1000	2

A. 10
B. 20
C. 50
D. 100
E. 200

26. 在吸烟与某病关系的研究中，吸烟组的死亡率是5%，不吸烟组的死亡率是2%，吸烟的归因危险度是
A. 2.5
B. 0.4
C. 30%
D. 3%
E. 无法计算

27. 一项吸烟与肺癌的前瞻性队列研究的结果如下

	病例	非病例	合计	发病率/(/10万)
暴露组	58	99942	100000	58
非暴露组	5	99995	100000	5

根据上表计算得到的相对危险度RR为
A. 11.6
B. 53.0
C. 63.0
D. 0.91
E. 1.09

【A_3/A_4型题】

（28~29题共用题干）

某地区进行的吸烟与某种疾病关系的大量研究资料如下

吸烟与否	该病的发生率/（1/10万人）
吸烟	48.0
不吸烟	25.4

28. 根据该资料，比较吸烟和不吸烟与该病关系的相对危险性为
A. 48.0
B. 48.0−25.4=22.6
C. 48.0/25.4=1.89
D. （48.0−25.4）/48.0
E. 本资料不能计算

29. 比较吸烟和不吸烟与该病关系的特异危险性为
A. 48.0/25.4=1.89
B. 48.0−25.4=22.6/10万
C. 48.0
D. 48.0/100000=0.00048
E. 本资料不能计算

（30~34题共用题干）

在某地进行的吸烟与肺癌关系的研究显示，该地人群肺癌年死亡率为0.56‰，吸烟与不吸烟者的肺癌年死亡率分别为0.96‰和0.07‰。

30. 上述研究的相对危险度（*RR*）为
A. 92.7%
B. 0.07
C. 13.71
D. 1.71
E. 8

31. 上述研究的特异危险度（*AR*）为
A. 0.04‰
B. 0.89‰
C. 92.7‰
D. 87.5‰
E. 0.49‰

32. 上述研究的归因危险度百分比（*AR*%）为
A. 0.89‰
B. 92.7%
C. 87.5%
D. 0.49‰
E. 0.40‰

33. 上述研究的人群归因危险度（*PAR*）为
A. 92.7%
B. 87.5%
C. 0.49‰
D. 0.89‰
E. 0.40‰

34. 上述研究的人群归因危险度百分比（*PAR*%）为
A. 13.7
B. 87.5%
C. 0.49‰
D. 0.89‰
E. 92.7%

（35~36题共用题干）

1945年找出某厂的1000名在表上涂镭的女工，比较这些女工与1000名女电话接线员自1945—1975年骨瘤发生率。在此期间，涂镭女工有20例骨瘤患者，而接线员只有4例。

35. 这种研究属于
A. 队列研究
B. 实验研究
C. 病例对照研究
D. 临床试验研究
E. 干预性实验研究

36. 涂镭女工患骨瘤的相对危险度为
A. 16
B. 4
C. 5
D. 0.8
E. 0.2

【B_1型题】

（37~41题共用备选答案）
A. *RR*
B. *AR*
C. *AR*%
D. *OR*
E. *PAR*%

37. 表示暴露组发病率是对照组发病率的比
38. 表示单纯由于暴露引起或降低事件发生的危险性的大小
39. 表示暴露人群中的发病归因于暴露的成分占全部发病的百分比
40. 表示病例组与对照组某因素暴露比例的比值
41. 表示人群中由于某因素引起发病的危险性占整个人群发病的比例

（42~43题共用备选答案）
A. 1.4
B. 153/10万人年
C. 23.7
D. 177/10万人年
E. 0.7

某项关于吸烟与不吸烟者冠心病、肺癌年龄调整死亡率的研究结果如下表

吸烟与不吸烟者冠心病、肺癌年龄调整死亡率

/10万人年

分组	肺癌	冠心病
吸烟者	160	599
不吸烟者	7	422

42. 吸烟者冠心病归因危险度为
43. 上题中吸烟者肺癌归因危险度为

（44~45题共用备选答案）
A. I_t（人群发病率）$-I_0$（非暴露组发病率）
B. I_e（暴露组发病率）$-I_0$（非暴露组发病率）
C. I_e/I_0
D. （RR−1）/RR×100%
E. $\frac{Pe(RR1)}{Pe(RR1)+1}\times 100\%$

44. *AR*的计算公式是
45. *PAR*的计算公式是

参考答案与解析

【A_1 型题】

1. C

【解析】队列研究属于分析性研究。

2. C

【解析】C项是病例对照研究相对于队列研究的优点。A项不成立，病例对照研究与队列研究在产生系统误差和控制系统误差中各有自己特殊性，无难易之分。B、D、E项皆是队列研究的优点。由于队列研究的研究方向是由因及果的，因此，相对于病例对照研究而言，它容易确定暴露与疾病的先后顺序，容易得到发病率指标，容易验证病因假设。

3. C

【解析】前瞻性队列研究的特点。A、B、D、E项都是前瞻性队列研究的重要特点，但前瞻性队列研究不适于发病率很低的疾病的病因研究，因为在这种情况下需要的研究对象数量太大，一般难以达到。

4. D

【解析】队列研究是将人群按是否暴露于某可疑因素及其暴露程度分为不同组追踪其各自的结局，比较不同组之间结局频率的差异，从而判定暴露因素与结局之间有无因果关联及关联大小的一种观察性研究方法。研究对象为未患病者。

5. B

【解析】在队列研究中，所选研究对象必须是在开始时没有出现研究结局，但有可能出现该结局（如疾病）的人群。只是按研究因素的有无分组，并不按研究因素的有无决定是否选择。家族史可能也是一个研究因素。

6. B

【解析】前瞻性队列研究是队列研究的基本形式，研究对象的分组是根据研究对象现实的暴露状况而定的，此时研究的结局还没有出现，需要前瞻观察一段时间才能得到。

7. C

【解析】队列研究中结局的含义。它是指随访观察中将出现的预期结果事件，也即研究者希望追踪观察的事件。结局就是队列研究观察的自然终点，它与观察期的终止不是一个概念，亦不同于统计检验结果。

8. D

【解析】前瞻性队列研究和历史性队列研究的主要不同点在于前者研究对象进入队列研究的时间是即时的，后者是过去的。

9. A

【解析】一般应对暴露因素进行定量，除了暴露水平以外，还应考虑暴露的时间，以估计累积暴露剂量，同时还要考虑暴露的方式，如间歇暴露、连续暴露、直接暴露、间接暴露等。

10. A

【解析】相对危险度 *RR* 是暴露组发病率或死亡率与非暴露组发病率或死亡率之比。

11. D

【解析】归因危险度或特异危险度（*AR*），指暴露组的发病率或死亡率与非暴露组发病率或死亡率之差。它表示暴露者中完全由某暴露因素所致的发病率或死亡率。故答案选D。

12. A

【解析】*RR* 相对危险度是用来反映暴露与疾病关联强度的一个常用指标。尽管发病率也是队列研究中的一个重要指标，但这里的问题是要估计某因素与某疾病关联强度，所以，应该选择相对危险度，即 *RR*。

13. E

【解析】*RR* 95%CI 包括1，则认为暴露因素与疾病无统计学联系。

14. A

【解析】*RR* 为2.6>1，暴露组的发病危险是对照组的2.6倍，说明该暴露因素为危险因素，暴露组的发病危险比对照组高，暴露与疾病的关联为正关联。

15. D

【解析】队列研究的主要效应测量指标是相对危险度与归因危险度，归因危险度又称特异危险度。

16. C

【解析】队列研究的最大优点就在于它可以直接计算出研究对象的结局的发生率，因而也就能够直接计算出 *RR* 和 *AR*，从而可直接评价暴露的效应。

17. E

【解析】*RR* 值越大，表明暴露的效应越大，暴露与结局关联的强度越大。

18. B

【解析】相对危险度（*RR*）是反映暴露与发病（死亡）关联强度的最有用的指标。

19. E

【解析】人群归因危险度是指总人群发病率中归因于暴露的部分。是通过比较全人群与对照组的率算出的，说明暴露对全人群的危害程度以及消除该因素后该人群中发病率或死亡率可能降低的程度。

20. C

【解析】A、B、D、E项都是前瞻性队列研究的重要特点，但前瞻性队列研究不适于发病率很低的疾病的病因研究，因为在这种情况下需要的研究对象数量太大，一般难以达到。故本题答案选C。

21. B

【解析】发病率表示在一定期间内，一定人群中某病新病例出现的频率。以观察人时为分母计算的发病率带有瞬时频率性质称为发病密度。发病密度最常用的人时单位是人年，以此求出人年发病（死亡）率。

22. C

【解析】*PAR*是人群归因危险度，表示总人群发病率中归因于暴露的部分。*RR*、*OR*和*AR*都是表示关联强度的指标。*AR%*是指暴露人群中的发病或死亡归因于暴露的部分占全部发病或死亡的百分比。所以本题正确答案选C。

23. C

【解析】是指研究对象接触过某种待研究的物质（如重金属）或具有某种待研究的特征（如年龄、性别及遗传等）或行为（如吸烟）。暴露可以是有益的（保护因素），也可是有害的（危险因素）。ABDE均不全面。

【A_2型题】

24. B

【解析】由分层随机抽样判断为现况研究。分析性研究如病例对照研究是按照是否有病进行分组，队列研究则按照是否暴露分组。社区试验属于实验研究，有处理措施。生态学研究也可不分组。

25. B

【解析】*RR*＝吸毒者感染率/非吸毒者感染率＝(20/500)/(2/1000)＝20。

26. D

【解析】归因危险度又称特异危险度，为暴露组发病率（或死亡率）与对照组发病率（或死亡率）之差，因此5%－2%＝3%。

27. A

【解析】相对危险度为暴露组发病率（或死亡率）与对照组发病率（或死亡率）之比，因此58/5＝11.6。

【A_3/A_4型题】

28. C

【解析】$RR=I_e/I_0$。

29. B

【解析】$AR=I_e-I_0$。

30. C

【解析】$RR=I_e/I_0$。

31. B

【解析】$AR=I_e-I_0$。

32. B

【解析】$AR\%=(I_e-I_0)/I_e\times100\%$。

33. C

【解析】$PAR=I_t-I_0$。

34. B

【解析】$PAR\%=(I_t-I_0)/I_t\times100\%$。

35. A

【解析】按是否暴露于某可疑因素及其暴露程度分为不同组追踪其各组的结局，比较不同组之间结局频率的差异，从而判断暴露因素与结局之间有无因果关联及关联大小的观察研究是队列研究。

36. C

【解析】*RR*＝(20/1000)/(4/1000)＝5。

【B_1型题】

37. A

【解析】*RR*表明暴露组发病或死亡的危险是对照组的多少倍。

38. B

【解析】*AR*表示危险特异地归因于暴露因素的程度。

39. C

【解析】*AR%*指暴露人群中的发病或死亡归因于暴露的部分占全部发病或死亡的百分比。

40. D

【解析】*OR*表示病例组与对照组某因素暴露比例的比值

41. E

【解析】*PAR*是指总人群发病率中归因于暴露的部分，*PAR%*是指*PAR*占总人群全部发病的百分比。

42. D

【解析】$AR=I_e-I_0=$（599－422）/10万人年＝177/10万人年。

43. B

【解析】$AR=I_e-I_0=$（160－7）/10万人年＝153/10万人年。

44. B

【解析】$AR=I_e$（暴露组发病率）$-I_0$（非暴露组发病率）。

45. A

【解析】$PAR=I_t$（人群发病率）$-I_0$（非暴露组发病率）。

第五节 病例对照研究

【A₁ 型题】

1. 以下哪一项不是病例对照研究的优点：
   A. 适用于研究罕见病
   B. 可在一次调查中调查多个危险因素
   C. 不需大样本
   D. 可计算疾病的发病率
   E. 可从所获得的资料很快得出结论
2. 对病例对照研究的资料可计算
   A. 相对危险度
   B. 特异危险度
   C. 比值比
   D. 发病率
   E. 罹患率
3. 在病例对照研究中，病例组某因素暴露史的比例显著高于对照组则认为
   A. 暴露是该病的病因
   B. 暴露与该病是因果关系
   C. 该病与暴露没有联系
   D. 该病与暴露有统计学联系
   E. 该病是由这种暴露引起的
4. 在病例对照研究中，匹配过头会造成
   A. 降低研究效率
   B. 提高研究效率
   C. 对研究效率无影响
   D. 无法估算暴露因素的作用
   E. 高估暴露因素的作用
5. 病例对照研究之所以需要对照是因为
   A. 某些研究因素在两组可比
   B. 可追踪观察以确定是否发生所研究的疾病
   C. 可增加样本量，以达到统计学要求
   D. 可以比较病例组与对照组某因素暴露率的差别，从而有助于进一步研究
   E. 以对照组的暴露作为人群暴露的估计
6. 关于匹配的目的，下列叙述错误的是
   A. 平衡配比因素对病例组和对照组的影响
   B. 平衡混杂因素对病例组和对照组的影响
   C. 控制混杂因素对研究结果的影响
   D. 提高研究效率
   E. 消除已知混杂因素对研究结果的影响
7. 在设计配对调查时确定配对条件的主要原则是
   A. 对所研究疾病有影响的项目均应列为配对条件
   B. 对所研究疾病有较大的直接影响的项目均应列为配对条件
   C. 对所研究疾病有较大的直接影响的项目，但又不是本研究项目的应列为配对条件
   D. 年龄和性别必须作为配对条件
   E. 对所研究疾病有较大影响的项目应全部列为配对条件
8. 就病例对照研究而言，下述哪项是错误的
   A. 属于描述性研究
   B. 设立比较组
   C. 研究方向由果及因
   D. 特别适合对罕见病的研究
   E. 省时省力
9. *OR* 值是哪种流行病学研究方法的评价暴露与疾病关系的指标
   A. 临床试验
   B. 回顾性队列研究
   C. 病例对照研究
   D. 前瞻性队列研究
   E. 社区试验
10. 病例对照研究中，比值比（*OR*）的含义是
    A. 病例组的发病率与对照组的发病率之比
    B. 病例组的发病率与对照组的发病率之差
    C. 病例组的暴露比值与对照组的暴露比值之比
    D. 对照组的暴露比值除以病例组的暴露比值
    E. 病例组的暴露比值与对照组的暴露比值之差
11. 病例对照研究中关于选择病例的方法，正确的是
    A. 应符合统一的明确的诊断标准
    B. 为保证病例诊断一致，应从同一医院选择全部对象
    C. 最好是现患病例
    D. 应尽量选择具有某种可疑危险因素的病例
    E. 最好选择较典型的重病例
12. 在病例对照研究中，病例的最佳选择是
    A. 死亡病例
    B. 自觉症状病例
    C. 现患病例
    D. 新发病例
    E. 典型的重病例
13. 病例对照研究中，调查对象应当是
    A. 病例组选择怀疑患某种疾病的人，对照组选择未患该种疾病的人
    B. 病例组为确定患某种疾病的人，对照组为怀疑患该种疾病的人
    C. 病例组和对照组均未确定患某种疾病
    D. 病例组和对照组均是患某种疾病的人
    E. 病例组应是确定患某种疾病的人，对照组是不患该

种疾病的人

14. 病例对照研究中，病例的选择哪项是正确的
 A. 必须是住院病例
 B. 必须是新确诊的病例
 C. 必须是研究总体人群中的全部病例
 D. 必须具有暴露于调查因素的可能性
 E. 必须具有暴露于调查因素的经历

15. 病例对照研究的资料分析中（分析整理表如下），要比较的是

	病例	对照	合计
暴露	a	b	$a+b$
非暴露	c	d	$c+d$
合计	$a+c$	$b+d$	N

 A. $a/a+b$ 与 $c/c+d$
 B. $a/a+c$ 与 $d/b+d$
 C. $a/a+c$ 与 $b/b+d$
 D. $b/a+b$ 与 $d/c+d$
 E. $a/a+d$ 与 $c/c+d$

16. 病例对照研究中，疾病与研究因素可能相关的推论理由是
 A. 病例组的发病率显著高于对照组
 B. 病例组的相对危险度显著高于对照组
 C. 病例组的病死率显著高于对照组
 D. 病例组的归因危险度显著高于对照组
 E. 病例组的暴露率显著高于对照组

17. 病例对照研究方法最大的优点是
 A. 设立对照
 B. 属于观察法
 C. 可研究一种疾病与多种因素的关系
 D. 随机分组
 E. 偏倚小

18. 病例对照研究的性质是
 A. 回顾性研究
 B. 前瞻性研究
 C. 描述性研究
 D. 理论性研究
 E. 干预性研究

19. 病例对照研究的优点是
 A. 每次只能研究一个因素
 B. 需要样本量大
 C. 研究所需时间短
 D. 可直接计算 *RR* 值
 E. 不能研究罕见病

20. 病例对照研究的缺点是
 A. 不能估计相对危险度
 B. 需要样本量大
 C. 研究所需时间长
 D. 易产生医德问题
 E. 回忆时易发生偏倚

21. 病例对照研究中，估计样本大小时，与下列哪一因素无关
 A. 研究因素在对照人群中的估计暴露率
 B. 研究因素估计比值比
 C. 研究疾病的发病率
 D. 希望达到的检验显著性水平
 E. 希望达到的检验把握度

22. 病例对照研究中，下列哪种匹配效率最高
 A. 1∶1 匹配
 B. 1∶2 匹配
 C. 1∶3 匹配
 D. 1∶4 匹配
 E. 1∶5 匹配

23. 在一项病例对照研究中，计算出某研究因素的 *OR* 值 95% 可信区间为 0.35～0.75，请问该因素可能为
 A. 混杂因素
 B. 危险因素
 C. 保护因素
 D. 无关因素
 E. 可疑因素

24. 以医院为基础的病例对照研究，最易出现的偏倚是
 A. 信息偏倚
 B. 选择偏倚
 C. 失访偏倚
 D. 混杂偏倚
 E. 回忆偏倚

25. 在进行宫颈癌病因的病例对照研究时，下列哪一组病例最为理想
 A. 一所肿瘤专科医院收治的所有宫颈癌患者
 B. 一个地区多所医院诊断的所有宫颈癌患者
 C. 一个地区肿瘤发病监测系统登记的所有宫颈癌患者
 D. 一个地区肿瘤死亡监测系统登记的所有宫颈癌患者
 E. 一个地区多所医院新诊断的宫颈癌患者

26. 在研究冠心病危险因素病例对照研究中，所选择的对照不能包括
 A. 胆结石患者
 B. 高血压患者
 C. 消化性溃疡患者
 D. 白内障患者
 E. 肺气肿患者

27. 下述哪项是对病例对照研究的描述
 A. 对既往死亡或发病进行研究，以便能够对将来疾病的发生作出估计
 B. 根据所积累的某病与某因素有关的假设，对不同地区和不同情况下进行的既往研究作分析
 C. 为确立病例中调研的特征的相对频率，获得病例和对照的病史及其他信息
 D. 在已戒烟的男性和尚在吸烟的对照中研究癌症的相对危险度
 E. 不同层次人群中调查的疾病的流行率

【A_2 型题】

28. 一项食盐量与高血压关联的病例对照研究资料，经分析后

获如下数据：$\chi^2 = 12.26$，$P=0.01$，$OR=3.4$，正确的研究结论是
A. 高盐者患高血压病可能性明显大于低盐者
B. 高盐组高血压病患病率明显大于低盐组
C. 高盐组患高血压病可能性明显大于低盐组
D. 高盐组高血压病发病率明显大于低盐组
E. 低盐组高血压病发病率明显大于高盐组

29. 为研究肺癌的病因，将肺癌病例与非肺癌对照按年龄、性别、职业进行配比，然后对两组观察对象的吸烟情况进行调查，这是一种什么性质的研究
A. 描述性研究
B. 现况研究
C. 病例对照研究
D. 队列研究
E. 实验研究

30. 夫妻不和的男外科大夫事故发生率较高，如果用病例对照研究来验证此假设，合适的对照为
A. 未出事故的男外科大夫
B. 不是外科大夫的男性
C. 夫妻和睦的男外科大夫
D. 夫妻和睦的不是外科大夫的男性
E. 未出事故的外科大夫之妻

31. 一位研究者对新生儿黄疸的病因感兴趣，为进行研究，他选择了100名患此病的婴儿，并同时在同一所医院选择了100名未患此病的婴儿，然后查阅了婴儿母亲的孕期保健与产科分娩记录，以确定产前和分娩中的各种暴露因素。该研究属何种类型的研究
A. 现况研究
B. 病例对照研究
C. 临床试验
D. 队列研究
E. 干预试验

32. 某医生进行一项研究，他随机抽取100例经病理确诊为大肠癌的患者和100例正常人，检测这两组人群的血清胆固醇，发现病例中有62人低于正常值，而正常人中只有18人低于正常值，因此他认为低胆固醇是大肠癌发生的一个主要危险因素，此结论
A. 正确
B. 不正确，因为没有进行统计学显著性检验
C. 不正确，因为没有排除可能的信息偏倚
D. 不正确，因为样本量小
E. 不正确，因为不能确定何是因何是果

33. 分析某医院20年来肺癌住院患者500例，吸烟者占80%，不吸烟者仅为20%，说明吸烟者易患肿瘤，此结论
A. 正确
B. 不正确，因为没有进行统计学显著性检验
C. 不正确，因为只是一个医院的资料，代表性不够
D. 不正确，因为只是病例组吸烟率，而无对照组的吸烟率
E. 正确，吸烟者肺癌发生率为不吸烟者的4倍

34. 甲地区一年内发生肺癌患者100例，以这100例肺癌患者为病例组，另选取100名健康人为对照组，做吸烟与肺癌关系的调查，结果肺癌组吸烟者为80%，对照组中吸烟者为20%；在乙地区，调查了5万居民的吸烟状况，并观察了其经过，一年后吸烟者中有10例发生了肺癌，不吸烟者仅2例发生率肺癌。下列叙述正确的是
A. 甲地区的调查是生态学研究
B. 甲地区的调查结果，肺癌组的吸烟率为对照组的4倍
C. 乙地区的调查是回顾性调查
D. 乙地区的调查结果，吸烟组的肺癌发生率为对照组的5倍
E. 甲、乙两地区调查均属观察性研究

35. 某项吸烟与肺癌关系的病例对照研究结果中，对照组平均年龄高于病例组，$P<0.05$，$OR=3$（$P<0.05$），下列结论正确的是
A. 两组均衡性不好
B. 实际 OR 值<3，不能认为吸烟与肺癌有联系
C. 实际 OR 值>3，吸烟与肺癌的联系强度相当大
D. 不能下任何结论，研究完全失败
E. 吸烟对于年龄较大的人危险性较小

36. 一次肺癌研究中，一名医生访视200名病例，一名护士访视200名对照，病例和对照来自同一所医院，并按性别、年龄、种族进行配比，结果发现50%的肺癌患者是重度吸烟者，而对照仅30%是重度吸烟者，差别有统计学意义，有人据此得出结论，肺癌与重度吸烟有联系，此推论
A. 正确
B. 不正确，因为不是根据率来判断
C. 不正确，因为病例组和对照组在有关的特征上不可比
D. 不正确，因为对统计学的意义的解释不确切
E. 不正确，因为可能存在观察偏倚

37. 一项关于吸烟与肺癌关系的

病例对照研究，研究结果表明 *OR* 为4.0，其意义是

A. 吸烟引起肺癌发生的概率为4%

B. 吸烟导致肺癌发生的危险是不吸烟者的4倍

C. 吸烟导致肺癌发生的危险比不吸烟者大4倍

D. 吸烟导致肺癌发生的危险是不吸烟者的96%

E. 吸烟导致肺癌发生的危险是不吸烟者的3倍

38. 在对50名某病病例与50名对照的研究中，病例组和对照组某因素的暴露率差别不具有统计学意义，可从下述情况中得出结论

A. 因素与疾病无关联

B. 这种差别可能有临床意义

C. 这种差别可能是抽样误差的结果

D. 病例与对照的可比性已被证实

E. 观察者的偏倚已被排除

39. 在一个乳腺癌与产次关系的病例对照研究中，研究结果表明100例乳腺癌患者有25人未产，100例对照有10人未产，那么未产使妇女患乳腺癌的危险增大

A. 2.0倍

B. 3.0倍

C. 2.5倍

D. 1.0倍

E. 1.5倍

40. 有人研究授乳与乳腺癌的关系，回顾性的调查如下

授乳史	乳腺癌组	对照组
无	208	192
有	50	66

经计算其 *OR* 为

A. 208×66/192×50

B. 192×50/208×66

C. 208/（208+50）

D. 208/400-50/116

E. 资料不全，无法计算

41. 一项病例对照研究，500名病例中有暴露史者400例，而500名对照中有暴露史者100例，有暴露史者的发病率是

A. 20%

B. 40%

C. 80%

D. 100%

E. 无法计算

42. 一项吸烟与肺癌关系的病例对照研究结果显示：χ^2 = 12.36，$P<0.05$，*OR* = 3.3，正确的结论为

A. 病例组肺癌的患病率明显大于对照组

B. 病例组发生肺癌的可能性明显大于对照组

C. 对照组发生肺癌的可能性明显大于病例组

D. 对照组肺癌的患病率明显大于病例组

E. 不吸烟者发生肺癌的可能性明显小于吸烟者

43. 在500名病例与500名对照的病例对照研究中，有400名病例和100名对照有暴露史，*OR* 值应为

A. 18

B. 16

C. 20

D. 10

E. 1

44. 一项雌激素与子宫内膜癌关系的配对病例对照研究，共63对。病例组与对照组两组均有雌激素暴露史者27对，两组均无暴露史者4对，病例组有暴露史而对照组无暴露史者29对，其余为对照组有暴露而病例组无暴露者。*OR* 为

A. 10.67

B. 9.67

C. 2.24

D. 1.24

E. 4.47

45. 一项胰腺癌的病例对照研究，病例组17%的患者被诊断为糖尿病，根据年龄、性别配对的对照组4%有糖尿病，由此推断糖尿病在胰腺癌发生中起了病因作用，该推论

A. 正确

B. 不对，因为没有可比人群

C. 不对，因为该研究不能提供糖尿病和胰腺癌发生之间明确的时间顺序

D. 不对，因为没有做假设检验

E. 不对，因为17%和4%不代表人群的发病率

46. 某人群某年糖尿病患者心肌梗死的死亡与总人群心肌梗死预期死亡的研究中，糖尿病患者心肌梗死死亡人数15000人，该人群预期死亡数为8000人。*SMR* 等于

A. 7000

B. 53.3%

C. 46.7%

D. 188%

E. 不能计算

47. 一项1∶1配比病例对照研究，共调查240对，病例和对照均有某种暴露史60对，均无某种暴露史75对，病例有某种暴露史、对照无某种暴露史70对，对照有某种暴露史、病例无某种暴露史35对，其 *OR* 值为

A. 1.7

B. 1.3

C. 0.5

D. 0.9

E. 2.0

【A_3/A_4型题】

（48～49题共用题干）

一项探讨母亲围产期放射暴

露与儿童白血病关联的病例对照研究数据如下：200 例儿童白血病患者有 30 例的母亲在孕期接受过放射诊断，400 例对照儿童的母亲只有 20 位在孕期接受过放射诊断

48. χ^2值为
   A. 16.17
   B. 17.45
   C. 18.56
   D. 14.73
   E. 19.60

49. *OR* 值为
   A. 1.96
   B. 2.74
   C. 5.57
   D. 2.85
   E. 3.35

（50~52 题共用题干）

一项以医院为基础的罕见病的病例对照研究，其符合规定的病例数很少且病例的某种构成特殊，不易找到均衡的对照组，但又必须保证研究效率

50. 选择对照的形式为
   A. 频数匹配
   B. 个体匹配
   C. 完全匹配
   D. 不匹配
   E. 成组匹配

51. 选择易找到且常用对照来源为
   A. 全人群的无偏样本
   B. 产生病例的人群中全体非患此病的人
   C. 同一医院诊断的其他系统疾病的病例
   D. 社区人口中的健康人
   E. 病例的同胞、同事等

52. 选用匹配对照时考虑匹配变量应
   A. 匹配个数越大越好
   B. 年龄、性别必须匹配
   C. 无关因素也应匹配
   D. 注意匹配过度
   E. 混杂因素不能匹配

（53~55 题共用题干）

美国 Boston Vincent 纪念医院妇产科医师 Herbst 注意到：于 1966—1969 年间该院诊断了 7 例年轻女性阴道腺癌病例，这是一种罕见的女性生殖系统癌症，且多发生于 50 岁以上的妇女中。为详细了解这些病例从胚胎期至发病前的情况，以及她们的母亲在妊娠期的情况，Herbst 将 1969 年 Boston 另一所医院发生的一个阴道透明细胞癌的 20 岁女子也包括在内。这样 8 个病例，每个病例配 4 个非该病患者作对照，要求与病例在同等级病房中出生时间前后不超过 5 天的女婴作为对照候选人，优先选择与病例出生时间最近者为对照。对病例、对照以及她们的母亲进行随访调查。通过对 8 个病例与 32 个对照的研究，Herbst 等做出结论，母亲在妊娠早期服用已烯雌酚使她们在子宫中的女儿以后发生阴道腺癌的危险性增加。

53. 该研究属于
   A. 现况研究
   B. 实验研究
   C. 病例对照研究
   D. 队列研究
   E. 生态学研究

54. 该研究采用
   A. 不匹配设计
   B. 1：1 匹配设计
   C. 1：5 匹配设计
   D. 1：4 匹配设计
   E. 成组匹配设计

55. 该研究说明
   A. 病例对照研究适合于常见病的研究
   B. 病例对照研究适合于人群中暴露比例很低的因素的研究
   C. 队列研究适合于罕见病的研究
   D. 实验研究提高了研究效率
   E. 现况研究可证实病因线索

参考答案与解析

【A_1 型题】

1. D

【解析】病例对照研究选择一组均是患有某病，另一组均不患有该病，因此无法计算发病率。其余均是病例对照的优点。

2. C

【解析】病例对照研究通过比值比来说明暴露与疾病之间联系的强度，比值比 *OR* 指病例组中暴露与非暴露人数的比值（a/b）和对照组中暴露与非暴露人数的比值（c/d）之比。ABD 为队列研究计算的指标，分析性研究一般不计算罹患率。

3. D

【解析】病例对照研究中，两组暴露比例经统计学检验后，可得出某暴露和某疾病之间是否存在统计学关联；计算 *OR* 值及其 95%可信区间，来说明该因素和该疾病之间的联系强度及联系的真实性。如果可信区间内不包含 1，则认为该暴露因素与该疾病之间存在统计学联系，但这种联系并不是因果联系。因此 A、B、E 项均不正确。C 项也与前述相悖。

4. D

【解析】匹配过头是为了使病例与对照尽量一致，而对两组中除了性别、年龄之外的许多特征进行匹配，这样会增加寻找对照的难度，并且可能会把有些与暴露因素有关的因素进行匹配，降低了研究效率，且无法估算该暴

露因素与疾病的关系。AD选项中D选项更为重要。

5. D

【解析】病例对照研究是通过测量并比较病例组与对照组中各因素的暴露比例，经统计学检验判断其关联，再借助病因推断技术，推断出暴露因素为疾病的危险因素，达到探索和检验疾病病因假说的目的，因而需要有对照组与病例组进行比较。

6. E

【解析】匹配的目的是提高研究效率，其次是控制混杂因素的影响。混杂因素可以控制，但不能消除。

7. C

【解析】匹配或称配比，是要求对照在某些特征或因素上与病例保持一致，保证对照与病例具有可比性，以便对两组进行比较时排除匹配因素的干扰。匹配条件必须是已知的混杂因子，一旦对某个因子进行匹配，将不能再分析该因子与疾病之间的关联。且如果把诸多因子均进行匹配，则易于出现匹配过头，降低研究效率。因此选择匹配条件时，一般选择对所研究疾病有较大影响，但又不是我们关系的研究因子，且匹配因子个数不宜过多。

8. A

【解析】病例对照研究属于分析性研究。

9. C

【解析】*OR* 值是病例对照研究中估算暴露与结局联系强度的常用指标。

10. C

【解析】*OR* 的含义与 *RR* 相同，均指暴露者疾病的危险性是非暴露者的多少倍。*OR* 指病例组暴露比值与对照组暴露比值之比。病例对照研究属于回顾性研究，无法计算发病率，A、B项错误。D项比反了，E项无意义。

11. A

【解析】从同一医院选择所有病例会造成病例组的代表性低下。现患病例易于掺入疾病迁延及存活的因素在内（奈曼偏倚），提供信息也不如新发病例准确可靠。人为选择具有某种可疑因素的病例或较典型的重病例都会造成严重的选择偏倚，影响研究结果的真实性。

12. D

【解析】在病例对照研究中，最好为新发病例。新发病例由于发病时间短，提供的疾病危险因素可靠。

13. E

【解析】病例对照研究的基本原理是以现在确诊的患有某特定疾病的患者作为病例，以未患有该病但具有可比性的个体作为对照，通过比较病例组和对照组中各个危险因素暴露比例来探讨危险因素与疾病的统计学关联。

14. D

【解析】病例类型可以是新发病例、现患病例和死亡病例，必须具有暴露于调查因素的可能性。

15. C

【解析】暴露与疾病关联性分析：检验病例组某因素的暴露率或暴露比例 $a/(a+c)$ 与对照组 $b/(b+d)$ 之间的差异是否具有统计学意义。

16. E

【解析】如果病例组的暴露比例高于对照组，说明该暴露可能会增加疾病发生的危险，反之，病例组的暴露比例低于对照组则该暴露可能会降低疾病发生的危险。

17. C

【解析】病例对照研究优点：①特别适用于罕见病；②相对更节省人力、物力、财力和时间，易于实施；③可以同时研究多个暴露于某种疾病的联系；④该方法应用广泛。

18. A

【解析】病例对照研究属于回顾性研究。

19. C

【解析】参见题目17解析。病例对照不能直接计算 *RR* 值，只能用 *OR* 来估计 *RR*。

20. E

【解析】病例对照研究的缺点：①不适于研究人群中暴露比例很低的因素；②难以避免选择偏倚；③难以避免回忆偏倚；④论证因果关系的能力没有队列研究强；⑤不能测定发病率。

21. C

【解析】病例对照研究样本大小取决于下列4个参数：①研究因素在对照组中的暴露率；②预期的该因素引起的相对危险度（*RR*）或暴露的比值比（*OR*）；③希望达到的检验显著性水平，即假设检验第Ⅰ类错误的概率 α；④希望达到的检验把握度（$1-\beta$），β 为统计学假设检验第Ⅱ类错误的概率。

22. D

【解析】以1：4配比进行病例对照研究效率最高。

23. C

【解析】$OR<1$，说明暴露与疾病呈“负”关联，既暴露可降低疾病的危险性，暴露因素是保护因素。

24. B

【解析】由于病例只是该医院或某些医院的特定病例，所以作为病例组的病例不是全体患者的随机样本。此外，医院中的病例多数为现患病例，很多现患病例在患病后改变了行为习惯或致病因素的暴露情况。这些都使得以医院为基础的病例对照研究易发生选择偏倚。

25. C

【解析】病例的来源可以是从社区人群中选择病例，即以某一地区某一时间某种疾病的全部病历或其中的一个随机样本作为研究对象。在病例对照研究中，死亡病例的暴露信息主要由其家属提供，准确性较差。

26. B

【解析】对照选择的原则中，因已知与所研究的暴露因素有关的病种入院的患者不能作为对照。冠心病已知的危险因素包括高血压，因此，将高血压纳入对照，会降低研究效率。

27. C

【解析】为确立病例中调研的特征的相对频率，获得病例和对照的病史及其他信息是病例对照研究。

【A_2型题】

28. A

【解析】病例对照研究基本原理是以当前已经确诊的患有某特定疾病的一组患者作为病例组，以不患有该病但具有可比性的一组个体作为对照组，通过询问、实验室检查或复查病史，搜集研究对象既往各种可能的危险因素的暴露史，测量并比较病例组与对照组中各因素的暴露比例，经统计学检验，若两组差别有意义，则可认为因素与疾病之间存在着统计学上的关联。本病例对照研究中的病例组和对照组对应着高血压和非高血压组。高盐和低盐属于暴露程度问题，一般高盐组和低盐组的提法出现在按照暴露分组的队列研究中，BCDE出现了高盐组和低盐组等术语，因此错误。A正确，高暴露者患高血压病的可能性明显高于低暴露者。

29. C

【解析】见题目28解析。肺癌病例组和非病例组，然后将年龄性别等配比，是一种配比的病例对照研究。

30. A

【解析】病例对照研究是按照有无某种结局进行分组，医疗事故发生率高（低或未发生）是结局，夫妻（是否）和睦是暴露因素，男外科大夫是研究对象。根据定义，选择同样的男外科大夫为研究对象，但未（低）发生结局事件，即医疗事故发生率低或未发生医疗事故者作为对照。

31. B

【解析】病例对照研究的基本原理是以当前已经确认的患有某特定疾病的一组患者作为病例组，以不患有该病但具有可比性的一组个体作为对照组。

32. E

【解析】结论不正确，该医生的研究方法是病例对照研究，属于回顾性研究，该方法不能判断血清胆固醇异常和大肠癌发生的时间先后顺序，只能说胆固醇异常和大肠癌有关系，但不能说血清胆固醇异常是大肠癌的危险因素，因为血清胆固醇异常也可能是患大肠癌后身体的一种变化。

33. D

【解析】说法不正确，因为只有病例组吸烟率，而无对照组的吸烟率。

34. E

【解析】甲地区为病例对照研究，乙地区为队列研究，二者都属于观察性研究。A、C项错误。B项，肺癌组的暴露比例为对照组的4倍。D项，地区调查中只有总人数，但不知道暴露组和非暴露组各多少人，无法计算发生率。

35. A

【解析】对照组平均年龄高于病例组，$P<0.05$，$OR=3$（$P<0.05$），两组均衡性不好。

36. E

【解析】推论错误，因为病例组和对照组的调查员不一样，可能存在观察偏倚。

37. B

【解析】OR值表示暴露者疾病危险性是非暴露者多少倍。

38. C

【解析】差别无统计学意义，该差别可能是抽样误差的结果。

39. B

【解析】依据题干，未产为暴露因素，乳腺癌为结局。因此，$a=25$，$b=10$，$c=75$，$d=90$，$OR=ad/bc=3$，即未产妇女罹患乳腺癌是产妇的3倍，因此未产使妇女患乳腺癌的危险增大2倍。

40. A

【解析】乳腺癌组暴露者（无授乳史）为a，非暴露者（有授乳史者）为c，对照组暴露者（无授乳史）为b，非暴露者（有授乳史者）为d，故$a=208$，$b=192$，$c=50$，$d=66$，$OR=ad/bc=208\times66/192\times50$。

41. E

【解析】发病率指一定期间内，一定范围人群中某病新发生病例出现的频率，病例对照研究两组中，一组均为患者，另一组无患者，因此无法计算发病率，队列研究才能计算发病率（包括累积发病率和发病密度）。

42. E

【解析】OR值表示暴露者疾病危险性是非暴露者多少倍。

43. B

【解析】本题$a=400$，$b=100$，$c=100$，$d=400$，$OR=ad/bc=16$。

44. B

【解析】本题为配对病例对照研究，$c=29$，$b=63-27-29=3$，因此$OR=c/b=9.67$。

45. C

【解析】推论不正确，因为该研究不能提供糖尿病和胰腺癌发生之间明确的时间顺序，无法判断因果关系。

46. D

【解析】SMR=观察死亡数/预

期死亡数。

47. E

【解析】配对病例对照研究中 $OR=c/b$。

【A_3/A_4型题】

48. B

【解析】$\chi^2=(ad-bc)^2N/(a+b)(c+d)(a+c)(b+d)$

49. E

【解析】$OR=ad/bc$。

50. B

【解析】符合规定的病例数很少且病例的某种构成特殊，不易找到均衡的对照组，可以使用个体匹配，个体匹配是以对照与病例个体为单位进行匹配。

51. C

【解析】对照的来源中同一个或多个医疗机构中诊断的其他疾病的患者，优点为易于选取，比较合作，且可利用档案资料，因此实际工作中经常采用这种对照。

52. D

【解析】选用匹配对照时考虑匹配变量应注意匹配过度。

53. C

【解析】8个病例，每个病例配4个非该病患者作对照，对病例、对照以及她们的母亲进行随访调查，属于病例对照研究。

54. D

【解析】每个病例配4个非该病患者作对照，该研究采用1∶4匹配设计。

55. B

【解析】病例对照研究适合于人群中暴露比例很低的因素的研究。

第六节　流行病学实验研究

【A_1型题】

1. 流行病学研究的观察法和实验法的根本区别在于
   A. 设立对照组
   B. 不设立对照组
   C. 是否人为施加干预措施
   D. 盲法
   E. 统计学检验
2. 如果要评价某药物预防某病的流行病学效果，应采用哪种研究方法
   A. 实验流行病学
   B. 现况研究
   C. 队列研究
   D. 临床研究
   E. 专题调查
3. 下列哪项试验不属于流行病学实验研究
   A. 观察性试验
   B. 社区试验
   C. 现场试验
   D. 临床试验
   E. 干预试验
4. 下列哪项不是流行病学实验的特点
   A. 随机化分组
   B. 有平行的对照组
   C. 运用危险度的分析和评价
   D. 对实验组人为地施加干预措施
   E. 前瞻性研究
5. 流行病学实验研究的人群来自
   A. 同一总体的患某病的患者
   B. 同一总体的健康人
   C. 同一总体的暴露人群和非暴露人群
   D. 同一总体的干预人群和非干预人群
   E. 同一总体的病例人群和非病例人群
6. 流行病学现场试验中实验组和对照组人群最大的不同点是
   A. 观察指标不同
   B. 目标人群不同
   C. 入选标准不同
   D. 干预措施不同
   E. 随访方式不同
7. 下列哪一点是流行病学实验研究不具备的
   A. 随机化分组
   B. 实验组和对照组是自然形成的
   C. 必须有干预措施
   D. 有严格的平行对照
   E. 是前瞻性研究
8. 进行预防接种效果评价试验，在选择实验现场时以下哪条是错误的
   A. 实验地区或单位的人口相对稳定
   B. 实验研究的疾病在该地区有较高而稳定的发病率
   C. 选择近期发生过该病流行的地区
   D. 实验地区有较好的医疗卫生条件
   E. 实验地区（单位）领导重视，群众愿意接受，有较好的协作配合的条件
9. 下列哪条不是流行病学实验的目的
   A. 检验和评价干预措施（含临床和预防）的效果
   B. 评价治疗药物和方法对解除病痛、提高生存率的效果
   C. 评价干预措施后对预防疾病发生的效果
   D. 评价新疫苗对预防某种传染病发生的效果
   E. 评价自动戒烟对降低某疾病发生和死亡的效果
10. 某医师为了评价某疫苗的效果，将人群随机分成两组，一组为接种组，给予疫苗接种；另一组为对照组，不接种疫苗。经过一个流行期后，对两组发病情况进行比较，这种方法属于

A. 现况研究
B. 病例对照研究
C. 定群研究
D. 实验研究
E. 横断面研究

11. 流行病学实验研究与队列研究的主要相同点是
A. 均是分析性研究
B. 均是前瞻性研究
C. 均是回顾性研究
D. 均是实验性研究
E. 均是描述性研究

12. 评价预防接种群体效果的免疫学指标是
A. 抗体阳转率
B. 保护率
C. 效果指数
D. 发病率
E. 病死率

13. 临床试验的效果评价指标不包括
A. 有效率
B. 治愈率
C. 生存率
D. 保护率
E. 好转率

14. 对儿童进行乙型肝炎疫苗接种的实验研究，为评价其流行病学预防效果，应选用的指标是
A. 发病率
B. 死亡率
C. 效果指数
D. 病死率
E. 感染率

15. 对于流行病学实验研究对象的选择，下面哪一项不正确
A. 流行病学实验研究应选择依从性好的人群
B. 在新药临床试验时，应将老年人、儿童及孕妇等除外
C. 在做药物临床试验时，不应选择流动性强的人群
D. 要评价甲肝疫苗的效果，可以选择新近有甲肝流行的地区
E. 要评价食用盐中加碘是否能有效预防地方性甲状腺肿，可以选择缺碘的内陆地区

16. 评价治疗措施效果的主要指标是
A. 有效率、治愈率、生存率
B. 有效率、续发率、标化率
C. 治愈率、引入率、失访率
D. 有效率、续发率、标化率
E. 失访率、生存率、引入率

17. 评价预防接种效果的免疫学指标是
A. 抗体阳转率、抗体平均效价
B. 标化率、续发率
C. 引入率、抗体阳转率
D. 有效率、抗体平均效价
E. 保护率、效果指数

18. 流行病学实验研究中的盲法是指
A. 试验的设计者、研究者和研究对象不知道分组情况
B. 试验的设计者、研究者和研究对象不知道试验设计
C. 试验的设计者、研究者和研究对象不知道研究结局
D. 试验的设计者、研究者和研究对象不知道研究目的
E. 试验的设计者、研究者和研究对象不知道如何评价效果

19. 疫苗预防接种效果评价的双盲实验是指
A. 观察者和受试者均不知道实验组和对照组各为何人
B. 观察者不知道实验组和对照组各为何人
C. 观察者和资料分析者知道实验组和对照组各为何人
D. 试验组采用疫苗，而对照组采用安慰剂的试验方法
E. 观察者和受试者均不知道如何评价预防效果

20. 下列哪项是流行病学实验研究的优点
A. 可计算相对危险度和归因危险度
B. 能够及早治疗患者或预防和控制疾病
C. 可平衡和控制两组的混杂因素，提高可比性
D. 易于控制失访偏倚
E. 省时、省钱、省力

21. 下列哪项不是流行病学实验研究的缺点
A. 设计和实验条件高、控制严、难度大
B. 易失访
C. 依从性不易做得很好
D. 论证强度不如分析性研究
E. 花费人力、物力、财力，有时还可涉及医德问题

22. 流行病学实验研究采用盲法的目的是
A. 保证受试对象的安全
B. 减少主观偏倚
C. 增加统计检验效力
D. 减少样本量
E. 防止失访

23. 流行病学中的偏倚是指
A. 抽样误差
B. 系统误差
C. 随机误差
D. 错误
E. 逻辑误差

24. 下列哪种偏倚不属于选择偏倚
A. 入院率偏倚
B. 现患-新发病例偏倚
C. 检出偏倚
D. 测量偏倚
E. 无应答偏倚

25. 队列研究容易出现的重要偏倚是
A. 回忆偏倚
B. 测量偏倚
C. 选择偏倚
D. 失访偏倚
E. 混杂偏倚

26. 混杂因素成立的基本条件
A. 只需与所研究疾病有关联

B. 与所研究疾病有关联，又与研究因素（暴露因素）有关
C. 不是研究因素与研究疾病因果链上的中间变量
D. 是研究因素与研究疾病因果链上的中间变量
E. 既与所研究疾病有关联，又与研究因素（暴露因素）有关，并且不是研究因素与研究疾病因果链上的中间变量

27. 在现场调查时，当问及某个敏感问题时，很多被调查对象倾向于夸大或掩盖真实情况，此时可能引起的偏倚是
A. 暴露怀疑偏倚
B. 报告偏倚
C. 无应答的偏倚
D. 诊断怀疑偏倚
E. 测量偏倚

28. 下列属于选择偏倚的是
A. 诊断怀疑偏倚
B. 暴露怀疑偏倚
C. 入院率偏倚
D. 时间效应偏倚
E. 失访偏倚

29. 下列哪种情况不属于流行病学研究中的偏倚
A. 在调查过去的暴露史时由于记忆不清导致研究结果出现错误
B. 在测量结局时由于标准不统一导致研究结果出现错误
C. 在选择研究对象时由于抽样引起的误差
D. 由于入选的研究对象与未入选者在某些特征上存在差异导致结果出现错误
E. 随访对象流失

30. 下列哪种手段不能控制混杂偏倚
A. 随机
B. 配比
C. 分层分析
D. 分级分析
E. 多因素分析

31. 在职业性疾病的研究中，由健康工人效应带来的偏倚是
A. 无应答偏倚
B. 混杂偏倚
C. 抽样误差
D. 易感性偏倚
E. 报告偏倚

32. 奈曼偏倚是指
A. 诊断怀疑偏倚
B. 入院率偏倚
C. 现患病例—新发病例偏倚
D. 易感性偏倚
E. 测量偏倚

33. 对研究所需指标或数据进行测定或测量时产生的偏倚为
A. 诊断怀疑偏倚
B. 入院率偏倚
C. 现患病例-新发病例偏倚
D. 易感性偏倚
E. 测量偏倚

34. 某因素在病因学上与某疾病本无关联，但由于该因素的存在而引起该疾病症状或体征的出现，从而使患者及早就医，提高了早期病例检出率，从而过高地估计了暴露程度，这种偏倚是
A. 诊断怀疑偏倚
B. 入院率偏倚
C. 检出证候偏倚
D. 易感性偏倚
E. 测量偏倚

【A_2 型题】

35. 某广告说："某新药治疗1000名上呼吸道感染，其中950名在5天内症状消失，从而认为，这种新药治疗上呼吸道感染有奇效"，此结论
A. 正确
B. 不正确，因为没有计算治愈率
C. 不正确，因为没有设立对照组
D. 不正确，因为没有做统计学检验
E. 不正确，因为样本含量不够大

36. 在一项随机对照临床试验中，给100例患者用A药，另50例患者用安慰剂治疗，发现A药组40%好转，安慰剂组32%好转，$P>0.05$，因此
A. 本试验证实A药有效
B. 本试验证实A药无效
C. 差异可能由机会引起
D. 因为样本大小不同，两组比较没有意义
E. 差异可能在1%水平有显著性

37. 某人进行了下列疫苗试验，随机选择1000人，注射疫苗后，随访10年，接种者中80%未患该病，此疫苗效果
A. 很好
B. 得不出结论，因为无注射疫苗的对照
C. 不是很有效，因为尚有20%患病
D. 无肯定结论，因为未做统计学检验
E. 该病疾病的发生率是20%

38. 为评价乙脑疫苗的效果，随机确定某地1000名儿童接种该疫苗，并随访三年，结果95%的接种者未发生该病。就疫苗的效果而言，以下哪一个结论最正确
A. 疫苗效果很好，因为有很高的保护率
B. 疫苗效果很好，因为有很高的效果指数
C. 尚不能下结论，因为没有观察未接种者
D. 尚不能下结论，因为没有作假设检验
E. 尚不能下结论，因为不知血清抗体效价

39. 某地对伤寒、副伤寒甲、乙三联菌苗的效果进行评价，观察

资料统计如下（地区人口稳定）

组别	未发病人数	发病人数
实验组	999	1
对照组	900	100

其效果指数和保护率依次为
A. 100，99%
B. 99%，100
C. 110，99%
D. 99%，110
E. 100，90%

40. 某地甲肝发病率通常在2%，为降低该地甲肝对人群健康的危害，拟普种甲肝疫苗。该疫苗的效果指数为10，则通过疫苗的接种，可望使该地甲肝发病率下降至
A. 0.2%
B. 1.8%
C. 1.9%
D. 2.0%
E. 1.0%

41. 将经过临床和实验室检查确诊为急性细菌性感染的患者，按设定的随机数字表分别纳入氟罗沙星实验组和氧氟沙星对照组，来评价氟罗沙星治疗细菌性感染的效果。该研究为
A. 队列研究
B. 病例对照研究
C. 临床试验
D. 社区干预试验
E. 现场试验

【A_3/A_4型题】

（42~43题共用题干）

某地为了解新研制的流感气雾免疫制剂的效果，在本地随机确定5000人接种疫苗，另外5000人不接种该疫苗作为对照，经过一个流行期后，前者50人发病，后者500人发病，则

42. 该疫苗的效果指数为
A. 10%
B. 10
C. 2.7%
D. 90%
E. 2.7

43. 该疫苗的保护率为
A. 10%
B. 10
C. 2.7%
D. 90%
E. 9

【B_1型题】

（44~45题共用备选答案）
A. 罹患率、患病率
B. 死亡率、病死率
C. 相对危险度、特异危险度
D. 有效率、治愈率
E. 抗体阳转率、保护率

44. 对儿童接种易感疫苗后，评价效果可选用指标
45. 某医院进行某药治疗高血压的临床试验，疗效评价可选用指标

（46~49题共用备选答案）
A. 治疗好转的例数/治疗的总例数×100%
B. 治愈人数/治疗的总例数×100%
C. 随访5年尚存活的病例数/随访5年的总病例数×100%
D. 对照组发病率/实验组发病率
E. （对照组发病率-实验组发病率）/对照组发病率×100%

46. 治愈率
47. 效果指数
48. 保护率
49. 5年生存率

（50~52题共用备选答案）
A. 在易感儿童中进行疫苗接种的效果观察
B. 食盐中统一加碘，使整个研究地区的人群食用，来预防地方性甲状腺肿
C. 在医院评价某种新药的疗效
D. 对流脑流行区的儿童进行中草药漱口的预防效果观察
E. 孕妇抽烟对胎儿发育影响的观察

50. 临床试验
51. 现场试验
52. 社区试验

（53~55题共用备选答案）
A. 回忆偏倚
B. 失访偏倚
C. 入院率偏倚
D. 检出偏倚
E. 现患-新发病例偏倚

53. 进行一次生活习惯与大肠癌关系的病例对照研究，最常见的偏倚是
54. 开展一次以医院为基础的病例对照研究，最常见的偏倚是
55. 在病例对照研究中，如选用现患病例作研究对象，最常见的偏倚是

（56~59题共用备选答案）
A. 选择偏倚
B. 信息偏倚
C. 混杂偏倚
D. 选择偏倚和混杂偏倚
E. 信息偏倚和混杂偏倚

56. 用住院患者作研究对象易发生
57. 调查者事先知道谁是病例谁是对照易发生
58. 进行配比研究可减少
59. 分层分析可减少

参考答案与解析

【A_1型题】

1. C

【解析】观察法和实验法都可能设立对照组，均对结果进行统计学分析。盲法用于实验性研究，控制人为的主观偏倚，观察性研究无法采用盲法，但不是二者根本区别。二者区别主要在于是否人为地施加某种干预措施。观察性研究主要是客观搜集研究对象资料，而不给予任何处理因素，客观地研究暴露和结局的关联。

2. A

【解析】实验流行病学指研究者根据研究目的，按照预先确定的研究方案将研究对象随机分配到实验组和对照组，人为地施加或减少某种处理因素，追踪观察处理因素的作用结果，比较和分析两组人群的结局，从而判断处理因素的效果。

3. A

【解析】实验流行病学又称干预实验，实验流行病学研究分为临床试验、现场试验和社区试验三类。

4. C

【解析】运用危险度分析是观察性研究的特点。

5. D

【解析】研究对象是来自一个总体的符合纳入排除标准并签署知情同意的人群，通过随机分配，形成实验组和对照组进行干预处理。

6. D

【解析】流行病学实验是将人群随机分为实验和对照两组，以研究者所控制的措施给予实验组的人群后，随访并比较两组人群的结果以判断措施效果。实验组给予干预措施，而对照组不给予干预措施，比较两组人群的结果以判断措施效果，所以流行病学实验研究中，实验组与对照组的最大不同是干预措施不同。故本题答案选D。

7. B

【解析】流行病学实验研究通过随机分配，形成实验组和对照组并进行干预处理，性质是前瞻性的。

8. C

【解析】确定实验现场，应考虑以下几个方面：①实验现场人口相对稳定，流动性小，并要有足够的数量。②实验研究的疾病在该地区有较高而稳定的发病率。③评价疫苗的免疫学效果时，应选择近期内未发生该疾病流行的地区。④实验地区有较好的医疗卫生条件，卫生防疫保健机构比较健全，登记报告制度较完善，医疗机构及诊断水平较好等。⑤实验地区（单位）领导重视，群众愿意接受，有较好的协作条件等。选项C的说法错误，故本题答案选C。

9. E

【解析】流行病实验研究目的主要是检验和评价干预措施（含临床和预防）的效果。自动戒烟不属于流行病实验研究，所以E是错误的。

10. D

【解析】实验流行病学指研究者根据研究目的，按照预先确定的研究方案将研究对象随机分配到实验组和对照组，人为地施加或减少某种处理因素，追踪观察处理因素的作用结果，比较和分析两组人群的结局，从而判断处理因素的效果。

11. B

【解析】流行病学实验和队列研究的相同点：①都是前瞻性研究；②研究过程都设立对照组；③都用来检验假设。

12. A

【解析】预防措施效果考核可以用抗体阳转率，抗体效价几何平均数，病情轻重变化等指标评价。

13. D

【解析】保护率为评价预防措施指标。

14. C

【解析】效果指数是评价预防措施的指标。

15. D

【解析】评价疫苗的预防效果应选择在疾病高发区人群中进行。

16. A

【解析】评价治疗措施效果的主要指标为有效率、治愈率、生存率。

17. A

【解析】免疫效果评价主要指标为接种后人群抗体阳转率、抗体平均效价和抗体持续时间。疫苗保护率和疫苗效果指数为流行病学效果评价指标。

18. A

【解析】流行病学实验研究中的盲法是指研究者和/或研究对象都不知道分组情况，目的是减少偏倚。

19. A

【解析】双盲指研究对象和研究实施人员都不了解试验分组情况，而是由研究设计者来安排和控制全部试验。

20. C

【解析】流行病学实验研究的优点：①研究者根据实验目的，预先制定实验设计，能够对选择的研究对象、干预因素和结果的分析判断进行标准化。②按照随机化的方法，将研究对象分为实验组和对照组，做到了各组具有相似的基本特征，提高了可比性，减少了偏倚。③实验为前瞻性研究，在整个试验过程中，通过随访将每个研究对象的反应和结局自始至终观察到底，实验组和对照组同步进行比较，最终能做出肯定性的结论。故本题答案选C。

21. D

【解析】实验流行病学缺点①实验条件要求高，控制严，难度较大；②受干预措施适用范围的约束，所选择的研究对象代表性不够，以致会不同程度地影响试验结果推论到总体；③研究人群数量大，依从性不易做好，易失访。

22. B

【解析】流行病学实验研究采用盲法的目的是减少偏倚，来自实验有关的各种人员在知晓实验分组情况下产生的偏倚。

23. B

【解析】流行病学中的偏倚是指系统误差，是指除去随机误差以外的误差部分。备选答案中的干扰项是A和C，二者实际上都指的是随机误差，随机误差是在抽样过程中产生的。随机误差和系统误差共同解释测量值与真实值之间的全部误差。

24. D

【解析】此题是理解判断题，考查考生对选择偏倚的理解。选择偏倚是指被选入到研究中的研究对象与没有被选入者特征上的差异所造成的系统误差。选择偏倚的种类很多，常见的有以下几种：①入院率偏倚；②现患病例一新发病例偏倚；③检出症候偏倚；④时间效应偏倚；⑤易感性偏倚；⑥排除偏倚；⑦无应答偏倚等。题目中测量偏倚属于信息偏倚的范畴。

25. D

【解析】失访偏倚是选择偏倚的一种，是队列研究中不可避免的偏倚，因为在一个较长的追踪观察期内，总会有对象迁移、外出、死于非终点疾病或拒绝继续参加观察而退出队列。

26. E

【解析】位于研究的暴露与疾病病因通路上的因素不是混杂因素，混杂因素既与疾病有关系，又与所研究的暴露因素有联系。

27. B

【解析】调查员向被调查者讲清调查的目的，尽量取得他们的信任与合作，可以减少报告偏倚。

28. C

【解析】选择偏倚包括入院率偏倚，现患病例-新发病例偏倚和检出症候偏倚等。

29. C

【解析】A属于回忆偏倚，B属于测量偏倚，D属于选择偏倚，E属于失访偏倚，C为随机误差。

30. D

【解析】控制混杂偏倚的措施有：限制、随机化、匹配、统计学处理（如标准化法、分层分析、多因素分析等）。

31. D

【解析】有些因素可能直接或间接的影响观察人群或对照人群对所研究疾病的易感性，导致某因素与某疾病间的虚假联系，由此而产生的偏倚称为易感性偏倚。易感性偏倚的典型例子是在对职业性疾病研究中的健康工人效应。故本题答案选D

32. C

【解析】现患病例—新发病例偏倚又称奈曼偏倚。

33. E

【解析】对研究所需指标或数据进行测定或测量时产生的偏倚为测量偏倚。

34. C

【解析】某因素虽然不是所研究疾病的病因，但有该因素的个体容易出现某些症状或体征，并常因此而就医，从而提高了所研究疾病早期病例的检出率，过高地估计了病例组的暴露程度，而产生的系统误差称为检出证候偏倚。

【A_2型题】

35. C

【解析】结论不正确，因为没有设立对照组。

36. C

【解析】两组好转率比较无统计学差异，说明两组间可能不存在本质上的差异，所观察到的两组样本好转率不同可能是由随机误差引起的。

37. B

【解析】无法判断疫苗效果，因为无注射疫苗的对照。

38. C

【解析】尚不能对疫苗效果下结论，因为没有观察未接种者。

39. A

【解析】效果指数=对照组发病率/实验组发病率；保护率=（对照组发病率-实验组发病率）/对照组发病率。

40. A

【解析】效果指数=对照组的发病率/接种组的发病率，10=2%/接种组的发病率，则接种组的发病率=0.2%。

41. C

【解析】临床试验强调以患者个体为单位进行实验分组和施加干预措施。

【A_3/A_4型题】

42. B

【解析】发病率=一定时期内某人群中某病新病例数/同期该人群暴露人口数×K，效果指数=对照组发病率/实验组发病率。

43. D

【解析】发病率=一定时期内某人群中某病新病例数/同期该人群暴露人口数×K，保护率=（对照组发病率-实验组发病率）/对照组发病率。

【B_1型题】

44. E

【解析】评价预防措施效果的指标包括保护率、效果指数、抗体阳转率。

45. D

【解析】评价治疗效果的指标包括有效率、治愈率和生存率。

46. B

【解析】治愈率=治愈人数/治疗的总例数×100%。

47. D

【解析】效果指数=对照组发病率/实验组发病率。

48. E

【解析】保护率=（对照组发病率-实验组发病率）/对照组发病率×100%。

49. C

【解析】5年生存率=随访5年尚存活的病例数/随访5年的总病例数×100%。

50. C

【解析】临床试验通常用来对某种药物或治疗方法的效果进行检验和评价。

51. A

【解析】现场实验也称人群预防试验，是以尚未患病的人作为研究对象。

52. B

【解析】社区实验室以人群作为整体进行试验观察，常用于对某种预防措施或方法进行考核或评价。

53. A

【解析】进行一次生活习惯与大肠癌关系的病例对照研究，最常见的偏倚是回忆偏倚。

54. C

【解析】开展一次以医院为基础的病例对照研究，最常见的偏倚是入院率偏倚。

55. E

【解析】在病例对照研究中，如选用现患病例作研究对象，最常见的偏倚是现患-新发病例偏倚。

56. A

【解析】选择偏倚包括入院率偏倚、现患病例-新发病例偏倚等。

57. B

【解析】信息偏倚包括回忆偏倚和调查偏倚等，调查者事先知道谁是病例谁是对照属于调查偏倚。

58. C

【解析】在研究设计阶段，可以对研究对象采取限制、配比等方法控制混杂偏倚；在资料分析阶段，可采取分层分析或多因素分析的方法控制混杂偏倚。

59. C

【解析】在研究设计阶段，可以对研究对象采取限制、配比等方法控制混杂偏倚；在资料分析阶段，可采取分层分析或多因素分析的方法控制混杂偏倚。

第七节 筛检及其评价

【A_1型题】

1. 筛检试验的目的是
   A. 对可疑患者进行确诊
   B. 为了评价筛检试验的特异度
   C. 为了评价筛检试验的灵敏度
   D. 防止筛检人群出现漏诊
   E. 从表面健康的人群中查出某病的可疑患者或某病的高危人群
2. 筛检试验是
   A. 对人群中的早期患者作出诊断
   B. 早期发现患者或高危个体的一种措施
   C. 评价筛检试验的真实性
   D. 评价筛检试验的可靠性
   E. 了解筛检试验和金标准在诊断患者方面的符合程度
3. 评价筛检试验的真实性的指标有
   A. 灵敏度、阳性预测值、可靠性
   B. 特异度、阴性预测值、可重复性
   C. 灵敏度、特异度、约登指数
   D. 变异性、灵敏度、假阳性率
   E. 一致性、约登指数、假阳性率
4. 灵敏度是指
   A. 试验检出阴性的人数占无病者总数的比例
   B. 试验检出阳性的人数占有病者总数的比例
   C. 筛检阴性者中真正成为非患者的可能性
   D. 筛检方法能将实际有病的人正确地判为阳性的能力
   E. 试验检出阳性的人数占无病者总数的比例
5. 漏诊率是指

A. 实际有病，试验阳性
B. 实际有病，试验阴性
C. 实际无病，试验阳性
D. 实际无病，试验阴性
E. 试验阳性，实际有病的可能

6. 关于筛检试验的评价指标，哪种说法是正确的
A. 灵敏度愈高，误诊率愈低
B. 灵敏度愈高，漏诊率愈低
C. 特异度愈高，漏诊率愈低
D. 特异度愈高，误诊率愈高
E. 灵敏度愈高，预测值愈高

7. 直接影响筛检试验阳性预测值的是
A. 发病率
B. 患病率
C. 死亡率
D. 生存率
E. 罹患率

8. 反映筛检试验阴性者不患目标疾病的可能性的比例所用的指标是
A. 阴性预测值
B. 阳性预测值
C. 误诊率
D. 漏诊率
E. 特异度

9. 筛检试验在下列哪种情况是最适宜的
A. 患病率高的疾病
B. 患病率低的疾病
C. 早期诊断可改善预后的疾病
D. 病情严重，难以治愈的疾病
E. 病死率较高的疾病

10. 并联试验可以提高诊断方法的
A. 特异度
B. 灵敏度
C. 约登指数
D. 一致性
E. 诊断准确性

11. 串联试验可以提高诊断方法的
A. 特异度
B. 灵敏度
C. 约登指数
D. 一致性
E. 诊断准确性

12. 下列哪个疾病适合做大规模的筛检
A. 原位子宫颈癌
B. 乙型肝炎感染
C. 红斑狼疮
D. 流行性感冒
E. 麻疹

13. 为提高筛检试验的灵敏度，对几个独立试验可以
A. 串联使用
B. 并联使用
C. 先串联后并联使用
D. 要求每个试验的假阳性率低
E. 要求每个试验的特异度低

14. 影响筛检试验的阳性预测值的主要因素是
A. 灵敏度
B. 特异度
C. 患病率
D. 受检人数
E. 重复性

【A_2 型题】

15. 在糖尿病的检出方案中，血糖筛选水平甲定在160mg/100ml，而乙则定在130mg/100ml，这将意味着
A. 甲实验的灵敏度比乙实验高
B. 甲实验的特异度比乙实验高
C. 用甲实验假阳性数比乙实验多
D. 甲实验的阳性预测值比乙实验低
E. 用甲实验假阴性数比乙实验少

16. 某地在退休纺织女工中开展糖尿病的筛检，用空腹血糖作为筛检手段，按WHO筛检标准，对筛检阳性者进一步确诊。该筛检方法敏感度95%，特异度90%，根据当地退休职工的糖尿病患病率为6%，试问1000名退休职工通过筛查后发现筛检阳性人数是多少
A. 57
B. 94
C. 60
D. 154
E. 151

【A_3/A_4型题】

（17~20题共用题干）

用一种筛选宫颈癌的试验，在1000名已证实患宫颈癌和1000名未患宫颈癌的妇女中，筛检结果为：患宫颈癌组中有800名阳性，未患癌组有200名阳性

17. 试验的灵敏度是
A. 80%
B. 20%
C. 60%
D. 40%
E. 30%

18. 试验的特异度是
A. 80%
B. 20%
C. 60%
D. 40%
E. 30%

19. 试验的漏诊率是
A. 80%
B. 20%
C. 60%
D. 40%
E. 30%

20. 试验的误诊率是
A. 80%
B. 20%
C. 60%
D. 40%
E. 30%

（21~22题共用题干）

普查中对400例有乳腺癌史的妇女和400名正常妇女进行活

检诊断，结果是前者中100例阳性，后者50例阳性。

21. 该试验的灵敏度为
A. 87%
B. 67%
C. 25%
D. 33%
E. 12%

22. 该试验的特异度为
A. 87.5%
B. 67%
C. 25%
D. 33%
E. 12%

（23~24题共用题干）

某宫颈癌筛检试验的测定结果如下

筛检	宫颈癌患者	非宫颈癌患者
阳性	400	100
阴性	200	300

23. 该试验的灵敏度为
A. 60%
B. 67%
C. 40%
D. 20%
E. 30%

24. 该试验的特异度为
A. 75%
B. 80%
C. 40%
D. 20%
E. 30%

（25~29题共用题干）

应用一种筛选乳腺癌的试验，检查活检证实患有乳腺癌的1000名妇女和未患乳腺癌的1000名妇女，检查结果：患癌组中有900名阳性，未患癌组中有100名阳性

25. 试验的灵敏度是
A. 90%
B. 10%
C. 25%
D. 30%
E. 12%

26. 试验的特异度是
A. 90%
B. 10%
C. 25%
D. 30%
E. 12%

27. 阳性预测值是
A. 90%
B. 10%
C. 25%
D. 30%
E. 12%

28. 阴性预测值是
A. 90%
B. 10%
C. 25%
D. 30%
E. 12%

29. 漏诊率是
A. 90%
B. 10%
C. 25%
D. 30%
E. 12%

（30~37题共用题干）

采用尿糖和血糖试验联合筛检糖尿病，结果如下

尿糖和血糖筛检某人群中糖尿病的结果

试验结果		糖尿病患者	非糖尿病患者
尿糖试验	血糖试验		
+	+	45	7
+	−	7	3
−	+	23	11
−	−	124	7620
合计		199	7641

30. 尿糖试验的灵敏度为
A. 26.13%
B. 99.87%
C. 34.17%
D. 99.76%
E. 无法计算

31. 尿糖试验的特异度为
A. 26.13%
B. 99.87%
C. 34.17%
D. 99.76%
E. 无法计算

32. 血糖的灵敏度为
A. 26.13%
B. 99.87%
C. 34.17%
D. 99.76%
E. 无法计算

33. 血糖的特异度为
A. 26.13%
B. 99.87%
C. 34.17%
D. 99.76%
E. 无法计算

34. 并联试验的灵敏度为
A. 26.13%
B. 22.61%
C. 34.17%
D. 37.69%
E. 无法计算

35. 串联试验的灵敏度为
A. 26.13%
B. 22.61%
C. 34.17%
D. 37.69%
E. 无法计算

36. 并联试验的特异度为
A. 99.73%
B. 99.87%
C. 99.91%
D. 99.76%
E. 无法计算

37. 串联试验的特异度为
A. 99.73%
B. 99.87%
C. 99.91%
D. 99.76%
E. 无法计算

【B_1 型题】

（38~41题共用备选答案）
A. A/（A+B）
B. A/（A+C）
C. B/（B+D）
D. C/（A+C）

E. $D/(B+D)$

评价一项筛检试验真实性的资料可整理成以下表格形式

试验结果	有病组	无病组	合计
阳性	A	B	$A+B$
阴性	C	D	$C+D$
合计	$A+C$	$B+D$	N

38. 特异度为
39. 阳性预测值为
40. 假阳性率为
41. 假阴性率为

（42~45 题共用备选答案）

A. 与实际有病者有关
B. 与实际无病者有关
C. 与实际无病者无关
D. 与实际无病者无关
E. 与实际有病无病者均无关

42. 灵敏度的大小
43. 特异度的大小
44. 假阴性率的大小
45. 假阳性率的大小

参考答案与解析

【A_1 型题】

1. E

【解析】A 为诊断试验的目的，BCD 均为筛检试验的真实性评价指标。

2. B

【解析】筛检试验是为了早期发现患者和高危个体。

3. C

【解析】A 中的可靠性，B 中可重复性，D 中变异性和 E 中一致性均为可靠性指标。真实性指标包括灵敏度、特异度、假阳性率、假阴性率、正确指数、阳性和阴性似然比。

4. D

【解析】灵敏度是真阳性率，即实际有病而按该筛检试验的标准被正确地判为阳性的百分比。它反映了筛检试验发现患者的能力。B 分子不正确，应该是试验检出阳性而且真正有病的人数。

5. B

【解析】漏诊率又称做假阴性率，指实际有病，根据筛检试验被确定为阴性的百分比。它反映的是筛检试验漏诊患者的情况。

6. B

【解析】灵敏度高，漏诊率低；特异度高，误诊率低；灵敏度高，特异度低。灵敏度越高，则阴性预测值越高；特异度越高，阳性预测值越高。

7. B

【解析】预测值除与筛检试验的灵敏度、特异度有关之外，还受受检人群目标疾病率的影响。

$$阳性值=\frac{敏度\times患病率}{敏度\times患病率+(1-患病率)(1-特异度)}$$

$$阴性值=\frac{特异度\times(1-患病率)}{特异度\times(1-患病率)+(1-敏度)\times患病率}$$

8. A

【解析】阴性预测值是指筛检试验阴性者不患目标疾病的可能性。

9. C

【解析】筛检试验目的与应用包括：①在外表健康的人群中发现可能患有某病的个体，并进一步进行确诊和早期治疗，实现二级预防；②发现人群中某些疾病的高危个体，并从病因学的角度采取措施，以减少疾病的发生，降低疾病的发病率，达到一级预防的目的；③识别疾病的早期阶段，帮助了解疾病的自然史，揭示疾病的"冰山现象"。

10. B

【解析】并联试验，即全部筛检试验中，任何一项筛检试验结果阳性就可定为阳性。因此，提高了所有患者中试验结果呈阳性人数，灵敏度升高，而特异度降低。

11. A

【解析】串联试验，全部筛检试验结果均为阳性者才定为阳性。因此，降低了所有患者中试验结果呈阳性人数，灵敏度降低，而特异度升高。

12. A

【解析】原位子宫颈癌属于慢性病，如能早期发现、早期治疗，防止进一步恶变，可提高患者生存率和生活质量，适合进行一、二级预防。乙型肝炎和红斑狼疮无特效治疗手段，即使筛检出来，也缺乏进一步处理手段。流行性感冒和麻疹属于传染病，并且前者有自限性，不适合进行二级预防。

13. B

【解析】见题目 10 解析。

14. C

【解析】见题目 7 解析。

【A_2 型题】

15. B

【解析】特异度反映了筛查试验鉴别排除患者的能力。标准提高，实际无病被判断为阴性的百分比增加，特异度高，灵敏度低。

16. E

【解析】a 为真阳性，b 为假阳性，c 为假阴性，d 为真阴性，灵敏度$=a/(a+c)=95\%$，特异度$=d/(b+d)=90\%$，患病率$=6\%$，共 1000 人，即 $a+c=60$，$b+d=940$，算出 $a=57$，$c=3$，$d=846$，$b=94$，则筛检阳性人数$=a+$

$b=57+94=151$。

【A_3/A_4型题】

17. A

【解析】灵敏度＝真阳性/（真阳性+假阴性）×100%。

18. A

【解析】特异度＝真阴性/（假阳性+真阴性）×100%。

19. B

【解析】漏诊率＝假阴性/（真阳性+假阴性）×100%。

20. B

【解析】误诊率＝假阳性/（假阳性+真阴性）×100%。

21. C

【解析】灵敏度＝真阳性/（真阳性+假阴性）×100%。

22. A

【解析】特异度＝真阴性/（假阳性+真阴性）×100%。

23. B

【解析】灵敏度＝真阳性/（真阳性+假阴性）×100%。

24. A

【解析】特异度＝真阴性/（假阳性+真阴性）×100%。

25. A

【解析】灵敏度＝真阳性/（真阳性+假阴性）×100%。

26. A

【解析】特异度＝真阴性/（假阳性+真阴性）×100%。

27. A

【解析】阳性预测值＝真阳性/（真阳性+假阳性）×100%。

28. A

【解析】阴性预测值＝真阴性/（真阴性+假阴性）×100%。

29. B

【解析】漏诊率＝假阴性/（真阳性+假阴性）×100%。

30. A

【解析】阳性相加，阴性相加，灵敏度＝真阳性/（真阳性+假阴性）×100%。

31. B

【解析】阳性相加，阴性相加，特异度＝真阴性/（假阳性+真阴性）×100%。

32. C

【解析】阳性相加，阴性相加，灵敏度＝真阳性/（真阳性+假阴性）×100%。

33. D

【解析】阳性相加，阴性相加，灵敏度＝真阳性/（真阳性+假阴性）×100%。

34. D

【解析】并联试验灵敏度（45+7+23）/199×100%。

35. B

【解析】串联试验灵敏度45/199×100%。

36. A

【解析】并联试验特异度7620/7641×100%。

37. C

【解析】串联试验特异度（3+11+7620）/7641×100%。

【B_1型题】

38. E

【解析】特异度＝真阴性/（假阳性+真阴性）×100%。

39. A

【解析】阳性预测值＝真阳性/（真阳性+假阳性）×100%。

40. C

【解析】误诊率＝假阳性/（真阴性+假阳性）×100%。

41. D

【解析】漏诊率＝假阴性/（真阳性+假阴性）×100%。

42. A

【解析】灵敏度即实际患病且被筛检试验标准判断为阳性的百分比。

43. B

【解析】特异度即实际无病且被筛检试验标准判断为阴性的百分比。

44. A

【解析】假阴性率指实际患病但被筛检试验确定为阴性的百分比。

45. B

【解析】假阳性率即实际无病但被筛检试验判断为阳性的百分比。

第八节　病因与因果关系推断

【A_1型题】

1. 某地发生的大规模不明热流行中，当地的农民罹患率高，参加过支农劳动的国家职工发病者亦甚多，在寻找病因时，主要利用下列哪种逻辑思维方法
   A. 求同法
   B. 求异法
   C. 共变法
   D. 排除法
   E. 剩余法
2. 在人类生态学上，疾病发生的三大要素是
   A. 患者、潜在性患者、健康者
   B. 感受性、传播途径、传染源
   C. 宿主、环境、致病因子
   D. 理化因素、生物学因素、社会经济因素
   E. 遗传、营养、身体锻炼
3. 进行病因推断时，下列哪一条不加考虑

A. 联系的强度
B. 剂量反应关系
C. 对联系进行统计学检验所得P值的大小
D. 因果关系的时间顺序
E. 研究中病因的量与发病率的量有相关关系

4. 在病因推断中，反映关联强度的指标为
A. 人群归因危险度
B. 相对危险度
C. 归因危险度
D. 特异危险度
E. 归因危险度百分比

5. 流行病学的病因定义为
A. 存在时必定引起疾病的因素
B. 对疾病发生必不可少的因素
C. 疾病发生机制中的生物因素
D. 使疾病发生概率升高的因素
E. 引起疾病发生的诸多因素

6. 关于病因概念叙述哪项不正确
A. 引起疾病的病因
B. 与疾病发生有关的所有因素
C. 包括直接因素和间接因素
D. 是与疾病发生有直接关系的致病因子
E. 某些因素的存在或减少，疾病发生的频率增加或减少

7. 下列哪种联系是病因研究所寻找的
A. 统计学联系
B. 虚假联系
C. 间接联系
D. 直接联系
E. 因果联系

8. 关于病因观，错误的是
A. 传染病的病因是单一的
B. 病因来源于环境和宿主
C. 流行病学三角模型包括病因、宿主和环境
D. 病因网络模型有利于病因探索
E. 有果必有因

9. 提出病因假设的目的是
A. 肯定病因
B. 代替病因
C. 否定病因
D. 验证病因
E. 探索病因的关联强度

10. 流行病学三角模型包含的三大因素是
A. 宿主、环境和遗传
B. 机体、生物环境和社会环境
C. 病因、宿主和环境
D. 遗传、环境和社会
E. 患者、家属和社会

11. 以下哪项不是流行病学三角模型的基本内涵
A. 致病因子、宿主和环境处于动态平衡状态之中
B. 任何一个条件的变化，即可导致疾病的发生
C. 任何一个条件的变化，可能引起其他两个条件的适应性变化以维持新的动态平衡
D. 三者关系的平衡失调，疾病就可能发生
E. 一个条件变化，另两个条件不能适应、平衡失调，导致疾病发生

12. 疾病轮状模型的外环是指
A. 环境
B. 遗传因子
C. 宿主
D. 生物环境
E. 社会环境

13. 下列哪一种因果联接方式是正确且完整的
A. 单因单果
B. 单因多果
C. 多因单果
D. 多因多果
E. 直接病因链

14. 病因研究中形成病因假设的方法以下哪条不正确
A. 验证法
B. 求同法
C. 求异法
D. 排除法
E. 共变法

15. 儿童龋齿随饮水氟含量减少而增加，建立病因假设的最佳推理方法选用
A. 验证法
B. 求同法
C. 求异法
D. 排除法
E. 共变法

16. 流行病学探讨病因的一般程序是
A. 从人为联系到统计学联系
B. 从直接联系到统计学联系
C. 从间接联系到因果联系
D. 从统计学联系到因果联系
E. 从人为联系到因果联系

17. 下列叙述正确的是
A. 辅助病因不属于流行病学研究范畴
B. 只要致病的生物因子存在，疾病一定发生
C. 所有疾病都有明确的必要病因
D. 必要病因是组成各种充分病因的不可缺少的部分
E. 必要病因是疾病唯一病因

18. 因果推断中的必要条件是
A. 因先于果
B. 关联强度大
C. 关联可重复出现
D. 存在剂量反应关系
E. 病因和疾病分布一致

19. 在判断因果联系的标准中，存在剂量-反应关系表明
A. 联系的强度不明显
B. 随着暴露剂量增加（或降低），联系强度也随之增大（或降低）
C. 疾病的患病率高
D. 疾病的发病率高
E. 因果之间的联系存在许多

偏倚

20. 病因判定标准中应该放弃的是
A. 关联的时间顺序
B. 关联的强度
C. 关联的特异性
D. 关联的合理性
E. 关联的可重复性

21. 确定某因素与某病发生因果关系时，下列哪一条不考虑
A. 联系的强度和联系的特异性
B. 剂量反应和关联的合理性
C. 时间顺序，即暴露发生于疾病之前
D. 对联系进行统计学检验所得的P值大小
E. 关联的重复性

22. 从现代流行病学的观点出发，判断研究因素与非传染性疾病之间存在因果联系必要的条件不包括
A. 联系的时间顺序
B. 联系的强度
C. 联系的特异性
D. 联系的可重复性
E. 联系的合理性

23. 缺乏某因素不会引起该病，这个因素被称为
A. 充分病因
B. 必要病因
C. 非充分病因
D. 非必要病因
E. 危险因素

24. 必要病因对疾病的作用在时间上必须在疾病发病
A. 之后
B. 同时
C. 之前后
D. 之前
E. 全过程

【A_2 型题】

25. 某单位食物中毒调查中，关于进餐与发病情况分析如下

进餐史		发病	不发病	罹患率/%	RR
水饺	包子				
有	有	60	120	33.3	3.66
有	无	80	160	33.3	3.66
无	有	10	80	11.1	1.22
无	无	10	100	9.1	1.00

该次暴发
A. 与水饺、包子均有关系
B. 主要与水饺有关
C. 主要与包子有关
D. 与水饺、包子均无关
E. 资料不适宜分析

【A_3/A_4 型题】

（26~27 题共用题干）

为研究幽门螺杆菌感染与十二指肠溃疡的关系，开展以下研究：①调查某地 324 名幽门螺杆菌感染者，10 年中有 11% 发生十二指肠溃疡；而 133 例非感染者仅有 0.8% 发生十二指肠溃疡，$RR=13.75$。②临床预后比较抗菌治疗组：用三联抗菌清除幽门螺杆菌，该组溃疡复发率为 0。非抗菌治疗组：用组胺拮抗剂治疗，该组溃疡复发率为 60%~80%。结论：幽门螺杆菌是十二指肠溃疡的病因之一。

26. 10 年中，幽门螺杆菌感染者 11% 发生十二指肠溃疡，而 133 例非感染者仅有 0.8% 发生十二指肠溃疡，$RR>10$，$P<0.05$。该结论符合病因推断标准中的
A. 关联的一致性
B. 关联的重复性
C. 剂量—反应关系证据
D. 关联时间顺序和关联强度证据
E. 关联合理性证据

27. 用三联抗生素清除幽门螺杆菌后，复发率为 0，而不清除幽门螺杆菌，溃疡复发率为 60%~80%。该结果符合病因判断标准中的
A. 关联的可重复性
B. 剂量—反应关系
C. 关联的特异性
D. 合理性证据
E. 终止效应证据

【B_1 型题】

（28~31 题共用备选答案）
A. 在流行病学三角模型中，环境因素不变，病因比重增加
B. 宿主因素发生变化，宿主比重增加
C. 病因、宿主、环境三要素保持动态平衡
D. 环境因素发生变化，导致病因比重增加
E. 环境因素发生变化，导致宿主比重增加

28. 易感人口增加，导致麻疹流行属于

29. 由于流感病毒的变异引起流感流行属于

30. 夏季气温高、雨量多，蚊媒密

度增加，因而引起以蚊子作传播媒介的乙型脑炎的流行属于

31. 战争年代因饥荒、人口拥挤、人口流动性增大而引起的急慢性传染病流行属于

（32~35题共用备选答案）

A. 求同法

B. 求异法

C. 共变法

D. 排除法

E. 类比法

32. 找出不同条件下高发人群、患者以及高发地区的共同特点

33. 从相似的事物中寻找不同的特点

34. 从某病在不同时间、地区发病率的变化中，找出哪些因素也在发生变化；揭示和核实发病率的变动与这些因素在人群中的暴露率的变动相一致，分析有无剂量-反应关系，从而可以形成病因假设

35. 将已经明确的事物之间的联系一一排除，再研究剩余的因素与疾病之间的关系

参考答案与解析

【A_1型题】

1. A

【解析】求同法是寻找不同研究对象的相同侧面的共性，如果在被研究现象出现的若干场合中，有一种场合是共同的，可以初步断定这种共同情况与被研究现象可能存在因果关系。农民和国家工作人员的生活环境、健康水平、生活习惯等均有差异，但国家工作人员支农，即有农村生活经历与农民有共同点，那么初步可以断定，农村生活与发热这种现象可能有关。

2. C

【解析】流行病学三角（三角模型）包括宿主、环境、致病因子。

3. C

【解析】进行病因因果推断时，要考虑关联的时序性、关联的强度、关联的可重复性、关联的特异性、剂量反应关系、生物学合理性、关联的一致性和实验证据。E属于剂量反应关系。因果关系与检验所得P大小无关，即使P非常小，也不代表病因与结局之间联系非常紧密。

4. B

【解析】相对危险度RR，是暴露组与对照组的发病密度之比。它表明暴露组发病（死亡）的危险是对照组发病（死亡）的多少倍。RR值越大，表明暴露的效应越大，暴露与结局关联的强度越大。

5. D

【解析】流行病学病因的定义是指那些能使人群发病概率增加的因素。A为充分病因，B为必要病因，E为危险因素，C为生物学病因。

6. D

【解析】病因即为引起疾病的原因，流行病学认为疾病的病因是多因多果的，所有疾病相关的因素可能为疾病的病因，也可能为其中一个环节，与疾病发生密切相关。从病因网来理解，疾病的病因包括近端、远端和中间病因，与疾病有着直接和间接的联系，并且某些暴露因素与疾病有剂量反应关系，也是病因推断的一个重要依据。因此ABCE均正确。

7. E

【解析】排除机遇关联（偶然误差）找到统计学，继续排除虚假（选择、测量偏倚）关联，以获得继发关联，最后排除间接（混杂偏倚）关联，以求得暴露与疾病之间的因果关联。

8. A

【解析】流行病学认为所有疾病的病因都是多因素的。如结核病，结核分枝杆菌为充分病因，但并不是唯一的，营养不良、室内不通风也是造成结核病传播的病因。

9. D

【解析】流行病学三部曲，提出假设、检验假设、验证假设，最后得出因果关联，因此验证假设才是最终目的，才能得出因果的结论来揭示病因。

10. C

【解析】同题目2。

11. B

【解析】B项说法太绝对，与CDE项不符。

12. A

【解析】由外而内分别是环境（生物、理化和社会）、宿主环境、遗传核。

13. D

【解析】随着医学科学技术的发展，人们认识到由单因素决定疾病发生与否的情况是很少的，绝大多数情况下，疾病的发生受多种因素的影响，传染性疾病是这样，非传染性疾病更是这样。疾病发生的是多因多果的。

14. A

【解析】形成病因假设方法有：求同法、求异法、共变法、排除法和类推法等，病因假设需要检验并且验证。

15. E

【解析】氟含量减少，龋患率增加，符合某种剂量反应关系，即共变关系，因此为共变法。

16. D

【解析】病因探讨目的是从观察到的联系开始，到统计学联系，然后继发联系，最终确定因果联系，ABE错误。间接联系是需要被排除的，C错误。

17. D

【解析】辅助病因与疾病发生也有间接联系，因此也是流行病学研究的危险因素。A错误。致病生物因子存在，还需要一定的条件才可能发生疾病。B错误。C说法过于绝对。E不符合疾病多因多果的观点。D为必要病因概念，正确。

18. A

【解析】必要条件即论证因果时不可缺少的条件。在因果推断的标准中，关联的时间顺序是必须满足的，也是最重要的，即因在前果在后。

19. B

【解析】剂量-反应关系指某因素暴露的剂量与某种疾病的发生率之间存在的一种共变关系。其余均不正确。

20. C

【解析】关联的特异性指某因素只能引起某种特定的疾病，也就是说某种疾病的发生必须有某种因素的暴露才会出现，与疾病多因多果，病因网等现代病因理念相冲突。

21. D

【解析】ABCE均为因果推断标准，而D不是。*P*值小于显著性水准说明暴露和疾病之间可能有联系，但无法说明暴露与疾病是否有因果联系。

22. C

【解析】慢性非传染性疾病病因复杂，且有些尚未完全被确认，缺乏确切的传染性生物病因证据，因此联系的特异性较弱。

23. B

【解析】必要病因是一个疾病发生必需的组分病因。

24. D

【解析】必要病因是疾病不可或缺的原因，与疾病必须具有时序性，即因在前果在后。

【A_2型题】

25. B

【解析】比较*RR*值可发现，吃水饺中毒危险性是不吃水饺而中毒危险性的三倍，包子为1.22倍，因此该次暴发主要与水饺有关。

【A_3/A_4型题】

26. D

【解析】该研究为队列研究，可以提供关联的时间顺序，幽门螺杆菌感染在先，十二指肠溃疡在后，同时*RR*值提供了关联强度的证据。

27. E

【解析】清除幽门螺杆菌后，复发率明显下降，该结果符合病因判断标准中的终止效应。

【B_1型题】

28. B

【解析】易感人口增加，导致麻疹流行属于宿主因素发生变化，宿主比重增加。

29. A

【解析】由于流感病毒的变异引起流感流行属于在流行病学三角模型中，环境因素不变，病因比重增加。

30. D

【解析】夏季气温高、雨量多，蚊媒密度增加，因而引起以蚊子作传播媒介的乙型脑炎的流行属于环境因素发生变化，导致病因比重增加。

31. E

【解析】战争年代因饥荒、人口拥挤、人口流动性增大而引起的急慢性传染病流行属于环境因素发生变化，导致宿主比重增加。

32. A

【解析】找出不同条件下高发人群、患者以及高发地区的共同特点用求同法。

33. B

【解析】从相似的事物中寻找不同的特点用求异法。

34. C

【解析】从某病在不同时间、地区发病率的变化中，找出哪些因素也在发生变化；揭示和核实发病率的变动与这些因素在人群中的暴露率的变动相一致，分析有无剂量-反应关系，从而可以形成病因假设用共变法。

35. D

【解析】将已经明确的事物之间的联系一一排除，再研究剩余的因素与疾病之间的关系用排除法。

第九节　预防策略

【A_1型题】

1. 关于我国预防控制策略的描述，不正确的是
   A. 策略是指导全局的总体方针
   B. 疾病预防要贯彻现代医学模式为指导的策略
   C. 要从医学预防走向社会

预防
D. 为人民健康服务
E. 以治疗为主

2. 属于第二级预防措施的是
A. 接种疫苗
B. 健康促进
C. 遗传咨询
D. 早期诊断
E. 病后恢复

3. 属于第一级预防措施的是
A. 健康检查
B. 产前检查
C. 遗传咨询
D. 早期诊断
E. 病后恢复

4. 属于第三级预防措施的是
A. 心理康复
B. 戒烟限酒
C. 遗传咨询
D. 早期诊断
E. 体育锻炼

5. 预防接种的目的是
A. 提高人群易感性
B. 降低人群易感性
C. 提高人群非特异免疫水平
D. 降低人群非特异免疫水平
E. 切断传播途径

【A_3/A_4型题】

（6~8 题共用题干）

高血压患者余某，体重 75kg，收缩压 170mmHg，舒张压 98mmHg，心电图不正常，ST-T 改变，有大量饮酒嗜好。

6. 针对可能出现的高血压的并发症，医生建议其戒酒、控制体重是
A. 治疗措施
B. 特殊保护
C. 第一级预防措施
D. 第二级预防措施
E. 第三级预防措施

7. 针对高血压，医生用降压药控制病情进展是
A. 预防并发症措施
B. 特殊保护
C. 第一级预防措施
D. 第二级预防措施
E. 第三级预防措施

8. 医生通过心电图检查发现该患者患有轻度冠心病属于
A. 筛检措施
B. 保健措施
C. 第一级预防措施
D. 第二级预防措施
E. 第三级预防措施

【B_1 型题】

（9~12 题共用备选答案）
A. 一级预防
B. 二级预防
C. 三级预防
D. 传染病的预防性措施
E. 传染病的防疫性措施

9. 饮水加氟预防地方性氟病
10. 预防接种
11. 白内障手术复明
12. 乳房自检早期发现乳腺癌

参考答案与解析

【A_1 型题】

1. E

【解析】新中国成立后，预防为主一贯作为新中国卫生工作的方针之一。

2. D

【解析】第二级预防又称“三早”预防，即早发现、早诊断、早治疗。A、B、C 项属于第一级预防，E 项属于第三级预防。

3. C

【解析】A、B、D 属于第二级预防，E 属于第三级预防。

4. A

【解析】第三级预防是指已患某些病者，采取及时的、有效的治疗措施，防止病情恶化，预防并发症和伤残；对已丧失劳动力或残疾者，主要促进功能恢复、心理康复，进行家庭护理指导，使患者尽量恢复生活和劳动能力，能参加社会活动并延长寿命。

5. B

【解析】预防接种是使得健康人群体内产生抵抗该传染病的抗体，该措施属于保护易感人群。

【A_3/A_4型题】

6. C

【解析】针对可能出现的疾病进行预防属于第一级预防。

7. E

【解析】针对高血压，医生用降压药控制病情进展是第三级预防。

8. D

【解析】医生通过心电图检查发现该患者患有轻度冠心病属于第二级预防。

【B_1 型题】

9. A

【解析】第一级预防又称病因预防，是在疾病尚未发生时针对病因或危险因素采取措施，降低有害暴露的水平，增强个体对抗有害暴露的能力，预防疾病的发生或至少推迟疾病的发生

10. A

【解析】第一级预防又称病因预防，是在疾病尚未发生时针对病因或危险因素采取措施，降低有害暴露的水平，增强个体对抗有害暴露的能力，预防疾病的发生或至少推迟疾病的发生。

11. C

【解析】第三级预防发生在疾病的症状体征明显表现出来之后，疾病晚期，对已经发生的残疾进行康复治疗。

12. B

【解析】第二级预防又称“三早”预防，即早发现、早诊断、早治疗。

第十节　公共卫生监测

【A1型题】

1. 疾病监测采用的方法属于
   A. 描述性研究
   B. 分析性研究
   C. 实验性研究
   D. 理论性研究
   E. 干预性研究
2. 关于疾病监测的描述，不正确的是
   A. 疾病监测是长期、连续、系统的过程
   B. 疾病监测观察疾病动态变化
   C. 疾病监测不仅涉及疾病的发病和死亡情况，还收集其他相关资料
   D. 疾病监测可用于评价干预效果
   E. 疾病监测资料只要求上报，但反馈不属于疾病监测范畴
3. 目前我国疾病监测的种类有
   A. 甲、乙、丙三类传染病监测
   B. 传染病监测和非传染病监测和其他卫生问题的监测
   C. 呼吸道传染病监测、肠道传染病监测
   D. 恶性肿瘤、心血管病、脑血管病监测
   E. 发病学监测、血清学监测、病原学监测、干预措施的监测
4. 疾病监测的目的不包括
   A. 描述疾病分布
   B. 预测疾病流行
   C. 验证病因假设
   D. 制定预防措施
   E. 评价预防效果
5. 下列有关疾病监测的论述错误的是
   A. 主动监测的结果要比被动监测准确
   B. 哨点监测的耗费要比常规报告高
   C. 监测病例的诊断要比实际病例简便
   D. 直接指标的获得要比间接指标困难
   E. 静态人群资料的处理要比动态人群简单
6. 目前我国规定报告的法定传染病有
   A. 3类23种
   B. 3类37种
   C. 3类39种
   D. 2类23种
   E. 3类40种
7. 我国规定甲类传染病报告时限是
   A. 2小时
   B. 6小时
   C. 8小时
   D. 10小时
   E. 12小时
8. 在疾病的预防措施中，EPI指的是
   A. 流行
   B. 流行病学
   C. 扩大免疫计划
   D. 预防接种
   E. 被动免疫
9. 传染病监测的主要内容，以下哪项不正确
   A. 收集人口学资料、传染病的发病和死亡及其分布
   B. 研究流行因素和流行规律，包括人群的免疫水平、病原体的型别、毒力和耐药性等
   C. 媒介昆虫的种类、分布及病原携带状况
   D. 评价防疫措施的效果和预测疫情
   E. 早期发现患者、进行早期诊断和治疗

参考答案与解析

【A1型题】

1. A

【解析】疾病监测采用的方法属于描述性研究。

2. E

【解析】医院感染监制是长期系统连续的收集分析医院感染在一定人群中的发生、分布及其影响因素，并将监测结果报送和反馈给有关部门和科室为医院感染的预防、控制和管理提供科学依据。

3. B

【解析】疾病监测的对象包括传染病监测、非传染病监测和其他卫生问题的监测。

4. C

【解析】疾病监测的目的有：①确定主要的健康问题，掌握其分布和趋势；②查明原因，采取干预措施；③评价干预措施效果；

④预测疾病流行；⑤制定公共卫生策略和措施。

5. B

【解析】具有良好代表性的监测点检测能获得比较准确，可靠及时的资料，其耗费更低、效率更高。

6. E

【解析】目前我国规定报告的法定传染病有 3 类 40 种。

7. A

【解析】我国规定甲类传染病报告时限是 2 小时。

8. C

【解析】EPI（expanded programme on immunization），全球扩大免疫规划，该计划要求各成员国发展与坚持免疫方法和流行病学监测相结合，预防白喉、百日咳、破伤风、麻疹、脊髓灰质炎、结核病等传染病。

9. E

【解析】E 选项属于第二级预防。

第十一节　传染病流行病学

【A_1 型题】

1. 在孕期或分娩期，病原体从母体传给子代称为
   A. 血源性传播
   B. 遗传性传播
   C. 垂直传播
   D. 水平传播
   E. Z 型传播
2. 下列各因素中，属于影响传染病流行过程的自然因素是
   A. 人口密度
   B. 气候、地理
   C. 宗教信仰
   D. 经济、文化
   E. 生产及生活条件
3. 在人群中最容易实现的传播途径是
   A. 经水传播
   B. 经接触传播
   C. 经食物传播
   D. 经土壤传播
   E. 经空气传播
4. 引起医源性感染的细菌最常见的传播途径是
   A. 经空气
   B. 经污染物
   C. 共同媒介传播
   D. 媒介昆虫传播
   E. 经手
5. 疫情的责任报告人包括
   A. 医疗保健人员
   B. 医疗保健人员和卫生防疫人员
   C. 医疗保健人员、个体医生和卫生防疫人员
   D. 医疗保健人员、个体医生、卫生防疫人员和饭店职工
   E. 医疗保健人员、个体医生、卫生防疫人员和饭、旅店职工
6. 下列哪项不是疾病分布呈散发形式的原因
   A. 该病常年流行
   B. 隐性感染为主的传染病
   C. 传播机制难以实现的传染病
   D. 潜伏期长的传染病
   E. 传播机制容易实现的疾病
7. 传染源是指
   A. 体内有病原体的人
   B. 体内有病原体的人和动物
   C. 体内有病原体繁殖的人和动物
   D. 体内有病原体繁殖并能排出病原体的人和动物
   E. 能排出病原体的人和动物
8. 不属于我国计划免疫范畴的传染病是
   A. 乙肝
   B. 风疹
   C. 麻疹
   D. 脊髓灰质炎
   E. 结核病
9. 目前在全世界已消灭的传染病是
   A. 麻疹
   B. 鼠疫
   C. 霍乱
   D. 天花
   E. 血吸虫病
10. 我国规定的儿童基础免疫的生物制品中包括
   A. 乙脑疫苗
   B. 流脑多糖体菌苗
   C. 麻疹疫苗
   D. 伤寒菌苗
   E. 钩端螺旋体菌苗
11. 下列哪种为我国规定报告的甲类传染病
   A. 麻疹
   B. 鼠疫
   C. 流感
   D. 新生儿破伤风
   E. 血吸虫病
12. 确定对某传染病接触者留验，检疫或医学观察的主要依据是该传染病的
   A. 传染期
   B. 潜伏期
   C. 临床症状期
   D. 恢复期
   E. 病原携带期
13. 决定传染病患者隔离期长短的主要依据是
   A. 传染期
   B. 潜伏期
   C. 临床症状期
   D. 恢复期
   E. 病原携带期
14. 下列哪组疾病均可经水传播
   A. 伤寒、霍乱、钩虫病
   B. 血吸虫病、甲型肝炎、钩端螺旋体病

C. 伤寒、霍乱、出血热
D. 霍乱、痢疾、斑疹伤寒
E. 甲型肝炎、戊型肝炎、恙虫病

15. 下列哪条不是传染源
A. 病原携带者
B. 传染病患者
C. 受感染的动物
D. 隐性感染者
E. 有血吸虫尾蚴的钉螺

16. 疫源地是指
A. 传染源所在地
B. 患者所在地
C. 疫点或疫区
D. 有病原体的地区
E. 传播媒介存在的地方

17. 乙类传染病报告时限正确的是
A. 城镇6小时内，农村12小时内
B. 城镇6小时内，农村10小时内
C. 城镇4小时内，农村10小时内
D. 24小时内
E. 城镇2小时内，农村6小时内

18. 下列哪一项不是水平传播
A. 空气传播
B. 经水传播
C. 娩出前从母亲到后代之间的传播
D. 经食物传播
E. 经媒介节肢动物传播

19. 从病原体侵入机体到临床症状出现这段时间为
A. 病原侵入期
B. 前驱期
C. 潜伏期
D. 传染期
E. 无症状期

20. 构成“传染过程”必须具备的因素是
A. 病原体、易感机体
B. 寄生虫、中间宿主及终末宿主
C. 患者、污染物、易感者
D. 传染源、传播途径、易感人群
E. 微生物、媒介及宿主

21. 下列哪条不符合经空气传播的特点
A. 具有冬春季节性升高现象
B. 在未经免疫预防人群中，发病呈周期性升高
C. 在未经免疫的城市人群中，常在儿童期即被感染
D. 在交通不便的山区发病呈典型的周期性现象
E. 易感者在人群中的比例是决定流行时强度的重要因素之一

22. 下面哪个因素会使人群易感性降低
A. 计划免疫
B. 新生儿增加
C. 易感人口迁入
D. 免疫人口免疫力自然消退
E. 免疫人口死亡

23. 将病原微生物或其代谢产物制成的生物制品接种于机体，使人体主动产生特异性免疫，它是预防传染病的主要方法。在流行病学中将此方法称为
A. 人工主动免疫
B. 人工被动免疫
C. 被动主动免疫
D. 自然主动免疫
E. 自然被动免疫

24. 接种免疫球蛋白是一种
A. 人工主动免疫
B. 人工被动免疫
C. 被动主动免疫
D. 使用类毒素制剂的免疫
E. 使用基因重组疫苗的免疫

25. 疫苗可产生哪一类免疫
A. 自然主动免疫
B. 自然被动免疫
C. 人工主动免疫
D. 人工被动免疫
E. 非特异性抵抗力

26. 使用恢复期血清可提供哪一类免疫
A. 自然主动免疫
B. 自然被动免疫
C. 人工主动免疫
D. 人工被动免疫
E. 非特异性抵抗力

27. 母体抗体进入胎儿体内可提供哪一类免疫
A. 自然主动免疫
B. 自然被动免疫
C. 人工主动免疫
D. 人工被动免疫
E. 非特异性抵抗力

28. 下列哪种是被动免疫的生物制品
A. 伤寒菌苗
B. 卡介苗
C. 流感疫苗
D. 破伤风类毒素
E. 白喉抗毒素

29. 传染病流行过程的定义是
A. 各种传染源不断向外界排出病原体
B. 病原体侵袭易感者
C. 病原体在中间宿主中的传代
D. 病原体通过一定的传播途径，不断更迭其宿主的过程
E. 病原体在宿主体内生长、繁殖的过程

30. 影响人群易感性升高的主要因素有
A. 有计划、有步骤地开展预防接种工作
B. 流行后免疫人口的增加
C. 隐性感染后免疫人口的增加
D. 新生儿在人群比例的增加
E. 免疫人口的迁入

31. 影响人群易感性降低的主要因素有
A. 预防接种
B. 易感人口的迁入
C. 免疫人口的死亡
D. 新生儿在人群比例的增加
E. 免疫人口免疫力的自然

消退

32. 下列哪项不是潜伏期的流行病学意义
  A. 确定接触者的留验、检疫和医学观察时限
  B. 确定免疫接种时间
  C. 推断患者受感染的时间
  D. 评价预防效果好坏
  E. 判断传染病传染力的大小
33. 下列哪一种是用来防止传染病由国外传入的措施
  A. 检疫
  B. 消毒
  C. 预防接种
  D. 疾病监测
  E. 卫生监督
34. 传播途径是指
  A. 病原体更换宿主在外界环境下所经历的途径
  B. 传染病在群体或个体间的传播
  C. 病原体由母亲到后代间的传播
  D. 传染病在人群中发生的过程
  E. 病原体侵入机体，与机体相互作用、相互斗争的过程
35. 影响和制约疾病流行的两因素指的是
  A. 自然因素、气候因素
  B. 气候因素、地理因素
  C. 地理因素、社会因素
  D. 社会因素、气候因素
  E. 自然因素、社会因素

【A_2 型题】

36. 某地发生一起疾病暴发，有10人发病，全部送医院治疗，并对其排出物进行了彻底消毒。至此，有人认为疫源地已经消灭，针对疫源地的各种措施可以结束，这种说法
  A. 正确，因为达到了疫源地消灭的条件
  B. 正确，因为传染源已经隔离
  C. 错误，因为外界环境只进行消毒不行，还要进行灭菌
  D. 错误，易感接触者尚未度过最长潜伏期，还有可能出现病例，形成新的疫源地
  E. 正确，因为对其排出物进行了彻底消毒

【B_1 型题】

（37～38 题共用备选答案）
  A. 传染病患者
  B. 病原携带者
  C. 慢性病原携带者
  D. 受感染的动物
  E. 暂时病原携带者
37. 感染了传染病病原体但无明显临床症状而排出病原体者称
38. 携带病原体 3 个月以内者称
（39～40 题共用备选答案）
  A. 艾滋病
  B. 鼠疫
  C. 脊髓灰质炎
  D. 麻风病
  E. 登革热
39. 以上疾病中属于甲类传染病的是
40. 以上疾病中属于丙类传染病的是
（41～43 题共用备选答案）
  A. 直接通过空气飞沫传播
  B. 直接接触传播
  C. 经接触疫水传播
  D. 经吸血节肢动物传播
  E. 经污染媒介物间接传播
41. 流行性脑脊髓膜炎的传播途径是
42. 血吸虫病的传播途径是
43. 流行性乙型脑炎的传播方式是
（44～50 题共用备选答案）
  A. 自然自动免疫
  B. 自然被动免疫
  C. 人工自动免疫
  D. 人工被动免疫
  E. 被动自动免疫
44. 母体抗体进入胎儿体内可提供哪一类免疫
45. 接种卡介苗属于
46. 注射狂犬疫苗属于
47. 注射白喉类毒素属于
48. 注射破伤风抗毒素属于
49. 注射丙种球蛋白属于
50. 在注射白喉抗毒素的同时也做白喉类毒素接种属于
（51～54 题共用备选答案）
  A. 主动监测
  B. 被动监测
  C. 哨点监测
  D. 以实验室为基础的监测系统
  E. 以医院为基础的监测系统
51. 我国有关出生缺陷的信息，来源于
52. 我国卫生防疫单位开展的传染病漏报调查属于
53. 全国各地对高危人群进行定点、定时、定量的 HIV 抗体监测属于
54. 我国法定传染病报告属于

参考答案与解析

【A_1 型题】

1. C

【解析】垂直传播即母体的病原体不经过任何媒介物直接传给子代的一种传播方式。

2. B

【解析】自然因素包括气候、地理、土壤和动植物等，以气候

和地理因素的影响较为显著。

3. E

【解析】在人群中最容易实现的传播途径是经空气传播。

4. B

【解析】引起医源性感染的细菌最常见的传播途径是经污染物传播。

5. C

【解析】各级各类医疗机构、疾病预防控制机构、采供血机构均为责任报告单位；其执行职务的人员和乡村医生、个体开业医生均为责任疫情报告人。

6. E

【解析】当疾病预防与控制有效时，会呈现散发：①人群维持一定免疫水平的疾病常呈散发；②以隐性感染为主的疾病；③有些传播机制不容易实现的传染病；④某些长潜伏期传染病。

7. D

【解析】传染源的定义为：传染源是指体内有病原体生长、繁殖，并能排出病原体的人和动物，包括患者、病原体携带者和受感染的动物。

8. B

【解析】我国计划免疫的主要内容是针对7周岁以下儿童开展"四苗防六病"，即对7周岁及以下儿童进行卡介苗、脊髓灰质炎三价糖丸疫苗、百白破和麻疹疫苗的基础免疫，使儿童获得对结核、脊髓灰质炎、百日咳、白喉、破伤风和麻疹的免疫。

9. D

【解析】目前在全世界已消灭的传染病是天花。

10. C

【解析】我国卫生部1985年制定的儿童免疫程序中规定使用的疫苗有：卡介苗、百日咳-白喉破伤风混合制剂、三价脊髓灰质炎活疫苗、麻疹疫苗。

11. B

【解析】甲类传染病包括鼠疫、霍乱。

12. B

【解析】潜伏期是指从病原体侵入人体起，至开始出现临床症状为止的时期。各种传染病的潜伏期不同，数小时、数天、数月甚至数年不等。

13. A

【解析】患者排出病原体的整个时期，称为传染期。传染期的流行病学意义在于它是决定传染病患者隔离期限的重要依据。

14. B

【解析】一般肠道传染病和某些寄生虫病经水传播，通常人们接触疫水时，病原体经过皮肤黏膜侵入机体，如血吸虫病、钩端螺旋体病等。在条件差的地区，经水传播是甲肝呈地方性流行的重要原因。呼吸道疾病主要经空气传播。肠道传染病、某些寄生虫病和少数呼吸道传染病经食物传播。经土壤传播的疾病主要是肠道寄生虫病如钩虫病以及能形成芽孢的细菌性疾病。

15. D

【解析】传染源包括患者、病原携带者、受感染的动物，钉螺是血吸虫的中间宿主。

16. C

【解析】疫源地是指传染源向四周播散病原体所能波及的范围即可能发生新病例的地方和范围，疫源地包括疫点和疫区。

17. A

【解析】乙类传染病报告时限正确的是城镇6小时内，农村12小时内。

18. C

【解析】C选项属于垂直传播。

19. C

【解析】潜伏期是指从病原体侵入人体起，至开始出现临床症状为止的时期。各种传染病的潜伏期不同，数小时、数天、数月甚至数年不等。

20. D

【解析】构成"传染过程"必须具备的因素是传染源、传播途径、易感人群。

21. D

【解析】空气传播在一些拥挤而且透风较差的公共场所交易发生，山区不易发生。

22. A

【解析】人群易感性升高的主要因素包括新生儿增加，易感人口迁入，免疫人口减少，新型病原体出现或病原体变异。

23. A

【解析】人工主动免疫指采用人工免疫的方法，将疫苗和类毒素等抗原接种到人体，使机体自身的免疫系统产生对相关传染病的特异性免疫力。疫苗是指病原微生物或其代谢产物经处理后的生物制品。

24. B

【解析】人工被动免疫是将含有特异性抗体的血清或制剂接种人体，使机体被动的获得特异性免疫力而受到保护。

25. C

【解析】人工主动免疫指采用人工免疫的方法，将疫苗和类毒素等抗原接种到人体，使机体自身的免疫系统产生对相关传染病的特异性免疫力。疫苗是指病原微生物或其代谢产物经处理后的生物制品。

26. D

【解析】人工被动免疫是将含有特异性抗体的血清或制剂接种人体，使机体被动的获得特异性免疫力而受到保护。

27. B

【解析】母体抗体进入胎儿体内可提供自然被动免疫。

28. E

【解析】被动免疫的生物制品

包括抗毒素、抗菌血清和抗病毒血清以及丙种球蛋白。

29. D

【解析】流行过程是指病原体从传染源排出，经过一定的传播途径侵入易感者机体而形成新的感染，并不断发生、发展的过程。

30. D

【解析】人群易感性升高的主要因素包括新生儿增加，易感人口迁入，免疫人口减少，新型病原体出现或病原体变异。

31. A

【解析】导致人群易感性降低的主要因素包括预防接种和传染病流行。

32. E

【解析】潜伏期的流行病学意义在于：①判断传染源与续发病例之间的关系：根据潜伏期可判定受感染的时间，以追踪传染源和传播途径。②决定预防措施：根据潜伏期的长短确定使用免疫血清预防临床疾病的时间，确定对接触者留验或医学观察的期限。③影响流行特征：潜伏期短的传染病常呈暴发形式，潜伏期长的传染病流行持续时间可能很长。④评价预防措施的效果：如实施某项预防措施，经过该病的一个潜伏期后病例数下降，可认为效果与该项预防措施有关。传染病的隔离期限不是由潜伏期来决定，而是由传染病的传染期来决定。传染期是指传染病患者排出病原体的时期，它是决定传染病患者隔离期限的重要依据，传染期的长短在一定程度上可影响传染病的流行特征。

33. A

【解析】我国先后颁布了《国境卫生检疫条例》和《中华人民共和国国境卫生检疫法》以防止检疫传染病从国外输入。

34. A

【解析】传播途径是指病原体从受感染的机体排出后，再侵入易感机体前在外环境所经历的全部过程。

35. E

【解析】传染病流行的两因素为自然因素和社会因素。

【A_2 型题】

36. D

【解析】这种说法是错误的，易感接触者尚未度过最长潜伏期，还有可能出现病例，形成新的疫源地。

【B_1 型题】

37. B

【解析】病原携带者是指感染病原体无临床症状但能排出病原体的人。

38. E

【解析】临床症状消失后三个月内仍能排出病原体的人称为暂时性病原携带者

39. B

【解析】甲类传染病包括霍乱和鼠疫。

40. D

【解析】丙类传染病包括流行性感冒、流行性腮腺炎、风疹、急性出血性结膜炎、麻风病、流行性和地方性斑疹伤寒、黑热病、棘球蚴病、丝虫病，除霍乱、细菌性痢疾和阿米巴痢疾、伤寒和副伤寒以外的感染性腹泻病，手足口病。

41. A

【解析】流行性脑脊髓膜炎的传播途径是直接通过空气飞沫传播。

42. C

【解析】血吸虫病的传播途径是经接触疫水传播。

43. D

【解析】流行性乙型脑炎的传播方式是经吸血节肢动物传播。

44. B

【解析】母体抗体进入胎儿体内可提供自然被动免疫。

45. C

【解析】人工自动免疫指采用人工免疫的方法，将疫苗和类毒素等抗原接种到人体，使机体自身的免疫系统产生对相关传染病的特异性免疫力。疫苗是指病原微生物或其代谢产物经处理后的生物制品。

46. C

【解析】同45题。

47. C

【解析】同45题。

48. D

【解析】被动免疫的生物制品包括抗毒素，抗菌血清和抗病毒血清以及丙种球蛋白。

49. D

【解析】同48题。

50. E

【解析】在注射白喉抗毒素的同时也做白喉类毒素接种属于被动自动免疫。

51. E

【解析】我国有关出生缺陷的信息，来源于以医院为基础的监测系统。

52. C

【解析】我国卫生防疫单位开展的传染病漏报调查属于哨点监测。

53. A

【解析】全国各地对高危人群进行定点、定时、定量的 HIV 抗体监测属于主动监测。

54. B

【解析】我国法定传染病报告属于被动监测。

第十二节　慢性非传染性疾病的流行病学

【A_1型题】

1. 以下除哪项外均为目前公认的导致四类主要慢性病的最重要的、共同的和可改变的危险因素
   A. 吸烟（包括二手烟暴露）
   B. 过量饮酒
   C. 不健康的饮食习惯
   D. 遗传因素
   E. 少体力活动
2. 在2017年1月国务院批准公布的《中国防治慢性病中长期规划（2017—2025年）》中，力争30~70岁人群因心脑血管疾病、癌症、慢性呼吸系统疾病和糖尿病导致的过早死亡率较2015年降低
   A. 5%
   B. 10%
   C. 15%
   D. 20%
   E. 25%
3. 以下哪项不是世界卫生组推荐的关于吸烟的“最划算”的干预措施
   A. 提高税率
   B. 烟草健康提示
   C. 禁止烟草零售
   D. 工作场所和公共场所室内禁止吸烟
   E. 禁止烟草广告、促销和赞助

参考答案与解析

【A_1型题】

1. D

【解析】目前公认的导致四类主要慢性病的最重要的共同的可改变的四大行为危险因素是吸烟（二手烟暴露）、过量饮酒、不健康的膳食习惯、少体力活动。

2. B

【解析】在2017年1月国务院批准公布的《中国防治慢性病中长期规划（2017—2025年）》中，力争30~70岁人群因心脑血管疾病、癌症、慢性呼吸系统疾病和糖尿病导致的过早死亡率较2015年降低10%。

3. C

【解析】吸烟的“最划算”干预措施包括提高税率、工作场所和公共场所室内禁烟、烟草健康警示以及禁止烟草广告、促销和赞助。

第十三节　高血压的流行病学

【A_1型题】

1. 高血压患者一级管理对象随访内容不包括
   A. 监测血压控制情况
   B. 健康教育
   C. 非药物干预
   D. 加强靶器官损害的早期监测和评价
   E. 3个月无效后进行药物治疗
2. 高血压患者应保持适量的体力活动，建议运动达到中等强度，运动时最大心率不超过
   A. 150-年龄
   B. 160-年龄
   C. 170-年龄
   D. 180-年龄
   E. 190-年龄
3. 下列哪项不是高血压的危险因素
   A. 超重与肥胖
   B. 遗传因素
   C. 不良的生活方式
   D. 社会心理因素
   E. 血脂正常
4. 高血压预防中健康教育的对象是
   A. 全人群
   B. 学龄期儿童
   C. 中老年人群
   D. 高血压病高危人群
   E. 高血压患者
5. 下列关于高血压的防治措施中错误的是
   A. 改变不良的行为生活方式
   B. 第一级预防的主要对象是健康人群
   C. 第一级预防的主要对象是高危人群
   D. 每日食盐控制在6g以内
   E. 加强体育锻炼，保持心理健康
6. 对于我国高血压流行病学的特征描述错误的是
   A. 北部和西部为低，东部和南部为高
   B. 过去城市高血压病高于农村，而目前一些局部农村地区高于城市
   C. 一般40岁以前女性高血

压患病低于男性，40 岁以后这种差异性消失
D. 高血压患病率随年龄的增长，而呈明显的上升趋势
E. 高血压患者中约半数以上是收缩期高血压

【A_2 型题】

7. 某女，60 岁，身高 1.60 米，体重 75 公斤，总胆固醇 5.8mmol/L，共具备几项高血压高危因素
A. 1
B. 2
C. 3
D. 4
E. 5

8. 血压 150/85mmHg 属于几级高血压
A. 一级
B. 二级
C. 三级
D. 四级
E. 五级

参考答案与解析

【A_1 型题】

1. D

【解析】加强靶器官损害的早期监测和评价应为二级管理对象的随访内容。

2. C

【解析】高血压患者体力活动最大心率应不超过 170−年龄。

3. E

【解析】高血压主要危险因素包括，超重与肥胖、遗传因素、不良生活方式和社会心理因素等。

4. A

【解析】高血压预防健康教育的对象应是全人群。

5. C

【解析】高危人群是高血压第二级预防的主要对象，其余选项描述均正确。

6. A

【解析】我国高血压的流行特征应是北部和西部为高，东部和南部为低，其余选项关于流行特征的描述均正确

【A_2 型题】

7. C

【解析】本例符合高血压的危险因素有中老年，肥胖，血脂异常（总胆固醇 ≥ 5.7mmol/L）三项。

8. A

【解析】1 级高血压：（轻度）收缩压 140 ~ 159mmHg 或舒张压 90 ~ 99mmHg。2 级高血压：（中度）收缩压 160 ~ 179mmHg 或舒张压 100 ~ 109mmHg。3 级高血压：（重度）收缩压 ≥ 180mmHg 或舒张压 ≥ 110mmHg。

第十四节　糖尿病的流行病学

【A_1 型题】

1. 糖尿病的流行特征不包括
A. 患病率最高的是北美及加勒比海地区
B. 1 型糖尿病的高发年龄为青春期
C. 2 型糖尿病的患病率随年龄增长而上升，在 40 岁以上人群中患病率显著升高
D. 1 型糖尿病的发病有一定季节性，2 型糖尿病的发病无明显季节性
E. 2 型糖尿病的患病率男、女性别差异不大

2. 下列是 1 型糖尿病的主要危险因素的是
A. 体力活动不足
B. 肥胖或超重
C. 遗传因素
D. 早期营养
E. 高能饮食

3. 2 型糖尿病的可能危险因素不包括
A. 遗传因素
B. 感染
C. 缺少运动
D. 高能饮食
E. 胰岛素抵抗

4. 国际公认的，衡量血糖控制水平的“金标准”是
A. 空腹血糖
B. 餐后 2 小时血糖
C. 糖化血红蛋白
D. 随机血糖
E. 尿糖

5. 糖尿病的一级预防不包括
A. 适当体育锻炼
B. 戒烟、限酒
C. 控制体重
D. 健康体检
E. 减少高油、高热食物的摄入

6. 2 型糖尿病患者的筛查以 35 岁及以上常住居民为重点，建议其至少多长时间测 1 次空腹血糖，提高人群血糖知晓率

A. 每个月
B. 每季度
C. 每半年
D. 每年
E. 每2年

参考答案与解析

【A_1型题】

1. E

【解析】我国糖尿病患病率男性高于女性，其余选项描述正确。

2. C

【解析】1型糖尿病的危险因素主要包括遗传因素、病毒感染、自身免疫等。

3. B

【解析】2型糖尿主要危险因素包括：遗传因素、肥胖（或超重）、体力活动不足、膳食因素、早期营养、糖耐量减低、胰岛素抵抗、妊娠糖尿病、社会经济状况、高血压及其他易患因素如社会心理因素、出生及1岁时低体重、服药史、心血管疾病史等。

4. C

【解析】衡量血糖控制水平的“金标准”是糖化血红蛋白。

5. D

【解析】健康体检属于二级预防。

6. E

【解析】以35岁及以上常住居民为重点，利用健康体检、日常诊疗、家庭访视等途径开展筛查，建议其至少每2年测1次空腹血糖，提高人群血糖知晓率。

第十五节　脑卒中的流行病学

【A_1型题】

1. 同西方国家比，我国脑卒中患者中所占比例比较高的
A. 缺血性脑卒中
B. 出血性脑卒中
C. 脑血栓形成
D. 蛛网膜下腔出血
E. 脑梗死

2. 无论是缺血性脑卒中还是出血性脑卒中，均是重要独立危险因素的是
A. 心脏病
B. 吸烟
C. 高血压
D. 糖尿病
E. 饮酒

3. 以下关于我国脑卒中的流行特征描述错误的是
A. 脑卒中的发病率与死亡率北方高于南方
B. 脑出血的比例北方高于南方
C. 脑梗死的发病北方高于南方
D. 脑卒中的发病率与死亡率城市高于农村
E. 脑卒中的发病率与死亡率为男性高于女性

4. 脑卒中的危险因素不包括
A. 肥胖
B. 颈动脉狭窄
C. 高同型半胱氨酸血症
D. 生命早期营养不良
E. 长期被动吸烟

5. 脑卒中按照性质可以分为哪两类
A. 缺血性和出血性
B. 闭塞性和破裂性
C. 狭窄性和出血性
D. 梗死性和出血性
E. 缺血性和破裂性

参考答案与解析

【A_1型题】

1. B

【解析】世界范围内以缺血性脑卒中（脑梗死）为主，中国和日本的脑出血比例高于西方国家。

2. C

【解析】高血压对于缺血性脑卒中和出血性脑卒中都是独立的危险因素。

3. B

【解析】我国脑卒中的发病率与死亡率北方高于南方、城市高于农村、男性高于女性，脑梗死比例北方高于南方，脑出血的比例南方高于北方。

4. D

【解析】脑卒中的危险因素包括：高血压、心脏病、糖尿病、血脂异常、吸烟、饮酒、颈动脉狭窄、肥胖、高同型半胱氨酸血症。

5. A

【解析】脑卒中按照性质分为缺血性和出血性两类。

第十六节　恶性肿瘤的流行病学

【A_1 型题】

1. 以下不符合我国恶性肿瘤流行病学特征的是
   A. 肺癌发病和死亡率逐年上升
   B. 发展中国家和发达国家高发癌谱并存
   C. 农村的发病率和死亡率高于城市
   D. 肝癌的高发区在东南沿海地区
   E. 我国是胃癌高发国家
2. 下列哪项是原发性肝癌的一级预防
   A. 新生儿接种乙型肝炎疫苗
   B. 手术治疗
   C. 普查
   D. 筛检
   D. 康复治疗
3. 下列不属于致癌的生物因素的是
   A. 人乳头状瘤病毒 16 型
   B. 幽门螺杆菌
   C. 乙型肝炎病毒
   D. 日本血吸虫
   E. 甲型肝炎病毒
4. 我国发病率呈下降趋势的肿瘤是
   A. 结肠癌
   B. 肺癌
   C. 前列腺癌
   D. 食管癌
   E. 乳腺癌
5. 恶性肿瘤的主要危险因素有
   A. 吸烟、环境污染、病毒感染
   B. 吸烟、糖尿病、高血压
   C. 吸烟、肥胖、高血压
   D. 吸烟、高血压、高血脂
   E. 不合理饮食、肥胖、高血压

【A_2 型题】

6. 有家族肿瘤史、家族息肉史、息肉溃疡史的 50 岁以上人群，应每年进行一次大便潜血试验，以便早发现
   A. 宫颈癌
   B. 胃癌
   C. 大肠癌
   D. 前列腺癌
   E. 乳腺癌
7. 近 30 年来，部分发达国家全面开展了控烟、膳食指导、环境保护、肿瘤早诊早治等干预措施，美国、加拿大、西欧等国男性肺癌、大肠癌发病率已趋于平稳或略有下降，这些干预措施属于肿瘤的
   A. 一级预防
   B. 二级预防
   C. 三级预防
   D. 包含了一级和二级预防
   E. 包含了一级、二级和三级预防

参考答案与解析

【A_1 型题】

1. C

【解析】我国恶性肿瘤的流行病学特征是农村的发病率和死亡率低于城市。

2. A

【解析】新生儿接种乙型肝炎疫苗预防乙肝进而预防肝癌是一级预防，普查、筛查属于二级预防，手术是临床治疗手段，康复治疗属于三级预防。

3. E

【解析】人乳头状瘤病毒 16 型与宫颈癌有关，幽门螺杆菌与胃癌有关，乙型肝炎病毒、日本血吸虫与肝癌有关，目前尚无证据显示甲型肝炎病毒与癌症有关。

4. D

【解析】我国发病率增长最快的肿瘤是肺癌，随着生活水平的提高和饮食习惯、生活方式向西方模式的转变，我国结肠癌、前列腺癌和乳腺癌发病率呈增高趋势。由于河南林县开展的防止食管癌的大量研究和预防措施，尤其是对高危人群的预防，目前食管癌的发病率已经明显下降。

5. A

【解析】不良生活方式、环境污染、病毒感染都可能与恶性肿瘤的发生有关。

【A_2 型题】

6. C

【解析】有家族肿瘤史、家族息肉史、息肉溃疡史的 50 岁以上人群为大肠癌筛查的适应人群。

7. D

【解析】控烟、膳食指导、环境保护属于一级预防，肿瘤的早诊早治属于二级预防。

第十七节 慢性非传染性疾病调查、监测与评估

【A1型题】

1. 下列哪项不是慢性病及其危险因素调查的目的
   A. 了解慢性病及其相关危险因素在不同地区、不同人群中的流行状况
   B. 分析慢性病相关危险因素流行水平，探索主要慢性病及其危险因素之间的内在联系，预测慢性病流行趋势
   C. 掌握居民健康状况及其影响因素，并提出可行的改善及控制措施
   D. 为制定和评价卫生政策、干预措施提供基础数据
   E. 同时完成慢性病的主动监测和被动监测
2. 慢性病及其危险因素调查最常用的方法是
   A. 现况调查
   B. 病例对照研究
   C. 队列研究
   D. 现场试验
   E. 社区试验
3. 慢性病及其危险因素调查主要分析指标是
   A. 病死率
   B. 生存率
   C. 治愈率
   D. 患病率
   E. 发病率
4. 慢性病及其危险因素调查收集的主要信息不包括
   A. 死亡登记资料
   B. 发病报告资料
   C. 慢性病相关危险因素
   D. 环境资料
   E. 疾病防治的卫生经济学评价资料
5. 慢性病及其危险因素调查主要研究对象一般不包括
   A. 社区内的全部人群
   B. 老年人群
   C. 某企业的职工
   D. 学校教师
   E. 本地区短暂停留的流动人群
6. 按照《全国死因登记信息网络报告工作规范》要求，县及县以上医疗机构在几天内完成对死因报卡的审核和网络报告工作
   A. 3天
   B. 5天
   C. 7天
   D. 10天
   E. 15天
7. 下列哪项不是慢性病三级预防过程评估的意义
   A. 证实结果评价结论的有效性
   B. 有助于保证三级预防实施的质量
   C. 在一定程度上发挥着监督、导向和激励作用
   D. 能够回答三级预防实施者、目标人群和评价者所关注的问题
   E. 干预措施目标的完成情况

参考答案与解析

【A1型题】

1. E

【解析】慢性病及其危险因素的调查目的一般包括：了解慢性病及危险因素的三间分布、流行水平，掌握居民健康状况及其影响因素，提出改善及控制措施，评价卫生政策和干预措施等。

2. A

【解析】慢性病及其危险因素调查常用描述性研究方法，其中现况调查（也称横断面研究）最为常用。病例对照研究和队列研究是分析性研究，要设立对照组，主要用于分析危险因素与疾病间的联系。现场试验和社区试验属于实验性研究。

3. D

【解析】慢性病及其危险因素调查常用现况调查的方法，现况调查是同时调查危险因素和疾病状态，能得到患病率。

4. E

【解析】慢性病及其危险因素调查收集的主要信息包括死亡资料、发病资料、危险因素资料、环境资料、人口社会经济资料、慢性病防治措施相关政策等。

5. E

【解析】根据调查目的选择适宜的人群作为调查对象，可以选择某个区域内的全部人群，也可以是其中一部分如老年人群；也可以是某特殊场所、特殊职业的人群等。

6. C

【解析】县及县级以上医疗机构由病案室或防保科在7天内完毕对卡片的审核和网络报告。不具有网络报告条件的医疗机构，收到《死亡医学证明书》7天内向属地的县（区）级疾病预防控制机构报出。县（区）级疾病预防控制机构收到报告卡后，应在

5个工作日内代为完毕网络报告。

7. E

【解析】慢性病三级预防过程评估的意义包括证实结果评价结论的有效性，有助于保证三级预防实施的质量，在一定程度上发挥着监督、导向和激励作用，能够回答三级预防实施者、目标人群和评价者所关注的问题等。

第十八节 伤害的流行病学

【A_1型题】

1. 按照造成伤害的意图分类，伤害可分为
   A. 故意伤害和非故意伤害
   B. 暴力伤害和非暴力伤害
   C. 国际疾病分类和国际伤害外部原因分类
   D. 国际疾病分类和中国疾病分类
   E. 国际伤害外部原因分类和中国疾病分类
2. 城市人群伤害死亡的原因依次为
   A. 交通事故、非故意跌落、自杀、其他非故意事故、溺水、非故意中毒等
   B. 交通事故、非故意跌落、其他非故意事故、自杀、溺水、非故意中毒等
   C. 交通事故、自杀、其他非故意事故、非故意跌落、溺水、非故意中毒等
   D. 交通事故、溺水、非故意中毒、非故意跌落、自杀、其他非故意事故等
   E. 交通事故、自杀、非故意跌落、其他非故意事故、溺水、非故意中毒等
3. 以下哪项不属于“5E”伤害预防综合策略
   A. 教育预防策略
   B. 环境改善策略
   C. 减少危险因素含量策略
   D. 工程策略
   E. 强化执法策略

参考答案与解析

【A_1型题】

1. A

【解析】按照造成伤害的意图分类分为非故意伤害和故意伤害。

2. A

【解析】城市人群伤害死亡的原因依次为交通事故、非故意跌落、自杀、其他非故意事故、溺水、非故意中毒等。

3. C

【解析】“5E”伤害预防综合策略包括教育预防策略、环境改善策略、工程策略、强化执法策略和评估策略。

第十九节 突发公共卫生事件流行病学

【A_1型题】

1. 除哪项外均为突发公共卫生事件的特征
   A. 突发性
   B. 准备和预防的困难性
   C. 处置和结局的复杂性
   D. 表现呈多样性
   E. 个体性
2. 突发公共卫生事件的分期为
   A. 潜伏期、暴发期、处理期、恢复期
   B. 潜伏期、暴发期、治疗期、预防期
   C. 潜伏期、发病期、处理期、恢复期
   D. 潜伏期、发病期、治疗期、恢复期
   E. 潜伏期、暴发期、处理期、预防期
3. 进行暴发调查时的首要工作是
   A. 确定可能的传播方式
   B. 形成假设并检验假设
   C. 确定问题，核实诊断
   D. 采取预防措施
   E. 扑灭疫情
4. 不属于突发公共卫生事件传染病疫情处置重点注意事项的是
   A. 对传染患者和疑似患者必须隔离治疗
   B. 疫点、留验点消毒工作按照国家卫健委《消毒技术规范》进行消毒
   C. 对不同场所媒介种群及密度进行调查，及时采取有效的杀灭措施
   D. 组织专业人员开展心理疏导和心理危机干预工作
   E. 应根据疾病的严重程度、传播机制、实现的难易程度和暴露的危险程度，分别采取基本防护、加强防护和严密防护的办法

参考答案与解析

【A_1 型题】

1. E

【解析】突发公共卫生事件的特征突发性、群体性、危害性、应急处置的综合性、国际性和透明性、决策的时效性。

2. A

【解析】突发公共卫生事件的分期为潜伏期、暴发期、处理期、恢复期。

3. C

【解析】进行暴发调查时的首要工作是确定问题，核实诊断。

4. D

【解析】传染病防控应注意患者隔离与疫区划分，疫源地消毒，病媒生物控制及个人防护。

第二十节　循证医学与系统综述

【A_1 型题】

1. 循证医学就是
   A. 系统评价
   B. Meta 分析
   C. 临床流行病学
   D. 查找证据的医学
   E. 最佳证据、临床经验和患者价值的有机结合
2. 循证医学实践的核心是
   A. 素质良好的临床医生
   B. 最佳的研究证据
   C. 临床流行病学基本方法和知识
   D. 患者的参与和合作
   E. 必要的医疗环境和条件
3. 循证医学所收集的证据中，质量最佳者为
   A. 单个的大样本随机对照试验
   B. 队列研究
   C. 病例对照研究
   D. 基于多个质量可靠的大样本随机对照试验所做的系统评价
   E. 专家意见
4. 下列说法错误的是
   A. 循证医学实践得到的最佳证据在用于具体患者的时候具有特殊性，必须因人而异
   B. 循证医学实践将为临床决策提供依据，因此唯一强调的是证据
   C. 循证医学不等于 Meta 分析
   D. 循证医学实践不一定会降低医疗费用
   E. 循证医学实践得到的证据并非一成不变
5. Meta 分析在合并各个独立研究结果前应进行
   A. 异质性检验
   B. 相关性检验
   C. 森林图示研究
   D. 回归分析
   E. 标准化
6. 异质性检验的目的是
   A. 增加统计学检验效能
   B. 评价效应合并值的稳定性
   C. 评价研究结果的不一致性
   D. 检查各个独立研究的结果是否具有可合并性
   E. 计算使研究结论逆转所需的阴性结果的报告
7. 发表偏倚是指
   A. 世界上几个主要的医学文献检索库绝大部分来自发达国家，发展中国家比例很小
   B. 研究者往往根据需要自定一个纳入标准来决定某些研究的纳入与否
   C. 有统计学意义的研究结果较无统计学意义的研究结果被报告和发表的可能性更大
   D. 研究结果的筛选过程中筛选者主观意愿的影响而引入的偏倚
   E. 只检索了某种语言的文献资料
8. 失效安全数主要用来估计
   A. 数据库偏倚
   B. 发表偏倚
   C. 筛选者偏倚
   D. 纳入标准偏倚
   E. 英语偏倚

参考答案与解析

【A_1 型题】

1. E

【解析】循证医学就是最佳证据、临床经验和患者价值的有机结合。

2. B

【解析】循证医学实践的核心是最佳的研究证据。

3. D

【解析】循证医学所收集的证据中，质量最佳者为基于多个质量可靠的大样本随机对照试验所做的系统评价。

4. B

【解析】循证医学实践将为临床决策提供依据，证据不是唯一强调的，还包括高素质的临床医生，临床流行病学的基础知识和基本方法，患者的参与。

5. A

【解析】Meta 分析，即定量分析的步骤：合并效应量的表达、异质性检验、合并效应量的计算、合并效应量的表示。

6. D

【解析】异质性检验的目的是检查各个独立研究的结果是否具有可合并性。

7. C

【解析】发表偏倚是指有统计学意义的研究结果较无统计学意义的研究结果被报告和发表的可能性更大。

8. B

【解析】失效安全数主要用来估计发表偏倚。

第二十一节　流行性感冒的流行病学

【A_1 型题】

1. 流行性感冒的病原体是
   A. 流行性感冒细菌
   B. 流行性感冒病毒
   C. 流行性感冒支原体
   D. 脑膜炎双球菌
   E. 新型冠状病毒
2. 流行性感冒病毒中哪种病毒型别除存在于人外还存在于动物中
   A. A 型
   B. B 型
   C. C 型
   D. A+B 型
   E. B+C 型
3. 流行性感冒的传播途径主要是
   A. 经空气传播
   B. 接触传播
   C. 垂直传播
   D. 经食物传播
   E. 医源性传播
4. 流行性感冒发病率曲线的横坐标是以什么为单位的
   A. 小时
   B. 日
   C. 月
   D. 旬
   E. 年
5. 接种流行性感冒疫苗后，以下哪种说法正确
   A. 接种流行性感冒疫苗后可获得终身免疫力
   B. 接种流行性感冒疫苗后产生 5 年以上的免疫力
   C. 接种流行性感冒疫苗后可在半年至 1 年左右有预防同型流感的作用
   D. 接种流行性感冒疫苗后对任何型别的流感都有预防作用
   E. 接种流行性感冒疫苗后维持免疫力的时间不确定
6. 人感染高致病性禽流感的传播途径多为
   A. 经呼吸道传播
   B. 经消化道传播
   C. 经密切接触传播
   D. 经血液传播
   E. 经虫媒传播
7. 对流感的预防措施应采取
   A. 对传染源采取措施
   B. 对易感者采取措施
   C. 对传播途径采取措施
   D. A+B+C，采取综合性措施
   E. 不需采取措施，可自行停止传播

参考答案与解析

【A_1 型题】

1. B

【解析】流行性感冒的病原体是流行性感冒病毒。

2. A

【解析】流行性感冒病毒中 A 型病毒型别除存在于人外还存在于动物中。

3. A

【解析】流行性感冒属于传染病，传播途径是空气传播、飞沫传播。

4. B

【解析】流行性感冒发病率曲线的横坐标以“日”为单位。

5. C

【解析】接种流行性感冒疫苗后接种流行性感冒疫苗后可在半年至 1 年左右有预防同型流感的作用。

6. A

【解析】人感染高致病性禽流感的传播途径多为呼吸道传播。

7. D

【解析】流感的预防措施包括：①疫情监测。对流感病毒、流感样患者以及人群血清免疫状况进行监测。②管理传染源和切断传播途径。对患者进行适当隔

离，对患者的排泄物进行消毒，保持通风，减少传播，控制流行。流行期间应减少大型集体活动。③保护易感人群。主要是接种流感疫苗和使用金刚烷胺及中药进行药物预防。

第二十二节　病毒性肝炎的流行病学

【A_1型题】

1. 甲型肝炎高发区年龄分布特征为
   A. 以儿童为主
   B. 以青年为主
   C. 以中年为主
   D. 以老年为主
   E. 以婴儿为主
2. 乙型肝炎母婴传播，以下列哪项所生的新生儿传播概率最高
   A. HBsAg阳性母亲
   B. 抗-HBs阳性母亲
   C. HBeAg阳性母亲
   D. 抗-HBe阳性母亲
   E. HBsAg和HBeAg双阳性母亲
3. 甲型肝炎传染性最强时是在
   A. 潜伏期
   B. 发病期
   C. 血清转氨酶升高时
   D. 血清转氨酶达高峰前
   E. 有待观察
4. 下列有关甲型肝炎的论述中，哪一项是不正确的
   A. 未发现慢性带菌者
   B. 潜伏期末已有传染性
   C. 呈周期性
   D. 无季节性
   E. 感染早期即可测出抗甲型肝炎抗原的抗体
5. 以下各型肝炎中，哪种型别肯定不经血液传播
   A. 甲型肝炎和乙型肝炎
   B. 乙型肝炎
   C. 甲型肝炎、戊型肝炎
   D. 乙型肝炎、丙型肝炎
   E. 乙型肝炎、丙型肝炎和丁型肝炎
6. 在低地方流行区，乙型肝炎在儿童中
   A. 少见
   B. 多见
   C. 一般
   D. 较多见
   E. 肯定不会发生
7. 下列哪项不是病毒性肝炎的防治措施
   A. 管理传染源
   B. 切断传播途径
   C. 保护易感人群
   D. 早发现、早隔离
   E. 乙肝患者不得从事直接为顾客服务的工作

参考答案与解析

【A_1型题】

1. A

【解析】甲型肝炎高发区年龄分布特征为以儿童为主。

2. E

【解析】孕妇HBsAg携带、同时HBeAg双阳者造成母婴传播的传播率非常高。

3. D

【解析】甲型肝炎传染性最强时是在血清转氨酶达高峰前。

4. D

【解析】甲肝全年均有发病，但有一定的季节性。

5. C

【解析】甲型肝炎、戊型肝炎主要通过粪—口途径传播，常见的有经食物传播、经水传播和经日常生活接触传播，其他途径意义不大。

6. A

【解析】在乙肝低度流行区，儿童感染较少见，多形成20～29岁年龄组发病高峰。

7. E

【解析】病毒性肝炎的防治措施：管理传染源（包括隔离），切断传播途径，保护易感人群。

第二十三节　感染性腹泻的流行病学

【A_1型题】

1. 痢疾杆菌按国际分类法可分为几个群
   A. 2个群
   B. 3个群
   C. 4个群
   D. 5个群
   E. 6个群
2. 痢疾杆菌在外界环境的生存力以哪个群的生存力最强
   A. 福氏菌
   B. 志贺菌
   C. 宋内菌
   D. 沙门菌
   E. 生存力均一样
3. 感染性腹泻的传播途径不包括
   A. 生活接触

B. 经水传播
C. 经食物传播
D. 经苍蝇传播
E. 垂直传播

4. 感染性腹泻的年龄分布以学龄前儿童与下列哪个年龄组的人为发病高峰
A. 10~20 岁青少年
B. 20~40 岁青壮年
C. 40~60 岁中年
D. 60~80 岁老年
E. >80 岁

5. 霍乱弧菌在下述条件下不易存活，哪一项除外
A. 干燥
B. 日光
C. 酸性条件
D. 碱性条件
E. 漂白粉

6. 感染霍乱后免疫力为
A. 终身免疫
B. 短期免疫
C. 不获得免疫力
D. 可获得巩固免疫力
E. 免疫力因人而异

7. 霍乱流行型以哪种为主要表现
A. 暴发型
B. 持续散发型
C. 暴发型与持续散发型并存
D. 以持续散发型为主，兼有暴发型
E. 以暴发型为主，兼有持续散发型

8. 下列哪项不属于感染性腹泻的防治措施
A. 切断传播途径
B. 建立防治门诊
C. 提倡使用药物预防
D. 开展疫情监测
E. 保护易感染群

参考答案与解析

【A_1 型题】

1. C
【解析】痢疾杆菌按国际分类法可分为 4 个群。

2. C
【解析】痢疾志贺菌产生外毒素的能力最强。宋内致贺菌抵抗力最强，痢疾志贺菌最弱。

3. E
【解析】垂直传播即母体的病原体不经过任何媒介物直接传给子代的一种传播方式。

4. B
【解析】感染性腹泻的年龄分布以学龄前儿童与 20~40 岁青壮年的人为发病高峰。

5. D
【解析】霍乱弧菌在碱性条件下生长较好。

6. B
【解析】感染霍乱后免疫力为短期免疫。

7. A
【解析】霍乱流行型以暴发和流行为主要表现。

8. C
【解析】原则上不提倡药物预防，紧急情况下可小范围使用。

第二十四节　性传播疾病、艾滋病的流行病学

【A_1 型题】

1. 关于艾滋病，错误的说法是
A. 艾滋病的病原体是艾滋病病毒
B. 艾滋病的潜伏期长
C. 艾滋病病毒感染者人数明显高于艾滋病患者数
D. 艾滋病只通过同性恋传播
E. 艾滋病是性病的一种

2. 艾滋病的传播途径不包括
A. 性传播
B. 血液传播
C. 母婴传播
D. 共用污染注射器传播
E. 接触传播

参考答案与解析

【A_1 型题】

1. D
【解析】性行为传播包括同性、异性和双性性行为。

2. E
【解析】HIV 主要存在于感染者和患者的血液、精液、阴道分泌物及乳汁中。传播途径主要包括：①性行为：与已感染的伴侣发生无保护的性行为。②静脉注射吸毒。③母婴传播。④血液及血制品（包括人工授精、皮肤移植和器官移植）。

第二十五节 肺结核的流行病学

【A_1型题】

1. 结核分枝杆菌中对人的感染率和治病率最高的是
   A. 结核分枝杆菌
   B. 牛分枝杆菌
   C. 非洲型分枝杆菌
   D. 田鼠分枝杆菌
   E. 亚洲型分枝杆菌
2. 肺结核的主要传播途径是
   A. 经空气传播
   B. 消化道传播
   C. 血液传播
   D. 垂直传播
   E. 虫媒传播
3. 肺结核的主要传染源是
   A. 被污染的水源
   B. 含人型结核菌的牛乳
   C. 痰涂片阳性的肺结核患者
   D. 患有结核病的动物
   E. 健康带菌者
4. 结核病死亡位居传染病死亡
   A. 第一位
   B. 第二位
   C. 第三位
   D. 第四位
   E. 第五位
5. 卡介苗接种后2~3个月结核菌素试验阳性率可达90%以上，一般可维持
   A. 2~3年
   B. 3~5年
   C. 4~6年
   D. 5~10年
   E. 10~15年

【A_3/A_4型题】

（6~8题共用题干）

2000年我国开展了一次全国结核病流行病学调查。该调查将全国各地区划分为东、中、西和京津沪地区，并按有无结核病控制专项项目分为项目地区和非项目地区，在上述各地区中按1：3125的比例，随机抽取257个调查点，每个点的人数约为1500人。调查发现，我国的活动性肺结核、涂阳（痰涂片阳性）肺结核和菌阳（痰培养）肺结核患病率分别为367/10万、122/10万和160/10万，且农村高于城市，中西部地区高于东南沿海，非项目地区高于项目地区。

6. 该研究可以反映我国结核病的
   A. 发病情况
   B. 患病情况
   C. 新发和再感染情况
   D. 感染谱
   E. 地区分布不同的原因
7. 该研究没有使用
   A. 随机抽样
   B. 分层抽样
   C. 整群抽样
   D. 比例抽样
   E. 非概率抽样
8. 报告涂阳患病率和菌阳患病率的目的是
   A. 便于早期发现患者
   B. 研究结核病的病因学
   C. 分析结核病的传播机制
   D. 了解人群中传染性结核病的分布特征
   E. 比较不同地区结核病的治疗效果

参考答案与解析

【A_1型题】

1. A

【解析】结核病的病原体为结核分枝杆菌，属分枝杆菌，主要包括结核分枝杆菌、牛分枝杆菌，非洲型分枝杆菌和田鼠分枝杆菌，以结核分枝杆菌对人的感染率和致病率最高，约占90%。

2. A

【解析】肺结核的主要传播途径是经空气传播。

3. C

【解析】肺结核的主要传染源是痰涂片阳性的肺结核患者。

4. B

【解析】结核病死亡位居传染病死亡第二位。

5. D

【解析】卡介苗接种后2~3个月结核菌素试验阳性率可达90%以上，一般可维持5~10年。

【A_3/A_4型题】

6. B

【解析】该研究可以反映我国结核病的患病情况。

7. E

【解析】该研究使用了随机抽样、分层抽样、比例抽样、整群抽样。

8. C

【解析】报告涂阳患病率和菌阳患病率的目的是分析结核病的传播机制。

第二十六节　医院感染管理

【A_1型题】

1. 医院感染的分类不包括
   A. 自身感染
   B. 医源性感染
   C. 社区获得性感染
   D. 带入感染
   E. 交叉感染
2. 下列关于医院感染的特征的描述哪项不正确
   A. 病原体种类繁多
   B. 病原体来源广泛
   C. 医院中流行的菌株多为耐药菌株
   D. 污染环节相对较少，容易控制
   E. 易感人群中，抗病能力差，感染后病率较高
3. 细胞免疫缺陷的患者易感染
   A. 葡萄球菌、链球菌、革兰阴性杆菌
   B. 葡萄球菌、链球菌、革兰阳性球菌
   C. 放线菌、真菌、病毒
   D. 衣原体、支原体、病毒
   E. 真菌、病毒、衣原体、支原体
4. 我国医院感染的发生率约为
   A. 5%
   B. 10%
   C. 15%
   D. 20%
   E. 25%
5. 医院感染发生率是指
   A. 一定时期内，在所有入院患者中发生医院感染新病例数的频率
   B. 一定时期内，同期住院患者中新发生医院感染例次的频率
   C. 观察期内，医院感染总病例数占同期住院患者总数的比例
   D. 与指示病例有效接触后一个最长潜伏期内，在接触者中续发病例数与接触者总数的比值
   E. 一定期限内，医院感染发病人数占该地区总人口数的比例
6. 为预防和控制医院感染的发生，应做的工作不包括
   A. 加大医院感染的管理力度
   B. 妥善处理各种废物
   C. 加强医院消毒灭菌的监督和监测
   D. 加强临床对抗生素应用的管理
   E. 已污染的液体应在严格消毒后再次使用

参考答案与解析

【A_1型题】

1. C

【解析】医院感染按其感染途径的不同分为自身感染（又称内源性感染）、医源性感染、带入感染和交叉感染4种。

2. D

【解析】医院感染的特征：①由于医院是各种疾病集中的场所，因此其病原体的种类比较繁多，且来源也较广泛。②医院中流行的菌株大多为耐药菌株，甚至为多重耐药性菌株，感染后可给临床治疗带来相当的困难。③污染环节较多，控制难度大。④易感人群集中，抗病能力差，感染后病死率较高。故D项说法错误。

3. C

【解析】不同类型的免疫缺陷患者对不同病原微生物的感染性也不同。体液免疫水平低的患者易感染葡萄球菌、链球菌和革兰阴性杆菌；细胞免疫缺陷的患者易感染放线菌、真菌和病毒等。

4. B

【解析】我国医院感染的发生率在10%左右，在医院的死亡患者中，直接或间接起因于医院感染的达30%~40%。

5. A

【解析】医院感染发生率是指一定时期内，在所有入院患者中发生医院感染新病例数的频率；一定时期内，同期住院患者中新发生医院感染例次的频率是指感染例次发生率；观察期内，医院感染总病例数占同期住院患者总数的比例是指医院感染患病率；与指示病例有效接触后一个最长潜伏期内，在接触者中续发病例数与接触者总数的比值是指医院感染续发率。

6. E

【解析】为预防和控制医院感染，应加强对医源性传播因素的监测和管理，对使用中的诊疗用液应定期进行细菌学检测，禁止使用已污染的液体，对血液及其制品从献血员的筛选到其制成品都应进行严格的病原学检查，故E项说法错误，其余各项均为预防和控制医院感染发生的措施。

第十二章　卫生统计学

第一节　统计学的几个基本概念

【A₁型题】

1. 统计分析包括
   A. 参数估计和假设检验
   B. 集中趋势指标和离散趋势指标的计算
   C. 统计描述和统计推断
   D. 统计描述和假设检验
   E. 统计描述和参数估计
2. 观察单位用定量方法测定某项指标量的大小，所得的资料称为
   A. 计量资料
   B. 计数资料
   C. 分类资料
   D. 分类变量
   E. 等级资料
3. 下列资料属等级资料的是
   A. 白细胞计数（个/升）
   B. 血型（A、B、O、AB）
   C. 体重（kg）
   D. 患者的病情分级（轻、中、重）
   E. 坐高指数（%，坐高/身高）
4. 医学科学研究中的随机样本是指
   A. 总体中的一部分
   B. 研究对象的全体
   C. 总体中特殊的一部分
   D. 总体中有代表性的一部分
   E. 研究对象中一部分有特殊代表性的样本
5. 统计上称小概率事件是指随机事件发生的概率
   A. $P=0.05$
   B. $P<0.05$
   C. $P>0.05$
   D. $P>0.10$
   E. $P\leqslant 0.05$
6. 统计工作的基本步骤是
   A. 设计、收集资料、整理资料和分析资料
   B. 设计、统计分析、统计描述和统计推断
   C. 选择对象、计算统计指标、参数估计和假设检验
   D. 收集资料、计算均数、标准差、标准误
   E. 收集资料、整理资料和分析资料
7. 下列资料何为定性资料
   A. 体重（kg）
   B. 血型（A、B、O、AB）
   C. 血红蛋白（g/L）
   D. 坐高指数（%，坐高/身高）
   E. 白细胞计数（个/升）
8. 统计资料的类型包括
   A. 频数分布资料和等级分类资料
   B. 多项分类资料和二项分类资料
   C. 正态分布资料和频数分布资料
   D. 数值变量资料和等级资料
   E. 定量资料和定性资料
9. 为了做好统计工作，达到预期目标，最重要的是
   A. 原始资料要多
   B. 原始资料要真实可靠
   C. 整理资料要详细
   D. 分析资料要先进
   E. 统计计算精度要高

参考答案与解析

【A₁型题】

1. C

【解析】统计分析包括统计描述和统计推断，统计推断包括参数估计和假设检验。

2. A

【解析】变量值的集合称为资料，资料类型分为计量资料、计数资料和等级资料。计量资料可用定量方法获得变量的测量值，具有计量单位，一般由定量变量构成。计数资料按属性或类别分组获得变量的个数，由定性变量中的分类变量构成。等级资料按程度或级别分组获得变量的个数，由定性变量中的有序变量构成。在临床科研中，收集的数据中往往包含了很多数值变量。由这些变量组成的计量资料必须根据资料设计的特点，采取相应的统计分析方法。

3. D

【解析】等级资料指有一定级别的数据，每一个观察单位没有确切值，各组之间有性质上的差别或程度上的不同。患者的病情根据程度不同可以分为轻、中、重应属于等级资料。

4. D

【解析】随机样本是指总体中的每个个体都有同等的机会被选中，要求具有可靠性和代表性。

概率定律确保在一定的误差范围内，一个足够大且真实的随机样本总是总体的代表。

5. E

【解析】发生概率较小的现象称为小概率事件，统计学中将发生概率≤0.05或≤0.01的事件记为小概率事件。

6. A

【解析】统计工作的步骤是设计、收集资料、整理资料和分析资料。统计设计，是根据统计研究对象的特点和研究的目的、任务，对统计工作的各个方面和各个环节的通盘考虑和安排，是统计认识过程的第一阶段，即定性认识的阶段。搜集资料是统计工作的基础，是根据设计取得准确可靠的原始数据，按其来源时间分为经常性资料和一时性资料。资料要求完整、准确和及时。整理资料对原始资料进行审核、校正、整理并使之系统化、条理化，便于统计分析。分析资料是计算统计指标，反映数据的综合特征，阐明事物的内在联系和规律，得出科学结论。

7. B

【解析】计数资料，又称为定性资料或无序分类变量资料，也称“名义变量资料”，是将观察单位按某种属性或类别分组计数，分别汇总各组观察单位数后而得到的资料，其变量值是定性的，表现为互不相容的属性或类别。计量资料，又称“定量资料”或“数值变量资料”，为观测每个观察单位某项指标的大小而获得的资料，其变量值是定量的，表现为数值大小，一般有度量衡单位。血型分类是根据凝集原A、B的分布把血液分为A、B、AB、O四种类型，没有等级上的差异，是典型的定性资料。

8. E

【解析】卫生统计资料按大类可分为定量资料与定性资料两大类。定量资料：对每个观察单位的各样项指标用定量的方法，通过测量得到的数值，我们把这样的资料称为计量资料，一般有度量衡等单位。定性资料：先将观察单位按某种属性或类别分组，然后清点所得各组的观察单位数；如果各类别间没有等级差异，此时的变量为分类变量，所得资料为计数资料；如果各类别间存在等级上的差异，此时的变量为有序变量（等级变量），所得资料为等级资料。

9. B

【解析】统计工作的步骤是设计、收集资料、整理资料和分析资料。原始资料要真实可靠，因为如果数据不真实，无论后续的整理资料多么合理，分析方法如何先进，计算精确度如何高，都是不准确的。

第二节　定量资料的统计描述

【A_1型题】

1. 频数分布的两个重要特征是
   A. 正态分布与偏态分布
   B. 均数与标准差
   C. 样本均数与总体均数
   D. 集中趋势与离散趋势
   E. 统计量与参数
2. 标准正态分布的均数与标准差分别为
   A. 1与0
   B. 0与1
   C. 0与0
   D. 1与1
   E. 不能确定
3. 下面关于四分位数间距描述不正确的是
   A. 四分位数间距$=P_{75}-P_{25}$
   B. 四分位数间距比极差稳定
   C. 四分位数间距即中间50%观察值的极差
   D. 主要用于描述正态分布资料的变异度
   E. 四分位数间距越大，表示变异程度越大
4. 下面哪种分布的资料，均数等于中位数
   A. 正态分布
   B. 正偏态分布
   C. 负偏态分布
   D. 对数正态分布
   E. 偏态分布
5. 以下关于正态分布特征的描述，不正确的是
   A. 正态分布为左右对称分布
   B. 正态分布的两个参数，σ决定曲线向左或向右移动，μ决定曲线是“胖”还是“瘦”
   C. 正态分布曲线均在横轴上方，在μ处最高
   D. 标准正态分布是正态分布确定两个参数后的一个特例
   E. 正态分布曲线下面积分布有一定规律
6. 变异系数是反映变异程度大小的指标，它属于
   A. 率
   B. 动态数列
   C. 相对比
   D. 构成比
   E. 集中趋势指标
7. 数列40、38、60、48、50、52、60、62的中位数为
   A. 50
   B. 52
   C. 51
   D. 48
   E. 49

8. $\bar{x}$是表示计量资料描述中的哪一类
   A. 集中趋势
   B. 离散趋势
   C. 抽样误差
   D. 相互间差别大小
   E. 个体差异
9. 下列有关参考值范围的描述中，错误的是
   A. 参考值范围就是可信区间
   B. 参考值范围就是正常值范围
   C. 可以用百分位数法计算95%参考值范围
   D. 据实际情况，可以取单侧参考值范围
   E. 确定参考值范围，不使用该人群的极端值
10. 比较1～6岁年龄段的儿童身高变异度指标宜采用
   A. CV
   B. R
   C. S
   D. S^2
   E. 四分位数间距
11. 医学研究中，反映一组血清抗体效价资料的平均水平，常选用
   A. 算术均数
   B. 四分位数间距
   C. 几何均数
   D. 极差
   E. 变异系数
12. 要全面描述正态分布或近似正态分布资料的分布特征，可采用
   A. 均数与标准差
   B. 中位数与四分位数间距
   C. 全距与中位数
   D. 均数与变异系数
   E. 采用频数表
13. 正态分布曲线下，横轴上从均数μ到$\mu+1.645\sigma$的面积为
   A. 95%
   B. 45%
   C. 90%
   D. 47.5%
   E. 49.5%
14. 测得一组资料，如身高或体重等，从统计上讲，下面哪项与其标准差的大小无关
   A. 样本含量的大小
   B. 随机测量误差的大小
   C. 算术均数
   D. 观察值之间变异程度的大小
   E. 分组的多少
15. 描述一组偏态分布资料的离散趋势，最好采用
   A. 全距
   B. 标准差
   C. 方差
   D. 四分位数间距
   E. 变异系数
16. 各观察值均加（或减）同一个数后
   A. 均数不变，标准差改变
   B. 均数改变，标准差不变
   C. 两者均改变
   D. 两者均不变
   E. 不能确定均数和标准差作何改变
17. 健康男子收缩压的参考值范围一般指
   A. 所有健康成年男子收缩压的波动范围
   B. 绝大多数正常成年男子收缩压的波动范围
   C. 所有正常成年男子收缩压的波动范围
   D. 小部分正常成年男子收缩压的波动范围
   E. 所有正常人收缩压的波动范围
18. 在制定尿铅95%参考值范围时，宜采用的界值为
   A. $\bar{x}\pm1.96S$
   B. $\bar{x}\pm1.96S_{\bar{x}}$
   C. $<P_{95}$
   D. $\geqslant P_{95}$
   E. P_5
19. 样本率与已知总体率比较时，已知的总体率可以是
   A. 大量调查得到的稳定结果
   B. 标准值
   C. 理论值
   D. 文献报道的数据
   E. 以上均可以
20. 在制定正常成人肺活量95%参考值范围时，宜采用的界值为
   A. $\bar{x}\pm1.96S$
   B. $>\bar{x}-1.645S$
   C. $<\bar{x}+1.645S$
   D. $>P_5$
   E. $<P_{95}$
21. 关于标准差，表述正确的是
   A. 标准差的单位与原始数据的单位不相同
   B. 标准差的单位与原始数据的单位相同
   C. 标准差没有度量衡单位
   D. 同一资料的标准差一定比均数大
   E. 标准差就是标准误
22. 求某一生理参量的参考值范围时
   A. 正态分布资料只能用均数标准差法
   B. 正态分布资料只能用百分位数法
   C. 偏态分布资料只能用均数标准差法
   D. 偏态分布资料只能用百分位数法
   E. 偏态分布资料既能用均数标准差法又能用百分位数法
23. 标准正态分布曲线下中间90%面积所对应的横轴尺度μ的范围是
   A. −1.282到+1.282
   B. −∞到+1.282
   C. −1.645到+1.645
   D. −∞到+1.645
   E. −1.96到+1.96
24. 随机变量$X\sim N(\mu,\sigma)$，下面哪一项可使其正态分布曲线

的形状越“矮胖”
A. μ 越大
B. μ 越小
C. σ 越大
D. σ 越小
E. μ 越大，σ 越大

25. 欲描述 20 个血清效价资料的集中趋势，最好采用
A. 均数
B. 众数
C. 中位数
D. 几何均数与中位数
E. 几何均数

26. 正态分布有两个参数 μ 与 σ，曲线形状越“瘦高”，意味着
A. μ 越大
B. μ 越小
C. σ 越大
D. μ 与 σ 越接近
E. σ 越小

27. 表示一组正态分布资料变量值的平均水平，宜选用
A. 算术均数
B. 方差
C. 几何均数
D. 标准差
E. 变异系数

28. 表示一组正态分布资料变量值的离散程度，宜选用
A. 算术均数
B. 四分位数间距
C. 几何均数
D. 标准差
E. 变异系数

【A_2 型题】

29. 某地调查了新生儿身长均数为 58.1cm，标准差为 2.2cm；6 岁儿童的身高均数为 119.5cm，标准差为 3.4cm。若对比新生儿与 6 岁儿童身高的变异程度，宜采用
A. 变异系数
B. 极差
C. 标准差
D. 方差
E. 四分位数间距

30. 某病住院日的频数分布呈单峰分布。平均住院日为 10 天，中位数为 5 天，可以看出，住院日的分布是
A. 正态分布
B. 正偏态分布
C. 负偏态分布
D. 左偏态分布
E. 对称分布

31. 下面为某市 238 名健康人发汞值资料，描述其离散趋势，宜采用

发汞值/（μg·g^{-1}）	<0.3	0.3~	0.7~	1.1~	1.5~	1.9~	2.3~	2.7~	3.1~	3.5~
人数	3	17	66	60	48	18	16	6	1	3

A. 标准差
B. 离均差
C. 四分位数间距
D. 方差
E. 变异系数

32. 某地成年男子红细胞数普查结果：均数为 480 万/毫米^3，标准差为 41.0 万/毫米^3，那么标准差反映的是
A. 抽样误差
B. 总体均数不同
C. 随机误差
D. 个体差异
E. 系统误差

33. 某病患者 5 人的潜伏期（天）分别为 6、8、5、11、>15，则平均潜伏期为
A. 5 天
B. 8 天
C. 9 天
D. 10 天
E. 11 天

34. 若正常成人的血铅含量近似服从对数正态分布，拟用 300 名正常人血铅值确定 95% 参考值范围，最好采用（其中 $y=\lg x$）
A. $\bar{x} \pm 1.96S$
B. $\bar{x} + 1.645S$
C. $\lg^{-1}(\bar{y} \pm 1.96S_y)$
D. $\lg^{-1}(\bar{y} + 1.645S_y)$
E. $\lg^{-1}(\bar{x} \pm 1.96S)$

35. 某校一年级男大学生的身高标准差为 4.08cm，体重标准差为 4.09kg，比较二者的变异程度，结果
A. 体重变异度大
B. 身高变异度大
C. 二者变异程度相同
D. 二者标准差不能直接比较
E. 尚不能认为身高和体重变异程度不同

36. 某地随机抽样调查了 100 名健康女性的血红蛋白量，算得其均数为 117g/L，标准差为 10g/L，则其 95% 的参考值范围
A. 117±1.645×10
B. 117±2.58×10
C. 117±2.58×10÷10
D. 117±1.96×10÷10
E. 117±1.96×10

【B_1 型题】

（37~39 题共用备选答案）
A. 均数
B. 几何均数
C. 中位数
D. 方差
E. 四分位数间距

37. 对于一个分布不明的资料，或是分布一端或两端出现不确定值，用于描述其集中趋势是

38. 一组变量值中，若变量值均增加 m，哪一项不变

39. 一组数据都同时乘以 m（$m \neq 0$），那么哪一项将变为 m 倍

（40~42 题共用备选答案）

A. 15.86%

B. 31.73%

C. 68.27%

D. 84.14%

E. 需查 u 界值表

40. 标准正态分布曲线下区间（$-\infty$，+1）所对应的面积为

41. 标准正态分布曲线下区间（1，$+\infty$）所对应的面积为

42. 标准正态分布曲线下区间（-1，+1）所对应的面积为

（43~44 题共用备选答案）

A. $\frac{\bar{x}-\mu}{\sigma}$

B. $\frac{x-\mu}{\sigma}$

C. $\frac{\bar{x}-\mu}{S}$

D. $\frac{x-\mu}{S_{\bar{x}}}$

E. $\frac{\bar{x}-\mu}{S_{\bar{x}}}$

43. 以上哪一个变量为标准正态变量

44. 以上哪一个变量服从 t 分布参考答案与解析

【A_1 型题】

1. D

【解析】频数分布有两个重要特征，即集中趋势和离散趋势。将集中趋势和离散趋势结合起来分析，才能全面地反映事物的特征。一组同质观察值，其数值有大有小，但大多数观察值集中在某个数值范围，此种倾向称为集中趋势；另一方面有些观察值较大或较小，偏离观察值集中的位置较远，此种倾向称为离散趋势。

2. B

【解析】我们称总体均数为 0、总体标准差为 1 的正态分布为标准正态分布。

3. D

【解析】四分位数间距可用于各种分布资料，特别是偏态分布或分布末端无确切值的数据。

4. A

【解析】正态分布资料以均数为中心左右对称，故正态分布的资料，均数等于中位数。

5. B

【解析】μ 决定曲线在横轴上的位置，σ 决定曲线的形状，所以 B 选项正好说反了。

6. C

【解析】变异系数 = 标准差/均数，属于相对比。

7. C

【解析】中位数指将原始观察值按大小排序后，位次居中的那个数值。即 38、40、48、50、52、60、60、62。n 为偶数，是中间两个数的平均值，即（50+52）÷2=51。

8. A

【解析】均数是描述定量变量集中趋势，适用于对称分布，尤其是正态分布的资料；描述定量变量集中趋势的指标还有几何均数和中位数。

9. A

【解析】参考值范围与可信区间的意义不同：可信区间是按预先给定的规律，确定未知参数的可能范围。实际上一次抽样算得的可信区间要么包含总体均数，要么不包含，其意义是该可信区间包含了总体均数，可信的程度为 P，一定不能说成该可信区间有多大的可能性包含了总体均数；参考值范围是特定的“正常人”的解剖、生理、生化等指标的波动范围。参考值范围与可信区间的相关因素不同：可信区间与标准误大小有关，标准误越大，可信区间越大；参考值范围与标准差大小有关，该范围越宽，分布也就越散。参考值范围与可信区间的用途不同：可信区间用于估计总体均数；参考值范围为判断观察对象某项指标正常与否提供参考。

10. A

【解析】变异系数主要用于不同变量间变异程度的比较，尤其是量纲不同的变量或量纲相同但均数相差较大变量间的比较，1~6 岁儿童身高相差较大，不同年龄间的身高存在本质差异，因此应该使用变异系数比较其变异程度。

11. C

【解析】几何均数适用于等比级数资料或对数正态分布资料，抗体效价资料为典型的等比级数资料。

12. A

【解析】均数和标准差的适用条件均是对称分布尤其是正态分布资料，对服从正态分布或近似正态分布的变量，常把均数和标准差结合起来，从平均水平和变异程度两方面上描述变量的分布特征。

13. B

【解析】正态分布曲线下面积分布在（$\mu-1.645\sigma$，$\mu+1.64\sigma$）范围内曲线下面积为 90%，从均数 μ 到 $\mu+1.645\sigma$ 的面积即为 45%。

14. C

【解析】算术均数是对服从对称分布变量的集中趋势描述，标准差是对服从对称分布变量的离散趋势描述，标准差的大小和离均差（$x-\mu$）有关，与均数大小无关。

15. D

【解析】四分位数间距可用于各种分布资料，特别是服从偏态分布的变量。

16. B

【解析】均数是直接将所有的原始数值相加，再除以总例数。

标准差是方差的算术平方根。各观察值均加（或减）同一个数后，均数改变，标准差不变。

17. B

【解析】医学参考值范围是指特定的“正常”人群（排除了对所研究指标有影响的疾病和有关因素的特定人群）的解剖、生理、生化指标及组织代谢产物含量等数据中大多数个体的取值所在的范围。人们习惯用该人群95%的个体某项医学指标的取值范围作为该指标的医学参考值范围。

18. C

【解析】正常人尿铅分布是偏态分布，应使用百分位数法；因尿铅过高异常，过低不异常，故按单侧估计正常人的95%参考值范围。

19. E

【解析】总体率一般为已知的理论值、标准值或经大量观察所得到的稳定值等。

20. B

【解析】正常成人肺活量分布服从正态分布，故使用正态分布法。肺活量仅过低为异常，应采用单侧参考值范围制定下侧界值。

21. B

【解析】标准差的量纲与原变量一致；同一份资料计算出的标准差和均数大小关系是不确定的；标准差反映原始值的变异程度，标准误反映样本均数的变异程度，二者不同。

22. D

【解析】计算医学参考值有两种方法：正态分布法和百分位数法，正态分布法适用于正态分布或近似正态分布资料，百分位数法可用于各种类型的资料。

23. C

【解析】标准正态分布曲线下面积分布在（-1.645，1.645）范围内曲线下面积为90%。

24. C

【解析】σ 决定曲线的形状，当 μ 恒定时，σ 越大，数据越分散，曲线越“矮胖”；σ 越小，数据越集中，曲线越“瘦高”。

25. E

【解析】几何均数适用于等比级数资料或对数正态分布资料，效价资料为典型的等比级数资料。

26. E

【解析】σ 决定曲线的形状，当 μ 恒定时，σ 越大，数据越分散，曲线越“矮胖”；σ 越小，数据越集中，曲线越“瘦高”。

27. A

【解析】算术均数描述正态分布或近似正态分布数据的平均水平，总体均数用 μ 表示，样本均数用 X 表示。方差表示正态分布或近似正态分布数据的离散情况，由离均差的平方和除以样本个数得到。几何均数用以描述对数正态分布或数据呈倍数变化资料的水平。标准差是方差的正平方根，使用的量纲与原量纲相同，适用于近似正态分布的资料。变异系数用于观察指标单位不同或均数相差较大时两组资料变异程度的比较，用 CV 表示。计算：标准差/均数×100%。

28. D

【解析】标准差适用于对称分布变量，特别是服从正态分布或近似正态分布的变量，常把均数和标准差结合起来，从平均水平和变异程度上两方面上描述变量的分布特征。

【A_2 型题】

29. A

【解析】变异系数主要用于不同变量间变异程度的比较，尤其是量纲不同的变量或量纲相同但均数相差较大变量间的比较。

30. B

【解析】对称分布时平均数与中位数应该一致，当两侧不对称时的分布称为偏态分布，当单峰向左移时称为正偏态分布，当单峰向右移时称为负偏态分布。本题中中位数为5，即中间位置为5日，而平均住院日为10日，即单峰向左移，因为频数位于中间位置的数小于平均住院日，所以是正偏态分布。

31. C

【解析】四分位数间距可用于各种分布资料，特别对服从偏态分布的变量，从频数表可知该组数据服从偏态分布。

32. D

【解析】标准差反映组内个体间的离散程度，所以是个体差异。

33. B

【解析】该组数据无确切的最大值，描述平均水平应使用中位数，中位数指将原始观察值按大小排序后，位次居中的那个数值。n 为奇数，即5、6、8、11、>15。即为8。

34. D

【解析】血铅含量过高异常，过低不异常，故参考值范围为单侧有上限，因为其服从对数正态分布，可将其进行对数变换，变换后的数据服从正态分布，可用正态分布法制定参考值范围。

35. D

【解析】身高和体重的单位不同，不能直接比较标准差，若比较二者的离散程度应计算变异系数。

36. E

【解析】血红蛋白服从正态分布，过高过低均异常，故应使用正态分布法制定双侧95%参考值范围。

【B_1 型题】

37. C

【解析】中位数是指将原始观察值按大小排序后，位于居中的那个数值。中位数适用于各种分布的变量，特别是偏峰分布的变量或分布末端没有确切值的资料。由于中位数不是利用全部的观察值计算出来的，它只与位次居中的观察值大小有关，因此它不受分布两端特大或特小值的影响。对分布末端无确定值的资料，不能直接计算均数和几何均数时，亦可以计算中位数。抓住题干中的“分布不明”和“一端或两端出现不确定值”。

38. D

【解析】方差反应数值变量的离散趋势，其大小与离均差有关，当每个数值均增加 m 后，离均差不变，资料的变异程度不变。

39. A

【解析】算术均数简称均数，适用于服从对称分布变量的平均水平描述，这时均数位于分布的中心，能反映全部观察值的平均水平。根据均数的计算公式可知同时乘以 m（$m\neq0$），则结果将变为 m 倍。

40. D

【解析】标准正态分布（-1，1）区间内，曲线下的面积为68.27%。（-1，0）的面积为34.14%，所以（-∞，+1）所对应的面积为84.14%。

41. A

【解析】100% - 84.14% = 15.86%。

42. C

【解析】标准正态分布曲线下（-1，+1）的面积为68.27%。

43. B

【解析】$\frac{x-\mu}{\sigma}$ 为标准化变换的定义公式。

44. E

【解析】$\frac{\bar{x}-\mu}{S_{\bar{x}}}$ 为 t 分布的定义公式。

第三节　总体均数的估计和假设检验

【A_1 型题】

1. 两样本方差齐性检验的特点是
   A. $F<1$
   B. F 可大于1，也可以小于1
   C. F 值越大，P 值越小
   D. F 值越大，P 值越大
   E. F 值和 P 值无关
2. 两小样本均数比较时，若方差不齐，可选择
   A. t' 检验
   B. t 检验
   C. F 检验
   D. χ^2 检验
   E. u 检验
3. 两样本比较时，分别取以下检验水准，哪项可使Ⅱ型错误最小
   A. $\alpha=0.05$
   B. $\alpha=0.01$
   C. $\alpha=0.10$
   D. $\alpha=0.15$
   E. $\alpha=0.20$
4. 多个样本均数间两两比较时，若采用 t 检验的方法，则会出现的情况是
   A. 结果与 q 检验相同
   B. 结果比 q 检验更合理
   C. 可能出现假阴性的结果
   D. 可能出现假阳性的结果
   E. 无法判断哪种方法好
5. 两样本均数比较，需检验 H_0：$\mu_1=\mu_2$ 是否成立，可考虑用
   A. 方差分析
   B. t 检验
   C. u 检验
   D. χ^2 检验
   E. 方差分析、t 检验、u 检验3种方法均可
6. 两小样本均数比较采用 t 检验应满足
   A. 方差齐性
   B. 正态性
   C. 独立性
   D. 平行性
   E. 方差齐性、正态性和独立性
7. 两样本均数比较，经 t 检验差别有统计学意义时，P 值越小，说明
   A. 两样本均数差别越大
   B. 两总体均数差别越大
   C. 越有理由认为两总体均数不同
   D. 越有理由认为两样本均数不同
   E. 越有理由认为两总体均数相同
8. 在率比较的假设检验中，由于观察单位数较小，得 $P>0.05$，若适当增加样本观察单位数，可增大
   A. Ⅰ型错误
   B. Ⅱ型错误
   C. 理论频数
   D. 率的抽样误差
   E. 混杂因素
9. 做假设检验下结论时，是否拒绝零假设决定于以下各项，其中错误的一项是
   A. 被研究的事物有无本质差异
   B. 选用检验水准的高低
   C. 抽样误差的大小
   D. 样本含量的多少
   E. 系统误差的大小
10. 有关 t 分布与正态分布的关系的描述，以下正确的是
   A. 二者都是单峰分布，以 μ 为中心，左右两侧对称
   B. 当样本含量无限大时，二者分布一致
   C. 曲线下中间95%面积对应的分位点均为 $\bar{x}\pm1.96$

D. 当样本含量无限大时，t 分布与标准正态分布一致
E. 当总体均数增大时，分布曲线的中心位置均向右移

11. 3组以上某实验室指标的测量值服从正态分布且方差齐。任两组分别进行多次 t 检验代替方差分析，将会
A. 明显增大犯Ⅰ型错误的概率
B. 使结论更加具体
C. 明显增大犯Ⅱ型错误的概率
D. 使计算更加简便
E. 使结论更加合理

12. 抽样研究中，适当增加观察单位数，不可以
A. 减小Ⅰ型错误
B. 减小Ⅱ型错误
C. 减小抽样误差
D. 提高检验效能
E. 减小系统误差

13. 总体率（1-α）可信区间指
A. 求得的区间包含总体率，可信的程度为（1-α）
B. 计算样本率抽样误差的大小
C. 求得总体率的波动范围
D. 估计样本率的大小
E. 估计样本含量

14. 配对设计的目的是
A. 操作方便
B. 提高测量精度
C. 计算简便
D. 为了可以使用 t 检验
E. 提高组间可比性

15. 生存率的标准误
A. 是反映平均水平的指标
B. 可用生存率曲线来比较
C. 可反映生存时间与结局的趋势
D. 用来说明生存率抽样误差的大小
E. 与标准差一样，可用来说明个体变异的大小

16. 下面说法不正确的是
A. 区间估计和假设检验都属于统计推断的内容
B. 假设检验用于推断总体参数间是否有质的区别
C. 区间估计除可用于推断总体参数的范围，还可以回答假设检验的问题
D. 区间估计可以替代假设检验
E. 假设检验的结论是具有概率性的，存在犯错误的可能

17. $\sigma_{\bar{x}}$ 表示的含义是
A. 均数的标准误
B. 均数的标准误估计值
C. 样本均数的标准误
D. 样本均数的标准误估计值
E. 总体均数的标准误估计值

18. 有关可信区间与参考值范围的区别，下列描述正确的是
A. 参考值范围指的是调查的一组资料中变量值分布范围，而可信区间是指在可信度为 α 时，估计总体参数可能存在的范围
B. 参考值范围可以由 $\bar{x} \pm US$ 计算出，而可信区间可以由 $\bar{x} \pm t_{\alpha/2,\ \nu}S_{\bar{x}}$ 计算出
C. 参考值范围与标准差有关，标准差越大，该范围越窄
D. 可信区间与标准误有关，标准误越大，可信区间则越小
E. 参考值范围与标准误有关，可信区间与标准差有关

19. 统计推断包括
A. 统计描述和假设检验
B. 参数估计和假设检验
C. 统计描述和统计分析
D. 点估计和区间估计
E. 计算出均数和标准差

20. 如何使用单侧检验与双侧检验，下列哪一项为错误
A. 甲、乙两个总体有差别时，甲高于乙或乙高于甲的可能性都存在，则选双侧检验
B. 在根据专业知识，只有一种可能性，则选单侧检验
C. 在预实验的探索中，一般用双侧检验
D. 在研究者只关心一种可能性时，选单侧检验
E. 单侧检验结果更稳妥，故一般首选单侧检验

21. 配对设计资料的 t 检验中，用药前数据减去用药后数据，与用药后数据减去用药前数据，两次 t 检验
A. t 值符号相同，结论相反
B. t 值符号相同，结论相同
C. t 值符号相反，结论相反
D. t 值符号相反，结论相同
E. 结论可能相同或相反

22. 两样本均数的比较，$P < 0.0001$，可认为两总体均数
A. 差别非常大
B. 有差别
C. 无差别
D. 差别较大
E. 还难以下结论

23. 在两样本均数差别的 t 检验中，事先估计并确定合适的样本含量的一个重要作用是
A. 控制Ⅰ型错误概率的大小
B. 可以消除Ⅰ型错误
C. 控制Ⅱ型错误概率的大小
D. 可以消除Ⅱ型错误
E. 可同时消除Ⅰ型错误和Ⅱ型错误

24. 假设检验的一般步骤中不包括以下哪一项
A. 选定检验方法和计算检验统计量
B. 对统计参数作出区间估计
C. 建立假设和确定检验水准
D. 直接算出 P 值
E. 作出推断性结论

25. 下面关于标准差与标准误的说法不正确的是

A. 二者均是表示变异度大小的指标
B. 同一份资料，标准差越大，标准误也越大
C. 随着 n 的增大，标准差与标准误均减小
D. 标准差可用于参考值范围的计算
E. 标准误可用于可信区间的计算

26. 当样本例数相同时，计量资料的成组 t 检验与配对 t 检验相比，一般情况下为
A. 成组 t 检验效率高一些
B. 配对 t 检验效率高一些
C. 二者效率相等
D. 大样本时二者效率一致
E. 与两组样本均数的大小有关

27. 区间 $\bar{x} \pm 1.96S_{\bar{x}}$ 可用来
A. 估计 95% 的医学参考值范围
B. 估计样本均数的 95%可信区间
C. 表示 95%的总体均数在此范围内
D. 估计总体均数的 95%可信区间
E. 表示样本变量值的分布情况

28. 在同一总体随机抽样，样本含量 n 固定时，α 越大，用总体均数 μ 的可信区间 $\bar{x} \pm t_{0.05/2,\nu}S_{\bar{x}}$ 估计 μ，估计情况是
A. 其精度越差
B. 其精度不变
C. 错的概率不变
D. 错的概率越小
E. 错的概率越大

29. 在可信度确定的条件下，下面哪项可用来减小区间的宽度
A. 增加样本含量
B. 用 u 界值代替 t 界值
C. 按原来的样本含量重新抽样
D. 去掉变异度比较大的观察值
E. 减小样本含量

30. HBsAg 总体阳性率 95%可信区间表示
A. 总体中有 95%的个体值在此范围内
B. 若有 100 个人，其中 95 个人在此范围内
C. 100 个总体阳性率，有 95 个分布在此范围内
D. 总体率一定，每 100 个阳性者中有 95 个在此范围内
E. π 一定时，随机抽取 n 相等的 100 个样本率，至少有 95 个推断正确

31. 抽样研究中，标准误越大，表示什么越大
A. 系统误差
B. 样本含量
C. Ⅰ型错误
D. 把握度
E. 抽样误差

32. 两样本率比较可用 u 检验的条件是
A. 两个样本率的差别大
B. 两个样本率的差别小
C. 两个样本率均较大
D. 两个样本率均较小
E. 两个样本含量均较大，且两个样本率均不接近 0 也不接近 1

33. 差异无统计学意义，则下列结论哪一个是错误的
A. 应接受无效假设，而拒绝备择假设
B. 无效假设被接受的可能性等于或不到 5%
C. 比较的两个事实确实来自同一总体
D. 事实上无差异
E. 观察数目不够多

34. 通常可采用以下哪种方法来减小抽样误差
A. 增大样本标准差
B. 减小样本标准差
C. 增加样本含量
D. 减小样本含量
E. 增大样本均数

35. 正态性检验，按 $\alpha = 0.10$ 水准，认为总体服从正态分布，此时若推断有误，其错误的概率是
A. 大于 0.10
B. 小于 0.10
C. 等于 0.10
D. β，而 β 未知
E. $1-\beta$，而 β 未知

36. 判断两总体率是否有差别，若取 $\alpha = 0.05$，当 $P \leqslant 0.05$ 时，则
A. 可认为两总体率有差别
B. 可认为两总体率无差别
C. 可认为两总体率一定有差别
D. 两总体率一定无差别
E. 两样本率无差别

37. Ⅰ型错误的概念是
A. 零假设是不对的，统计检验结果未拒绝零假设
B. 零假设是对的，统计检验结果未拒绝零假设
C. 零假设是不对的，统计检验结果拒绝零假设
D. 零假设是对的，统计检验结果拒绝零假设
E. 备择假设是不对的，统计检验结果拒绝备择假设

38. 增大样本含量，理论上可使其变小的是
A. 样本的变异系数
B. 样本的标准差
C. 均数的抽样误差
D. 样本均数
E. 总体均数

39. 两样本均数比较的 t 检验，$P<0.05$，按 $\alpha = 0.05$ 水准，认为两总体均数不同。此时若推断有误，则犯Ⅰ型错误的概率是

A. $P<0.05$
B. $P>0.05$
C. $P=0.05$
D. $P=0.95$
E. P 未知

40. 两样本均数比较的 t 检验，差别有显著性时，P 越小，说明
A. 两总体均数的差别不大
B. 两总体均数的差别越大
C. 越有理由认为两总体均数的差别很大
D. 越有理由认为两总体均数不同
E. 越有理由认为两样本均数不同

41. 由 t 分布可知，自由度 v 越小，t 分布的峰越矮，尾部翘得越高，故正确的是
A. $t_{0.05/2,5}>t_{0.05/2,1}$
B. $t_{0.05/2,5}=t_{0.05/2,1}$
C. $t_{0.05/2,1}>t_{0.01/2,1}$
D. $t_{0.05/2,1}>t_{0.05/2,5}$
E. 以上都不对

【A₂ 型题】

42. 以往的经验：某高原地区健康成年男子的红细胞数不低于一般健康成年男子的红细胞数。某医师在某高原地区随机抽取调查了100名健康成年男子的红细胞数，与一般健康成年男子的红细胞数进行 t 检验后，得到 $P=0.1785$，故按照 $\alpha=0.05$ 的水准，结论为
A. 该地区健康成年男子的红细胞数高于一般健康成年男子的红细胞数
B. 该地区健康成年男子的红细胞数等于一般健康成年男子的红细胞数
C. 尚不能认为该地区健康成年男子的红细胞数高于一般健康成年男子的红细胞数
D. 尚不能认为该地区健康成年男子的红细胞数等于一般健康成年男子的红细胞数
E. 无法下结论，因为可能犯Ⅱ型错误

43. 用某新药治疗急性腹泻患者31例，1周后痊愈25例，由此可认为
A. 新药疗效好
B. 该新药疗效一般
C. 该新药只有近期疗效
D. 此治疗例数少，可用可信区间推论治疗情况
E. 无法说明该新药疗效是否有意义

44. 某地成年男子红细胞普查结果：均数 $4.8\times10^{12}/L$，标准差 $0.41\times10^{12}/L$，随机抽取10名男子，测得红细胞均数 $4\times10^{12}/L$，标准误 $0.5\times10^{12}/L$，那么标准误反映的是
A. 抽样误差
B. 总体均数不同
C. 随机误差
D. 个体差异
E. 系统误差

45. 某医院采用心理学诱导的方法治疗了100名失眠患者，随访3个月后发现，80人失眠有不同程度的改善，下列结论正确的是
A. 心理学诱导方法治疗失眠有效
B. 心理学诱导治疗失眠无效
C. 因样本量不大而无法下结论
D. 因观察时间不长而疗效可疑
E. 因未设立对照组而无法下结论

46. 若已知一份资料中，18名成年女子分两组用两种测量肺活量的仪器测最大呼吸率（L/min），比较两种方法检测结果有无差别，可进行
A. 成组设计的 μ 检验
B. 配对设计的 μ 检验
C. 成组设计的 t 检验
D. 配对设计的 t 检验
E. q 检验

【B₁ 型题】

（47~50题共用备选答案）
A. 样本均数与总体均数的 t 检验
B. u 检验
C. 成组 t 检验
D. 配对 t 检验
E. 正态性检验

47. 甲地区200名15岁男孩与乙地200名15岁男孩身高均数之差的检验为
48. 甲地区20名15岁男孩与乙地20名15岁男孩身高均数之差的检验为
49. 某年某县20名15岁男孩身高均数与同年该市人口普查得到的15岁男孩身高均数之差的检验为
50. 检验甲县96名15岁男孩的身高是否服从正态分布，应采用

（51~55题共用备选答案）
A. 两独立样本比较的 t 检验
B. u 检验
C. 方差齐性检验
D. t'检验
E. 正态性检验

51. 证明一组数据的分布是否具有正态性的检验方法为
52. 验证两个样本的方差的不等是不是由抽样误差引起的可用哪种方法
53. 两大样本均数的比较可用
54. 当两样本方差不齐时，进行均数比较可用哪种方法
55. 当两个样本例数均为20，且具有正态性和方差齐性的条件，则两均数比较可用哪种方法

（56~58题共用备选答案）
A. CV
B. S

C. $S_{\bar{x}}$
D. R
E. t
56. 均数的抽样研究中，欲使样本均数推断总体均数的可靠性大，哪项必然小
57. 哪项指标小，说明均数对一组观察值的代表性好
58. 假设检验中，P越小则哪项越大
（59~60题共用备选答案）
A. 两总体均数相等
B. 两总体均数不等
C. 差值的总体均数等于0
D. 差值的总体均数不等于0
E. 样本的总体均数与已知的总体均数相等
59. 配对设计资料的t检验，其检验假设为
60. 成组设计两样本均数比较的t检验，其检验假设为

参考答案与解析

【A_1型题】

1. C

【解析】两样本方差齐性检验$F=\frac{S_{大}^2}{S_{小}^2}\geqslant 1$，$F$值越大，$P$值越小。

2. A

【解析】在进行两小样本检验时，如果两样本的方差齐则使用t检验，如果两方差不齐则使用t'检验。

3. E

【解析】当样本容量n一定时，α越小，β越大；α越大，β越小，Ⅱ型错误越小。

4. D

【解析】多个样本均数间两两比较时，若采用t检验的方法，则会使犯Ⅰ型错误的概率增高（超过研究者设定的检验水准），即拒绝实际上成立的H_0，接受H_1，可能将实际上无差异的两个总体均数误判为有差异，造成了假阳性。

5. E

【解析】χ^2检验是用于率或构成比之间的差别是否有统计学意义，t检验用于正态方差齐的两个小样本均数比较，u检验用于正态方差齐的两个大样本均数比较，方差分析用于正态方差齐的两个或多个均数的比较。

6. E

【解析】t检验的应用条件是随机样本、来自正态分布总体、方差齐性。题干中已明确说明是两个样本，所以还具有独立性。

7. C

【解析】两样本均数比较，经t检验，差别有显著性时，P越小，说明拒绝H_0的理由越充分，即越有理由认为两总体均数不同，P值的大小不能反映总体均数差别大小。

8. C

【解析】使用χ^2检验在任何情况下都要注意理论频数T不能太小。一般要求各格的理论频数均应大于1，且$T<5$的格子数不宜多于格子总数的1/5。如果理论频数太小，最好的办法是增加观察例数以增大理论频数。而两类错误、抽样误差都和样本量呈反比。

9. E

【解析】系统误差是一种非随机性误差，在进行科学研究时应对其消除或尽量控制系统误差。

10. D

【解析】t分布是以0为中心的单峰分布，正态分布是以均数为中心的单峰分布，均数为0标准差为1的正态分布为标准正态分布，当样本含量无限大时，t分布与标准正态分布一致。

11. A

【解析】Ⅰ型错误是指拒绝了实际上成立的、正确的假设，为“弃真”的错误。如题所示任两组分别进行多次t检验代替方差分析将会使Ⅰ型错误概率明显增高。

12. E

【解析】增加样本例数可以减小犯Ⅰ型错误、Ⅱ型错误的概率，也可以减小抽样误差的大小，检验效能（检验功效）为$1-\beta$，会随着样本量的增加而提高。

13. A

【解析】可信度一般记为$(1-\alpha)$，其中，α值由研究者预先规定，常取0.05，表示“区间包含总体率，可信的程度为$(1-\alpha)$”，也可以表示“有$(1-\alpha)$的可能得到包含总体率的区间”。

14. E

【解析】配对设计指按照主要的非处理因素相同或相似的原则将研究对象配成对子，同一对中的两个个体随机分配到两个不同的处理组中，通过配对的方式可以有效控制非处理因素的影响，提高组间的可比性。

15. D

【解析】生存率的标准误即生存率的标准差，用来反映样本率围绕总体率的离散程度，也表示生存率抽样误差的大小，而与之相似的标准差是表示个体间的变异情况。

16. D

【解析】①可信区间具有假设检验的主要功能：在α水准上可回答差别有无统计学意义。②可信区间可提供假设检验没有提供的信息：根据可信区间上、下限的数值大小可判断差别是否具有实际意义。③假设检验可提供确

切的 P 值，可信区间只能在预先确定的可信度 100（$1-\alpha$）%水平上进行推断，没有精确的概率值，且有可能增大Ⅱ型错误。④可信区间推断量的大小，即推断总体均数范围；假设检验推断质的大小即推断总体均数是否存在不同。只有把可信区间和假设检验结合起来，互相补充才是对问题比较的完整分析。所以，区间估计不可以替代假设检验。

17. A

【解析】$\sigma_{\bar{x}}$ 为样本均数的标准差，称为均数的标准误，简称标准误，也是标准误的理论值，$S_{\bar{x}}$ 为标准误的估计值。

18. B

【解析】参考值范围可以由 $\bar{x} \pm US$ 计算出，而可信区间可以由 $\bar{x} \pm t_{\alpha/2,\ \nu}S_{\bar{x}}$ 计算出。A 选项中可信度应为 $1-\alpha$；C 选项中标准差越大，范围越宽；D 选项中标准误越大，可信区间越大。

19. B

【解析】统计分析包括统计描述和统计推断，统计推断包括参数估计和假设检验，参数估计包括点估计和区间估计，假设检验包括参数检验和非参数检验。

20. E

【解析】单侧检验和双侧检验相比较，双侧检验结果更为稳妥。

21. D

【解析】由 t 检验统计量公式可看出配对设计资料的 t 检验中，用药前数据减去用药后数据，与用药后数据减去用药前数据，两次 t 检验 t 值符号相反，t 分布是以 0 为中心的对称分布，做结论时使用 t 的绝对值查表，绝对值相同时查表得到的 P 值相同，故结论相同。

22. B

【解析】只能通过 P 值的大小判断两总体均数是否有差别，P 值越小说明拒绝 H_0 的理由越充分，即越可以判断两总体均数不同，而不能判断差别的大小。

23. C

【解析】样本量大小和两类错误有关，Ⅰ型错误通常由设定的检验水准决定，检验水准为规定的允许犯Ⅰ型错误的最大概率，进行假设检验时事先估计并确定合适样本量的主要目的是可控制Ⅱ型错误概率大小。

24. B

【解析】假设检验的一般步骤中包括建立检验假设和确定检验水准、选定检验方法和计算检验统计量、确定 P 值作出推断性结论。

25. C

【解析】当样本含量 n 足够大时，标准差趋向稳定；而标准误随 n 的增大而减小，甚至趋于 0。标准差反映个体值的变异度、标准误反映样本均数的变异度；标准误与标准差呈正比，与样本量呈反比，故同一份资料标准差越大则标准误越大；标准差和均数结合可计算参考值范围，标准误和均数结合可计算可信区间。

26. B

【解析】配对设计指按照主要的非处理因素相同或相似的原则将研究对象配成对子，同一对中的两个个体随机分配到两个不同的处理组中；完全随机设计是将研究对象随机分成两组，每组随机接受一种处理。配对设计与完全随机设计相比可以更好地控制混杂因素，检验效率会更高。

27. D

【解析】若指标服从正态分布，95%参考值范围的公式是 $\bar{x} \pm 1.96S$。总体均数 95%可信区间的公式是 $\bar{x} \pm 1.96S_{\bar{x}}$。

28. E

【解析】在同一总体随机抽样，样本含量 n 固定时，α 越大，可信度越小，用总体均数 μ 的可信区间估计 μ，估计情况是错的概率越大，α 越大，t 或 u 界值越小，区间的宽度越窄，精度越高。

29. A

【解析】区间就是指总体均数的可信区间。减小区间宽度就是指减少区间的取值范围，即精确度越好的意思，也即该样本代表总体的代表性越好。区间宽度可用 $2t_{\alpha/2,\ \nu}S_{\bar{x}}$ 计算，增加样本含量时 t 分布曲线的形状会变的“瘦高”，α 不变时 t 界值会变小，即可以减少区间的宽度，提高区间的精度。

30. E

【解析】区间估计是按一定的概率或可信度（$1-\alpha$）用一个区间来估计总体参数所在的范围，总体均数 95%可信区间是指按 95%可信度估计的总体均数的所在范围。一般来说，总体率的 95%可信区间的含义可以理解为如果重复 100 次抽样，每次样本含量均为 n，则在此 100 个可信区间中，平均有 95 个包含总体率，5 个不包含总体率。

31. E

【解析】标准误反映样本均数围绕总体均数的离散程度，也反映样本均数抽样误差的大小。

32. E

【解析】两个样本率比较的假设检验目的是由两个样本率 p_1 和 p_2 来推断其代表的两个总体率 π_1 和 π_2 是否不同。采用 u 检验的条件是两个样本含量 n_1 与 n_2 均较大，且 p_1 与 p_2 均不接近于 0 也不接近于 1，特别是 np 和 $n(1-p)$ 均 ≥ 5。

33. B

【解析】差异无统计学意义，$P>0.05$，表示无效假设被接受的可能性大于 5%。

34. C

【解析】根据标准误的计算公式，$\sigma_{\bar{x}} = \sigma/\sqrt{n}$，标准误与标准差

成正比，与样本量成反比，当确定研究总体后总体标准差为固定值，实际应用中常通过增加样本量来减小抽样误差。

35. D

【解析】正态性检验，按 $\alpha=0.10$ 水准，认为总体服从正态分布，此时若推断有误，所犯错误为Ⅱ型错误，错误的概率是 β，而 β 未知。

36. A

【解析】P 值是指在 H_0 成立的条件下，获得大于及等于（或小于及等于）现有样本统计量的概率。一般用算得的样本统计量查相应的界值表，确定 P 值。将 P 值与预先规定的检验水准 α 相比，作出推断结论。当 $P\leqslant\alpha$ 时，拒绝 H_0，接受 H_1，差异有统计学意义；当 $P>\alpha$ 时，不拒绝 H_0，差异无统计学意义。本题中，$\alpha=0.05$，$P\leqslant0.05$，则可以认为两总体率有差别。假设检验的结论存在犯错误的可能，因此不可做肯定性结论。

37. D

【解析】拒绝了实际上成立的 H_0。这类“弃真”的错误称为Ⅰ型错误，其概率常用 α 表示。

38. C

【解析】在其他条件不变的情况下，抽样单位的数目越多，抽样误差越小；抽样单位的数目越少，抽样误差越大。这是因为随着样本数目的增多，样本结构越接近总体，抽样调查也就越接近全面调查。

39. A

【解析】P 值的定义：在零假设成立的条件下，出现统计量目前值及更不利于零假设数值的概率。意义：当零假设 H_0：$\mu_1=\mu_2$ 成立时，我们凭借样本中所见的 $\bar{x}_1\neq\bar{x}_2$ 去拒绝零假设（下阳性结论），有可能犯假阳性错误，犯假阳性错误的概率就是 P。

40. D

【解析】两样本均数比较，经 t 检验，差别有显著性时，P 越小，说明越有理由认为两总体均数不同。

41. D

【解析】根据题干可知，P 相同，自由度越小，t 值越大，所以 $t_{0.05/2,1}>t_{0.05/2,5}$。

【A2 型题】

42. C

【解析】$P>0.05$，不拒绝 H_0，差异没有统计学意义，尚不能认为该地区健康成年男子的红细胞数高于一般健康成年男子的红细胞数。

43. E

【解析】本题中只给出了一种药的患者与痊愈人数，无法构成一个频率分布，不能作出假设检验，从而无法判断该新药的疗效是否有意义。

44. A

【解析】标准误是描述样本均数抽样分布的离散程度及衡量均数抽样误差大小的尺度。

45. E

【解析】本题中只给出了一种方法的人数，无法构成一个频率分布，不能作出假设检验，从而无法判断该方法的治疗效果是否有意义。

46. C

【解析】18名成年女子分两组用两种测量肺活量的仪器测最大呼吸率，此种设计属于完全随机设计，由于样本量为 $18<50$，故使用成组设计的 t 检验。

【B1 型题】

47. B

【解析】只要样本例数 n 较大，或 n 小但总体标准差 σ 已知时，就可应用 u 检验。

48. C

【解析】n 小且总体标准差 σ 未知时，可应用 t 检验，本来比较两个地区15岁男孩身高，属于完全随机设计，每个地区样本量均为15，故使用成组 t 检验。

49. A

【解析】样本均数与总体均数比较的 t 检验实际上是推断该样本来自的总体均数 μ 与已知的某一总体均数 μ_0（常为理论值或标准值）有无差别。

50. E

【解析】是否服从正态分布，应采用正态性检验。

51. E

【解析】证明一组数据的分布是否具有正态性的检验方法为正态性检验。

52. C

【解析】对方差齐性的判断通常采用方差齐性检验。

53. B

【解析】只要样本例数 n 较大，或 n 小但总体标准差 σ 已知时，就可应用 u 检验。

54. D

【解析】在进行两小样本检验时，如果两样本均服从正态分布，方差齐则使用 t 检验，如果两方差不齐则使用 t' 检验。

55. A

【解析】两样本总体方差相等，且具有正态性和方差齐性的条件，此种情况可用两独立样本比较的 t 检验。

56. C

【解析】样本对总体越有代表性，用样本统计量推断总体参数的可靠度越大。因此，标准误是统计推断可靠性的指标。

57. B

【解析】S 越小，说明均数的代表性越好。

58. E

【解析】根据 t 界值表，P 越小，则 t 越大。

59. C

【解析】配对设计资料的分析着眼于每一对中两个观察值之差，这些差值构成一组资料，用 t 检验推断差值的总体均数是否为“0”。

60. A

【解析】两独立样本资料的 t 检验将受试对象随机分配成两个处理组，每一组接受一组处理。一般把这样获得的两组资料视为代表两个总体的两个独立样本，据此推断它们的总体均数是否相等，所以其检验假设为两总体均数相等。

第四节　方差分析

【A_1 型题】

1. 配对设计资料，若满足正态性和方差齐性要求，要对两样本均数的差别作比较，可选择
   A. 随机区组设计的方差分析
   B. u 检验
   C. χ^2 检验
   D. 秩和检验
   E. 成组设计 t 检验
2. 随机区组设计的方差分析中，$V_{区组}$ 等于
   A. $V_{总}-V_{误差}$
   B. $V_{总}-V_{处理}$
   C. $V_{处理}-V_{误差}$
   D. $V_{总}-V_{处理}-V_{误差}$
   E. $V_{处理}+V_{误差}-V_{总}$
3. 当组数等于 2 时，对于同一资料，方差分析结果与 t 检验结果
   A. 完全等价，且 $F=t$
   B. 完全等价，且 $F=\sqrt{t}$
   C. 完全等价，且 $\sqrt{F}=t$
   D. 方差分析结果更准确
   E. t 检验结果更准确
4. 3 组方差齐性检验有显著性，可认为
   A. σ_1^2，σ_2^2，σ_3^2 都不相等
   B. σ_1^2，σ_2^2，σ_3^2 不全相等
   C. μ_1，μ_2，μ_3 不全相等
   D. S_1，S_2，S_3 不全相等
   E. $\bar{x}_1$，$\bar{x}_2$，$\bar{x}_3$ 不全相等
5. 对于 t 检验与方差分析之间的联系与区别，下列描述中错误的是
   A. 当比较样本为两组以上时，只能用 t 检验
   B. 当比较样本为两组以上时，只能用 F 检验
   C. t 检验与方差分析均要求资料具有正态性
   D. 配伍组比较的方差分析是配对比较 t 检验的推广
   E. 成组设计多个样本均数比较的方差分析是两样本均数比较 t 检验的推广
6. 方差分析中有
   A. F 值不会是负数
   B. F 值不会小于 1
   C. F 值可以是负数
   D. 组间 MS 不会小于组内 MS
   E. 组间 SS 不会小于组内 SS
7. 成组设计（或称完全随机设计）、配伍组设计（或称随机区组设计）中，总变异分别可分解为几个部分
   A. 2，3
   B. 2，2
   C. 3，3
   D. 3，2
   E. 2，4
8. 在完全随机设计的方差分析中，组间变异主要反映
   A. 抽样误差的作用
   B. 随机误差的影响
   C. 系统误差的影响
   D. 处理因素的作用
   E. 全部观察值的离散程度
9. 下面关于方差分析的描述哪项不正确
   A. 方差分析可以用于多组均数的比较
   B. 方差分析可以用于两组均数的比较
   C. 方差分析不可以用于两组均数的比较
   D. 两组均数比较时，方差分析与 t 检验等价
   E. 方差分析比 t 检验具有更广的适用性
10. 方差分析中，多个试验组与一个对照组均数的多重比较，宜采用
    A. LSD 检验
    B. t 检验
    C. q 检验
    D. SNK 检验
    E. Dunnett 检验
11. 在随机区组设计的方差分析中，通常不考虑
    A. 区组因素的作用
    B. 研究因素与区组因素的交互作用
    C. 变异的分解
    D. 研究因素的作用
    E. 误差的来源
12. 四组均数比较的方差分析，其备择假设 H_1 应为
    A. $\mu_1=\mu_2=\mu_3=\mu_4$
    B. $\mu_1\neq\mu_2\neq\mu_3\neq\mu_4$
    C. 至少有两个样本均数不等
    D. 任两个总体均数间有差别
    E. 各总体均数不全相等
13. 两样本均数的比较可采用
    A. t 检验
    B. 方差齐性检验
    C. 方差齐性检验与 t 检验均可
    D. 方差分析
    E. 方差分析与 t 检验均可
14. 配伍组设计的方差分析有
    A. $SS_{总}=SS_{组间}+SS_{配伍}$
    B. $SS_{总}=SS_{组间}+SS_{误差}$

C. $SS_{总}=SS_{组间}+SS_{配伍}+SS_{误差}$
D. $SS_{总}=SS_{组间}+SS_{组内}$
E. $SS_{总}=SS_{组间}-SS_{组内}$

15. 以下哪种思想或步骤在方差分析中未出现
A. 拆分变异
B. 比较差异大小
C. 按数值大小排序
D. 将统计量对应到概率 P
E. 将概率 P 对应到统计量

16. 完全随机设计的单因素方差分析中，$F_{处理}>F_{0.05(\nu1,\nu2)}$，则统计推论是
A. 各总体均数都不相等
B. 各总体均数不全相等
C. 各样本均数都不相等
D. 各总体均数相等
E. 各总体方差不全相等

17. 在完全随机设计的方差分析中，必然有
A. $SS_{组内}<SS_{组间}$
B. $MS_{组间}<MS_{组内}$
C. $SS_{总}=SS_{组间}+SS_{组内}$
D. $MS_{总}=MS_{组间}+MS_{组内}$
E. $MS_{组间}>MS_{组内}$

18. 随机区组设计要求
A. 区组内个体差异越小越好，区组间差异越大越好
B. 区组内及区组间的差异都是越小越好
C. 区组内没有个体差异，区组间差异越大越好
D. 区组内个体差异越大越好，区组间差异越小越好
E. 区组内没有个体差异，区组间差异越小越好

19. 成组设计的方差分析中，若处理因素无作用，则理论上
A. $F>1$
B. $F<1$
C. $F=0$
D. $F=1$
E. $F=+\infty$

20. 对于单因素多水平设计，在选择方差分析方法进行分析时，以下哪个条件不需考虑
A. 各组均数是否相等
B. 各组方差是否相等
C. 各组是否服从正态分布
D. 个体间是否独立
E. 是否为随机样本

【A_2 型题】

21. 用4种方法治疗成人贫血，治疗一段时间后，记录每名患者的血红蛋白治疗前后的改变量。若要比较4种治疗方法有无差异，应进行
A. 两两比较的 t 检验
B. 两两比较的 q 检验
C. 完全随机设计的方差分析
D. 配伍组设计的方差分析
E. 秩和检验

【B_1 型题】

（22~23题共用备选答案）
A. 个体差异
B. 测量误差
C. 个体差异和测量误差
D. 各处理组可能存在的差异
E. 个体差异、测量误差、各处理组可能存在的差异

22. 完全随机设计方差分析中，造成各组均数不等的原因包括
23. 完全随机设计方差分析中，造成同一组各观察值不等的原因是

（24~27题共用备选答案）
A. t 检验
B. t'检验
C. 方差分析
D. 正态性检验
E. q 检验

24. 当方差不齐时，两独立小样本均数的比较，应采用哪种方法
25. 在进行 t 检验与方差分析之前，常需对资料先进行
26. 多个样本均数之间的两两比较需用哪种方法
27. 多个样本均数比较的单因素或多因素分析常用哪种方法

参考答案与解析

【A_1 型题】

1. A

【解析】满足正态性和方差齐性的配对设计资料进行两均数比较时可以用配对t检验和随机区组设计的方差分析。

2. D

【解析】随机区组设计的方差分析中，总变异可以分解为处理组变异、区组变异和误差变异，$SS_{总}=SS_{区组}+SS_{处理}+SS_{误差}$，$V_{总}=V_{区组}+V_{处理}+V_{误差}$。

3. C

【解析】当组数等于2时，对于同一资料，方差分析结果与 t 检验结果完全等价，且 $F=t^2$。

4. B

【解析】3个组方差齐性检验有显著性，说明拒绝 H_0，接受 H_1，3个总体方差不等或不全相等。

5. A

【解析】当比较样本为两组以上时，只能用方差分析。

6. A

【解析】$F=MS_{组间}/MS_{组内}$，所以不会出现负数。

7. A

【解析】成组设计（或称完全随机设计）的总变异分别可分解为组间变异和组内变异两部分，配伍组设计（或称随机区组设计）

总变异可分解为处理组变异、区组变异和误差变异三部分。

8. D

【解析】在完全随机设计的方差分析中，总变异可分解为组间变异和组内变异两部分，其中组间变异主要反映处理因素的作用，组内变异反映随机误差的作用。

9. C

【解析】方差分析的基本思想是把全部观察值间的变异按设计和需要分解成两个或多个部分，然后将各影响因素产生的变异与随机误差进行比较，以判断各部分的变异与随机误差相比是否具有统计学意义。方差分析可以用于两组或两组以上均数的比较。

10. E

【解析】Dunnet t 检验适用于 $n-1$ 个试验组与一个对照组均数差别的多重比较，多用于证实性研究。

11. B

【解析】随机区组设计资料的方差分析属无重复数据的双向方差分析，所以在随机区组设计的方差分析中，通常不考虑研究因素与区组因素的交互作用。

12. E

【解析】四组均数比较的方差分析，其备择假设 H_1 应为各总体均数不等或不全相等。

13. E

【解析】方差分析与 t 检验均可用于两样本均数的比较。

14. C

【解析】配伍组设计（随机区组设计）的方差分析中，总变异可以分解为处理组变异、区组变异和误差变异，$SS_{总}=SS_{区组}+SS_{处理}+SS_{误差}$，$V_{总}=V_{区组}+V_{处理}+V_{误差}$。

15. C

【解析】方差分析的基本思想是把全部观察值间的变异按设计和需要分解成两个或多个部分，然后将各影响因素产生的变异与随机误差进行比较，以判断各部分的变异与随机误差相比是否具有统计学意义。按数值大小排序在方差分析中未出现。

16. B

【解析】完全随机设计的单因素方差分析中，$F_{处理}>F_{0.05(\nu1,\nu2)}$，则 $P<0.05$，按 $\alpha=0.05$ 的水准拒绝 H_0，接受 H_1，差异有统计学意义，说明各总体均数不等或不全相等。

17. C

【解析】完全随机设计方差分析的总变异可以分解为组间变异和组内变异，$SS_{总}=SS_{组间}+SS_{组内}$，$V_{总}=V_{组间}+V_{组内}$。

18. A

【解析】随机区组设计，亦称配伍组设计，是指将研究对象按照主要非处理因素相同或相近分成若干个区组，同一区组内的个体随机分到各处理组，在进行随机区组设计时，区组内个体除了处理因素不同外，其他的主要非处理因素要尽可能地相同或相似，因此区组内差异越小越好，区组间差异越大越好。

19. D

【解析】成组设计的方差分析中，若处理因素无作用，组间变异和组内变异均由随机误差引起，则理论上 $MS_{组间}=MS_{组内}$，$F=MS_{组间}/MS_{组内}=1$。

20. A

【解析】方差分析是通过对数据变异的分解，判断不同样本所代表的总体均数是否相同，需要资料满足随机、独立、正态及方差齐等条件，所以在选择方差分析方法进行分析时各组均数是否相等不需考虑。

【A_2 型题】

21. C

【解析】完全随机设计是将同质的受试对象随机地分配到各处理组，再观察其实验效应，最常见的研究单因素两水平或多水平的实验设计方法，由题可得若要比较 4 种治疗方法有无差异，应进行完全随机设计的方差分析。

【B_1 型题】

22. E

【解析】完全随机设计方差分析中，各组均数不等与个体差异、测量误差及各处理组可能存在的差异均有关。

23. C

【解析】完全随机设计方差分析中，同一组各观察值接受同一组处理，各观察值不等和个体差异及测量误差有关。

24. B

【解析】在进行两小样本检验时，如果两样本的方差齐则使用 t 检验，如果两方差不齐则使用 t' 检验。

25. D

【解析】t 检验的应用条件是随机样本、来自正态分布总体、方差齐性。进行方差分析的数据应满足的两个假设是：各样本是相互独立的随机样本，均服从正态分布；方差齐性。根据选项可知在进行 t 检验与方差分析之前，常需对资料先进行正态性检验。

26. E

【解析】如果采用 t 检验作两两比较，犯Ⅰ型错误的概率超过了所要控制的 0.05，因此不能直接用两样本 t 检验对多样本均数作两两比较，应采用专用的两两比较的方法，多样本均数两两比较常用的是多重比较，其检验统计量为 q，又称 q 检验。

27. C

【解析】方差分析又称 F 检验，包括单因素方差分析和多因素方差分析，用方差分析的方法进行多个样本均数的比较。

第五节　分类资料的统计描述

【A_1型题】

1. 下列哪一指标为相对比
   A. 中位数
   B. 均数
   C. 构成比
   D. 变异系数
   E. 标准差
2. 直接标准化法选择的标准是
   A. 各年龄组标准人口构成比或各年龄组标准化死亡率
   B. 各年龄组标准人口构成比或各年龄组标准人口数
   C. 各年龄组标准人口数或各年龄组标准死亡率
   D. 各年龄组标准预期死亡人口数
   E. 各年龄组标准分配死亡率
3. 标准化中，间接法的应用条件是
   A. 已知各组内分年龄别的死亡率
   B. 分别已知两个比较组人口总数
   C. 已知组内各年龄别人口构成比
   D. 任何情况下均可用
   E. 分别已知两个比较组各年龄组人口数
4. 对构成比的正确描述是
   A. 其合计可以大于100%，也可以小于100%
   B. 其合计大于100%
   C. 其合计小于100%
   D. 其合计等于100%
   E. 其动态变化可以反映某现象发生强度的改变
5. 标化比的数值大于1，说明
   A. 被标化组的率高于标准组
   B. 被标化组的率低于标准组
   C. 被标化组1的率高于被标化组2
   D. 被标化组1的率低于被标化组2
   E. 无法判断
6. 下列指标属于相对数的有
   A. 均数
   B. 比数
   C. 构成比
   D. 发病数
   E. 测量值
7. 描述率的抽样误差的指标是
   A. S_p
   B. S
   C. CV
   D. R
   E. Q_U-Q_L
8. 概括一定时期内HIV阳性率的增长速度，可选用
   A. 平均发展速度
   B. 定基比
   C. 平均增长速度
   D. 增长量
   E. 环比
9. 有关率的标准误S_p，哪种解释较合理
   A. n越大，S_p越大
   B. n越大，S_p越小
   C. $1-P$越大，S_p越小
   D. np越大，S_p越大
   E. P越接近1，S_p越大
10. 相对数指标分析中，下列哪项正确
    A. 加权平均率属构成指标
    B. 相对比必须是同类指标之比
    C. 构成比反映某事物现象发生的强度
    D. 标化率不反映某现象发生的实际水平
    E. 率可反映某事物现象内部各组成部分的比重
11. 标准化死亡比（SMR）属
    A. 构成比
    B. 定基比
    C. 相对比
    D. 比数比
    E. 环比
12. 当比较的两组数据内部构成不同时，可做
    A. 直接法标化
    B. 间接法标化
    C. 根据具体情况，选择直接法或间接法标化
    D. 两组不可比较
    E. 直接法和间接法均可
13. 下列关于相对数表述正确的是
    A. 治疗2人，治愈1人，其治愈率为50%
    B. 构成比和率的作用是相同的
    C. 几个组的率可直接相加求平均率
    D. 内部构成比影响总率比较时要做率的标准
    E. 计算相对比时分子和分母必须性质相同
14. 率的标准化法的意义是
    A. 使计算的结果相同
    B. 消除内部构成不同对总率的影响
    C. 减少Ⅰ型错误
    D. 减少Ⅱ型错误
    E. 减少抽样误差
15. 相对数应用中易犯的错误是
    A. 将构成比当作率
    B. 将率当作构成比
    C. 将率当作相对比
    D. 将构成比当作相对比
    E. 将相对比当作构成比
16. 关于率的标准化叙述中错误的是
    A. 标准化率也称调整率
    B. 率的标准化是采用统一的标准进行计算
    C. 率的标准化可按已知条件选择计算方法
    D. 标准化率要高于实际率
    E. 标准化率常用于反映总率

间相互对比的水平

【A_2 型题】

17. 已知男性钩虫感染率高于女性，现欲比较甲、乙两地居民的钩虫感染率，但甲地的人口女多于男，而乙地男多于女，适当的比较方法为
  A. 两个率比较的 χ^2 检验
  B. 不具可比性，不能比较
  C. 分性别进行比较
  D. 对性别进行标化后再比较
  E. 两个率比较的 u 检验
18. 甲、乙两地区脑血管病总死亡率为 30‰，标化后，甲地标化死亡率为 40‰，乙地标化死亡率为 20‰，由此可认为
  A. 甲地实际人口构成较乙地年轻，老年人少
  B. 乙地实际人口构成较甲地年轻，老年人少
  C. 甲、乙两地实际人口构成完全相同
  D. 甲、乙两地实际人口构成没有规律
  E. 信息不全，无法分析
19. 经调查甲、乙两市的冠心病粗死亡率为 45/10 万，按标准人群年龄构成标化后，甲市标化率为 52/10 万，乙市为 40/10 万，故可认为
  A. 甲市年龄别人口构成较乙市年轻
  B. 甲市年龄别人口构成较乙市老化
  C. 甲市冠心病诊断较乙市准确
  D. 乙市冠心病诊断较甲市准确
  E. 甲、乙市冠心病患病率差别有统计学意义

【B_1 型题】

（20～24 题共用备选答案）
  A. 频率
  B. 频数
  C. 构成比
  D. 相对比
  E. 动态相对数
20. 某年某地出生男婴数除以出生女婴数是
21. 病死率是
22. 某年某地年龄在 20～30 岁人口数占总人口数的比例是
23. 由某地连续 20 年人口数计算定基比、环比是
24. 某年某地年龄在 20～30 岁的人口数是

参考答案与解析

【A_1 型题】

1. D

【解析】相对比型指标是 A、B 两个有联系的指标之比。对比的两个指标可以性质相同，也可以性质不同。变异系数是原始数据标准差与原始数据均数的比（相对值），属于相对比。

2. B

【解析】直接标准化法选择的标准是“标准人口”，间接标准化法选择的标准是“标准发生率”。

3. C

【解析】知道了组内各年龄组人口构成比，从而可以用间接法。

4. D

【解析】构成比是表示某事物内部各组成部分在整体中所占的比重，所以其合计为 1。

5. A

【解析】若标化比的数值大于 1，表示被标准化组的率高于标准组的率；若标化比的数值小于 1，表示被标准化组的率低于标准组的率。

6. C

【解析】一般的相对数，是两个有联系的指标的比值，它可以从数量上反映两个相互联系的现象之间的对比关系。构成比是表示某事物内部各组成部分在整体中所占的比重，有相互联系，所以是相对数。

7. A

【解析】描述率的抽样误差的指标是 S_p，描述样本标准差的指标是 S，描述变异系数的指标是 CV，R 代表极差，Q 代表四分位数间距。

8. C

【解析】平均增长速度是反映某种现象在一个较长时期中逐期递增的平均速度；平均发展速度是反映现象逐期发展的平均速度。

9. B

【解析】$S_p=\sqrt{\frac{p(1-p)}{n}}$，实际应用中，可通过增加样本含量来减小标准误，从而降低抽样误差。

10. D

【解析】标化率是相对标准组计算出的率，不反映某现象发生的实际水平，主要用于比较；率是指某种现象在一定条件下，实际发生的观察单位数与可能发生该现象的总观察单位数之比，常用来描述某种现象发生的频率大小或强度；构成比是指一事物内部某一组成部分的观察单位数与该事物各组成部分的观察单位总数之比，常用来描述某一事物内部各组成部分所占的比重或分布。

11. C

【解析】标准化死亡比是被标

化组实际死亡数与预期死亡数之比，标准化死亡比可反映某一人群与标准人群的人口死亡的相对水平，属于相对比。

12. C

【解析】当要比较两个总率时，发现两组资料的内部构成（如年龄、性别构成等）存在明显不同，各小组率也存在差异，从而影响到了总率的结果，这时就不宜再直接比较总率，而应考虑采用标准化法。标准化率的主要计算方法有直接法和间接法两种。当已知所比较资料各组率 P_i，可选用直接法计算标化率。当所比较的资料已知各自某现象总发生数 r 及各分组观察单位数时，宜采用间接法计算标化率。所以根据具体情况，选择直接法或间接法标化。

13. D

【解析】A 选项中治疗组患者数太少；率常用来描述某种现象发生的频率大小或强度，构成比常用来描述某一事物内部各组成部分所占的比重或分布；合计率=合计分子/合计分母；相对比型指标是A、B 两个有联系的指标之比，对比的两个指标可以性质相同，也可以性质不同。只有 D 项描述正确。

14. B

【解析】标准化法的目的就是消除内部构成不同产生的影响，使计算出的标准化率具有可比性。

15. A

【解析】相对数应用中易犯的错误包括：计算相对数应有足够的观察单位数，分析时不能以构成比代替率，正确计算合计率，注意资料的可比性，样本相对数进行比较时要进行假设检验。

16. D

【解析】标准化率可能高于实际率，也可能低于实际率。

【A_2 型题】

17. D

【解析】通过分析题目，发现甲、乙两地性别构成不同，且男性和女性的钩虫感染率也不同，因此应先计算标准化率。

18. A

【解析】标准化法的基本思想，就是采用统一的标准（统一的内部构成）计算出消除内部构成不同影响后的标准化率，然后再进行比较。由于计算甲地标化死亡率时采用的是标准人口构成，标化率数值变大了，说明在标化之前甲地的老年人在总人口中所占的比重是较小的，当人口构成统一了以后，甲地老年人口的比重增加后（人群中脑血管病死亡率的分布为老年人高于年轻人），标化率就比原始死亡率增高了，而乙地正好和甲地相反，所以甲地年龄别人口构成较乙地年轻。

19. A

【解析】标化率数值变大了，说明在标化之前甲市的老年人在总人口中所占的比重是较小的，当人口构成统一了以后，甲市老年人口的比重增加后（人群中冠心病死亡率的分布为老年人高于年轻人），标化率就比原始死亡率增高了，而乙市正好和甲市相反，所以甲市年龄别人口构成较乙市年轻。

【B_1 型题】

20. D

【解析】相对比型指标是指两个有关联的指标 A 和 B 之比，实际应用中简称相对比。A 和 B 可以是性质相同，也可以性质不同。最常见的相对比是人口学中的男女性别比。

21. A

【解析】频率等于发生某事件的观察单位数除以可能发生某事件的观察单位总数。病死率就是“表示一定时期内，因患某种疾病死亡的人或动物数量占患病人或动物总数的比例”。

22. C

【解析】构成比又称构成指标，它表示事物内部各组成部分所占的比重或分布，常用百分数表示。题干中让求的是年龄在20~30 岁人口数占总人口数的比例，属于构成比。

23. E

【解析】动态数列是按时间顺序将一系列指标（可以是绝对数，相对数或平均数）排列起来，用以观察和比较该事物在时间上的变化和发展趋势。

24. B

【解析】题干中问的是“人口数”，故属于频数。

第六节　二项分布与 Poisson 分布及其应用

【A_1 型题】

1. 设 X_1、X_2 分别服从以 λ_1、λ_2 为均数的 Poisson 分布，且 X_1、X_2 独立，则 X_1+X_2 也服从 Poisson 分布，其方差是

A. $\lambda_1^2+\lambda_2^2$

B. $\lambda_1+\lambda_2$

C. $(\lambda_1+\lambda_2)^2$

D. $(\lambda_1+\lambda_2)^{-1/2}$

E. 1

2. 哪种分布函数的均数等于方差

A. 正态分布

B. 二项分布

C. Poisson 分布

D. 对称分布
E. t 分布

3. Poisson 分布 $P(\lambda)$ 近似正态分布的条件是
A. $\lambda=1$
B. $\lambda>20$
C. $\lambda>1$
D. $\lambda=0.5$
E. $\lambda>5$

4. 二项分布 $B(n, \pi)$ 近似正态分布的条件是
A. $n\pi$ 和 $n(1-\pi)$ 均大于等于 5
B. $n\pi$ 或 $n(1-\pi)$ 均大于等于 5
C. $n>50$
D. $n\pi$ 足够大
E. $n>40$

5. 二项分布的概率分布图在哪种条件下为对称图形
A. $n>50$
B. $\pi=0.5$
C. $\pi=0.1$
D. $\pi=1$
E. $n>20$

6. 对服从二项分布的率或百分比资料进行方差分析，可考虑进行
A. 对数变换
B. 平方根变换
C. 平方根反正弦变换
D. 倒数变换
E. u 变换

7. 二项分布 $B(n, \pi)$ 近似 Poisson 分布的条件是
A. $n\pi$ 和 $n(1-\pi)$ 均大于等于 5
B. n 趋于∞
C. n 很大且 π 接近 0.5
D. n 很大且 π 接近 0
E. n 很小

参考答案与解析

【A_1 型题】

1. B

【解析】两个独立的 Poisson 分布合并后仍服从 Poisson 分布，其均数为各 Poisson 分布均数之和，又因 Poisson 分布的均数和方差相同，故其方差为两均数之和。

2. C

【解析】Poisson 分布有两个特性，一是总体均数等于总体方差，二是观察结果具有可加性。

3. B

【解析】Poisson 分布图形与 λ 有关，$\lambda<5$ 时为偏态分布，随着 λ 的增大逐渐趋于对称分布，当 $\lambda>20$ 时近似正态分布。

4. A

【解析】二项分布图形与 n 和 π 有关，$\pi=0.5$ 时为对称分布，离 0.5 越远分布越偏，但只要 π 不接近 0 或 1，随着 n 的增大图形逐渐趋于对称，当 $n\pi$ 和 $n(1-\pi)$ 均大于等于 5 时近似正态分布。

5. B

【解析】二项分布图形与 n 和 π 有关，$\pi=0.5$ 时为对称分布。

6. C

【解析】样本率服从二项分布，当总体率较小（如<30%）或较大（如>70%）时，偏离正态较为明显，通过样本率的平方根反正弦变换可使资料接近正态分布，并达到方差齐性的要求。

7. D

【解析】对于二项分布，当 n 很大且 π 接近 0 时就是 Poisson 分布。

第七节 χ^2 检验

【A_1 型题】

1. χ^2 检验的基本思想是
A. 检验数据是否符合 χ^2 分布
B. 检验实际频数和理论频数的吻合程度
C. 计算理论值与实际值的差值，作为 χ^2 检验的大小
D. 计算两个率的差别是否有统计学意义
E. 检验数据是否符合正态分布

2. 关于 χ^2 检验，下列叙述正确的是
A. χ^2 检验方法适用于任何类型资料
B. χ^2 检验只可检验两个率的差别比较
C. χ^2 检验适用于计数资料的分析
D. χ^2 检验要求资料符合正态分布
E. χ^2 检验用于等级资料的分析

3. 3 个样本率作比较，$\chi^2>\chi^2_{(0.01,3)}$，可以认为
A. 各总体率不等或不全相等
B. 各总体率均不相等
C. 各样本率均不相等
D. 各样本率不等或不全相等
E. 各总体率相差很大

4. 两个率比较的 χ^2 检验要求是
A. $n\geqslant40$，$T\geqslant5$
B. $n\geqslant40$，$T\geqslant1$
C. n 随便，$T\geqslant1$
D. $n\geqslant40$，T 随便

E. n 随便，$1 \leqslant T \leqslant 5$

5. R×C 表 χ^2 检验对理论值太小的处理方法最好选用
A. 删去理论频数太小的行或列
B. 增加样本含量以增大理论频数
C. 可把不同性质的实际值合并
D. 将太小理论值所在的行或列与性质相同的邻行或邻列中的实际值合并
E. 无需处理，直接检验

6. 四格表中，如有一个格子实际值为0
A. 可用校正 χ^2 检验
B. 不能决定是否可用 χ^2 检验
C. 还需看其理论值后才能确定
D. 不可用 χ^2 检验
E. 可用 u 检验

7. 下列不能用 χ^2 检验的是
A. 成组设计的两样本频率比较
B. 配对设计的两样本频率比较
C. 多个样本频率比较
D. 频数分布比较
E. 等级资料试验效应间的比较

8. χ^2 界值表的取值范围是
A. $-\infty < \chi^2 < \infty$
B. $-\infty < \chi^2 < 0$
C. $0 < \chi^2 < \infty$
D. $-1 < \chi^2 < 1$
E. $\chi^2 \leqslant 1$

9. 四格表资料的检验应使用校正公式而未使用时，会导致
A. χ^2 减小，P 值增大
B. χ^2 增大，P 值减小
C. χ^2 减小，P 值也减小
D. χ^2 增大，P 值也增大
E. 视数据不同而异

10. 2×2 表 χ^2 检验可用于
A. 两均数的比较
B. 两相对比的比较
C. 样本均数与总体均数的比较
D. 两组发生率的比较
E. 两组平均秩和的比较

11. 四格表中四个格子的数字分别为
A. 待比较两组的各组阳性数和阴性数
B. 待比较两组的各组阳性数和总合计数
C. 待比较两组的各组总合计数和阳性率
D. 两组的实际值与理论值
E. 待比较两组的各组阴性数和总合计数

12. 四格表资料 χ^2 检验中，出现下列哪种情况需进行校正
A. $T>5$ 或 $n<40$
B. $T<1$ 且 $n \geqslant 40$
C. $T \leqslant 1$ 或 $n<40$
D. $1 \leqslant T<5$ 且 $n \geqslant 40$
E. $T>5$ 且 $n<40$

13. 在3个率比较的 χ^2 检验中，有两格理论数分别为 $T_{11}=4.46$，$T_{21}=0.76$，正确的比较方法是
A. 计算 χ^2 值
B. 两两分别进行四格表的 χ^2 检验
C. 继续观察，适当增加观察单位数
D. 合理合并，以减小理论频数
E. 删除理论数小的行或列，再进行假设检验

【A_2 型题】

14. 四格表资料中，甲组人群的阳性数为 a，阴性数为 b；乙组人群的阳性数为 c，阴性数为 d。两组总的合计数为 n，如果零假设成立，则乙组人群的理论阴性数是
A. $b(b+d)/n$
B. $(c+d)(a+b)/n$
C. $(b+d)(a+b)/n$
D. $(b+d)(c+d)/n$
E. $d(b+d)/n$

15. 分析一种新药与常规用药的疗效时，计算 $\chi^2=4.72$，$P<0.05$。且新药有效率比常规药高，故可认为
A. 假设新药与常规用药效果相同，而结论未接受假设，说错的可能性<5%
B. 假设新药与常规用药效果相同，而结论未接受假设，说对的可能性<5%
C. 假设新药与常规用药效果不同，而结论未接受假设，说对的可能性>5%
D. 假设新药与常规用药效果不同，而结论未接受假设，说错的可能性>5%
E. 尚不能认为新药与常规用药效果不同

16. 某医生用甲药治疗某病患者13例，治愈8人；乙药治疗11例，治愈3人，比较两种药物的疗效，哪种方法更合适
A. u 检验
B. χ_2 检验
C. 校正 χ_2 检验
D. 直接概率法
E. F 检验

17. 某医生欲比较两种疗法（单纯手术与手术加放疗）治疗某肿瘤的疗效，在2010—2015年5年时间内随访了20例手术患者与25例手术加放疗患者，若45例患者均活满5年随访期或5年内死于该肿瘤，则比较两疗法的5年生存率可考虑用
A. 四格表 χ^2 检验
B. 4×2 表 χ^2 检验
C. 样本率与总体率比较 u 检验
D. 方差分析
E. 秩和检验

18. 两种方法检查已确诊的乳腺癌患者120例，甲法检出72例，乙法检出60例，甲、乙两法检出一致的人数为42例，比较两种方法检出结

果有无差别可选用

A. 配对设计 t 检验

B. 成组设计 t 检验

C. 成组设计 u 检验

D. 四格表专用公式

E. 配对设计χ^2检验

19. 用某中草药预防流感，其用药组与对照组的流感发病率情况如下表，则构成四格的四个基本数据是

中草药预防流感效果研究

组别	观察人数	发病人数	发病率/%
用药组	100	14	14
对照组	120	30	25

A.

100	14
120	30

B.

100	14
120	25

C.

100	86
120	90

D.

14	86
30	90

E.

14	14
30	25

20. 为研究甲、乙两种培养基的生长效果是否相同，将100份标本的每一份一分为二，分别接种于甲、乙培养基，所得结果甲、乙培养基均生长的30份，甲生长、乙不生长的25份，甲不生长、乙生长的35份，甲、乙均不生长的10份

A. 宜将资料整理成下表后进行成组设计四格表χ^2检验

培养基	份数	生长
甲	100	55
乙	100	65

B. 资料整理成下表后进行四格表χ^2检验

培养基	例数
甲、乙均生长	30
甲生长、乙不生长	25
甲不生长、乙生长	35
甲、乙均不生长	10

C. 宜将资料整理成下表后进行成组设计四格表χ^2检验

培养基	份数	生长
甲	55	45
乙	63	35

D. 宜将资料整理成下表后进行成组设计四格表χ^2检验

甲培养基	乙培养基	
	生长	不生长
生长	30	35
不生长	25	10

E. 宜将资料整理成下表后进行配对设计四格表χ^2检验

甲培养基	乙培养基	
	生长	不生长
生长	30	25
不生长	35	10

【B_1 型题】

（21~23 题共用备选答案）

A. $\chi^2=\frac{(bc1)^2}{(b+c)}$

B. $\chi^2=\frac{(adbc)^2n}{(a+b)(c+d)(a+c)(b+d)}$

C. 两样本比较的秩和检验

D. $\chi^2=\frac{(bc)^2}{(b+c)}$

E. $\chi^2=\frac{(adbcn/2)^2n}{(a+b)(c+d)(a+c)(b+d)}$

21. 某医生用国产雷尼替丁治疗十二指肠球部溃疡，以西咪替丁作对照组，当比较两种方法治疗效果有无差别（两组性别、年龄、病程、病情等方面均衡可比）时，可以选用

两种药物治疗十二指肠球部溃疡效果

处理	愈合	未愈	合计	愈合率/%
雷尼替丁组	54	8	62	87.10
西咪替丁组	44	20	64	68.75
合计	98	28	126	77.78

22. 某抗癌新药的毒理学研究中，将78只大鼠按性别、窝别、体重、年龄等因素配成39对，每对大鼠经随机分配后分别接受两种不同的注射剂量，若检验该新药两种剂量的毒性是否有差别可选用

两种剂量的毒性比较

甲剂量	乙剂量		合计
	死亡	生存	
死亡（+）	6	12	18
生存（-）	3	18	21
合计	9	30	39

23. 某劳动防护研究所将200名确诊的职业肺癌患者分别用痰细胞学检查和胸部X线检查进行诊断，痰细胞学检查阳性率80%，胸部X线检查阳性率70%，两种方法均诊断为肺癌的病例占全部病例的60%。现欲了解两种方法的诊断结果有无差别，可以选择

（24~26 题共用备选答案）

不同职业人群的表面抗原阳性率

职业	阳性人数	阴性人数	阳性率/%
工人	101	2049	4.70
农民	17	963	1.73
学生	28	782	3.46
合计	146	3794	3.71

24. 三个阳性率比较的χ^2检验中，备择假设是
   A. $\pi_1=\pi_2=\pi_3$
   B. $p_1=p_2=p_3$
   C. π_1、π_2、π_3全不等
   D. p_1、p_2、p_3全不等
   E. π_1、π_2、π_3不全相等
25. 三个阳性率比较的χ^2检验的自由度是
   A. 2
   B. 3
   C. 6
   D. 3939
   E. 3940
26. 学生表面抗原阳性数的理论数为
   A. 0.93
   B. 136.16
   C. 0.19
   D. 30.02
   E. 30.09

（27~31 题共用备选答案）
   A. 行×列表χ^2检验
   B. 四格表χ^2检验
   C. 配对四格表χ^2检验
   D. 两率比较的 u 检验
   E. Fisher 确切概率
27. 某医师欲比较神经节苷脂与胞磷胆碱治疗脑血管疾病的疗效，78 例脑血管疾病患者随机分成两组，服用神经节苷脂的 52 例脑血管疾病患者 46 人有效，服用胞磷胆碱的 26 例脑血管疾病患者 18 人有效，若分析两法的疗效是否不同可采用方法
28. 某医师对 49 位患者胃癌分化程度（轻、中、重）与 $P53$ 的关系进行研究，其中 $P53$ 由小到大量化为Ⅰ、Ⅱ、Ⅲ类，资料整理如下：欲推断不同分化程度的胃癌患者 $P53$ 表达的构成有无差异，可选择什么统计分析方法

胃癌分化程度（轻、中、重）与 *P53* 的关系

胃癌分化程度	*P53*			合计
	Ⅰ	Ⅱ	Ⅲ	
轻度分化	4	12	2	18
中度分化	7	7	3	17
重度分化	3	5	6	14
合计	14	24	11	49

29. 为研究静脉曲张是否与肥胖有关，观察 122 对同胞兄弟，每对同胞兄弟中有一个属于肥胖，另一个属正常体重，其中 19 对同胞兄弟均发生静脉曲张，体重正常者中有 24 人发生静脉曲张，体重肥胖者中有 31 人发生静脉曲张，分析不同体重的同胞兄弟静脉曲张的发生率是否有差异，可采用什么统计分析方法
30. 甲乙两个副食品零售点均出售同一批发市场的猪肉。今检查两个零售点猪肉表层沙门菌带菌情况，结果见下表，分析两个零售点的沙门菌带菌率是否有差别，可采用什么统计分析方法

两零售点猪肉表层沙门菌带菌情况检查结果

零售点	沙门菌		合计	带菌率/%
	阳性	阴性		
甲	2	18	20	10.00
乙	5	9	14	35.71
合计	7	27	34	20.59

31. 为了研究盐酸贝那普利对原发性高血压病的治疗效果，某医师对 1019 例原发性高血压患者进行了 6 个月的用药治疗，并观察不同类型高血压患者的疗效，资料如下。若分析盐酸贝那普利治疗不同类型高血压病的有效率是否有差别，可采用统计分析方法

盐酸贝那普利治疗不同类型原发性高血压病 6 个月后的疗效观察

类型	有效人数	无效人数	合计	有效率/%
单纯收缩性	118	19	137	86.1
轻度	379	81	460	82.4
中度	235	107	342	68.7
重度	46	34	80	57.5
合计	778	241	1019	76.35

参考答案与解析

【A₁ 型题】

1. B

【解析】χ^2检验的基本思想是用统计量度量实际频数和理论频数之间的偏离程度，χ^2值越小说明实际观察与理论假设越吻合。

2. C

【解析】χ^2检验是用于推断两个或两个以上总体率或构成比之间有无差别最常用的方法，适用于计数资料的分析。

3. A

【解析】$\chi^2>\chi^2_{(0.01,3)}$，说明 $P<0.01$，在 $\alpha=0.05$ 水平上拒绝

H_0，所以各总体率不等或不全相等。

4. B

【解析】两个率比较的卡方检验指有两个组（两行），研究的变量为二分类变量（两列），即 2×2 列联表 χ^2 检验，其对资料的要求：n 不小于 40，T 不小于 5。当 $n \geqslant 40$ 时，如果有某个格子出现 $1 \leqslant T<5$，其余格子的 $T \geqslant 5$ 则需要进行校正，$n<40$ 或 $T<1$ 时不能使用卡方检验，要使用确切概率法。

5. B

【解析】使用 χ^2 检验在任何情况下都要注意理论频数 T 不能太小。一般要求各格的理论频数均应大于 1，且 $T<5$ 的格子数不宜多于格子总数的 1/5。如果理论频数太小，可以选择的处理方法有删去理论频数太小的行或列、增加观察例数以增大理论频数、将太小理论值所在的行或列与性质相同的邻行或邻列中的实际值合并，最好的办法是增加观察例数以增大理论频数。

6. C

【解析】卡方检验对样本量及理论频数有要求，题目中实际值为 0，应该求出它的理论频数，再作判断。

7. E

【解析】χ^2 检验是用于推断两个或两个以上总体率或构成比之间有无差别最常用的方法，适用于计数资料的分析，等级资料若使用 χ^2 检验的话比较的是总体的构成比，若想比较试验效应不能用卡方检验而应使用秩和检验。

8. C

【解析】$\chi^2 = \sum \dfrac{(A-T)^2}{T}$，$\chi^2$ 值一定为大于 0 的正数。

9. B

【解析】校正后的分子变小，分母不变，所以校正后 χ^2 的值变小。当校正公式而未使用时，会导致 χ^2 的值增大，从而 P 值减小。

10. D

【解析】四格表的 χ^2 检验要求在两组对象其他方面“同质”的前提下才能比较两个频率，所以是两组发生率的比较。

11. A

【解析】四格表中四个格子的数字都是基本数据，分别为待比较两组的各组阳性数和阴性数。

12. D

【解析】χ^2 检验对资料的要求是：n 不小于 40，T 不小于 5 时直接进行 χ^2 检验，当 $n \geqslant 40$ 时，如果有某个格子出现 $1 \leqslant T<5$，则需要进行校正。

13. C

【解析】使用 χ^2 检验在任何情况下都要注意理论频数 T 不能太小。一般要求各格的理论频数均应大于 1，且 $T<5$ 的格子数不宜多于格子总数的 1/5。题干中进行 3 个率的比较，为 3×2 表，其中 $1<T_{11}<5$，$T_{21}<1$，不能进行 χ^2 检验，也不能删除或合并，因为删除或合并后仅剩 1 列无法进行检验，故只能增加观察单位数以增加理论频数再进行 χ^2 检验。

【A_2 型题】

14. D

【解析】一般地，理论频数 T_{ij} 的计算公式为 $T_{ij}=n_i \times m_j / n$，式中 n 为总例数，n_i 是第 i 行的合计数，m_j 是第 j 列的合计数。题干中让求的正是 $T_{22}=(b+d)(c+d)/n$。

15. A

【解析】H_0 为假设新药与常规用药效果相同，$P<0.05$，拒绝 H_0，结论和原假设不一致，此时如果推断有误则犯的是第一类错误，其概率为 $P<0.05$。

16. D

【解析】样本含量 = 13 + 11 = 24<40，需用确切概率法直接计算概率以作判断。

17. A

【解析】χ^2 检验可以用于检验两个总体频率分布是否相同，本题中两种疗法（单纯手术与手术加放疗），是一个两分类的定性变量。四格表的 χ^2 检验有一点非常重要，只有在两组对象其他方面“同质”的前提下才能比较频率，本题中 45 例患者均活满 5 年随访期或 5 年内死于该肿瘤，这一点非常重要。方差分析常用于 2 个及以上独立样本均数的比较。

18. E

【解析】该研究用两种不同方法检测同一批患者，属于配对设计，研究变量检出情况分为检出和未检出，为二分类变量，这时应该用配对设计资料的 χ^2 检验。

19. D

【解析】四格表中四个格子的数字都是基本数据，分别为待比较两组的各组阳性数和阴性数。通过观察人数、发病率能求出每组的未发病人数，从而列出表格。

20. E

【解析】通过样本资料可知将 100 份标本的每一份一分为二，分别接种于甲、乙培养基，属于配对设计，这时应该用用 2×2 配对设计资料的 χ^2 检验。

【B_1 型题】

21. B

【解析】通过题干和表可知该研究属于完全随机设计，这是一个独立样本的四格表资料，$n>40$，$T>5$，运用 2×2 列联表卡方检验的专用公式就可以了。

22. A

【解析】通过观察，发现样本资料并非具备相互独立的条件，属于配对设计，所以运用配对 2×2 列联表 χ^2 检验的方法。因表中 $b+c=12+3=15<40$，所以运用校正公式 $\chi^2=(|b-c|-1)^2/(b+c)$。

23. D

【解析】通过观察，发现样本资料并非具备相互独立的条件，属于配对设计，所以运用配对2×2列联表卡方检验的方法。且 $b+c\geq40$，不需要用校正公式。

24. E

【解析】这是3个独立样本频率比较，行数 $R=3$，列数 $C=2$，称为3×2列联表，备择假设是 π_1、π_2、π_3不同或不完全相同。

25. A

【解析】自由度 = (3-1) × (2-1) = 2。

26. D

【解析】理论频数 T_{ij} 的计算公式为 $T_{ij}=n_i\times m_j/n$，本例 $T_{31}=146\times810/3940=30.02$。

27. B

【解析】这是两个独立样本疗法的比较，$n>40$，$T>5$，选择四格表 χ^2 检验。

28. A

【解析】虽然比较的指标为等级资料，但是其目的是比较三组的构成有无差异，故可用行×列表 χ^2 检验。

29. C

【解析】通过分析可知样本资料并非具备相互独立的条件，属于配对设计，这时需用配对四格表 χ^2 检验。

30. E

【解析】通过分析可知该题为完全随机设计，要进行两个率的比较，通过表中的合计数34，可知 $n<40$，这时不能用四格表 χ^2 检验，可选用Fisher确切概率。

31. A

【解析】通过分析可知此题要进行四个独立样本率的比较，可用行×列表 χ^2 检验。

第八节　秩和检验

【A_1 型题】

1. 秩和检验是一种
   A. u 检验法
   B. χ^2 检验法
   C. F 检验法
   D. 非参数检验法
   E. t 检验法
2. 选用Wilcoxon配对秩和检验时，其假设为
   A. 两样本对应的总体分布相同
   B. 两样本对应的总体的中位数相同
   C. 两样本均数相同
   D. 两样本差值的总体中位数为0
   E. 两样本差值的总体均数为0
3. 秩和检验的优点是
   A. 犯判断错误概率小
   B. 不拘于分布类型
   C. 适用于两组均数的比较
   D. 适用于两个率的比较
   E. 充分利用样本信息
4. 两样本的秩和检验当对比组间出现相同秩次时，计算两组秩和时应
   A. 取其平均秩次分别计算
   B. 不必平均
   C. 不考虑秩次大小，随机放入两组
   D. 舍去不计
   E. 按照所在组的序号顺序编秩
5. 多组资料的秩和检验，哪种情况下 H 值近似 χ^2 分布
   A. 组数≥3，同时例数≥5
   B. 组数≥3，同时例数≥6
   C. 组数≥5，同时例数≥5
   D. 组数≥3，例数无限制
   E. 组数≥5，例数无限制
6. 以下检验方法除哪种外，其余均属非参数统计方法
   A. t 检验
   B. H 检验
   C. T 检验
   D. log-rank检验
   E. 查 r_s 界值表法
7. 两样本秩和检验的零假设是
   A. 两样本秩和相等
   B. 两总体分布相同
   C. 两样本分布相同
   D. 两总体秩和相等
   E. 两总体分布无关
8. 请指出下列秩和检验的结果哪个是错误的
   A. 配对计量资料 $n=12$，$T_+=7$，$T_-=71$，查得 $T_{0.05}=13\sim65$，$P<0.05$
   B. 配对计量资料 $n=8$，$T_+=12$，$T_-=24$，查得 $T_{0.05}=3\sim33$，$P<0.05$
   C. 两组计量资料 $n_1=12$，$n_2=10$，$T_1=173$，$T_2=80$，查得 $T_{0.05}=84\sim146$，$P<0.05$
   D. 两组计量资料 $n_1=10$，$n_2=10$，$T_1=55$，$T_2=155$，查得 $T_{0.05}=78\sim132$，$P<0.05$
   E. 两组计量资料 $n_1=9$，$n_2=13$，$T_1=58$，$T_2=195$，查得 $T_{0.05}=73\sim134$，$P<0.05$
9. 秩和检验中，秩和 T 与 P 的关系是
   A. T 落在界值范围内，则 P 小于相应概率
   B. T 落在界值范围内，则 P 大于相应概率
   C. T 落在界值范围外，则 P 大于相应概率
   D. T 落在界值范围上，则 P 大于相应概率
   E. T 落在界值范围上，则 P 小于相应概率
10. 配对比较的秩和检验，若检验

假设零假设成立，则
A. 正秩和与负秩和相差不会很大
B. 正秩和与负秩和可能相差很大
C. 正秩和的绝对值大于负秩和的绝对值
D. 正秩和的绝对值小于负秩和的绝对值
E. 差值为正的秩和与差值为负的秩和肯定相等

11. 下列关于非参数统计叙述中错误的是
A. 不受总体分布形式是否已知的限定
B. 适用范围广
C. 不要求资料服从特定的分布
D. 计算简便
E. 对服从正态分布的资料，其检验效能也同样高

12. 两个小样本数值变量资料比较的假设检验，首先应考虑
A. 用 t 检验
B. 用秩和检验
C. t 检验或秩和检验均可
D. 用 u 检验
E. 资料符合 t 检验还是秩和检验的条件

13. 在作两样本均数比较时，已知 n_1、n_2 均小于 30，总体方差不齐且呈极度偏态的资料宜用
A. t 检验
B. t' 检验
C. u 检验
D. 方差分析
E. 秩和检验

14. 成组设计两样本比较的秩和检验中，描述不正确的是
A. 将两组数据统一由小到大编秩
B. 遇有相同数据，若在同一组，按顺序编秩
C. 遇有相同数据，若在不同组，按顺序编秩
D. 遇有相同数据，若在不同组，取其平均秩次
E. 以样本例数较小组的秩和查 T 界值表

15. 等级资料两样本比较的秩和检验中，如相同秩次太多，应计算校正 u 值，校正的结果使
A. u 值增大，P 值减小
B. u 值增大，P 值增大
C. u 值减小，P 值增大
D. u 值减小，P 值减小
E. 视具体资料而定

16. 秩和检验和 t 检验比较，秩和检验的优点是
A. 检验的效率高
B. 计算方法简便
C. 公式更为合理
D. 不受分布限制
E. 易于学习掌握

17. 四组等级资料比较宜采用
A. t 检验
B. χ^2 检验
C. 秩和检验
D. u 检验
E. t' 检验

18. 配对计量资料，差值分布不接近正态分布，应选用
A. 配对 t 检验
B. F 检验
C. t 检验
D. 配对比较的符号秩和检验
E. 两样本比较的秩和检验

19. 秩和检验适合于什么资料的比较
A. 分布末端有不确定值
B. 小样本、偏态分布的数值型变量
C. 小样本、组间方差不齐的数值型变量
D. 等级资料
E. 以上均适宜

20. 在配对设计差值的符号秩和检验中，绝对值等于 3 的差值有 −3、−3、3、3。如果它们的位次为 4、5、6、7，则第 2 个 −3 的秩次应为
A. 5
B. −5
C. 7
D. −5.5
E. 4

【B_1 型题】

（21～22 题共用备选答案）
A. t 检验
B. t' 检验
C. 两样本比较的秩和检验
D. 多个样本比较的秩和检验
E. 方差分析

21. 某实验室观察在缺氧条件下猫（8 只）和兔（10 只）的生存时间，若检验在缺氧条件下猫和兔的生存时间有无差别，可采用
猫的生存时间（分钟）：
25 35 44 46 46 48 49 50 以上
兔的生存时间（分钟）：
15 15 16 17 19 21 21 23 25 28

22. 某医院用 3 种复方制剂治疗慢性胃炎，若比较其疗效有无差异，可采用

三种治疗慢性胃炎的疗效比较

制剂类型	病例数	疗效			
		痊愈	显效	有效	无效
复方Ⅰ	353	42	186	75	50
复方Ⅱ	100	5	17	36	42
复方Ⅲ	83	6	20	26	31
合计	536	53	223	137	123

参考答案与解析

【A_1型题】

1. D

【解析】秩和检验是非参数检验法。

2. D

【解析】Wilcoxon 配对秩和检验，亦称符号秩检验，可用于推断总体中位数是否等于某个指定值，还可用于推断配对样本差值的总体中位数是否为0。其基本思想是假设两组处理效应相同，则每对变量的差数的总体是以0为中心对称分布的，这时差数总体的中位数为0。H_0：差值的总体中位数为0，H_1：差值总体的中位数不为0。

3. B

【解析】非参数检验不拘于分布类型，适合于分布类型未知、一端或两端无界、偏态分布、方差不齐以及等级资料。

4. A

【解析】不同组出现相同秩次时，取平均值秩次；若在同一组的话则可取平均秩次也可顺次编秩。

5. A

【解析】当组数≥3，同时各组例数≥5，此时 H 近似服从 $\upsilon=k-1$ 的 χ^2 分布，此时查 χ^2 界值表进行统计推断。

6. A

【解析】t 检验属于参数检验。

7. B

【解析】两样本秩和检验分别为 H_0：两个总体的分布位置相同。H_1：两个总体的分布位置不同。

8. B

【解析】配对计量资料的秩检验，当 $n\leqslant50$ 时，根据 n 和 T 值查 T 界值表。自左侧找到 n，用所得统计量 T 值与相邻一栏的界值相比较，若 T 值在上下界值范围内，其 P 值大于上方对应的概率；若 T 值恰好等于界值，其 P 值等于上方对应的概率；若 T 值在上下界值范围外，其 P 值小于上方对应的概率。B 选项中，因 T 值在上下界值范围内，$P>0.05$。

9. B

【解析】若 T 值在上下界值范围内，其 P 值大于上方对应的概率；若 T 值恰好等于界值，其 P 值等于上方对应的概率；若 T 值在上下界值范围外，其 P 值小于上方对应的概率。

10. A

【解析】H_0成立，差值的总体中位数为0，样本的正、负秩和绝对值应相近。

11. E

【解析】对于适用于参数检验的资料如果使用非参数检验，会降低检验效能。

12. E

【解析】一个小样本的两均数比较，首先应考虑资料符合 t 检验还是秩和检验的条件。

13. E

【解析】抓住题干中的“n_1、n_2均小于30，总体方差不齐且呈极度偏态”可知选择秩和检验。

14. C

【解析】不同组出现相同秩次时，取平均值秩次；若在同一组的话则可取平均秩次也可顺次编秩。

15. A

【解析】本题主要考察校正公式，因分母是一个小于1的数，所以 u 值增大，相应的 P 值减小。

16. D

【解析】非参数检验适合于分布类型未知、一端或两端无界、偏态分布、方差不齐以及等级资料。

17. C

【解析】对于等级资料：若选行×列表资料的 χ^2 检验，只能推断构成比差别，而选择秩和检验，可推断等级强度，比较试验效应。

18. D

【解析】非参数检验适用于：①对于计量资料，不满足正态分布和方差齐性条件的小样本资料。②分布不明的小样本资料。③一端或两端是不确定数值的资料。题干中又提到配对计量资料，所以选择配对比较的符号秩和检验。

19. E

【解析】非参数检验不拘于分布类型，适合于分布类型未知、一端或两端无界、偏态分布、方差不齐以及等级资料。

20. D

【解析】配对设计资料的符号秩检验的编秩，依差值的绝对值由小到大编秩，当差值绝对值相等时，若符号相同，可顺次编秩也可以求平均秩次，若符号不同，求平均秩次并记原来符号。$4+5+6+7=22$，$22\div4=5.5$，则第2个-3的秩次应为-5.5。

【B_1型题】

21. C

【解析】生存时间为典型的偏态分布，故不能用参数检验方法，该题为完全随机设计，故使用两样本比较的秩和检验。

22. D

【解析】疗效分为痊愈、显效

和有效为等级变量，对于等级变量比较平均效应时应使用秩和检验。

第九节　回归与相关

【A₁型题】

1. 在回归直线方程 $\hat{y}=a+bx$ 中，若 $a>0$，下述正确的是
   A. $b>0$
   B. $b<0$
   C. $b=0$
   D. $b=1$
   E. α 的符号和 b 无关
2. 关于回归系数的假设检验，下列哪项说法错误
   A. 可用 r 检验代替
   B. 可用 t 检验
   C. 可用 F 检验
   D. 当 $n<50$ 时，可查 r 界值表
   E. 可用 χ^2 检验
3. 如果两样本 $r_1=r_2$，$n_1>n_2$，那么
   A. $b_1=b_2$
   B. $t_{r1}=t_{r2}$
   C. $b_1>b_2$
   D. $t_{b1}=t_{r1}$
   E. $t_{b1}=t_{b2}$
4. 下列叙述正确的是
   A. 同一样本的 b 和 r 的假设检验结果不同
   B. 同一样本的 b 和 r 的假设检验结果相同
   C. 同一样本的 b 和 r 的假设检验结果可能相同，可能不同
   D. 同一样本的 b 和 r 的假设检验结果无关
   E. 根据具体情况才能判断
5. 回归系数进行双侧的假设检验，其备择假设是
   A. $\beta=0$
   B. $\beta\neq0$
   C. $b\neq0$
   D. $b>0$
   E. $b<0$
6. 直线回归中，如果自变量 X 乘以一个不为 0 或 1 的常数，则有
   A. 截距改变
   B. 回归系数改变
   C. 回归系数不变
   D. 两者都不改变
   E. 两者都改变
7. 在回归和相关分析中，l_{yy} 表示
   A. $\sum(x-\bar{x})$
   B. $\sum(y-\bar{y})$
   C. $\sum(x-\bar{x})^2$
   D. $\sum(y-\bar{y})^2$
   E. $\sum(x-\bar{x})(y-\bar{y})$
8. 若决定系数为 0.81，则下列说法错误的是
   A. 两变量间回归关系的强度较大
   B. 散点图中全部的观察点都排列在一条回归线上
   C. Y 的总变异中有 81% 是由于 X 的改变而产生的
   D. 相关系数 $r=0.9$
   E. 决定系数等于相关系数的平方
9. 最小二乘法的原理要求下列式子达到最小的是
   A. $\sum(x-\bar{x})^2$
   B. $\sum(y-\hat{y})^2$
   C. $\sum(y-\bar{y})^2$
   D. $\sum(x-\bar{x})(y-\bar{y})$
   E. $\sum(y-\hat{y})$
10. 直线回归与相关分析中，回归系数 $b=-2.689$，$P<0.05$，则
    A. 回归直线斜率等于零
    B. 相关系数 r 小于零
    C. 相关系数 r 大于零
    D. 截距 a 一定等于 1
    E. 截距 a 一定等于 -1
11. 若直线相关系数 $r=1$，则一定有
    A. $SS_{总}=SS_{残}$
    B. $SS_{残}=SS_{回}$
    C. $SS_{总}=SS_{回}$
    D. $SS_{总}<SS_{回}$
    E. $MS_{回}=MS_{残}$
12. 两变量符合正态分布，分析二者关系可选用
    A. 积差相关系数
    B. 等级相关系数
    C. 校正的等级相关系数
    D. 总体相关系数
    E. 决定系数
13. 两变量呈完全负相关，则总体相关系数为
    A. $0<\rho<1$
    B. $\rho=-1$
    C. $\rho=1$
    D. $\rho=-0.05$
    E. $\rho=0.05$
14. 做两个变量积差法的相关系数的假设检验，已知 $n=10$，查 t 界值表时其自由度是
    A. 10
    B. 9
    C. 8
    D. 19
    E. 18
15. $|r|>r_{0.05(2)}$ 时，可认为两变量 X，Y 间存在
    A. 有一定关系
    B. 有正相关关系
    C. 有递增关系
    D. 肯定有直线关系
    E. 有线性相关关系
16. 直线回归与相关分析中，正确的是
    A. $\rho=0$ 时，$r=0$

B. $|r|>0$，$b>0$
C. $r>0$ 时，$b<0$
D. $r<0$ 时，$b<0$
E. $|r|=1$ 时，$b=1$

17. 用最小二乘法确定直线回归方程的原则是
A. 各观测点距直线的纵向距离相等
B. 各观测点距直线的纵向距离平方和最小
C. 各观测点距直线的垂直距离相等
D. 各观测点距直线的垂直距离平方和最小
E. 各观测点距直线的纵向距离等于零

18. r 的意义为
A. 两个总体间的直线相关关系
B. x 与 y 的函数关系
C. x 与 y 的依存关系
D. x 与 y 的因果关系
E. x 与 y 的直线相关关系密切程度和方向

19. 下列对总体相关系数描述不正确的是
A. $-1\leqslant\rho\leqslant1$
B. ρ 是有单位的量
C. ρ 可用于描述两变量间线性关系的程度
D. ρ 可用于描述两变量间线性关系的方向
E. ρ 越大说明两变量间线性关系的程度越强

20. 进行直线回归分析时首先应
A. 计算截距
B. 计算回归系数
C. 绘制散点图
D. 对回归系数进行假设检验
E. 判断回归系数的正、负

21. 直线回归分析中，X 的影响被扣除后，Y 方面的变异可用下列哪项指标表示
A. $S_r=\sqrt{\dfrac{\sum(Y\bar{Y})^2}{n1}}$
B. $S_b=\dfrac{S_{xy}}{\sqrt{\sum(X\bar{X})^2}}$
C. $S_{YX}=\sqrt{\dfrac{\sum(Y\hat{Y})^2}{n2}}$
D. $S_r=\sqrt{\dfrac{\sum(X\bar{X})^2}{n2}}$
E. R^2

22. 相关与回归分析中，正确的是
A. r 值越大，b 值越大
B. r 值越小，b 值越小
C. r 值越大，b 值越小
D. r 值越小，b 值越大
E. r 值大小与 b 值大小无关

23. 同一资料进行 r 和 b 的假设检验时
A. $t_r>t_b$
B. $t_r<t_b$
C. $t_r=t_b$
D. 二者无确定关系
E. 根据具体资料才能确定二者的关系

24. 判断下列哪项正确
A. $|r|$ 越大，散点图越集中
B. $|r|$ 越小，散点图越集中
C. r 为负值时，散点图越集中
D. r 为正值时，散点图越集中
E. r 的大小和散点图形状无关

25. 在研究两个变量的相关问题中，除了哪些资料外，首先应该考虑等级相关分析
A. 两个变量都为偏态分布
B. 一个属等级资料，一个属计量资料
C. 两个变量都属于等级资料
D. 一个为正态分布，一个为偏态分布
E. 两个变量都为正态分布

26. 如果直线相关系数 $r=0$，则一定有
A. 直线回归的截距等于0
B. 直线回归的截距等于 y 或 x
C. 直线回归的 $SS_{残}$ 等于0
D. 直线回归的 $SS_{总}$ 等于0
E. 直线回归的 $SS_{残}$ 等于 $SS_{回}$

27. 直线相关系数的假设检验，$r>r_{0.001,34}$，可认为
A. 回归系数 $\beta=0$
B. 相关系数 $\rho=0$
C. 决定系数等于零
D. x、y 间线性关系存在
E. x、y 差别有统计学意义

28. $|r|>r_{0.05(n-2)}$ 时，可认为两个变量间
A. 有正相关关系
B. 有负相关关系
C. 有一定关系
D. 有直线相关关系
E. 一定有直线关系

【A_2 型题】

29. 分析8个城市肺癌标化死亡率与大气中的苯并[a]芘的关系，资料如下

编号	1	2	3	4	5	6	7	8
标化率	5.60	18.50	16.23	11.40	13.80	8.13	18.00	12.10
苯并[a]芘 μg/100m²	0.05	1.17	1.05	0.10	0.75	0.50	0.65	1.20

应作哪种分析
A. 线性回归分析
B. 积差相关分析
C. 等级相关分析
D. 曲线回归分析
E. 列联系数分析

30. 10 名 20 岁男青年身高与前臂长资料如下

编　号	1	2	3	4	5	6	7	8	9	10
身高/cm	170	173	160	155	173	188	178	183	180	165
前臂长/cm	45	42	44	41	47	50	47	46	49	43

其相关系数为

A. 0.6224
B. 0.8227
C. 0.7304
D. 0.8380
E. 0.5823

31. 某医师调查得 10 名女中学生体重 X（kg）与肺活量 Y（L），经直线回归分析知，$b=0.0748$，若 $t_b>t_{0.05,8}$，按 $\alpha=0.05$ 水准，可认为

A. 肺活量与体重大小无关
B. 肺活量随体重增加而增加
C. 体重与肺活量间有函数关系存在
D. 体重与肺活量均值差别有统计学意义
E. 体重与肺活量间无线性相关关系存在

32. 某食品科调查克山病区 6 份主食大米中硒含量与该地居民血硒含量，计算得 $r=0.808$，$0.10>P>0.05$，下结论时应慎重。这是因为

A. 若将双侧变为单侧结论相反
B. 若适当增加样本含量可能拒绝
C. 若进行数据变换，可能得到不同的结论
D. 若将 α 水准由 0.05 改为 0.10，则拒绝零假设
E. 若使用不同的检验方法可能得到不同的结论

【B_1 型题】

（33~35 题共用备选答案）

A. 直线回归分析
B. 等级相关分析
C. 直线相关分析
D. 秩和检验
E. 方差分析

33. 研究者测定了 10 名糖尿病患者的血糖水平（mmol/L）和胰岛素水平（mU/L）的数据，若研究血糖水平 Y 对胰岛素水平 X 的数量依存关系，可进行分析

34. 两名放射科医师对 13 张肺部 X 线片各自作出评定结果，评定方法是将 X 线片按病情严重程度给出等级。若研究两位医师的等级评定结果是否相关，可进行

两名放射科医师对 13 张肺部 X 线片的评定结果

	患者编号												
	1	2	3	4	5	6	7	8	9	10	11	12	13
甲医师	+	++	−	±	−	+	++	+++	++	+++	−	++	+
乙医师	±	++	+	+	−	++	+++	++	+++	+++	±	++	++

35. 某研究所应用高灵敏度 32P 标记分析法测定 10 名肺癌患者肺组织 DNA 加合物含量（1/108 核苷酸）如下，若分析肺组织 DNA 加合物含量 y 与患者的吸烟量 x（支/天）有无相关关系，可进行

肺癌患者肺组织 DNA 加合物含量（$1/10^8$ 核苷酸）与吸烟量（支/天）

	患者编号									
	1	2	3	4	5	6	7	8	9	10
吸烟量	5	5	10	15	15	20	20	20	25	25
DNA 加合物	6.26	5.17	6.34	9.78	12.00	13.70	15.66	12.40	18.40	17.20

（36~38 题共用备选答案）

A. 原点
B. $(\bar{x}, \bar{y})$
C. 等于截距 a
D. 平行于横轴
E. 等于零

36. 直线回归方程 $\hat{y}=0.000419+0.058826x$，必定过哪点

37. 在应变量的变异中，$\sum(y_i-\bar{y})$ 一定

38. 直线回归方程 $\hat{y}=0.058826x$，必定过什么点

参考答案与解析

【A_1型题】

1. E

【解析】在回归直线方程$\hat{y}=a+bx$中，a为截距，b为斜率，二者没有关系。

2. E

【解析】回归系数的假设检验可用t检验、F检验，当$n<50$时，可查r界值表，也可用r检验代替。

3. D

【解析】因为对同一组数据若能同时计算b和r，它们的符号一致；b和r的假设检验是等价的，即对同一样本$t_b=t_r$。即若n_1和n_2能同时计算b和r，对b和r进行假设检验，则有：$t_{b1}=t_{r1}$、$t_{b2}=t_{r2}$。

4. B

【解析】同一份资料计算的回归系数b与相关系数r之间符号相同，而且假设检验结果一致。

5. B

【解析】回归系数进行双侧的假设检验，其备择假设是$\beta\neq0$。

6. B

【解析】直线回归中，根据回归系数和截距的计算公式，如果自变量X乘以一个不为0或1的常数，截距不会变，回归系数会变。

7. D

【解析】在回归和相关分析中，l_{yy}表示y的离均差平方和，计算公式是$\sum(y-\bar{y})^2$。

8. B

【解析】若决定系数为0.81，相关系数为0.9，散点图呈现正相关的关系，但并非完全正相关，故全部的观察点并非完全排列在一条回归线上。

9. B

【解析】最小二乘法的原理要求残差平方和达到最小，即$\sum(y-\hat{y})^2$最小。

10. B

【解析】在直线回归与相关的关系中，回归系数b与相关系数r之间符号相同，而且假设检验结果一致，本题中$b=-2.689$，$P<0.05$，即b小于0，所以r也小于0，表明两者之间是负相关。

11. C

【解析】$SS_{总}=SS_{回}+SS_{剩}$，用回归解释相关，决定系数$r^2=lxy^2/lxx\cdot lyy=SS_{回}/SS_{总}$，回归平方和越接近总平方和，则$r^2$越接近1，说明回归的效果越好。因此从算式可以看出，只有$SS_{总}=SS_{回}$时，r才能等于1。

12. A

【解析】积差相关系数的适用条件是两变量符合正态分布。

13. B

【解析】相关系数的值$-1\leq r\leq1$；当$0<r<1$，两变量呈同向变化，为正相关；当$-1<r<0$，两变量呈反向变化，为负相关；$r=0$，为零相关，表示无直线关系；$|r|=1$，为完全相关，$r=1$为完全正相关，$r=-1$为完全负相关。所以两变量呈完全负相关，则总体相关系数$\rho=-1$。

14. C

【解析】双变量相关分析时，自由度$=n-2$。

15. E

【解析】$|r|>r_{0.05(2)}$，$P<0.05$，说明两变量存在线性相关关系。

16. D

【解析】同一批资料计算的相关系数与回归系数符号相同。

17. B

【解析】最小二乘法的基本原则是残差平方和最小，即各观测点距直线的纵向距离平方和最小。

18. E

【解析】r的意义为x与y的直线相关关系密切程度和相关方向。

19. B

【解析】总体相关系数ρ是没有单位的量。

20. C

【解析】进行直线回归分析时首先应绘制散点图，通过散点图能看出两变量是否存在相关关系，还能识别有没有异常值。

21. C

【解析】直线回归分析中y的总变异记为$SS_{总}$，被分为两部分，即$SS_{回}$和$SS_{剩}$，它们的关系是$SS_{总}=SS_{回}+SS_{剩}$。$SS_{回}$表示由于自变量x的影响引起的应变量y的变化，$SS_{剩}$表示扣除了x的影响后y的变异，也就是说，不能用x解释的那一部分，统称为剩余平方和。$SS_{剩}$越小说明直线回归中用x来估计y误差越小，S_{yx}为剩余标准差。

22. E

【解析】相关与回归分析中r值与b值的符号相同，假设检验等价，但是r值大小与b值大小无确定性关系。

23. C

【解析】同一资料进行r和b的假设检验完全等价，且$t_r=t_b$。

24. A

【解析】$|r|$的大小反映相关的密切程度，$|r|$越大，密切程度越强，则散点图越集中。

25. E

【解析】两个变量都为正态分布时应选择积差相关系数，不满足积差相关系数条件的资料应首先考虑等级相关分析。

26. B

【解析】相关系数 r 是说明具有直线关系的两变量间，相关关系的密切程度与相关方向的统计指标；$r=0$，为零相关，表示无直线关系，此时直线与 y 轴或 x 轴平行，即直线回归的截距等于 y 或 x。

27. D

【解析】$r>r_{0.001,34}$，$P<0.001$，说明总体相关系数不等于0，所以存在线性关系。

28. D

【解析】$|r|>r_{0.05(n-2)}$，则 $P<0.05$，说明总体相关系数不等于0，认为两个变量间有直线相关关系。

【A_2 型题】

29. C

【解析】分析表格，发现两变量不满足正态分布，此时用等级相关系数来描述两变量的关联性。

30. B

【解析】由相关系数公式可得相关系数为0.8227。

31. B

【解析】若 $tb>t_{0.05,8}$，则 $P<0.05$，按 $\alpha=0.05$ 水准，拒绝 H_0，有统计学意义，总体回归系数不为0。经直线回归分析知，$b=0.0748$，肺活量随体重增加而增加。

32. B

【解析】用样本资料计算出来的相关系数 r 是一个样本统计量，存在抽样误差，所以适当增加样本含量会使抽样误差变小，从而可能得到拒绝 H_0 的结论。

【B_1 型题】

33. A

【解析】回归分析研究的是变量间的数量依存关系，与题目意图一致。

34. B

【解析】题目中评定方法是将X线片按病情严重程度给出等级，故所得资料为等级资料，选择等级相关分析。

35. C

【解析】分析数据发现服从双变量正态分布，因此应该选择线性相关系数。

36. B

【解析】回归直线一定过 $(\bar{x},\bar{y})$。

37. E

【解析】$\sum(y_i-\bar{y})=\sum y_i-n\bar{y}=\sum y_i-n\dfrac{\sum y_i}{n}=0$。

38. A

【解析】截距为0，必定过零点。

第十节　统计表和统计图

【A_1 型题】

1. 纵轴的刻度必须从“0”开始的统计图为
   A. 条图和线图
   B. 条图和直方图
   C. 线图和半对数线图
   D. 线图和直方图
   E. 散点图和半对数线图
2. 不同性质的统计资料，一般来讲
   A. 连续性资料宜用直条图
   B. 连续性资料宜用百分构成图
   C. 表示各部分的比重的资料宜用直条图
   D. 表示连续变量的频数分布可用直方图
   E. 表示相互独立指标数值大小可用直方图
3. 某医生想把在研究某新药的治疗效果时收集到资料（下表）绘制成疗效构成统计图，宜选用

某新药治疗效果

治疗效果	人数
好转	33
控制	28
显效	31
无效	7

   A. 复式直条图
   B. 圆图
   C. 单式直条图
   D. 直方图
   E. 普通线图
4. 下列描述不正确的是
   A. 标目分为横标目和纵标目
   B. 横标目常用来说明各横行数字的内容
   C. 纵标目多用来表示各纵列指标或数字的含义
   D. 横标目指研究事物的主要内容，一般置于表的左侧，常作为主语
   E. 纵标目指说明研究内容的各项指标，常作为谓语置于表的左侧
5. 说明某事物在时间上的发展变化趋势可用
   A. 条图
   B. 普通线图
   C. 半对数线图
   D. 直方图
   E. 百分比构成图
6. 下列描述不正确的是

A. 一张统计表围绕研究的目的一般只表达一个中心内容
B. 标题应简单、明确地概括表的内容，置于表的上方
C. 简单的统计表一般只有三条横线
D. 横标目置于表的左侧，纵标目置于表内右上方
E. 有单位的标目可在表中的数值后注明单位

7. 说明事物在时间上的发展变化速度可用
A. 条图
B. 普通线图
C. 半对数线图
D. 直方图
E. 百分比构成图

8. 比较某年某地 3 种传染病的病死率可选用
A. 线图
B. 直方图
C. 散点图
D. 百分构成图
E. 直条图

9. 关于统计图的选择正确的是
A. 表示相互独立指标数值大小可用百分构成图
B. 表示全体中各部分的比重可用圆形图
C. 表示某事物在时间上的发展变化可用条图
D. 表示连续变量的频数分布可用条图
E. 表示相对变化速度可用普通线图

10. 关于统计表的列表原则，下列哪项叙述是错误的
A. 备注可在表内用“＊”标出，写在表的底线下
B. 横标目是研究对象，列在表的上行
C. 表内的数据一律用阿拉伯数字表示
D. 统计表中线条不宜过多
E. 标题在表的上方中央，简要说明表的内容

11. 关于散点图叙述正确的是
A. 可描述变量的变化趋势
B. 可表示两种现象间的相关关系
C. 可呈现变量的频数分布
D. 可直观表示出各指标的位置
E. 可描述变量的变化速度

【B_1 型题】

（12~15 题共用备选答案）
A. 标题
B. 横标目
C. 纵标目
D. 成组设计的四格表
E. 配对设计的四格表

两种药物治疗糖尿病的疗效见下表，请回答下列问题

两种药物治疗糖尿病的疗效

处理	有效	无效	合计
A 药	30	3	33
B 药	26	6	32
合计	56	9	65

12. 上表的形式被称为
13. 表中的不同疗效被称为统计表的
14. 表顶端的文字称为统计表的
15. 不同的处理组称为统计表的

（16~20 题共用备选答案）
A. 普通线图
B. 半对数线图
C. 直方图
D. 单式条图
E. 圆图或百分条图

16. 描述某地某年流行性乙型脑炎患者的年龄分布，宜绘制
17. 欲比较某地区 2010 年以来心脏病、脑血管病、恶性肿瘤死亡率的变化速度，宜绘制
18. 描述某市 2000—2018 年间乙肝发病率随时间的变化趋势，宜绘制
19. 比较某年甲、乙、丙三地肺结核的发病率，宜绘制
20. 描述某地 2017 年 5 种主要死因（心脏病、脑血管病、恶性肿瘤、呼吸系统疾病、消化系统疾病）的构成，宜绘制

（21~22 题共用备选答案）
A. 散点图
B. 普通线图
C. 单式直条图
D. 直方图
E. 复式直条图

21. 研究者收集了某地 2 年 3 种疾病的死亡率（1/10 万）数据，见下表，描述该资料适宜的统计图是

死因	1992 年	2012 年
肺结核	153. 2	25. 1
心脏病	59. 5	95. 4
恶性肿瘤	54. 2	128. 1

22. 某医生欲把在两次甲肝流行期的资料（下表）用统计图表示出来，宜选用

4 个地区甲肝两次流行期感染率

地区	感染率/%	
	第一次	第二次
甲地	0. 14	0. 10
乙地	0. 26	0. 18
丙地	0. 52	0. 27
丁地	0. 37	0. 51

（23~25 题共用备选答案）
A. 直条图
B. 圆图
C. 线图
D. 直方图
E. 散点图

23. 表达内部构成比，宜绘制
24. 上面哪一个图是用直条表达各组段的频数或频率的
25. 上面哪一个图用点的密集度和趋势表达两变量间的相关关系

参考答案与解析

【A_1 型题】

1. B

【解析】纵轴的刻度必须从“0”开始的统计图为条图和直方图。

2. D

【解析】直方图主要用于描述连续型定量变量的频率分布，直条图适用于相互独立资料，构成图适用于构成比资料。

3. B

【解析】该资料为构成比资料，应使用圆图或百分条图。

4. E

【解析】纵标目指说明研究内容的各项指标，常作为谓语置于表的上侧而不是左侧。

5. B

【解析】说明某事物在时间上的发展变化趋势可用普通线图。

6. E

【解析】有单位的标目应在标目后注明单位而不宜在数值后注明单位。

7. C

【解析】半对数线图用于表示事物的发展速度，所以说明事物在时间上的发展变化速度可用半对数线图。

8. E

【解析】直条图适用于属性相同、相互独立的资料，所以比较某年某地 3 种传染病的病死率用直条图。

9. B

【解析】表示相互独立指标数值大小可用直条图；表示某事物在时间上的发展变化可用线图；表示连续变量的频数分布可用直方图；表示全体中各部分的比重可用圆图。

10. B

【解析】横标目是研究对象，列在表的左侧而不是上行。

11. B

【解析】散点图可表示两种现象间是否存在相关性及相关方向。

【B_1 型题】

12. D

【解析】这是两个独立样本频率比较，所以用成组设计的四格表。

13. C

【解析】纵标目位于表的上方，用来说明各纵栏数字的含义。

14. A

【解析】标题位于统计表的上方中央，标题需简明扼要地表达统计表的主要内容。

15. B

【解析】横标目位于表的左侧，用来说明各横行数字的含义。

16. C

【解析】直方图主要用于描述连续型定量、变量的频率分布。

17. B

【解析】题干中已明确说明想要比较变化速度，所以用半对数线图，半对数线图是常用的统计图之一，用于表示事物的发展速度。

18. A

【解析】当研究两组或多组数据的变化情况时，普通线图是用来说明研究指标的波动态势，半对数线图是用来说明研究指标的变化速度。此题要描述的是变化趋势。

19. D

【解析】直条图适用于属性相同相互独立的资料，甲、乙、丙三地是相互独立的，所以用单式条图。

20. E

【解析】要描述构成比，用圆图或百分条图。

21. E

【解析】直条图适用于属性相同相互独立的资料，表中除了 3 种疾病还有年份的不同，所以用复式直条图。

22. E

【解析】直条图适用于属性相同相互独立的资料，表中除了四个地区外还有次数不同，所以用复试直条图。

23. B

【解析】构成比用圆图或百分条图。

24. D

【解析】直方图主要用于描述连续型定量、变量的频率分布。用各直条的高度或面积表示各组段变量值所占的频数或频率。

25. E

【解析】散点图用两组数据构成多个坐标点，考察坐标点的分布，判断两变量之间是否存在某种关联或总结坐标点的分布模式。

第十一节 统计设计

【A_1 型题】

1. 关于调查设计，下列叙述正确的是
   A. 调查设计包括专业设计和实验设计
   B. 调查设计包括理论设计和操作设计
   C. 调查设计包括专业设计和统计设计
   D. 调查设计可分为专业设计和技术设计
   E. 调查设计包括实验设计和统计设计
2. 实验设计的基本原则可归纳为
   A. 对照、重复、均衡和随机化原则
   B. 随机、对照和均衡原则
   C. 随机、对照和标准化原则
   D. 对照、重复和无偏性原则
   E. 对照、重复和均衡原则
3. 双盲实验中
   A. 患者不知道自己接受哪种处理
   B. 每个患者均接受安慰剂治疗
   C. 患者不知道他们是否在实验中
   D. 每个患者均接受两种处理
   E. 除患者外，执行研究计划的人员也不知道患者接受的是哪种处理
4. 单纯随机抽样指
   A. 总体中每个个体被抽中的机会均等
   B. 总体中相邻个体一定不能被抽中
   C. 系统误差可以被估计
   D. 样本中包括的个体仅取决于研究对象本身的特征
   E. 总体中并非每个个体都可能被抽中
5. 关于完全随机设计，下列说法错误的是
   A. 又称单因素设计
   B. 受试对象按随机化方法分配到各个处理组中
   C. 各个处理组样本例数必须相等
   D. 本法简便易行
   E. 只研究一个处理因素
6. 观察性研究和实验性研究的根本区别是
   A. 实验研究以动物为对象
   B. 调查研究以人为对象
   C. 实验研究可随机分组
   D. 实验研究只有临床研究才用
   E. 调查研究要进行随机抽样
7. 确定某项研究属于观察性研究还是试验性研究，是根据
   A. 研究者的工作属性
   B. 现场动作还是实验室工作
   C. 研究对象所提供的信息
   D. 是否给予研究对象干预措施
   E. 是否遵循随机化原则
8. 将整体中各单位归并成若干个不交叉、互不重复的集合，称为群；然后以人群为抽样单位抽取样本的抽样方式为
   A. 整群抽样调查
   B. 典型调查
   C. 简单随机抽样调查
   D. 普查
   E. 系统抽样调查
9. 制定调查计划时，下列哪项是不正确的
   A. 根据调查目的和指标，确定观察对象和单位
   B. 应划清调查总体的同质范围
   C. 调查指标应精选，重点突出
   D. 调查指标是选定调查目的的依据
   E. 调查指标应尽量选定量指标
10. 临床试验中采用安慰剂对照可
    A. 消除来自医生心理因素对治疗的影响
    B. 保证非随机试验具有可比性
    C. 防止出现治疗本身所产生的效应
    D. 进行一个主动接受治疗组与未治疗组的比较
    E. 消除来自受试对象心理因素对治疗的影响
11. 将受试对象完全随机分配到各个处理组中进行实验观察或分别从不同总体中随机抽样进行对比观察，此种设计为
    A. 简单随机设计
    B. 完全随机设计
    C. 配对设计
    D. 配伍组设计
    E. 区间设计
12. 某天某医院所有患者的普查结果
    A. 可对医院服务质量作出评价
    B. 可对接受治疗的患者给出可靠诊断
    C. 告诉我们医院各科室有多少患者
    D. 可估计出该局部地区心血管患者的分布情况
    E. 可给出当地某病发病的实际水平
13. 将实验和对照在同一受试对象身上进行的对照称为
    A. 空白对照
    B. 实验对照
    C. 标准对照
    D. 自身对照
    E. 相互对照
14. 随机抽样的优点是
    A. 推论可应用于任何总体

B. 误差可以估计
C. 所得结果是无偏的
D. 容易测量
E. 样本含量越大，越易实现

15. 下列说法不正确的是
A. 实验因素又称处理因素
B. 实验因素在实验过程中可随时修改
C. 非实验因素是指除了实验因素外，凡对受试对象具有影响、可使其发生效应的所有因素
D. 非实验因素经常与实验因素混杂在一起，故又称为混杂因素
E. 消除混杂因素的干扰，显示实验因素的作用

16. 关于调查研究，下列说法不正确的是
A. 对研究对象只能被动观察
B. 可随机分组平衡研究对象某些特征的构成不同
C. 研究因素应是客观存在的
D. 据调查结果可分析处理因素的作用
E. 可以通过设置对照等手段控制混杂因素的影响

【A_2 型题】

17. 若某病传统治疗用药（A 药）效果较差，平均治疗好转率仅为 50%，今研制了新药（B 药）希望其提高疗效。若欲使其平均好转率为 70%，需观察例数为 n_1，使其平均好转率为 80%，需观察例数为 n_2，则
A. $n_1>n_2$
B. $n_1=n_2$
C. $n_1<n_2$
D. n_1和 n_2大小关系不确定
E. 信息不全无法判断

18. 为了解某城市 30～60 岁人群高血压的患病情况，在该地区随机抽取了 1 万名 30～60 岁的受试对象，研究高血压的患病情况。该研究方法属于
A. 实验研究
B. 临床试验
C. 观察性研究
D. 预防试验
E. 现场试验

19. 观察中医疗法、西医疗法和中西医结合疗法对冠心病的治疗作用，可将冠心病患者随机分成 3 组，分别用中医、西医和中西医结合治疗，对比这 3 种疗法的效果。这种设计属于
A. 空白对照
B. 实验对照
C. 标准对照
D. 自身对照
E. 相互对照

20. 为探讨叶酸预防胎儿神经管畸形的作用，研究者选择了两个神经管畸形高发县，一个县的孕妇从孕期开始服用叶酸，另一个县的孕妇从孕期开始服用安慰剂，记录全部孕妇的胎儿出生情况，观察有无神经管畸形发生。该研究方法属于
A. 现况调查
B. 生育研究
C. 实验研究
D. 病例对照研究
E. 观察研究

21. 为研究新药“胃灵丹”治疗胃病（胃炎、胃溃疡）的疗效，在某医院选择 50 例胃炎和胃溃疡患者，随机分成实验组和对照组，实验组服用胃灵丹治疗，对照组用公认有效的“胃苏冲剂”。这种对照在实验设计中称为
A. 实验对照
B. 空白对照
C. 安慰剂对照
D. 标准对照
E. 历史对照

22. 在某县进行地方性甲状腺肿的患病情况调查，先将全县按山区、丘陵和平原分层，然后再按乡镇分若干群，从中抽取几个乡镇作为样本，这种抽样方法为
A. 单纯随机抽样
B. 机械抽样
C. 分层抽样
D. 整群抽样
E. 分层整群抽样

23. 了解某学校在校生视力减退情况，从全校 30 个班中，随机抽取 6 个班，并对这 6 个班中的所有学生作调查。这种抽样方法称为
A. 单纯随机抽样
B. 机械抽样
C. 分层抽样
D. 整群抽样
E. 分层整群抽样

24. 在某新疫苗预防接种试验中，受试儿童被随机地分配到“免疫组”和“对照组”，“免疫组”儿童接种疫苗，对照组不施加处理，则
A. 该试验为单盲实验
B. 拒绝接种的儿童应包括在对照组
C. 该试验属双盲实验
D. 拒绝接种疫苗的儿童应被排除
E. 因不是所有的儿童均接种，所以试验无用

25. 已知一般儿童龋齿发生率约为 30%，要求新型牙膏能使龋齿发生率降至 10%，则需用下列哪个公式计算样本含量
A. 样本均数与总体均数比较的公式
B. 两样本均数比较的公式
C. 两样本率比较的公式
D. 配对分类资料公式
E. 配对设计均数比较的公式

【B_1 型题】

（26~30题共用备选答案）

A. 实验对照

B. 空白对照

C. 安慰剂对照

D. 标准对照

E. 历史对照

26. 某医师研究Ω-3脂肪酸预防冠心病的作用，实验组服用Ω-3脂肪酸，对照组不服用任何药物，该对照形式为

27. 某医师研究腹腔镜胆囊手术疗效时，实验组用腹腔镜胆囊手术疗法，对照组用传统胆囊手术疗法，其对照形式为

28. 某医师研究丹参预防冠心病的作用，实验组用丹参，对照组用无任何作用的糖丸，属于

29. 某医师研究乙酰半胱氨酸的祛痰效果，实验组在常规治疗方法溴己新的基础上增加了乙酰半胱氨酸，对照组用溴己新，这种对照称为

30. 在研究治疗AIDS的一种新药时，仅招募了20名HIV（+）的志愿者作为新药的研究对象，如果以HIV阴转作为评价的指标，该研究的对照可以选择

（31~37题共用备选答案）

A. 单纯随机抽样

B. 系统抽样

C. 整群抽样

D. 分层抽样

E. 多阶段抽样

31. 在相同条件下抽样误差最大的为

32. 在相同条件下最便于组织、节省经费的是

33. 医师欲调查某市30所小学三年级10000名小学生视力低下患病水平，计划抽取3所学校所有3年级学生进行检查，可采用

34. 某镇进行膳食状况调查，计划从1000户居民中每隔10户抽取一户，抽样时可采用

35. 某市进行麻疹疫苗接种率评价，按交通便利情况分城区、丘陵和山区，已知三类地区麻疹发病水平有差别，接种情况也相差较大，抽样时最好采用

36. 全国计划免疫95%接种率的抽样调查，采用哪种方法获得样本

37. 某工厂有在职职工10 000人，欲了解职工对现行医疗保险的看法，随机抽取500人进行调查，可采用哪种方法获得样本

参考答案与解析

【A_1 型题】

1. C

【解析】调查设计包括专业设计和统计设计。

2. A

【解析】实验设计的基本原则是随机化原则、对照原则、均衡原则和重复原则。

3. E

【解析】双盲指患者和执行研究计划的人员均不知道患者接受的是哪种处理。

4. A

【解析】单纯随机抽样是指在总体中以完全随机的方法抽取一部分观察单位作为研究对象，总体中每个个体被抽中的机会相等。

5. C

【解析】完全随机设计又称单因素设计、成组设计，是指将同质受试对象随机分配到各处理组，再观察各组实验效应，或者是从不同的总体分别进行随机抽样，得到样本后再进行比较，各处理组样本例数可以相同也可以不同，各组样本例数相等时检验效能高。

6. C

【解析】实验研究与观察性研究的区别主要是是否人为施加干预措施，其次就是随机分组。

7. D

【解析】区分研究方法是属于观察性研究还是实验性研究，主要区别是否施加干预，观察性研究不施加干预，而实验性研究施加干预。

8. A

【解析】常用的抽样方法包括单纯随机抽样、系统抽样、整群抽样、分层抽样等。单纯随机抽样是指在总体中以完全随机的方法抽取一部分观察单位作为研究对象；系统抽样是指先从总体中的全部个体按照与研究现象无关的特征进行编号，然后根据样本含量大小，规定抽样间隔 k，随机选定第i号开始，每隔 k 抽一个个体组成的样本；整群抽样是指先将总体划分成不同的群体，每个群体包含若干个单位，然后再抽取k个群体作为研究对象；分层抽样是指先将总体中全部个体按照对主要研究影响较大的某一特征分成若干“层”，从每一层内随机抽取一定数量的样本作为研究对象。

9. D

【解析】调查目的是选定调查指标的依据。

10. E

【解析】安慰剂对照主要用于消除来自受试对象心理因素对治

疗的影响。

11. B

【解析】常用试验设计方法包括完全随机设计、配对设计、随机区组设计等。完全随机设计，又称单因素设计、成组设计，是指将同质受试对象随机分配到各处理组，再观察各组实验效应，或分别从不同总体中随机抽样进行对比观察；配对设计，又称成对设计，是指将受试对象按一定的条件配成对子，再将每个对子中的对象随机分配到不同的处理组；随机区组设计，又称配伍设计、单位设计，是指将受试对象条件相同或相近者组成若干个区组，再将每个区组中的各个受试对象随机分配到各处理组。本题是属于完全随机设计。

12. C

【解析】某天某医院所有患者的普查，只能反映本医院当天患者的情况，A、B、D、E 均无法通过该普查反映。

13. D

【解析】自身对照是指对照与实验在同一受试对象上进行。

14. B

【解析】随机抽样是指研究对象具有相同的机会被抽到实验组或者对照组及纳入研究对象的概率是相等的，随机抽样产生的误差是可以用标准误来估计的。

15. B

【解析】在实验研究中，实验的处理因素是在实验设计阶段就规定好的，一旦规定之后就不能再更改，否则会影响实验研究的结果。

16. B

【解析】调查研究是从不同总体中随机抽取样本，只能被动观察，不能人为施加干预，也不能进行随机分组。

【A_2 型题】

17. A

【解析】欲使其平均好转率 $p_1<p_2$，则须观察例数 $n_1>n_2$。

18. C

【解析】实验研究、现场试验和临床试验都必须有施加干预，而预防试验应该属于现场试验的一种，实质也是实验研究，本题研究随机抽取的受试对象的高血压患病情况，并未施加干预，属于观察性研究。

19. E

【解析】相互对照指不单独设立对照组，各实验组之间互为对照组。

20. C

【解析】本题中一个县的孕妇服用叶酸，另一个县的孕妇服用安慰剂，均为人为施加的干预措施，因此该研究属于实验研究。

21. D

【解析】对照的设置主要有空白对照、实验对照、安慰剂对照、标准对照、自身对照。空白对照是指对照组不施加任何干预因素；实验对照是指对照组不施加处理因素，但施加某种与处理因素无关的实验因素；安慰剂是一种外观与实验药物一样，但是不含实验药的有效成分，无药理作用；标准对照是指公认的有效药物、现有的标准或常规方法作为对照；自身对照是指对照与实验在同一受试对象上进行。

22. E

【解析】常用的抽样方法包括单纯随机抽样、系统抽样、整群抽样、分层抽样等。单纯随机抽样是指在总体中以完全随机的方法抽取一部分观察单位作为研究对象；系统抽样是指先从总体中的全部个体按照与研究现象无关的特征进行编号，然后根据样本含量大小，规定抽样间隔 k，随机选定第 i 号开始，每隔 k 抽一个个体组成的样本；整群抽样是指先将总体划分成不同的群体，每个群体包含若干个单位，然后再抽取 k 个群体作为研究对象；分层抽样是指先将总体中全部个体按照对主要研究影响较大的某一特征分成若干“层”，从每一层内随机抽取一定数量的样本作为研究对象。本题是先分层再整群。

23. D

【解析】常用的抽样方法包括单纯随机抽样、系统抽样、整群抽样、分层抽样等。单纯随机抽样是指在总体中以完全随机的方法抽取一部分观察单位作为研究对象；系统抽样是指先从总体中的全部个体按照与研究现象无关的特征进行编号，然后根据样本含量大小，规定抽样间隔 k，随机选定第 i 号开始，每隔 k 抽一个个体组成的样本；整群抽样是指现将总体划分成不同的群体，每个群体包含若干个单位，然后再抽取 k 个群体作为研究对象；分层抽样是指先将总体中全部个体按照对主要研究影响较大的某一特征分成若干“层”，再从每一层内随机抽取一定数量的样本作为研究对象。本题是整群抽样。

24. D

【解析】拒绝接种疫苗的儿童不遵循随机化原则，因此在实验中应被排除。

25. C

【解析】本题给出一般儿童龋齿发生率和新型牙膏降低龋齿发生率，为两个率的比较，因此计算样本量时应使用两样本率比较的公式。

【B_1 型题】

26. B

【解析】空白对照是指对照组不给予任何处理。

27. D

【解析】标准对照是指以已知经典药物在标准条件下与实验药物进行对照又称“阳性对照”。

28. C

【解析】安慰剂是指没有药物治疗作用的片、丸、针剂，本身没有任何治疗作用。题干中也说明了对照组用无任何作用的糖丸。

29. A

【解析】实验对照是指对照组不施加处理因素，但是施加了某种与实验效应有关的实验因素。

30. E

【解析】历史对照是指不专门设立对照组，而以过去的研究结果作为对照。题干中正是以“仅招募了20名HIV（+）的志愿者作为新药的研究对象，以HIV阴转作为评价的指标”。

31. E

【解析】抽样误差的大小顺序为整群抽样>单纯随机抽样>系统抽样>分层抽样。多阶段抽样在不同的抽样阶段均产生抽样误差，其抽样误差更大。

32. C

【解析】整群抽样的特点：易于组织、实施方便，可以节省人力、物力。

33. C

【解析】整群抽样是将总体分成若干群组，抽取其中部分群组作为观察单位组成样本。

34. B

【解析】系统抽样是依据一定的抽样距离，从总体中抽取样本。要从容量为N的总体中抽取容量为n的样本，可将总体分成均衡的若干部分，然后按照预先规定的规则，从每一部分抽取一个个体，得到所需要的样本的抽样方法。抓住题干中“每隔10户抽取一户”。

35. D

【解析】分层抽样法是从一个可以分成不同子总体（或称为层）的总体中，按规定的比例从不同层中随机抽取样品（个体）的方法。这种方法的优点是，样本的代表性比较好，抽样误差比较小。

36. E

【解析】多阶段抽样是指将抽样过程分阶段进行，每个阶段使用的抽样方法往往不同，即将各种抽样方法结合使用，尤其在大型流行病学调查中常用。题干中要调查“全国计划免疫95%接种率”，适用多阶段抽样。

37. A

【解析】单纯随机抽样是指从总体N个单位中任意抽取n个单位作为样本，使每个可能的样本被抽中的概率相等的一种抽样方式。

第十二节　医学常用人口统计与疾病统计指标

【A_1型题】

1. 与粗出生率计算公式分母相同的指标是
   A. 婴儿死亡率
   B. 新生儿死亡率
   C. 粗死亡率
   D. 总生育率
   E. 生存率
2. 适于反映慢性病尤其是恶性肿瘤远期治疗效果的指标是
   A. 病死率
   B. 治愈率
   C. 有效率
   D. 生存率
   E. 死亡率
3. 反映某事物现象实际发生严重程度的指标宜采用
   A. 年龄别发病构成比
   B. 年龄别发病率
   C. 性别发病比
   D. 发展速度环比
   E. 标化率
4. 粗死亡率的定义是
   A. 按性别计算的所有死亡者占全人群的比例
   B. 一定时期内，所有患者中死于某病的频率
   C. 在所有死亡者中死于某病的比例
   D. 一定时期内，总死亡人数占该人群同期平均人口数的比例
   E. 按病种计算的某病的所有死亡者占全人群的比例
5. 描述性别比不正确的是
   A. 指男性人口与女性人口的比值，性别比＝（男性人口数/女性人口数）×100
   B. 出生性别比（第二性比例）绝大多数国家为103~107，平均为106
   C. 我国是发展中国家，出生性别比达到120也是合理的
   D. 婚龄期性别比（第三性比例）约为100
   E. 老年时期性别比例降至100以下
6. 描述老年人口比重不正确的是
   A. 老年人口比重指65岁及以上的人口占总人口的比例
   B. 可作为划分人口类型的指标，该指标在7%以上的为老年型人口
   C. 老年人口比重越大，表明人口越老年化
   D. 人口的出生率越低、寿命越长，则老年人口比重越高
   E. 该指标不能反映人群的健康水平

7. 描述人口金字塔不正确的是
   A. 用统计图来表达人口的性别、年龄构成
   B. 纵坐标为年龄分组，横坐标为年龄组人数构成比，一般男左女右
   C. 表现为尖顶阔底，其形状如“金字塔”
   D. 一般变化缓慢，但若相隔10年，可能会有明显的变化
   E. 人口金字塔的形状是长期以来人口出生、死亡、迁入、迁出而形成的，不能反映人口变动的历史痕迹
8. 某区急性传染病发生数的比例在全市最低，则
   A. 说明该区急性传染病在全市中最轻
   B. 还不能说明该区急性传染病在全市中最轻
   C. 可将此比例看作发病率与全市发病率比较
   D. 可将此比例看作发病率与其他各区发病率比较
   E. 可将此比例看作发病率与其他疾病比较
9. 肿瘤的死亡率最常表示为
   A. 百分率
   B. 千分率
   C. 万分率
   D. 十万分率
   E. 百万分率
10. 评价社会卫生状况的主要指标是
   A. 平均预期寿命
   B. 平均死亡年龄
   C. 平均死亡率
   D. 年龄组死亡率
   E. 粗死亡率
11. 计算某年围产儿死亡率的分母是
   A. 活产数
   B. 出生7天内婴儿数
   C. 围产期的死胎数+活产数
   D. 围产期的死产数+活产数
   E. 围产期的死胎数+死产数+活产数
12. 疾病统计的研究对象视调查目的不同而有不同的规定范围，门诊疾病的统计对象应是
   A. 门诊患者
   B. 门诊诊为患病者
   C. 住院+门诊患者
   D. 住院患者
   E. 健康体检者
13. 描述年龄别死亡率不正确的是
   A. 年龄别死亡率＝同年该年龄组的死亡人数/某年某年龄组平均人口数×1000‰
   B. 年龄别死亡率不能直接进行比较
   C. 年龄别死亡率一般0岁组死亡率较高，10～14岁时，死亡率降至最低值
   D. 40岁以后，死亡率随年龄的增长而增高
   E. 女性死亡率普遍低于男性
14. 无截尾数据时，直接法计算5年生存率公式中的分母是
   A. 所有观察对象数
   B. 所有活满5年的对象数
   C. 所有5年内死亡的对象数
   D. 5年内死于本病的对象数
   E. 5年内死于本病及活满5年的对象数
15. 下列描述不正确的是
   A. 死因别死亡率表示在某一时期内，人群中因某病而死亡的频率
   B. 死亡率＝（同年内死亡总数/某年平均人口数）×100000/10万
   C. 死因别死亡率可反映各类病伤死亡对居民生命的危害程度
   D. 2003年在我国发生的SARS的死亡率为6%
   E. 2003年在我国发生的SARS的病死率为6%
16. 麻疹疫苗接种后血清阳转率的分母应为
   A. 麻疹患者人数
   B. 麻疹易感人数
   C. 获得麻疹终生免疫人数
   D. 麻疹疫苗接种人数
   E. 麻疹疫苗接种后的阳转人数
17. 计算某年新生儿死亡率的分母是
   A. 某年新生儿总数
   B. 某年活产总数
   C. 妊娠28周以上的妇女数
   D. 当年妊娠的妇女数
   E. 妊娠28周以上出生并存活的新生儿数
18. 计算某年的婴儿死亡率，其分母为
   A. 年初0岁组人口数
   B. 年中0岁组人口数
   C. 年活产总数
   D. 年末0岁组人口数
   E. 年均人口数
19. 欲比较两工厂同工种工人某职业病患病率的高低，需假设
   A. 两厂该职业病的患病年龄构成相同
   B. 两厂工人数相同
   C. 两厂患病人数相同
   D. 两厂该工种工人的工龄构成相同
   E. 两厂工人工种构成相同
20. 下列说法正确的是
   A. 据报道“2010年某市肺癌患病率为30/10万，肺癌死亡率为32/10万”。这里同年肺癌死亡率高于其患病率显然不正确
   B. 某工厂保健站在调查中发现946名工人中，患慢性病的274人，其中女性219人，占80%，男性55人，占20%，由此得出结论，女工易患慢性病
   C. 率的标准化是为了消除内部构成的影响
   D. 某病的构成比增大，该病

的发病率亦增高
E. 计算麻疹疫苗接种后血清检查的阳转率，分母为麻疹易感儿数

21. 计算动态数列指标可以是
A. 绝对数
B. 平均数
C. 相对数
D. 构成比
E. 以上均正确

22. 反映疾病危害居民生命健康严重程度的指标有
A. 某病病死率、死亡率
B. 某病患病率、发病率
C. 某病病死率、发病率
D. 某病死亡率、患病率
E. 某病病死率、患病率

23. 计算某地某年孕产妇死亡率的分母是
A. 某地某年年中妇女人口数
B. 某地某年年末妇女人口数
C. 某地某年年中15~49岁育龄妇女数
D. 某地某年年末15~49岁育龄妇女数
E. 某地某年活产数

【A_2型题】

24. 某化工厂对1162名工人的体检结果如下，试问哪一工龄组气管炎患病最严重

某化工厂慢性气管炎患病与专业工龄的关系

工龄/年	检查人数	患者数	体检人数构成比/%	患者构成比/%	患病率/%
1~	340	17	29.26	11.56	5.00
5~	254	30	21.86	20.41	11.81
10~	432	73	37.18	49.66	16.90
15~	136	27	11.70	18.37	19.85
合计	1162	147	100.00	100.00	12.65

A. 10~年工龄组气管炎患病最严重为37.18%
B. 10~年工龄组气管炎患病最严重为49.66%
C. 15~年工龄组气管炎患病最严重为19.85%
D. 15~年工龄组气管炎患病仅为第三位，为18.37%
E. 10~年工龄组气管炎患病最严重，有73人患病

25. 某地2012年的平均人口为42 323人，全年共有乙肝患者21人，其中该年新发生者为4人，则
A. 发病率为9.45/10万，患病率为4.96/万
B. 发病率为19.0%，患病率为4.96/万
C. 发病率为9.45‰，患病率为49.6/‰
D. 发病率为9.45/10万，患病率为5.91/万
E. 发病率为9.45/10万，患病率为49.6‰

26. 某工厂某病连续4年的患病率分别为7%、9%、8%和10%，则该病4年平均患病率为
A. 8.5%
B. 7%
C. 8%
D. 9%
E. 资料不全不能计算

27. 研究者欲对某降低新生儿死亡率项目实施5年后的效果进行评价，已知项目结束时甲、乙两个项目的部分县区第五年新生儿死亡率分别为12.5%和15.0%，下列说法错误的是
A. 甲、乙两地的新生儿死亡率是整个项目评价的一个指标
B. 不可以得出甲地新生儿死亡率低于乙地的结论
C. 应对该资料进行假设检验
D. 该题目中新生儿死亡率是反映平均水平的指标
E. 该题目中新生儿死亡率是绝对数

28. 甲县肺癌粗死亡率比乙县高，标准化后甲县肺癌标化死亡率比乙县低，最可能的原因是
A. 甲县的诊断水平比乙县高
B. 甲县的诊断水平比乙县低
C. 甲县的肿瘤防治工作比乙县差
D. 甲县的老年人在总人口中所占比重比乙县大
E. 甲县的老年人在总人口中所占比重比乙县小

29. 某地调查2015年总人口数963 345人，0~1岁儿童2000人，活产总数1848人，围产儿死亡中死胎23胎，死产12胎，出生后28天内死亡41人，1周岁以内死亡70人。要说明新生儿死亡在婴儿死亡中所占比重，选用
A. 41/1848×1000‰
B. 70/1848×1000‰
C. 41/70×100%
D. 41/2000×1000‰
E. (23+12+41+70)/1848×100%

30. 随访观察某种慢性病1000人的治疗结果，第一年死亡100人，第二年死亡180人，第三年死亡144人，则该慢性病的3年生存率的算法为

A.（0.9+0.8+0.8）/3
B. 1-（0.1×0.2×0.2）
C. 1-0.10-0.20-0.20
D. 0.9×0.8×0.8
E.（0.9×0.8×0.8）/3

31. 分析了某年某地流行性出血热的发病情况，共诊断120例患者，年龄在20~39岁者的发病数是50~65岁者的4倍，其他年龄组很少，从而认为该病20~39岁年龄组的人容易感染该病。这一说法
A. 正确
B. 不正确，因未作显著性检验
C. 不正确，因未按各年龄组发病率来比较
D. 不正确，其他年龄组数据不详
E. 不能评价，因各年龄组情况不详

32. 某地2010年6月30日有男性人口13 697 600人，男性人口中因为心血管疾病死亡18 311人，其中冠心病死亡654人，计算该地男性人口冠心病死亡强度
A. 654/13 697 600 × 100 000/10万=4.78/10万
B. 654/18 311×100%=3.57%
C. 18 311/13 697 600×1000‰=1.34‰
D. 654/13 697 600 × 100% = 0.004 78%
E. 资料不全，无法计算

【B_1型题】

（33~36题共用备选答案）
A. 某年平均总人口数
B. 某年15~49岁妇女数
C. 某年活产总数
D. 某年结婚登记人数
E. 某年孕妇数

33. 计算总生育率的分母是
34. 计算新生儿死亡率的分母是
35. 计算人口自然增长率的分母是
36. 计算孕产妇死亡率的分母是

参考答案与解析

【A_1型题】

1. C

【解析】

出生率=（同年活产总数/某年平均人口数）×*K*。死亡率=（同年内死亡总数/某年平均人口数）×*K*。

2. D

【解析】生存率是指在观察对象经历一定时间段后仍然存活的概率，常用于评价慢性病的治疗效果，尤其是肿瘤。

3. B

【解析】年龄别死亡率是指按年龄分组计算的死亡率，是1年内某一年龄组死亡人数与该年龄组平均人口数之比，消除了死亡率中年龄结构因素的影响，反映发病的实际发生严重程度。

4. D

【解析】死亡率是指一定时期内，总死亡人数占该人群同期平均人口数的比例。

5. C

【解析】性别比与是不是发达国家无关，性别是自然选择的结果。

6. E

【解析】老年人口比重指65岁及以上的人口占总人口的比例，可作为划分人口类型的指标，该指标在7%以上的为老年型人口，或者60岁以上10%以上的为老年型人口，老年人口比重越大，表明人口越老年化，人口的出生率越低、寿命越长，则老年人口比重越高，该指标还能反映人群的健康水平。

7. E

【解析】人口金字塔形状是长期以来人口出生、死亡、迁入、迁出而形成的，在一定程度上反映了人口的健康状况，同时它也能反映人口变动的历史痕迹。

8. B

【解析】某区急性传染病发生数的比例在全市最低，说明该区急性传染病发生数在全市最少，但若分析传染病发生的严重程度还需知道该区的总人口数，计算发病率，题目中给出资料无法获得这些信息。

9. D

【解析】肿瘤的死亡率最常表示为十万分率。

10. A

【解析】平均预期寿命是在一定的年龄别死亡率水平下，活到确切年龄*X*岁以后，平均还能继续生存的年数，它是衡量一个国家、民族和地区居民健康水平的一个指标，可以反映一个社会生活质量的高低。

11. E

【解析】围产儿死亡率=［（围产期死胎数+死产数）/（围产期死胎数+死产数+活产数）］×*K*。

12. B

【解析】门诊疾病的统计对象是门诊诊为患病者。

13. B

【解析】年龄别死亡率是指按年龄分组计算的死亡率。它是1年内某一年龄组死亡人数与该年龄组平均人口数之比。它消除了死亡率中年龄结构因素的影响，

可以直接进行比较。

14. A

【解析】如在观察结果中没有截尾数据时，分母就是所有观察对象数。

15. D

【解析】某病死亡率是一段时期内某病死亡的人数比上同时期平均人口数，2003年在我国发生SARS的死亡率为6%此项表述是不正确的，应该用病死率进行表示。

16. D

【解析】阳转率=产生抗体阳性人数/打过疫苗的人数，所以麻疹疫苗接种后血清阳转率的分母应为麻疹疫苗接种人数。

17. B

【解析】新生儿死亡率=（同年未满28天的新生儿死亡数/某年活产总数）×K。

18. C

【解析】婴儿死亡率=（同年未满1岁婴儿死亡数/某年活产总数）×K。

19. D

【解析】题目中要比较的是两工厂同工种工人某职业病患病率的高低，所以只需要消除该工种工人的工龄构成这一混杂因素。

20. C

【解析】A选项中，肺癌早期没有症状，不能及时被发现，所以死亡率会高于患病率，A选项不正确。B选项中，只给出了患者中男女的人数，而未给出调查对象中男女人数，无法计算患病率，B选项不正确。构成比是表示某事物内部各组成部分在整体中所占的比重，构成比增大不能说明发病率增高，D选项不正确。E选项中，分母应为接种麻疹疫苗的儿童数。

21. E

【解析】动态数列是按时间顺序将一系列统计指标（可以是绝对数、相对数或平均数）排列起来，用以观察和比较该事物在时间上的变化和发展趋势。

22. A

【解析】反映疾病危害居民健康指标主要包括死亡率、病死率等，其中死亡率又可分为按疾病种类、年龄等分类计算的死亡率，主要有年龄别死亡率、死因别死亡率、婴儿死亡率。

23. E

【解析】孕产妇死亡率=（同年由于怀孕和分娩及并发症造成的孕产妇死亡数/某年活产总数×K）。

【A_2型题】

24. C

【解析】患病率是指某特定时间内总人口中某病新旧病例之和所占的比例。本题中主要弄清楚选项中“患病严重”指的是图中哪个指标就可以选出正确选项。

25. A

【解析】本题患病率为21/42 323=4.96/万、发病率为4/42 323=9.45/10万。

26. E

【解析】患病率又称现患率，指某时点上受检人数中现患某种疾病的频率，通常用于描述病程较长或发病时间不易明确的疾病的患病情况。本题中某病的患病人数和总人数都不清楚，所以无法计算。

27. E

【解析】绝对数是统计中常用的总量指标，它是反映客观现象总体在一定时间、地点条件下的总规模、总水平的综合指标。例如，一定总体范围内粮食总产量、工农业总产值、企业单位数等。这里的新生儿死亡率是一个相对数，相对数是两个有联系的指标的比值，它可以从数量上反映两个相互联系的现象之间的对比关系。

28. D

【解析】粗死亡率是指某地某年平均每千人口中的死亡数，反映当地居民总的死亡水平。一般情况下，老人和婴儿的死亡率较高，男性死亡率高于女性。因此，在分析比较不同时期或不同地区的粗死亡率时，要注意所比较资料的人口年龄和性别构成是否齐同。如果两组个体的年龄、性别、病情等变量在两组内的分布存在差异，则粗死亡率、粗发病率、粗治愈率等不能直接进行比较。为消除两组个体其他变量分布不同的影响，需要首先对两组数据作标准化处理。标准化法的目的就是消除这个混杂因素的影响。本题中标准化后甲县肺癌标化死亡率比乙县低，说明甲县的老年人在总人口中所占比重比乙县大。

29. C

【解析】本题中主要是能够准确地找到分子分母所代表的数值。新生儿，是指胎儿娩出母体并自脐带结扎起，至出生后满28天这一段时间的婴儿。婴儿是指小于1周岁的儿童。知道新生儿和婴儿的定义，从而能够列出式子计算结果。

30. D

【解析】生存率=1-死亡率，其中累计生存率等于各年生存率相乘，本题3年的生存率为0.9×0.8×0.8。

31. C

【解析】应该按各年龄组发病率来比较发病情况，排除了人数这一混杂因素。

32. A

【解析】死亡率指在总人群中特定疾病X的死亡强度。本题中冠心病死亡654人，人群中总男性人口数为13 697 600人，从而能够列出式子计算结果。

【B_1 型题】

33. B

【解析】总生育率的分子是同年活产数，分母是同年 15~49 岁妇女数。

34. C

【解析】新生儿死亡率指年内产后 28 天以内死亡的新生儿数与活产总数之比。一般以千分率表示。

35. A

【解析】人口自然增长率简称“自然增长率”，指一定时期内（通常为 1 年）人口自然增加数（出生人数减去死亡人数）与同期平均总人口数之比，用千分数表示。人口自然增长率是反映人口自然增长的趋势和速度的指标。

36. C

【解析】孕产妇死亡率指某年由于怀孕和分娩及并发症造成的孕产妇死亡人数于同年出生活产总数之比。

第十三节　寿　命　表

【A_1 型题】

1. 寿命表中，若 x 岁到 $x+1$ 岁的死亡概率为 $_1q_x$，$x+1$ 岁到 $x+2$ 岁的死亡概率为 $_1q_{x+1}$，则 x 岁到 $x+2$ 岁的死亡概率为
   A. $_1q_x \times {}_1q_{x+1}$
   B. $1-{}_1q_x \times {}_1q_{x+1}$
   C. $(1-{}_1q_x) \times (1-{}_1q_{x+1})$
   D. $1-(1-{}_1q_x) \times (1-{}_1q_{x+1})$
   E. $_1q_x + {}_1q_{x+1}$
2. 预期寿命 e_x
   A. 评价居民健康状况的主要指标，可概括地说明某人群的健康水平
   B. 预期寿命一般用直方图表示
   C. 仅取决于出生时年龄组死亡水平的大小
   D. 婴儿死亡率的高低对平均寿命的影响不太明显
   E. 就是平均死亡年龄
3. 在简略寿命表中，可以由一个关键指标按照一定计算公式计算出其他各项指标，这个关键指标是
   A. 尚存人数
   B. 年龄组死亡概率
   C. 生存人年数
   D. 生存总人年数
   E. 平均寿命
4. 寿命表的主要指标不包括
   A. 死亡概率
   B. 生存人数
   C. 死亡人数
   D. 年龄别死亡率
   E. 期望寿命
5. 编制某地某年男性简略寿命表所需的原始数据有
   A. 各年龄组平均人口数
   B. 各年龄组实际死亡人数
   C. 各年龄组某病死亡人数
   D. 各年龄组平均人口数及实际死亡人数
   E. 各年龄组平均人口数及某病死亡人数
6. 关于寿命表的描述不正确的是
   A. 寿命表是根据特定人群的年龄组死亡率编制出来的一种统计表
   B. 反映该人群平均存活的年限
   C. 寿命表中各项指标不受人口年龄构成的影响
   D. 不同人群的寿命表指标具有可比性
   E. 寿命表中主要的指标有死亡概率、死亡人数、尚存人数及预期寿命
7. 简略寿命表习惯上把 0 岁作为一个独立组，从 5 岁开始，组距是
   A. 3 岁
   B. 4 岁
   C. 5 岁
   D. 6 岁
   E. 7 岁
8. 对平均预期寿命影响最大的原始数据是
   A. 0~5 岁死亡资料
   B. 婴儿死亡资料
   C. 新生儿死亡资料
   D. 老年人口死亡资料
   E. 所有年龄的死亡资料
9. 当 $e_0<e_1$ 时，可能的原因是
   A. 计算错误
   B. 婴儿死亡的漏报率太高
   C. 0 岁组婴儿死亡率高于 1 岁组
   D. 该人群的死亡率较高
   E. 资料收集过程有误
10. 编制寿命表时只需要掌握当地的
    A. 年龄别人口数
    B. 年龄别死亡率
    C. 不同性别的年龄别死亡率
    D. 年龄别死亡数
    E. 出生数
11. 寿命表中年龄组死亡概率（$_nq_x$）是指
    A. 同时出生的一代人，刚满 x 岁的尚存者在今后 n 年内死亡的可能性
    B. 表示某年龄组人口在 n 年内的平均死亡水平
    C. 它根据各年龄组实际的平均人口数（$_nP_x$）和各年龄组实际的死亡数（$_nD_x$）计算
    D. 一般不能用婴儿死亡率作为 0 岁组死亡概率的估计值
    E. 最后一个年龄组的死亡概率用该年龄组死亡率来估计

12. e_{60} = 20.33 岁，表示
A. 活满 20.33 岁的人，今后还能存活 60 年
B. 该受试对象实际存活了 60 年
C. 活满 60 岁的人，今后尚有可能平均存活 20.33 年
D. 该受试对象实际存活了 20.33 年
E. 活满 60 岁的人，今后实际还能活 20.33 岁

【A_2 型题】

13. 某地区 2010 年女性平均预期寿命是 73.24 岁，2014 年女性平均预期寿命是 76.47 岁。2 年的平均预期寿命可以比较，是因为寿命表指标
A. 不受环境或地区的影响
B. 不受总死亡率的影响
C. 不受人口数量的影响
D. 不受总发病率的影响
E. 不受人口年龄构成的影响

参考答案与解析

【A_1 型题】

1. D

【解析】在寿命表中，死亡概率 $q_1 = \frac{i \times m_x}{1 + (i - a_x) \times m_x}$，如已知 x 岁到 $x+1$ 岁的死亡概率为 ${}_1q_x$，$x+1$ 岁到 $x+2$ 岁的死亡概率为 ${}_1q_x + 1$，则 x 岁到 $x+2$ 岁的死亡概率为 $1-(1-{}_1q_x)\times(1-{}_1q_x+1)$。

2. A

【解析】本题主要考察寿命；预期寿命 e_x 是表示已满 X 岁的人今后尚能生存的平均年数，可用来评价居民健康状况的主要指标，可概括地说明某人群的健康水平，常用寿命表表示。

3. B

【解析】寿命表制作的关键是将死亡率转化为死亡概率。

4. D

【解析】年龄别死亡率是指按年龄分组计算的死亡率。假定某地同时出生一代人，按其年龄组死亡率先后死去，直至这一代人死完为止，计算年龄组死亡概率、死亡人数、尚存人数、生存人数、总人年数、平均预期寿命等指标，描述居民健康水平、死亡概率、尚存人数、死亡人数、期望寿命属于寿命表的主要指标。

5. D

【解析】通过各年龄组平均人口数及实际死亡人数可以求得死亡率，所以原始数据必须有各年龄组平均人口数及实际死亡人数。

6. B

【解析】寿命表可用于计算平均率，但无法计算平均存活的年限。

7. C

【解析】简略寿命表一般是 5 岁为一个年龄组，但婴儿死亡率对寿命表的影响相当大，所以简略寿命表也将第一个 5 岁年龄组拆分成组距为 1 岁的“0～”岁组和组距为 4 岁的“1～”岁组，从实足 5 岁开始年龄组的组距才为 5。

8. B

【解析】期望寿命一般用线图表示。分析不同地区、不同时期人口的期望寿命曲线时，要注意曲线的起点、曲线头部的弯曲程度（反映婴儿死亡率的高低），以及整个曲线的高度和曲线的变化。如果年龄组死亡率下降，尤其是婴儿死亡率下降，则期望寿命曲线的起点上升，曲线头部弯曲程度变小，整个曲线位置上移。对平均预期寿命影响最大的原始数据是婴儿死亡资料。

9. C

【解析】e_x 表示预期寿命，当 0 岁组第预期寿命小于 1 岁组的预期寿命，最可能的原因是 0 岁组婴儿死亡率高与 1 岁组。

10. C

【解析】寿命表是依一定地区、一定时期内某特定人群的不同性别、不同年龄人口的死亡率编制出来的一种表。其基本原理是假想有同时出生的一代人按该地、该时期各年龄的死亡率先后死亡，直到全部死亡，从而了解这一代人的死亡与生存规律。

11. A

【解析】寿命表中年龄组死亡概率是指同时出生的一代人，刚满 x 岁的尚存者在今后 n 年内死亡的可能性。

12. C

【解析】e_x 表示期望寿命，e_{60} = 20.33，表示活到 60 岁时，今后平均还能存活 20.33 年。

【A_2 型题】

13. E

【解析】寿命表是特定人群年龄组死亡率编制的一种统计表。说明特定人群在年龄组死亡率条件下，人的生命（或死亡）的过程，不受人口年龄构成的影响。

第十四节 生存分析

【A_1 型题】

1. 下列有关 log-rank 检验的描述中不正确的是
   A. log-rank 检验是各组生存率的整体比较
   B. log-rank 检验是各组生存率各个时间点的比较
   C. log-rank 检验近似法较精确法保守
   D. log-rank 检验中，各组实际死亡数之和必等于理论死亡数之和
   E. log-rank 检验的自由度为（组数-1）
2. 下列有关生存时间的定义中不正确的是
   A. 流行病学研究中，从开始接触某危险因素至某病发病所经历的时间
   B. 乳腺增生症妇女药物治疗或理疗后阳性体征消失至首次复发的时间
   C. 肺癌患者从手术治疗开始到死亡的时间
   D. 急性白血病患者从治疗开始到缓解的时间
   E. 一个人实际存活的时间
3. 下列有关生存率估计的乘积极限法的描述中不正确的是
   A. 乘积极限法即 Kaplan-Meier 法
   B. 乘积极限法适用于小样本未分组资料
   C. 乘积极限法适用于大样本未分组资料
   D. 乘积极限法适用于大样本分组资料
   E. 乘积极限法利用概率乘法定理来计算生存率
4. 随访 15 年 260 名子宫颈癌患者治疗情况，资料整理时将生存时间划分为组距为 1 年的多个时间段，估计生存率可采用
   A. 秩和检验
   B. 寿命表法
   C. 方差分析
   D. 乘积极限法
   E. log-rank 检验
5. 白血病预后分析中，以下哪种不属截尾
   A. 死于白血病
   B. 死于其他疾病
   C. 失访
   D. 观察期结束尚存活
   E. 拒绝访问
6. 观察一组急性白血病患者的治疗效果，终点事件是缓解（完全缓解或部分缓解），则截尾定义为
   A. 缓解
   B. 未缓解
   C. 失访
   D. 死亡
   E. 未缓解、失访、死亡均是
7. 生存分析中，用寿命表法估计生存率与直接法相比，其主要优点是
   A. 计算简单
   B. 可用于完全数据资料
   C. 可用于未分组小样本资料
   D. 可充分利用不完全数据的信息
   E. 可用实测值绘制出生存率曲线

【B_1 型题】

（8~10 题共用备选答案）
A. 寿命表法
B. log-rank 检验
C. 乘积极限法
D. F 检验
E. t 检验

8. 样本含量小于 20，含有不完全数据的未分组资料计算生存率宜采用
9. 162 名子宫颈癌患者随访资料整理为组距为 1 年的频数表，估计生存率时宜采用
10. 欲比较两组资料的生存率曲线，可采用

参考答案与解析

【A_1 型题】

1. B

【解析】对数秩检验（log-rank 检验）是对各组中生存率的总体进行比较推断，而不是对各个时间点进行比较推断。

2. E

【解析】生存时间是指观察起点到观察终点截止的这段时间，并非实际存活的时间。

3. D

乘积极限法即 Kaplan-Meier 法，乘积极限法适用于小样本未分组资料、大样本未分组资料，乘积极限法利用概率乘法定理来计算生存率。

4. B

【解析】题干给出的是一组慢性病的生存资料，该资料常用寿命表法进行分析。

5. A

【解析】死于白血病属于结局事件，而不是截尾。

6. E

【解析】终点事件是缓解，那么除缓解之外的其他事件均是截尾。

7. D

【解析】分析生存数据资料，当资料包含不完全数据时，则不能直接计算时段生存率。寿命表法可以利用不完全数据，计算出累计生存概率，也就是生存率。寿命表法一般适用于没有或者具有截尾数据的大样本数据分析计算。对于小样本数据则可选用乘积极限法。

【B_1型题】

8. C

【解析】乘积极限法适用于小样本未分组资料、大样本未分组资料，可利用概率乘法定理来计算生存率。

9. A

【解析】寿命表法既能综合地反映各个年龄组的死亡水平，又能以期望寿命长短的形式说明人群的健康水平。

10. B

【解析】log-rank检验可进行两组或多组生存曲线的比较。

第十三章　卫生毒理学

第一节　毒理学基本概念

【A_1型题】

1. 毒物是
   A. 动植物中的天然毒素以及有毒的矿物质
   B. 对大鼠经口LD_{50}>500mg/kg的物质
   C. 凡能对机体产生功能和/或器质性损害的物质
   D. 具有致畸、致癌、致突变的效应的物质
   E. 一定条件下较小剂量即能对机体发生损害的物质
2. 关于毒性说法不正确的是
   A. 毒性的大小和外源性化学物质的化学结构无关
   B. 剂量是影响毒物毒性大小的重要因素
   C. 毒物毒性的大小与半数致死剂量LD_{50}值成正比
   D. 一种物质的毒性大小随接触条件的不同而不同
   E. 毒性是物质一种与生俱来的、不变的特性
3. LD_{50}的概念是
   A. 引起半数动物死亡的最大剂量
   B. 引起半数动物死亡的最小剂量
   C. 引起一群个体50%死亡所需剂量
   D. 在一个实验组中使50只动物全部死亡的最低剂量
   E. 出现半数动物死亡的该实验组剂量
4. 下列属于毒性下限参数的是
   A. 半数致死剂量
   B. 绝对致死剂量
   C. 最小致死量
   D. 半数致死浓度
   E. 阈剂量
5. 属于毒理学上限参数的是
   A. ADI
   B. LD_0
   C. NOAEL
   D. LOAEL
   E. MAC
6. 阈剂量是
   A. 一群个体中不引起死亡的最高剂量
   B. 引起极个别的动物出现最轻微损害的最低剂量
   C. 未能观察到任何对机体损害作用的最低剂量
   D. 未能观察到任何对机体损害作用的最高剂量
   E. 人类终生摄入该化合物未引起任何损害作用的剂量
7. 人类目前常用的化学物质有多少种
   A. 300万
   B. 8万
   C. 40万
   D. 100万
   E. 15万
8. 下列不属于组织器官对化学毒物存在选择毒性的原因的是
   A. 物种和细胞学差异
   B. 不同生物及其细胞器官对化学毒物亲和力差异
   C. 体内生物转化过程差异
   D. 对化学毒物所致损害修复能力差异
   E. 组织器官接触化学毒物种类的差异
9. 观察到有害作用的最低水平是
   A. 一种化合物按一定方式与人接触，出现了亚临床症状的最小剂量
   B. 一种化合物按一定方式与人接触，引起免疫功能减低的最小剂量
   C. 一种化合物按一定方式与人接触，造成显微镜下可观察到的损伤的最小剂量
   D. 一种化合物在一定时间内，按一定方式与机体接

触，使某项指标开始出现异常变化的最低剂量
E. 使 DNA 出现大段损伤的最小剂量

10. 剂量-反应关系不包括下列哪种类型曲线
A. 直线型
B. 抛物线型
C. 对称 S 状
D. 非对称 S 状
E. 折线型

11. 下列关于外源化学物的阐述哪项不正确
A. 与人类接触并进入机体
B. 存在于人类生活和外界环境中
C. 具有生物活性，并有损害作用
D. 并非人体成分和营养物质
E. 无需任何转化可以直接产生毒性

12. 下列属于无阈值效应的是
A. 汞所致的中毒性脑病
B. 四氯化碳所致的肝细胞坏死
C. 氢氟酸所致的皮肤灼伤
D. 阿司匹林所致的胎儿畸形
E. 氯乙烯所致的肝血管肉瘤

13. 未观察到有害作用水平（NOAEL）是指
A. 不引起亚临床改变或某项检测指标出现异常的最高剂量
B. 引起 DNA 损伤的最低剂量
C. 引起免疫功能降低的最低剂量
D. 人类终生摄入该化学物不引起任何损害作用的剂量
E. 引起畸形的最低剂量

14. 外来化学物对免疫功能毒作用不包括
A. 免疫抑制反应
B. 变态反应
C. 增强机体抗病能力
D. 降低机体抵抗力
E. 自身免疫病

15. 拟用于食品的化学品，其 LD_{50} 小于人体可能摄入量的 10 倍，则
A. 毒性较大，应放弃，不用于食品
B. 可考虑用于食品，并制订其 ADI
C. 应进行慢性毒性试验
D. 应进行遗传毒性试验
E. 应由专家做出取舍决定

16. 关于损害作用的阈值说法错误的是
A. 阈值可在实验中确定
B. 损害作用的阈剂量应在实验确定的 NOAEL 和 LOAEL 之间
C. 系统毒物和致畸物具有阈值
D. 遗传毒性致癌物无可检测的阈值
E. 性细胞致突变物无可检测的阈值

17. 下列哪项不是卫生毒理学研究的任务
A. 中毒机制研究
B. 外来化合物进入机体的途径及生物转运与转化过程
C. 对外来化合物进行安全性评价
D. 制定有关卫生标准和管理方案
E. 培育适合科学研究的实验动物

18. 抗体形成细胞实验可检测
A. 细胞免疫功能
B. 体液免疫功能
C. 巨噬细胞功能
D. 宿主抵抗力
E. 变态反应

19. S-型曲线的特点是
A. 曲线开始平缓，中间陡峭，最后又趋平缓
B. 曲线开始平缓，中间平缓，最后陡峭
C. 曲线开始陡峭，中间平缓，最后仍平缓
D. 曲线开始陡峭，中间陡峭，最后平缓
E. 曲线始终比较平缓

20. 经典的毒理学研究的对象是
A. 核素
B. 微波
C. 细菌
D. 病毒
E. 各种化学物质

21. 外来化合物对免疫系统作用的特点是
A. 反应的灵敏性，反应的单一性，反应的选择性
B. 反应的灵敏性，反应的双重性，反应的选择性
C. 反应的迟发性，反应的双重性，反应的选择性
D. 反应的迟发性，反应的单一性，反应的持久性
E. 反应的持久性，反应的双重性，反应的选择性

22. 外来化合物对免疫功能影响的表现不包括
A. 免疫抑制反应
B. 免疫增强反应
C. 降低机体抵抗力
D. 自身免疫反应
E. 提高机体免疫力

23. 毒性的上限指标有
A. 绝对致死剂量，最大无作用剂量，最小致死剂量
B. 绝对致死剂量，半数致死剂量，最小致死剂量
C. 绝对致死剂量，最大无作用剂量，最小致死剂量
D. 绝对致死剂量，最大无作用剂量，阈剂量
E. 绝对致死剂量，阈剂量，最小致死剂量

24. 现代毒理学是在传统毒理学的基础上形成的，已超越毒理学的传统定义，其研究对象发展为
A. 细菌
B. 实验动物

C. 化学、物理、生物等外源有害因素
D. 病毒
E. 原虫

25. Z_{ch}值越大的毒物引起
A. 慢性中毒的实际危险性越大
B. 蓄积中毒的实际危险性越小
C. 致死性中毒的实际危险性越大
D. 致死性中毒的实际危险性越大
E. 致死性中毒的实际危险性越小

26. 毒物引起全部受试对象死亡所需要的最低剂量是
A. 绝对致死剂量（LD_{100}）
B. 最小致死剂量（LD_{01}）
C. 最大耐受剂量（LD_0）
D. 半数致死剂量（LD_{50}）
E. 半数致死浓度（LC_{50}）

27. 在毒理学研究方法中，研究对象主要为中毒患者或志愿者的为
A. 体内试验
B. 体外试验
C. 人体观察
D. 流行病学研究
E. 实验室检查

28. 下列哪项不是暴露生物学标志测定的指标
A. 化学物原型
B. 化学物代谢物
C. 血红蛋白加合物
D. DNA 加合物
E. 代谢酶基因多态性

29. 安全限值为下列哪个剂量与安全系数的比值
A. LOAEL
B. NOAEL
C. LD_{01}
D. LD_{100}
E. LD_{50}

【B_1 型题】

（30~34 题共用备选答案）
A. 效应
B. 反应
C. 剂量-效应关系
D. 剂量-反应关系
E. 有的个体不遵循剂量（效应）反应关系规律

30. CO 浓度增加导致红细胞中碳氧血红蛋白含量随之升高，体现
31. CO 急性吸入毒性试验中，随 CO 浓度的增加，试验组大鼠死亡率也相应增加，体现
32. CO 染毒大鼠中 100 只有 40 只发生死亡，此为
33. 以 CO 给大鼠经呼吸道急性染毒后红细胞缺氧血红蛋白含量发生升高，此为
34. 变态反应体现为

（35~39 题共用备选答案）
A. 食物利用率
B. 脏器系数
C. 病理学检查
D. 一般性指标
E. 特异性指标

35. 某个脏器的湿重与单位体重的比值是指
36. 从形态学角度取得毒效应的证据是指
37. 反映外源性化学物质对机体毒性作用本质的指标，有助于取得中毒机制的线索的是
38. 能综合反映外源性化学物质对机体的毒性作用，有助于发现某些毒性特征的是
39. 动物每食入 100g 饲料所增加的体重克数是指

参考答案与解析

【A_1 型题】

1. E

【解析】毒物是指在一定条件下，较低的剂量即可导致机体损害的物质。从某种意义上讲，所有的外源化学物都可能是毒物，只要进入机体并达到一定的量。

2. E

【解析】毒性是指在特定条件下，化学物导致机体有害作用的一种内在的、固有的能力，是与生俱来、不变的特性。化学物毒性的大小取决于物质的化学结构。LD_{50}为半数致死剂量，指引起实验动物半数死亡的单一剂量。LD_{50}的单位为 mg/kg 体重，它是一个经过统计处理计算得到的数值，常用于表示和比较急性毒性的大小。LD_{50}的数值越小，表示毒物的毒性越强。剂量是决定外源化学物对机体损害作用的重要因素。

3. C

【解析】LD_{50}是半数致死剂量，指引起一组受试实验动物半数死亡的剂量或浓度。

4. E

【解析】毒性下限参数是指在毒性试验中以“最轻微毒作用”为观察效应终点的各项指标。包括：①阈剂量（threshold dose）；②观察到有害作用的最低水平（LOAEL）；③未观察到有害作用的水平（NOAEL）。

5. B

【解析】毒性上限参数是在急性毒性试验中以死亡为观察效应终点的各项毒性参数。常见的是各种致死剂量。LD_0是最大非致死剂量，指一组受试实验动物中，不引起动物死亡的最大剂量或

浓度。

6. B

【解析】阈剂量（threshold dose）指外源化学物引起极个别的实验动物出现最轻微的损害作用所需的最小剂量。

7. B

【解析】人类目前常用的化学物质有 8 万种。

8. E

【解析】选择性毒性一般是指化学物在不同物种间的毒性差异。某个特定的器官成为毒物的靶器官，可能同该器官与该毒物间存在的生物学联系、毒动学、毒效学特点等多种因素有关。不同组织器官对化学毒物存在选择毒性的原因有物种和细胞学差异、不同生物及其细胞器官对化学毒物亲和力差异、体内生物转化过程差异、对化学毒物所致损害修复能力差异。

9. D

【解析】观察到有害作用的最低水平是指一种化合物在一定时间内，按一定方式与机体接触，使某项指标开始出现异常变化的最低剂量。

10. E

【解析】剂量-反应关系曲线可呈现上升或下降等不同类型的曲线，包括抛物线型、双曲线型、直线型或 S 状曲线等多种形状。剂量-反应关系曲线的形状主要是由于外源化学物导致的生物学作用或作用强度存在个体生物学差异的缘故，反映了人体或实验动物对外源化学物毒作用易感性的分布。

11. E

【解析】外来化合物是指存在于人类环境中、可能与机体接触并进入机体，在体内呈现一定的生物学效应的一些化学物质。

12. E

【解析】无阈值效应：遗传毒性致癌物的作用以及性细胞致突变物致突变作用在零以上的任何剂量均可发生，即具有零阈剂量-反应关系。能够检测出阈值的效应属有阈值效应，一般的生理、生化异常和器官、组织的病理改变都属于有阈值效应，氯乙烯所致的肝血管肉瘤属于无阈值效应，其他均为有阈值效应，所以本题的答案是 E。一般外源化学物的系统毒性和致畸作用都是有阈值的。致突变的并不是所有的都没有阈值。

13. A

【解析】未观察到有害作用水平（NOAEL）是指在规定的试验条件下，用现有的技术手段或检测指标未观察到任何与受试物有关的毒性作用的最大剂量或浓度。

14. C

【解析】外来化学物对免疫功能的毒作用包括：免疫抑制、变态反应和自身免疫反应（自身免疫病）。对于机体而言，机体抵抗力是免疫功能强弱的综合反应指标，如果出现免疫抑制，则会表现为机体抵抗力下降。选项 C 增强机体抗病能力表明机体的免疫功能增强了，因此不属于免疫毒作用范畴。

15. A

【解析】LD_{50} 由动物实验获得，因此人的摄入量应该远远低于 $1/100LD_{50}$，100 倍为安全系数，但小于人体摄入量 10 倍，可能会造成急性危害，故不用于食品。

16. A

【解析】阈剂量是不能测得的，只能用动物实验获得的 NOAEL 和 LOAEL 估计。

17. E

【解析】卫生毒理学研究的任务是：中毒机制研究；外来化合物进入机体的途径及生物转运、转化过程；对外来化合物进行安全性评价；制定有关卫生标准和管理方案。

18. B

【解析】抗体形成细胞实验可检测体液免疫功能。

19. A

【解析】如果个体对外源化学物毒作用易感性不一致，即少数个体对此种外源化学物特别易感或特别不易感，整个群体对此外源化学物的易感性呈正态分布，则呈 S-型曲线。S-型曲线的特点是在低剂量范围内，随着剂量增加，反应增加较为缓慢，然后剂量较高时，反应也随之急速增加，但当剂量继续增加时，反应强度增加又趋向缓慢。曲线开始平缓，中间陡峭，最后又趋平缓，成为 S-型。

20. E

【解析】经典的毒理学研究的对象是各种化学物质，研究外源性化学物对机体的损害作用。

21. B

【解析】外来化合物对免疫系统作用的特点是反应的灵敏性、双重性、选择性。

22. E

【解析】外来化合物对免疫功能影响的表现为降低机体免疫力。

23. B

【解析】毒性上限指标是指在急性毒性试验中以死亡为终点的各项毒性参数。

24. C

【解析】现代毒理学是在传统毒理学的基础上形成的，已超越毒理学的传统定义，发展成为研究所有外源有害因素（物理、化学和生物因素）对生物系统的损害作用和生物学机制，进行安全性评价和风险评估的科学。

25. A

【解析】慢性毒作用带（Z_{ch}）为急性阈剂量与慢性阈剂量的比值，表示为 $Z_{ch}=Lim_{ac}/Lim_{ch}$。Z_{ch} 值越大，说明 Lim_{ac} 与 Lim_{ch} 之间的

剂量范围大，由轻微的慢性毒效应到较为明显的急性中毒之间剂量范围宽，易被忽视，故发生慢性中毒的危险性大。

26. A

【解析】绝对致死剂量指引起一组受试实验动物全部死亡的最低剂量，即LD_{100}。

27. C

【解析】毒理学研究方法主要包括体内试验、体外试验、人体观察和流行病学研究。

其中研究对象主要为中毒患者或志愿者的为人体观察。

28. E

【解析】暴露生物学标志测定的指标包括化学物原型、化学物代谢物、血红蛋白加合物、DNA加合物等，代谢酶基因多态性属于易感生物学标志的指标。

29. B

【解析】通过毒理学安全性评价试验可得到受试物毒性的LOAEL和NOAEL，以NOAEL作为阈值的近似值。以此为基础可得出安全限值，安全限值=NOAEL/安全系数。

【B_1型题】

30. C

【解析】剂量-效应关系是指外源化学物作用于生物体的剂量与引起生物学改变的作用强度之间的相互关系。

31. D

【解析】剂量-反应关系是指外源化学物作用于生物体的剂量与引起生物学改变的发生率之间的相互关系。

32. B

【解析】反应又称质反应，指在暴露某一化学物的群体中，出现某种效应的个体在群体中所占比率，一般以百分率或比值表示，如患病率、死亡率、肿瘤发生率等。其观察结果只能以“有”或“无”，“异常”或“正常”等计数资料来表示。

33. A

【解析】效应又称量反应，表示暴露一定剂量外源化学物后所引起的一个生物个体、器官或组织的生物学改变。此种变化的程度用计量单位来表示。

34. E

【解析】变态反应体现有的个体不遵循剂量（效应）反应关系规律。

35. B

【解析】是实验动物某脏器的重量与其体重之比值，又称脏体比。

36. C

【解析】用以检查机体器官、组织或细胞中的病理改变的病理形态学方法。

37. E

【解析】特异性指标是指反映外源性化学物质对机体毒性作用本质的指标，有助于取得中毒机制的线索。

38. D

【解析】一般性指标是指能综合反映外源性化学物质对机体的毒性作用，有助于发现某些毒性特征。

39. A

【解析】食物利用率是指动物每食入100g饲料所增加的体重克数。

第二节　化学毒物的生物转运

【A_1型题】

1. 下列转运方式属于被动转运的是
   A. 简单扩散
   B. 易化扩散
   C. 膜动转运
   D. 胞吐作用
   E. 胞吞作用
2. 对简单扩散的特点描述正确的是
   A. 物质分子由浓度低的部位向浓度高的部位分散
   B. 消耗能量
   C. 依赖于外源性化学物质在脂质中的溶解度
   D. 不受外源性化学物质的电离状态影响
   E. 需要载体
3. 分子量小的亲水性化学物通过生物膜的方式是
   A. 简单扩散
   B. 易化扩散
   C. 滤过
   D. 主动转运
   E. 胞饮作用
4. 生物转运过程是指
   A. 吸收、分布、代谢
   B. 吸收、分布、排泄
   C. 分布、代谢、排泄
   D. 吸收、代谢
   E. 代谢、排泄
5. 不属于主动转运特点的是
   A. 逆浓度梯度
   B. 有饱和性
   C. 有竞争性抑制现象
   D. 有选择性
   E. 不需要载体参与
6. 能沿浓度梯度扩散，需要载体参加但不消耗能量的转运方式称为
   A. 简单扩散
   B. 主动转运
   C. 易化扩散
   D. 滤过

E. 胞饮作用

7. 公式 log cn/ci = pKa - pH（cn，非离子型；ci，离子型）的意义描述正确的是
   A. 说明与非离子型浓度对数成反比
   B. 当 pKa 越大，pH 越小，有机酸越易吸收
   C. 当 pKa 越小，pH 越大，有机酸越易吸收
   D. 对某种物质来讲 pKa 值容易受体液环境的影响
   E. 当 pKa 越大，pH 越小，有机碱越易吸收

8. 毒物排泄的最主要途径是
   A. 唾液
   B. 母乳
   C. 胃肠道
   D. 肾脏
   E. 汗液

9. 不属于影响胃肠道吸收的因素的是
   A. 化学物质的分子结构
   B. 化学物质的理化特性
   C. 胃肠蠕动情况
   D. 胃肠菌群环境
   E. 化学物质的毒性大小

10. 下面说法正确的是
   A. 气体在肺泡中分压越小，越易吸收
   B. 血/气分配系数越小，越易吸收
   C. 脂/水分配系数越大，越不易吸收
   D. 通气/血流比值越大，越不易吸收
   E. 在一定范围内，脂溶性越大越容易吸收

11. 不属于经皮吸收的主要影响因素的是
   A. 化学物质分子量的大小
   B. 化学物质的脂/水分配系数
   C. 皮肤血流和组织液流动的速度
   D. 皮肤完整性和通透性
   E. 化学物质的血/气分配系数

12. 一种 pH 是 6.8 的有机碱在消化道中最好的吸收部位是
   A. 口腔
   B. 胃
   C. 十二指肠
   D. 小肠
   E. 结肠

13. 易化扩散与简单扩散的主要区别在于
   A. 前者需要能量，后者不需要
   B. 前者需要载体，后者不需要
   C. 前者没有特异性，后者有特异性
   D. 前者不需能量，后者需要
   E. 前者没有饱和性，后者有

14. 影响外源性化学物质分布的主要因素是
   A. 胃肠道内 pH 和血浆蛋白质水平
   B. 接触途径和血浆蛋白质水平
   C. 胃肠道内 pH 和体内各种屏障
   D. 血浆蛋白质水平和体内各种屏障
   E. 胃肠道内 pH 和血流量

15. 毒物动力学中室的概念是
   A. 表示解剖部位
   B. 代表器官
   C. 是理论的机体容积
   D. 代表生理学的功能单位
   E. 代表毒物作用的靶

16. pKa 为 4.2 的有机酸（苯甲酸）在消化道中吸收最好的部位是
   A. 口腔
   B. 胃
   C. 十二指肠
   D. 小肠
   E. 结肠

17. 下列化学物质不易于从呼吸道进入机体的是
   A. 苯
   B. CO
   C. SO_2
   D. 粉尘
   E. 大颗粒物

18. 不属于毒物动力学中主要参数的是
   A. 生物半减期
   B. 血浓度-时间曲线下面积
   C. 表观分布容积
   D. 消除速率常数
   E. 游离浓度

19. 外源化合物经消化道吸收的主要方式是
   A. 通过营养物质作载体
   B. 滤过
   C. 简单扩散
   D. 载体扩散
   E. 胞饮和吞噬

20. 经肾脏排泄主要的方式是
   A. 肾小球简单扩散和主动转运
   B. 肾小球滤过和主动转运
   C. 肾小球滤过和肾小管主动转运
   D. 肾小球滤过和肾小管被动转运
   E. 肾小球滤过和肾小管分泌

【B_1 型题】

（21～26 题共用备选答案）
   A. 简单扩散
   B. 滤过
   C. 主动转运
   D. 易化扩散
   E. 膜动转运

21. 白细胞吞噬微生物、肝脏单核吞噬细胞对有毒异物的消除方式

22. 铅、锰、铊等通过生物膜的方式

23. 水溶性葡萄糖由胃肠道进入血液，并由血液进入神经组织的一系列通过生物膜的方式

24. 凡是分子量小的（100～200）水溶性化合物通过生物膜的

方式

25. 颗粒和大分子物质通过生物膜的方式

26. 脂/水分配系数大，非离子型化合物通过生物膜的方式

参考答案与解析

【A_1型题】

1. A

【解析】被动转运是指化学毒物顺浓度差通过生物膜的过程，包括简单扩散和滤过。

2. C

【解析】简单扩散是物质分子由浓度高的部位向浓度低的部位分散，依赖于外源性化学物质在脂质中的溶解度，受外源性化学物质的电离状态影响，不需要载体，不会消耗能量。

3. C

【解析】分子量小的亲水性化学物通过生物膜的方式是滤过。

4. B

【解析】机体对外源性化学物质的生物转运包括吸收、分布和排泄，三者具有共性，即都是化学毒物穿越生物膜的过程，其本身的结构和性质不发生变化，故统称为生物转运。吸收是指外源性化学物质从机体的接触部位透过生物膜进入血液的过程。分布是指外源性化学物质经吸收后，随血液或淋巴液分散到全身组织细胞的过程。排泄指外源性化学物质经由不同途径排出体外的过程。

5. E

【解析】主动转运指化学毒物在载体的参与下，逆浓度梯度通过生物膜的过程。主动转运的主要特点是：转运系统对于化学毒物的结构具有特异选择性，只有具备某种结构特征的物质才能被转运；载体具有一定的容量，在底物达到一定浓度后，转运系统可被饱和，即存在转运极限；使用同一转运系统转运的化学毒物之间可发生竞争性抑制；需要消耗能量，故代谢抑制剂可以阻断转运过程。

6. C

【解析】易化扩散与主动转运，是载体中介的转运方式，又称为载体扩散。但易化扩散是化学物质为顺浓度梯度转运，因此不需要消耗能量。

7. B

【解析】对于弱有机酸和弱有机碱，只有大多数以非解离态存在时才易于吸收。因此，它们吸收的速率与程度取决于其本身的pKa和胃肠道内的pH。当pKa越大，pH越小，弱酸性物质主要呈非解离状态，脂溶性高，易于吸收。

8. D

【解析】排泄是化学毒物经由不同途径排出体外的过程，最重要的途径是经肾脏随尿液排泄。肾脏是排泄毒物的主要脏器，一切非挥发性或挥发性低的毒物，绝大部分经肾脏排泄。

9. E

【解析】除胃肠道的pH、化学物的脂溶性及解离常数外，胃肠道内容物的数量和性质、蠕动和排空速度以及肠道菌丛等均可对化学毒物的吸收产生影响。

10. E

【解析】气体在肺泡中分压越大，越易吸收；血/气分配系数越大，越易吸收；脂/水分配系数越大，越易溶解于脂肪，吸收也越快，但吸收时还要通过水相，故脂/水分配系数极高、仅能全部溶解于脂肪的物质也难以吸收；通气/血流比值越大，越易吸收。

11. E

【解析】影响化学毒物经皮肤吸收的因素除化学毒物分子量大小、脂溶性外，还包括角质层的完整性及水化状态、外界温度等。此外，皮肤充血及局部炎症等都有利于化学毒物吸收。

12. D

【解析】pH接近于7，弱碱性物质（如苯胺）主要以非解离态存在，易在碱性环境下被吸收，小肠液呈碱性，故易于在小肠内吸收。

13. B

【解析】易化扩散是指非脂溶性物质或亲水性物质，如氨基酸、糖和金属离子等借助细胞膜上的膜蛋白的帮助顺浓度梯度或顺电化学浓度梯度，不消耗ATP进入膜内的一种运输方式。易化扩散与简单扩散的主要区别在于前者需要载体，后者不需要。

14. D

【解析】在初期，影响外源性化学物质分布的主要因素是组织器官的血流量，之后则取决于化学毒物与不同组织的亲和力。但随着时间的推移，分布受到化学毒物经膜扩散速率及其与组织器官亲和力的影响，发生再分布。

15. C

【解析】毒物动力学中室的概念是指转运和转化性质近似的组织、器官和体液。凡是转运和转化速率相似者，均可视为同一个室，这样便可将整个机体视为一个彼此相连的室系统。

16. B

【解析】胃液为酸性，pH约

为2左右，弱酸性物质（如苯甲酸）主要呈非解离状态，脂溶性高，故易于在胃内吸收。

17. E

【解析】空气中的化学毒物以气态（气体、蒸汽）和气溶胶（烟、雾、粉尘）等形式存在，呼吸道是其吸收的主要途径。苯、CO、SO_2、粉尘都是易于从呼吸道进入机体。大颗粒物通常因为惯性冲击而沉积于鼻咽部，经擦拭或打喷嚏而被清除。

18. D

【解析】毒物动力学中主要参数是生物半减期、血浓度-时间曲线下面积、表观分布容积、消除率、消除速率常数、生物利用度。

19. C

【解析】外源化合物经消化道主要是通过简单扩散的方式吸收进入体内。

20. E

【解析】肾脏是机体最重要、最有效的排泄器官。化学毒物经肾脏排泄的机制与其排出内源性代谢产物的机制相同，涉及肾小球滤过和肾小管分泌。

【B_1型题】

21. E

【解析】较大颗粒和大分子的外源化学物质的转运常伴有膜的运动，称为膜动转运，是细胞与外界环境交换大分子物质的过程。

22. C

【解析】除了简单扩散，主动转运也是胃肠道吸收化学毒物的方式之一。由于某些化学毒物的结构或性质与机体所需营养素或某些内源性化合物相似，故可以借助于后者的转运系统进入血液。如铅可利用钙的转运系统吸收，锰、铊可利用铁的转运系统吸收。

23. D

【解析】易化扩散是膜蛋白介导的扩散，其转运方式主要有经载体介导的易化扩散和经通道介导的易化扩散两种。许多具有重要功能的营养物质（如葡萄糖、氨基酸、核苷酸等）吸收都是以载体介导的易化扩散的方式进行。

24. B

【解析】细胞膜上有许多孔径0.4~1.0nm的微孔，水溶性的小分子物质和水可由此扩散通过即滤过。

25. E

【解析】颗粒和大分子物质通过生物膜的方式是膜动转运。

26. A

【解析】脂溶性药物可经简单扩散通过生物膜，因为脂溶性药物可溶于液态脂质膜中，易于通过生物膜。

第三节　化学毒物的生物转化

【A_1型题】

1. Ⅰ相反应包括
   A. 氧化、还原、结合
   B. 氧化、水解、结合
   C. 还原、水解、结合
   D. 水解、结合
   E. 氧化、还原、水解
2. 不属于外来化合物代谢酶诱导的是
   A. 某些化合物可使某些代谢酶活力增强
   B. 酶的含量增加
   C. 生物转化速度增高
   D. 光面内质网增生
   E. 粗面内质网增生
3. 代谢活化是指
   A. Ⅰ相反应可以增毒，Ⅱ相反应可以减毒
   B. 经结合反应后，水溶性增大，毒性也增大
   C. 原型不致癌的物质经过生物转化变为致癌物
   D. 减毒或增毒必须经过四种反应
   E. MFO具有两重性
4. 化学毒物在体内生物转化的最主要器官是
   A. 肝
   B. 肾
   C. 肺
   D. 小肠
   E. 心脏
5. 化学毒物生物转化的Ⅰ相反应，不包括下列哪一种反应
   A. 甲基化
   B. 羟化
   C. 共氧化
   D. 环氧化
   E. 羧基化
6. 化学毒物体内生物转化Ⅰ相反应所需要的酶主要存在于
   A. 内质网
   B. 线粒体
   C. 细胞膜
   D. 细胞核
   E. 溶酶体
7. 不属于烷化剂的是
   A. N-亚硝基化合物
   B. 氮芥
   C. 硫芥
   D. 烷基硫酸酯
   E. 芳香酰胺
8. 不属于毒作用敏感性形成主要原因的是
   A. 代谢酶的遗传多态性
   B. 修复能力差异
   C. 受体因素
   D. 宿主的其他因素
   E. 环境因素
9. 下列不是常见的诱导剂的是
   A. 苯巴比妥
   B. 苯并[a]芘

C. DDT
D. 3-甲基胆蒽
E. 酰肼

10. N-羟化反应常见的化合物是
A. 苯
B. 苯胺及2-乙酰氨基苯
C. 黄曲霉毒素
D. 苯酚
E. 羟甲基八甲磷

【B_1型题】

（11～17题共用备选答案）

A. 氧化反应（有MFO催化）
B. 氧化反应（非MFO催化）
C. 还原
D. 水解
E. 结合

11. $UDPGA + ROH \xrightarrow{UDPGT} R—O—GA + UDP$

12. $CH_3COOCH_2CH_3 + H_2O \xrightarrow{酯} CH_3COOH + CH_3CH_2OH$

13. $CL_3CH(OH)_2 + NADPH + H^+ \rightarrow CL_3CH_2OH + NADP + H_2O$

14. $R—NO_2 \rightarrow R—NO \rightarrow R—NHOH \rightarrow R—NH_2$

15. $R—CH_2—CH_3 + [O] \rightarrow R—CH_2—CH_2OH$

16. $C_6H_6 + [O] \rightarrow C_6H_5OH$

17. 花生四烯酸$\xrightarrow{加氧}$前列腺素$G_2 \xrightarrow{氧化物}$前列腺素H_2

参考答案与解析

【A_1型题】

1. E

【解析】药物在肝脏内代谢分为两个阶段：Ⅰ相反应和Ⅱ相反应。第一阶段为氧化、还原及水解反应，产生一系列肝细胞毒性产物，主要包括亲电子剂和氧自由基，也称作Ⅰ相反应。

2. E

【解析】外来化合物代谢酶的诱导是指：某些化合物可使某些代谢酶活力增强；酶的含量增加；生物转化速度增高；光面内质网增生。

3. C

【解析】代谢活化是指一些化学物质经过生物转化后，毒性非但没有减弱，反而明显增强，甚至产生致突变、致癌、致畸作用。

4. A

【解析】在脊椎动物，肝脏含有的生物转化酶种类最多、活性最强，小肠次之，皮肤、肺、鼻黏膜和眼等化学毒物的主要接触部位也具有生物转化酶。

5. A

【解析】Ⅰ相反应包括氧化反应、还原反应、水解反应，Ⅱ相反应即结合反应，包括葡萄糖羧酸化、硫酸化、乙酰化、甲基化、与谷胱甘肽结合及与氨基酸结合。Ⅰ相反应的作用主要是使催化的底物暴露或获得一些功能基团，如-OH、-COOH、$-NH_2$、-SH等。

6. A

【解析】在肝脏和大多数组织的细胞中，生物转化酶主要位于内质网（微粒体）和胞液，线粒体、细胞核和溶酶体中则分布较少。

7. E

【解析】N-亚硝基化合物；氮芥；硫芥；烷基硫酸酯、硫酸二甲酯等是常见的烷化剂。

8. E

【解析】代谢酶的遗传多态性、修复能力差异、受体因素、宿主的其他因素等都是毒作用敏感性形成的原因。

9. E

【解析】常见的诱导剂有苯巴比妥、苯并[a]芘、DDT、3-甲基胆蒽等。

10. B

【解析】N-羟化反应常见的化合物是苯胺及2-乙酰氨基苯。

【B_1型题】

11. E

【解析】此公式为Ⅱ相反应中的葡糖醛酸结合。

12. D

【解析】此公式为甲酸乙酯在酯酶的催化下生成乙酸和乙醇。

13. C

【解析】此公式为羰基还原反应。

14. C

【解析】此公式为硝基还原反应。

15. A

【解析】此公式为细胞色素P450催化的脂肪族羟化反应。

16. A

【解析】此公式为细胞色素P450催化的芳香族羟化反应。

17. B

【解析】此公式为微粒体外的氧化反应（过氧化物酶依赖的共氧化反应）。

第四节　影响毒作用的因素

【A_1 型题】

1. 下列说法正确的是
   A. 化学结构决定理化性质及化学活性
   B. 化学活性决定理化性质
   C. 化学活性由生物活性决定
   D. 化学活性和理化性质影响化学结构
   E. 化学结构直接决定生物活性
2. 关于研究化学毒物的化学结构与毒性效应之间关系的描述错误的是
   A. 有助于从分子水平乃至量子水平阐明化学毒物的毒物机制
   B. 有助于指导新的化学物质或药物的设计和合成
   C. 有助于指导解毒药物的筛选
   D. 有助于预估新化学物质的安全限量标准范围
   E. 有助于预测机体的易感性
3. 下列化学物质毒性大小比较正确的顺序是
   A. 戊烷>己烷>庚烷
   B. CH_4 > CH_3Cl > CH_2Cl_2 >$CHCl_3$>CCl_4
   C. 苯酚<苯
   D. 伯胺<仲胺<叔胺
   E. 乙炔>乙烯>乙烷
4. 苯环上的一个氢被烷基取代，其毒性发生改变
   A. 苯主要从呼吸道排泄，对呼吸系统有毒性作用，而甲苯没有
   B. 苯主要是对造血功能有抑制作用，而甲苯为麻醉作用
   C. 甲苯在肝脏中氧化，对肝有损害作用，而甲苯没有
   D. 苯中毒产生过量的儿茶酚胺刺激心肌细胞发生心室颤动，而甲苯没有
   E. 苯为致癌物，甲苯为工业毒物
5. 毒物的空间结构与毒性大小的一般规律正确的是
   A. 直链烃<支链烃
   B. 环烃<链烃
   C. 间位<邻位<对位
   D. L-异构体<D-异构体
   E. 不饱和键多<不饱和键少
6. 关于物理性质与毒性效应说法正确的是
   A. 毒物脂/水分配系数越大，毒性越小
   B. 毒物在体液中的溶解度越大，毒性越小
   C. 非离子型比率越高，毒性越大
   D. I_{ch}越大，产生慢性中毒的危险性越小
   E. 毒物分散度越小，毒性越大
7. 同种动物接触毒物吸收速度和毒性大小的顺序正确的是
   A. 静脉注射>肌内注射>腹腔注射>经口>经皮
   B. 腹腔注射>静脉注射>肌内注射>经口>经皮
   C. 静脉注射>肌内注射>腹腔注射>经皮>经口
   D. 静脉注射>腹腔注射>肌内注射>经口>经皮
   E. 腹腔注射>静脉注射>肌内注射>经皮>经口
8. 不属于外源化学物联合作用类型的是
   A. 相加作用
   B. 协同作用
   C. 拮抗作用
   D. 独立作用
   E. 选择作用
9. 马拉硫磷可以增强苯硫磷的毒性，体现
   A. 相加作用
   B. 协同作用
   C. 拮抗作用
   D. 独立作用
   E. 加强作用
10. 迟发型变态反应主要与下列哪类细胞有关
    A. B 细胞
    B. 巨噬细胞
    C. T 细胞
    D. NK 细胞
    E. 中性粒细胞
11. 接触化合物的途径不同，其毒性大小的顺序是
    A. 静脉注射<经呼吸道
    B. 静脉注射<腹腔注射
    C. 腹腔注射<经口
    D. 经口<经皮
    E. 经口<静脉注射
12. 吸烟同时接触石棉会增加患肺癌的危险度，体现
    A. 相加作用
    B. 协同作用
    C. 拮抗作用
    D. 独立作用
    E. 加强作用
13. 多数刺激性气体引起的呼吸道刺激症状，体现
    A. 相加作用
    B. 协同作用
    C. 拮抗作用
    D. 独立作用
    E. 加强作用
14. 不属于影响化学物质经呼吸道吸收的因素的是
    A. 肺泡的通气量与血流量之比
    B. 化学物质的分子量
    C. 溶解度
    D. 血气分配系数
    E. 脂水分配系数
15. 甲烷（CH_4）及用 Cl 取代

CH_4上的 H 后，其毒性最大的是
A. CH_3Cl
B. CH_2Cl_2
C. $CHCl_3$
D. CCl_4
E. CH_4

16. 下列哪项不会影响化学物质的毒效应
A. 电离度
B. 分子量
C. 挥发性
D. 比重
E. 硬度

17. 有机磷化合物取代基不同其毒性不同，下列哪项不正确
A. R1、R2 同为乙基时毒性比甲基毒性大
B. R1、R2 同为乙基时毒性比乙基大
C. Y 基团为 O 时毒性大于 S
D. X 基团为酸根时，强酸毒性比弱酸毒性大
E. R1、R2 同为乙基时毒性比甲基毒性小

18. 血脑及胎盘屏障不受以下哪个因素的影响
A. 动物种属
B. 性别
C. 年龄
D. 生理状态
E. 代谢酶多态性

19. 物种差异影响化合物的毒性的例子是
A. 大鼠、小鼠、狗体内发生 N-羟化，N-2-乙酰氨基芴与硫酸结合变成致癌物
B. 猴子体内可发生 N-羟化，N-2-乙酰氨基芴与硫酸结合变成致癌物
C. 家兔体内可发生 N-羟化，N-2-乙酰氨基芴与硫酸结合变成致癌物
D. 豚鼠体内可发生 N-羟化，N-2-乙酰氨基芴与硫酸结合变成致癌物
E. 猫体内可发生 N-羟化，N-2-乙酰氨基芴与硫酸结合变成致癌物

20. 带两个基团的苯环化合物的毒性大小顺序为
A. 间位>邻位>对位
B. 对位>邻位>间位
C. 邻位>间位>对位
D. 对位>间位>邻位
E. 间位>对位>邻位

【B_1 型题】

（21～26 题共用备选答案）
A. 脂/水分配系数与毒效应
B. 电离度与毒效应
C. 挥发度和蒸汽压与毒效应
D. 分散度与毒效应
E. 纯度与毒效应

21. 苯的沸点 80.1℃，易经呼吸道吸收，体现
22. AS_2O_3细粉状的比粗粉状的毒性大，体现
23. 商品乐果的大鼠经口 LD_{50} 为 247mg/kg，而纯品乐果则为 60mg/kg，体现
24. 有机酸的 pKa<3，或有机碱的 pKa>8 时不易吸收，体现
25. 化合物经皮肤吸收，脂溶性越高其毒性越大，体现
26. 对于弱酸性或弱碱性有机化合物，只有 pH 条件合适，才易发挥毒性效应，体现

（27～31 题共用备选答案）
A. 物种与毒效应
B. 品系与毒效应
C. 性别与毒效应
D. 年龄与毒效应
E. 生理营养状况与毒效应

27. 八甲磷 35mg/kg 灌胃可引起成年大鼠 100%死亡，而初生大鼠无死亡，体现
28. 膳食中蛋白质不足导致六六六、对硫磷毒性增强，体现
29. 马拉硫磷对雄性大鼠经口 LD_{50} 为 521mg/kg，而雌性大鼠经口 LD_{50} 为 1000mg/kg，体现
30. 日本人及瑞典人红细胞中缺乏或基本没有过氧化氢酶，因此对过氧化氢解毒能力低，体现
31. 反应停对大小鼠剂量达 4000mg/kg 时几乎无致畸作用，而 0.5～1.0mg/kg 剂量即对人有致畸作用，体现

参考答案与解析

【A_1 型题】

1. A

【解析】外源化学物的化学结构决定其理化性质及化学活性，理化性质决定其化学活性，理化性质与化学性质可决定其生物活性。

2. E

【解析】研究化学毒物的化学结构与毒性效应之间的关系有助于从分子水平乃至量子水平阐明化学毒物的毒物机制；有助于指导新的化学物质或药物的设计和合成；有助于指导解毒药物的筛选；有助于预估新化学物质的安全限量标准范围。

3. E

【解析】戊烷的毒性<己烷<庚烷；烷烃类的氢如被卤素取代，毒性增强，且取代基越多，毒性越大，即 $CH_4 < CH_3Cl < CH_2Cl_2 < CHCl_3 < CCl_4$；一般情况下，碳原子数相同时分子中不饱和键增加，

其毒性也相应增加，如乙炔>乙烯>乙烷。

4. B

【解析】苯具有麻醉作用和抑制造血功能的作用，若苯环上的一个氢被烷基取代，则造血抑制作用不明显而麻醉作用增强。

5. C

【解析】一般情况下，带两个基团的苯环化合物的毒性对位>邻位>间位，分子对称的>不对称的，成环的>不成环的。

6. C

【解析】毒物脂/水分配系数越大，毒性越大；毒物在体液中的溶解度越大，毒性越大；非离子型比率越高，毒性越大；I_{ch}越大，产生慢性中毒的危险性越大；毒物分散度越大，毒性越大。

7. D

【解析】同种动物接触毒物吸收速度和毒性大小的顺序是静脉注射>腹腔注射>肌内注射>经口>经皮。

8. E

【解析】毒理学将两种或两种以上的化学物同时或先后作用于生物体所引起的毒作用称为联合作用，其可分为相加作用、独立作用、协同作用和拮抗作用。

9. B

【解析】马拉硫磷与苯硫磷联合染毒，毒作用明显增加，可能是苯硫磷可以抑制肝脏分解马拉硫磷的酯酶，使马拉硫磷分解减慢之故，产生协同作用。

10. C

【解析】迟发型变态反应是由T细胞介导的，属于Ⅳ型变态反应。因而选择C。

11. E

【解析】一般认为，化学物暴露途径的吸收速度和毒性大小的顺序是：静脉注射≈吸入>腹腔注射>肌内注射>皮下注射>皮内注射>经口>经皮。

12. B

【解析】单独接触石棉可使患肺癌的危险度增加5倍，单独吸烟为11倍，但吸烟者接触石棉则使肺癌危险度增高55倍。

13. A

【解析】相加作用指两种或两种以上化学物各自以相似的方式和机制，作用于相同的靶点，但其毒作用彼此互不影响，对机体产生的毒作用等于各化学物单独对机体产生效应的算术总和。多数刺激性气体引起的呼吸道刺激症状为相加作用。

14. E

【解析】影响化学物质经呼吸道吸收的因素是：肺泡的通气量与血流量之比、化学物质的分子量、溶解度、血气分配系数等。

15. D

【解析】烷烃类的氢如果被卤素取代，毒性增强，且取代基越多，毒性越大，即$CH_4<CH_3Cl<CH_2Cl_2<CHCl_3<CCl_4$。

16. D

【解析】化学物的理化特性可影响其吸收、分布、代谢和排泄过程，以及在靶器官中的浓度，进而影响毒作用的性质和大小。其中脂水分配系数、气态物质的血气分配系数、分子量和粒径大小、挥发性、比重、电离度、荷电性、熔点、挥发度等都会影响毒效应。

17. E

【解析】有机磷化合物取代基不同其毒性不同：R1、R2同为乙基时毒性比甲基毒性大；R1、R2同为乙基时毒性比乙基大；Y基团为O时毒性大于S；X基团为酸根时，强酸毒性比弱酸毒性大。

18. E

【解析】血脑及胎盘屏障受动物种属、性别、年龄与生理状态等因素影响。

19. A

【解析】不同物种的动物对外源化学物毒作用的反应不同。N-2-乙酰氨基芴在大鼠、小鼠、狗体内可经N-羟化而形成致癌物，使动物致癌，但在豚鼠和猴体内则为芳香族羟化，不能形成致癌物，故无致癌性。

20. B

【解析】取代基团的位置不同也可影响化学物毒性。一般情况下带两个基团的苯环化合物的毒性对位>邻位>间位，分子对称的>不对称的。

【B_1型题】

21. C

【解析】常温下挥发性强的化学物易形成较大的蒸汽压，易通过呼吸道和皮肤进入机体。

22. D

【解析】外源化学物粒径的大小与分散度成反比，分散度越大粒径越小，其比表面积越大，生物活性也越强。

23. E

【解析】不纯物可影响受试化学物的毒性，其中存在的杂质毒性可能比受试化学物的毒性还要高，从而影响对受试化学物毒性的正确评价。

24. B

【解析】有机酸更容易从酸性环境跨膜转运，而有机碱更容易从碱性环境跨膜转运。

25. A

【解析】脂/水分配系数较大，脂溶性高，易以简单扩散的方式通过脂质双分子层。

26. B

【解析】解离常数pKa值不同的化学物，在pH不同的局部环境中电离度不同，因此其脂/水分配系数和离子化程度也不同，进而影响其跨膜转运。

27. D

【解析】不同年龄机体各系统

和器官的功能状态有所差异。老年人和婴幼儿由于生物转运和代谢能力较正常成年人弱，对毒作用的敏感性一般较高。

28. E

【解析】营养状况对许多化学物的生物利用度均有较强的影响，进而影响化学物的毒作用。

29. C

【解析】多数情况下，雌雄两性动物对化学物的反应总体相似，但有些化学物的毒作用存在性别差异，成年雌性动物对化学物的敏感性多高于雄性动物，但也有例外。

30. B

【解析】品系差异可影响外源化学物的毒作用。

31. A

【解析】不同物种在接触同一外源化学物后其毒作用会存在质或量的差异。

第五节 化学毒物一般毒作用

【A_1型题】

1. 关于急性毒性说法正确的是
   A. 是指机体瞬间内接触外来化合物在短期内所引起的毒效应
   B. 是指机体一次大剂量接触外来化合物在短期内所引起的毒效应
   C. 是指机体一次大剂量接触外来化合物后引起快速而猛烈的中毒效应
   D. 是指机体连续多次接触化合物所引起的中毒效应
   E. 毒效应观察包括一般行为、外观改变、大体形态变化及死亡效应
2. 下面说法错误的是
   A. 基础毒性又称一般毒性
   B. 基础毒性可分为急性、亚急性、亚慢性和慢性毒性作用
   C. 研究方法以体外试验为主，体内试验作为补充
   D. 基础毒性是指实验动物单次、多次染毒所产生的总体毒性综合效应
   E. 基础毒性是相对特殊毒性而言的
3. 急性毒性试验目的是
   A. 阐明外来化合物毒性作用的中毒机制
   B. 确定LOAEL和NOAEL
   C. 评价外来化合物对机体毒性剂量-反应关系，并根据LD_{50}进行毒性分级
   D. 为致癌试验的剂量设计提供依据
   E. 制订卫生标准
4. 不属于急性毒性试验常用参数的是
   A. LD_{50}
   B. Z_{ac}
   C. 剂量-反应曲线
   D. LD_{84}/LD_{16}
   E. NOAEL
5. 关于图中A、B两种物质说法错误的是

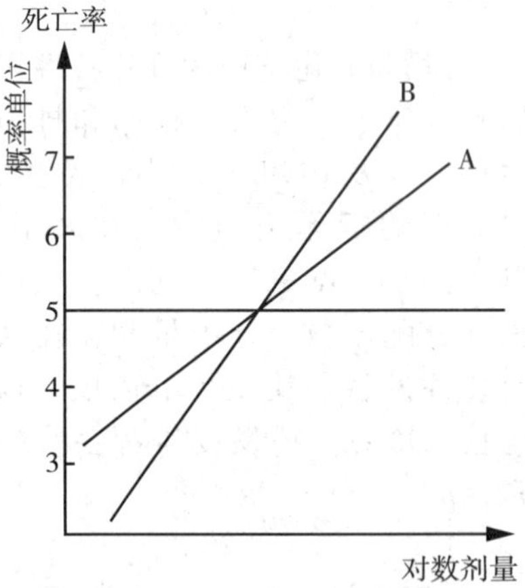

A、B两种化学物质剂量-反应关系曲线

   A. A、B两种物质LD_{50}值相同
   B. A、B两种物质毒作用带不相同
   C. B物质致死剂量范围斜率比A物质的斜率大
   D. B物质实际危险性低于A物质
   E. B物质实际危险性高于A物质
6. 关于Z_{ac}说法正确的是
   A. $Z_{ac}=Lim_{ac}/LD_{50}$
   B. Z_{ac}越大，表明化学物质引起急性死亡的危险性越大
   C. Z_{ac}值是一个相对稳定的指标
   D. Z_{ac}是急性毒性常用参数之一
   E. Z_{ac}越大，表明化学物质引起慢性死亡的危险性越大
7. 关于急性毒性试验中动物选择的原则说法错误的是
   A. 一般要求选择两个不同种属
   B. 通常选择刚断乳动物
   C. 雌雄各半
   D. 常用哺乳类动物
   E. 每组实验动物的数量因求LD_{50}方法不同而不同
8. 大鼠急性经口染毒，为了准确地将受试物染入消化道内，多采用
   A. 喂饲
   B. 灌胃
   C. 吞咽胶囊
   D. 鼻饲
   E. 饮水
9. 不属于经呼吸道静式染毒的主要优点的是
   A. 操作方便
   B. 受试物消耗少
   C. 设备简单
   D. 适用于小动物急性毒性

研究
E. 受试物浓度相对稳定
10. 不属于经呼吸道动式染毒的主要优点的是
A. 受试化合物保持浓度不变
B. 保证染毒柜内氧和二氧化碳分压不变
C. 温湿度恒定
D. 染毒时间不受染毒柜体积限制
E. 受试物消耗少
11. 目前科学实验最常用的实验动物为
A. 小鼠和大鼠
B. 小鼠和家兔
C. 大鼠和家兔
D. 小鼠和犬
E. 大鼠和犬
12. 几种实验动物的一次灌胃容量正确的是
A. 小鼠 0.1ml/100g
B. 大鼠 1ml/10g
C. 家兔<5ml/kg
D. 狗<50ml/kg
E. 豚鼠 1ml/10g
13. 急性毒性试验一般观察时间是
A. 1 小时
B. 1 天
C. 1 周
D. 2 周
E. 1 个月
14. 关于急性非致死性毒性试验说法正确的是
A. 常用评价指标是 Lim_{ac}
B. Lim_{ac}值越大，表明该受试物急性毒性越大
C. 目的是确定化学物质对机体急性毒性的大小，并进行急性毒性分级
D. 剂量设计一般以 LD_{10}作为最高剂量组
E. 剂量设计一般以 LD_{15}作为最高剂量组
15. 下列哪项不是霍恩法的要求
A. 4 个染毒剂量组
B. 每组动物 4 只或 5 只
C. 组距 3.16
D. 组距 2.15
E. 每组 10 只动物
16. 下列不是寇氏法实验设计要求的是
A. 各剂量组剂量呈等比级数排列
B. 各组小鼠不可少于 10 只
C. 最大剂量组死亡率 100%，最低剂量组死亡率 0%
D. 动物数相同
E. 4 个染毒剂量组
17. 亚慢性毒性试验的主要目的是
A. 探讨阈剂量及最大无作用剂量
B. 观察中毒症状
C. 探讨剂量-反应关系
D. 预测有无潜在性危害
E. 预测有无致癌作用
18. 亚慢性毒性试验期限是
A. 90 天
B. 3~6 个月
C. 6~9 个月
D. 9~12 个月
E. 2 年
19. 评价亚慢性毒性试验的一般性指标有
A. 特殊基团检测
B. 特殊蛋白检测
C. 灵敏指标的检查
D. 动物死亡率
E. 脏器系数
20. 不属于慢性毒性试验的主要目的是
A. 确定 LOAEL 和 NOAEL
B. 探索毒物作用机制
C. 观察毒性效应谱、毒作用特点和靶器官
D. 探讨剂量反应关系
E. 确定半数致死剂量
21. 关于蓄积系数说法错误的是
A. $K=LD_{50(1)}/LD_{50(n)}$
B. K 值>5 为轻度蓄积
C. K 值 3~5 为中度蓄积
D. K 值 1~3 为明显蓄积
E. K 值<1 为高度蓄积
22. 下列关于蓄积作用阐述错误的是
A. 化学物质发生慢性中毒的基础
B. 分为物质蓄积和功能蓄积
C. 是化学毒物分布的一种特殊形式
D. 多来自小剂量的长期接触
E. 化学物质会对其蓄积的部位产生明显的毒性作用
23. 不是亚慢性毒性试验对动物的要求是
A. 性刚成熟动物
B. 一般要求雌雄各半
C. 大鼠 100g 左右，小鼠 15g 左右
D. 仅使用单一性别
E. 一般为啮齿类或非啮齿类
24. 慢性毒性试验设有四个剂量组（高、中、低、最低）及对照组，哪个剂量组为最小有作用剂量
A. 高剂量组出现了明显的中毒症状，与对照组相比 $P<0.01$
B. 中剂量组出现了轻微中毒症状，与对照组相比 $P<0.05$
C. 低剂量组出现了个别动物极轻微中毒症状，与对照组相比 $P>0.05$
D. 最低剂量组无任何中毒症状，与对照组相比 $P>0.05$
E. 对照组无任何中毒症状
25. LD_{50}与毒性评价的关系是
A. LD_{50}值与毒性大小成正比
B. LD_{50}值与染毒剂量成正比
C. $1/LD_{50}$与毒性大小成反比
D. LD_{50}值与毒性大小成反比
E. LD_{50}值与急性阈剂量成反比
26. 皮肤致敏实验最常用的动物是
A. 大鼠
B. 豚鼠
C. 兔

D. 小鼠
E. 乳鼠

27. 毒理学试验中溶剂的选择原则不包括
A. 受试物溶解后稳定
B. 不被机体吸收
C. 与受试物不发生反应
D. 不改变受试物的理化性质及生物学活性
E. 本身无毒

28. 急性毒性评价的最主要参数是
A. LD_{50}
B. Lim_{ac}
C. Z_{ac}
D. LOAEL
E. 剂量-反应曲线的斜率

29. 特殊毒性不包括
A. 致突变
B. 急性毒性
C. 致癌
D. 致畸
E. 生殖毒性

30. 急性、亚慢性、慢性毒性试验分别选择动物年龄为
A. 初成年，性刚成熟，初断乳
B. 初断乳，性刚成熟，初成年
C. 初断乳，初成年，性刚成熟
D. 初成年，初断乳，性刚成熟
E. 性刚成熟，初断乳，初成年

31. 局部刺激试验的染毒方式多采用
A. 灌胃
B. 动式吸入
C. 静式吸入
D. 经皮染毒
E. 皮下注射

32. 几种常用实验动物静脉注射的注射量范围（ml）错误的是
A. 小鼠 0.2~0.5
B. 大鼠 1.0~2.0
C. 豚鼠 1.0~5.0
D. 家兔 3.0~10
E. 犬 5~10

33. 不属于急性毒性试验选择动物的原则的是
A. 对化合物毒性反应与人接近的动物
B. 易于饲养管理
C. 操作方便
D. 易于获得，品系纯化，价格低廉
E. 尽可能选择灵长类

34. 下列不是改进寇氏法要求
A. 设5~7个剂量组
B. 每个剂量组小鼠不可少于10只
C. 组距为几何级数
D. 死亡率呈常态分布
E. 最高剂量组死亡率达到90%即可

35. 亚慢性、慢性毒性试验的毒性终点指标为
A. 机体死亡
B. 肿瘤
C. 基因突变
D. 染色体畸变
E. 生理、生化异常改变

36. 慢性毒性试验最常用的染毒途径为
A. 喂饲法
B. 吞咽胶囊
C. 灌胃法
D. 注射法
E. 吸入法

37. 短期重复剂量试验染毒期限为
A. 28天
B. 7天
C. 14天
D. 21天
E. 32天

【A_3/A_4型题】

（38~40题共用题干）

患者，男性，28岁，农民。因在田间喷洒农药，突然晕倒在地，急诊入院。体检瞳孔缩小，对光反应消失，多汗，流涎，全身抽搐，语言不清，血压135/94mmHg。

38. 急性中毒治疗原则不包括
A. 及时使用复能剂
B. 病情好转后，仍应使用阿托品维持量4~6日
C. 严密观察病情变化
D. 经常测试血液ChE活力及心电图
E. 病情好转后，无需继续使用阿托品

39. 对诊断最有意义的检查是
A. 肝、肾功能的测试
B. 全血胆碱酯酶活力的测定（ChE）为正常值的50%
C. 同时测定过氧化氢酶，过氧化物酶
D. 心电图检查
E. 血清总巯基的测定

40. 排除由于误食药物或有毒物应做如下检查
A. 化验患者的胃内容物及排泄物（含有机磷）
B. 详细询问有机磷农药接触史（接触过）
C. 溶血试验（+）
D. 复能剂诊断性治疗（有效）
E. X线检查

【B_1型题】

（41~45题共用备选答案）
A. 迟发性毒性作用
B. 变态反应
C. 高敏感性
D. 速发性毒性作用
E. 特异体质反应

41. 小鼠经口染毒氰化钾后在十几分钟后死亡，属于
42. 某患者因肺炎就医，经皮试注射青霉素后出现全身荨麻疹，属于
43. 某群体接触低剂量的某化学毒物后，仅有少数个体出现了中毒症状，属于

44. 先天缺乏 NADH-高铁血红蛋白还原酶的患者对亚硝酸盐类十分敏感，属于

45. CO 中毒引起的昏迷患者，有些在恢复后数周甚至数月后突然发生严重的脑病，属于

参考答案与解析

【A_1 型题】

1. E

【解析】急性毒性是指机体（人或实验动物）一次（或 24 小时内多次）接触外来化合物之后所引起的中毒效应，甚至引起死亡。毒效应观察包括一般行为、外观改变、大体形态变化及死亡效应。

2. C

【解析】毒理学研究方法既要有体外试验，也要有体内试验。动物实验以动物个体作为实验单位，而体外试验则常常以培养器物作为实验单位。

3. C

【解析】急性毒性试验目的是：评价外来化合物对机体毒性剂量-反应关系，并根据 LD_{50}进行毒性分级，为毒作用机制研究提供初步线索。

4. E

【解析】LD_{50}、Z_{ac}、剂量-反应曲线、LD_{84}/LD_{16}等都是急性毒性试验常用的参数。

5. D

【解析】因 B 物质致死剂量范围斜率大，剂量较小的增高都可能引起死亡率较大的升高，所以 B 物质实际危险性高于 A 物质。

6. D

【解析】急性毒作用带 $Z_{ac}=LD_{50}/Lim_{ac}$。Z_{ac}越大，表明化学物质引起急性死亡的危险性越小。

7. B

【解析】急性毒性试验选用的实验动物的年龄和体重通常要求刚成年的动物，且为健康未曾交配和受孕的动物。亚慢性和慢性毒性试验一般要求选择刚断乳的实验动物。

8. B

【解析】为了准确将受试物染入消化道，固体受试物可用吞咽胶囊，液体受试物则为灌胃，但吞咽胶囊多用于大型动物，如兔子，犬类。

9. E

【解析】经呼吸道静式染毒优点：设备简单、操作方便、消耗受试物较少，适用于小动物接触易挥发液态物质的急性毒性研究。

10. E

【解析】经呼吸道动式染毒的主要优点是：受试化合物保持浓度不变；保证染毒柜内氧和二氧化碳分压不变；温湿度恒定；染毒时间不受染毒柜体积限制。

11. A

【解析】小鼠和大鼠是目前最常用的实验动物。

12. C

【解析】灌胃量一般以动物体重的 1%～3%折算。常用的是小鼠每 20g 给予 0.4ml（即 2%体重），大鼠每 100g 给 1ml（即 1%体重），家兔和狗<5ml/kg 体重。

13. D

【解析】急性毒性试验一般观察时间是 14 天。

14. A

【解析】急性非致死性毒性试验常用评价指标是急性阈剂量 Lim_{ac}。

15. E

【解析】霍恩法的要求是：4 个染毒剂量组；每组动物 4 只或 5 只；每组动物数相等；设计剂量时可根据化学物致死剂量范围的宽窄应用两个剂量系列，其组距分别为 2.15 倍和 3.16 倍。

16. E

【解析】寇氏法的要求是：各剂量组剂量呈等比级数排列；各组小鼠不可少于 10 只；最大剂量组死亡率 100%，最低剂量组死亡率 0%；动物数相同。

17. A

【解析】亚慢性毒性试验的主要目的是探讨阈剂量及最大无作用剂量，可基本确定外源化学物的 NOAEL 和 LOAEL。

18. A

【解析】OECD《化学品测试方法》和 USEPA《健康效应评估指南》中啮齿类动物亚慢性毒性试验均规定染毒期限为 90 天。

19. E

【解析】亚慢性毒性试验的一般性指标有动物体重、食物利用率、症状、脏器系数。

20. E

【解析】确定半数致死剂量为急性毒性试验的目的之一。

21. A

【解析】蓄积系数是指机体出现相同的生物学效应时，多次接触所需的累积剂量与一次性接触所需剂量的比值。$K=LD_{50(n)}/LD_{50(1)}$，<1 时为高度蓄积，1～3 为明显蓄积，3～5 为中度蓄积，>5 为轻度蓄积。

22. E

【解析】蓄积作用是多来自外源化学物的小剂量长期接触，分为物质蓄积和功能蓄积，是化学毒物分布的一种特殊形式，是化学物质发生慢性中毒的基础。

23. D

【解析】亚慢性毒性作用研究一般要求选拔两种实验动物，一种为啮齿类，另一种为非啮齿类，如大鼠和狗，以便全面了解受试物的毒性特征。由于亚慢性毒性试验期较长，一般选择性刚成熟动物，所以被选择的动物体重（年龄）应较小，如小鼠应为15g左右，大鼠100g左右。一般要求雌雄各半。

24. C

【解析】慢性毒性试验设有四个剂量组（高、中、低、最低）及对照组，低剂量组出现了个别动物极轻微中毒症状，与对照组相比 $P>0.05$，视为最小有作用剂量。

25. D

【解析】LD_{50}数值越小，表示外源化学物的毒性越强，反之LD_{50}数值越大，则毒性越低。

26. B

【解析】皮肤致敏实验最常用的动物是豚鼠。

27. B

【解析】在毒性试验中，选用的溶剂或助溶剂应该符合下列条件：无毒或实际无毒；与受试物不发生反应，受试物在溶液中应稳定；对受试物的毒动学和毒效学无显著影响；无特殊刺激性或气味。

28. A

【解析】评价化学毒物急性毒性大小最重要的参数为半数致死量。

29. B

【解析】特殊毒性包括致畸、致癌、致突变作用和生殖毒性。

30. A

【解析】急性、亚慢性、慢性毒性试验分别选择动物年龄为初成年、性刚成熟、初断乳。

31. D

【解析】经皮染毒常用于可能接触皮肤的化学物染毒，主要观察其经皮吸收的可能性、局部刺激作用及是否具有致敏作用。

32. E

【解析】几种动物静脉注射的注射量范围（ml）是小鼠0.2~0.5；大鼠1.0~2.0；豚鼠1.0~5.0；家兔3.0~10.0；犬5~15。

33. E

【解析】急性毒性试验选择动物的原则是：对化合物毒性反应与人接近的动物；易于饲养管理；操作方便；易于获得，品系纯化，价格低廉的物种。

34. E

【解析】改进寇氏法要求：设5~7个剂量组；每个剂量组小鼠不可少于10只；组距为几何级数；死亡率呈常态分布；要求最大反应率为100%，最小反应率为0，或至少反应率接近100%或0%。

35. E

【解析】和急性毒性试验毒性终点指标为动物死亡不同，亚慢性、慢性毒性试验的毒性终点指标为生理、生化异常改变。

36. A

【解析】慢性毒性试验因为染毒时间较长，应选择对实验动物损伤最小的染毒方式，喂饲法为最常用的方法。

37. A

【解析】OECD《化学品测试方法》和USEPA《健康效应评估指南》中啮齿类动物重复剂量经口毒性试验均规定染毒期限为28天。

【A_3/A_4型题】

38. E

【解析】急性中毒治疗原则是：及时使用复能剂、病情好转后，仍应使用阿托品维持量4~6日、严密观察病情变化、通常要测试血液ChE活力及心电图。

39. B

【解析】有机磷农药中毒，对诊断最有意义的检查为全血胆碱酯酶活力的测定（ChE）为正常值的50%。

40. E

【解析】排除由于误食药物或有毒物，应化验患者的胃内容物及排泄物、详细询问有机磷农药接触史、溶血试验、复能剂诊断性治疗等。

【B_1型题】

41. D

【解析】小鼠经口染毒氰化钾后在十几分钟后死亡，属于速发性毒性作用。

42. B

【解析】某患者因肺炎就医，经皮试注射青霉素后出现全身荨麻疹，属于变态反应。

43. C

【解析】某群体接触低剂量的某化学毒物后，仅有少数个体出现了中毒症状，属于高敏感性。

44. E

【解析】特异体质反应系由遗传因素所致的对某些化学物质的反应异常。先天缺乏NADH-细胞色素b5还原酶活力的患者，对亚硝酸盐类等可致高铁血红蛋白血症的化学物质异常敏感。原因是该酶基因中的127密码子发生了突变，致使原来的丝氨酸为脯氨酸所代，故丧失了活性。

45. A

【解析】CO中毒引起的昏迷患者，有些在恢复后数周甚至数月后突然发生严重的脑病，属于迟发性毒性作用。

第六节　化学致突变作用

【A_1 型题】

1. 下列哪项不是碱基置换的后果
   A. 同义突变
   B. 错义突变
   C. 无义突变
   D. 终止密码突变
   E. 染色体畸变
2. 下列哪种类型不属于以 DNA 为靶的诱变
   A. 烷化剂作用
   B. 碱基类似物取代作用
   C. 嵌入剂作用
   D. 非整倍体剂作用
   E. 对碱基结构破坏作用
3. 体细胞突变可能的后果如下，除了
   A. 致癌
   B. 致畸
   C. 遗传性疾病
   D. 衰老
   E. 动脉粥样硬化
4. 遗传毒理学试验成组应用的配套原则不包括
   A. 包括体细胞和性细胞的试验
   B. 在反映同一遗传学终点的多种试验中应尽可能选择体外试验
   C. 包括多个遗传学终点
   D. 包括体内试验和体外试验
   E. 包括原核生物和真核生物的试验
5. 基因突变不包括
   A. 转换
   B. 颠换
   C. 移码突变
   D. DNA 大段损伤
   E. 裂隙
6. 使用环磷酰胺对小鼠染毒，经处死动物、收集骨髓细胞、低渗、固定、Giemsa 染色等步骤，光镜下可观察到的染色体畸变类型为
   A. 着丝点环
   B. 相互易位
   C. 倒位
   D. 插入
   E. 重复
7. 最常受到烷化的是鸟嘌呤的
   A. N-5 位
   B. N-6 位
   C. N-7 位
   D. O-7 位
   E. O-5 位
8. 染色体畸变有
   A. 颠换
   B. 置换
   C. 转换
   D. 切换
   E. 互换
9. 致突变试验的质量控制不包括
   A. 盲法观察
   B. 设立阳性对照
   C. 设立阴性对照
   D. 试验结果的重现性
   E. 体内试验和体外试验
10. 颠换与转换的不同点主要在于
   A. 碱基置换的类型
   B. 产生的氨基酸
   C. 产生的蛋白质
   D. 导致的后果
   E. 突变的类型
11. 下列哪种作用是以 DNA 为靶的化学诱变作用
   A. 对有丝分裂作用的干扰
   B. 对 DNA 合成酶系的破坏
   C. 对 DNA 复制酶系的破坏
   D. DNA 修复抑制
   E. 碱基类似物取代作用
12. 鸟嘌呤 N-7 位烷化作用的后果有
   A. 鸟嘌呤脱落
   B. 错配作用
   C. 作用碱基缺失
   D. 移码突变
   E. 易位
13. 下列哪项不是体外试验的常用对象
   A. 游离器官
   B. 原代培养细胞
   C. 细胞器
   D. CHO，V79
   E. 斑马鱼
14. 2010 年对某钢铁公司放射工作者外周血淋巴细胞微核率进行了测试。结果 141 例放射工作者的淋巴细胞微核率为 0.943‰，正常对照组淋巴细胞微核率为 0.31‰，95%正常值范围 0~1‰，放射工作者微核率虽比对照组有显著性差异，停止接触后，此种差异仍然维持一年，但处于正常值范围，有助于判断是否有损害作用的评价指标是
   A. 与对照组相比，具有统计学显著性差异（$P<0.05$），但在公认的“正常值”范围内，停止接触后仍持续一年
   B. 与对照组相比，具有统计学显著性差异（$P<0.05$），在正常值范围内，在应激状态下，此种差异更明显
   C. 与对照组比，具有统计学显著性差异（$P<0.05$），其数值不在正常值范围内
   D. 与对照组相比，微核率有升高趋势，但无统计学显著性差异
   E. 与对照组相比，不具有统计学显著性差异（$P>0.05$），其数值不在正常值范围内
15. 染色体断裂后不重接则不能形成下列哪种形态学改变
   A. 无着丝粒断片

B. 染色体缺失
C. 环状染色体
D. 微核
E. 微小体

16. 以下哪种情况属于染色体整倍性畸变
A. N
B. $2n$
C. $3n+1$
D. $N+1$
E. $2n+1$

17. 哪种试验组合符合我国食品安全性评价程序
A. Ames 试验，大鼠骨髓细胞微核试验，小鼠骨髓细胞染色体畸变试验
B. Ames 试验，小鼠骨髓细胞微核试验，大鼠骨髓细胞染色体畸变试验
C. Ames 试验，小鼠骨髓细胞微核试验，大鼠睾丸细胞染色体试验
D. 显性致死试验，微核试验，染色体试验
E. SCE 试验，微核试验，染色体试验

18. 下列哪种后果不是生殖细胞突变引起的
A. 显性致死
B. 显性遗传病
C. 隐性致死
D. 隐性遗传病
E. 癌症

19. 染色体数目异常出现三体可记为
A. $2n-1$
B. $2n+1$
C. $2n-2$
D. $2n+3$
E. $2n-3$

20. 描述 S9 混合液错误的是
A. 多氯联苯诱导
B. 肝匀浆 9000g 上清液
C. 为代谢活化系统
D. 含 NADP
E. 含葡萄糖

21. 有关染色体畸变的描述错误的是
A. 光镜下可见的变化
B. 光镜下不可见的变化
C. DNA 断裂的结果
D. 染色体结构异常
E. 染色体数目异常

22. 环氧溴苯大剂量给予动物时，出现 DNA、RNA 及蛋白质损伤的机制不包括
A. 环氧溴苯在酶的作用下，两个碳原子之间形成桥式结构
B. 大量环氧溴苯可把 GSH 全部耗尽
C. 体内多余的环氧溴苯与 DNA 共价结合
D. 也可与 RNA、蛋白质共价结合
E. 环氧溴苯嵌入 DNA 链

23. 正向突变试验基因位点是
A. 6-GT 位点，TK 位点，HGPRT 位点
B. TK 位点，HGPRT 位点，OUA 位点
C. HGPRT 位点，6-GT 位点，OUA 位点
D. OUA 位点，TK 位点，6-GT 位点
E. OUA 位点，TK 位点，5-Bru 位点

24. 关于微核的描述不正确的是
A. 实质是 DNA
B. 是丢失的染色体断片
C. 存在于细胞核中
D. 存在于细胞质中
E. 是丢失的染色体

25. 关于倒位的描述正确的是
A. 染色体上的基因有丢失
B. 染色体只发生一次断裂
C. 染色体两臂均断裂断片互换
D. 染色体旋转 180°重接
E. 染色体上的基因有增加

26. 以 DNA 损伤为检测终点的致突变试验是
A. 微核试验
B. 染色体畸变试验
C. Ames 试验
D. UDS 试验
E. 基因正向突变试验

27. 卫生毒理学体外试验常选用
A. 大鼠和小鼠
B. 果蝇
C. 游离器官，细胞，细胞器
D. 鸟类
E. 鱼类

28. 环状染色体是
A. 染色体长臂两端连接形成环状
B. 染色体短臂两端连接形成环状
C. 染色体两臂断裂重接形成环状
D. 染色体断片断端重接形成环状
E. 染色体两端直接连接形成环状

29. 下列哪种发生断裂与重接的染色体基因不丢失和增加
A. 微核
B. 倒位
C. 插入
D. 易位
E. 重复

30. SCE 是
A. 染色单体交换
B. 姐妹染色单体交换
C. 染色单体内换
D. 染色单体互换
E. 姐妹染色体交换

31. 有关嵌入剂的概念错误的是
A. 以静电吸附形式嵌入
B. 嵌入碱基之间
C. 嵌入多核苷酸链之间
D. 导致移码突变
E. 嵌入剂多为单环的平面结构

32. 关于大段损伤的描述错误的是
A. DNA 链大段缺失
B. DNA 链插入
C. 跨越基因的损伤

D. DNA 断裂
E. 光镜下可见

33. 体外试验有
A. 小鼠微核试验
B. 大鼠精子畸变试验
C. 骨髓细胞染色体畸变试验
D. 人体外周血淋巴细胞染色体试验
E. 显性致死试验

34. 染色体数目异常的表现不包括
A. 单倍体
B. 二倍体
C. 三倍体
D. 四倍体
E. 五倍体

35. 生殖细胞突变的后果是
A. 肿瘤，显性致死，炎症
B. 显性致死，隐性致死，遗传性疾病
C. 显性致死，炎症，遗传性疾病
D. 隐性致死，变态反应，肿瘤
E. 遗传性疾病，畸胎，变态反应

36. DNA 链上鸟嘌呤被胸腺嘧啶取代，此种突变称为
A. 移码突变
B. 颠换
C. 转换
D. 错义突变
E. 反义突变

37. 密码子插入或缺失指增加或减少的碱基对刚好是
A. 1
B. 2
C. 3
D. 4
E. 5

38. 镰状细胞贫血症是哪个氨基酸密码子发生突变导致的
A. 亮氨酸
B. 脯氨酸
C. 谷氨酸
D. 缬氨酸
E. 组氨酸

39. 细菌回复突变试验最常用的细菌是
A. 芽孢杆菌
B. 伤寒沙门菌
C. 结核分枝杆菌
D. 炭疽杆菌
E. 痢疾杆菌

【B_1 型题】

（40~42 题共用备选答案）
A. 基因突变
B. 染色体畸变
C. DNA 完整性改变
D. 细胞坏死
E. 细胞恶性转化

40. Ames 试验的遗传学终点为
41. 程序外 DNA 合成试验的遗传学终点为
42. 显性致死试验的遗传学终点为

参考答案与解析

【A_1 型题】

1. E

【解析】碱基置换的后果是出现同义突变、错义突变、无义突变、终止密码突变。

2. D

【解析】以 DNA 为靶的直接诱变作用的类型：碱基烷化、碱基类似物取代、碱基结构破坏、平面大分子嵌入 DNA 链、二聚体形成、DNA 加合物形成、DNA-蛋白质交联分子形成。

3. C

【解析】体细胞突变会引起肿瘤、致畸、老化、动脉粥样硬化等，而遗传性疾病是生殖细胞突变的后果。

4. B

【解析】遗传毒理学试验成组应用的配套原则是：包括多个遗传学终点；包括体内试验和体外试验；包括原核生物和真核生物的试验；包括体细胞和性细胞的试验。

5. E

【解析】基因突变包括碱基取代（转换、颠换）、移码突变和密码子插入或者缺失。DNA 大段损伤后，会导致相应的基因信息发生改变，即可能出现移码突变或者是密码子的缺失。裂隙是进行核型观察时，可以看到的染色单体出现的染色体片段分离，不过分离的宽度较染色单体的宽度小，这种现象不作为遗传物损伤的可靠指标。也是不属于基因突变的。

6. A

【解析】相互易位、倒位、插入、重复都是染色体片段移位发生的改变，而这种染色体片段的移位仅仅通过常规 Giemsa 染色是看不到的，需要特殊染色才能判断。而着丝点环是由于染色体的长臂和短臂同时出现了断裂，而染色体近端的两个黏性末端连在了一起，形成一个带着丝点的环，这种损伤类型在 Giemsa 染色后，油镜下就可以观察到。

7. C

【解析】最常受到烷化的是鸟嘌呤的 N-7 位，其次是 O-6 位。

8. E

【解析】转换和颠换都属于碱基置换。染色体畸变是指染色体结构的改变。

9. E

【解析】致突变试验的质量控制：设立阴性对照和阳性对照；盲法观察；资料的统计学分析；

试验结果的重现性。

10. A

【解析】碱基置换包括转换和颠换两种情况。原来的嘌呤被另一种嘌呤置换或原来的嘧啶被另一种嘧啶置换，称之为转换；原来的嘌呤被嘧啶置换或原来的嘧啶被嘌呤置换，则称之为为颠换。

11. E

【解析】对有丝分裂作用的干扰，对DNA合成酶系的破坏，对DNA复制酶系的破坏，DNA修复抑制，均是不以DNA为靶的间接诱变作用。

12. E

【解析】鸟嘌呤N-7位烷化作用的后果有鸟嘌呤脱落、作用碱基缺失、移码突变、烷化碱基错配。

13. E

【解析】体外试验方法常用：游离器官、原代培养细胞、细胞器、CHO、V79等。

14. A

【解析】该题有助于评价的指标是：与对照组相比，具有统计学显著性差异（$P<0.05$），但在公认的“正常值”范围内，停止接触后仍持续一年。

15. C

【解析】环状染色体：染色体两臂各发生一次断裂，重接形成环状结构。

16. A

【解析】染色体组成倍地增减即为整倍体。

17. C

【解析】Ames试验，小鼠骨髓细胞微核试验，大鼠睾丸细胞染色体试验试验组合符合我国食品安全性评价程序。

18. E

【解析】如果突变发生在生殖细胞，无论其发生在任何阶段，都可能会对后代产生影响，其后果可分为致死性和非致死性两种。致死性影响可能是显性致死和隐性致死。如果生殖细胞突变为非致死性，则可能出现显性或隐性遗传病。

19. B

【解析】染色体数目异常出现三体可记为$2n+1$。

20. E

【解析】S9混合液是用多氯联苯诱导的大鼠肝匀浆上清液（S9）加上NADP及葡萄糖-6-磷酸等辅助因子，作为代谢活化系统。

21. B

【解析】用光学显微镜观察细胞有丝分裂中期的染色体可以发现染色体畸变。

22. E

【解析】环氧溴苯大剂量给予动物时，出现DNA、RNA及蛋白质损伤的机制：环氧溴苯在酶的作用下，两个碳原子之间形成桥式结构；大量环氧溴苯可把GSH全部耗尽；体内多余的环氧溴苯与DNA共价结合；也可与RNA、蛋白质共价结合。

23. B

【解析】正向突变试验基因位点是TK位点、HGPRT位点、OUA位点。

24. C

【解析】微核是细胞的染色体发生断裂后，细胞进入下一次分裂时，染色体片段不能随有丝分裂进入子细胞，而在细胞质中形成直径小于主核的，染色与主核一致、完全与主核分开的圆形或椭圆形核。

25. D

【解析】倒位指染色体发生断裂后，某一区段颠倒180°后重新连接而成的一类染色体。

26. D

【解析】以DNA损伤为检测终点的致突变试验为UDS试验，即DNA修复合成试验。

27. C

【解析】卫生毒理学体外试验常选用游离的器官、细胞或细胞器。

28. C

【解析】环状染色体是染色体两臂断裂重接形成环状，不分长短臂。

29. B

【解析】倒位是指倒位指染色体发生断裂后，某一区段颠倒180°后重新连接而成的一类染色体，发生断裂与重接的染色体基因不丢失和增加。

30. B

【解析】SCE试验是染色体同源座位上DNA复制产物的相互交换，SCE可能与DNA的断裂和重接有关，提示DNA损伤，即姐妹染色单体交换试验。

31. E

【解析】嵌入剂多为多环的平面结构，以静电吸附形式嵌入到碱基或多核苷酸链之间，可导致移码突变的致突变物。

32. E

【解析】DNA大段损伤在电镜下可见。

33. D

【解析】小鼠微核试验、大鼠精子畸变试验、骨髓细胞染色体畸变试验与显性致死试验均可由试验动物进行体内试验，而人体外周血淋巴细胞染色体试验不能直接在人体内进行体内试验，因此为体外试验。

34. B

【解析】染色体数目异常的表现通常有单倍体、三倍体、四倍体和五倍体等，但是不包括二倍体。

35. B

【解析】生殖细胞突变的后果有显性致死、隐性致死与遗传性疾病。

36. B

【解析】碱基置换包括转换和颠换两种情况。原来的嘌呤被另一种嘌呤置换或原来的嘧啶被另一种嘧啶置换，称之为转换；原来的嘌呤被嘧啶置换或原来的嘧啶被嘌呤置换，称之为颠换。

37. C

【解析】基因突变的类型包括碱基置换、移码突变和密码子插入或缺失。密码子插入或缺失是指增加或减少的碱基对刚好是3。

38. C

【解析】镰状细胞贫血是一种遗传性血红蛋白病，因β-肽链第6位氨基酸谷氨酸被缬氨酸所代替，使红细胞扭曲呈镰状细胞，细胞变形性比较差，在微循环内很容易被淤滞而破坏，发生溶血性贫血。

39. C

【解析】细菌回复突变试验最常用的细菌是鼠伤寒沙门菌和大肠埃希菌。

【B_1型题】

40. A

【解析】细菌回复突变检测的基因突变，即DNA碱基序列的改变；染色体畸变分析主要检测染色体分离异常；姐妹染色单体交换试验可以对染色体完整性进行检测。

41. C

【解析】遗传病理学试验中，检测基因突变的试验有：Ames试验、哺乳动物细胞基因突变试验、果蝇伴性隐形致死试验；检测染色体畸变的试验有：染色体畸变试验、微核试验、显性致死试验；检测DNA损伤的试验有：姐妹染色单体交换试验、程序外DNA合成（UDS）试验。

42. B

【解析】显性致死试验的遗传学终点为染色体畸变。

第七节　化学致癌作用

【A_1型题】

1. 恶性转化细胞的特征不包括
   A. 细胞形态改变
   B. 细胞生长能力改变
   C. 细胞生化表型改变
   D. 细胞坏死
   E. 染色体畸变
2. 非突变致癌机制不包括
   A. 细胞异常增生
   B. 免疫抑制
   C. 内分泌激素失衡
   D. 过氧化酶体增殖剂激活受体
   E. 抑癌基因失活
3. 某化学物质经动物实验致癌证据充分，但流行病学调查资料尚不足，它应归类于
   A. 确认的致癌物
   B. 潜在的致癌物
   C. 可疑的致癌物
   D. 动物的致癌物
   E. 人类的致癌物
4. 下列属于直接致癌物的是
   A. 内酯类
   B. 杂环芳烃
   C. 亚硝胺类
   D. 氨基甲酸酯类
   E. 黄曲霉毒素B_1
5. 关于引发剂（启动剂）的特点，不正确的是
   A. 引发剂本身具有致癌性
   B. 引发剂可与DNA发生反应
   C. 有可检测的阈剂量
   D. 大多数是致突变物
   E. 引发作用是不可逆的
6. 为了评价化学物质对人类的致癌性国际癌症研究所IARC将致癌物分为四大类，其中第四类是指
   A. 对人类很可能或可能是致癌物
   B. 对人类肯定的致癌物
   C. 对人类很可能不致癌的物质
   D. 对人的致癌性尚不能明确的物质
   E. 对人类为间接致癌物
7. 关于非遗传毒性致癌物的叙述，不正确的是
   A. 不具有DNA反应活性
   B. 在大多数遗传毒理学试验中为非致突变物
   C. 经代谢活化可形成亲电子剂
   D. 一般具有可检测的阈剂量
   E. 作用一般是可逆的，需长期染毒
8. 关于细胞恶性转化试验说法错误的是
   A. 只能检测遗传毒性致癌物
   B. 可以采用动物原代细胞
   C. 可以采用动物细胞系
   D. 可以采用病毒感染的永生化细胞
   E. 观察终点是细胞恶性变
9. 使用大鼠对某种农药进行长期致癌试验，每组的动物数至少应为
   A. 40
   B. 60
   C. 80
   D. 100
   E. 120
10. 一般对致癌物制定的实际安全剂量在人群中引起的肿瘤超额发生率不超过
   A. 10^{-2}
   B. 10^{-3}
   C. 10^{-4}
   D. 10^{-5}
   E. 10^{-6}
11. WHO提出的机体对于致癌物

的反应不包括
A. 试验组发生对照组没有的肿瘤类型
B. 试验组一种或多种肿瘤的发生率明显高于对照组
C. 试验组每个动物的平均肿瘤数明显多于对照组
D. 试验组发生肿瘤的组织器官功能明显低于对照组
E. 试验组肿瘤的发生时间早于对照组

12. 化学致癌过程至少分为哪三个阶段
A. 引发（启动），促长，进展
B. 促长，进展，浸润
C. 引发（启动），促长，转移
D. 进展，浸润，炎症
E. 引发（启动），进展，转移

13. 体细胞转变为癌细胞需要
A. 癌基因和肿瘤抑制基因的活化
B. 癌基因和肿瘤抑制基因的灭活
C. 癌基因的活化和肿瘤抑制基因的灭活
D. 癌基因的灭活和肿瘤抑制基因的活化
E. 癌基因的活化和DNA修复基因的活化

14. 煤焦油可致皮肤癌。研究发现，经煤焦油涂抹的皮肤如再接触佛波酯，肿瘤的发生率增加，潜伏期缩短。据此实验，佛波酯应属
A. 无机致癌物
B. 免疫抑制剂
C. 促长剂
D. 助致癌物
E. 细胞毒剂

15. 协同致癌作用机制包括
A. 抑制DNA修复和选择性增强DNA受损细胞的增殖
B. 活化作用酶系统活力发生改变和选择性增强DNA受损细胞的增殖
C. 活化作用酶系统活力发生改变和抑制DNA修复
D. 增强DNA修复和选择性增强DNA受损细胞的增殖
E. 抑制DNA修复和选择性抑制DNA受损细胞的增殖

16. 下列哪组致癌物为非遗传毒性致癌物
A. 免疫抑制剂，无机致癌物，促癌剂
B. 免疫抑制剂，过氧化物酶体增生剂，促癌剂
C. 直接致癌物，过氧化物酶体增生剂，细胞毒物
D. 激素，固态物质，无机致癌物
E. 促癌剂，前致癌物，细胞毒物

17. 致癌物的最终确定应该依据
A. 致突变试验，动物致癌试验，流行病学调查
B. 构效分析，致突变试验，动物致癌试验
C. 流行病学调查，剂量-反应关系，动物致癌试验
D. 构效分析，致突变试验，恶性转化试验
E. 恶性转化试验，动物致癌试验，流行病学调查

18. 哺乳动物长期致癌试验中最高剂量的设计一般参照
A. 最大耐受剂量
B. 阈剂量
C. 最小致死剂量
D. 半数致死剂量
E. 绝对致死剂量

19. 哺乳动物长期致癌试验结果分析指标是
A. 肿瘤发生率，肿瘤多发性，肿瘤潜伏期
B. 肿瘤死亡率，肿瘤发生率，肿瘤潜伏期
C. 肿瘤发生率，肿瘤多发性，肿瘤死亡率
D. 肿瘤多发性，肿瘤潜伏期，肿瘤死亡率
E. 肿瘤发生率，肿瘤存活率，肿瘤死亡率

20. 哺乳动物长期致癌试验中，当出现第一个肿瘤时，要求每组还有不少于多少只动物
A. 15
B. 20
C. 25
D. 30
E. 50

21. 在哺乳动物长期致癌试验中，应选择的动物为
A. 刚出生动物
B. 初断乳动物
C. 初成年动物
D. 成年动物
E. 老年动物

22. 下列致癌过程具有可逆性的是
A. 引发阶段
B. 促长阶段早期
C. 进展阶段
D. 肿瘤发生转移之后
E. 促长阶段晚期

【B_1型题】

（23~24题共用备选答案）
A. β-丙烯内酯
B. β-萘胺
C. 镍
D. 佛波酯
E. 己烯雌酚

23. 间接致癌物是
24. 促长剂是

（25~29题共用备选答案）
A. 代谢活化成终致癌物过程的中间代谢产物
B. 不经代谢活化即有致癌活性的物质
C. 需经代谢活化才有致癌活性的物质
D. 兼有引发（启动）、促长、

进展作用的物质
E. 经代谢转化最后产生的有致癌活性的代谢产物
25. 直接致癌物是指
26. 完全致癌物是指
27. 近致癌物是指
28. 终致癌物是指
29. 间接致癌物是指

（30~33 题共用备选答案）
A. 构效关系分析
B. 致突变试验，恶性转化试验
C. 哺乳动物短期致癌试验
D. 哺乳动物长期致癌试验
E. 流行病学调查
30. 用于确证人类致癌物的研究方法是
31. 用于确证哺乳动物致癌物试验是
32. 阳性结果可确定哺乳动物致癌物，阴性结果不能否定对哺乳动物致癌性，这类试验是
33. 用于筛选致癌物的试验是

参考答案与解析

【A_1型题】

1. D

【解析】细胞转化是指外源因素对体外培养的细胞所诱发的恶性表型改变，包括细胞形态、细胞增殖速度、生长特性（独立性生长或接触抑制消失等）、染色体畸变等变化。

2. E

【解析】非突变致癌机制主要有细胞异常增生、免疫抑制、内分泌激素失衡和过氧化酶体增殖剂激活受体。

3. B

【解析】化学物质经动物实验致癌证据充分，但流行病学调查资料尚不足，它应归类于潜在的致癌物。

4. A

【解析】直接致癌物指不需要代谢活化就具有致癌性的物质，包括内酯类、烯化环氧化物、硫酸类酯、氮芥、活性卤化烃类、铂的配位络合物、镍、铬、钛、镉、砷或它们的盐类化合物等。

5. C

【解析】化学致癌的阶段性过程包括引发、促长和进展三个阶段。在引发阶段，引发剂引起细胞遗传特性发生改变，导致基因或者 DNA 的损伤，因此引发剂一般都是致突变物，同时具有致癌性，而这种效应一旦发生，都是不可逆的。或者引发细胞进一步发展最终形成肿瘤；或者引发细胞死亡。因此 A、B、D、E 都是正确说法，在毒理学领域中化学致突变和致癌效应都是没有阈值的，因此 C 是不正确的说法。

6. C

【解析】IARC 根据致癌性资料（对人类流行病学调查、病例报告和对实验动物致癌实验资料）进行综合评价分为下列 5 类 4 组。组 1：对人类是致癌物。组 2：对人类可能是致癌物。组 2A：对人类很可能（probably）是致癌物。组 2B：对人类有可能（possible）致癌物。组 3：现有的证据不能对人类致癌性进行分类。组 4：对人类可能是非致癌物。

7. C

【解析】非遗传毒性致癌物是指化学物在肿瘤形成过程的某个环节发生作用，促进肿瘤形成，但是其本身不是通过影响遗传物质发挥作用，由此这些物质不会与 DNA 发生作用，也不会引起突变和 DNA 损伤，这样的效应一般是具有阈剂量的，而且在作用早期，这种效应是可逆的，往往这些物质作用于肿瘤的促长阶段，而选项 C 可形成亲电子剂，一般亲电子剂都会与核酸（DNA）发生反应。因此 C 的说法是错误的。

8. A

【解析】细胞恶性转化试验的观察终点是细胞恶性变，既可以筛查遗传毒性化学物，也可以检测非遗传毒性化学物，可以采用动物原代细胞、动物细胞系、病毒感染的永生化细胞。

9. D

【解析】使用大鼠对某种农药进行长期致癌试验，每组的动物数至少应为雌雄各 50 只。

10. E

【解析】一般对致癌物制定的实际安全剂量在人群中引起的肿瘤超额发生率不超过 10^{-6}。

11. D

【解析】WHO 提出的机体对于致癌物的反应包括：试验组发生对照组没有的肿瘤类型；试验组一种或多种肿瘤的发生率明显高于对照组；试验组每个动物的平均肿瘤数明显多于对照组；试验组肿瘤的发生时间早于对照组。

12. A

【解析】化学致癌过程分为引发（启动），促长，进展三个阶段。

13. C

【解析】体细胞转变为癌细胞需要癌基因的活化和肿瘤抑制基因的灭活。

14. C

【解析】煤焦油可致皮肤癌说明其是一个完全致癌物，可以引起遗传物质改变，而当涂抹煤焦

油的皮肤再接触佛波酯后，肿瘤的发生率增加，潜伏期缩短说明佛波酯会促进肿瘤的生长，因此佛波酯为促长剂。佛波酯为有机物，因此A选项不对，B、D、E三项本实验不能确认。

15. A

【解析】协同致癌作用机制包括抑制DNA修复和选择性增强DNA受损细胞的增殖。

16. B

【解析】除免疫抑制剂、过氧化物酶、促癌剂以外，无机致癌物、直接致癌物均为遗传毒性致癌物质。

17. C

【解析】人类致癌物的确定主要根据：流行病学调查结果能够重复、有剂量-反应关系、有动物致癌试验阳性结果支持。

18. A

【解析】哺乳动物长期致癌试验中最高剂量的设计一般参照最大耐受剂量，即实验动物能够耐受的不引起动物死亡的最高剂量。

19. A

【解析】哺乳动物长期致癌试验结果分析指标为肿瘤发生率、肿瘤多发性、肿瘤潜伏期。

20. C

【解析】哺乳动物长期致癌试验中，当出现第一个肿瘤时，要求每组还有不少于25只动物。

21. B

【解析】哺乳动物长期致癌试验中，选择实验动物的原则和慢性毒性试验相同，也为初断乳动物。

22. B

【解析】促长阶段是单克隆的癌细胞在一种或多种促癌物质的不断作用下，表型发生了改变，恶性肿瘤细胞的各种性状得以表达的过程。在促长阶段早期，促癌剂反复使用能刺激细胞分裂，形成肿瘤，但它们的作用相对短暂，且是可逆的。

【B_1型题】

23. B

【解析】间接致癌物需要在体内代谢活化后才具有致癌作用，代表性的化学物包括：多环或杂环芳烃、环芳香烃（如β-萘胺）、黄曲霉毒素B_1等。

24. D

【解析】最经典的促癌剂是佛波酯，它通过激活蛋白激酶C刺激细胞增生而起促癌作用。

25. B

【解析】直接致癌物是指不经代谢活化即有致癌活性的物质。

26. D

【解析】完全致癌物是指兼有引发（启动）、促长、进展作用的物质。

27. A

【解析】近致癌物是指代谢活化成终致癌物过程的中间代谢产物。

28. E

【解析】终致癌物是指经代谢转化最后产生的有致癌活性的代谢产物。

29. C

【解析】间接致癌物是指需要经过代谢活化才有致癌活性的物质。

30. E

【解析】用于确证人类致癌物的研究方法是流行病学调查。

31. D

【解析】用于确证哺乳动物致癌物试验是哺乳动物长期致癌试验。

32. C

【解析】阳性结果可确定哺乳动物致癌物，阴性结果不能否定对哺乳动物致癌性，这类试验是哺乳动物短期致癌试验。

33. B

【解析】用于筛选致癌物的试验是致突变试验、恶性转化试验。

第八节 化学毒物生殖和发育毒作用

【A_1型题】

1. 外来化学物在胎儿期和新生儿期的主要影响是
   A. 生长迟缓和功能不全
   B. 畸形
   C. 胚胎死亡
   D. 着床减少
   E. 遗传负荷增加
2. 致畸作用的毒理学特点是
   A. 无致畸敏感期，剂量-反应关系曲线陡峭，物种差异明显
   B. 有致畸敏感期，剂量-反应关系曲线陡峭，物种差异明显
   C. 有致畸敏感期，剂量-反应关系曲线平缓，物种差异明显
   D. 无致畸敏感期，剂量-反应关系曲线平缓，物种差异明显
   E. 有致畸敏感期，剂量-反应关系曲线平缓，物种差异不明显
3. 在致畸试验中，提示啮齿类动物“受孕”（交配）的证据是
   A. 雌雄动物同笼的时间
   B. 雌性动物的活动
   C. 有阴栓发现
   D. 雌雄动物数目的比例
   E. 雌性动物的体重增加
4. 致畸试验使用的最高剂量一般不超过该受试物LD_{50}的
   A. 1/2
   B. 1/4

C. 1/6
D. 1/8
E. 1/10

5. 在致畸试验中，活胎检测内容不包括
A. 外观畸形检查
B. 组织病理学检查
C. 内脏畸形检查
D. 体重测量
E. 骨骼畸形检查

6. 器官形成期这一阶段对致畸作用的敏感性最强，受到环境有害因素的影响，易于发生先天性畸形。人体主要器官系统的形成期是受精后第几周
A. 1~3
B. 3~8
C. 5~8
D. 4~10
E. 5~10

7. 不是发育毒性的表现的是
A. 死胎
B. 变异
C. 生长迟缓
D. 功能发育不全
E. 畸形

8. 大鼠致畸试验中的给药时间是受精后
A. 7~16 天
B. 8~16 天
C. 9~16 天
D. 9~17 天
E. 8~17 天

9. 胚胎毒性作用是
A. 母体毒性，生长迟缓
B. 生长迟缓，功能缺陷
C. 生长迟缓，致畸作用
D. 功能缺陷，致畸作用
E. 致畸作用，致死作用

10. 可以作为致畸试验阳性对照物的是
A. 维生素 E，敌枯双，五氯酚钠
B. 维生素 D，敌枯双，五氯酚钠
C. 维生素 C，敌枯双，五氯酚钠
D. 维生素 A，敌枯双，五氯酚钠
E. 维生素 B，敌枯双，五氯酚钠

11. 致畸作用的敏感期是
A. 着床期
B. 器官形成期
C. 胎儿期
D. 新生儿期
E. 胚泡形成期

12. 评价化学物发育毒性的三段生殖毒性试验中，Ⅱ段为
A. 胚体-胎体毒性试验
B. 一般生殖毒性试验
C. 围生期毒性试验
D. 出生前后发育毒性试验
E. 慢性毒性试验

13. 发育各阶段出现免疫系统损伤、神经功能障碍的是
A. 着床前期
B. 器官形成期
C. 胎儿期
D. 围生期和出生后的发育期
E. 着床期

14. 评价化学物发育毒性的三段生殖毒性试验中，Ⅱ阶段的染毒时间为
A. 连续染一个生殖周期
B. 从着床到硬腭闭合期间染毒
C. 从着床到幼仔断乳期间染毒
D. 哺乳期染毒
E. 围生期染毒

【B_1 型题】

（15~17 题共用备选答案）
A. 大鼠
B. 小鼠
C. 豚鼠
D. 家兔
E. 狗

15. 致畸试验首选的实验动物是
16. 睾丸细胞染色体畸变试验首选的实验动物是
17. 皮肤过敏试验首选的实验动物是

（18~20 题共用备选答案）
A. 生长迟缓
B. 受精卵死亡
C. 致畸作用
D. 母体毒性
E. 母体死亡

18. 着床前的胚胎易发生
19. 胎儿发育后期易发生
20. 器官发生期易发生

参考答案与解析

【A_1 型题】

1. A

【解析】发育毒性包括子代的生长迟缓、致畸、功能不全、胚胎死亡。外源化学物染毒可因胚体或胎体所处发育阶段不同引起不同的发育毒性。在胚体的器官形成期易引起畸形，在着床前期对致死作用敏感，而在胎体期和新生儿期易引起生长迟缓和功能紊乱。

2. B

【解析】致畸作用的毒理学特点是：器官形成期的胚胎对致畸最为敏感。胚胎对致畸作用敏感期主要在器官形成期，称为致畸危险期或关键期。但不同器官还各有特别敏感的时间。剂量与效应关系较为复杂，剂量-效应关系表现为不同的模式：多种毒性

表现同时存在；主要致畸（低剂量即出现）；仅有胚胎死亡。致畸作用的剂量-反应曲线较为陡峭。物种差异以及个体差异在致畸作用中较为明显。

3. C

【解析】阴栓是啮齿类动物（大、小鼠）交配时，雄性动物分泌的多种混合液体在雌性动物阴道内凝固后形成的一种物质，阴栓的存在表明雄性动物有射精行为，因此作为动物成功交配的标志。其余的选项均不能说明动物是否完成了交配行为。

4. A

【解析】致畸试验使用的最高剂量一般不超过该受试物 LD_{50} 的1/2。

5. B

【解析】致畸试验主要是判断受试物是否具有致畸性。因此，对于活胎的畸形观察是最主要的指标。选项A、C、E都是对畸形的观察，因此肯定是检查内容，一般各种毒性研究中都要观察动物的体重，因此也属于观察范畴。在致畸试验中，因为不需要了解活胎的组织脏器细微结构的变化，所以不要求做组织病理学检查，选项B为正确答案。

6. B

【解析】着床后孕体即进入器官形成期，直到硬腭闭合。人为妊娠3~8周，大鼠和小鼠为妊娠6~15天，家兔为妊娠6~18天。

7. B

【解析】发育毒性具体表现可分为：生长迟缓、致畸作用、功能不全或异常、胚胎或胎仔致死作用。

8. A

【解析】于胚胎发育的器官形成期（大鼠为受孕第7~16日，小鼠为受孕第5~14日）给以受试物。

9. B

【解析】胚胎毒性是指外源性环境因素（物理、化学、生物等）对胚胎的选择性毒性作用，广义地说胚胎毒性包括孕体结构和功能方面的各种损害，但一般情况下指孕体死亡、胚胎生长迟缓，而不包括结构畸形。

10. D

【解析】大鼠和小鼠可以作为致畸试验阳性对照物的是维生素A、阿司匹林、敌枯双、五氯酚钠、环磷酰胺等。

11. B

【解析】器官形成期为致畸作用的敏感期。

12. A

【解析】三段生殖毒性试验分别为：生育力和早期胚胎发育毒性试验（一般生殖毒性试验）、胚体-胎体毒性试验（致畸试验）和出生前后发育毒性试验（围生期毒性试验）。

13. D

【解析】围生期接触某些化学物可以导致发育免疫毒性、神经行为发育异常和儿童期肿瘤。

14. B

【解析】Ⅱ阶段的试验为胚体-胎体毒性试验，即致畸试验，所以在器官形成期（从着床到硬腭闭合期间）染毒。

【B_1型题】

15. A

【解析】致畸试验常用大鼠、小鼠和家兔。

16. B

【解析】睾丸细胞染色体畸变试验首选的实验动物是小鼠。

17. C

【解析】豚鼠常用于皮肤致敏试验和刺激试验。

18. B

【解析】着床前的胚胎易发生受精卵死亡。

19. A

【解析】胎儿发育后期易发生生长迟缓。

20. C

【解析】研究表明器官形成期是发生结构畸形的关键期，也叫致畸敏感期。

第九节　管理毒理学

【A_1型题】

1. 在健康风险评估中，进行风险表征的目的是
   A. 确定化学毒物能否产生损害效应
   B. 确定人体接触化学毒物的总量和特征
   C. 测算化学毒物在接触人群中引起的风险及其程度，及其不确定度
   D. 阐明化学毒物剂量与接触群体（实验动物或人）反应之间的定量关系
   E. 阐明化学毒物所致毒效应的性质和特点

2. 健康风险评估的四个阶段不包括
   A. 危害识别
   B. 危害表征
   C. 暴露评定
   D. 风险表征
   E. 风险管理

3. 关于管理毒理学的描述不正确的是
   A. 政府有关机构根据描述性和机制研究资料，做出是否允许人工合成的新化学物进入人类环境的判断和决定

B. 提出相应的安全使用（接触）标准和管理措施

C. 按照政策法令对现存的外源性毒物进行管理和控制

D. 参与政策法令的制定并且履行监督和执法职能

E. 研究新化学物毒作用的机制

4. 可接受危险度

A. 当接触某种化学物质人群发生某种损害的频率低于非接触人群，那么，这一频率可作为该化学毒物对人体健康产生危害的可接受危险度

B. 当接触某种化学物质人群发生某种损害的频率接近或略高于非接触人群，那么，这一频率可作为该化学毒物对人体健康产生危害的可接受危险度

C. 当接触某种化学物质人群发生某种损害的频率高于非接触人群，那么，这一频率可作为该化学毒物对人体健康产生危害的可接受危险度

D. 只有当接触某种化学物质人群发生某种损害的频率与非接触人群一致，那么，这一频率可作为该化学毒物对人体健康产生危害的可接受危险度

E. 只有当接触某种化学物质人群发生某种损害的频率远低于非接触人群，那么，这一频率可作为该化学毒物对人体健康产生危害的可接受危险度

5. 健康风险评估的核心内容是

A. 定性评定

B. 定量评定

C. 剂量反应关系确定

D. 毒性评定

E. 危害性评定

6. 风险是指

A. 外来化合物损害机体的能力

B. 外来化合物损害机体的可能性

C. 外来化合物损害机体的可能性的定性估计

D. 外来化合物损害机体的可能性的定量估计

E. 外来化合物损害机体的性质

7. 安全性毒理学评价程序原则不包括

A. 按一定顺序进行

B. 最短的时间

C. 最经济的方法

D. 价值高的方法

E. 最少的实验流程

8. UFs 项不包括

A. 在人群内部推导到易感亚群或易感个体的不确定性

B. 从实验动物资料外推到人的不确定性

C. 从亚慢性毒性试验资料推导慢性毒性试验结果的不确定性

D. 当用于推导的资料库不完整时存在不确定性

E. 当以 NOAEL 代替 LOAEL 时存在不确定性

9. 毒理学评价程序中，遗传毒理学试验和致畸试验属于

A. 第一阶段

B. 第二阶段

C. 第三阶段

D. 第四阶段

E. 第五阶段

10. 下列哪项是毒理学基础学科和应用学科双重属性的最佳体现

A. 描述毒理学

B. 机制毒理学

C. 管理毒理学

D. 风险评估

E. 安全性评价

11. 健康风险评估中暴露评定属于

A. 第一阶段

B. 第二阶段

C. 第三阶段

D. 第四阶段

E. 第五阶段

12. 在毒理学安全评价时，一般采用的受试样品应是

A. 原料

B. 半成品

C. 实际使用的成品

D. 纯品

E. 适于毒理学试验的样品

13. 风险管理决策中，首先需要考虑的问题是

A. 危害性

B. 市场需求

C. 市场效益

D. 公平公正

E. 对健康影响

14. 下列哪项不是风险交流的原则

A. 互动性

B. 公开性

C. 透明性

D. 及时性

E. 强制性

参考答案与解析

【A_1 型题】

1. C

【解析】健康风险评估中，所进行的步骤包括：危害识别，即化学毒物能否产生损害效应，产生的损害效应的性质和特点；危害表征，确定危害因素与不良健康作用之间的剂量-反应关系；暴

露评定，阐明接触化学物的量及接触条件；风险表征，定量评价化学毒物在接触人群中引起的危害水平及不确定性。前面三个环节为基础，最后一个环节是健康风险评估的最终结果，也就是目的。

2. E

【解析】健康风险评估包括4个步骤：危害识别、危害表征、暴露评定和风险表征。

3. E

【解析】管理毒理学是指政府有关机构根据描述性和机制研究资料，做出是否允许人工合成的新化学物进入人类环境的判断和决定，提出相应的安全使用（接触）标准和管理措施，按照政策法令对现存的外源性毒物进行管理和控制，参与政策法令的制定并且履行监督和执法职能。

4. B

【解析】可接受危险度是指：当接触某种化学物质人群发生某种损害的频率接近或略高于非接触人群，那么，这一频率可作为该化学毒物对人体健康产生危害的可接受危险度。

5. C

【解析】健康风险评估的内容包括四个部分：明确外来化合物对机体损害作用的存在与否、定量评定接触剂量与损害程度关系（剂量反应关系）、确定人类实际接触量和接触情况及在此接触情况下对人群危险度的估计。其中剂量反应关系是评定的核心内容。

6. D

【解析】风险也称为危险性或危险度，系指在具体的暴露条件下，某一种因素对机体、系统或（亚）人群产生有害作用的概率，是一种定量的估计。

7. D

【解析】在实际工作中，对一种外来化合物进行毒性试验时，须对各种毒性试验方法按一定顺序进行，即先进行何项试验，再进行何项试验，才能达到在最短的时间内，以最经济的办法，取得最可靠的结果。因此，在实际上作中采取分阶段进行的原则。即试验周期短、费用低、预测价值高的试验先安排。

8. E

【解析】危险度评定中需考虑的不确定因素UF又分为标准化不确定系数（UFs）和修正系数（modifying factor，MF）两部分。UFs项包括下面5方面内容：①在人群内部推导到易感亚群或易感个体的不确定性，表示为UFS1，取10倍系数。②从实验动物资料外推到人的不确定性，表示为UFS2，取10倍系数。③从亚慢性毒性试验资料推导慢性毒性试验结果的不确定性，表示为UFS3，最大取10倍系数。④当以LOAEL代替NOAEL时，表示为UFS4，最大取10倍系数。⑤当用于推导的资料库不完整（如实验物种太少，缺乏生殖毒性资料等）时，表示为UFS5，最大取10倍系数。

9. B

【解析】我国现行的毒理学评价程序大部分是把毒理学试验分为四个阶段：第一阶段为急性毒性试验和局部毒性试验；第二阶段为遗传毒理学试验和致畸试验；第三阶段为亚慢性毒性试验、繁殖试验和代谢试验；第四阶段为慢性毒性试验和致癌试验。

10. C

【解析】管理毒理学即是现代毒理学区别于传统毒理学的主要特征之一，也是毒理学基础学科和应用学科双重属性的最佳表现。

11. C

【解析】健康风险评估包括4个步骤：危害识别、危害表征、暴露评定和风险表征。暴露评定属于第三阶段。

12. C

【解析】有些样品的毒性可能受其中杂质成分的影响，所以进行毒性试验的样品必须是生产过程已经固定不变，有代表性的样品，或者为实际生产使用或人类接触的产品。

13. E

【解析】在风险管理决策中，保护人类健康是首要考虑的问题。

14. E

【解析】风险交流的原则包括互动性、公开透明性和及时性。

第十四章　环境卫生学

第一节　绪　　论

【A_1型题】

1. 环境卫生学主要研究

A. 自然环境与人体健康的关系

B. 生活环境与人体健康的关系

C. 自然环境和社会环境与人体健康的关系

D. 自然环境和生活居住环境与人体健康的关系

E. 社会环境和生活环境与人

体健康的关系

2. 环境卫生学的研究对象是
   A. 人群健康
   B. 人类健康及其周围环境
   C. 自然环境和生活环境
   D. 环境污染的综合治理
   E. 原生环境与健康
3. 下列哪项不属于环境介质
   A. 大气
   B. 水体
   C. 土壤
   D. 生物体
   E. 有机和无机物
4. 原生环境是指
   A. 未受人类活动影响的天然环境
   B. 受到人类活动影响的天然环境
   C. 受到人类和生物活动影响的环境
   D. 未受到人类和生物活动影响的环境
   E. 未受到人类活动和动植物影响的环境
5. 次生环境是指
   A. 无机物所形成的环境
   B. 有机物所形成的环境
   C. 由于人类活动（生产和生活）所形成的环境
   D. 天然形成的环境
   E. 某些元素分布不均所造成的环境
6. 下列哪些为环境中常见的二次污染物
   A. SO_2和NO_x
   B. 二噁英和甲基汞
   C. 甲基汞和光化学烟雾
   D. NO_x和酸雨
   E. 多环芳烃和二噁英
7. 一次污染物是指
   A. 由污染源直接排入环境中的化学性污染物，其理化形状保持未变
   B. 由污染源直接排入环境中的化学性污染物，发生了物理性变化
   C. 由污染源直接排出的化学性污染物，进入环境后与其他物质发生了反应
   D. 原来就存在于环境中的化学物
   E. 自然环境中的化学物
8. 环境卫生学所研究的环境主要包括
   A. 生活环境和生产环境
   B. 自然环境和劳动环境
   C. 居住环境和自然环境
   D. 自然环境和生活居住环境
   E. 生活居住环境和生产环境
9. 环境卫生学研究的范畴不包括下列哪项
   A. 环境质量评价
   B. 公共场所卫生
   C. 城乡规划卫生
   D. 环境污染治理
   E. 化妆品卫生
10. 清洁生产是指
   A. 生产场地清洁、厂房清洁
   B. 生产场所清洁卫生、无垃圾灰尘
   C. 清洁的生产过程
   D. 节约能源、减少资源消耗，有效预防控制污染物和其他废物生成的工艺技术过程
   E. 生产过程中有严格卫生管理制度，工人始终保持清洁卫生

参考答案与解析

【A_1型题】

1. D

【解析】环境卫生学是研究自然环境和生活环境与人群健康的关系，揭示环境因素对人群健康影响的发生、发展规律，为充分利用环境有益因素和控制环境有害因素提出卫生要求和预防对策，增进人体健康，提高整体人群健康水平的科学。不研究社会环境。

2. B

【解析】环境卫生学以人类及其周围的环境为研究对象，阐明人类赖以生存的环境对人体健康的影响及人体对环境的作用所产生的反应，即环境与机体间的相互作用。并不是单纯研究某种环境，而是研究环境与人类健康的关系。

3. E

【解析】环境介质是人类赖以生存的物质环境条件，是指自然环境中各个组成部分中所具有的物质，通常以气态、液态和固态三种物质形态而存在，能够容纳和运载各种环境因素。具体来说，环境介质是指大气、水、土壤（岩石）以及包括人体在内的所有生物体。而有机物无机物是其容纳和转运的环境因素。

4. A

【解析】根据环境受人类活动影响的情况，可将其分为原生环境和次生环境。原生环境是指天然形成的未受或少受人为因素影响的环境。

5. C

【解析】根据环境受人类活动影响的情况，可将其分为原生环境和次生环境。次生环境是指受人为活动影响形成的环境。

6. C

【解析】甲基汞为无机汞在环境中经有机化而形成的神经毒物，光化学烟雾是汽车尾气经强紫外线照射而形成的含有臭氧、醛类以及各种过氧酰基硝酸酯，具有

严重刺激性的二次污染物。二氧化硫、氮氧化物、多环芳烃和二噁英均为一次污染物，酸雨为二次污染物。

7. A

【解析】一次污染物：由污染源直接排入大气环境中，其物理和化学性质均未发生变化的污染物。二次污染物：排入大气的污染物在物理、化学等因素的作用下发生变化，或与环境中的其他物质发生反应所形成的理化性质不同于一次污染物的新的污染物。

8. D

【解析】环境卫生学是研究自然环境和生活环境与人群健康的关系，揭示环境因素对人群健康影响的发生、发展规律。

9. D

【解析】研究范畴包括生活环境和自然环境与人类健康的关系。ABDE均属于生活环境对人健康影响范畴，环境卫生学为环境污染治理提供依据。

10. D

【解析】清洁生产指的是节约能源、减少资源消耗，有效预防控制污染物和其他废物生成的工艺技术过程，而不仅仅是生产场所清洁卫生。

第二节　环境与健康的关系

【A_1型题】

1. 环境卫生学研究的自然环境包括四部分
   A. 大气圈、水圈、岩石圈、食物圈
   B. 大气圈、水圈、岩石圈、生物圈
   C. 大气圈、水圈、有机圈、无机圈
   D. 大气圈、水圈、土壤圈、食物圈
   E. 生产圈、消费圈、分解圈、非生命圈
2. 对生态系统描述不正确的是
   A. 是在一定空间范围内，由生物群落及其环境组成
   B. 使生物圈内能量和物质循环的一个功能单位
   C. 借助于各种功能流（物质流、能量流和信息流）所连接的稳态系统
   D. 构成生物群落的生物是生态系统的主体
   E. 生态系统是一个封闭的系统
3. 生态系统内形成的生态平衡，是何种性质的平衡
   A. 自然的、动态的相对平衡
   B. 封闭的绝对平衡
   C. 间断性平衡
   D. 波动式平衡
   E. 永恒的开放式平衡
4. 生态系统健康是
   A. 人和生态系统相互关系的综合特性
   B. 生态系统对人健康影响的特性
   C. 人对生态系统影响的综合特性
   D. 生态系统的综合特性
   E. 生态系统之间相互影响的综合特性
5. 人与环境之间的关系是
   A. 人类改造和利用环境的关系
   B. 环境决定和制约人类的关系
   C. 辩证统一、相互依从的关系
   D. 互为因果的关系
   E. 无特异关系
6. 人与环境之间不断进行着最本质的联系是
   A. 吸入氧气、呼出二氧化碳
   B. 吸收与排泄
   C. 信息传递
   D. 物质交换和能量转移
   E. 营养物质的转换
7. 关于生态平衡的定义，下列正确的是
   A. 生物与生物之间的动态平衡
   B. 生物与环境之间的暂时平衡
   C. 生物与生物，生物与环境之间的暂时相对的平衡
   D. 生物与环境之间的动态平衡
   E. 生物与生物之间、生物与环境之间的长期平衡
8. 生态系统是由
   A. 生物群落构成
   B. 生物群落及其非生物环境组成
   C. 人类聚居而成
   D. 人类与其他生物组成
   E. 人类与非生物系统构成
9. 食物链的概念是
   A. 生物与生物间因化学因素而建立的链锁关系
   B. 生物与生物间因食物和能量而建立的链锁关系
   C. 生物与环境间因食物而建立的链锁关系
   D. 生物与环境间因能量而建立的链锁关系
   E. 生物与生物之间因能量而建立的链锁关系
10. 影响环境污染物在体内或靶部位蓄积量的因素是
   A. 摄入量、生物半减期和作用时间
   B. 吸收量、排出量和蓄积量
   C. 进入途径、排出方式和作用时间
   D. 吸收量、排除方式和作用时间
   E. 进入途径、排出方式和作

用时间

11. 一次性给动物注射毒物，经过3个生物半减期后，该毒物在动物体内的蓄积量为
 A. 87.5%
 B. 50%
 C. 12.5%
 D. 6.25%
 E. 3.5%
12. 必需微量元素的主要生物学效应不包括下列哪项
 A. 参与酶的构成和酶的激活
 B. 参与某些蛋白质的合成，发挥特殊功能
 C. 参与激素及其辅助因子的合成，与内分泌活动密切相关
 D. 维持正常的生殖功能
 E. 参与体内维生素的合成
13. 在制订环境中必需微量元素的卫生标准时，应考虑
 A. 平均浓度值
 B. 适宜浓度范围
 C. 上限浓度值
 D. 下限浓度值
 E. 最高容许浓度值
14. 某些环境污染物，在体内的浓度随时间的变化，只有在体内浓度达到中毒阈值时，才会产生危害，这种污染物具有
 A. 潜隐性
 B. 蓄积性
 C. 迟发性
 D. 时间性
 E. 长期性
15. 哪项不属于环境污染的特征
 A. 影响范围大，作用时间长
 B. 影响人群面广
 C. 多为低剂量、高浓度、多种物质联合作用
 D. 环境污染一旦形成，消除很困难
 E. 人群对于环境污染的反应相同
16. 环境的自净作用有三大作用方式，即
 A. 硝化作用、氨化作用、无机化作用
 B. 物理作用、化学作用、生物作用
 C. 中和作用、氧化作用、分解作用
 D. 稀释作用、沉淀作用、扩散作用
 E. 还原作用、络合作用、吸附作用
17. 化学性污染物进入人体的主要途径是
 A. 呼吸道、消化道、皮肤
 B. 鼻腔、口腔、鼻窦
 C. 皮肤、黏膜、结膜
 D. 血液、唾液、淋巴液
 E. 腮腺、淋巴结、扁桃体
18. 生物放大作用是指
 A. 生物将环境中不断摄取的低浓度的化学物质，在体内逐渐聚集，达到高浓度的能力
 B. 某些污染物进入生物体内浓缩，在生物体内含量增加
 C. 污染物在生物体作用下发生转化
 D. 生物体内污染物含量随时间加长，含量增多
 E. 在环境中通过食物链的延长和营养级的增加在生物体内逐级富集，浓度越来越大
19. 环境污染对人群健康的影响主要是
 A. 急慢性中毒、三致作用
 B. 慢性中毒、亚急性中毒、慢性中毒
 C. 慢性中毒、致癌作用
 D. 致癌、致畸、致突变
 E. 慢性中毒、三致作用
20. 环境有害物质是指环境中对人体可产生不良作用的
 A. 物理因子、化学因子
 B. 化学因子、生物因子
 C. 生物因子、物理因子
 D. 物理因子、化学因子、生物因子
 E. 物理因子、化学因子、微生物因子
21. 以下哪项不属于环境污染的特点
 A. 环境中的污染物的数量或浓度超过了环境的自净能力
 B. 环境中的污染物造成了环境质量的恶化
 C. 环境中的污染物影响了人体健康
 D. 环境中的污染物都是对人体产生慢性危害
 E. 环境中污染物不会对机体的内分泌系统产生干扰
22. 下列非人为污染源为
 A. 汽车尾气
 B. 工业三废
 C. 森林火灾
 D. 化肥农药
 E. 生活污水
23. 环境污染的自净是污染物进入环境后
 A. 受污染的环境逐渐恢复到污染前的状况
 B. 其污染物的理化性质发生了改变
 C. 污染物的毒性逐渐降低
 D. 污染物的生态效应逐渐降低
 E. 对人体健康的危害逐渐减弱
24. 生活性“三废”是指
 A. 废水、废气、废渣
 B. 污水、垃圾、粪便
 C. 废水、垃圾　粪便
 D. 废水、废渣、垃圾
 E. 废气、废水、垃圾
25. 环境污染的基本特征为
 A. 低浓度长期作用
 B. 对机体危害的复杂性
 C. 作用广泛性和途径多样性
 D. 污染物的多变性和综合

作用
E. 以上都是

26. 进入体内经过生物转化使其毒性增强的污染物是
A. SO_2
B. CO_2
C. BaP
D. DDT
E. Pb

27. 进入机体化学物的剂量与某个机体所呈现出的生物效应强度间的关系被称为
A. 有效剂量
B. 作用强度
C. 剂量-反应关系
D. 剂量-效应关系
E. 相关关系

28. 伦敦烟雾事件和洛杉矶光化学烟雾事件死亡者中，80%以上是有心脏或呼吸系统疾病的患者，其易感性增强的主要因素是
A. 性别
B. 膳食
C. 遗传
D. 职业
E. 健康状况

29. 亚临床状态变化也就是
A. 正常调节变化
B. 蓄积阶段的变化
C. 代偿阶段变化
D. 失代偿阶段变化
E. 耐受阶段的变化

30. 根据实验研究和流行病调查，诱发人类癌症主要是与
A. 病毒因素有关
B. 放射性因素有关
C. 物理因素有关
D. 化学性因素有关
E. 遗传因素有关

31. 有关体细胞突变的后果，下面哪项是错误的
A. 可使体细胞发生不正常的分裂
B. 可使体细胞发生不正常的增生
C. 不具有传递性质
D. 是癌变的基础
E. 也是致畸的基础

32. 环境流行病学的研究必须考虑哪种情况
A. 已知暴露因素，研究健康效应
B. 已知人群中健康已出现异常，寻找病因
C. 因果均已清楚，研究剂量-反应关系
D. 以上均考虑
E. 以上均不考虑

33. 环境中某些化学物质可以通过食物链逐级浓缩，致使生物体内该化学物质的浓度成千上万倍增大，这种现象称为
A. 生物学吸收
B. 生物学放大
C. 生物学富集
D. 生物学累积
E. 生物学代谢

34. 暴露因素和人群健康效应已基本清楚，要研究暴露-反应关系，可以利用的方法是
A. 群组研究
B. 病例对照研究
C. 现况调查研究
D. 动物实验研究
E. 以上均不对

35. 已知暴露因素，研究健康效应常可采用的研究方法
A. 病例对照调查
B. 动物实验研究
C. 现况调查研究
D. 前瞻性调查研究和现况调查研究
E. 以上都不是

36. 下列哪项不是环境因素的联合作用
A. 相加作用
B. 活化作用
C. 协同作用
D. 独立作用
E. 拮抗作用

37. 影响污染物对人体作用的因素是
A. 污染物的理化特性
B. 剂量
C. 作用持续时间
D. 个体感受性
E. 以上都是

38. 人与环境之间的关系是
A. 环境决定人类
B. 人类驾驭环境
C. 人类改造环境
D. 环境适应与人类
E. 人与环境相互联系、相互作用和相互制约

39. 人群对环境反应产生的健康效应谱，从弱到强的分布规律是
A. 两头大，中间小
B. 两头小，中间大
C. 最强效应的比例大
D. 最弱效应的比例大
E. 最强和最弱效应的比例几乎相等

40. 在制定环境质量标准时，应重点考虑的人群是
A. 老年人
B. 青年人
C. 正常人群
D. 健康人群
E. 敏感人群

41. 下列哪项不是敏感人群的影响因素
A. 遗传
B. 年龄
C. 职业
D. 性别
E. 健康状况

42. 致畸作用的敏感期是
A. 着床前期
B. 着床期
C. 器官形成期
D. 器官形成后期
E. 胎儿期

43. 下列哪项非环境中易引起持续性蓄积危害的污染物
A. DDT
B. 多氯联苯

C. 氮氧化物
D. 铅
E. 镉
44. 污染物对机体所起的毒害作用主要取决于
A. 环境中污染物的浓度
B. 机体对污染物的吸收量
C. 环境污染物在环境中的形态
D. 环境污染物的理化特性
E. 环境污染物在人体内半衰期的长短
45. 不属于环境污染特异性损害的是
A. 致癌作用
B. 致敏作用
C. 致畸作用
D. 急性中毒
E. 降低人群免疫力
46. 在确定环境污染与健康的真实相关性方面，主要采用的研究方法是
A. 经常性环境卫生监测方法
B. 经常性环境卫生监督方法
C. 动物实验方法
D. 快速推算方法
E. 流行病学调查方法
47. 环境流行病学研究的暴露因素主要是
A. 物理因素
B. 化学因素
C. 生物因素
D. 理化因素
E. 有害因素
48. 环境毒理学的特殊毒性方法是
A. 急性、亚急性、慢性毒性试验
B. 急性、亚慢性、慢性毒性试验
C. 致癌、致突变、致畸测试方法
D. 致癌、致突变、慢性毒性试验
E. 致突变、致畸、慢性毒性测试方法
49. 生物标志物在环境污染与人体健康关系研究中可用于
A. 内剂量的测定
B. 宿主易感性的评价
C. 生物有效剂量的测定
D. 早期效应的测量
E. 以上都是
50. 制定某物质卫生标准的科学依据是
A. 中毒剂量
B. 最大无作用剂量或阈剂量
C. 暴露剂量
D. 最大耐受剂量
E. 吸收剂量
51. 现场生物监测的特点是
A. 经济、简便、快速、结果可靠
B. 经济、准确、灵敏、结果正确
C. 简便、快速、灵敏、准确度高
D. 准确、灵敏、快速、结果可靠
E. 快速、灵敏、省事、准确度高
52. 环境流行病学调查方法中，环境卫生学中最常用的一种调查方法是
A. 回顾性调查
B. 现况调查
C. 前瞻性调查
D. 实验性研究
E. 理论性研究
53. 下述中哪一点不是环境流行病学研究的特点
A. 多因素
B. 弱效应
C. 非特异性
D. 以生物性致疾病为主
E. 潜隐期
54. 环境流行病学研究时，不宜采用与发病同时甚至以后的环境资料来进行两者关系的研究，因为
A. 环境因素繁多复杂
B. 有潜隐期
C. 效应不特异
D. 观察指标不灵敏
E. 监测仪器不够精密
55. 下面有一项不是进行健康危险度评价的基本内容，它是
A. 危害鉴定
B. 污染来源鉴定
C. 暴露评价
D. 剂量-反应关系评定
E. 危险度特征分析
56. 危害性鉴定时，属于有阈值毒物效应的是
A. 致癌效应、生殖细胞突变效应
B. 发育效应、器官/细胞效应
C. 生殖细胞突变效应、发育效应
D. 致癌效应、发育效应
E. 生殖细胞突变效应、器官/细胞效应
57. 健康危险度评价的危害鉴定中，有害效应包括以下四种类型，除外
A. 致癌（包括体细胞致突变）性
B. 致生殖细胞突变
C. 器官/细胞病理学损伤
D. 非特异损伤
E. 发育毒性（致畸性）
58. 健康危险度评价的内容不包括
A. 危害鉴定
B. 暴露评价
C. 污染来源鉴定
D. 危险度特征分析
E. 剂量-反应关系评定
59. 对环境因素的作用会产生特定反应的基因称之为
A. 应答基因
B. 环境应答基因
C. 等位基因
D. 受体基因
E. 信号传导基因
60. 生物多样性包括
A. 遗传多样性、物种多样性、生态系统多样性
B. 基因多样性、环境生态多

样性、物种多样性

C. 生态系统多样性、环境生态多样性、物种多样性

D. 基因多样性、环境生态多样性、物种多样性

E. 遗传多样性、生态系统多样性、基因多样性

61. 哪项不是环境流行病学暴露测量的指标

A. 环境介质中某种污染物的浓度

B. 血液、尿液等生物材料中污染物的含量

C. 血液、尿液等生物材料中污染物的代谢产物的含量

D. 骨骼中重金属的含量

E. 血红蛋白加合物的含量

62. 以下都是环境毒理学研究的内容和任务，除外

A. 污染物的毒作用大小、蓄积性、作用的靶器官等毒理学特征的研究

B. 污染物的致畸、致突变性的检测

C. 证实环境流行病学调查的推测

D. 对于新合成的化合物的毒理学安全性评价

E. 确证对人类的致癌性

【B_1型题】

（63~66题共用备选答案）

A. 相加作用

B. 协同作用

C. 独立作用

D. 拮抗作用

E. 综合作用

63. 两种化学物质产生联合作用的毒物为各单项化学物质毒性的总和称为

64. 一种化学物质能减弱另一种化学物质的毒性称为

65. 两种化学物质同时进入机体，其毒性作用超过两者之和称为

66. 两种化学物质的毒性比单独化学物质的毒性大，但引起动物中毒效应不是两种毒物类加的结果称为

（67~68题共用备选答案）

A. 水中有机物分解的过程中溶解氧被消耗的同时，空气中的氧通过水面不断溶解于水中而补充水体的氧

B. 水中化学污染物经水中微生物作用成为毒性更大的新的化合物

C. 经食物链途径最终使生物体内污染物浓度大大超过环境中的浓度

D. 水中污染物吸收光能发生分解

E. 水中有机物过多水体变黑发臭

67. 生物富集作用指的是

68. 生物活化指的是

参考答案与解析

【A_1型题】

1. B

【解析】环境卫生学研究的环境通常包括自然环境和生活环境，前者如大气圈、水圈、土壤岩石圈和生物圈；后者如人类为从事生活活动而建立起来的居住、工作和娱乐环境以及有关的生活环境因素（如家用化学品）等。

2. D

【解析】生态系统（ecosystem）是在一定空间范围内，由生物群落及其环境组成，借助于各种功能流（物质流、能量流、物种流和信息流）所联结的稳态系统。它具有整体性、开放性、自调控性和可持续性等特征。封闭的系统错误。

3. A

【解析】生态系统的整体性、开放性、自调控性和可持续性等特征，决定了生态平衡时一种开放的、自然调控的、可持续性的相对动态平衡。环境和人体之间进行的物质与能量的交换以及环境中各种因素（物理性、化学性、生物性因素）对人体的作用，保持着相对的稳定即环境与人体的生态平衡。这种平衡不是一成不变的，而是经常处于变化中，是一种动态平衡。

4. E

【解析】通常把具有活力、结构稳定和自调节能力的生态系统看做是健康的生态系统。而活力包括维持系统本身负责特性的功能和为人类的服务功能。因此，生态系统健康是人和生态系统相互关系的综合特性。

5. C

【解析】①人与环境的统一性；②人类对环境的适应性；③环境因素对健康影响的双重性；④人与环境的相互作用。在漫长的历史岁月中构成了人类与环境之间的对立统一的关系。

6. D

【解析】在人类生态环境中，人和环境之间不断地进行着物质、能量、信息交换，保持着动态平衡而成为不可分割的统一体，从而实现了人与环境的统一。

7. C

【解析】环境和人体之间进行的物质与能量的交换以及环境中各种因素（物理性、化学性、生物性因素）对人体的作用，保持着相对的稳定即环境与人体的生态平衡。这种平衡不是一成不变

的，而是经常处于变化中，是一种动态平衡。

8. B

【解析】生态系统是在一定空间范围内，由生物群落及其周围环境组成，借助于各种功能流（物质流、能量流、物种流和信息流）所联结的稳态系统。生物包括人类。

9. B

【解析】一种生物以另一种生物作为食物，后者再被第三种生物作为食物，彼此以食物连接起来的锁链关系称为食物链。食物链是生态系统中维系生物种群间物质和能量流的渠道和纽带。因此，食物链是因食物和能量而建立的一种连锁关系。

10. A

【解析】环境污染物的暴露，往往是较低的剂量下长时间暴露，因此，环境污染物在体内蓄积的量主要与作用剂量（环境介质中的浓度）和暴露时间（作用时间）有密切的关系。除此之外，影响体内和靶部位的蓄积量还与生物半减期和摄入量有关。一般来讲，生物半减期小，则在一定剂量下长期暴露也不会造成危害。摄入量少，体内最大蓄积量亦少。

11. C

【解析】生物半减期指外源性化学物在体内消除一半所需时间。经过三个半减期，即（1/2）3＝1/8。

12. E

【解析】铜、锌元素、镁等于男性生殖功能关系密切。必需微量元素在酶系统中起催化作用、作为激素、维生素的必需成分或辅助成分发挥作用、可形成功能蛋白。微量元素可作为维生素的必需成分发挥生理、生化作用。比如，钴是维生素 B_2 的组成成分，维生素是人和动物为维持正常的生理功能而必须从食物中获得的一类微量有机物质，它并不在体内合成。

13. B

【解析】微量元素对人体健康影响的双重性已成共识，过高或过低对人体的健康都是不利的，可引起微量元素中毒或缺乏症。如碘元素，因此，制定环境微量元素卫生标准时，注意其上限和下限，即有适宜的范围。

14. B

【解析】低浓度的环境污染物对机体损害的逐渐积累，包括该物质在机体内的物质或功能蓄积是产生慢性危害的根本原因。环境污染物连续地、反复地进入机体，且吸收速度或吸收总量超过代谢排出的速度或总量时，该物质在体内逐渐增多，当在体内达到一定浓度时，会造成机体慢性损伤。

15. E

【解析】环境污染特征包括①公害性，环境污染不受地区、种族、经济条件的影响，一律受害。②潜隐性，许多污染物剂量较低，不易及时发现，一旦暴发后果严重。③长久性，许多污染长期连续不断的影响，危害人们的健康和生命，并不易消除等。④复杂性，多种环境物质同时存在，它们在体内往往呈现十分复杂的交互作用。⑤差异性，人群对环境有害因素的反应存在着差异。

16. B

【解析】自净是指在物理、化学和生物等自然作用下环境中污染物浓度或总量降低的过程。降低的速率和数量因环境结构和状态的不同而不同，它是环境基本特性的表现，通常又称环境自净能力。环境自净是减轻环境污染物浓度的一个重要途径，按发生机理可分为物理净化、化学净化和生物净化。D 项为水体物理净化方式，A 项为土壤生物净化方式，C 项为水体化学自净方式，E 项为土壤自净方式

17. A

【解析】许多环境污染物进入环境后都会在多种介质中存在。通过这些介质，环境有害物质经呼吸道、经口、经皮肤暴露途径进入人体。因此，这些有害物质往往通过多种途径，很少是单一途径暴露的。

18. E

【解析】生物富集作用是指某些生物不断从环境中摄取浓度极低的污染物，在体内逐渐聚集，使该物质在生物体内达到相当高甚至引起其他生物（或人）中毒的浓度。在环境中通过食物链的延长和营养级的增加在生物体内逐级富集，浓度越来越大是生物放大作用。

19. A

【解析】①环境污染对人群的急性、慢性危害，如：伦敦烟雾事件属于急性危害。慢性阻塞性肺疾患，重金属的蓄积等属于慢性危害。②致癌、致畸危害等特殊危害，如大气总悬浮颗粒物与肺癌死亡率增高有一定的相关性。

20. D

【解析】环境有害因素是多样的，包括物理性、化学性和生物性因素。每一大类又包含许多亚类和具体的因素。多种环境物质同时存在时对人体的作用与其中任何一种单独存在时所产生的效应有所不同，它们在体内往往呈现十分复杂的交互作用，彼此影响生物转运、转化、蛋白结合或排泄过程，使机体的毒性效应发生改变。体现了环境有害因素的多样性。

21. E

【解析】进入环境的污染物的量超过了环境的自净能力，造成环境质量下降和恶化，直接或间

接影响到人体健康，称为环境污染。环境污染物可以对人体产生急、慢性危害及致畸致癌致突变、内分泌干扰的危害。

22. C

【解析】汽车尾气属于交通运输产生，工业三废和化肥农药属于工农业生产，生活污水属人为排放。森林火灾主要是自然原因产生。

23. A

【解析】受污染的环境，经物理、化学和生物作用下，都具有恢复原来状态的能力。一般称此能力为环境的自净作用。重金属污染物在溶解状态时可被吸附或转变成不溶性化合物沉淀至底泥或进入食物链中，被吸附的毒物并不改变其理化性质和毒性，因此，其生态学效应和对健康的危害不一定下降。

24. B

【解析】三废指的是“废水、废气、废渣”。

25. E

【解析】参见本题型第15题解析。

26. C

【解析】CO_2为窒息性气体、SO_2为刺激性气体。DDT属神经及实质脏器毒物，对人和大多数其他生物体具有中等强度的急性毒性，在人体内的降解主要有两个方面，一是脱去氯化氢生成DDE。DDE从体内排放尤为缓慢，生物半减期约需8年。DDT还可以通过一级还原作用生成DDD，同时被转化成更易溶解于水的DDA而使其消除，它的生物半衰期只需约1年。Pb贮存在骨组织中，主要对神经系统产生损害，无代谢活化过程。研究表明，BaP是唯一经吸入染毒实验被证实可引起肺癌的PAH。同时暴露香烟烟雾、石棉、颗粒物等可增强BaP的致癌活性。一些PAH还有免疫毒性、生殖和发育毒性。BaP需要在体内经代谢活化后才能产生致癌作用。

27. D

【解析】剂量-反应关系指毒物作用于机体时的剂量与所引起的生物学效应的强度或发生频率之间的关系。反应是计数资料，又称质效应，只能以有或无、正常和异常表示，如死亡、麻醉等。剂量—效应关系是指一种外来化合物剂量与个体或群体呈现某种效应的定量强度，或平均定量强度之间的关系。效应是计量资料，又称量效应。

28. E

【解析】题干中未提及男女等性别分布特征、口味食量等膳食因素、人种或先天缺陷等遗传因素以及不同职业因素等，题目中提到心脏病等疾病信息，属于个人健康状况。

29. C

【解析】人群健康效应谱从弱到强可分为5级：①污染物在体内负荷增加，但不引起生理功能和生化代谢的变化。②体内负荷进一步增加，出现某些生理功能和生化代谢变化，但是这种变化多为生理代偿性的，非病理学改变。③引起某些生化代谢或生理功能的异常改变。不过，机体处于病理性的代偿和调节状态，无明显临床症状，可视为准病态（亚临床状态）。④机体功能失调，处于失代偿状态，成为临床性疾病。⑤出现严重中毒，导致死亡。

30. D

【解析】环境致癌因素包括物理因素、化学因素、生物因素、营养因素、精神因素、内分泌和免疫因素等。世界卫生组织指出，人类恶性肿瘤的90%与环境因素有关，其中最主要的是与环境中化学因素有关。据美国《化学文摘》登记的化学品已达50多万种，进入人类环境的有96000多种，每年新增加的化学物还有近千种，目前已证实可对动物致癌的有100多种，通过流行病学调查证实对人类有致癌作用的达30多种。

31. C

【解析】致突变物引起的突变，对机体产生的不良后果主要取决于靶细胞类型。体细胞突变可引起接触致突变物个体发生肿瘤、畸胎及其他疾病，突变不会遗传给下一代；如果突变发生在性细胞，引起精细胞和卵细胞DNA损伤，形成带有突变的配子，突变可通过有性生殖传给后代，引起显性致死或可遗传的改变。

32. C

【解析】环境流行病学中的剂量-反应关系，主要是人群暴露剂量的大小与群体中特定效应的出现频率间的关系。剂量-反应关系的存在是暴露与效应依存性的重要依据，是对暴露剂量和所产生的效应之间的一种定量描述，可为制定环境卫生标准、法规及进行环境危险度评价提供重要依据，因此是必须考虑的内容。

33. B

【解析】生物富集作用是指某些生物不断从环境中摄取浓度极低的污染物，在体内逐渐聚集，使该物质在生物体内达到相当高甚至引起其他生物（或人）中毒的浓度。甲基汞、有机氯农药等还可通过食物链作用，在各级生物之间传递、转移。生物放大作用是由于各级生物的生物富集作用，使高位营养级生物体内污染物浓度大大高于低位营养级生物的现象。

34. C

【解析】已知环境暴露因素，欲研究对人群健康的危害及其程度，可采用现况研究和定群研究及实验研究。出现健康异常或临床表现后探索环境致病因素，可以先进行现况研究和病例-对照研究。已知暴露和效应，分析剂量-反应关系，主要是搜集人群暴露剂量的大小，同时获得人群中特定效应的频率，从而分析二者之间的关系，因此采用横断面研究。

35. D

【解析】已知暴露，研究健康结局是因果关联的分析，可采用现况研究和定群研究及实验研究。现况研究有助于发现其他有关联的因素、定群研究分析该暴露和健康结局之间的关联程度，检验假设、人群中的实验研究来证实该假设。B动物实验不正确。C不全面。

36. B

【解析】化学物的联合作用分为下列几类：①相加作用；②独立作用；③协同作用；④增强作用；⑤拮抗作用。

37. E

【解析】影响外源性化学物对机体作用的因素有：①污染物的因素，包括结构和理化性质。②机体因素、物种、性别、健康状态和遗传易感性等。③暴露条件，包括暴露时间、途径和频率。④环境因素，包括气温湿度压力等。⑤毒物的联合作用。在所有因素中，最重要的就是剂量，剂量决定了它对人体的作用。

38. E

【解析】人类在不断地适应环境、改造环境，环境为人类提供生命物质和生活、生产场所，在漫长的历史岁月中构成了人类与环境之间的对立统一的关系。

39. D

【解析】在环境有害因素作用的人群中，由于不同个体暴露剂量水平、暴露时间存在着差异，在年龄、性别、生理状态以及对该有害因素的遗传易感性不同，会出现不同级别的效应。而每一级别的效应在人群中出现的比例是不同的。最强的危害、最严重的效应是死亡，所占比例很小；而最弱的效应所占比例最大。因此健康效应谱成金字塔状。

40. E

【解析】从人群健康效应谱可以看出，尽管多数人在环境有害因素作用下仅有生理负荷增加或出现生理性变化，但仍有少数人产生机体功能严重失调、中毒，甚至死亡。通常把这类对环境有害因素反应更为敏感和强烈的人群称为易感人群。与普通人群相比，易感人群会在更低的暴露剂量下出现有害效应；或者在相同环境因素变化条件下，易感人群中出现某种不良效应的反应率明显增高。

环境质量标准体系是以保护人的健康和生存环境，防止生态环境遭受破坏、保证环境资源多方面利用为目的，对污染物或有害因素容许含量或要求而制定的一系列具有法律约束力的技术标准。本题应为制定环境卫生标准，重点考虑的人群。环境卫生标准体系是以保护人群身体健康为直接目的，运用环境毒理学和环境流行病学的手段，对环境中与人群身体健康有关的各种有害因素以法律形式所规定的限量要求和为实现这些要求所提出的相应措施的技术规定。因此制定的时候需重点考虑到易感人群，保护大多数人的健康。如保障居民不发生急性中毒或慢性危害，空气、饮用水的卫生标准，应保证居民不发生急性中毒和慢性危害或潜在性的远期危害（包括致突变、致畸形和致癌作用），并应包括老、幼、病、弱等敏感人群以及居民昼夜呼吸空气和长期饮用等特点。

41. C

【解析】影响人群易感性的遗传因素：在年龄、健康状况、营养状态和行为习惯大体相近的普通人群中，对环境有害因素作用的易感性仍有明显的个体差异，这往往与遗传因素如性别、种族、遗传缺陷和环境应答基因的基因多态性等有关。因此，职业不是影响易感性因素。

42. C

【解析】致畸作用的敏感期，是受孕后的3~8周时间，此时正处于胚胎体内细胞增殖分化活跃，器官形成发育的时期。

43. C

【解析】氮氧化物属于刺激性气体，在体内无蓄积作用，其余均属于持久性污染物。

44. B

【解析】化学物（污染物）引起毒效应的关键是机体的接触量，其次还与接触的途径和频率有关。毒性和毒效应的概念是有区别的，毒性是化学物固有的生物学性质，而毒效应是化学物毒性在某些条件下引起机体健康损害作用的表现，不同的接触条件就可能引起不同的毒效应，其中剂量是最重要的条件。

45. E

【解析】环境污染物所致的非特异性危害，往往不是以某种典型的临床表现方式出现。在环境污染物长时间作用下，机体生理功能、免疫功能、对环境有害因素作用的抵抗力可明显减弱，对生物感染的敏感性增加，健康状况逐步下降。污染物所致急性危害、慢性阻塞性肺疾病、持续性蓄积危害，以及三致毒性等均属于特异性损害。

46. E

【解析】环境流行病学的研究方法是应用传统流行病学的方法，结合环境与人群健康关系的特点，从宏观上研究外环境因素（污染物暴露）与人群健康关系的科学。

内容包括：①研究已知的环境暴露因素对人群的健康效应；②探索引起健康异常的环境有害因素；③暴露-反应关系的研究。

47. B

【解析】据美国《化学文摘》登记的化学品已达50多万种，进入人类环境的有96000多种，每年新增加的化学物还有近千种，这些外源性化学物在环境中对人类健康存在何种危害，是环境卫生学关注的主要问题。

48. C

【解析】经典毒理学测试外源化学物毒性分为一般毒性和特殊毒性，一般毒性包括急性毒性、蓄积毒性、亚慢性和慢性毒性试验。特殊毒性试验包括致畸、致癌、致突变试验。

49. E

【解析】生物标志物是生物体内发生的与发病机制有关联的关键事件指示物，是机体由于接触各种环境因子所引起的器官、细胞、亚细胞的生化生理、免疫和遗传学的任何可以测定的改变。包括暴露标志物如环境暴露剂量、内剂量和靶剂量；效应标志物包括疾病发生频率、生化指标等；易感性标志物如代谢酶的多态性。

50. B

【解析】研究有害物质对机体的影响，常采用毒理学试验、感官性状检查、一般卫生状况研究和现场卫生学调查等方法，从多方面选取最敏感指标，求出对人体的阈剂量，按照最敏感的原则，得出阈浓度或阈下浓度，作为提出的最高环境容许浓度。毒理学中即为慢性毒性的NOAEL，除以安全系数，得到实际安全剂量。

51. A

【解析】现场生物监测主要通过环境的植物、动物或微生物进行细胞遗传学或分子毒理学的直接监测。试验方法经济、简便、快速、测试结果可靠。

52. B

【解析】已知环境暴露因素，欲研究对人群健康的危害及其程度，可采用现况研究和定群研究及实验研究。出现健康异常或临床表现后探索环境致病因素，可以先进行现况研究和病例-对照研究。已知暴露和效应，分析剂量-反应关系，主要是采用现况研究。

53. D

【解析】环境污染对人体健康影响的复杂性主要表现在：①环境污染物可在不同介质内迁移，并可通过生物学作用迁移。如生物富集作用和生物放大作用。（潜隐性）②环境化学物和污染物通过在环境介质中的迁移和转化，会改变人群暴露的范围、途径、性质、剂量（弱效应）和产生的危害。许多环境污染物进入环境后都会在多种介质中存在。通过这些介质，环境有害物质经呼吸道、经口、经皮肤暴露多途径进入人体，并延长暴露时间（多因素）。③多种污染物、多途径暴露产生的联合作用也是人体健康影响复杂性表现之一。④人群反应个体差异大，不利于污染物健康损害的早期识别。（非特异性），因此流行病学研究也具有相应特点。

54. B

【解析】环境污染物对人体暴露主要为低剂量、长期反复接触、多途径和联合作用等特点，因此由暴露到效应出现中间有很长的潜伏期。发病即出现结局，这时采用同时或者之后的环境资料，无法确定环境暴露因素与疾病的时序关系，即因在前，果在后。

55. B

【解析】健康危险度评价基本内容包括危害鉴定、暴露评价、剂量-反应关系评定、危险度特征分析。污染来源鉴定不属于健康危险度评价的基本内容。

56. B

【解析】健康有害效应一般分为四类：致癌、致生殖细胞突变、发育毒性、器官/细胞病理学损伤。前两类效应有遗传物质损伤，属于无阈值毒物效应；后两类属于有阈值毒物效应。

57. D

【解析】健康危险度评价的危害鉴定中，有害效应包括致癌（包括体细胞致突变）性、致生殖细胞突变、器官/细胞病理学损伤、发育毒性（致畸性），不包括非特异损伤。

58. C

【解析】危险度评价包括四个部分：①危害鉴定；②剂量-反应关系的评定；③暴露评价；④危险度特征分析

59. B

【解析】环境基因组计划研究目录的基因主要是对环境因素起反应的基因即环境应答基因，如外来化合物在生物体内代谢和解毒基因、激素代谢基因、受体基因、DNA修复基因、细胞周期相关基因、细胞死亡的控制基因、参与免疫和感染反应的基因、参与营养的基因、参与氧化过程的基因以及与信号转导有关的基因等。

60. D

【解析】基因多样性、环境生态多样性、物种多样性。

61. A

【解析】B、C、D、E均属于人体生物材料中污染物暴露测量的指标，A属于外环境污染物，不属于环境流行病学暴露测量的指标。

62. E

【解析】A、B、C、D均属于环境毒理学研究的内容和任务，而E确证对人类的致癌性属于环境流行病学的范畴。

【B_1 型题】

63. A

【解析】交互作用的各种化合物在化学结构上如为同系物，或其毒作用的靶器官相同，则其对机体产生的总效应等于各个化合物成分单独效应的总和，这种现象即是化合物的相加作用。

64. D

【解析】指各化合物在体内交互作用的总效应，低于各化合物单独效应的总和，这一现象称为拮抗作用。

65. B

【解析】各化合物交互作用结果引起毒性增强，即其联合作用所发生的总效应大于各个化合物单独效应的总和，这种现象即为化合物的协同作用。

66. C

【解析】两种或两种以上的化合物作用于机体，由于其各自作用的受体、部位、靶细胞或靶器官等不同，所引发的生物效应也不相互干扰，从而其交互作用表现为化合物各自的毒性效应，对此称为独立作用。

67. C

【解析】生物富集作用是指某些生物不断从环境中摄取浓度极低的污染物，在体内逐渐聚集，使该物质在生物体内达到相当高甚至引起其他生物（或人）中毒的浓度。甲基汞、有机氯农药等还可通过食物链作用，在各级生物之间传递、转移。

68. B

【解析】化学物质本身无毒或毒性较低。但在体内经过生物转化后，形成的代谢产物毒性比母体物质增大，甚至产生致癌、致突变、致畸作用，这一过程称为生物活化。

第三节　大气卫生

【A_1 型题】

1. 下面是环境污染产生的急性危害，除外
   A. 伦敦烟雾事件
   B. 日本发生的水俣病
   C. 介水传染病暴发流行
   D. 印度博帕尔发生的异氰酸甲酯泄漏事件
   E. 苏联的核电站泄漏事故
2. 与人体健康关系最密切的大气层是
   A. 对流层
   B. 平流层
   C. 中间层
   D. 热层
   E. 外大气层
3. 通常高度每升高 100m，气温下降
   A. 0.55℃
   B. 0.65℃
   C. 0.75℃
   D. 0.85℃
   E. 1.00℃
4. 空气中氧浓度下降，危及生命的浓度是
   A. 8%
   B. 9%
   C. 10%
   D. 11%
   E. 12%
5. 下列哪项不是紫外线的作用
   A. 色素沉着作用
   B. 杀菌作用
   C. 红斑作用
   D. 抗佝偻病作用
   E. 镇静作用
6. 关于大气中的空气离子，下列说法正确的是
   A. 空气阴离子可引起失眠、烦躁和血压升高
   B. 空气阳离子对机体有镇静、催眠和降压作用
   C. 新鲜的清洁空气中轻离子浓度低
   D. 污染的空气轻离子浓度低
   E. 污染的空气中重离子浓度低
7. 煤的主要杂质是
   A. 氮化物
   B. 硫化物
   C. 铅化物
   D. 含镉化合物
   E. 砷化物
8. 决定大气污染程度最基本的因素是
   A. 污染物的排放量
   B. 排出高度
   C. 有效排出高度
   D. 与污染源的距离
   E. 风速
9. 影响大气污染物浓度的气象因素包括
   A. 气温、气流、气压、辐射
   B. 气温、气流、气湿、天气状况
   C. 气温、气压、空气离子、天气状况
   D. 气温、气流、气压、气湿
   E. 气温气流、太阳辐射、空气离子
10. 一般来说，有害气体的着陆点距烟囱的距离是有效排出高度的
   A. 3~5 倍
   B. 6~8 倍
   C. 9~10 倍
   D. 10~20 倍
   E. 20 倍以上
11. 对污染物在大气中的扩散和稀释起着决定性作用的气象因素是
   A. 风和湍流
   B. 气温

C. 气湿
D. 气压
E. 热辐射

12. 大气的自净作用主要是
A. 物理作用
B. 化学作用
C. 生物学作用
D. 微生物学作用
E. 植物吸附作用

13. “煤烟型烟雾事件”的特点不包括下列哪项
A. 污染物来自煤炭的燃烧产物
B. 气象条件为气压低、无风、温度高、天气晴朗
C. 河谷盆地容易发生
D. 多发生在寒冷季节
E. 受害者最早出现呼吸道刺激症状

14. 下列哪项是光化学烟雾事件的特点之一
A. 污染物主要来自汽车尾气
B. 多发生在早晨
C. 多发生在冬春季
D. 主要污染物是 SO_2
E. 多发生在南北纬度60℃以上的地区

15. 下列哪项不属于大气污染对健康的直接危害
A. 慢性中毒
B. 急性中毒
C. 变态反应
D. 肺癌
E. 佝偻病

16. 有关大气对流层特征和卫生学意义哪一项论述是错误的
A. 对流层空气温度随高度增加而递减
B. 正常的气温垂直递减率是0.65℃/100m
C. 对流层空气流动有助于地面污染空气的净化
D. 所谓气温垂直递减是指每下降100m，温度下降度数
E. 我们研究的大气卫生，主要是指对流层大气

17. 有关平流层特征及卫生学意义哪一项论述是错误的
A. 平流层在对流层之上
B. 平流层又分两个亚层：同温层和臭氧层
C. 臭氧层能吸收短波紫外线，保护人体不受短波紫外线伤害
D. 同温层在臭氧层下面
E. 各种气象现象都是在平流层中发生

18. 关于红外线叙述哪一项是错误的
A. 红外线是太阳辐射波长最长的一种电磁波
B. 红外线主要生物学作用是使机体产生热效应
C. 红外线可促进新陈代谢，有消炎、镇痛的作用
D. 红外线为可见的红光
E. 过量的红外线照射可引起皮肤烧伤、白内障及中暑

19. 关于空气离子化的论述，哪一项是错误的
A. 空气分子受到外界强烈理化因子作用而生成正、负离子
B. 轻离子是空气离子吸附10~15个中性分子而形成的
C. 轻离子与空气中水滴、悬浮颗粒物相结合形成重离子
D. 轻负离子在一定浓度下，有很好的生理功能，如镇静、提高注意力、降压等
E. 正离子和负离子作用一致

20. 在低浓度大气污染物长期作用下易诱发下列何种疾病
A. 高血压
B. 腰痛
C. 呼吸系统感染性疾病
D. 关节炎
E. 肩周炎

21. 关于铅的说法，错误的是
A. 血铅是铅内暴露的重要指标
B. 铅只对神经系统有毒性
C. 儿童对铅的毒性比成人更敏感
D. 儿童血铅在100μg/L时，可能出现学习能力的下降
E. 铅可通过胎盘进入胎儿体内

22. 目前空气中颗粒物直径测试法是
A. 在显微镜下用测微尺测量其几何长度
B. 以颗粒物不同形状来测量
C. 在较平静的气流中被测颗粒的直径相当于与其具有相同终末沉降速度，密度为 $1g/cm^3$ 的球形标准颗粒物的直径
D. 以颗粒物重量表示
E. 以颗粒物比重表示

23. 烟囱的有效排出高度是指
A. 烟囱本身的高度
B. 烟囱本身高度与烟气抬升高度之和
C. 烟波本身高度的2倍
D. 烟本身高度的平方
E. 烟波上缘与烟波着陆点之间的距离

24. 不利于大气煤烟型污染扩散的气象条件是
A. 气温高，气湿低，风速大，无逆温
B. 气温低，气湿高，风速小，有逆温
C. 有湍流，大气稳定度小
D. 紫外线强烈，出现反气旋
E. 夏秋季节，午后至日落以前

25. SO_2和下列哪种污染物共同作用后可大大增加 SO_2的毒性
A. CO
B. CO_2
C. PAH
D. 可吸入颗粒物
E. NO_X

26. 氮氧化物是多种氮气氧化产

物的总称，其中造成严重大气污染的是
A. NO_2和NO_3
B. NO 和N_2O
C. NO 和NO_2
D. N_2O_3和N_2O_4
E. NO_2和N_2O_5

27. 印度博帕尔毒气泄漏事件的主要污染物是
A. 硫氢酸盐
B. 硫化氢
C. 氨气
D. 异氰酸甲酯
E. 二氧化硫

28. 慢性阻塞性肺部疾患包括
A. 慢性支气管炎、慢性肺炎、肺气肿
B. 慢性支气管炎、慢性鼻炎、慢性肺炎
C. 慢性支气管炎、慢性肺炎、肺水肿
D. 慢性支气管炎、支气管哮喘、肺水肿
E. 慢性支气管炎、支气管哮喘、肺气肿

29. 酸雨是指降水的 pH 小于
A. 7.0
B. 6.5
C. 5.6
D. 5.0
E. 4.6

30. 我国酸雨的形成主要是由于
A. 燃烧石油
B. 烧煤
C. 森林失火过多
D. 硫酸厂排出废气过多
E. 硝酸厂排出废气过多

31. 粒径≤10μm 的大气颗粒物称为
A. TSP
B. 气溶胶
C. 细颗粒物
D. IP
E. 降尘

32. 光化学烟雾的主要成分是
A. O_3
B. 颗粒物
C. SO_2
D. NO_x
E. 多环芳烃

33. PM2.5 是指直径
A. <2.5μm 的颗粒物
B. >2.5~<10μm 的颗粒物
C. >2.5~<5μm 的颗粒物
D. =2.5μm 的颗粒物
E. ≤2.5μm 的颗粒物

34. 第一个被发现的环境致癌物是
A. 多环芳烃
B. 苯并[a]芘
C. 多氯联苯
D. 氡气
E. 氯乙烯

35. 对眼睛具有最强烈催泪作用的光化学烟雾剂的成分是
A. O_3
B. PAN
C. PBN
D. PPN
E. NO

36. 具有内分泌干扰作用的污染物是
A. 可吸入颗粒物
B. 铅化合物
C. 多环芳烃
D. 过氧化物
E. 二噁英

37. WHO 环境空气质量标准规定未观察到直接或间接反应的浓度和接触时间属于
A. 环境空气质量一级标准
B. 环境空气质量二级标准
C. 环境空气质量三级标准
D. 环境空气质量四级标准
E. 尚无此类环境标准

38. 将一种大气污染物的空气质量标准定在“大于此种浓度和接触时间内，对感觉器官有刺激，对某些植物有损害或对环境产生其他有害作用”这一级上。该级属 WHO 标准的
A. 第一级
B. 第二级
C. 第三级
D. 第四级
E. 第五级

39. 下列是制定大气卫生标准的主要方法，除了
A. 健康危险度评价法
B. 大气自净作用的测定
C. 流行病学方法
D. 毒理学方法
E. 大气中有害物质的嗅觉阈和刺激阈测定

40. 我国《环境空气质量标准》（GB 3095—2012）中，每个污染物的标准分为二级。一级标准不适用于
A. 居民区
B. 风景名胜区
C. 农村地区
D. 商业交通运输区
E. 文化区

41. 我国制定大气卫生标准的原则不包括
A. 急性或慢性中毒
B. 对人体健康无间接危害
C. 选用最敏感的指标
D. 对主观感觉无不良影响
E. 对大气的自净作用无影响

42. 制订日平均最高容许浓度的目的是防止
A. 出现刺激、过敏或慢性中毒
B. 发生慢性中毒或蓄积现象及远期效应
C. 出现过敏、刺激或中毒等急性危害
D. 发生致癌作用
E. 发生“三致”作用

43. 下列是制定大气卫生标准的主要方法，除了
A. 流行病学方法
B. 毒理学方法
C. 健康危险度评价法
D. 大气中有害物质的嗅觉阈和刺激阈测定
E. 环境监测

44. 用盐酸副玫瑰苯胺比色法测定大气中SO_2时，使空白管颜色加深的原因可能是
A. 甲醛浓度过高
B. 氨基磺酸铵用量太少
C. 盐酸副玫瑰苯胺中盐酸用量过少
D. 四氯汞钠溶液用量过少
E. 甲醛浓度过低

45. 对个别污染源调查时，采样点的设置不应考虑的条件是
A. 工厂生产规模
B. 工人数量
C. 附近地形
D. 有害物质的排放量及高度
E. 当地风向频率

46. 关于日平均最高容许浓度的论述哪一项是不正确的
A. 对任何大气污染物均需制定
B. 指任何一天内多次测定的平均浓度的最高容许值
C. 为了防止污染物慢性和潜在性危害而制定的
D. 是污染物在任何24小时内的平均值均不能超过的限值
E. 是以基准值为主要依据并考虑社会、经济、技术等因素制定的

47.《大气环境质量标准》中每个污染物的标准分为二级，应执行二级标准的是
A. 国家规定的自然保护区、风景游览区
B. 国家规定的名胜古迹和疗养地
C. 居民区、商业文化、农村地区
D. 工业区
E. 城市交通枢纽地区

48. 工业废气排放标准是指
A. 工厂四周监测污染物数量
B. 工厂烟囱或排气洞口排放废气中污染物数量
C. 工厂烟囱烟波着陆点测出污染物数量
D. 工人活动范围内监测污染物数量
E. 工厂四周100m范围内监测污染物数量

49. 要测得污染物日平均浓度每天至少采样几次
A. 2次
B. 3次
C. 6次
D. 8次
E. 10次

50. 大气污染对人群健康影响调查时，现场选择原则中哪一项是错误的
A. 应根据大气调查监测结果和有关资料来选定调查现场
B. 暴露现场要符合调查目的
C. 暴露现场要尽可能避免各种混杂因子
D. 要设立对照区
E. 对照区与暴露现场环境条件要一致

51. 以下健康调查中有关调查对象的选择条件哪一条是错误的
A. 居住年限不少于5年
B. 尽量避免职业暴露
C. 尽可能选择高暴露人群
D. 不可选择老人、小孩等体弱人群
E. 对照人群与研究人群除暴露情况不同外，其他条件应大致相向

52. 当出现烟雾事件时，下述措施哪一项是错误的
A. 劝告居民尽量在室内活动，关闭门窗
B. 外出戴上口罩
C. 患有呼吸道及心血管慢性疾病者尽可能吸氧
D. 减少或停止污染源的废气排放
E. 与平时一样进行室外体育锻炼

53. 有关一次最大浓度的采样，错误的是
A. 选择生产负荷最大
B. 在污染源的上风侧
C. 在污染最严重时采样
D. 采样时间最短需30分钟
E. 在气象条件最不利污染物扩散时采样

54. 为换算采样的标准体积，在采样时必须测定的气象因素是
A. 气温、气压
B. 气温、气湿
C. 气温、气流
D. 气湿、气流
E. 气湿、气压

55. 在进行大气污染对人群健康影响的调查时，所选择调查对象应在该地区连续居住
A. 1年以上
B. 3年以上
C. 5年以上
D. 7年以上
E. 10年以上

56. 测定大气中有害气体的采样高度为
A. 呼吸带高度
B. 0.5米高度
C. 1米高度
D. 3米高度
E. 5米高度

57. 慢性吸入染毒试验的目的是
A. 求LC_{50}
B. 观察中毒症状
C. 找出最敏感指标
D. 研究有无蓄积作用
E. 确定阈浓度和阈下浓度

58. 气管注入染毒适用于
A. 气体
B. 液体
C. 颗粒物
D. 蒸汽
E. 油性物

59. 光化学烟雾发生时受害者的主要症状是
A. 咳嗽、胸痛、呼吸困难
B. 眼睛红肿、流泪、咽喉痛
C. 头痛、恶心、皮肤潮红

D. 恶心、呕吐、呼吸急促
E. 咳嗽、头痛、胸痛

60. 在污染源常年或季节主导风向比较明确时，大气监测采样点的选择应采用
A. 扇形布点
B. 梅花布点
C. 四周布点
D. 方格布点
E. 捉烟波布点

【B_1 型题】

（61~64 题共用备选答案）
A. 山风
B. 谷风
C. 海风
D. 陆风
E. 城市热岛

61. 白天，山坡表面因日照而增温，气温比谷地高，因此，山坡空气上升，形成
62. 夜晚，山坡表面散热量大，冷却快，气温低于谷地，冷空气下沉，形成
63. 白天由于太阳加热沿岸陆地的速度比加热水面快，形成了由水面吹向陆地的风，称为
64. 夜晚间的陆地温度比水面低，气流由陆地吹向水面，形成

（65~68 题共用备选答案）
A. 氯氟烃
B. 烟尘
C. CO_2
D. SO_2、颗粒物
E. SO_2、NO_x

65. 酸雨形成的主要污染物是
66. 引起温室效应的主要污染物是
67. 能够降低紫外线的生物学作用，使儿童佝偻病发病率升高的污染物是
68. 导致臭氧层破坏而出现空洞的化合物是

（69~71 题共用备选答案）
A. SO_2、烟尘
B. O_2、NO_x
C. NOx、碳氢化合物
D. CO、O_3、NO_x
E. CO、O_3、NO

69. 容易引起组织缺氧的污染物是
70. 形成光化学烟雾的污染物是
71. 导致伦敦烟雾事件的污染物主要是

（72~73 题共用备选答案）
A. 5 米
B. 3~5 米
C. 3 米
D. 1.5~3 米
E. 1.5 米

72. 采集空气颗粒物时，采样器放置的高度应为
73. 测定有害气体的采样器放置高度应为

（74~76 题共用备选答案）
A. 四周布点
B. 扇形布点
C. 烟波下方布点
D. 几何状布点
E. 梅花布点

74. 对大气中某一污染源的污染现状进行监测时，在无风的情况下，其布点可选用
75. 对大气污染状况调查和监测时，在常年主导风向或季节主导风向非常明确的情况下，其布点方式为
76. 一个大型城市进行区域性污染监测时，采样点的设置为

参考答案与解析

【A_1 型题】

1. B

【解析】急性危害：介质中污染物的浓度在短期内急剧升高，可使当地人群因接触大量的污染物而引起急性中毒。水俣病是由于当地居民长期食用受甲基汞污染的鱼、贝类而引起的慢性甲基汞中毒。

2. A

【解析】对流层是大气圈中最靠近地面的一层，平均厚度约 12km。对流层集中了占大气总质量 75%的空气和几乎全部的水蒸气，是天气变化最复杂的层次。人类活动排入大气的污染物绝大多数在对流层聚集。因此，对流层的状况对人类生活的影响最大，与人类关系最密切。

3. B

【解析】对流层的特点有：①气温随着高度的上升而下降，高度每上升 100m，气温下降 0.65℃，这是由于对流层的大气不能直接吸收太阳辐射的能量，但能吸收地面反射的能量所致；②空气具有强烈的对流运动，近地表的空气接受地面的热辐射后温度升高，与高空的冷空气形成垂直对流。

4. A

【解析】正常的空气中，每 10 升约有 2.1 升的氧气。若空气中氧气浓度减少到 18%，为人类呼吸的安全限度。当氧气浓度减少至 16%时，会使人的呼吸与脉搏加快；当氧气浓度少到 12%时，人会出现头晕、反胃、四肢无力；当氧气浓度少到 10%时，人类脸色发白、呕吐、失去意识；当氧气浓度少到 8%时，人会昏睡，8 分钟后死亡；当氧气浓度剩 6%时，人类会抽搐、呼吸停止，甚至死亡。

5. E

【解析】紫外线具有色素沉着、红斑、抗佝偻病、杀菌和免

疫增强作用；一般认为，空气阴离子对机体具有镇静、催眠、镇痛、镇咳、降压等作用。

6. D

【解析】重离子数与轻离子数之比可作为空气清洁的评价标准。当比值<50时，可认为空气较为清洁。也就是重离子多，空气污浊；轻离子浓度高，空气新鲜。根据其所带电荷的性质可分为空气阴离子和空气阳离子。一般认为，空气阴离子对机体具有镇静、催眠、镇痛、镇咳、降压等作用，而阳离子作用则相反，可引起失眠、头痛、烦躁、血压升高等。

7. B

【解析】煤的主要杂质是硫化物，此外还有氟、砷、钙、铁、镉等的化合物。石油的主要杂质是硫化物和氮化物，其中也含少量的有机金属化合物。

8. A

【解析】影响大气中污染物浓度的因素包括：①污染源的排放情况，排放量、与污染源的距离、排出高度；②气象因素；③地形因素。其中污染物的排放量是决定大气污染程度的最基本的因素。

9. D

【解析】①风和湍流；②温度层结；③气压；④气湿。因此选择气流、气温、气压和气湿。

10. D

【解析】一般认为有害气体的烟波着陆点是烟囱有效排出高度的10~20倍，颗粒物的着陆点更接近烟囱。近地面的大气中污染物的浓度以烟波着陆点最大。

11. A

【解析】风速决定了大气污染物稀释的程度和扩散范围。随着风速的增大，单位时间内从污染源排放出的污染物气团很快被拉长，这时混入的空气量越大，则污染物的浓度越低。在其他条件不变的情况下，污染物浓度与风速成反比。

12. A

【解析】大气的自净主要有三种方式：①扩散和沉降；②发生氧化和中和反应；③被植物吸附和吸收。其中扩散和沉降是大气污染物净化的主要方式。扩散一方面是将污染物在大气中稀释，另一方面可以将部分污染物转移。污染物可以依靠自身重力，降落到水体或土壤中。

13. B

【解析】煤烟型烟雾事件特点为：污染来源于煤炭或石油制品的燃烧，一般发生于冬季及早晨，易发生在河谷或盆地，气象条件为气温低、气压高、风速低、湿度高、有雾。

14. A

【解析】光化学烟雾事件特点为：污染物来源于汽车尾气，一般发生于夏秋季、午后或正午，易发生于南北纬60°以下地区，气象条件为气温高、风速低、湿度较低、天气晴朗、紫外线强烈。

15. E

【解析】大气污染对人体的间接危害包括：温室效应、酸雨、臭氧层破坏和大气棕色云团。大气棕色云团中的颗粒物可吸收太阳的直射或散射光，影响紫外线的生物学活性。因此，在大气污染严重的地区，儿童佝偻病的发病率较高。

16. D

【解析】气温垂直递减是指高度每上升100m，气温下降约0.65℃。

17. E

【解析】平流层位于对流层之上，其上界伸展至约55km处。在平流层的上层，即30~35km以上，温度随高度升高而升高。在30~35km以下，温度随高度的增加而变化不大，气温趋于稳定，故该亚层又称为同温层。平流层的特点是空气气流以水平运动为主。在高15~35km处有厚约20km的臭氧层。各种天气现象都是在对流层发生。

18. D

【解析】可见光的波长范围为400~760nm。红外线波长范围从760nm~2.5μm。比红外光波长更短的是微波，不是由太阳发射的。红外线主要作用就是致热作用，适量的照射可以促进新陈代谢、有消炎镇痛等作用，但过量接触可损伤皮肤和眼睛，导致睑缘炎或致白内障。

19. E

【解析】空气阴（负）离子对机体具有镇静、催眠、镇痛、镇咳、降压等作用，而阳（正）离子作用则相反，可引起失眠、头痛、烦躁、血压升高等。

20. C

【解析】低浓度大气污染物长期作用，可以导致机体慢性危害。①影响呼吸系统功能，如大气中的SO_2、NOX、硫酸雾、硝酸雾及颗粒物不仅能产生急性刺激作用，还可长期反复刺激机体引起咽炎、喉炎、眼结膜炎和气管炎等；②降低机体免疫力；③引起变态反应和其他慢性疾病。

21. B

【解析】血铅是铅内暴露的重要指标，铅可通过胎盘进入胎儿体内，儿童对铅的毒性比成人更敏感，儿童血铅在100μg/L时，可以出现学习能力的下降，铅的主要毒性表现在对造血系统、神经系统及消化系统的影响。

22. C

【解析】实际的大气颗粒物由于来源和形成条件不同，其形状是多种多样的，有球形、菱形、方形等。因此，在实际工作中常使用空气动力学等效直径（Dp）来表示大气颗粒物的大小。在气流中，如果所研究的大气颗粒物与一个有单位密度的球形颗粒物的空气动力学效应相同，则这个球形颗粒物的直径就定义为所研究大气颗粒物的空气动力学等效直径。

23. B

【解析】有效排出高度即烟囱本身的高度与烟气抬升高度之和，可以用烟波中心轴到地面的距离表示。

24. B

【解析】伦敦烟雾事件属于煤烟型大气污染，当时英国许多地区被浓雾覆盖，大气呈逆温状态。冬季，气温在-3~4℃，气压高，风速小，空气静止，浓雾不散。这种天气不利于污染物扩散和稀释。

25. D

【解析】在伦敦烟雾事件中，引起人群健康危害的主要大气污染物是烟尘、SO_2以及硫酸雾。烟尘即可吸入颗粒物，与SO_2有协同作用。

26. C

【解析】NO无色无味，与血红蛋白的结合能力强，吸入这种气体之后，容易造成人体缺氧。NO_2的毒性比NO高4~5倍。它对人体的心脏、肝脏、肾脏和血液组织有强烈损害。N_2O主要作用为温室气体、破坏臭氧层。N_2O_4容易分解为NO_2，N_2O_5极易溶解于水，形成硝酸，二者不稳定。

27. D

【解析】1984年12月2日印度博帕尔41吨异氰酸甲酯泄漏到居民区，酿成迄今世界最大的化学污染事件。

28. E

【解析】气道狭窄，气道阻力增加，肺功能不同程度的下降是慢性阻塞性肺疾病的特征，因此排除肺水肿和慢性肺炎。慢性阻塞性肺疾病是一组疾病的总称，包括慢性支气管炎、支气管扩张、哮喘等。

29. C

【解析】pH<5.6的降水。

30. B

【解析】酸雨的形成受多种因素影响，其主要前体物质是SO_2和NOx，其中SO_2对全球酸沉降的贡献率为60%~70%。大气中的SO_2主要来自固定污染源，其中约70%来自火力发电厂等的燃煤污染，约26%来自有色金属冶炼、钢铁、化工、炼油和硫酸厂等生产过程，其他来源仅占4%左右。

31. D

【解析】①总悬浮颗粒物（TSP）：是指粒径≤100μm的颗粒物，包括液体、固体或者液体和固体结合存在的，并悬浮在空气介质中的颗粒。②可吸入颗粒物（inhalable particle，IP；PM10）：指空气动力学直径≤10μm的颗粒物，因其能进入人体呼吸道而命名之，又因其能够长期飘浮在空气中，也被称为飘尘。③细颗粒物（PM2.5）：是指空气动力学直径≤2.5μm的细颗粒。④超细颗粒物（PM0.1）。

32. A

【解析】臭氧是光化学烟雾主要成分，约占烟雾中光化学氧化剂的90%以上，是光化学烟雾的指示物。其刺激性强并有强氧化性，属于二次污染物。

33. E

【解析】见题目32解析。

34. B

【解析】1774年英国外科医师Pott注意到一些从童年起就从事打扫烟囱工助手的少年，其中一些人成年后在阴囊部常发生经久不愈的溃疡，病理证实为癌变，从而提出了阴囊癌与职业的关系。此后陆续增多的报道证明阴囊癌与从事石油、焦油、沥青、精纺、机械等职业有关。由于缺乏劳动保护，其阴囊、会阴、阴茎等处皮肤易被各种矿物油及粉尘污染沉积在皮脂分泌旺盛的皮肤皱襞中，长期接触主要致癌物质3,4-苯并芘而致癌变。

35. C

【解析】光化学烟雾的成分包括臭氧、过氧乙酰硝酸酯（PAN），还有少量的过氧苯酰硝酸酯类（PBN）、过氧丙酰硝酸酯（PPN）、以及各种醛类等。其中PAN有强烈催泪作用，是甲醛的200倍，而PBN催泪作用更强，是PAN的100余倍。

36. E

【解析】研究发现，在生产中接触2,3,7,8-TCDD的男性工人血清睾酮水平降低，而促卵泡素和黄体激素增加，提示二噁英类可能有抗雄激素和使男性雌性化的作用。IP和PAH均是致癌物，Pb具有神经毒性，过氧化物具有氧化作用，均无内分泌干扰作用。

37. A

【解析】按环境空气质量功能区分为三类：一类为自然保护区、风景名胜等；二类为居民区、商业交通居民混合区、文化区等；三类为特定工业区。

空气环境质量分为三级：一级标准：为保护自然生态和人群健康，在长期接触情况下，不发生任何危害影响的空气质量要求。二级标准：为保护人群健康和城市、乡村动植物，在短期和长期接触下，不发生伤害的空气质量要求。三级标准：为保护群众不发生急慢性中毒和城市一般动植物（敏感者除外）正常生长的空气质量要求。

38. B

【解析】按环境空气质量功能区分为三类：一类为自然保护区、风景名胜等；二类为居民区、商业交通居民混合区、文化区等；

三类为特定工业区。

39. A

【解析】我国属于第一级标准。

40. B

【解析】《环境空气质量标准》（GB 3095—2012）将我国分为两类功能区：一类区为自然保护区、风景名胜区和其他需要特殊保护的区域；二类区为居住区、商业交通居民混合区、文化区、工业区和农村地区。一类区和二类区分别执行一级标准与二级标准。

41. E

【解析】环境卫生标准的原则包括：①保障居民不发生急性中毒或慢性危害；②对主观感觉无不良影响；③对人体健康无间接影响；④选用最敏感指标原则；⑤掌握经济合理技术可行的原则。原则中未提及大气自净。

42. B

【解析】24小时平均浓度限值是指任何一日24小时平均浓度的最高容许值。年平均浓度限值是指任何一年日平均浓度的算术均值的最高容许浓度。制定这两个限值的意义，即经过长时间的持续作用也不致引起最敏感对象发生慢性中毒或蓄积现象以及远期效应，已达到防止污染物慢性和潜在危害的目的。

43. E

【解析】制定大气卫生标准的方法包括：①环境毒理学试验；②感官功能影响的测定；③环境流行病学方法；④其他研究方法，如人类受控试验等。其中环境毒理学方法是制定卫生标准的重要手段。

44. C

【解析】盐酸副玫瑰苯胺中的盐酸用量对显色有影响，加入盐酸量多，显色浅，加入量少，显色深，所以要按操作进行。

45. B

【解析】个别污染属于点源污染，采样点设置应考虑工厂规模、有害物质排放量和排放高度、当地风向频率和具体地形、并参考烟波扩散范围、污染源周围住宅的距离和植物生长情况等。

46. A

【解析】平均浓度限值是指任何一日24小时平均浓度的最高容许值，是一日内多次测定结果的最高容许值。即经过长时间的持续作用也不致引起最敏感对象发生慢性中毒或蓄积现象以及远期效应，已达到防止污染物慢性和潜在危害的目的。包括SO_2、氮氧化物、可吸入颗粒物、总悬浮颗粒物、CO、O_3、铅等10种。

47. C

【解析】见题目40解析。

48. B

【解析】废气排放是指烟囱或排气管洞口排出的废气中污染物质。工业废气排放量指企业厂区内燃料燃烧和生产工艺过程中产生的各种排入空气的含有污染物的总量，按标准状态计算（273K，101325Pa）。

49. B

【解析】日平均浓度的测定，每日至少有20个1小时浓度平均值或采样时间，这样测定结果能较好地反映大气污染的实际情况。如果条件不允许，每天也至少应采样3次，包括大气稳定的夜间、不稳定的中午和中等稳定的早晨或黄昏。

50. E

【解析】应根据大气调查监测结果及有关资料来选定调查现场，暴露现场的条件应符合调查目的，应尽可能避免各种混杂因子，以保证调查结果的准确性，同时也必须重视对照区的选择，尽可能查实对照区内不存在排放该污染物的大气污染源。也不宜有来自其他环境介质的同类污染物存在。

51. D

【解析】应选择暴露机会比较多的常住人群作为调查对象，甚至可以选择老人、儿童和易感人群。应避免职业暴露、服用药物、吸烟、饮酒等嗜好和室内空气污染等混杂因素的干扰。对照人群也必须同样按上述要求严格选定，而且性别、年龄、居住年限、职业种类、生活习惯和经济水平等均应大致相同。

52. E

【解析】当出现烟雾事件，工矿企业、燃油机车等应减少向大气中排放废气，居民应尽可能在室内活动，如需外出，则应佩戴防雾霾口罩，以减少颗粒物和有害气体的吸入量，否则易感人群或呼吸系统、心血管系统患者易产生急性危害。

53. B

【解析】一次最大浓度采样应在污染最严重时采样，即在生产负荷最大、气象条件最不利于污染物扩散时，在污染源下风侧采样。当风向改变时应停止采样。

54. A

【解析】采样时应做好记录，包括采样地点、时间、采气量、周围环境以及天气状况和气象条件（包括采样时的气压和采样点的气温）。

55. C

【解析】应选择暴露机会比较多的常住人群作为调查对象，指连续居住该区域5年以上。

56. A

【解析】大气采样时要求相对高度是1.5m左右，为呼吸带高度。

57. E

【解析】慢性毒性试验的目的包括着重观察慢性毒效应，阐明剂量-反应关系，确定慢性毒性的NOAEL和/或LOEAL，为预测人群吸入该受试物后可能发生慢性毒性的危险性，为制定人群接触限值提供依据。因此慢性毒性试验主要为确定阈浓度提供依据。

58. B

【解析】制定大气卫生标准的主要方法包括环境毒理学方法、环境流行病学研究、感官功能影响的测定，以及健康危险度评价法。不包括大气自净作用的测定。

59. B

【解析】光化学烟雾中的PAN、PBN、甲醛、丙烯醛等产物对人和动物的眼睛、咽喉、鼻子等有刺激作用，PAN和PBN均有十分强烈的催泪作用，是甲醛的约200倍，而PBN催泪作用更强，是PAN的100余倍。

60. A

【解析】该监测属于点源监测，可选用的布点方式有3种：①四周布点：以污染源为中心，划8个方位，在不同距离的同心圆上布点，并在更远的距离或其他方位设置对照点；②扇形布点：在污染源常年或季节主导方向的下风侧，划3~5个方位，在不同距离上设置采样点，在上风侧适当距离设置对照点；③捕捉烟波布点：随烟波变动的方向，在烟波下方不同距离采样，同时在上风侧适当距离设置对照点。

【B_1型题】

61. B

【解析】气流由谷底吹向山坡，为谷风。

62. A

【解析】气流由山坡吹向谷底，为山风。

63. C

【解析】气流由水面吹响陆地，为海风。

64. D

【解析】气流由陆地吹响水面，为陆风。

65. E

【解析】引起酸雨的主要污染物为大气中酸性气体，SO_2可形成硫酸，NOx可形成硝酸。

66. C

【解析】温室效应气体主要包括主要包括CO_2、甲烷（CH_4）、氧化亚氮（N_2O）等。其中最主要为CO_2。

67. B

【解析】大气棕色云团中的颗粒物可吸收太阳的直射或散射光，影响紫外线的生物学活性。因此，在大气污染严重的地区，儿童佝偻病的发病率较高。

68. A

【解析】消耗臭氧层的物质主要有N_2O、CCl_4、CH_4、溴氟烷烃类以及氯氟烃（CFCs）等。

69. E

【解析】NO能与血红蛋白结合，形成氧化氮血红蛋白，CO与臭氧均有影响氧气运输的功能。NOx主要成分为NO_2，为刺激性气体。

70. C

【解析】汽车尾气大量排放氮氧化物和碳氢化物，在紫外线强烈作用下，形成光化学烟雾。

71. A

【解析】在伦敦烟雾事件中，引起人群健康危害的主要大气污染物是烟尘、SO_2以及硫酸雾。烟尘含有的三氧化二铁等金属氧化物，可催化SO_2氧化成硫酸雾，而后者的刺激作用是前者10倍左右。

72. B

【解析】采集颗粒物固定高度为3~5m。

73. E

【解析】采集有害气体在呼吸带高度，约1.5m。

74. A

【解析】无风或排放高度较低，采用四周八个方位布点，并在更远的距离或其他方位设置对照点。

75. B

【解析】扇形布点适合在污染源常年或季节主导方向的下风侧，划3~5个方位，在不同距离上设置采样点，在上风侧适当距离设置对照点。

76. D

【解析】几何状布点适合将整个面积较大的监测区划分为若干个方形或三角形小格，在交叉点和小格内布点。

第四节　水体卫生

【A_1型题】

1. 水的硬度是指
   A. 溶于水中钙、镁等盐类的总量
   B. 水煮沸后形成的碳酸盐沉淀所去除的硬度
   C. 水煮沸后不能去除的硬度
   D. 非碳酸盐硬度
   E. 碳酸盐硬度

2. 水体的硬度取决于
   A. 水中碳酸盐的含量
   B. 水中硫酸盐的含量
   C. 水中钙、镁离子的含量
   D. 水中钙镁盐类的含量
   E. 水中氯化钙的含量

3. 水体污染物吸附于悬浮物和颗粒物后，逐渐下沉进入水体底质，在微生物的作用下可转变成毒性更大的理化性质完全不同的新的化学物质，这种情况

最常见于水体
A. 镉污染
B. 有机氯农药污染
C. 多氯联苯污染
D. 酚污染
E. 汞污染

4. 有的污染物在水环境中浓度极低且极为稳定，该污染物通过水生生物摄取进入食物链系统，使生物体内污染物浓度大大增加，这种现象被称为
A. 生物放大作用
B. 生物转化作用
C. 生物降解作用
D. 生物富集作用
E. 生物对污染物的自净作用

5. 当地下水的温度突然发生变化时，可能是由于
A. 地面受到强烈的日照
B. 受气温剧烈变化的影响
C. 地层断裂使地面水大量渗入
D. 受无机化学物质污染
E. 附近存在地热

6. 对多氯联苯的描述，下列哪项是不正确的
A. 具有耐酸、耐碱、耐腐蚀、绝缘等优良性能
B. 可对机体的心脑血管系统产生严重损害
C. 易于发生生物富集作用
D. 具有雌激素样作用
E. 在环境中非常稳定，易附着于颗粒物上沉积于底泥中

7. 在一定条件下用强氧化剂如高锰酸钾、重铬酸钾等氧化水中有机物和无机物所消耗的氧量称为
A. 溶解氧含量
B. 化学耗氧量
C. 生化需氧量
D. 水体复氧量
E. 水中微生物产气量

8. 水体污染物的转归是指
A. 物理性状变化
B. 化学性质变化
C. 化学性质和毒作用变化
D. 光化学转化和生物转化
E. 污染物的空间位移及其形态变化

9. 水体复氧作用是指
A. 水中溶解氧为不饱和状态时，空气中的氧不断地溶解在地面水的过程
B. 水中溶解氧为饱和状态时，空气中的氧不断地溶解在地面水的过程
C. 水中溶解氧为饱和状态时，水中氧逐渐逸散到空气中的过程
D. 水中溶解氧为不饱和状态时，水中氧逐渐逸散到空气中的过程
E. 地面水在不同水温条件所含的氧量

10. 在地面水污染自净过程中，水生生物分解有机物消耗水中氧的同时，水中的氧也可通过某些途径得到补充，使水中的氧达到一定水平，这被称为
A. 水中氧的溶解过程
B. 水体的复氧过程
C. 水中氧的消耗过程
D. 水中微生物对有机物的有氧分解过程
E. 水生植物通过光合作用对水的补氧过程

11. 地面水中三氮含量为：氨氮（++）、亚硝酸盐氮（-）、硝酸盐氮（++），则说明地面水
A. 新近受到污染，自净正在进行
B. 曾受到污染，但自净已经结束
C. 过去受到过污染，目前正在进行自净
D. 过去受到污染已经自净，最近又受到污染
E. 过去受到过污染，新近受到污染，自净正在进行

12. 水中总固体是指
A. 水中溶解性物质的总称
B. 水中悬浮性物质的总称
C. 水中有机物的总称
D. 水中无机物的总称
E. 水中所有无机和有机物质的总量

13. 湖水如呈现特殊的绿色、红色或黄绿色时，表明
A. 水中藻类大量繁殖生长
B. 含氯化钠的污水大量排入湖内
C. 含低铁的水排入湖内
D. 含硫酸盐的污水排入湖水
E. 含硝酸盐的污水排入湖内

14. 天然水的pH一般为
A. 7.0
B. 6.5~7.0
C. 7.2~8.5
D. 8.0~9.0
E. 5.0~9.0

15. 水体的浑浊度主要取决于
A. 悬浮于水中的砂土含量
B. 悬浮于水体中的胶体颗粒的含量
C. 悬浮于水体表面的细小颗粒物质的含量
D. 存在于水体中有机颗粒物的含量
E. 存在于水体中的无机物的含量

16. BOD表示
A. 水体中可被分解的有机物的总量
B. 需氧微生物分解有机物消耗水中溶解氧的量
C. 易被分解的有机物的含量
D. 水体中所有有机物的量
E. 用强氧化剂氧化水中有机物所消耗的氧量

17. 地面水自净作用中最重要、最活跃的方式是
A. 物理化学净化过程
B. 化学净化过程
C. 生物净化过程
D. 物理净化过程

E. 水生生物净化过程

18. 溶解氧的含量可作为
A. 有机物污染的间接指标
B. 水体污染的间接指标
C. 水体污染及自净快慢的间接指标
D. 水体无机物污染的直接指标
E. 水中有机物污染的直接指标

19. 地面水环境指数常用评价标准是
A. 生活饮用水水质标准
B. 选用参数的最高容许浓度
C. 污水综合排放标准
D. 农田灌溉水质标准
E. 医院污水排放标准

20. 在水体污染源的调查内容中，有一条与大气的污染源相似，即
A. 企业的种类、性质和规模
B. 产生废水的工艺流程，所含毒物种类和浓度
C. 用水量、排水量
D. 废水排放口位置
E. 废水净化处理情况

21. 水中总固体是
A. 水中溶解性固体的总称
B. 水中悬浮性固体的总称
C. 水中有机物的总称
D. 水中无机物的总称
E. 水中溶解性固体与悬浮性固体的总称

22. 引起水体富营养化的原因主要是水中哪种物质含量过度升高
A. 氮、磷等元素
B. 氮、钾等元素
C. 氯酚
D. 溶解氧
E. 铁、锌等元素

23. 某地区人群一段时间以来出现皮肤瘙痒、腹泻及恶心等消化道症状，你认为水源可能受到哪种物质污染
A. 砷
B. 甲基汞
C. 苯
D. 酚
E. 氰

24. 医院污水的特征是
A. 含氮、磷等元素
B. 含多种病毒、病菌和寄生虫卵
C. 含农药成分
D. 水质和水量差别很大
E. 含重金属

25. 用滤纸滤膜阻流法通常采集
A. 气态物质
B. 气溶胶态物质
C. 雾态物质
D. 蒸气态物质
E. 芳香烃类物质

26. 引起水体藻类污染出现水体富营养化的主要原因是
A. 大量含氮、硫、磷的有机物污染水体
B. 大量含钠、钾的污染物污染水体
C. 大量含氮、磷的污染物污染水体
D. 大量含氨、钠的污水进入水体
E. 大量含氨、磷的污染进入水体

27. 水体的自净是指
A. 水体污染物的总量逐渐降低
B. 水体污染物的浓度逐渐降低，水质好于污染前的水平
C. 水体污染物的浓度降低，水质逐渐恢复到污染前的水平
D. 水体中的污染物浓度无明显改变，但水体可以使用
E. 水体中的污染物总量没改变，浓度也没增加

28. 水俣病的病因是
A. 慢性铬中毒
B. 慢性镉中毒
C. 慢性甲基汞中毒
D. 慢性汞中毒
E. 慢性铅中毒

29. 慢性甲基汞中毒的靶器官是
A. 血管
B. 中枢神经系统
C. 肝
D. 肾
E. 心脏

30. 水体酚的主要来源是
A. 工业废水
B. 生活污水
C. 农业污水
D. 炼焦废水
E. 炼油废水

31. 多氯联苯进入人体后，可蓄积在各个组织中，其中何种组织中含量最高
A. 肝组织
B. 肾组织
C. 血液
D. 淋巴
E. 脂肪

32. 深层地下水是指
A. 位于地表面以下的水
B. 位于第一个不透水层以上的水
C. 位于第一个不透水层以下的水
D. 位于地层中的水
E. 河流湖泊底部的水

33. 铜在生活饮用水中规定含量不超过 1mg/L，而在地面水中规定含量不超过 0.1mg/L，这是因为铜在地面水中的含量是根据
A. 铜对鱼的毒性比对人大
B. 铜对水生植物有影响
C. 铜对感官性状有明显影响
D. 铜能抑制水体的自净过程
E. 铜对水生动物有影响

34. 地面水中有机物污染较重时，会引起
A. 溶解氧含量增加
B. 生化需氧量降低
C. 化学耗氧量降低
D. 溶解氧量降低

E. 有机碳降低

35. 水俣病的症状不包括下列哪种
A. 视野向心性缩小
B. 走路不稳，运动失调
C. 言语不清，听觉障碍
D. 四肢末端感觉麻木
E. 脊柱弯曲变形，身长缩短

36. 水体的污染源主要有
A. 工业废水、生活污水、农业污水
B. 冷却水、洗涤污水、化工污水
C. 有机污水、无机污水、混合性污水
D. 物理性污水、化学性污水、生物性污水
E. 病原性污水、耗氧有机污水

37. 以大肠菌群作为水污染的指示菌的原因是
A. 大肠菌群数量多，其抵抗力较病原菌弱
B. 大肠菌群的数量多，生存条件与肠道病菌相似
C. 大肠菌群数量多，生存时间较粪链球菌短
D. 与肠道病原菌的数量相一致
E. 其数量少于肠道病原菌

38. 在进行地面水流行病学调查时，应调查下列哪一项
A. 该污染物在水中的含量，并对居民进行生物监测
B. 该污染在水生生物和水中的含量，对居民进行生物监测
C. 该污染物在水中及底质中的含量，对居民进行生物监测
D. 该污染物在水中、水生生物及底质中的含量，对居民进行生物监测
E. 该污染物在水中、水生生物及底质中的含量，不需对居民进行生物监测

39. 为全面了解河流的污染状况，应在不同区域设置不同的采样断面，包括
A. 清洁断面、污染断面、对照断面
B. 自净断面、清洁断面、污染断面
C. 对照断面、自净断面、污染断面
D. 清洁断面（或对照断面）、污染断面、自净断面
E. 污染断面、自净断面、污染断面

40. 对于湖泊、水库水的污染调查，与河流污染的调查内容有所不同，最主要的差别是
A. 应对不同污染区进行调查
B. 应对水生生物进行调查
C. 应加强对水体底泥的调查
D. 应加强对人群健康影响的调查
E. 应进行不同水层的样品采集

41. 工业废水的处理按照处理程度分为三级处理，其中二级处理是为了去除
A. 水中无机化合物
B. 水中有机污染物
C. 水中悬浮性固体杂质
D. 水中的胶体物质
E. 水中的重金属

42. 医院污水是一类特殊的废水，为防止其健康危害，应进行特殊处理，与其他废水处理不同的是必须进行
A. 一级处理
B. 二级处理
C. 三级处理
D. 生物处理
E. 消毒处理

43. 以下有关“总大肠菌群”的论述，哪项是错误的
A. 在人体肠道内，大肠菌群的数量最多
B. 在外环境中的生存条件与肠道致病菌相似
C. 是肠道传染病的主要病原体
D. 是反映水体受粪便污染的一项重要指标
E. 生活饮用水卫生标准中规定，每升水中不得超过3个

44. 一般说来水质最软的水源是
A. 江河
B. 泉水
C. 雨雪水
D. 井水
E. 湖水

45. 我国现行《污水综合排放标准》中对第一类污染物要求在处理设施排放口处采样。它们是指哪一类物质
A. 易引起急性中毒的物质
B. 不易引起慢性中毒物质
C. 易在体内产生蓄积的物质
D. 在环境中容易降解的有机物
E. 易被微生物分解的有机物质

46. 介水传染病的流行特点不包括下列哪一项
A. 疾病呈暴发性流行
B. 病例的分布与水源供水范围一致
C. 对水源采取措施对控制疾病流行影响不大
D. 对水源采取有效处理可迅速控制疾病蔓延流行
E. 大多数患者有饮用或接触同一水源的历史

47. 氰化物的毒性主要表现在对
A. 肝脏的损伤作用
B. 肾脏的损伤作用
C. 对大脑的损伤作用
D. 对呼吸的强烈抑制作用
E. 对皮肤的刺激作用

48. 铬是人体必需的微量元素，但过量的摄入可致损害，下列哪项描述是错误的
A. 6价铬的毒性比3价铬的毒性要小100倍
B. 铬具有强烈的刺激性和腐

蚀性

C. 铬具有明显的致突变作用

D. 铬具有很强的致癌作用

E. 6 价铬的毒性比 3 价铬的毒性要大 100 倍

49. 与成年人相比婴幼儿对硝酸盐更为敏感，其原因之一是婴幼儿的

A. 胃液的 pH 较成年人高，有利于硝酸盐还原菌的生长

B. 胃液的 pH 较成年人低，有利于硝酸盐还原菌的生长

C. 胃液的 pH 较成年人高，不利于硝酸盐还原菌的生长

D. 胃液的 pH 较成年人低，有利于亚硝酸盐还原菌的生长

E. 胃液的 pH 较成年人低，不利于亚硝酸盐还原菌的生长

50. 检测水样中“三氮”，在采样前应在采样容器中加入的水质保存剂是

A. H_2SO_4

B. Na_2CO_3

C. $NaHCO_3$

D. Na_2SO_4

E. NaCl

【B_1 型题】

（51～53 题共用备选答案）

A. 生物放大作用

B. 生物蓄积作用

C. 生物浓缩作用

D. 生物相互作用

E. 生物降解作用

51. 一种生物对某种物质的摄入量大于其排出量，随着生物生命过程的延长，该物质在生物体内的含量逐渐增加，称为

52. 某种生物摄取环境中的某些物质或化学元素后，在生物体内的某个部位或器官逐步浓缩起来，使其浓度大大超过环境中原有的浓度，称为

53. 重金属毒物和某些难降解的毒物，随着食物链的延长，使处于高位级的生物体内的浓度比处于低位级的生物体内的浓度逐渐增加，称为

（54～58 题共用备选答案）

A. Ⅰ类水

B. Ⅱ类水

C. Ⅲ类水

D. Ⅳ类水

E. Ⅴ类水

54. 适用于农业用水区及一般景观要求水域

55. 适用于集中式生活饮用水水源地、一级保护区、珍贵鱼类保护区、鱼虾产卵场所等

56. 适用于集中式生活饮用水水源地、二级保护区、一般鱼类保护区及游泳区

57. 适用于源头水、国家自然保护区

58. 适用于一般工业用水区及人体非直接接触的娱乐用水区

（59～61 题共用备选答案）

A. 细菌总数

B. 总大肠菌群

C. 粪大肠菌群

D. 粪链球菌群

E. 肠球菌总数

59. 培养温度为 37℃ 时能使发酵乳糖，24 小时内产酸产气的革兰阴性无芽孢杆菌

60. 44.5℃ 时能生长繁殖发酵乳糖而产酸、产气的菌群

61. 1ml 水在营养琼脂培养中经 37℃ 24 小时培养后生长的细菌菌落总数

参考答案与解析

【A_1 型题】

1. A

【解析】硬度指溶于水中钙、镁盐类的总量。水的硬度一般分为碳酸盐硬度（钙、镁的重碳酸盐和碳酸盐）和非碳酸盐硬度（钙、镁的硫酸盐、氯化物等）。也可分为暂时硬度和永久硬度。水经煮沸后能去除的那部分硬度称暂时硬度；水煮沸后不能去除的硬度称永久硬度。

2. C

【解析】见题目 1 解析。

3. E

【解析】排入自然水体的无机汞，可被水中胶体颗粒、悬浮物等吸附，通过重力沉降进入底泥，并在厌氧菌如产甲烷菌存在时可转变为甲基汞。

4. D

【解析】生物富集作用是指某些生物不断从环境中摄取浓度极低的污染物，在体内逐渐聚集，使该物质在生物体内达到相当高甚至引起其他生物（人）中毒的浓度。生物放大作用是由于各级生物的生物富集作用，使高位营养级生物体内污染物浓度大大高于低位营养级生物的现象。

5. C

【解析】地下水，其水质透明无色，水温恒定，细菌数少，但矿物盐类含量高，硬度大。因此，地表的日照、气温和化学污染不足以使其突然变热，如附近有地热，则地下水温度会一直较高。

6. B

【解析】PCBs 在水环境中极

为稳定，具有长期残留性、生物蓄积性、半挥发性和高毒性，被认为是一类广泛存在的持久性有机污染物（POPs）。PCBs可通过水生生物摄取进入食物链而发生生物富集。PCBs是典型的具有雌激素样作用的环境内分泌干扰物，能拮抗雄激素的作用。并且能使动物发生癌前病变或癌变。因此，无心血管系统损害作用。

7. B

【解析】化学耗氧量（COD）指在一定条件下，用强氧化剂如高锰酸钾、重铬酸钾等氧化水中有机物所消耗的氧量。它是测定水体中有机物含量的间接指标，代表水体中可被氧化的有机物和还原性无机物的总量。

8. E

【解析】污染物在水体中的转归是指污染物在水环境中的空间位移和形态改变。

9. A

【解析】当有机物污染水体或藻类大量死亡时，水中溶解氧可被消耗，若消耗氧的速度大于空气中的氧通过水面溶入水体的复氧速度，则水中溶解氧持续降低，使水体处于厌氧状态。

10. B

【解析】见题目9解析。

11. D

【解析】氨氮是天然水被人兽粪便等含氮有机物污染后，在有氧条件下经微生物分解形成的最初产物。水中氨氮增高时，表示新近可能有人畜粪便污染。亚硝酸盐氮是水中氨在有氧条件下经亚硝酸菌作用形成的，是氨硝化过程的中间产物。亚硝酸盐含量高，提示水中有机物的无机化过程尚未完成，污染危害仍然存在。硝酸盐氮是含氮有机物氧化分解的最终产物，如水体中硝酸盐氮含量高，而氨氮、亚硝酸盐氮含量不高，表示该水体过去曾受有机污染，现已完成自净过程。本题亚硝酸盐氮不高，硝酸盐氮高，表明已经完成自净，氨氮高，说明近期又受到污染。

12. E

【解析】是指水样在一定温度下缓慢蒸干后的残留物总量，包括水中的溶解性固体和悬浮性固体。由有机物、无机物和各种生物体组成。

13. A

【解析】自然水体中氯化钠、铁、硫酸盐和硝酸盐含量增高，只能改变水体嗅和味。如硫酸盐含量高的水体微涩。富营养化的水体可使大量藻类繁殖，出现各种水华（淡水），如蓝藻呈现使水体呈现蓝绿色、灰绿色。硅藻呈褐色等。

14. C

【解析】天然水的pH一般在7.2~8.5。

15. B

【解析】水的浑浊度表示水中悬浮物和胶体物对光线透过时的阻碍程度。浑浊度主要取决于胶体颗粒的种类、大小、含量、形状和折射指数。

16. B

【解析】指水中有机物在有氧条件下被需氧微生物分解时消耗的溶解氧量。

17. C

【解析】生物净化作用在地表水自净作用中最为重要且最为活跃。水中悬浮和溶解的有机物在溶解氧充足时，需氧微生物将其分解成简单的无机物如二氧化碳、水、硫酸盐、硝酸盐等，使水体得以自净。

18. A

【解析】当有机物污染水体或藻类大量死亡时，水中溶解氧可被消耗，若消耗氧的速度大于空气中的氧通过水面溶入水体的复氧速度，则水中溶解氧持续降低，使水体处于厌氧状态，此时水中厌氧微生物繁殖，有机物发生腐败分解，生成NH_3、H_2S等致使水发臭发黑。因此，溶解氧含量可作为评价水体受有机物污染及其自净能力的间接指标。

19. B

【解析】地面水环境指数常用评价江河湖泊等地表水，而地表水有《地表水环境质量标准》，因此，其评价标准为选用参数的最高容许浓度。

20. A

【解析】大气污染源调查内容：①地理位置及其与周围居住区及公共建筑的距离；②生产性质、生产规模、投产年份等企业的特征；③废气中污染物的种类、排放量、排放方式、规律和高度等；④民用燃料种类和用量，炉具的种类和型号、排烟方式、取暖方式等；⑤交通干线分布，机动车种类、流量和使用燃料种类；⑥路面铺设和绿化情况。水污染源调查内容：①企业的种类、性质、规模和整体布局及企业内部等布局情况；②企业车间使用的原料、成品、半成品等；③工业用水水源类型、供水方式和使用情况，废水排出量及所含污染物的种类和浓度；④废水排放方式和流向；⑤企业对废水回收处理和综合利用情况。综上，相同点为大气的②和水体的①。

21. E

【解析】是指水样在一定温度下缓慢蒸干后的残留物总量，包括水中的溶解性固体和悬浮性固体。由有机物、无机物和各种生物体组成。

22. A

【解析】随着合成洗涤剂的大量使用，其中含磷酸盐的洗涤剂使污水磷含量显著增加，为水生植物提供充足的营养物质。水体受含磷、氮等污水污染是造成地表水体富营养化的主要原因。

23. D

【解析】砷中毒典型症状为皮肤脱色或色素沉着，甲基汞中毒为神经系统损害，慢性苯中毒为造血系统损伤，氰化物中毒可致缺氧表现。酚对皮肤黏膜有强烈的刺激腐蚀作用。进入水体中的酚可经皮肤和胃肠道吸收，可造成皮肤瘙痒和消化道刺激症状。

24. B

【解析】医院污水是含有大量的病原体及各种医疗、诊断用物质的一类特殊的废水。医院污水污染的主要危害是含有的致病微生物对水体的污染。

25. B

【解析】滤膜阻流法使用抽气装置抽取一定量含尘空气，使其通过装有滤膜的采样器，滤膜将尘截留，然后根据滤膜增加的质量和通过空气的量计算尘含量的一种方法。也可用于其他种类气溶胶的测量。

26. C

【解析】随着合成洗涤剂的大量使用，其中含磷酸盐的洗涤剂使污水磷含量显著增加，为水生植物提供充足的营养物质。水体受含磷、氮等污水污染是造成地表水体富营养化的主要原因。在富营养化水体中藻类大量繁殖聚集在一起，浮于水面可影响水的感观性状，使水质出现异臭、异味。

27. C

【解析】水体污染的自净作用是指水体受污染后。污染物在水体的物理、化学和生物作用下，污染物不断被稀释、扩散、分解破坏或沉入水底，水中污染物浓度逐渐降低，水质最终又恢复到污染前的状况。

28. C

【解析】20 世纪 50 年代初期发生在日本的水俣病，此病是由于当地居民长期食用受甲基汞污染的鱼、贝类而引起的慢性甲基汞中毒。

29. B

【解析】甲基汞中毒的典型临床表现为：视力障碍，向心性视野缩小；听力障碍，运动失调等中枢神经系统功能障碍。

30. A

【解析】酚是一种重要工业原料，含酚废水主要来自炼焦、炼油、制取煤气、造纸及用酚作为原料的工业企业。因此工业废水是酚的重要来源。

31. E

【解析】多氯联苯是一种持久性有机污染物（POPs）。PCBs 可通过水生生物摄取进入食物链而发生生物富集，在鱼类、奶制品和脂肪含量高的肉类中均能检出高浓度的多氯联苯。在人体内，多氯联苯也主要在脂肪组织中贮存。

32. C

【解析】深层地下水是指在第一个不透水层以下的地下水，其水质透明无色，水温恒定，细菌数少，但矿物盐类含量高，硬度大。

33. D

【解析】 水中铜含量达 0.01mg/L 时，对水体自净有明显的抑制作用；超过 3.0mg/L，会产生异味；超过 15mg/L，就无法饮用。

34. D

【解析】有机物污染较重时，总有机碳含量升高，总有机碳（TOC）是指水中全部有机物的含碳量，它只能相对表示水中有机物的含量。生化需氧量和化学需氧量均升高。当有机物污染水体或藻类大量死亡时，水中溶解氧可被消耗，因此溶解氧含量降低。

35. E

【解析】甲基汞中毒的典型临床表现为：视力障碍，向心性视野缩小；听力障碍，运动失调等中枢神经系统功能障碍。E 项为氟中毒的骨骼损害特征。

36. A

【解析】水体污染源主要有工业废水、农业污水、生活污水和其他污染，包括固体废弃物等。

37. B

【解析】因为大肠菌群是存在于肠道内特有的细菌；在肠道内占有极高的数量；在肠道外环境中，其抵抗力大于肠道致病菌或相似，进入水中不再繁殖；检验方法简便。

38. D

【解析】在进行地面水流行病学调查时，应调查该污染物在水中、水生生物及底质中的含量，并对居民进行生物监测。

39. D

【解析】全面了解河流污染状况，应在上游设置对照（清洁）断面，污染流域设置污染断面，下游设置自净断面，以全面了解污染状况和自净情况。

40. C

【解析】湖泊、水库水流动缓慢，沉淀作用较强，对水体底质监测更有意义。

41. B

【解析】一级处理是它通过机械处理，如格栅、沉淀或气浮，去除污水中所含的石块、砂石和脂肪、油脂等。二级处理是生物处理，污水中的有机污染物在微生物的作用下被降解和转化为污泥。三级处理是污水的深度处理，它包括营养物的去除和通过加氯、紫外辐射或臭氧技术对污水进行消毒。

42. E

【解析】医疗废水来自医院，含有大量的病原细菌、病毒和化学药剂，需要特殊工艺处理。国内医院有两种主要的生活污水处理方法：首先，使用消毒将其排入市政下水道；其次，污水经过生化处理，消毒后排入天然水体。

43. C

【解析】大肠菌群是存在于肠道内特有的细菌；在肠道内占有极高的数量；在肠道外环境中，其抵抗力大于肠道致病菌或相似；总大肠菌群既包括存在于人及动物粪便的大肠菌群，也包括存在于其他环境中的大肠菌群，可反映水体受微生物污染的一项重要指标。GB 5749—85 规定每升水中不超过 3 个，而最新饮用水标准 GB 5749—2006 规定不得检出。

44. C

【解析】硬度由小到大排列为降水、地表水、地下水。

45. C

【解析】《综合污水排放标准》GB 8978—1996 规定，第一类污染物要求在处理设施排放口处采用，第一类物质包括汞、镉、铅、镍、苯并芘等 13 种易产生蓄积作用的物质。

46. C

【解析】流行特点：①水源一次严重污染后，可呈暴发流行，短期内突然出现大量患者，且多数患者发病日期集中在同一潜伏期内；若水源经常受污染，则发病者可终年不断，病例呈散发流行。②病例分布与供水范围一致；大多数患者都有饮用或接触同一水源的历史。③一旦对污染源采取治理措施，并加强饮用水的净化和消毒后，疾病的流行能迅速得到控制。

47. D

【解析】氰化物经口进入人体后，经胃酸作用形成氰氢酸。游离氰离子与细胞色素氧化酶中的 Fe^{3+} 结合，形成氰化高铁细胞色素氧化酶，使 Fe^{3+} 失去传递电子的能力，中断呼吸链，阻断细胞内氧化代谢过程，造成细胞窒息死亡。

48. A

【解析】六价铬比三价铬毒性大。

49. A

【解析】婴幼儿由于胃部消化吸收功能未发育完善，因此，胃酸分泌量低，胃液 pH 较成年人高，有利于硝酸盐还原菌生长，并生成亚硝酸盐，后者可使婴幼儿患高铁血红蛋白血症，也称为“蓝婴综合征”。

50. A

【解析】水体中三氮相互转化主要是水体中硝化菌造成，因此酸性环境下可以有效抑制硝化菌，主要化学试剂有硫酸、三氯甲烷和 $HgCl_2$。

【B_1 型题】

51. B

【解析】生物蓄积、放大、浓缩作用都是在生物体内将环境污染物浓度升高的作用，三者侧重不同，蓄积强调摄入量大于排出量，以致含量增高；放大作用强调高位级生物远远高于低位级生物体内浓度；浓缩作用强调在某个器官或组织中主动的浓缩作用。

52. C

【解析】见题目 51 解析。

53. A

【解析】见题目 51 解析。

54. E

【解析】我国《地表水环境质量标准》（GB 3838—2002）依据地表水水域环境使用功能和保护目标，按功能高低依次划分为五类功能区：Ⅰ类，主要适用于源头水、国家自然保护区；Ⅱ类，主要适用于集中式生活饮用水地表水源地一级保护区、珍稀水生生物栖息地、鱼虾类产卵场、仔稚幼鱼的索饵场等；Ⅲ类，主要适用于集中式生活饮用水、地表水源地二级保护区、鱼虾类越冬场、洄游通道、水产养殖区等渔业水域及游泳区；Ⅳ类，主要适用于一般工业用水区及人体非直接接触的娱乐用水区；Ⅴ类，主要适用于农业用水区及一般景观要求水域。因此选择 E。

55. B

【解析】Ⅱ类，主要适用于集中式生活饮用水、地表水源地一级保护区、珍稀水生生物栖息地、鱼虾类产卵场、仔稚幼鱼的索饵场等。

56. C

【解析】Ⅲ类，主要适用于集中式生活饮用水地表水源地二级保护区、鱼虾类越冬场、洄游通道、水产养殖区等渔业水域及游泳区。

57. A

【解析】Ⅰ类，主要适用于源头水、国家自然保护区。

58. D

【解析】Ⅳ类，主要适用于一般工业用水区及人体非直接接触的娱乐用水区。

59. B

【解析】培养于 37℃ 生长繁殖发酵乳糖产酸产气的大肠菌群称为总大肠菌群。它既包括存在于人及动物粪便的大肠菌群，也包括存在于其他环境中的大肠菌群。

60. C

【解析】粪大肠菌群是指一群在 44. 5℃ 培养，24 小时内能产酸产气的革兰阴性无芽孢杆菌。粪大肠菌群来源于人和温血动物如牛、羊、狗等的粪便，可作为水体受粪便污染的指示菌。

61. A

【解析】是指 1ml 水在普通琼脂培养基中经 37℃ 培养 24 小时后生长的细菌菌落数，反映水体受生物性污染的程度，污染愈严重，水的细菌总数愈多。

第五节　饮用水卫生

【A_1 型题】

1. 经氯化消毒的饮水，其原水的有机前体物通常是指水中
   A. 所含有机物
   B. 能与氯形成氯化副产物的有机物
   C. 能与氯形成氯化副产物的有机物和无机物
   D. 能与氯形成氯化副产物的化合物
   E. 含氮、磷的有机化合物
2. 下列哪些物质是氯化副产物
   A. 氯仿、酸性氯化呋喃酮
   B. 卤化氢、氯化氢
   C. 酸性氯化呋喃酮、环己烷
   D. 卤乙氢、氯化钾
   E. 二氯化氢、溴仿
3. 饮用水卫生标准规定，用氯消毒时
   A. 接触 1~2 小时，游离性余氯不低于 2mg/L
   B. 接触 1~2 小时，游离性余氯不低于 0.2mg/L
   C. 接触 0.5 小时，化合性余氯不低于 0.5mg/L
   D. 接触 0.5 小时，游离性余氯不低于 2mg/L
   E. 接触 0.5 小时，游离性余氯不低于 0.3mg/L
4. 我国生活饮用水的卫生标准（GB 5749—85）中规定
   A. 每毫升饮水中细菌总数不超过 10CFU
   B. 每毫升饮水中细菌总数不超过 100CFU
   C. 每毫升饮水中细菌总数不超过 1000CFU
   D. 每 100ml 饮水中细菌总数不超过 10CFU
   E. 每 500ml 饮水中细菌总数不超过 10CFU
5. 目前水质净化处理中最常用的混凝剂是
   A. 漂白粉
   B. 硫酸钙
   C. 臭氧
   D. 硫代硫酸钠
   E. 硫酸铝
6. 硫酸铝为常用的混凝剂，其使用浓度一般为 10%~20%，其特点是
   A. 腐蚀性小，对水质无不良影响，水温低时形成絮凝体比较松散
   B. 腐蚀性小，对水质无不良影响，水温低时形成絮凝体比较紧密
   C. 腐蚀性大，对水质有不良影响，水温低时形成絮凝体比较松散
   D. 腐蚀性小，对水质有一定的不良影响，水温低时形成絮凝体比较松散
   E. 腐蚀性小，对水质无不良影响，水温低时形成絮凝体比较紧密，效果好
7. 氯化消毒时水中细菌、有机物和还原性物质所消耗的氯的量为
   A. 加氯量
   B. 有效氯
   C. 需氯量
   D. 余氯量
   E. 加氯量—有效氯
8. 衡量氯化消毒效果的简便指标是
   A. 漂白粉中有效氯含量
   B. 水中的加氯量
   C. 水体中的有机物的含量
   D. 水中的细菌总数
   E. 水中的余氯量
9. HOCl 和 OCl^- 的杀菌效果为
   A. HOCl 和 OCl^- 的杀菌效果相同
   B. HOCl 的杀菌效果比 OCl^- 低 10 倍
   C. HOCl 的杀菌效果比 OCl^- 高 10 倍
   D. HOCl 的杀菌效果比 OCl^- 高 80 倍
   E. HOCl 的杀菌效果比 OCl^- 低 80 倍
10. 漂白粉的杀菌效率
   A. 与 pH 无关
   B. 随 pH 增加而提高
   C. 随 pH 增加而降低
   D. pH 为 7 时效率最高
   E. pH 为 7.5 时效率最高
11. 需氯量等于
   A. 加氯量-余氯量
   B. 加氯量+余氯量
   C. 加氯量×余氯量
   D. 加氯量÷余氯量
   E. 其他选项均错
12. 当生活饮用水水源受到严重污染时，应采取何种氯化消毒法
   A. 普通氯化消毒法
   B. 折点氯消毒法
   C. 过量氯消毒法
   D. 氯胺消毒法
   E. 二氧化氯消毒
13. 在我国生活饮用水水质标准制定依据中，有一组毒理学指标，其意义为
   A. 保证流行病学安全
   B. 保证饮用水感官性状良好
   C. 保证不产生毒性和潜在性危害
   D. 保证不引起介水传染病
   E. 保证微生物学安全
14. 在氯化消毒法中，哪一种是杀菌能力最强的物质
   A. 漂白粉加入水中后水解成的次氯酸（HOCl）
   B. 次氯酸在水中电离反应生成的次氯酸根（OCl^-）
   C. 漂白粉消毒时生成的氢氧

化钙
D. 漂白粉加入水中后水解成的氯离子（Cl^-）
E. 氯与水中氨氮形成的NH_2Cl

15. 在饮用水水源的选择上除了考虑水源充足、水质良好、便于防护以外，还应考虑
A. 安全卫生
B. 技术经济上合理
C. 运行费用低廉
D. 兼顾城镇的中远期发展
E. 配水管网配置方便

16. 混凝剂净水的主要作用原理是
A. 它是不带电荷的胶体，能促使水中不带电荷的胶体颗粒自动凝聚
B. 它是带电荷的胶体，能促使水中不带电荷的胶体颗粒自动凝聚
C. 它是带正电荷的胶体，能与水中带负电荷胶体颗粒凝聚
D. 它是带两性电荷的胶体能与水中胶体颗粒凝聚
E. 它是带阴电荷的胶体，能和水中带负电荷胶体颗粒凝聚

17. 混凝剂的净水原理是
A. 水解+电中和+吸附
B. 压缩双电层+电中和+水解
C. 压缩双电层+吸附+架桥
D. 压缩双电层+电中和+吸附架桥作用
E. 水解+吸附架桥+压缩双电层作用

18. 生活饮用水中制定了三氯甲烷和四氯化碳的标准，其原因是
A. 这两种物质可恶化水的感官性状
B. 这两种物质可损害肾脏，引起人群的慢性中毒
C. 二者均具有一定的致癌作用
D. 进行氯化消毒时可产生氯化副产物
E. 二者均具有一定的致畸作用

19. 经水厂处理过的水，其水质应达到饮用水卫生标准规定的要求，包括流行病学上安全、感官性状良好和
A. 化学成分正常
B. 有毒化学物质含量正常
C. 矿物质含量丰富
D. 水中化学物质对健康无害
E. 水中不含有毒有害化学成分

20. 各种微生物因其不同的生物特性而对氯化消毒的耐受程度不同，一般规律是
A. 细菌对氯化消毒的耐受力强于病毒
B. 细菌对氯化消毒的耐受力弱于病毒
C. 腺病毒的耐受力较一般病毒更强
D. 原生生物对氯化消毒的耐受性最强
E. 其他选项均不对

21. 新版《生活饮用水卫生标准》（GB 5749—2022）规定，水中大肠菌群指标是指
A. 发现一个大肠菌群的最小水量
B. 发现一个大肠菌群的最大水量
C. 发现大肠菌群的最小需水量
D. 每100ml生活饮用水中不得检出总大肠菌群
E. 1L水中大肠菌群的个数

22. 集中式给水适用于城镇和有相当数量人口的集体单位或农村居民点，其优点有以下几点，除了
A. 有利于水源的选择和防护
B. 较易保证水质
C. 水质如受污染，危害面积不大
D. 用水方便
E. 便于监督

23. 集中式给水水源选择有以下几个原则，除了
A. 水量充足
B. 用水方便
C. 水质良好
D. 便于防护
E. 技术经济上合理

24. 水源水往往不能满足饮用水水质标准的要求，因而需要进行处理，地面水的常规处理为
A. 过滤-混凝沉淀-消毒
B. 过滤-澄清-消毒
C. 混凝沉淀-过滤-消毒
D. 消毒-过滤-再消毒
E. 消毒-混凝沉淀-再过滤

25. 作为理想的饮用水水源首选为
A. 降水
B. 水库水
C. 江河水
D. 深层地下水
E. 浅层地下水

26. 饮用水消毒的主要目的是
A. 保持水中的余氯
B. 改善水物理性状
C. 消灭大肠埃希菌
D. 杀灭病原菌预防介水传染
E. 消灭虫卵，预防血吸虫病

27. 我国生活饮用水卫生标准中分别对铁和挥发酚、氰化物、游离性余氯都作出了明确的限量要求，这些指标为
A. 感官性状和一般化学指标、毒理学指标、细菌学指标
B. 特殊化学指标、毒理学指标、细菌学指标
C. 一般化学指标、特殊化学指标、毒理学指标
D. 感官性状指标、特殊化学指标、细菌学指标
E. 感官性状和一般化学指标、微量元素指标、细菌学指标

28. 二氧化氯消毒的特点是
A. 消毒效果稳定，能够消除

水色，但成本高，且受pH影响
B. 消毒效果稳定，能够消除水色，不受pH影响，但成本高
C. 消毒效果不稳定，但能够消除水色，成本较低，不受pH影响
D. 消毒效果稳定，但对水色效果不明显，成本高，且受pH影响
E. 消毒效果稳定，能够消除水色，成本较低，但受pH影响

29. 我国《生活饮用水卫生监督管理办法》规定下列哪项不属于涉水产品
A. 与饮用水接触的防护涂料
B. 水质处理器
C. 与饮水接触的新材料和化学物质
D. 涉及饮用水卫生安全的各类进口产品
E. 水龙头

30. 我国规定水质处理器的成型材料和过滤材料需经浸泡试验合格后才可使用，浸泡试验不包括下列哪项指标
A. 一般化学指标
B. 毒理学指标
C. 感官性状
D. 微生物性状指标
E. 放射性指标

31. 聚氯乙烯（PVC）管是目前常用给水塑料管材，若处理不当可带来一定健康危害，其中可能具有致癌作用的物质是
A. 聚氯乙烯树脂
B. 氯乙烯单体
C. 二氯乙烯
D. 二氯乙烷
E. 聚乙烯

32. 水质处理器中的过滤材料对改善水质具有良好作用，但也可能存在一些隐患，哪些过滤材料可能导致含氨氮水中亚硝酸盐含量增加
A. 活性炭
B. 三碘树脂
C. 五碘树脂
D. 黄金碳
E. KDF

33. 对水源选择进行环境卫生监督属
A. 经常性卫生监督
B. 预防性卫生监督
C. 环境监督
D. 环境监测
E. 环境调查

34. 集中式供水的卫生监督的内容不包括
A. 水源选择是否符合卫生要求
B. 供水系统是否能处理足够的水量
C. 由于已多次清洗设备，不必检验水质
D. 处理后的水质能否达到水质卫生标准要求
E. 施工过程和验收时应审核是否符合原设计

35. 集中式给水水质监测的必测项目是
A. 细菌学指标、浑浊度和肉眼可见物
B. 细菌总数、粪大肠菌群和游离性余氯
C. 细菌学指标、色度和游离性余氯
D. 细菌总数、总大肠菌群和浑浊度
E. 细菌总数、肉眼可见物和游离性余氯

36. 评价管网是否出现二次污染的关键指标
A. 细菌总数
B. 总大肠菌群
C. 粪大肠菌群
D. 游离性余氯
E. BOD

参考答案与解析

【A_1型题】

1. B

【解析】饮水消毒副产物与健康危害影响氯化消毒副产物形成的有机前体物：水中能与氯形成消毒副产物的有机物，主要有腐殖酸、富里酸、藻类及其代谢物、蛋白质等。

2. A

【解析】氯化消毒的副产物包括可挥发性和不可挥发性副产物，前者主要为三卤甲烷，后者为卤代羟基呋喃酮、卤代酸、卤代醛、卤代酮等。因此，卤化氢、环已烷、氯化钾、二氯化氢等均不属于副产物。

3. E

【解析】实验证明含氯制剂与水接触时间达30分钟，游离氯在0.3mg/L以上时，对肠道致病菌（如伤寒杆菌、痢疾杆菌等）、钩端螺旋体、布氏杆菌等均有杀灭作用。

4. B

【解析】菌落总数：是评价水质清洁度和考核净化效果的指标。我国规定细菌总数每1ml水不得超过100个。

5. E

【解析】常用的混凝剂有金属盐类混凝剂和高分子混凝剂两类。前者如铝盐和铁盐等；后者如聚

合氯化铝和聚丙烯酰胺等。只有E选项符合。

6. A

【解析】铝盐是最常用的混凝剂，其中有明矾、硫酸铝等。铝盐易溶于水，腐蚀性小，使用方便，混凝效果好，且对水质无不良影响。缺点是：水温低时，絮凝体形成慢且松散。

7. C

【解析】用氯及含氯化合物消毒饮用水时，氯不仅与水中细菌作用，还要氧化水中的有机物和还原性无机物，其需要的氯的总量为“需氯量”。

8. E

【解析】为保证消毒效果，加氯量必须超过水的需氯量，使在氧化和杀菌后还能剩余一些有效氯，称为“余氯”。采用余氯量可反映有效氯与水中有机物、还原性无机物及微生物作用的剩余量，间接反映消毒效果。而CD项测定繁琐。

9. D

【解析】余氯有两种，一种为游离氯如HOCl和OCl^-，另一种为化合氯。HOCl的杀菌效率比OCl^-高约80倍。因此，消毒时应注意控制水的pH不宜太高。

10. C

【解析】次氯酸是弱电解质，其离解程度与水温和pH有关。当$pH<5.0$时，水中HOCl达100%；pH在6.0时，HOCl在95%以上；$pH>7.0$时，HOCl含量急剧减少，随pH上升而减少。

11. A

【解析】需氯量=加氯量-余氯量。

12. C

【解析】当水源受有机物和细菌污染严重时，或在野外工作、行军等条件下，需在短时间内达到消毒效果时，可加过量氯于水中，使余氯达1~5mg/L。消毒后的水用亚硫酸钠、亚硫酸氢钠、硫代硫酸钠或活性炭脱氯。

13. C

【解析】为保证消毒效果，加氯量必须超过水的需氯量，使在氧化和杀菌后还能剩余一些有效氯，称为“余氯”。因此，加氯量-需氯量=余氯量。

14. A

【解析】余氯有两种，一种为游离氯如HOCl和OCl^-，另一种为化合氯如NH_2Cl和$NHCl_2$。游离氯杀菌能力强于化合氯。HOCl的杀菌效率比OCl^-高约80倍。氯与水中氨氮形成的NH_2Cl杀菌作用不如HClO强。

15. B

【解析】水源选择的原则包括水源充足、水质良好、便于防护和技术经济合理。

16. C

【解析】混凝剂净水的电性中和作用是：投加于水中的混凝剂，经水解后形成带正电荷的胶体，能与水中带负电荷的胶体相互吸引，使彼此电荷中和而凝聚。

17. D

【解析】混凝原理有压缩双电层作用、电性中和作用、吸附架桥作用三种。

18. C

【解析】实验证明，四氯化碳可诱发小鼠肝细胞癌，加氯消毒可形成三卤甲烷类物质，其中三氯甲烷的含量最高。三氯甲烷可引发小鼠肝癌及雄性大鼠肾肿瘤。二者均属于人类可能的致癌物。

19. D

【解析】饮用水的基本卫生要求是化学组成对人体有益无害，流行病学上的安全，感官性状良好，水量充足，使用方便。

20. B

【解析】大肠埃希菌抵抗力较低，病毒次之，原虫包囊抵抗力最强。

21. D

【解析】培养于37℃生长繁殖发酵乳糖产酸产气的大肠菌群称为总大肠菌群。是指一升水中大肠菌群的个数。

22. C

【解析】集中式给水优点是：有利于水源的选择和防护；易于采取改善水质的措施，保证水质良好；用水方便；便于卫生监督和管理。但水质一旦被污染，其危害面亦广。

23. B

【解析】饮用水的基本卫生要求是化学组成对人体有益无害，流行病学上的安全，感官性状良好，水量充足，使用方便。B项不正确。

24. C

【解析】常规净化工艺过程包括混凝沉淀（或澄清）—过滤—消毒。目的是除去原水中的悬浮物质、胶体颗粒和细菌等。

25. D

【解析】深层地下水的含水层的上方有不透水层的覆盖，有保护水质不受污染的作用，故深层地下水是理想的首选饮用水水源。

26. D

【解析】消毒是指杀灭外环境中病原微生物的方法。通过消毒可切断饮用水水质中病原微生物的传播途径，预防传染病的发生和流行。

27. A

【解析】铁和挥发性酚属于感官性状和一般化学指标；氟化物属于毒理学指标；水中微生物指标主要有细菌总数、大肠菌群及游离性余氯。

28. B

【解析】ClO_2对水的消毒有其独特的优点：杀菌效果好、用量少，消毒作用时间长，可以保持剩余消毒剂量；可减少水中三卤甲烷等氯化副产物的形成；当水中含氨时不与氨反应，其氧化和消毒作用不受影响；氧化性强，能分解细胞结构，并能杀死孢子；消毒作用不受水质酸碱度的影响；消毒后水中余氯稳定持久，防止再污染的能力强；可除去水中的色和味，不与酚形成氯酚臭；对铁、锰的除去效果较氯强；ClO_2的水溶液可以安全生产和使用。其缺点是：ClO_2具有爆炸性，故必须在现场制备，立即使用；制备ClO_2较复杂，其成本较高。

29. E

【解析】涉水产品包括在饮用水生产和供水过程中与饮用水接触的连接止水材料、塑料及有机合成管材、管件、防护涂料、水处理剂、除垢剂、水质处理器及其他新材料和化学物质。水龙头不属于涉水产品。

30. E

【解析】涉水产品浸泡试验包括一般化学和感官性状指标、毒理学指标、微生物学指标。但不包括放射性指标。

31. B

【解析】聚氯乙烯单体为氯乙烯，与职业性肝血管肉瘤的发生有关。

32. A

【解析】第一，生物氧化作用：由于生饮机内的粉末活性炭，具有发达的孔隙结构，比表面积又大，对有机污染物及其微生物类物质吸附力极强，且有抑制细菌生长的作用，由于进入活性炭内部的细菌存在死亡，机芯内水中的氨氮类物质增加，氨氮类物质能被亚硝化成亚硝酸盐。第二，还原作用：由于碳是还原性物质，而天然水体中一般都存在硝酸盐，经碳的还原作用，可形成游离氮类物质，亚硝酸盐。

33. B

【解析】为保证生活饮用水卫生安全，保障人体健康，根据1996年我国《生活饮用水卫生监督管理办法》规定，卫生行政部门主管饮用水及其卫生安全产品的卫生监督工作，除做好预防性卫生监督外，对已建水厂的饮用水要进行经常性卫生调查、监测和监督。

34. C

【解析】对集中式给水的卫生调查、监测和监督包括以下几方面。①水源卫生调查：在选择水源时，卫生部门应组织有关部门，对可能选择的各个水源进行较长时间的卫生调查和水质监测，并研究确定水源卫生防护的方案。②水厂调查包括：水厂使用的涉及饮用水卫生安全产品是否符合卫生安全和产品质量标准的有关规定；水处理剂和消毒剂使用和贮存情况、事故的应急处理设施以及防止二次污染的措施；取水、输水、蓄水、净化消毒和配水过程中的管理和执行情况；水厂的水质净化消毒设施和水质检验仪器、设备和人员的情况，是否对水质进行日常性检验，并向有关部门报送检测资料等；直接从事供、管水的人员是否有健康体检合格证和上岗证，发现带菌者和传染病患者是否及时调离工作。③水质监测：卫生行政部门应对水源水、出厂水和居民经常用水点进行定期监测，并应做出水质评价。因此C不正确。

35. A

【解析】选项细菌学指标、浑浊度和肉眼可见物均属于集中式给水水质监测的必测项目。

36. D

【解析】我国最普遍的饮水消毒方法是氯化消毒，管网出现二次污染后原有的游离性余氯会因为污染而损失殆尽，因此评价管网是否出现二次污染的关键指标是游离性余氯。

第六节　土壤卫生

【A_1型题】

1. 土壤污染的来源有
   A. 生活污染、城市污水、化肥污染
   B. 工业“三废”及汽车废气污染、生活污染、农药污染
   C. 工业废水、生活污水、农业污染
   D. 重金属污染、放射性污染、农业污染
   E. 生活污染、农业污染、工业三废及汽车废气污染

2. 土壤中何种物质的吸附作用最强
   A. 土壤中的胶体颗粒
   B. 土壤矿物质胶体
   C. 土壤中的沙砾
   D. 土壤中的有机物残体
   E. 土壤中的腐殖质

3. 腐殖质是
   A. 有机含氮化合物分解形成的最简单的无机成分
   B. 化学性质不稳定的复杂有机物
   C. 动植物残体在微生物作用下形成简单的化合物的同时又重新合成复杂的高分子化合物
   D. 土壤中有机物厌氧分解形成的高分子化合物
   E. 腐殖质成分很单一

4. 土壤中大肠菌值大，而产气荚膜杆菌值小时，表示
   A. 土壤的污染是陈旧性的

B. 土壤的污染是新近性的
C. 土壤的污染是连续性的
D. 土壤的污染是间断性的
E. 土壤污染还未自净

5. 卫生数愈小表示
A. 土壤污染愈严重
B. 土壤愈清洁
C. 土壤在卫生学上安全
D. 土壤在流行病学上安全
E. 土壤在微生物学上安全

6. 痛痛病就是
A. 慢性汞中毒
B. 慢性铅中毒
C. 慢性铬中毒
D. 慢性镉中毒
E. 慢性镍中毒

7. 下列哪种情况容易导致重金属向农作物中转移
A. 土壤中富含有大量的腐殖质
B. 土壤的pH较高，呈碱性
C. 土壤处于还原状态
D. 土壤的pH较低，呈酸性
E. 土壤中富含有无机矿物质胶体

8. 土壤中镉的卫生标准是1.0ppm，经调查研究认为某地土壤环境镉的环境容量是0.6ppm，请问该环境单元的镉的自然本底值是多少
A. 0.1
B. 0.2
C. 0.3
D. 0.4
E. 0.6

9. 含有病原体的动物粪便污染土壤后，通过皮肤传染或黏膜进入人体而得病，这病可能是
A. 血吸虫病
B. 炭疽病
C. 破伤风
D. 蛔虫病
E. 痢疾

10. 土壤的生物性污染对人类健康有很大威胁，下列哪种疾病可以直接由土壤传播给人类
A. 肠道传染病
B. 寄生虫病
C. 钩端螺旋体病
D. 肉毒中毒病
E. 军团菌病

11. 堆肥法的原理是
A. 人畜粪便、垃圾在适宜条件下和微生物作用形成腐殖质
B. 人畜粪便在有氧条件下发生化学分解达到无机化
C. 人畜粪便、垃圾在密封容器中氧化分解，达到无害化
D. 人畜粪便、有机垃圾在密封容器中氧化分解，然后又在厌氧菌作用下发酵腐熟
E. 人畜粪便、垃圾在厌氧条件下发生化学分解达到无机化

12. 土壤的主要污染物是
A. 粪便、化肥、农药
B. 厌氧杆菌、寄生虫、农药
C. 有毒化学物质、放射性物质、病原体
D. 致癌物、致畸物、致突变物
E. 厌氧杆菌、寄生虫卵、放射性物质

13. 为了防止农药对土壤的污染，对新农药的要求是
A. 低价格，低残留，低毒
B. 低价格，高效，低毒
C. 低价格，高效，低残留
D. 高效，低毒，低残留
E. 低价格，低毒，高效

14. 以下对土壤污染的描述，哪一项是错误的
A. 土壤污染来源很复杂，有来自空气、水、废渣、垃圾、粪便等
B. 土壤污染物以间接影响人体为主，主要途径是土→植物→人，或土→水→人
C. 土壤污染物主要通过与人的直接接触而影响人体健康
D. 土壤污染物的性质很多样化，有化学性污染、物理性污染、生物性污染等
E. 土壤受重金属和农药的污染后，很难消除，污染期很长

15. 下列关于土壤卫生叙述，哪一项是错误的
A. 土壤能有吸附和过滤作用，有利于土壤的自净
B. 有机物无机化和腐殖质化是土壤有机物自净的主要途径
C. 环境条件改变，生物间拮抗作用使土壤中病原体死亡
D. 土壤中化学污染物（重金属、农药）多数化学性质稳定，不易降解
E. 土壤固体污染物污染范围比较局限，但可通过风吹、雨水淋溶冲刷而扩大污染范围

16. 通过哪种方式可以减少金属镉向农作物转移
A. 加入其他有机物，使其产生拮抗作用
B. 加入石灰调节土壤pH，使镉成难溶的盐，减少转移
C. 使土壤中氧气充分，创造氧化条件
D. 加入硅酸使土壤pH降低，转化成难溶盐
E. 施用更多的氮肥和磷肥

17. 城市有机垃圾的主要用途是
A. 作肥料
B. 回收利用
C. 发电
D. 制沼气
E. 焚烧

18. 以下对粪便无害化处理必须达到的基本要求的说法，哪一项是错误的

A. 杀灭全部血吸虫卵和钩虫卵，蛔虫卵减少95%
B. 防止苍蝇孳生和繁殖
C. 大肠菌群值应大于 $10^{-4} \sim 10^{-3}/g$
D. 肥效可以不予考虑
E. 避免污染居民区的环境

19. 目前应用最广泛并且安全卫生有一定经济效益的处理垃圾的方法是
A. 卫生填埋
B. 焚烧
C. 热解
D. 堆肥
E. 低温氧化法

20. 焚烧法适用于处理何种工业废物
A. 含汞化合物
B. 含氰化合物
C. 含铬化合物
D. 含镉化合物
E. 工业废渣

21. 土壤对重金属的环境容量是指
A. 重金属溶解在土壤中的最大值
B. 土壤中重金属不对农作物产生危害的最大值
C. 土壤中重金属能对农作物产生危害的最小值
D. 土壤中重金属的实际含量
E. 土壤未受或少受人类活动影响的土壤环境本身的重金属含量

22. “密封发酵法”进行粪便无害化处理时，杀死病原菌与寄生虫卵的主要因素是
A. 高温
B. 缺氧
C. 氨气
D. 缺乏营养物质
E. 生物拮抗作用

23. 土壤的容水性主要和（　）有关
A. 土壤颗粒粒径
B. 地面的雨雪水量
C. 土壤所含化学元素
D. 土壤中空气
E. 土壤有机物含量

24. 下列何种情况下土壤中重金属离子容易被农作物吸收
A. pH = 2.5
B. pH = 9.5
C. pH = 7.5
D. pH = 8.0
E. pH = 9.0

25. 土壤大肠菌值是
A. 100g 土壤发现的大肠菌群数
B. 发现大肠菌的最少土壤克数
C. 1g 土壤中发现的大肠菌群数
D. 发现一个大肠菌群的土壤千克数
E. 土壤中大肠菌群数

【B_1 型题】

（26~28 题共用备选答案）
A. 硫化作用
B. 腐殖质化作用
C. 氨化作用
D. 亚硝化作用
E. 硝化作用

26. 土壤中蛋白质和其他含氮化合物，在需氧和厌氧条件下分解而产生氨的过程称为
27. 土壤中 NH_3 氧化为 HNO_2 的过程称为
28. 土壤有机物在细菌、真菌、放线菌的作用下形成腐殖酸、木质素、富里酸、胡敏酸的过程称为

参考答案与解析

【A_1 型题】

1. E

【解析】①农业污染；②工业污染；③生活污染；④交通污染；⑤灾害污染；⑥电子垃圾污染。

2. E

【解析】土壤是一个由无机胶体（黏土矿物）、有机胶体（腐殖酸类）以及有机-无机胶体所组成的胶体体系，具有较强的吸附性能。其中，有机物经过土壤微生物分解后再合成的一种褐色或暗褐色的大分子胶体物质，称为腐殖质，腐殖质的吸附能力最强。

3. C

【解析】腐殖质是土壤中的有机质在微生物的作用下，重新合成的一类新的特殊的高分子有机化合物。为一种黑色或棕黄色的有机胶体，是土壤有机成分中的重要组成部分，一般占有机质的90%，它是植物营养的主要来源之一。

4. A

【解析】产气荚膜杆菌值：发现产气荚膜杆菌的最少土壤克数称为产气荚膜杆菌值。本题中土壤中大肠菌值大，说明发现大肠菌的最少土壤克数多，所以说明大肠菌少；而产气荚膜杆菌值小，说明发现产气荚膜杆菌的最少土壤克数少，即说明产气荚膜杆菌多，所以属于陈旧性污染；反之，则表明新鲜污染，危害性较大。

5. A

【解析】卫生数小表示突然污染严重。

6. D

【解析】土壤镉污染导致当地水稻、蔬菜等农作物含镉量严重

超标，人进食镉米后出现了慢性镉中毒的现象，表现为骨骼系统损害，终日呼喊疼痛，因此称为“痛痛病”。

7. D

【解析】重金属一般是以氢氧化物、离子和盐类形式存在，土壤pH越低，金属的溶解度越高，容易被植物吸收或迁移。

8. D

【解析】土壤背景值（background level）是指该地区未受或少受人类活动影响的天然土壤中各种化学元素的含量。土壤环境容量（soil environmental capacity）是一定土壤环境单元在一定时限内遵循环境质量标准、维持土壤生态系统的正常结构与功能、保证农产品的生物学产量与质量、在不使环境系统污染的前提下土壤环境所能容纳污染物的最大负荷量。土壤背景值+土壤环境容量=土壤卫生标准。

9. B

【解析】含有病原体的动物粪便污染土壤后，病原体通过皮肤或黏膜进入人体而得病（动物-土壤-人），包括钩端螺旋体和炭疽病等。破伤风和肉毒中毒抵抗力很强，天然土壤中常含有破伤风梭菌和肉毒梭菌，人接触土壤而感染（土壤-人）。A血吸虫病不是接触动物粪便，而蛔虫和痢疾传播方式均为人-土壤-人。

10. D

【解析】破伤风梭菌和肉毒梭菌中毒抵抗力很强，天然土壤中常含有破伤风梭菌和肉毒梭菌，人接触土壤而感染（土壤-人）。

11. A

【解析】是把粪便和有机垃圾、作物（蒿）秆、叶等按一定比例堆积起来，在一定温度、湿度和微生物的作用下，分解有机物并产生高温，使病原体死亡并形成大量腐殖质。

12. C

【解析】土壤主要污染物可以分为化学污染、物理污染、生物污染和放射性污染等。其中以化学污染最为普遍，分为无机污染物，包括对动植物有危害作用的元素和化合物，主要有Hg、Cd、Cu、Zn、Cr、Pb、As、Ni、Co、Se等重金属，Sr、Cs、U等放射性元素，N、P、S等营养物质及其他无机物质如酸、碱、盐、氟等；有机污染物主要是有机农药，包括有机氮类、有机磷类、氨基甲酸脂类等。

13. D

【解析】农药价格高低与其对土壤污染无关。

14. C

【解析】人为因素是造成土壤重金属、农药、石油污染的主要原因，致使土壤酸化、营养元素流失，进而破坏土壤生态系统、降低作物产量。并通过“土壤→植物→人体”，或通过“土壤→水→人体”间接被人体吸收，形成对人体健康的危害。B与C项矛盾，直接接触影响人体健康不正确。

15. A

【解析】土壤是一个由无机胶体（黏土矿物）、有机胶体（腐殖酸类）以及有机-无机胶体所组成的胶体体系，具有较强的吸附性能。所以，在某种意义上土壤对农药的吸附表现为净化作用。这种净化作用只是在一定条件下缓冲作用，并没有使化学农药得到根本降解。

16. B

【解析】重金属一般是以氢氧化物、离子和盐类形式存在，土壤pH越低，金属的溶解度越高，容易被植物吸收或迁移，土壤加入石灰则偏碱性，形成难溶性镉盐，不利于其向植物内富集。应避免施用过多的氮肥和磷肥。过量的氮肥和磷肥会影响水稻植株对镉的吸收和积累，增加稻米的镉含量。

17. A

【解析】粪便无害化处理是控制肠道传染病，增加农业肥料和改良土壤的重要措施：包括粪尿混合发酵、堆肥法和沼气发酵法。城市有机垃圾易腐败，便于处理，粉碎后便于堆肥。BCDE均为垃圾的用途，但不是最主要的用途。

18. D

【解析】《粪便无害化卫生标准》GB 7959—87规定：堆肥温度最高达到50~55℃，持续5~7天；蛔虫卵死亡率95%~100%；粪大肠菌值10^{-1}~10^{-2}；有效地控制苍蝇孳生，堆周围没有活的蛆、蛹或新羽化的成蝇。《畜禽粪便无害化处理技术规范》（NY/T 1168—2006）规定畜禽粪便经过堆肥处理后必须达到卫生学要求。如果条垛堆肥，发酵温度45℃以上的时间不少于14天；采用机械强化槽式和密闭仓式堆肥时，保持发酵温度50℃以上时间不少于7天或发酵温度45℃以上的时间不少于14天。

19. A

【解析】卫生填埋是最常用的垃圾处理方法，也是多数发达国家对垃圾处理的一种主要方法。此法安全卫生、成本较低，已回填完毕的场地可以作绿化地、公园、游乐场等。

20. B

【解析】氰化物为有机物，燃烧生成NOx，而含汞、含铬以及工业废渣，燃烧后向大气中排出大量有毒物质，易通过吸入引发潜在危害。

21. B

【解析】土壤环境容量是一定土壤环境单元在一定时限内遵循环境质量标准、维持土壤生态系统的正常结构与功能、保证农产品的生物学产量与质量、在不使环境系统污染的前提下土壤环境所能容纳污染物的最大负荷量。对于重金属来说，土壤环境容量是土壤中重金属含量应保证农产品的质量，不对农产品产生危害的最高限值。土壤未受或少受人类活动影响的土壤环境本身的重金属含量则指的是土壤环境背景值。

22. C

【解析】粪尿混合发酵法是在厌氧环境中密闭发酵，由厌氧菌分解含氮有机物产生大量氨。游离氨能随水透入卵壳，杀死寄生虫卵。

23. A

【解析】我国将土壤分为砂土、壤土和黏土，这是根据矿物质颗粒大小分类，而土壤的容水性主要与土壤颗粒粒径有关。

24. A

【解析】酸性条件下，重金属离子更容易被农作物吸收，因此，选 pH 最低的 A 选项。

25. B

【解析】土壤大肠菌值是发现大肠菌的最少土壤克数。

【B_1 型题】

26. C

【解析】氨化作用又称脱氨作用，微生物分解有机氮化物产生氨的过程。

27. D

【解析】硝化作用：氨基酸脱下的氨，在有氧的条件下，经亚硝酸细菌和硝酸细菌的作用转化为硝酸的过程。

28. B

【解析】有机物经过土壤微生物分解后再合成的一种褐色或暗褐色的大分子胶体物质，称为腐殖质，形成腐殖质的过程称为有机物的腐殖质化。腐殖质的成分很复杂，其中含有木质素、蛋白质、碳水化合物、脂肪和腐殖酸等。

第七节　生物地球化学性疾病

【A_1 型题】

1. 碘缺乏病可对人体产生多种危害，除了
   A. 早产、死胎
   B. 单纯性聋哑
   C. 视野缩小
   D. 新生儿甲状腺功能低下
   E. 亚克汀病
2. 哪一个不是缺碘性地方性甲状腺肿的发病机制
   A. 促甲状腺素分泌增加
   B. 甲状腺素合成减少
   C. 促使甲状腺增生肥大
   D. 促甲状腺素分泌减少
   E. 甲状腺胶质过量分泌
3. 地方性甲状腺肿流行地区的儿童中出现不同程度的呆、小、聋、哑、瘫等临床表现，这种病称为
   A. 严重型地方性甲状腺肿
   B. 先天性水俣病
   C. 地方性营养不良
   D. 慢性铅中毒
   E. 地方性克汀病
4. 一般认为，氟中毒的发病机制与下列哪种因素无关
   A. 氟与钙结合沉降在骨中
   B. 抑制肾小管对磷的重吸收
   C. 形成氟磷灰石
   D. 使恒牙的牙釉质钙化、变色
   E. 使牙釉质疏松多孔
5. 地方性氟病的预防主要是
   A. 改水
   B. 饮水加除氟剂
   C. 种植吸氟植物
   D. 食物除氟
   E. 治疗氟斑牙
6. 地方性砷中毒常见的临床症状为
   A. 全身皮肤瘙痒
   B. 皮肤色素缺失或高度沉着
   C. 恶心、呕吐、全身不适
   D. 骨质疏松
   E. 心肌肥大
7. 我国贵州省部分地区居民习惯在室内燃煤、用煤火烘烤食物等，由此较易造成
   A. 地方性镉中毒
   B. 地方性氟中毒
   C. 地方性甲状腺肿
   D. 汞中毒
   E. 多环芳烃中毒
8. 地方性克汀病是由于
   A. 婴儿期摄入氟过多所致
   B. 母体妊娠期间摄入过多非必需微量元素所致
   C. 胚胎期和婴儿期碘摄入过多所致
   D. 胚胎发育期和婴儿期严重缺碘所致
   E. 胚胎期和婴儿期多种微量元素严重缺乏所致
9. 目前我国预防地方性甲状腺肿的最主要措施是
   A. 多食含蛋白质丰富的食物
   B. 提倡喝烧开的水
   C. 多吃海带
   D. 供给碘化食盐
   E. 改善居住条件
10. 下列哪些病属于生物地球化学性疾病
    A. 乌脚病，痛痛病
    B. 水俣病，地方性氟病
    C. 乌脚病，碘缺乏病
    D. 心血管病，乌脚病
    E. 痛痛病，地方性氟病
11. 饮食中缺硒可能引起的地方病有
    A. 克山病，克汀病
    B. 大骨节病，黑脚病

C. 克山病，痛痛病
D. 黑脚病，水俣病
E. 克山病，大骨节病

12. 关于判断生物地球化学性疾病的说法，不正确的是
A. 疾病发生有明显的地区性
B. 与该地区某种化学元素之间关系密切
C. 疾病的发生与地质中某种化学元素之间有明显的剂量-反应关系
D. 疾病的发生在不同时间、地点、人群中有同样的相关性
E. 受害人群广泛及是否暴发流行

13. 引起生物地球化学性疾病的主要原因是
A. 工业废弃物的排放
B. 生物性病原体的传播
C. 环境中某些元素含量过多
D. 环境中某些元素含量过少
E. 环境中某些元素含量过多或过少

14. 下列哪种方法不适用于防治生物地球化学性疾病
A. 更换适宜的水源
B. 防止环境污染
C. 加强营养
D. 补充机体缺乏的元素
E. 对环境中过多元素进行降解

【A_2 型题】

15. 某山区于20世纪60年代，陆续出现不少骨骼变形以致丧失劳动能力的人，后经上级派员进行调查，发现这些患者除肢体骨骼变形外，还有明显的黑褐色斑牙。当时初步诊断为氟骨症，但水及土壤氟含量不高。在这种情况下，最应进一步检测的项目是
A. 进行卫生调查
B. 村民吸烟情况调查
C. 核查饮水中氟含量
D. 检测燃料中氟含量
E. 检测蔬菜中氟含量

【B_1 型题】

（16~19题共用备选答案）
A. 经食物链传递而富集最终影响人体健康的是
B. 胚胎期和婴儿发育早期机体严重碘缺乏可引起
C. 污水灌溉农田使农作物受污染而危害人体健康的是
D. 引起居民以斑釉齿和骨骼损害为特征的疾病是
E. 以皮肤损害为显著特点的生物地球化学性疾病为

16. 地方性砷中毒
17. 地方性克汀病
18. 地方性氟病
19. 慢性甲基汞中毒

参考答案与解析

【A_1 型题】

1. C

【解析】视野缩小是慢性甲基汞中毒的典型中枢神经系统损害症状。

2. D

【解析】碘缺乏病在成人主要为地方性甲状腺肿，幼儿为克汀病。克汀病患者生后即有不同程度的智力低下，体格矮小，听力障碍，神经运动障碍和甲状腺功能低下，伴有甲状腺肿。可概括为呆、小、聋、哑、瘫，每年有近千万婴儿因缺碘导致智力损伤。

3. E

【解析】克汀病患者生后即有不同程度的智力低下，体格矮小，听力障碍，神经运动障碍和甲状腺功能低下，伴有甲状腺肿。可概括为呆、小、聋、哑、瘫，每年有近千万婴儿因缺碘导致智力损伤。

4. D

【解析】由于过量氟摄入，使恒牙釉质正常的矿化过程受损，使釉质（主要是外层1/3）出现弥漫性矿化不全和疏松多孔区，牙齿硬度减弱，质脆易碎，常发生早期脱落。牙齿萌出后釉质异常处逐渐发生色素沉着，形成色泽逐渐加深的棕色或棕黑色。

5. A

【解析】对于饮水型氟中毒的预防措施：病区内如有低氟水源可以利用，应首先改换水源。包括：①打低氟深井水；②引用低氟地表水；③收集降水。

6. B

【解析】皮肤损害是慢性砷中毒特异体征。早期可出现弥漫性褐色、灰黑色斑点条纹；与此同时部分皮肤出现点状、片状、条纹状色素脱失，呈现白色斑点或片状融合。皮肤“色素沉着”与“色素缺失”多同时出现在躯干部位，以腹部（花肚皮）、背部为主。地方性镉中毒主要为骨骼系统的表现。

7. B

【解析】我国氟中毒病区分布特点，北方以饮水型为主，南方以燃煤污染型为主，交汇区大致在长江以北，秦岭、淮河以南。饮茶型主要在中西部和内蒙古等习惯饮茶民族聚居区。

8. D

【解析】胚胎期由于缺碘，胎儿的甲状腺激素供应不足，导致胎儿的生长发育障碍。特别是中

枢神经系统的发育分化障碍。出生后摄碘不足，使甲状腺激素合成不足，引起甲状腺激素缺乏，明显影响身体和骨骼的生长，从而表现出体格矮小、性发育落后、黏液性水肿及其他甲状腺功能低下的症状。

9. D

【解析】食盐加碘是预防碘缺乏病的首选方法。碘盐是把微量碘化物（碘化钾或碘酸钾）与大量的食盐混匀后供食用的盐。

10. C

【解析】乌脚病、地方性氟病、碘缺乏病属于生物地球化学性疾病；痛痛病、水俣病属于环境污染性疾病；心血管病属于慢性病。

11. E

【解析】克山病和大骨节病是由于饮食中缺乏硒元素；克汀病是胚胎婴幼儿时期缺碘；乌脚病是由于砷元素摄入过量；痛痛病是慢性镉中毒；水俣病是慢性甲基汞中毒。

12. E

【解析】A、B、C、D 都属于生物地球化学性疾病的特点，生物地球化学性疾病的发病是缓慢的，E 选项暴发流行不属于生物地球化学性疾病的特点。

13. E

【解析】C、D 不全面，环境中某些元素含量过多或过少都有可能导致生物地球化学性疾病。

14.【解析】C 更换适宜的水源、防止环境污染如氟砷的燃煤污染，补充机体缺乏的元素如补碘，对环境中过多元素进行降解如饮水除氟均可以防治生物地球化学性疾病。加强营养无助于防治生物地球化学性疾病。

【A_2 型题】

15. D

【解析】我国氟中毒病区分布特点，北方以饮水型为主，南方以燃煤污染型为主，交汇区大致在长江以北，秦岭、淮河以南。饮茶型主要在中西部和内蒙古等习惯饮茶民族聚居区。选项中未提及饮茶摄入，因此排出饮水和土壤途径，最应进一步调查燃煤中含氟情况。

【B_1 型题】

16. E

【解析】皮肤损害是地方性砷中毒特异体征。早期可出现弥漫性褐色、灰黑色斑点条纹；与此同时部分皮肤出现点状、片状、条纹状色素脱失，呈现白色斑点或片状融合。皮肤“色素沉着”与“色素缺失”多同时出现在躯干部位，以腹部（花肚皮）、背部为主。

17. B

【解析】胚胎期由于缺碘，胎儿的甲状腺激素供应不足，胎儿的生长发育障碍。特别是中枢神经系统的发育分化障碍。出生后摄碘不足，使甲状腺激素合成不足，引起甲状腺激素缺乏，明显影响身体和骨骼的生长。

18. D

【解析】地方性氟中毒可造成氟骨病和氟斑牙。

19. A

【解析】慢性甲基汞中毒是人群长期摄入甲基汞污染的饮食（特别是鱼贝类食物），造成摄入者体内有大量甲基汞蓄积而引起的以中枢神经系统损伤为主要中毒表现的环境污染性疾病。

第八节　环境污染性疾病

【A_1 型题】

1. 肺癌发生率一般较高，在
   A. 乡村居民中
   B. 城市居民中
   C. 燃天然气的居民中
   D. 燃煤气的居民中
   E. 空气中苯并[a]芘浓度较高的居民中
2. 引发胎儿畸形发生率明显增高的环境污染物是
   A. 甲基汞
   B. 反应停
   C. 苯并[a]芘
   D. 硫氧化物
   E. 硫酸盐
3. 慢性镉中毒主要影响
   A. 脑
   B. 心脏
   C. 肝脏
   D. 肾脏
   E. 甲状腺

【A_2 型题】

4. 在我国新疆、内蒙古等地一些偏远农村居民的躯干、四肢皮肤发生色素沉着和脱色斑点，伴有周围神经炎症状，患者的手掌和脚跖皮肤过度角化。甚至发展到四肢和躯干，严重者可发展成皮肤癌。调查发现，当地居民饮用的井水中某种化学物质含量过高。该种地方性疾病很可能是
   A. 硒中毒
   B. 砷中毒
   C. 氟中毒
   D. 镍中毒
   E. 铊中毒

【B_1 型题】

（5~8 题共用备选答案）

A. 脊柱受压缩短变形，终日疼痛呼叫
B. 视野向心性缩小，感觉障碍
C. 氟斑牙
D. 黑脚病
E. 脱发（斑秃或全秃）

5. 水俣病的典型症状是
6. 地方性砷中毒可造成
7. 痛痛病重症患者常出现的症状是
8. 土壤重金属铊污染可造成

参考答案与解析

【A_1型题】

1. E

【解析】宣威农民家庭所用烟煤、木柴、无烟煤三种燃料中，烟煤燃烧排放物的颗粒小、有机物含量高，并含有大量以苯并[a]芘 BaP 为代表的致癌性 PAH 类化合物，且具有较强的致突变性、致癌性等特征。最高达 626μg/100m^3，超过我国大气卫生标准值600多倍。根据对宣威县11个公社约60万人所进行的室内空气中BaP浓度与肺癌死亡率之间的关系研究，两者有剂量-反应关系。

2. A

【解析】先天性水俣病是母亲在妊娠期由于摄入甲基汞，通过胎盘侵入胎儿脑组织所致的中枢神经系统障碍性疾病。大多婴儿在出生3个月后开始出现症状，主要表现为咀嚼、运动、言语和智力发育障碍等症状，患儿随着年龄的增长，可出现明显的智力低下、发育不良和四肢变形等。

3. D

【解析】镉在人体靶器官为肾脏。镉损伤肾小管后，使人出现糖尿、蛋白尿和氨基酸尿等症状，并使尿钙和尿酸的排出量增加。肾功能不全又会影响维生素 D_3 的活性，使骨骼的生长代谢受阻碍，从而造成骨骼疏松、萎缩、变形等。

【A_2型题】

4. B

【解析】由典型皮肤损害症状可判断为砷中毒。皮肤损害是慢性砷中毒特异体征。早期可出现弥漫性褐色、灰黑色斑点条纹；与此同时部分皮肤出现点状、片状、条纹状色素脱失，呈现白色斑点或片状融合。皮肤“色素沉着”与“色素缺失”多同时出现在躯干部位，以腹部（花肚皮）、背部为主。亦可出现在乳晕、眼睑、腋窝等皱褶处。皮肤角化、皲裂处易形成溃疡，合并感染，甚至演变为皮肤癌。

【B_1型题】

5. B

【解析】水俣病典型临床表现为：视力障碍，向心性视野缩小；听力障碍；运动失调等中枢神经系统功能障碍。

6. D

【解析】地方性氟中毒可造成氟骨病和氟斑牙。

7. A

【解析】土壤镉污染导致当地水稻、蔬菜等农作物含镉量严重超标，人进食镉米后出现了慢性镉中毒的现象，表现为骨骼系统损害，终日呼喊疼痛，因此称为“痛痛病”。

8. E

【解析】环境铊污染对人体的影响主要为慢性危害：周围神经损害；视力下降甚至失明；毛发脱落，呈斑秃或全秃等。

第九节　住宅与办公场所卫生

【A_1型题】

1. 室内工作点与对面室外遮光物上端的连线与采光口上缘连线之间的夹角为
   A. 投射角
   B. 开角
   C. 采光系数
   D. 室深系数
   E. 窗地面积比
2. 夏季在住宅群建筑区使建筑物长轴与主导风向形成多少度角时，在相同间距情况下，更有利于下风侧各排房屋的通风，
   A. 30°
   B. 45°
   C. 60°
   D. 90°
   E. <30°
3. 城镇住宅居室容积一般至少为
   A. 20m^3
   B. 30m^3
   C. 60m^3
   D. 15m^3
   E. 40m^3
4. 下列哪个指标是判断机体热平衡是否受到破坏的最直接指标
   A. 皮肤温度
   B. 脉搏
   C. 体温
   D. 出汗量
   E. 温热感
5. 室内空气污染物中哪个与肺癌

发病密切
A. 甲醛
B. SO_2
C. NO_X
D. ^{222}Rn
E. CO

6. 在现代家庭中儿童的变态反应性疾病在不断上升，这可能与下列哪个因素有关
A. 蚊子
B. 臭虫
C. 尘螨
D. 蟑螂
E. 病毒

7. 室内小气候对人体的直接作用是
A. 影响机体对疾病的抵抗力
B. 影响儿童、老人身心健康
C. 影响儿童的生长发育
D. 影响机体的体温调节
E. 影响居民休息和睡眠

8. 关于室内小气候的确切概念是
A. 人体周围环境中的气温、气湿、气流辐射等所形成的气候
B. 室外的气温、气湿、气流、辐射所形成的气候
C. 大气的温度、湿度、气流、气压所形成的气候
D. 局部环境气温、气湿、气流、气压所形成的气候
E. 室内由于围护结构的作用形成了与室外不同的室内气候

9. 以下有关住宅的基本卫生要求中哪一项是错误的
A. 小气候适宜
B. 采光照明良好
C. 空气清洁卫生
D. 环境安静整洁
E. 卫生间距越大越好

10. 以下关于住宅地段的卫生要求的叙述，哪一项是错误的
A. 土壤清洁、干燥、渗水性好
B. 与污染源之间应有卫生间隔地带
C. 有良好的日照，通风良好
D. 地下水位高
E. 地势平坦而有一定坡度，有利排水

11. 我国的绝大部分领土在北纬45°地区，居室最适宜的朝向是
A. 坐北朝南
B. 东西向
C. 西南向
D. 东北向
E. 坐南朝北

12. 新装饰的居室中，常常有一种可使人眼红、流泪和咳嗽的刺激性气体，这很可能是
A. SO_2
B. CO
C. CO_2
D. 甲醛
E. 氮氧化物

13. 室内小气候主要包括
A. 气温、气湿、气流、热辐射
B. 气温、气湿、气流、气压
C. 气温、气湿、气压、热辐射
D. 气温、气湿、热辐射、空气离子
E. 气温、气湿、气流、空气离子

14. 评价室内空气清洁度和居室容积的最重要指标是
A. SO_2
B. CO
C. CO_2
D. O_3
E. 颗粒物

15. 居室进深与地板至窗上缘高度之比称
A. 室深系数
B. 采光系数
C. 日照系数
D. 窗地面积比
E. 居室进深与居室宽度比

16. 主要来自于建筑材料的室内污染物是
A. SO_2
B. NO_X
C. CO
D. 氡及其子体
E. 微生物

17. 评价居室空气清洁程度的指标不包括
A. 二氧化碳
B. 微生物
C. 空气中重、轻离子比值
D. 烟尘
E. 有害气体

18. 居室中空气中 CO_2 应保持在
A. 0.07‰以下
B. 0.1‰
C. 0.1%以下
D. 0.07%以下
E. 7%以下

19. 较长时间接触 90dB（A）以上的强烈噪声，使听力明显下降，听阈提高 15~30dB（A），离开噪声环境数小时至 20 多小时后听力才能恢复，称为
A. 听力适应
B. 听力疲劳
C. 噪声性耳聋
D. 听觉外反应
E. 神经性耳聋

20. 制定住宅小气候标准应以何季度为主
A. 冬春季
B. 春秋季
C. 冬夏季
D. 夏秋季
E. 秋冬季

21. 某居室经检测空气中氡含量较高，空气氡最可能来自
A. 房屋地基土壤
B. 吸烟
C. 家用电器
D. 油漆、涂料
E. 燃料燃烧

22. 冬季，某居民在自家较封闭房间内的一盆煤火旁发生昏迷，皮肤黏膜呈樱桃红色，导致该症状最可能的空气污染物为

A. CO
B. CO_2
C. SO_2
D. NO_x
E. PAH

23. 当人体向周围物体辐射散热量大于人体接受周围物体的辐射热量时称为
A. 正辐射
B. 负辐射
C. 热辐射
D. 强辐射
E. 弱辐射

【A_2 型题】

24. 某一高层封闭式办公大楼，终日采用集中式空调系统，近日工作人员诉说呼吸道干燥、鼻塞、头痛、注意力不集中、易疲劳等，但下班后返回家中，上述症状自行消失。此病症最可能是
A. 建筑物关联症（BRI）
B. 不良建筑物综合征（SBS）
C. CO 中毒
D. CO_2中毒
E. 流行性感冒

25. 某城镇一电影院春节期间放映新片，场场爆满，每场 3 小时，场次间隔仅 15 分钟，而且管理紊乱，吃东西、抽烟相当普遍。大多数观众散场后均感到疲乏、头晕、头痛，甚至恶心不适等，其原因最可能是
A. CO 中毒
B. 室内通风不好，CO 浓度过高
C. 放映时间过长
D. 电影院建筑质量差
E. 传染病流行

26. 某人拟准备在市区开办一文化娱乐场所，在经营前必须到当地卫生机构申办有关证件后方可营业。此证件名为
A. 从业人员健康合格证
B. 从业人员业务培训合格证
C. 公共场所卫生许可证
D. 公共场所防火安全合格证
E. 公共场所卫生标准合格证

【B_1 型题】

（27～28 题共用备选答案）
A. 臭氧
B. 铅
C. 硒
D. 甲醛
E. 苯并[a]芘

27. 阻碍血液输氧，引起组织缺氧的是
28. 对眼睛刺激作用最强的是

（29～31 题共用备选答案）
A. 听觉系统
B. 心血管系统
C. 急慢性疾病和某些癌变
D. 免疫力
E. 血液循环

29. 环境噪声常影响
30. 微波辐射影响
31. 放射性污染影响机体

（32～35 题共用备选答案）
A. 黑球温度
B. 湿球温度
C. 干球温度
D. 有效温度
E. 校正有效温度

32. 表示气温和气湿综合作用的结果为
33. 表示气温、辐射和气流速度综合作用的结果
34. 人体在温度、湿度和风速的综合作用下产生的冷热感觉指标
35. 人体在温度、湿度、热辐射和风速的综合作用下产生的冷热感觉指标

（36～38 题共用备选答案）
A. 居住建筑密度
B. 人口净密度
C. 人口毛密度
D. 居住系数
E. 建筑容积率

36. 描述居住建筑基底面积占居住建筑用地面积比例
37. 描述居住面积与建筑总面积之比
38. 1ha（$=10000m^2$）居住建筑用地面积上的居住人数为

参考答案与解析

【A_1 型题】

1. B

【解析】开角是室内工作点与对侧室外遮光物上端的连线和工作点与采光口上缘连线之间的夹角，不应小于 4°。投射角是指室内工作点与采光口上缘连线和水平线所成的夹角。采光系数是指室内工作水平面上（或距窗 1m 处），散射光的照度与室外相同时间的空旷无遮光物地方接受整个天空散射光（全阴天，见不到太阳，但不是雾天）的水平面上照度的百分比。室深系数为窗上缘距地面高与室深之比。窗地面积比指直接天然采光口的窗玻璃面积与室内地面面积之比。

2. C

【解析】在住宅群建筑区，使建筑物长轴与主导风向成 60° 角时，在相同间距情况下，要比建筑物长轴与主导风向垂直更有利于对其下风向的建筑物的通风。

3. A

【解析】我国《住宅居室容积卫生标准（GB 11727—1989）》

规定，全国城镇住宅居室容积的卫生标准为$20m^3$/人。

4. C

【解析】良好的小气候是维持机体热平衡，使体温调节处于正常状态的必要条件。相反，不良的小气候则可影响人体热平衡，使人体体温调节处于紧张状态。

5. D

【解析】氡及其短寿命子体（^{218}Po至^{214}Po）对人体健康的危害，主要是引起肺癌，其潜伏期为15~40年。有人认为除吸烟外，氡比其他任何物质都更容易引起肺癌。

6. C

【解析】尘螨具有强烈的变态反应原性，是室内主要的生物性变态反应原，可通过空气传播进入人体，因反复接触而致敏，可引起过敏性哮喘、变应性鼻炎，也可引起皮肤过敏等。

7. D

【解析】良好的小气候是维持机体热平衡，使体温调节处于正常状态的必要条件。相反，不良的小气候则可影响人体热平衡，使人体体温调节处于紧张状态。

8. E

【解析】住宅的室内由于屋顶、地板、门窗和墙壁等围护结构以及室内的人工空气调节设备等综合作用，形成了与室外不同的室内气候，称为室内小气候。

9. E

【解析】①室内有适宜的小气候。②采光照明良好。白天充分利用自然采光，晚间照明适当。③空气清洁卫生应避免室内外各种污染源对室内空气的污染，冬季室内也应有适当的换气。④隔声性能良好应避免室外及相邻居室的噪声污染。⑤卫生设施齐全应有上、下水道和其他卫生设施，以保持室内清洁卫生。⑥环境安静整洁应保证休息、睡眠、学习和工作。

10. D

【解析】住宅地段卫生要求包括以下几个方面。①方便：居住区用地布局合理，公共配套设施齐全。②舒适：有良好的生态环境，有良好的日照、采光、通风条件，无噪声干扰。生活能源供给充足、生活水质好。有较高的绿化水平，良好的小气候，空气清新洁净。③安全：居住环境与居民生活协调安定，各系统运转正常，给排水正常，不致引发内涝。④优美：人与视觉环境的沟通与交融。D项未提及。

11. A

【解析】我国绝大部分地区在北纬45°以南，居室最适宜的朝向是南向，即住宅楼的长轴应采用东西走向，也就是使住宅主要房间朝南，而将辅助房间放在北面。住宅南北朝向的设计，使居室能满足在冬季得到尽量多的日照，夏季能避免过多的日照和有利于自然通风的要求。

12. D

【解析】由题目，SO_2、甲醛和氮氧化物均有刺激作用。氮氧化物绝大部分由汽车尾气排放，不属于室内空气污染物。SO_2和甲醛均有眼和呼吸道刺激作用，均是致敏原。当室内用煤炉或煤气灶取暖或烹饪时，室内SO_2浓度常高于室外浓度。但题干中提到新装修，因此判断为甲醛。

13. A

【解析】室内小气候主要是由气温、气湿、气流和热辐射（周围墙壁等物体表面温度）这四个气象因素组成。它们同时存在并综合作用于人体，对人体健康产生重要影响。

14. C

【解析】室内空气中CO_2的含量是用做评价空气清洁度的一个重要指标，因此，也是作为居室容积是否符合卫生要求的重要指标之一。居室中CO_2浓度的卫生学要求不应超过0.07%，即不应超过0.7L/m^3。

15. A

【解析】开角是室内工作点与对侧室外遮光物上端的连线和工作点与采光口上缘连线之间的夹角，不应小于4°。投射角是指室内工作点与采光口上缘连线和水平线所成的夹角。采光系数是指室内工作水平面上（或距窗1m处）散射光的照度与室外相同时间的空旷无遮光物地方接受整个天空散射光（全阴天，见不到太阳，但不是雾天）的水平面上照度的百分比。室深系数为窗上缘距地面高与室深之比。窗地面积比指直接天然采光口的窗玻璃面积与室内地面面积之比。

16. D

【解析】SO_2、CO、NOx属于燃烧产物，微生物属于室内生物性污染。甲醛、可挥发性有机污染物和氡及其子体，来自装饰材料中。

17. C

【解析】评价居室空气清洁度的指标包括：①CO_2；②微生物和悬浮颗粒物（BD项）；③CO（E项）；④SO_2；⑤其他参数如甲醛、苯并芘等。因此，C项错误。

18. D

【解析】室内空气中CO_2的含量是用做评价空气清洁度的一个重要指标，因此，也是作为居室容积是否符合卫生要求的重要指标之一。居室中CO_2浓度的卫生学要求不应超过0.07%，即不应超过0.7L/m^3。

19. B

【解析】较长时间停留在强烈噪声环境中，引起听力明显下降，离开噪声环境后，听阈提高超过15~30dB，需要数小时甚至数十小时听力才能恢复，称为听觉疲劳。属于暂时性听阈位移。

20. C

【解析】在制定小气候卫生标准时，要研究影响室内小气候和机体适应能力的各种因素。气温变化既是影响体温调节的主要因素，又较易受外界气象因素的影响，所以制定室内小气候标准应以气温为主。住宅室温标准一般指气湿、气流、热辐射在正常范围时，居室中央距地板1.5m高处的气温。由于冬夏两季室内外温差较大，因此制定住宅小气候标准应以冬夏两季为主。

21. A

【解析】一般说来，室内的氡若来自地基土壤，则氡的浓度随住房的层数升高而降低。在有些坑道人防工程内氡及其子体浓度可高达$849Bq/m^3$。

22. A

【解析】该案例为典型CO中毒。CO中毒常发生在较为封闭环境，由于煤炭等燃料发生不完全燃烧，导致室内CO浓度升高，进而发生中毒。CO是化学窒息性气体，与红细胞中血红蛋白结合，使血液失去携氧功能。因此静脉血也呈鲜红色，故皮肤呈樱桃红色。

23. B

【解析】使人受热，为正辐射，使人散热，为负辐射。

【A_2型题】

24. B

【解析】不良建筑物综合征是现代住宅室内多种环境因素（如物理因素、化学因素）综合作用对健康产生影响所引起的一种综合征。该综合征是由于建筑物内空气污染、空气交换率低，引起在该建筑物内活动的人群产生的一系列非特异症状。其症状主要包括眼、鼻和咽喉、上呼吸道刺激症状、头痛、疲劳、精力不足、健忘、嗜睡、全身不适和工作效率低下等。与建筑物有关的疾病在临床上可以明确诊断；二是病因可以鉴别确认，可以直接找到致病的空气污染物，乃至污染源；三是患者即使离开发病现场，症状也不会很快消失。

25. B

【解析】吸烟产生的CO是造成观众症状的主要原因，但未出现意识模糊等中枢神经系统系统症状，因此排除CO中毒。与C、D、E无关。

26. C

【解析】国家对公共场所实行卫生许可证管理。卫生许可证是卫生行政部门在开业之前，依据经营者申请进行预防性卫生监督之后，认为所经营的项目符合卫生标准和要求而制发的卫生许可证明书。未取得卫生许可证的，不得营业。

【B_1型题】

27. A

【解析】臭氧除能刺激眼、呼吸道，降低肺功能之外，还能阻碍血液运输氧功能，造成组织缺氧，也可使甲状腺功能受损，骨骼钙化，以及潜在性全身影响。

28. D

【解析】臭氧也有对眼睛的刺激作用，但作用不及甲醛。刺激作用最强的是光化学烟雾中的PBN，其次PAN。

29. A

【解析】噪声对健康的危害分特异性危害与非特异性危害两方面：特异性危害是指对听觉系统的损伤作用。

30. B

【解析】强度在$1\sim10\mu W/cm^2$作用下，对血液系统（外周血象）和免疫系统都有相当程度的影响（兴奋或抑制）。

31. C

【解析】室内放射性污染主要是氡及其短寿命子体对人体健康的危害，主要是引起肺癌，其潜伏期为15~40年。

32. B

【解析】湿球温度表示气温和气湿综合作用的结果。

33. A

【解析】黑球温度表示气温、热辐射和气流综合作用的结果。

34. D

【解析】有效温度是在不同温度、湿度和风速的综合作用下，人体产生的冷热感觉指标。以风速为0m/s，相对湿度为100%，气温为17.7℃时产生的温热感作为评价标准，将其他不同气温、气湿和风速组成的小气候的温热感与之比较而得出的有效温度值。

35. E

【解析】在有效温度基础上，综合考虑热辐射对机体的影响，将干球温度（气温）改用黑球温度，所得的有效温度称为校正有效温度。

36. A

【解析】居住建筑密度是居住用地内，各类建筑的基底总面积与居住区用地面积的比率。

37. D

【解析】居住系数，也称为居住面积系数=总居住面积/总建筑面积×100%

38. B

【解析】每公顷住宅用地上居住的人口数量，称为人口净密度。

第十节　公共场所卫生

【A_1 型题】

1. 我国的《文化娱乐场所卫生标准》对以下项目提出了卫生要求，除了
   A. 有效温度
   B. 总风量
   C. 空气细菌总数
   D. CO_2
   E. 噪声
2. 《理发店、美容店卫生标准》规定，在理发刀具、胡须刷、毛巾不得检出的细菌是
   A. 链球菌和白色葡萄球菌
   B. 大肠菌群和金黄色葡萄球菌
   C. 枯草杆菌和大肠埃希菌
   D. 枯草杆菌和链球菌
   E. 所有致病菌
3. 我国的《商场（店）、书店卫生标准》对以下项目提出了卫生要求，除了
   A. 小气候
   B. 空气质量
   C. 噪声
   D. 照度
   E. 氨
4. 我国的《医院候诊室卫生标准》对以下项目提出了卫生要求，除了
   A. 小气候
   B. 照度
   C. 噪声
   D. CO_2
   E. 新风量
5. 我国的《公共交通等候室卫生标准》对以下项目提出了卫生要求，除了
   A. 小气候
   B. 照度
   C. 噪声
   D. 空气质量
   E. 新风量
6. 我国的《公共交通工具卫生标准》对以下项目提出了卫生要求，除了
   A. 小气候
   B. 照度
   C. 噪声
   D. 空气质量
   E. 乘客人数
7. 人工游泳池应设专人负责池水消毒、卫生清扫，并在每场前测定水中的
   A. pH
   B. 硫酸铜
   C. 总大肠菌群
   D. 余氯
   E. 尿素
8. 《文化娱乐场所卫生标准》规定，文化娱乐场所动态噪声不超过
   A. 75dB（A）
   B. 85dB（A）
   C. 95dB（A）
   D. 80dB（A）
   E. 70dB（A）
9. 理发店对一些头癣等皮肤传染病顾客采用下列哪个方法为正确
   A. 拒绝服务
   B. 让顾客自带理发用具，方可服务
   C. 用公用理发工具给顾客服务
   D. 用理发店专门提供的皮肤传染病顾客理发工具服务
   E. 建议去其他理发店
10. 负责制定公共场所卫生标准和要求的部门是
   A. 国务院卫生行政部门
   B. 省级卫生行政部门
   C. 国务院质量技术监督部门
   D. 省级质量技术监督部门
   E. 省级环境保护部门
11. 我国《公共浴室卫生标准》规定就浴者不得患有
   A. 心血管疾病
   B. 过敏性疾病
   C. 性病及传染性皮肤病
   D. 消化道疾病
   E. 呼吸道疾病
12. 分析空气中一氧化碳宜采用的样品采集方法是
   A. 塑料袋采样法
   B. 注射器采样法
   C. 溶液吸收法
   D. 滤膜阻留法
   E. 固体吸附剂阻留法
13. 应用注射器采集空气样品时，采样体积一般不大于
   A. 10ml
   B. 50ml
   C. 100ml
   D. 150ml
   E. 200ml

参考答案与解析

【A_1 型题】

1. A

【解析】《文化娱乐场所卫生标准》要求空气相对湿度在40%~65%之间，CO_2 含量不超过0.15%，甲醛含量不超过0.12mg/m^3，细菌总数不应超过4000CFU/m^3，可吸入颗粒物≤

0.20mg/m^3，动态噪声不应超过85dB（A），静态噪声不应超过55dB（A）。新风量在影剧院不应低于每人20m^3/h，在歌舞厅不应低于每人30m^3/h，在酒吧、茶座和咖啡厅不应低于每人30m^3/h。

2. B

【解析】《理发店、美容店卫生标准》（GB 9666—1996）规定，理发刀具、胡须刷、毛巾不得检出大肠菌群和金黄色葡萄球菌。

3. E

【解析】《商场（店）、书店卫生标准》（GB 9670—1996）对微小气候、空气质量、噪声和照度都作了具体规定。

4. E

【解析】【解析】《医院候诊室卫生标准》（GB 9671—1996）对微小气候、空气质量、噪声和照度都作了具体规定。

5. E

【解析】《公共交通等候室卫生标准》（GB 9672—1996）对微小气候、空气质量、噪声和照度都作了具体规定。

6. E

【解析】《公共交通工具卫生标准》（GB 9672—1996）对微小气候、空气质量、噪声和照度都作了具体规定。

7. D

【解析】《游泳场所卫生标准》（GB 9668—1996）对人工游泳池水质作出了具体规定，pH应为6.5~8.5，浑浊度不应大于5度，尿素不得超过3.5mg/L，游离性余氯应为0.3~0.5mg/L。余氯属于细菌学指标，反映了泳池水中微生物繁殖状况。

8. B

【解析】文化娱乐场所卫生标准规定，动态噪声不得超过85dB（A），静态噪声不得超过55dB（A）。

9. D

【解析】理发店应备有专供患头癣等皮肤传染病顾客单独用的理发用具，用后应及时消毒。

10. A

【解析】（原）卫生部1996年发布了一系列《公共场所卫生标准》，包括《旅店业卫生标准》、《文化娱乐场所卫生标准》等12项标准。（原）卫生部属于国务院的卫生行政部门，是国务院下级单位。目前称为国家卫生健康委员会。

11. C

【解析】严禁患有肝炎、心脏病、皮肤癣疹（包括脚癣）、重症沙眼、急性结膜炎、中耳炎、肠道传染病、精神病等患者及酗酒者进入人工游泳池游泳。

12. A

【解析】塑料袋采气法：适用于采集不活泼的气体如CO、CO_2等，且采用后应尽快分析。注射器采样法：适用于采取有机溶剂如苯等，但采样体积一般不大于100ml。溶液吸收法：主要用于吸收以气态或蒸气态存在的有害物质。滤纸和滤膜阻留法：主要用以采取尘粒状气溶胶，如烟和总悬浮颗粒物。固体吸附剂阻留法：用固体颗粒状吸附剂采样，在气体和尘粒共存时，是个较好的采样方法。

13. C

【解析】见题目12解析。

第十一节　城乡规划卫生

【A_1型题】

1. 以下是关于工业区与居住区配置的不同说法，你认为哪项有误
   A. 工业区应位于该地区常年主导风向的下风向
   B. 工业区应位于生活饮用水源的下游
   C. 工业区与居住区要设置一定宽度的卫生防护带
   D. 对严重污染的工厂，应设在远郊
   E. 工业区面积应宽阔，交通方便
2. 经济的发展必然伴随流动人口的增加，大批农村人口流入城市，给城市增加的主要是
   A. 人们的心理负担
   B. 环境污染的负担
   C. 人的生活方式改变的负担
   D. 生活设施的负担
   E. 空气质量的负担
3. 城市给水水源一般应设在
   A. 生活居住区
   B. 工业区
   C. 对外交通运输区
   D. 仓库区
   E. 郊区
4. 与每人居住面积定额关系较密切的指标是
   A. 人口净密度
   B. 人口毛密度
   C. 居住区用地面积
   D. 居住建筑用地面积
   E. 居住区人口数
5. 生活居住区的卫生要求不包括
   A. 地势高，土壤清洁干燥
   B. 良好日照，通风好
   C. 附近有良好的水源
   D. 有适宜的微小气候
   E. 附近应有过境公路
6. 以下关于卫生防护距离的描述哪个有误
   A. 卫生防护距离是指产生有害因素的企业、场所的主要污染源的边缘至住宅建筑用地边界的最小距离

B. 严重污染源的卫生防护距离内应设置防护林带
C. 卫生防护距离因污染源不同而距离不同
D. 卫生防护距离的制定是由各企业根据自己的企业性质制定的
E. 配置时可将危害最大、要求防护距离最远的工厂企业设置在离居住区最远的地段

【A_2 型题】

7. 某市要兴建一较大工厂，为确定该工厂位置，观测其常年主导风向为西北风。那该工厂应设在该城市的
A. 西北方
B. 东南方
C. 西南方
D. 东北方
E. 东方

参考答案与解析

【A_1 型题】

1. E

【解析】工业用地应按当地主导风向配置在生活居住用地的下风侧、河流的下游。工业用地与生活居住用地之间应保持适当距离，中间配置绿化防护带。消耗能源多、污染严重、运输量大的工业，如大型冶炼、石油化工、火力发电、水泥、化工以及有易燃易爆危险的工厂，应设在远郊；污染较轻、运输量中等的工业，可布置在城市边缘。

2. D

【解析】人口流入城市是城市化发展不可避免的趋势，人口密集使城市资源和环境面临巨大的压力，住房拥挤、交通堵塞、水源短缺、空气污浊、土地紧张等成为城市发展面临的重要问题，给现有的给水排水、污水处理、道路交通、电信、煤气等市政公用设施造成极大负担。因此，加强城市发展的近远期规划，实现“健康城市”目标，显得尤为重要。

3. E

【解析】城市的给水水源、污水处理厂、垃圾处理厂和填埋场、火葬场、墓地、机场、铁路编组站、某些仓库等一般均设在郊区。防止市区工业、生活、交通等对水源的污染。

4. A

【解析】单位住宅用地上居住的人口数量，称为人口净密度。从卫生学角度出发，城市规划应采用较低的人口净密度。单位居住用地上居住的人口数量，称为人口毛密度。住宅用地：住宅建筑基底占地及其四周合理间距内的用地（含宅间绿地和宅间小路等）的总称。居住用地：住宅用地和居住小区及居住小区级以下的公共服务设施用地、道路用地及绿地。所以，居住用地面积更大，它比住宅用地多了公共服务设施用地。题干为每人居住面积定额，因此应该与人均住宅面积有关。

5. E

【解析】应选择城市中日照良好、风景优美、环境宁静和清洁的地段作为居住区用地。居住区必须有足够的面积，使建筑密度和人口密度不致过高，并保证有充足的绿地。城市中一般可设若干个居住区，各个居住区的人口规模在 5 万左右。可利用地形、河流或干道，将各个居住区隔开。每个居住区内应配置成套的文化、教育、商业等生活服务设施。其中只有 E 未提及。

6. D

【解析】工业区与居住区之间，应根据国家有关卫生标准设置卫生防护距离。卫生防护距离是指产生有害因素车间的边界至居住区边界的最小距离。卫生防护距离范围内应尽量绿化，也可设置消防站、车库、浴室等非居住性建筑物，但不得修建公园、体育场、学校和住宅建筑。可将危害最大、要求防护距离最远的工厂设在离居住区最远的地段，然后由远及近配置危害由大到小的工厂。卫生防护距离是由城市规划部门根据企业特点制定的。

【A_2 型题】

7. B

【解析】工业用地应按当地主导风向配置在生活居住用地的下风侧、河流的下游。工业用地与生活居住用地之间应保持适当距离，中间配置绿化防护带。由于主导风向为西北风，因此工厂应建在城市的东南方向，减少对城市的污染。

第十二节 环境质量评价

【A_1型题】

1. 环境质量评价的目的主要为以下，但除外
   A. 较全面揭示区域环境质量状况及其变化趋势
   B. 确定污染治理重点对象
   C. 为确定区域规划和制定区域环境综合防治方案提供依据
   D. 为企业更好的生产提供依据
   E. 预测和评价拟建的建设项目对周围环境可能产生的影响
2. 根据一个区域历年积累的环境资料进行综合分析和评价，用以发现和评价该区域环境质量的发展变化过程，称为
   A. 环境质量现状评价
   B. 回顾性环境质量评价
   C. 环境影响评价
   D. 总环境质量评价
   E. 单因素环境质量评价
3. 等标污染负荷 $Pi = mi/ci$，ci 为
   A. 污染物的环境质量标准
   B. 污染物的环境卫生标准
   C. 污染物的浓度排放标准
   D. 污染物的慢性毒作用阈剂量（或阈浓度）
   E. 以上都不是
4. 对污染源进行评价可采用
   A. 流行病学和卫生毒理学方法
   B. 流行病学和卫生统计方法
   C. 卫生统计法和卫生毒理学方法
   D. 排毒系数和等标污染负荷方法
   E. "三致"方法
5. 排毒系数表示
   A. 污染源排放的污染物对人群危害程度的一种相对指标
   B. 污染源排放的污染物对环境危害程度的一种相对指标
   C. 污染源排放的污染物对生物危害程度的一种相对指标
   D. 污染源排放的污染物对动植物危害程度的一种相对指标
   E. 污染源排放的污染物对微生物危害程度的一种相对指标
6. 环境质量评价的主要内容有
   A. 污染源、污染程度和环境质量
   B. 污染源、污染方式和环境效应
   C. 污染源、环境质量和环境效应
   D. 污染源、污染范围和环境质量
   E. 污染源、环境效应和环境治理
7. 某湖水水质经治理后，有明显改善，水质指数由 35 上升至 78。你认为该水质指数最有可能是
   A. Brown 水质指数
   B. I_2环境质量指数
   C. 比值算术均数型指数
   D. 等标污染负荷指数
   E. 分段线性函数型指数
8. 美国 PSI 指数的评价因子不包含
   A. SO_2
   B. NO_2
   C. CO
   D. CO_2
   E. O_3
9. 按照美国 PSI 指数原理建立的我国大气质量指数是
   A. 大气质量综合指数
   B. 大气质量指数 11
   C. 空气污染指数 API
   D. Brown 指数
   E. 橡树林大气质量指数
10. 根据我国空气污染指数的类别，当易感人群症状轻度加剧，健康人群出现刺激症状时，空气污染指数应该是
    A. 0~50
    B. 51~100
    C. 101~200
    D. 201~300
    E. >300
11. 美国 PSI 指数在 200 时，大气污染浓度水平为
    A. 显著危害水平
    B. 大气质量标准
    C. 警戒水平
    D. 警报水平
    E. 紧急水平
12. Brown 水质指数中筛选出的 9 项水质评价因子，不包括下列
    A. 温度
    B. 总硬度
    C. 溶解氧
    D. 硝酸盐
    E. BOD5
13. 下列哪个评价方法在我国已作为一种法律制度在新建、扩建和改建的工程项目中给予执行。
    A. 区域环境质量评价
    B. 回顾性环境质量评价
    C. 环境健康效应评价
    D. 环境影响评价
    E. 单因素环境质量评价
14. 以下关于环境卫生管理的原则，错误的是
    A. 操作规范
    B. 要有计划，有重点进行管理
    C. 及时掌握实情

D. 连续系统地监测
E. 本部门独立工作

15. 环境卫生管理内容不包括
A. 环境有毒、有害因素的卫生监测
B. 空气卫生监测
C. 食品卫生监督
D. 工业废水卫生监测
E. 土壤卫生监测

16. “三同时”是指
A. 同时规划、同时设计、同时施工
B. 同时投资、同时开工、同时竣工
C. 同时规划、同时设计、同时开工
D. 同时设计、同时开工、同时竣工
E. 同时设计、同时施工、同时投产

17. 我国环境保护的基本法令是
A. 中华人民共和国水污染防治法
B. 中华人民共和国环境保护法
C. 中华人民共和国传染病防治法
D. 中华人民共和国水法
E. 地面水环境质量标准

18.《中华人民共和国大气污染防治法》的主要内容，不包括
A. 污物无害化处理
B. 监督管理
C. 防治废气污染
D. 防治粉尘污染
E. 防治恶臭污染

19. 有关预防性卫生监督的概念中，错误的是
A. 对公共场所的建设进行监督
B. 对城乡规划进行监督
C. 对新建、改建、扩建的企业进行监督
D. 对住宅建设经常进行安全监督检查
E. 对建筑设计图纸进行卫生审查

【B_1 型题】

（20~23 题共用备选答案）
A. 比值简单叠加型大气质量指数
B. 兼顾最高分指数和平均分指数的大气质量指数
C. 分段线型函数型大气质量指数
D. 水质评分加权型指数
E. 比值算术平均型大气质量指数

20. 计算结果会受选用参数个数影响的是
21. 计算结果掩盖了高浓度参数的影响的是
22. 污染物标准指数（PSI）属于上述哪类参数
23. Brown 指数属于上述哪个参数

参考答案与解析

【A_1 型题】

1. D
【解析】环境质量评价的目的主要是掌握和比较环境质量状况及其变化趋势；寻找污染治理重点；为环境综合整治和城市规划及环境规划提供依据；研究环境质量与人群健康的关系；预测和评价拟建的工业或其他建设项目对周围环境可能产生的影响，即环境影响评价。

2. B
【解析】按评价时间可以分为回顾性评价、环境质量现状评价（简称“环境质量评价）和环境影响评价。本题目评价历年的环境资料，因此属于回顾性评价。

3. C
【解析】等标污染负荷：其物理概念是：把 i 污染物的排放量稀释到其相应排放标准时所需的介质量。式中：Pi 为 i 污染物的等标污染负荷；mi 污染物的排放量（kg/d）；Ci 为 i 污染物浓度的排放标准（mg/L 或 mg/m^3）。

4. D
【解析】对污染源综合评价一般可采用等标污染负荷、排毒系数等方法。等标污染负荷：其物理概念是：把 i 污染物的排放量稀释到其相应排放标准时所需的介质量。用以评价各污染源和各污染物的相对危害程度。$Pi=\frac{mi}{Ci}$。排毒系数是表示各种污染物的排放量及其毒性对人群健康慢性危害程度的相对指标。$Fi=\frac{mi}{di}$。这两种方法均可对污染源进行综合评价。

5. A
【解析】排毒系数是表示各种污染物的排放量及其毒性对人群健康慢性危害程度的相对指标。$Fi=\frac{mi}{di}$，式中：Fi 为 i 污染物的排毒系数；mi 污染物的排放量（kg/d）；di 为 i 污染物的评价标准。

6. C
【解析】环境质量评价的内容取决于评价种类和目的，区域性环境质量评价一般应包括对污染源、环境质量和环境效应三部分的评价，并在此基础上作出环境质量综合评价，提出环境污染综合防治方案。

7. A
【解析】由选项 BCE 指标越

高，代表污染越严重。D为评价污染源的指标。因此为Brown水质指数。WQI在0～100之间，0代表最差水质，100代表最佳。

8. D

【解析】最早报道、最有代表性的是1976年美国的“污染物标准指数（PSI）”。我国目前使用的空气污染指数（API）也是按照PSI原理建立的每天向社会上报告的空气质量指数。该指数所选用的参数为PM_{10}、SO_2、NO_2、CO、O_3，其中PM_{10}、SO_2、NO_2为必测参数。

9. C

【解析】见题目8解析。

10. C

【解析】易感人群的症状有轻度加剧，健康人群出现刺激症状对应空气质量为轻度污染，表征颜色为浅黄色，这是控污染指数为101～200。

11. C

【解析】PSI＝200，大气污染浓度为警戒水平，这时大气质量分级为：不健康。

12. B

【解析】布朗水质指数包括九个参数，分别为溶解氧、粪大肠菌群数、pH、五日生化需氧量、硝酸盐、硫酸盐、温度、浑浊度和总固体。无总硬度。

13. D

【解析】环境影响评价是环境质量评价的一项重要内容，是指对规划和建设项目实施后可能造成的环境影响进行分析、预测和评估，提出预防或者减轻不良环境影响的对策和措施，并进行跟踪监测的方法与制度。我国已于2002年10月28日颁发了《中华人民共和国环境影响评价法》，根据该法，环境影响评价工作既是一种方法又是一种制度。目的是为了预防因规划和建设项目实施后对环境及人类健康造成不良影响。

14. E

【解析】环境管理是将环境与发展综合决策与微观执法监督相结合，运用经济、法律、技术、行政、教育手段，限制人类损害环境质量的活动。因此，环境管理不是一个部门的工作，而需要多部门协同工作，才能达到通过全面化规则使经济发展与环境相协调，达到既要发展经济，满足人类基本需要，又不超过环境的容许极限的目的。

15. C

【解析】环境管理内容均为环境卫生学研究内容，包括环境介质，如大气、水、土壤和环境因素如有机无机污染物等。C为营养与食品卫生学研究范畴。

16. E

【解析】根据我国2015年1月1日开始施行的《环境保护法》第四十一条规定：“建设项目中防治污染的设施，应当与主体工程同时设计、同时施工、同时投产使用。防治污染的设施应当符合经批准的环境影响评价文件的要求，不得擅自拆除或者闲置。”

17. B

【解析】《中华人民共和国环境保护法》已由中华人民共和国第十二届全国人民代表大会常务委员会第八次会议于2014年4月24日修订通过，现将修订后的《中华人民共和国环境保护法》公布，自2015年1月1日起施行。包括总则、监督管理、保护和改善环境、防治污染和其他公害、信息公开和民众参与、法律责任等，是其他环保法律法规的基本大法。

18. A

【解析】《大气污染防治法》总共包括七个部分。①总则。②大气污染防治的监督管理，针对不同的大气污染物排放单位对其监督管理工作进行分工，并对监督管理单位、监督管理原则及管理办法做了规定。③防治燃煤产生的大气污染。④防治机动车船排放污染。⑤防治废气、粉尘和恶臭污染，严格限制了废气粉尘的排放，对不同的粉尘、废气排放单位规定了不同的技术措施。⑥法律责任。⑦附则等。

19. D

【解析】公共场所预防性卫生监督是指卫生行政部门对新建、改建和扩建公共场所的选址、设计和竣工验收实施的预防性卫生监督活动。①公共场所设计审查。②建设竣工的卫生验收。公共场所经常性卫生监督是指卫生行政部门对公共场所卫生有计划的进行定期或不定期检查、指导、监督和监测。D项属于经常性卫生监督。

【B_1型题】

20. A

【解析】比值简单叠加型大气质量指数：此指数受选用参数个数影响，选用参数个数越多，考虑指数的数值较大。

21. E

【解析】比值算术平均型大气质量指数：该类指数是在比值简单叠加的基础上加以平均，其特点是计算简便，消除了选用参数个数的影响，但由于它是各分指数的平均值，故当只有某个分指数很高，其余各分指数不高时，最后得出的综合质量指数值可能偏低掩盖了高浓度那个参数的影响。

22. C

【解析】我国目前使用的空气污染指数（API）是按照1976年美国的“污染物标准指数（PSI）”原理建立的每天向社会上报告的空气质量指数。API为分段线型函数型大气质量指数：这类指数的各分指数与其实测浓度呈分段线性函数关系，指数的表示也以各分指数分别表示或选择最高的表示，以赋予其健康效应含义和应采取的措施。

23. D

【解析】Brown 等 1970 年提出的评价水质污染的指数。他们采用德尔菲法，从 35 种水质参数中，选出 DO、BOD_5、浑浊度、总固体、硝酸盐、磷酸盐、pH、温度、大肠菌群类等 9 种参数，并根据它们的相对重要性，定出各自的权系数。

第十三节 家用化学品卫生

【A_1 型题】

1. 化妆品安全性评价是在
   A. 化妆品生产以前对其原料或成品进行安全性评价
   B. 化妆品生产之后对其原料或成品进行安全性评价
   C. 化妆品生产之前或销售之后，对原料或成品进行安全性评价
   D. 化妆品生产之前或销售之前原料或成品进行安全性评价
   E. 化妆品生产中间对其原料或成品进行安全性评价
2. 对首次进口化妆品卫生质量的监督时，下列哪个有误
   A. 进口单位必须提供该化妆品的说明书
   B. 进口单位必须提供出口国或地区批准生产的证明文件和安全性评价资料
   C. 经当地卫生行政部门批准即可签订进口合同
   D. 进口化妆品必须经国务院行政部门批准方可签订进口合同
   E. 进口化妆品须经商检部门检验合格
3. 洗涤剂中对健康影响的主要成分为
   A. 表面活性剂
   B. 黏合剂
   C. 助洗剂
   D. 有毒金属
   E. 碱性物质
4. 最常见的引起变应性接触性皮炎的化妆品是
   A. 防晒剂
   B. 唇膏
   C. 香水
   D. 染发剂
   E. 指甲油
5. 我国化妆品卫生标准中对化妆品的一般要求包括多个方面，但不包括
   A. 化妆品不得对皮肤和黏膜产生刺激作用
   B. 化妆品不得对皮肤和黏膜产生感染
   C. 化妆品不得对皮肤和黏膜产生损伤作用
   D. 化妆品直接容器必须无毒
   E. 化妆品必须使用安全
6. 为防止化妆品对人体健康产生近期和远期危害，向广大消费者提供符合卫生要求的化妆品，我国有关部门起草了化妆品卫生标准系列，包括相互配套的标准如《化妆品卫生标准》《化妆品卫生化学标准检验方法》《化妆品微生物学标准检验方法》等，共 4 项。这一配套标准系列中除上面已列出的 3 项外，还应包括
   A.《化妆品卫生监督条例》
   B.《化妆品安全性评价程序和方法》
   C.《化妆品卫生监督条例实施细则》
   D.《化妆品安全性评价程序和管理办法》
   E.《化妆品安全性评价方法》
7. 下列均属于特殊用途的化妆品，除了
   A. 脱毛剂
   B. 美乳剂
   C. 润肤霜
   D. 祛斑剂
   E. 防晒剂
8. 化妆品直接使用于皮肤，最常见的不良影响是引起
   A. 化妆品皮肤病
   B. 微生物感染
   C. 眼部感染
   D. 全身中毒
   E. 皮肤癌
9. 导致化妆品性酒渣鼻的主要原因是
   A. 化妆品对皮肤内螨虫增殖的刺激
   B. 化妆品对皮肤的直接刺激
   C. 化妆品诱发螨虫在皮肤的寄生
   D. 化妆品引起的皮脂腺分泌过剩
   E. 化妆品引起的皮肤内螨虫毒素排出受阻
10. 受何种细菌污染的化妆品进入眼内会引起角膜化脓性溃疡
    A. 金黄色葡萄球菌
    B. 铜绿假单胞菌
    C. 粪大肠菌群
    D. 变形杆菌
    E. 荧光假单胞杆菌
11. 化妆品本身具有多种化学物质，其中有的具有致癌作用，有的属毒性物质。如冷烫液中的硫代甘醇类，染发剂中的对苯二胺，这些物质均属于
    A. 致癌性化合物
    B. 致突变性化合物
    C. 微毒类化合物
    D. 高毒类化合物

E. 无毒类化合物

12. 经常使用化妆品的油性皮肤者常发生
A. 光变应性皮炎
B. 刺激性接触性皮炎
C. 变应性接触性皮炎
D. 化妆品痤疮
E. 色素沉着症

13. 化妆品中易引起光变应性皮炎的物质有
A. 香料、祛臭剂、遮光剂中的某些成分
B. 漂白剂、乳化剂、脱毛剂中的某些成分
C. 影响化妆品酸碱度的某些成分
D. 香水、染料、防晒剂中的某些成分
E. 抗氧化剂、溶剂、冷烫剂中的某些成分

14. 在每克或每毫升化妆品中不得检出的为
A. 真菌、痢疾杆菌、铜绿假单胞菌
B. 真菌、粪大肠菌群、溶血性链球菌
C. 溶血性链球菌、金黄色葡萄球菌、破伤风杆菌
D. 厌氧菌、金黄色葡萄球菌、粪大肠菌群
E. 粪大肠菌群、铜绿假单胞菌、金黄色葡萄球菌

15. 化妆品中下列哪些物质规定限量要求
A. 汞、砷、铅、甲醛
B. 汞、砷、铅、甲醇
C. 汞、砷、铅、镍
D. 镍、汞、砷、甲醛
E. 镍、汞、砷、甲醇

16. 对化妆品原料的要求中，规定禁用物质359种，其中包括
A. 麻醉药、紫外线吸收剂
B. 抗生素、紫外线吸收剂
C. 防腐剂、激素
D. 精神药物、防腐剂
E. 农药、放射性物质

17. 化妆品对人体健康的影响，最常见的是引起
A. 造血系统损害
B. 生殖系统的损害
C. 变态反应
D. 神经系统损害
E. 皮肤损害

【A_2型题】

18. 一患者使用某化妆品后5~7天，再次使用时局部皮肤出现红肿、水疱、大疱，病变皮肤边界不清，患处有瘙痒和灼热感。此病情应诊断为
A. 刺激性接触性皮炎
B. 变应性接触性皮炎
C. 光敏性皮炎
D. 光毒性皮炎
E. 急性皮炎

19. 一青年妇女在初次使用护肤霜后未出现任何反应，连续使用多日后，皮肤逐渐出现红斑，并有皮肤干燥、皲裂，以后发展为丘疹、疱疹样湿疹等皮肤炎症，皮肤发痒，有不适和疼痛感。这种情况可能是
A. 刺激性接触性皮炎
B. 变应性接触性皮炎
C. 光变应性皮炎
D. 化妆品性痤疮
E. 真菌性皮肤损害

【B_1型题】

（20~22题共用备选答案）

根据国内市场调查，目前化妆品中重金属污染比较严重，例如
A. 含砷高
B. 含汞高
C. 含镍高
D. 含镉高
E. 含铅高

20. 祛斑霜
21. 生发剂
22. 香粉

参考答案与解析

【A_1型题】

1. D

【解析】化妆品的毒理学安全性评价主要是通过动物实验或人体的安全性检验，测试化妆品原料或产品的毒性及其潜在的危害，从而对该化妆品的安全性作出判断的过程。通常安全是指在一定的条件下接触化妆品不致产生局部或全身的不良作用。在化妆品生产或销售之前，对其原料和产品进行安全性评价是预防化妆品不良反应的主要措施。

2. C

【解析】为加强化妆品卫生管理，经国务院批准，卫生部与1989年颁布《化妆品卫生监督条例》规定：对首次进口到我国的化妆品，必须经国务院行政部门批准，经商检部门检验合格。由国外厂商或代理商提供化妆品名称、种类、产品成分、限用物质含量、质量标准及检验方法、出口国批准生产的证明文件。此外还需提供卫生安全性评价资料或卫生质量检验合格报告等有关资料。

3. A

【解析】洗涤剂对健康的影响主要来自合成洗涤剂，其毒性主要取决于表面活性剂，阳离子型表面活性剂毒性较大，非离子型

毒性较小，而阴离子型毒性介于两者之间。

4. C

【解析】最常引起变应性接触性皮炎的化妆品组分依次分为香料、防腐剂、乳化剂以及羊毛脂等含变应原的化妆品原料。香水中含有大量香料，因此是引起ACD的最常见的化妆品。

5. D

【解析】《化妆品卫生标准GB 7916—1987》一般要求为：化妆品必须外观良好，不得有异臭；化妆品不得对皮肤和黏膜产生刺激和损伤作用；化妆品必须无感染性，使用安全。

6. B

【解析】1987年国家卫生部颁布了中华人民共和国《化妆品卫生标准》，为配合化妆品市场的发展及管理的需要，卫生部2002年根据欧盟化妆品规程的最新版本，颁布了《化妆品卫生规范》。《规范》分为五个部分：总则、毒理学试验方法、化妆品卫生化学检验方法、化妆品微生物检验方法、人体安全性和功效评价检验方法。因此选择B。

7. C

【解析】润肤霜属于护肤类化妆品。

8. A

【解析】通常化妆品皮肤病在经常使用化妆品的群体较多见，一般使用普遍、使用量大、使用频率高的化妆品引起化妆品皮肤病的比例也高。主要包括：①刺激性接触性皮炎；②变应性接触性皮炎；③化妆品光感性皮炎；④化妆品痤疮；⑤化妆品皮肤色素异常等。

9. E

【解析】根据对中国北方中学生的调查，脸部皮肤蠕行螨虫感染率高达20%。一般情况下，虫体数量少，排出的毒物可随皮脂溢出皮肤，但在过多施用化妆品的情况下，毛囊阻塞使皮脂排出受阻，螨虫在皮脂腺内大量繁殖，产生的毒素引起皮肤刺激，面部局部皮肤出现红斑或浅在的针尖样丘疹，病变以鼻、颊部明显，形成所谓的酒渣鼻。

10. B

【解析】有报道由于爽身粉中的滑石粉受到污染而引起新生儿破伤风；因使用唇膏和口红而传播性病；被铜绿假单胞菌污染的化妆品误入眼内引起角膜化脓性溃疡等。

11. D

【解析】特殊用途化妆品其中有些组分属毒性化合物，如冷烫液中的硫代甘醇酸，染发剂中的对苯二胺、2,4-氨基苯甲醚等属高毒类化合物。

12. D

【解析】痤疮是由于化妆品堵塞皮脂腺汗腺毛囊口，或在患者皮脂腺分泌旺盛的情况下不当施用，增加毛囊堵塞的机会，皮脂不能顺畅排出积聚所致。

13. D

【解析】含有光变应原的化妆品主要是防晒剂、染料和香水类，如防晒剂中的对氨基甲酸及其酯类物质，香料中的葵子麝香、肉桂醛以及煤焦油染料类物质等。

14. E

【解析】眼部、黏膜及婴儿儿童化妆品：菌落总数500CFU/ml或/g，霉菌和酵母菌100CFU/ml或/g；粪大肠菌群、铜绿假单胞菌和金黄色葡萄球菌不得检出。其他化妆品：菌落总数1000CFU/ml或/g，霉菌和酵母菌100CFU/ml或/g；粪大肠菌群、铜绿假单胞菌和金黄色葡萄球菌不得检出。

15. B

【解析】汞限量值mg/kg为1，铅40，砷10，甲醇2000。

16. E

【解析】①禁止使用"欧盟化妆品规程"中规定的421种禁用物质和我国药品管理法规中规定的西药毒药类、毒性药品、麻醉药品、精神药品共73种禁用物质。②限制使用物质限制使用"欧盟化妆品规程"中规定的限用物质67种、防腐剂55种、紫外线吸收剂22种、着色剂157种。农药和放射性物质在此范围，其余不符。

17. E

【解析】化妆品的使用直接与施用部位接触，其发挥功效的同时有可能产生一些不良反应。通常化妆品皮肤病在经常使用化妆品的群体较多见，一般使用普遍、使用量大、使用频率高的化妆品引起化妆品皮肤病的比例也高。

【A_2型题】

18. B

【解析】题干中提到再次使用，且边界不清，瘙痒，均属于变应性接触性皮炎典型特征。

19. A

【解析】题干中提及连续使用后，红斑丘疹、疼痛感等均属于刺激性接触性皮炎典型特征。

【B_1型题】

20. B

【解析】见第七版《环境卫生学》第410页。使用祛斑霜组（50例）发汞均值15.39，显著高于对照组0.84，差异具有统计学意义。

21. A

【解析】见第七版《环境卫生学》第410页。使用生发剂组（50例）尿砷均值123.47，显著高于对照组1.59，差异具有统计学意义。

22. E

【解析】见第七版《环境卫生学》第410页。2000年中国消费者协会在北京、深圳调查16种化妆品，粉类化妆品铅超标率达8.7%。

第十四节 突发环境污染事件及其应急处理

【A_1型题】

1. 下列哪项不属于突发环境污染事件的基本特征
   A. 发生时间的突然性
   B. 污染范围的不定性
   C. 涉及人员的广泛性
   D. 负面影响的多重性
   E. 健康危害的复杂性
2. 属于按造成突发环境污染事件的物质分类的是
   A. 易燃易爆危险品泄漏、爆炸事件
   B. 生产过程中意外事故引发的泄漏、爆炸事件
   C. 人为破坏引发的泄漏、爆炸事件
   D. 运输过程中意外事故引发的泄漏、爆炸事件
   E. 贮存过程中意外事故引发的泄漏、爆炸事件
3. 发生10人以上、30人以下死亡，或中毒（重伤）50人以上、100人以下，属于
   A. 特别重大突发环境污染事件（Ⅰ级）
   B. 重大突发环境污染事件（Ⅱ级）
   C. 较大突发环境污染事件（Ⅲ级）
   D. 一般突发环境污染事件（Ⅳ级）
   E. 不能构成突发环境污染事件
4. 在窒息性有毒气体中，毒性最强的是
   A. 氮气
   B. 甲烷
   C. 二氧化碳
   D. 水蒸气
   E. 氰化氢

【B_1型题】

（5~8题共用备选答案）
A. 蓝色
B. 黄色
C. 橙色
D. 红色
E. 黑色

突发环境污染事件的预警系统分为4个级别，每个级别的颜色为

5. Ⅰ级
6. Ⅱ级
7. Ⅲ级
8. Ⅳ级

参考答案与解析

【A_1型题】

1. C

【解析】突发环境污染事件的基本特征包括发生时间的突然性、污染范围的不定性、负面影响的多重性和健康危害的复杂性四个方面。

2. A

【解析】造成突发环境污染事件的物质可以分为：①易燃易爆危险品泄漏、爆炸事件；②有毒化学品泄漏、扩散事件；③溢油或油气井喷事件；④非正常大量废水排放事件；⑤放射性物品丢失、泄漏事件。只有A符合，其余各项为按造成突发环境污染事件的原因分类。

3. B

【解析】凡符合下列情形之一的，为重大突发环境事件：①发生10人以上、30人以下死亡，或中毒（重伤）50人以上、100人以下；②区域生态功能部分丧失或濒危物种生存环境受到污染；③因环境污染使当地的经济、社会活动受到较大影响，疏散、转移群众1万人以上、5万人以下的；④1、2类放射源丢失、被盗或失控；⑤因环境污染造成重要河流、湖泊、水库及沿海水域大面积污染，或县级以上城镇水源地取水中断的污染事件。

4. E

【解析】在窒息性有毒气体中，以氰化氢毒性最强，作用最快，常可致患者“电击样”死亡。

【B_1型题】

5. A

【解析】按照突发事件的严重性、紧急程度和可能波及的范围，突发环境污染事件的预警系统分为4个级别，由低到高分别为Ⅰ、Ⅱ、Ⅲ、Ⅳ级，其颜色依次为蓝色、黄色、橙色、红色。

6. B

【解析】参见第5题解析。

7. C

【解析】参见第5题解析。

8. D

【解析】参见第5题解析。

第十五节　自然灾害环境卫生

【A_1 型题】

1. 下列不属于自然灾害的是
   A. 海洋灾害
   B. 工业火灾
   C. 水旱灾害
   D. 地震灾害
   E. 生物灾害

2. 生存环境破坏对健康的影响不包括
   A. 供水与排水系统破坏
   B. 食物短缺与食品卫生问题
   C. 医疗卫生资源缺乏
   D. 疾病发病率升高
   E. 生活环境恶化与疾病流行隐患

3. 灾害后发生消化性溃疡属于
   A. 灾害创伤性疾病
   B. 灾害感染性疾病
   C. 生理应激性疾病
   D. 心理应激性疾病
   E. 心理、生理双重应激性疾病

参考答案与解析

【A_1 型题】

1. B

【解析】根据 2009 年（原）卫生部发布的《全国自然灾害卫生应急预案（试行）》，按火灾的性质将自然灾害分为气象灾害、海洋灾害、水旱灾害、地质灾害、地震灾害、生物灾害和森林草原火灾七大类。

2. D

【解析】生存环境破坏对健康的影响包括供水与排水系统破坏、食物短缺与食品卫生问题、生活环境恶化与疾病流行隐患、生态环境恶化与媒介传染病增加、医疗卫生资源匮乏、能源短缺与基本生活条件恶化几个方面。

3. E

【解析】由于灾害给人们造成的恶劣影响及恐怖情景而导致生理心理失衡而诱发的疾病称为灾害应激性疾病，包括心理应激性疾病、生理应激性疾病和心理生理双重应激性疾病三大类。心理生理双重应激性疾病主要有急性创伤后应激性疾病、慢性创伤后应激性疾病、消化性溃疡、心血管疾病、糖尿病等。

第十五章　职业卫生与职业医学

第一节　绪　　论

【A_1 型题】

1. 职业性有害因素是指
   A. 生产工艺过程中存在的有害健康的各种职业因素
   B. 劳动过程中所有能对健康产生不良影响的职业因素
   C. 不良劳动条件下存在的能对健康产生不良影响的职业因素
   D. 生产环境中存在的能对健康产生不良影响的职业因素
   E. 以上都不是

2. 职业卫生与职业医学是预防医学中的一个
   A. 三级学科
   B. 分支学科
   C. 学派
   D. 部分学科
   E. 子学科

3. 职业卫生与职业医学的基本任务主要是
   A. 提高职业卫生科学水平
   B. 积极防治职业病
   C. 识别、评价、预测和控制不良劳动条件
   D. 检测、评价和消除不良劳动条件
   E. 提高劳动生产率

4. 下列有关工作有关疾病论述错误的是
   A. 又称职业性多发病
   B. 是由职业性有害因素所致的职业性疾患
   C. 与职业性有害因素有直接因果关系
   D. 职业性有害因素是造成该类病的众多因素之一
   E. 职业性有害因素促使该类病的加剧、加速或复发

5. 下列有关职业病论述错误的是

A. 职业性有害因素作用于人体的强度和时间超过一定限度引起的疾病
B. 职业性有害因素引起人体不能代偿的功能和器质性损害出现的疾病
C. 职业性有害因素引起健康损害，并出现相应的临床征象，影响劳动力
D. 政府规定，职业病均享有劳保待遇
E. 职业性有害因素直接引起的疾病均称为职业病

6. 下列哪项不是职业病的特点
A. 控制接触后可消除和减少发病
B. 病因大多可以检测
C. 长期接触职业有害因素即可发病
D. 有群体发病性
E. 早期诊断、及时治疗、预后较好

7. 职业病属于
A. 工伤
B. 职业性疾患
C. 职业性健康影响
D. 职业性病损
E. 职业中毒

8. 职业性有害因素引起的职业性损害不包括
A. 职业病
B. 工伤
C. 职业特征
D. 急性职业中毒
E. 职业性多发病

9. 生产工艺过程中产生的物理性有害因素不包括
A. 生产性粉尘
B. 非电离辐射
C. 电离辐射
D. 高温
E. 高气压

10. 我国法定职业病包括
A. 3大类90项
B. 9大类99项
C. 8大类98项
D. 10大类132种
E. 9大类103种

11. 接触职业性有害因素的劳动者是否发生职业性疾患主要取决于
A. 接触浓度（强度）和时间
B. 接触机会
C. 接触方式
D. 人体的健康状况
E. 每次接触量

【B_1型题】

（12~15题共用备选答案）
A. 政府规定的职业病
B. 接触职业性有害因素引起的特定疾病
C. 法定职业病
D. 职业史
E. 工作有关疾病

12. 医学上所指的职业病是泛指劳动者在其职业活动中
13. 法定职业病是指
14. 确定职业病的前提是
15. 实际工作中所指的职业病是指

（16~19题共用备选答案）
A. 24小时之内
B. 立即住院治疗
C. 应立即向有关主管部门报告
D. 每6~12个月
E. 15天之内

16. 我国规定凡被确诊为法定职业病首先应做如何处理
17. 急性职业中毒应在多长时间之内报告
18. 慢性职业病应在多长时间之内报告
19. 被诊断为职业病患者应在多长时间之内进行复查

（20~22题共用备选答案）
A. 改变工艺，改变原材料和设备
B. 定期职业性健康检查
C. 使用优质原料、保证产品质量
D. 对已患病者正确诊断，及时处理，积极治疗
E. 毒代动力学研究

20. 属于一级预防的是
21. 属于二级预防的是
22. 属于三级预防的是

参考答案与解析

【A_1型题】

1. C

【解析】职业性有害因素是指在职业活动（生产工艺过程、劳动过程和工作环境）中产生和/或存在的在一定条件下可能危害劳动者健康，进而导致职业性病损的因素。这里生产工艺过程、劳动过程和工作环境统称为劳动条件。

2. B

【解析】职业卫生与职业医学是预防医学的一个二级学科，属于预防医学的一个分支学科。

3. C

【解析】职业卫生与职业医学主要任务是识别、评价、预测和控制不良工作条件中存在的职业性有害因素，防止其对劳动者健康的损害；对职业性损害的受害者进行检查、诊断和处理，促使其尽快康复。

4. C

【解析】工作有关疾病，也称职业多发病，属于职业性疾患。与职业病有区别，职业病是某一特异性职业有害因素所致，疾病与职业有害因素具有因果关系，有立法意义。而职业多发病是与

工作有关的多因素疾病，也可发生于非作业人群，发生于劳动者时，由于职业性有害因素的作用，可使原有的疾病加剧、加速或复发，或潜在的疾病显露和加重，劳动能力明显降低。C 不正确，是职业病的特点。

5. D

【解析】当职业性有害因素作用于人体的强度与时间超过一定限度时，产生机体不能代偿的功能性损害或器质性病理改变，出现相应的临床征象，影响劳动能力，这类由职业性有害因素直接引起的疾病统称为职业病，属于广义上的职业病，因此 A、B、C 项正确。2018 年修订的《中华人民共和国职业病防治法》中，职业病被定义为是指企业、事业单位和个体经济组织等用人单位的劳动者在职业活动中，因接触粉尘、放射性物质和其他有毒、有害因素而引起的疾病，E 正确。政府规定，法定职业病享有劳保待遇，故 D 错误。

6. C

【解析】职业病的特点：①病因明确；②病因可以检测；③剂量-反应关系；④群体发病；⑤若能早期诊断、及时治疗、合理处理，则大多数职业病预后较好。C 错误，长期接触职业性有害因素，由于个体易感性的差别，有的作业者可能不发病。

7. B

【解析】职业病和与工作有关的疾病均属于职业性疾患。

8. C

【解析】职业性有害因素引起的职业性损害包括工伤、职业病、工作有关疾病和早期健康损害。E 也称为工作有关疾病，D 属于职业病范畴。职业特征是由于某些职业性有害因素造成的体表改变，如胼胝、皮肤色素增加等，是机体的一种代偿或适应性变化。

9. A

【解析】生产性粉尘属于化学性有害因素，气温、气压、电离辐射、非电离辐射均属于物理性有害因素。

10. D

【解析】根据 2013 年我国颁布的《职业病分类和目录》，目前法定职业病共有 10 大类 132 种。

11. A

【解析】接触职业性有害因素时，不一定所有人都发生职业病，发病与否取决于有害因素的性质、有害因素接触的水平及个体的健康状况，其中，接触水平是机体所受危害的主要因素，是发生职业性疾患的主要因素，接触水平=接触浓度或强度×接触时间。因此，A 正确。

【B_1 型题】

12. B

【解析】职业性有害因素作用于人体的强度与时间超过一定限度时，产生机体不能代偿的功能性损害或器质性病理改变，出现相应的临床征象，影响劳动能力。

13. A

【解析】法定职业病是由职业性有害因素引起的并经政府按照一定的法律程序规定的职业病。

14. D

【解析】职业病的诊断必须具备职业史、现场劳动卫生学调查、有特异性的症状体征以及相应的实验室检查结果。

15. C

【解析】实际工作中所说的职业病通常是指患者享有一些特殊的劳保待遇的法定职业病。

16. C

【解析】凡确诊为法定职业病，应立即向当地疾病预防控制部门或卫生行政部门汇报并备案。

17. A

【解析】急性职业中毒应在 24 小时之内向当地职防机构报告。

18. E

【解析】慢性职业中毒应在 15 天之内向当地职防机构报告。

19. D

【解析】被诊断为职业病的患者应在每 6～12 个月进行一次复查。

20. A

【解析】改进工艺，以低毒原料替代高毒物质，从根本上预防了职业性中毒的发生，属于病因预防，即一级预防。

21. B

【解析】二级预防是三早预防，早发现、早诊断、早治疗。因此，定期查体筛查职业病属于二级预防措施。

22. D

【解析】三级预防为临床期预防，积极治疗，防治并发症，降低伤残。对确诊的职业病患者积极治疗属于第三级预防。

第二节　职业生理和职业心理

【A_1 型题】

1. 肌肉活动的能量来源为

A. ATP-CP 系列

B. 需氧系列

C. 乳酸系列

D. 以上都是

E. 以上都不是

2. 中等强度作业的特点是

A. 氧需等于氧上限
B. 氧需不超过氧上限
C. 氧需超过氧上限
D. 氧债几乎等于氧需
E. 氧债等于氧需

3. 在劳动过程中引起职业紧张的职业因素是
A. 角色特征
B. 工作特征
C. 人际和组织关系
D. 人力资源管理
E. 以上都是

4. 氧需能否得到满足主要取决于哪个系统的功能
A. 呼吸系统
B. 循环系统
C. 骨骼肌肉系统
D. 呼吸系统和循环系统
E. 循环系统和骨骼肌肉系统

5. 评价体力劳动强度大小的主要依据是
A. 心排出量
B. 排汗量
C. 能量消耗量
D. 心率
E. 直肠温度

6. 静态作业的特点是
A. 能量消耗水平高
B. 能量消耗水平不高
C. 能量消耗水平因人而异
D. 能量消耗水平不高，不易疲劳
E. 能量消耗水平不高，易疲劳

7. 从事过度紧张的作业，可出现瞳孔直径变大、焦虑、冷漠、抑郁或兴奋、易怒，这些可归纳于
A. 行为表现
B. 性格表现
C. 心理反应
D. 生物反应
E. 生理反应

8. 劳动时人体所需的氧量取决于
A. 劳动强度
B. 劳动时间
C. 作业类型（动、静）
D. 习服程度
E. 动力定型程度

9. 静态作业时肌肉的主要收缩方式是
A. 等长收缩
B. 等张收缩
C. 等长和等张收缩
D. 间断性收缩
E. 持续性收缩

10. 氧需是指
A. 劳动1分钟所需要的氧量
B. 1分钟内血液能供应的最大氧量
C. 劳动5分钟所需要的氧量
D. 劳动1小时所需要的氧量
E. 劳动半小时所需要的氧量

11. 影响作业能力的主要因素包括
A. 社会和心理因素
B. 个体因素
C. 环境因素
D. 工作条件和性质
E. 以上都是

12. 肌肉活动依靠体内贮存的ATP-CP系统供能的特点是
A. 缓慢
B. 产生乳酸较多
C. 非常迅速
D. 提供能量较多
E. 氧的需要量较少

13. 哪项不是职业病诊断依据
A. 职业史
B. 遗传史
C. 实验室检查
D. 相关症状、体征
E. 集体诊断

14. 动态作业的特点是
A. 能量消耗水平高
B. 易疲劳
C. 能量消耗水平不高
D. 不易疲劳
E. 能量消耗水平高，不易疲劳

15. 下列哪项关于心身疾病的说法是正确的
A. 又称精神心理疾病
B. 情绪因素引起的疾病大多不是心身疾病
C. 是指一组与心理和社会因素密切相关，但以躯体症状表现为主的疾病
D. 支气管哮喘因与社会心理因素无关，不属于心身疾病
E. 以上都不正确

【A_2型题】

16. 某公司秘书兼任打字员，长时间工作后，主诉头痛、眼干、眼痛、视物模糊等，此种表现属
A. 暂时性疲劳
B. 智力疲劳
C. 局部性疲劳
D. 全身性疲劳
E. 技术性疲劳

【B_1型题】

（17~19题共用备选答案）
A. 打字
B. 搬运重物、爬坡
C. 100米跑
D. 动态作业
E. 静态作业

17. 氧需不超过氧上限的是
18. 氧需超过氧上限的是
19. 氧需等于氧债的是

参考答案与解析

【A_1 型题】

1. D

【解析】ATP-CP 系列提供瞬间活动的能量；需氧系列是糖和脂肪分解通过氧化磷酸化过程来提供 ATP，也称为有氧代谢；乳酸系列为无氧代谢。三种均为体力劳动时肌肉能量供应的途径。

2. B

【解析】中等强度作业：指作业时氧需不超过氧上限。大强度作业：指氧需超过了氧上限，即在氧债大量蓄积的条件下进行的作业。极大强度作业：指完全在无氧条件下进行的作业，此时的氧债几乎等于氧需。

3. E

【解析】引起职业紧张的因素主要有个体特征和职业因素。个体特征包括作业者 A 型性格、性别、年龄、学历等。职业因素包括角色特征、工作特征、人际关系、组织特征、人力资源特征和劳动条件。

4. B

【解析】劳动 1 分钟所需要的氧量称为氧需。氧需能否得到满足主要取决于循环系统的功能，其次为呼吸系统的功能。

5. C

【解析】作业时的能消耗量是全身各器官系统活动能消耗量的总和。由于最紧张的脑力劳动的能消耗量不会超过基础代谢的 10%，而肌肉活动的能消耗量却可达基础代谢的 10~25 倍，故用能消耗量或心率来划分劳动强度的大小，它适用于以体力劳动为主的作业。能量代谢要消耗氧，因此氧消耗与能量代谢有密切关系，氧消耗量大则意味着能量代谢水平高。氧的检测比能量测定要方便得多，因此在劳动生理常以耗氧量来反映劳动强度。因此评价劳动强度的主要依据不是心率，而是能量的消耗量，采用氧消耗量来反映。它是划分劳动强度的主要依据。

6. E

【解析】静态作业的特征是量消耗水平不高，氧需通常不超过 1L/min，却很容易疲劳。动态作业依靠肌肉等张性收缩。

7. C

【解析】紧张反应的表现：①心理反应，主要表现对工作不满意、躯体不适感、疲倦感、焦虑、淡漠、抑郁、注意力不集中、兴奋增强、易怒等；②生理反应，主要表现血压升高、心率加快、血和尿中儿茶酚胺和 17-羟类固醇增多、尿酸增加等；③行为表现，如怠工、缺勤、不愿参加集体活动、过量吸烟、酗酒、频繁就医、药物依赖等。心理反应主要是情绪方面，生理反应主要是生理生化指标的变化，行为反应主要是一些异常行为。

8. A

【解析】劳动时人体所需要的氧量取决于劳动强度，强度越大，需氧量越多。人体需氧量与劳动时间无关。作业类型、动力定型程度与负荷和作业能力有关，习服程度跟缺氧适应度有关。

9. A

【解析】静态作业时主要依靠肌肉等长性收缩来维持体位，使躯体和四肢关节保持不动所进行的作业，在物理学意义上，它是不做功的劳动。

10. A

【解析】劳动 1 分钟所需要的氧量称为氧需。

11. E

【解析】影响作业能力的主要因素包括社会和心理因素、个体因素、环境因素、工作条件和性质、疲劳和休息及锻炼和练习。

12. C

【解析】任何劳动，包括短暂的极重劳动都需要 ATP-CP 系列作为最初的启动，能非常迅速供应能量，但维持时间很短，只能供肌肉活动几秒至 1 分钟。有氧代谢能经济持久地提供能量。无氧代谢产生乳酸较多。

13. B

【解析】职业病诊断机构在进行职业病诊断时，应当组织 3 名以上取得职业病诊断资格的执业医师进行集体诊断。在申请职业病诊断时应当提供：①职业史、既往史；②职业健康监护档案复印件；③职业健康检查结果；④工作场所历年职业病危害因素检测、评价资料；⑤诊断机构要求提供的其他必需的有关材料。因此，B 错误。

14. E

【解析】动态作业指在保持肌张力不变—等张性收缩的情况下，经肌肉交替收缩和舒张，使关节活动来进行的作业，血液灌注充分，不容易疲劳，但从物理学意义上讲，这是做功的劳动，因而消耗能量水平高。

15. C

【解析】心身疾病又称心理生理障碍，是指一组与心理和社会因素密切相关，但以躯体症状表现为主的疾病。目前心身疾病包括了有情绪因素所引起的，以躯体症状为主要表现，受自主神经所支配的系统或器官的多种疾病。支气管哮喘是常见的心身疾病，患者的躯体素质具有敏感、易受暗示的特征，社会心理因素有较大的影响。故C正确。

【A_2型题】

16. C

【解析】疲劳是体力和脑力功效暂时的降低，它取决于工作负荷的强度和持续时间，经适当休息又可恢复。疲劳本身为暂时性的，故A错误。有些作业需要个别器官长时间处于紧张调节状态，如计算机录入、文字校对、钟表修理等需要视觉器官长时间处于紧张状态，为静力作业，耗能水平不高，易出现局部性疲劳。

【B_1型题】

17. A

【解析】中等强度作业：作业时氧需不超过氧上限，打字等符合。

18. B

【解析】大强度作业：氧需超过了氧上限，搬运重物、爬坡等符合。

19. C

【解析】极大强度作业：完全在无氧条件下进行的作业，此时的氧债几乎等于氧需，一些激烈的比赛如百米赛跑等符合。

第三节　职业工效学原理与应用

【A_1型题】

1. 人类工效学的研究
   A. 以职业人员为中心
   B. 以环境为中心
   C. 以教育为中心
   D. 以机器设备为中心
   E. 以管理为中心
2. 以下关于人体测量尺寸的正确说法是
   A. 与作业场所设计有关
   B. 与作业场所设计无关
   C. 与机器设计有关
   D. 与机器设计无关
   E. 与作业场所设计和机器设计有关
3. 坐姿从事精细作业时腰部承受的负荷主要是
   A. 手持物体产生的负荷
   B. 运动产生的负荷
   C. 姿势负荷
   D. 用力产生的负荷
   E. 负重负荷
4. 作业环境中影响工作效率的常见因素包括
   A. 气温、颜色、噪声、轮班
   B. 颜色、噪声、照明以及不合理姿势
   C. 噪声、照明、高温以及缺少工间休息
   D. 照明、颜色、轮班、高温
   E. 颜色、噪声、照明、气温
5. 扁平足常见于
   A. 坐姿作业
   B. 立姿作业
   C. 流水线作业
   D. 视屏作业
   E. 精细作业
6. 人类工效学的目的包括
   A. 创造良好的工作环境
   B. 保护劳动者的健康和安全
   C. 提高工作效率
   D. 以上都是
   E. 以上都不是
7. 参照人体尺寸进行设计的工具、机器设备，一般要求适合于
   A. 90%的人
   B. 从低到高90%的人群
   C. 95%的人
   D. 85%的人
   E. 99%的人
8. 从工效学角度，劳动工具的设计原则叙述错误的是
   A. 手用工具的把柄多设计成圆柱体，尺寸大小符合手的测量尺寸
   B. 一般用力大或使用时间长的工具手握处把柄的直径大一些
   C. 如果使用过程中需要利用工具的重力，则工具的中心宜远离手部
   D. 使用工具时应使操作者的手和上肢保持自然状态
   E. 以上均错误

参考答案与解析

【A_1型题】

1. A

【解析】职业工效学以职业人员为中心，研究人-机器设备-环境之间的相互关系。

2. E

【解析】人体测量是利用适宜的仪器、设备和方法，通过对人体的整体和局部进行测量并统计分析，探讨人体的类型、特征、变异和发展规律的一门学科。职业工效学中人体测量数据主要用于人机界面设计，包括工作场所、机器设备、实用工具等的设计。

3. C

【解析】人体承受由于保持某种姿势所产生的负荷，称作姿势负荷。采取坐姿时身体比较稳定，宜于从事精细工作。坐姿时颈椎需要承受头部产生的负荷，腰椎需要承受腰以上身体各个部分体段产生的负荷。因此长期坐姿工作的人群易发生颈腰椎疾病。

4. E

【解析】作业环境对工作效率的影响主要使用工效学，它主要研究工作环境中的物理性因素对健康、安全、舒适和效率的影响。包括气温、噪声、颜色和照明。而轮班、缺少工间休息、不合理姿势均属于劳动组织对工作效率的影响。

5. B

【解析】工作过程中足部长期承受较大负荷，如立姿工作、行走、搬运或需要经常用力踩动控制器，可使趾、胫部肌肉过劳，韧带拉长、松弛，导致足弓变平，称为扁平足。

6. D

【解析】职业工效学以职业人员为中心，研究人-机器设备-环境之间的相互关系，旨在创造良好的工作环境，实现人在工作中的健康、安全、舒适，同时保持最佳工作效率。

7. A

【解析】最常见的设计是使产品适合于90%的人，即要求适合第5百分位数至第95百分位数的人，而不是从最小值至第90百分位数。

8. E

【解析】手用工具的把柄多设计成圆柱体，尺寸大小符合手的测量尺寸；一般用力大或使用时间长的工具手握处把柄的直径大一些；如果使用过程中需要利用工具的重力，则工具的中心宜远离手部；使用工具时应使操作者的手和上肢保持自然状态均是从工效学角度，劳动工具的设计原则。故选E。

第四节　毒物与职业中毒

【A_1 型题】

1. 毒物在体内的代谢转化方式有
   A. 还原、氧化、分解
   B. 氧化、水解、结合
   C. 还原、氧化、分解
   D. 还原、氧化、水解、结合
   E. 还原、氧化、分解、结合
2. 毒物一次或短时间内大量进入人体后可引起
   A. 急性反应
   B. 亚急性反应
   C. 急性中毒
   D. 慢性中毒
   E. 慢性反应
3. 职业中毒诊断的主要依据是
   A. 对患者进行一般体格检查及现场卫生调查
   B. 实验室一般检查及特殊检查
   C. 职业史、体格检查及现场卫生调查
   D. 接触有毒物质的种类、程度及时间
   E. 接触有毒物质作业的工种、工龄及现场劳动条件
4. 铅及其化合物主要以下列哪种形式进入人体
   A. 烟
   B. 蒸汽
   C. 雾
   D. 粉尘、烟或蒸汽
   E. 以上都不是
5. 毒物本身的特性是指
   A. 剂量、浓度
   B. 毒物的联合作用
   C. 化学结构和理化特性
   D. 溶解度和分散度
   E. 以上都不是
6. 抢救经呼吸道吸入的急性中毒，首要采取的措施是
   A. 清除尚未吸收的毒物
   B. 排出已吸收的毒物
   C. 应用特殊的解毒剂
   D. 立即脱离现场及急救
   E. 对症治疗
7. 控制和消除生产性毒物常采取的措施是
   A. 工艺改革，以无毒代有毒，以低毒代高毒
   B. 生产过程机械化、自动化、密闭化
   C. 厂房建筑和生产过程的合理安排
   D. 加强通风排毒
   E. 以上各项都是
8. 在轻度铅中毒的基础上具有下列哪项表现者，可诊断为中度中毒
   A. 铅麻痹
   B. 铅脑病
   C. 血铅升高
   D. 尿ALA增高
   E. 腹绞痛
9. 急性职业中毒的主要治疗原则是
   A. 检测中毒物质
   B. 阻止毒物继续吸收，解毒、排毒，对症治疗
   C. 调离作业，对症处理
   D. 保护重要器官的功能
   E. 使毒物不再进入人体内，排毒
10. 小量毒物长期进入人体所引起的中毒称为
    A. 急性中毒
    B. 慢性反应
    C. 亚急性中毒
    D. 急性反应
    E. 慢性中毒
11. 气态毒物引起急性中毒时，将

患者转移到空气新鲜处急救，其目的为
A. 便于及时抢救
B. 及时补充新鲜空气
C. 防止急救人员中毒
D. 促进毒物排出
E. 防止继续吸入毒物并促进毒物经肺部排出
12. 在生产条件下毒物进入人体的主要途径是
A. 皮肤
B. 消化道
C. 消化道和皮肤
D. 呼吸道和皮肤
E. 眼
13. 职业中毒是由于
A. 接触生产性毒物引起的中毒
B. 接触生产中各种化学物引起的中毒
C. 接触各种生产性有害因素引起的中毒
D. 接触生产性化学物引起的中毒
E. 接触化学物的原料引起的中毒
14. 预防职业中毒的中心环节是
A. 通风排毒
B. 降低空气中毒物浓度
C. 个人防护
D. 安全生产管理
E. 个人卫生
15. 反映铅在体内含量的指标是
A. 网织红细胞
B. 尿 ALA
C. 尿粪卟啉
D. 血铅
E. 游离原卟啉
16. 下列哪项因素与个体对毒物的敏感性有关
A. 剂量、浓度和作用时间
B. 毒物本身理化特性
C. 毒物的联合作用
D. 人体遗传特性
E. 酶的特性
17. 最理想的防毒措施是
A. 降低空气中的毒物浓度至最高浓度以下
B. 加强个人防护
C. 积极锻炼身体，增强体质
D. 从根本上消除毒物
E. 加强环境监测
18. 驱铅治疗的首选药物是
A. 亚硝酸钠
B. 依地酸二钠钙
C. 阿托品
D. 亚甲蓝
E. 青霉胺
19. 发生慢性中毒的基本条件是
A. 毒物的剂量
B. 毒物的作用时间
C. 毒物的蓄积作用
D. 居室煤气泄漏
E. 吸毒成瘾
20. 判断毒物急性毒性大小最常用的指标是
A. LC_0
B. LC_{50}
C. LC_{100}
D. MLC
E. 以上均是
21. 毒物能否通过完整皮肤进入体内，取决于其理化性质
A. 水溶性大
B. 水溶性小
C. 脂溶性小
D. 脂、水双溶性，脂水分配系数越接近于 1 越容易通过
E. 分散度越小越容易通过
22. 影响毒物经皮吸收的因素是
A. 毒物的脂溶性
B. 毒物的浓度和黏稠度
C. 接触的皮肤部位、面积
D. 外界气温、气湿
E. 以上都是
23. 铅及无机化合物进入人体的主要途径是
A. 皮肤
B. 皮肤和呼吸道
C. 呼吸道
D. 皮肤和消化道
E. 消化道
24. 劳动者在下列哪一种条件下发生的中毒称为职业中毒
A. 农药灭虱
B. 过量饮酒
C. 工厂内熔铅
D. 居室煤气泄漏
E. 吸毒成瘾
25. 在影响毒物对机体作用的因素中，哪一种状况和条件是错误的
A. 接触毒性大的毒物，就一定会中毒
B. 挥发性毒物，吸入中毒危险大
C. 接触一定剂量的毒物，可能会中毒
D. 毒物浓度与作用时间是中毒的必需条件
E. 个体感受性是中毒难易的重要条件
26. 职业中毒分为几种临床类型
A. 急性、亚急性两种
B. 急性、慢性两种
C. 急性、亚急性、慢性三种
D. 轻度、中度、重度三种
E. 轻度、重度两种
27. 铅抑制血红素合成酶后，体内的锌离子被络合于
A. 原卟啉原
B. 粪卟啉原Ⅲ
C. 原卟啉Ⅸ
D. 卟胆原
E. 尿卟啉原Ⅱ
28. 铅吸收是指尿铅含量
A. 超过正常值上限，且有铅中毒的临床表现
B. 不超过正常值上限，且有铅中毒的临床表现
C. 超过正常值上限，无铅中毒的临床表现
D. 不超过正常值上限，无铅中毒的临床表现
E. 以上都不是
29. 铅主要贮存在
A. 肾脏

B. 肝脏
C. 肺脏
D. 脾脏
E. 骨骼

30. 关于铅中毒临床表现的论述，错误的是
A. 神经衰弱综合征是常见的症状
B. 可出现便秘和腹绞痛
C. 可出现白血病
D. 可出现多发性神经炎
E. 可出现贫血

31. 铅影响血红素合成过程主要通过抑制
A. δ 氨基 γ 酮戊酸合成酶
B. δ-氨基-γ-酮戊酸脱水酶
C. 血红素合成酶
D. A+B+C
E. 琥珀酸脱氢酶

32. 骨骼中铅的主要存在形式为
A. 氧化铅
B. 可溶性磷酸氢铅
C. 不溶性磷酸氢铅
D. 可溶性磷酸铅
E. 不溶性磷酸铅

33. 具有下列哪项表现者，可诊断为重度铅中毒
A. 腹绞痛
B. 贫血
C. 铅麻痹
D. 中毒性周围神经病
E. 神经衰弱伴腹胀、便秘

34. 铅对血液系统的损害为
A. 贫血
B. 白血病
C. 再生障碍性贫血
D. 高铁血红蛋白血症
E. 出血

35. 无机汞的最后蓄积脏器为
A. 肾脏
B. 脾脏
C. 骨骼
D. 肝脏
E. 血液

36. 汞毒作用的基础是
A. 与红细胞结合
B. 与血红蛋白结合
C. 与蛋白质的巯基结合
D. 与金属硫蛋白结合
E. 与核酸结合

37. 慢性汞中毒的特征性临床表现是
A. 口腔炎、发热、皮疹
B. 神经精神症状、震颤、口腔炎、肾脏表现
C. 周围神经炎、腹痛、贫血
D. 口腔炎、腹痛、肾功能障碍
E. 贫血、易兴奋、皮疹

38. 驱汞治疗的药物主要为
A. $CaNa_2$ EDTA
B. 亚硝酸钠
C. $Na_2S_2O_3$
D. 二巯丙磺钠
E. $CaNa_3$-DTPA

39. 慢性汞中毒震颤的特征是
A. 意向性震颤
B. 阵发性震颤
C. 静止性震颤
D. 对称性震颤
E. 癔症性震颤

40. 由消化道摄入金属汞后
A. 吸收引起急性汞中毒
B. 吸收引起中毒性肾炎
C. 吸收引起中毒性肝病
D. 刺激胃肠黏膜引起腐蚀性胃肠炎
E. 几乎全由肠道排出，对人体无害

41. 在通风不良的阴沟中，主要的有害气体是
A. 氯化氢
B. 氰化氢
C. 硫化氢
D. 氟化氢
E. 光气

42. 预防刺激性气体所致肺水肿的关键是
A. 给氧
B. 注射强心剂
C. 早期足量皮质激素的应用
D. 控制感染
E. 镇咳、化痰

43. 下面关于氯气中毒的描述不正确的是
A. 氯气的黏膜损伤作用是由于生成氯化氢和新生态氧
B. 高浓度可引起电击样死亡
C. 氯气也可引起慢性损伤
D. 氯气对呼吸道黏膜末梢感受器刺激可造成平滑肌痉挛
E. 心脏病患者可从事接触氯气的工作

44. 慢性汞中毒最早出现
A. 肾功能障碍
B. 发热、乏力
C. 贫血
D. 腕下垂
E. 神经衰弱综合征

45. 汞接触者尿汞升高的意义是
A. 慢性汞中毒指标
B. 急性汞中毒指标
C. 汞吸收指标
D. 尿汞排泄障碍
E. 汞吸收障碍

46. 在生产条件下，金属汞主要以下列哪种形式经呼吸道进入人体
A. 粉尘
B. 烟
C. 蒸汽
D. 雾
E. 以上都不是

47. 下列哪项不是预防职业性汞中毒的措施
A. 以气动仪表代替汞仪表
B. 改善作业环境条件，使空气中汞的浓度不超过 0.01mg/m^3
C. 车间温度控制在 18℃以下
D. 戴防毒口罩
E. 改善作业环境条件，使空气中汞的浓度不超过 0.05mg/m^3

48. 水溶性小的刺激性气体对人体的重要危害为
A. 喉头痉挛

B. 支气管痉挛
C. 化学性肺水肿
D. 眼结膜充血
E. 皮肤溃疡

49. 急性汞中毒的主要临床表现不包括
A. 口内金属味、头痛、头晕
B. 咳嗽、咳痰、胸痛、呼吸困难
C. 口腔黏膜溃烂、牙齿松动
D. 中毒性肾病
E. 脱发、失眠、多梦

50. 中毒性肺水肿可用哪一种药物消除泡沫
A. 1/6M 乳酸钠
B. 5%碳酸氢钠
C. 10%硅酮或75%酒精
D. 20%甘露醇
E. 50%葡萄糖

51. 生产中锰主要以下列哪种形式经呼吸道吸收而引起中毒
A. 锰尘和锰蒸气
B. 锰烟和锰蒸气
C. 锰烟和锰雾
D. 锰烟和锰尘
E. 以上都不是

52. 锰中毒是由于
A. 抑制线粒体内三磷酸腺苷酶，使突触线粒体受损
B. 具有高度弥散性和脂溶性，易于通过肺泡壁吸收
C. 对血红素合成酶的抑制作用
D. 能形成高铁血红蛋白，造成机体各组织缺氧
E. 以上都不是

53. 锰进入机体主要损害
A. 神经系统
B. 消化系统
C. 造血系统
D. 呼吸系统
E. 内分泌系统

54. 重度锰中毒患者主要表现为
A. 腹绞痛
B. 肾功能损害
C. 锥体外系神经障碍
D. 血液系统损害
E. 慢性肝病

55. 下列哪种物质对胆碱酯酶的合成有影响
A. 汞
B. 铅
C. 砷
D. 有机磷
E. 锰

56. 氮氧化物中毒的急性临床表现主要是
A. 刺激呼吸道深部，引起咳嗽、咳痰
B. 致肺水肿
C. 引起上呼吸道炎症及肺炎
D. 迷走神经反射性心搏骤停
E. 意识障碍

57. 在化学工业中，常见的刺激性气体有
A. 氨、氯、氮氧化物、光气等
B. 甲酸甲酯、二氧化氮、光气、二氧化硫
C. 三氧化硫、氟化氢、氟、碘
D. 氨、光气、乙醛、臭氧
E. 氟化氢、光气、溴甲烷

58. 在工农业生产中常见的化学性窒息性气体有
A. CO、CO_2
B. 甲烷、氮气
C. 水蒸气、氰化物
D. 硫化氢、甲烷
E. CO、氰化物、硫化氢

59. 肺水肿的防治原则是
A. 防止毒物继续侵入
B. 糖皮质激素的应用，限制补液量，脱水、利尿
C. 维持呼吸道通畅
D. 兴奋呼吸中枢、支气管解痉、对症治疗等
E. 以上都是

60. 防止毒物继续进入人体，减少肺毛细血管渗出，改善肺通气功能等处理措施，适用于哪种毒物中毒
A. 窒息性气体
B. 氯气
C. 有机溶剂
D. 有机磷农药
E. 苯的氨基硝基化合物

61. 刺激性气体对机体的作用特点是
A. 对眼睛和呼吸道黏膜的刺激作用
B. 对上呼吸道的刺激作用
C. 对皮肤的损伤作用
D. 刺激呼吸道出现咳嗽、胸闷等
E. 对肺脏产生刺激作用，引起肺水肿

62. 在临床上，化学性肺水肿主要分为哪几期
A. 急性期、慢性期、肺水肿期
B. 刺激期、肺水肿期、恢复期
C. 潜伏期、肺水肿期、痊愈期
D. 刺激期、潜伏期、肺水肿期、痊愈期
E. 刺激期、潜伏期、肺水肿期、恢复期

63. 决定刺激性气体的作用部位和病变程度的因素是
A. 化学物结构
B. 化学物物理特性
C. 化学物的溶解度
D. 化学物的浓度
E. 化学物的溶解度和浓度

64. 在工农业生产中常见的单纯窒息性气体有
A. 氮气
B. 甲烷
C. CO_2
D. 水蒸气
E. 以上都是

65. CO 造成机体缺 O_2 的主要机制是
A. 血液运 O_2能力降低
B. 组织利用 O_2的能力降低
C. HbO_2的解离速度降低

D. HbCO 的形成
E. CO 和 O_2竞争 Hb

66. CO 中毒患者其皮肤和黏膜可呈
A. 暗红色
B. 鲜红色
C. 樱桃红色
D. 苍白色
E. 青紫色

67. 急性 CO 中毒急救不正确的是
A. 立即开窗通风
B. 脱离中毒现场
C. 吸氧
D. 保持呼吸道通畅
E. 给解磷定解毒

68. 能使血液运氧能力降低的气体是
A. 氯气
B. 苯蒸气
C. CO
D. 光气
E. CO_2

69. 氰化氢致机体中毒的主要特点是
A. 和血液中 Hb 结合，影响 O_2的运输
B. 血液中虽被 O_2饱和，但不能被组织利用
C. 抑制体内多种酶的活性
D. 抑制胆碱酯酶的活性
E. 降低脑和肝中 ATP 酶的活性，使细胞缺 O_2

70. 氰化氢中毒时主要抑制
A. 乳酸脱氢酶
B. 三磷酸腺苷酶
C. 细胞色素氧化酶
D. 琥珀酸脱氢酶
E. 血红素合成酶

71. 易引起白血病的有机溶剂是
A. 甲苯、二甲苯
B. 苯
C. 三硝基甲苯
D. 苯胺、联苯胺
E. 苯二胺、硝基氯苯

72. 苯主要以下列哪种途径进入人体
A. 经皮肤
B. 经消化道
C. 以蒸汽的形式经呼吸道
D. 主要经皮肤和呼吸道
E. 经呼吸道和消化道

73. 苯的急性毒性作用表现为
A. 周围神经系统毒性
B. 中枢神经系统毒性
C. 心血管系统毒性
D. 泌尿系统毒性
E. 内分泌系统毒性

74. 慢性苯中毒主要累及
A. 神经系统
B. 消化系统
C. 造血系统
D. 呼吸系统
E. 内分泌系统

75. 反映苯接触水平的指标是
A. 测血中的赫恩小体
B. 测血中高铁血红蛋白的含量
C. 测尿酚的量
D. 测尿中对苯二酚的含量
E. 测尿中对苯硫醇的含量

76. 急性苯中毒现场急救的首要措施是
A. 吸氧
B. 人工呼吸
C. 给予急救
D. 保持安静
E. 立即将患者移出现场

77. 甲苯进入体内后，从尿中排出的代谢产物主要是
A. 甲酚
B. 苯甲醇
C. 对苯酚
D. 对氨基酚
E. 马尿酸

78. 苯对造血系统产生的早期影响主要表现在
A. 白细胞减少，主要是中性粒细胞减少
B. 血象异常，以淋巴细胞减少为主
C. 血小板减少，有出血倾向
D. 淋巴细胞减少，粒细胞胞质出现中毒颗粒
E. 全血细胞减少

79. 为防止职业因素引起的白血病，宜采取下列哪项措施
A. 油漆生产中用锌白代替铅白
B. 制造水银温度计采用真空灌汞法
C. 电镀作业采用无氰电镀
D. 喷漆作业采用无苯稀料
E. 酸洗作业限制酸中砷含量

80. 亚甲蓝作为以下哪种毒物中毒的解毒剂
A. 苯胺
B. 三硝基甲苯
C. 苯
D. 二甲苯
E. 甲苯

81. 中毒性白内障是下列哪种毒物中毒最常见的特征性体征
A. 三硝基甲苯
B. 砷
C. 镉
D. 汞
E. 铅

82. 接触苯的氨基硝基化合物引起溶血性贫血的作用机制中，与下列哪项因素有关
A. 高铁血红蛋白形成
B. 还原型谷胱甘肽的减少
C. 氧化型谷胱甘肽的减少
D. 赫恩小体的形成
E. 还原型谷胱甘肽的减少及赫恩小体的形成

83. 在生产条件下，苯的氨基硝基化合物主要以下列哪种形式存在于空气中
A. 气溶胶
B. 粉尘或蒸气
C. 烟、雾
D. 粉尘和烟
E. 以上都不是

84. 关于有机磷农药在体内的分布，表述不正确的是
A. 迅速分布全身
B. 以肝含量最高

C. 可透过血脑屏障
D. 部分可透过胎盘屏障
E. 以中枢神经系统内含量最高

85. 有机磷农药抑制胆碱酯酶（ChE）活性的主要机制是农药结构中
A. 亲质子的磷酰基与ChE的酯解部位结合
B. 带正电荷部分与ChE负矩部位结合
C. 带正电荷部分与ChE的酯解部位结合
D. 带正电荷部分与ChE的酯解部位结合，而亲电子的磷酰基与ChE负矩部位结合
E. 带正电荷部分与ChE负矩部位结合，而亲电子的磷酰基与ChE的酯解部位结合

86. 下列哪种农药口服中毒时不能用$NaHCO_3$溶液洗胃
A. 内吸磷
B. 对硫磷
C. 美曲膦酯（敌百虫）
D. 马拉硫磷
E. 乐果

87. 有机磷农药致机体中毒的主要机制是
A. 抑制胆碱酯酶的活性
B. 引起神经功能紊乱
C. 抑制心血管功能，兴奋平滑肌
D. 引起乙酰胆碱的大量释放
E. 以上都是

88. 急性有机磷农药中毒在临床上主要表现为
A. 呼吸道分泌物增加、肺水肿、瞳孔缩小
B. 全身紧束感、胸部压迫感、肌束震颤
C. 消化系统症状、眼睛的症状、呼吸道症状
D. 毒蕈碱样症状、中枢神经系统症状、烟碱样症状
E. 呼吸肌麻痹、抽搐、昏迷

89. 下列哪一种不属于有机磷农药中毒的表现
A. 呼吸道分泌物增加，严重时发生肺水肿
B. 全身紧束感、恶心、呕吐、食欲缺乏
C. 头晕、头痛、语言不清、神经衰弱综合征
D. 症状消失后2~3周个别患者出现周围神经病
E. 肝功能严重受损

90. 田间下风侧喷洒有机磷农药时，发生中毒的最主要原因是
A. 呼吸道吸入有机磷农药
B. 皮肤污染
C. 通过污染的手拿食物经消化道摄入
D. 体质虚弱
E. 以上都不是

91. 有机磷农药中毒最主要的检查项目是
A. 血象
B. 尿中有机磷代谢产物
C. 呕吐物中有机磷测定
D. 全血胆碱酯酶活力测定
E. 心电图检查

92. 从预防有机磷农药中毒角度，判断下列哪一种做法是错误的
A. 施药时使用浸酸液纱布口罩，防止吸入中毒
B. 施药时穿长袖衣、长裤、使用塑料围裙、鞋套、鞋盖等及防护口罩
C. 配药和检修施药工具时戴胶皮手套
D. 污染的工作服用碱液浸泡后用清水洗净
E. 施药前用肥皂涂抹皮肤，减少药剂经皮吸收

93. 有机磷农药中毒常用的解毒剂有哪两种
A. 胆碱酯酶复能剂、氯解磷定
B. 胆碱酯酶复能剂、解磷定
C. 胆碱酯酶复能剂、阿托品
D. 胆碱酯酶复能剂、亚甲蓝
E. 阿托品、依地酸二钠钙

94. 有机磷农药中毒时，污染部位的清洗要用
A. 热水
B. 酒精
C. 肥皂水
D. 硼酸
E. 碳酸氢钠

95. 下面哪种论述是错误的
A. 窒息性气体均易引起机体缺氧
B. 高浓度刺激性气体可引起肺水肿
C. 易挥发的有机溶剂可引起中枢神经的抑制或麻痹
D. 氰化氢中毒临床经过分为前驱期和呼吸困难期两期
E. 铅中毒时早期有乏力、口内金属味、肌肉关节酸痛等表现

96. 下面哪种论述是正确的
A. 高分子化合物的毒性主要取决于毒物在空气中的浓度和分散度
B. 高分子化合物的毒性主要取决于毒物所含游离单体的量和助剂的品种
C. 高分子化合物单体的毒性小于聚合物
D. 聚氯乙烯毒性大于氯乙烯
E. 高分子化合物的毒性只取决于毒物所含游离单位的量

97. 马拉硫磷为什么对昆虫有选择
A. 昆虫对马拉硫磷敏感
B. 昆虫体内羧酸脂酶丰富
C. 昆虫体内羧酸脂酶缺乏
D. 人体内羧酸脂酶缺乏
E. 人体对马拉硫磷不敏感

98. 对硫磷农药体内转化、经氧化作用可以使产物
A. 毒性增强
B. 毒性降低
C. 毒性不变
D. 物理性状改变

E. 作用器官改变

99. 阿托品治疗有机磷中毒的主要作用是
A. 解除毒蕈碱样症状和促使胆碱酯酶复活
B. 解除烟碱样症状
C. 解除中枢神经系统症状和毒蕈碱样症状
D. 促使胆碱酯酶活性恢复
E. 解除烟碱样症状和毒蕈碱样症状

100. 一般情况下，有机磷农药在体内的转化主要有氧化和水解两种方式，其结果分别是
A. 氧化使毒作用增强，水解使毒作用减弱
B. 氧化、水解均使毒作用增强
C. 氧化、水解均使毒作用减弱
D. 氧化、水解均不改变毒作用大小
E. 氧化使毒作用减弱，水解使毒作用增强

101. 下列关于实验室测试评价论述错误的是
A. 包括整体动物实验和体外测试系统
B. 常用于测试化学物毒性，预示对人的危害
C. 评价有害因素潜在作用
D. 结合临床观察结果，阐明接触水平-反应关系
E. 制定人体参考界限值

【A_2 型题】

102. 某垃圾场的一名男性垃圾焚烧工，在焚烧含大量塑料的垃圾时，突然感到头痛、头晕、发热、呼吸加快等不适而被送医院就诊，可诊断为
A. 氰化物中毒
B. 氮氧化物中毒
C. 聚合物烟雾热
D. 一氧化碳中毒
E. 中暑

103. 某化工厂工人，在一次事故中出现恶心、呕吐、震颤等急诊住院。查体：皮肤黏膜呈樱桃红色，呼出气中有苦杏仁味，疑为急性职业中毒，最可能是
A. 一氧化碳
B. 苯胺
C. 硫化氢
D. 砷化氢
E. 氰化物

104. 女性，25 岁。半年来易患感冒，近 1 个月以来刷牙时易出血。实验室化验：血红蛋白 90g/L，白细胞 $2.5\times10^9/L$，红细胞 $2.4\times10^{12}/L$，血小板 $60\times10^9/L$。此人为乒乓球拍厂的工人，工龄 6 个月。此人诊断可能是
A. 铅中毒
B. 锰中毒
C. 苯中毒
D. 二硫化碳中毒
E. 砷中毒

105. 男性，36 岁，家庭装修工人，一次在油漆完地板后出现了兴奋、面部潮红、眩晕等醉酒样症状，有轻微的恶心、呕吐，其他无异常，经治疗后康复。该患者最有可能是
A. 慢性苯胺中毒
B. 急性苯中毒
C. 慢性苯中毒
D. 急性一氧化碳中毒
E. 以上都不是

106. 在夏季使用农药季节，某施药工感到头痛、头晕，化验胆碱酯酶活性正常，疑为何种毒物中毒
A. 有机磷农药中毒
B. 氨基甲酸酯类农药中毒
C. 乐果中毒
D. 对硫磷中毒
E. 拟除虫菊酯类农药中毒

107. 某男性，有机磷农药生产灌瓶操作工人，少量农药污染衣服后出现食欲缺乏、恶心表现，自行前来就诊。查神志清楚，胆碱酯酶活性 75%，应立即
A. 脱去污染衣服，用温清水清洗污染皮肤
B. 给阿托品
C. 给氯解磷定
D. 吸氧
E. 洗胃

108. 某电石车间维修工，当日上午从事更换精馏塔管道作业，见到有大量液体自管道流出，闻到芳香气味，即觉舌根发麻，头晕、站立不稳，随后昏倒在地，不省人事，送到医院就诊后，患者意识清楚，面部潮红，口唇轻度发绀，其原因是可能是
A. 氟化氢中毒
B. 氰化氢中毒
C. 苯中毒
D. 氯化氢中毒
E. 硫化氢中毒

109. 某温度计厂工人，近 2 年来有全身乏力，记忆力减退等神经症状，常发怒、急躁，而后又抑郁、胆怯，近几日发现写的字迹弯曲，该工人可能患
A. 慢性铅中毒
B. 慢性苯中毒
C. 慢性汞中毒
D. 急性汞中毒
E. 急性锰中毒

110. 男性，30 岁，某化学试剂厂工人。工作时突然感觉头晕、气急、胸闷、咳嗽、咳粉红色泡沫痰。胸部 X 线片：肺纹理增粗、紊乱，两肺散在大小不等的片状阴影，边缘模糊。考虑是哪种气体中毒
A. 氯气
B. 硫化氢
C. 氰化氢

D. 一氧化碳
E. 甲烷

111. 男性，急性乐果重度中毒72小时后出现肌力明显减低，此时应考虑
A. 有机磷农药急性中毒神经系统后遗症
B. 胆碱能危象
C. 有机磷农药中毒中间肌无力综合征
D. 亚急性中毒
E. 中毒性周围神经病

112. 某男性炉前工，在一个无通风设备条件的环境中连续工作4小时，出现剧烈的头痛、头晕、四肢无力，有轻度的意识障碍，但无昏迷。引起该患者出现上述表现的毒物最可能是
A. H_2S
B. NO_2
C. CS_2
D. CO
E. SO_2

【B_1型题】

（113～115题共用备选答案）
A. 阻止毒物继续进入人体内，促使毒物排泄以及拮抗或解除其毒作用
B. 缓解毒物引起的主要症状，以促进人体功能的恢复
C. 提高患者抗病能力，促使其早日恢复健康
D. 降低车间空气中毒物浓度
E. 加强个人防护和个人卫生

113. 病因治疗
114. 支持治疗
115. 对症治疗

（116～118题共用备选答案）
A. 尿酚
B. 尿 ALA
C. 肝功能
D. 现场空气中毒物浓度
E. 有害作业工龄

116. 反映机体对毒物吸收情况的指标是
117. 反映毒物作用的指标是
118. 反映毒物所致病损的指标是

（119～121题共用备选答案）
A. 胆碱酯酶复能剂
B. 阿托品
C. 对症治疗
D. 阿托品加对症治疗
E. 阿托品加胆碱酯酶复活药加对症治疗

119. 治疗大多数品种的有机磷农药中毒采用
120. 治疗拟除虫菊酯类农药中毒采用
121. 治疗氨基甲酸酯类农药中毒一般使用

（122～125题共用备选答案）
A. 神经系统
B. 循环系统
C. 血液系统
D. 消化系统
E. 泌尿系统

122. β-萘胺主要损害
123. 慢性苯中毒主要损害
124. 苯胺中毒主要损害
125. 急性苯中毒主要临床表现为

（126～127题共用备选答案）
A. 机体的运氧功能障碍
B. 组织利用氧的功能障碍
C. 血液循环障碍
D. 肺通气功能和换气功能障碍
E. 引起呼吸肌麻痹

126. 硫化氢引起缺氧的原因为
127. 一氧化碳引起缺氧的主要原因为

（128～130题共用备选答案）
A. 有密切铅接触史，尚无临床表现，尿铅或血铅含量增高
B. 铅脑病
C. 有神经衰弱综合征和轻度易兴奋表现
D. 有密切铅接触史，伴神经衰弱综合征，尿铅或血铅正常
E. 有轻度类神经症，尿铅或血铅含量增高，尿 ALA 含量增高

128. 铅吸收
129. 轻度铅中毒
130. 重度铅中毒

（131～133题共用备选答案）
A. 呼吸道
B. 肾脏
C. 消化道
D. 皮肤
E. 头发

131. 铅从体内排出的主要途径是
132. 锰从体内排出的主要途径是
133. 苯以原形从体内排出的主要途径是

（134～137题共用备选答案）
A. 生产工艺过程中使用某种毒物
B. 苯经皮肤进入人体
C. 噪声环境中每天工作4小时
D. 工作场所射频辐射 $6V/m^2$
E. 作业地点局部通风

134. 发生职业疾患所应具备作用条件的接触机会
135. 作用条件的接触强度
136. 作用条件的接触时间
137. 作用条件的接触方式

（138～141题共用备选答案）
A. 生产性毒物
B. 根除毒物
C. 降低毒物的浓度
D. 个体防护
E. 职业卫生服务

138. 职业中毒的病因
139. 从生产工艺流程中消除有毒物质属于毒物危害控制原则中的
140. 认真做好上岗前和定期健康检查属于毒物危害控制原则中的
141. 预防职业中毒的重要辅助措施是

参考答案与解析

【A_1 型题】

1. D

【解析】毒物在体内的代谢转化方式有还原、氧化、水解和结合 4 种。

2. C

【解析】职业中毒可分为急性、亚急性和慢性三种类型。毒物一次或短时间（几分钟至数小时）内大量吸收进入人体后可引起急性中毒，如急性苯中毒、氯气中毒等。少量毒物长期吸收进入人体所引起的中毒称为慢性中毒，如慢性铅中毒、锰中毒等。介于两者之间，在较短期间内有较大剂量毒物反复进入人体而引起的中毒，称为亚急性中毒。

3. C

【解析】职业中毒也属于职业病，因此，诊断要点同职业病。必须有职业史、既往史；职业健康监护档案和职业健康检查结果；工作场所历年职业病危害因素检测、评价资料及其他需要的材料。

4. D

【解析】铅冶炼加热至 400~500℃有大量铅蒸气逸出，在空气中迅速氧化成氧化亚铅（Pb_2O），并凝集成铅烟。冷却后铅及其化合物可形成铅尘存在于作业环境中。生产过程中，铅及其化合物主要以粉尘、烟或蒸气的形式污染生产环境，所以呼吸道是主要吸入途径，其次是消化道。

5. C

【解析】毒物的结构决定其理化性质和生物学活性，是毒物本身固有的性质，即毒性。

6. D

【解析】急性中毒的现场急救：首先立即将患者搬离中毒环境，并移至上风向或空气新鲜的场所，注意保持呼吸道通畅。其次，若患者衣服、皮肤被毒物污染，应立即脱去污染的衣物，并用清水彻底冲洗皮肤。因此急救顺序为 D、A、C、E。

7. E

【解析】控制和消除生产性毒物采用的方法：①根除毒物；②降低毒物浓度，包括革新技术、改造工艺、通风排毒、合理的建筑布局卫生。

8. E

【解析】轻度铅中毒主要是血铅升高，血中游离原卟啉、锌原卟啉升高。在轻度中毒的基础上具有下列一项表现者，可诊断为中度铅中毒：①腹绞痛；②贫血；③中毒性周围神经病。这 3 个症状是铅中毒的典型的临床表现。

9. B

【解析】急性职业中毒治疗：①现场急救：立即将患者搬离中毒环境，防止毒物进一步暴露；②阻止毒物继续吸收；③解毒和排毒，对中毒患者应尽早使用有关的解毒排毒药物，若无特效解毒药物，则给予对症治疗。

10. E

【解析】参见第 2 题解析。

11. E

【解析】现场急救的第一步就是立即将患者搬离中毒环境，并移至上风向或空气新鲜的场所，注意保持呼吸道通畅。这样既防止毒物继续吸入，又利于毒物从呼吸道排出。如经皮肤吸收毒物，除将患者搬离中毒环境外，应立即脱去污染的衣物，并用清水彻底冲洗皮肤。

12. D

【解析】在生产条件下毒物主要经呼吸道、皮肤进入人体；亦可经消化道进入人体，但实际意义较小。

13. A

【解析】生产性毒物是指在生产过程中产生的，存在于工作环境中的毒物；劳动者在生产过程中由于接触生产性毒物而引起的中毒称为职业中毒。生产性有害因素，包括物理、化学和生物性有害因素，C 错误。生产性化学物和生产性毒物是两个概念，毒物是较小剂量可造成机体功能或器质性损害的化学物，因此，B、D 错误。生产性毒物既可以是原料，也可以是辅料等，E 错误。

14. B

【解析】预防职业中毒最好的方法是根除毒物，如用无毒或低毒物质代替有毒物质，这是预防职业中毒的根本措施。但替代物可能会影响产品质量或者工艺未能达到。因此，预防职业中毒中心环节是降低毒物的量，如改进工艺，密闭或排风，或者合理的生产环境布局等。

15. D

【解析】铅经呼吸道吸收较为迅速，25%~30%被吸收进入血液循环。进入血液中的铅约 90%与红细胞结合，其余在血浆中，后转移至骨组织中贮存。因此血铅是反映机体铅负荷的非常好的暴露标志物。ZPP、尿 ALA 和网织红细胞可间接反映铅中毒的程度。

16. D

【解析】接触同一剂量的毒物，不同个体所出现的反应可迥然不同。引起这种差异的个体因素很多，如性别、年龄、生理变动期、健康状况、营养、内分泌功能、免疫状态等。个体易感性与某种遗传性缺陷也有关，例如，葡萄糖-6-磷酸脱氢酶缺陷者，对氧化剂化学物非常敏感，易发生溶血性贫血。

17. D

【解析】最理想的防毒措施就是从根本上消除毒物，中心环节是降低空气中毒物的浓度。

18. B

【解析】驱铅常用金属络合剂为依地酸二钠钙。阿托品主要针对有机磷类农药，亚甲蓝针对苯胺中毒产生的高铁蛋白血症。

19. C

【解析】毒物连续或反复多次与机体接触，当其吸收的速度超过生物转化与排泄的速度时，在体内的总量就会逐渐增加并滞留，这种现象称为化学毒物的蓄积作用。蓄积作用是发生慢性中毒的基础。

20. B

【解析】半数致死剂量 LD_{50} 或半数致死浓度 LC_{50}，是描述化学物急性毒性最常用的毒性参数。LD_0 为最大非致死剂量或最大耐受剂量，LD_{100} 为绝对致死剂量，MLC 为最小致死剂量，即 LD_{01}。

21. D

【解析】毒物急性毒性的大小取决于脂水分配系数，即毒物在脂相和水相分配平衡时，二者浓度之比。脂水分配系数大，即脂溶性大的毒物易于透过皮肤吸收，但过大则不易穿透真皮层。而脂水分配系数小的毒物很难通过皮肤吸收。因此，脂溶性大且具有脂、水双溶的毒物易于通过完整皮肤吸收。

22. E

【解析】暴露剂量决定毒物吸收的量；具有较大脂水分配系数的毒物，易透过皮肤吸收；高气温、高气湿可增加皮肤通透性，利于毒物吸收；手掌脚掌等角化部位吸收率比较低，腹部阴囊等部位皮肤通透性高。

23. C

【解析】职业性铅接触主要有铅矿开采及冶炼、熔铅作业和铅化合物的应用。生产过程中，铅及其化合物主要以粉尘、烟或蒸汽的形式污染生产环境，所以呼吸道是主要吸入途径，其次是消化道。

24. C

【解析】劳动者在生产过程中由于接触生产性毒物而引起的中毒称为职业中毒。A、B、D、E 均为生活中接触毒物。

25. A

【解析】接触某种毒物是否能中毒，与接触毒物的性质、剂量、时间、途径、频率以及个体易感性等诸多因素有关。因此接触某种毒物不见得就一定会中毒，比如氰化钾有剧毒，但经皮肤接触不会产生急性毒性。

26. C

【解析】参见第 2 题解析。

27. C

【解析】参见第 31 题解析。

28. C

【解析】铅吸收是铅观察对象，而不是轻度中毒患者。指有密切的铅接触史，尚无铅中毒的临床表现，尿铅 ≥ 0.34μmol/L（0.07mg/L）或 0.48μmol/24h（0.1mg/24h）；血铅 ≥ 1.90μmol/L（0.40mg/L）；或诊断性驱铅试验后尿铅 ≥ 1.45μmol/L 而<3.86μmol/L 者。

29. E

【解析】铅主要贮存在骨骼系统，沉积于骨、毛发、牙齿等。

30. C

【解析】铅中毒初期神经系统表现为类神经症，之后多发神经病而发生感觉运动障碍，消化系统典型症状为腹绞痛，血液系统毒性表现为低色素正常细胞性贫血。

31. D

【解析】铅能抑制含巯基的酶，主要抑制 δ-氨基-γ-酮戊酸脱水酶（ALAD）和血红蛋白合成酶。ALAD 受抑制后，δ-氨基-γ-酮戊酸（ALA）形成卟胆原的过程受阻，使血中 ALA 含量增加，而由尿排出。血红蛋白合成酶受抑制后，体内的锌离子被络合于原卟啉Ⅸ，形成锌原卟啉（ZPP）。铅对 δ-氨基-γ-酮戊酸合成酶（ALAS）也有抑制作用。

32. E

【解析】血液中的铅初期分布于各组织，数周后约有 95% 的磷酸氢铅离开组织成为稳定而不溶的磷酸铅，沉积于骨、毛发、牙齿等。

33. C

【解析】A、C、D 为中度铅中毒诊断标准。铅脑病、铅麻痹是重度铅中毒诊断标准。

34. A

【解析】铅能抑制血红素合成酶，二价铁离子不能和原卟啉Ⅸ结合，使血红素合成障碍。贫血多属轻度，呈低色素性正常细胞性贫血。

35. A

【解析】汞在体内的分布以肾脏为最高，其次是肝和脑。

36. C

【解析】汞离子与蛋白质的巯基具有特殊的亲和力。

37. B

【解析】慢性汞中毒的特征临床表现是牙龈炎、震颤、神经精神症状和肾脏表现。

38. D

【解析】汞离子与蛋白质的巯基具有特殊的亲和力，驱汞治疗，主要用含巯基解毒剂，二巯丙磺钠或二巯丁二钠治疗。A 驱铅，B、C 主要用于治疗氰化物中毒，E 驱铅。

39. A

【解析】汞中毒震颤特点为意向性，即震颤开始于动作时，在动作过程中加重，动作完成后停止，被别人注意、紧张或越加以控制时，震颤程度常更明显加重。

40. E

【解析】汞经口摄入后，主要随尿及粪排出，经消化道摄入后，对肠道的刺激作用小，吸收较少，主要由肠道排出体外。

41. C

【解析】硫化氢很少用作工业原料，主要是生产过程和日常生活中的废气。环卫和其他行业如对粪坑、污水管道、阴沟、地沟、沟渠、船舱等进行粪便、淤泥、污物、垃圾清理，疏通下水道，垃圾、污水处理，开挖和整治沼泽地等作业亦可接触 H_2S。

42. C

【解析】预防刺激性气体所致肺水肿的关键是尽早、足量、短期应用肾上腺皮质激素，减少毛细血管的渗出。

43. E

【解析】遇呼吸道黏膜表面水分生成次氯酸和盐酸，再分解为新生态氧，产生局部刺激和腐蚀作用，引起黏膜充血、水肿和坏死。长期接触低浓度氯气可引起上呼吸道、眼结膜及皮肤刺激症状，慢性支气管炎、支气管哮喘、肺气肿等慢性非特异性呼吸系统疾病的发病率增高，对深部小气道功能可有一定影响。吸入高浓度氯气还可引起迷走神经反射性心搏骤停，出现电击样死亡。因此，心脏病患者不宜从事接触氯气的工作。

44. E

【解析】和铅中毒类似，汞中毒初期表现为类神经症，如头晕、乏力、健忘、失眠、多梦、易激动等类神经症。

45. C

【解析】汞吸收相当于接触汞观察对象，有汞接触史，反映近期汞接触水平，长期从事汞作业劳动者，尿汞往往高于其生物接触限值，提示有过量汞吸收，但未有中毒反应。因此，尿汞升高，提示汞吸收，而非急性中毒。

46. C

【解析】汞熔点 -38.9℃，汞蒸气具有高度弥散性和脂溶性，因此，易于透过肺泡壁吸收。在生产条件下，金属汞主要以蒸气形式经呼吸道进入人体。

47. E

【解析】汞主要通过呼吸道吸入造成职业性中毒，根除汞仪表、控制车间温度降低其挥发、戴防毒口罩减少吸入均可以预防汞中毒，卫生标准为汞蒸汽浓度不超过 $0.01mg/m^3$。

48. C

【解析】水溶性低的毒物，通过上呼吸道时溶解少，故对上呼吸道刺激性较小，如二氧化氮、光气，易进入呼吸道深部，对肺组织产生刺激和腐蚀，常引起化学性肺炎或肺水肿。

49. E

【解析】E 项为亚急性汞中毒的表现，其余各项均为急性汞中毒表现。

50. C

【解析】保持呼吸道通畅，改善和维持肺通气功能，可吸入去泡沫剂二甲硅酮或医用酒精，以降低肺内泡沫的表面张力，清除呼吸道中水泡，增加氧摄入。

51. D

【解析】锰主要通过呼吸道和胃肠道吸收，皮肤吸收很少。锰主要以烟尘形式经呼吸道吸收。

52. A

【解析】锰能特异地蓄积在线粒体中，在有线粒体的神经细胞和神经细胞突触中，抑制线粒体三磷酸腺苷酶，使突触线粒体受损。

53. A

【解析】锰中毒初期表现为类神经症，继而出现锥体外系神经受损症状，肌张力增高，手指细小震颤。

54. C

【解析】参见第 53 题解析。

55. E

【解析】有机磷农药抑制胆碱酯酶的分解；锰为拟胆碱样物质，可影响胆碱酯酶的合成，使乙酰胆碱蓄积，与锰引起震颤性麻痹有关。

56. B

【解析】一氧化氮不是刺激性气体，但与二氧化氮同时存在时，毒性增强。二氧化氮较难溶于水，故对上呼吸道刺激小，主要进入呼吸道深部，与水反应生成硝酸，对肺组织产生刺激和腐蚀，急性毒性主要引起肺水肿。

57. A

【解析】刺激性气体种常见的有氯、氨、光气、氮氧化物、氟化氢、二氧化硫、三氧化硫等。

58. E

【解析】氮气、二氧化碳、甲烷、水蒸气属于单纯窒息性气体。只有 E 项符合。

59. E

【解析】化学性肺水肿的防治原则：①立即脱离现场，脱去污染的衣物，迅速用水或中和剂彻底清洗被污染的部位；②尽早、足量、短期应用肾上腺皮质激素，限制补液量，脱水、利尿；③维持呼吸道通畅，尽早给氧；④采取兴奋呼吸中枢、支气管解痉、抗感染、镇静等对症治疗。

60. B

【解析】减少毛细血管渗出等均属于肺水肿防治措施，刺激性气体导致化学性肺水肿，因此选择氯气。

61. A

【解析】刺激性气体主要是指那些由于本身的理化特性，而对眼和呼吸道及肺泡上皮具有直接刺激作用的气态化合物。对呼吸道、上呼吸道和致肺水肿均不全面。对皮肤无明显作用。

62. E

【解析】化学性肺水肿临床分为刺激期、潜伏期、肺水肿期和恢复期4期。

63. E

【解析】刺激性气体作用部位与浓度有关，低浓度时只侵犯眼和上呼吸道；水溶性低的毒物，通过上呼吸道时溶解少，故对上呼吸道刺激性较小，如二氧化氮、光气，易进入呼吸道深部，对肺组织产生刺激和腐蚀，常引起化学性肺炎或肺水肿。

64. E

【解析】氮气、二氧化碳、甲烷、水蒸气属于单纯窒息性气体。

65. D

【解析】CO主要与血红蛋白结合，形成碳氧血红蛋白，从而使红细胞失去携氧能力。CO与Hb的亲和力比氧与Hb的亲和力约大300倍，故小量的CO即能与氧竞争，充分形成HbCO，而使血液携氧能力降低；而HbCO的解离速度又比氧合血红蛋白（HbO_2）的解离速度慢3600倍。因此氧气无法与CO竞争Hb。

66. C

【解析】中度CO中毒，出现面色潮红，口唇指甲、皮肤黏膜呈樱桃红色（面颊、前胸、大腿内侧尤为明显），因为一氧化碳中毒时碳氧血红蛋白的含量增加，而碳氧血红蛋白呈樱桃红色。

67. E

【解析】解磷定常与阿托品联用，用于治疗有机磷农药中毒。

68. C

【解析】参见第65题解析。

69. B

【解析】氰化氢可以阻断生物氧化过程中的电子传递，使组织细胞不能摄取和利用氧，引起细胞内窒息。因此，虽然血液为氧所饱和，但不能被组织利用，静脉血仍呈动脉血的鲜红色。

70. C

【解析】氰化氢进入血液后可迅速解离出氰根（CN^-）。CN^-可抑制体内多种酶的活性，但与细胞呼吸酶的亲和力最大。与氧化型细胞色素氧化酶迅速结合，阻止其中Fe^{3+}还原成Fe^{2+}，阻断生物氧化过程中的电子传递，使组织细胞不能摄取和利用氧，引起细胞内窒息。

71. B

【解析】苯的毒作用主要是苯在体内的代谢产物酚类，尤其是未被结合的游离酚类化合物所致。酚类为原浆毒，可直接抑制造血细胞的核分裂，对骨髓中核分裂最活跃的幼稚细胞具有明显毒作用。苯是肯定的人类致癌物，可导致白血病。甲苯、二甲苯主要对中枢神经系统产生麻醉作用，对皮肤黏膜的刺激作用。三硝基甲苯可引起中毒性白内障和高铁血红蛋白血症。苯胺可致膀胱癌，苯二胺为G3类，可能不致癌。

72. C

【解析】苯属于芳香烃类化合物，有芳香气味，常温下为无色油状液体，沸点80.1℃、极易挥发，苯主要以蒸气形式通过呼吸道进入人体，皮肤可少量吸收。

73. B

【解析】苯的急性毒作用为中枢神经系统的麻醉；慢性毒作用主要影响骨髓造血功能，表现为造血抑制和诱发白血病。

74. C

【解析】参见第73题解析。

75. C

【解析】吸入的苯部分在体内氧化成酚类，随尿排出，故测定尿酚含量，可作为评价苯接触暴露标志物。

76. E

【解析】急性苯中毒重者可出现昏迷、谵妄、抽搐、脉细、呼吸浅表、血压下降等，可因呼吸和循环衰竭死亡。急救时应迅速将中毒患者移至新鲜空气处，脱去被苯污染的衣服，用肥皂水清洗被污染的皮肤，注意保暖。防止苯蒸气进一步通过呼吸道和皮肤暴露吸收。

77. E

【解析】甲苯可氧化成苯甲酸，并与甘氨酸结合生成马尿酸。二甲苯在肝内氧化，生成甲基苯甲酸、二甲基苯酚和羟基苯甲酸，其中甲基苯甲酸与甘氨酸结合生成甲基马尿酸，随尿液排出。

78. A

【解析】造血功能异常是慢性苯中毒的主要特征，主要表现为中性粒细胞减少，而淋巴细胞相对增多。晚期全血细胞均减少，发生再生障碍性贫血。少数病例可发生白血病。

79. D

【解析】慢性苯中毒可发生白血病，与铅、汞、氰化物和砷无关。

80. A

【解析】苯胺的毒作用特征是形成高铁血红蛋白，造成机体各组织缺氧；苯胺中毒时，应使用治疗高铁血红蛋白血症的特殊解毒剂亚甲蓝（小剂量）。亚甲蓝本身为高铁血红蛋白形成剂，大剂量（10mg/kg）亚甲蓝可促进高铁血红蛋白的形成，而在小剂量（1～2mg/kg）时，可治疗高铁血红蛋白血症。

81. A

【解析】中毒性白内障是三硝

基甲苯中毒的特征性体征。砷中毒特征性体征为皮肤脱色素或色素沉着。镉为肾脏损害，疼痛。汞为震颤、易兴奋、牙龈炎。铅为腹绞痛、贫血、周围神经感觉运动障碍。

82. E

【解析】苯的氨基和硝基化合物除能引起高铁蛋白血症外，其经过转化后的中间产物使还原型谷胱甘肽减少，从而引起红细胞破裂，导致溶血；这些中间产物直接作用于珠蛋白分子中的巯基并使其变性，变性的珠蛋白凝聚为沉淀物，在红细胞内出现包涵体，即为赫恩小体，含该小体的红细胞极易破裂，引起溶血。

83. B

【解析】苯的氨基酸基化合物在常温下为固体或液体，挥发性低、沸点高、难溶或不溶于水，易溶于有机溶剂。生产条件下，主要以粉尘或蒸气的形态存在于空气中，可经呼吸道和皮肤进入体内。

84. E

【解析】有机磷被吸收后，迅速随血液、淋巴液分布到全身各器官组织，其中以肝脏含量最高，肾、肺、脾次之。一般认为具有氟、氰等基团的有机磷，其穿透血脑屏障能力较强，有的还能通过胎盘屏障进入胎儿体内。

85. E

【解析】胆碱酯酶蛋白分子表面的活性中心有两个能与乙酰胆碱结合的部位，即带负电荷的阴离子部位和酯解部位。酯解部位含有一个由丝氨酸的羟基构成的酸性作用点和一个由组氨酸咪唑环构成的碱性作用点，两者通过氢键结合，增强了丝氨酸羟基的亲核活性，使之易于与乙酰胆碱结合。有机磷农药毒性作用是带正电荷部分与 ChE 负矩部位结合，而亲电子的磷酰基与 ChE 的酯解部位结合成磷酰化胆碱酯酶，后者比较稳定，且无分解乙酰胆碱能力；从而使乙酰胆碱积聚引起胆碱能神经先兴奋后抑制的一系列毒蕈碱样、烟碱样和中枢神经系统症状。

86. C

【解析】因为曲美膦酯（敌百虫）在碱性条件下会变成毒性更强的敌敌畏。

87. A

【解析】参见第 79 题解析。

88. D

【解析】乙酰胆碱的作用与毒蕈碱相似，即抑制心血管，兴奋平滑肌，腺体分泌增加，瞳孔缩小，称毒蕈碱样作用。在交感、副交感神经节的突触后膜和神经肌肉接头的终板后膜上，乙酰胆碱与 N 型受体结合，对节后神经元和骨骼肌神经终板产生先兴奋、后抑制的效应，即小剂量兴奋，大剂量抑制，这种效应与烟碱相似，称烟碱样作用。另外，对中枢神经系统也有作用，表现为头晕、头痛、乏力、失眠或嗜睡、多梦、言语不清，重症病例出现昏迷、抽搐，可因呼吸中枢或呼吸肌麻痹而危及生命。

89. E

【解析】呼吸道分泌物增多，严重者发生肺水肿，为毒蕈碱样症状。头晕、头痛、乏力、失眠或嗜睡、多梦、言语不清为中枢神经系统症状。出现全身紧束感、动作不灵活、发音含糊、胸部压迫感、肌束震颤等，称为烟碱样症状。D 为有机磷中毒迟发性中毒综合征。

90. A

【解析】职业环境下，有机磷农药主要通过皮肤和呼吸道进入体内。在施用农药的过程中，尤其在配药、喷药及检修施药工具时，皮肤和衣服可能被农药沾染；在田间下风侧喷药、拌种及在仓库熏蒸时，可吸入农药雾滴、蒸汽或粉尘。

91. D

【解析】有机磷农药的毒作用机制主要是抑制胆碱酯酶活性，使其失去分解乙酰胆碱的能力，造成乙酰胆碱的堆积，引起神经功能紊乱。因此测定全血胆碱酯酶活力，可用于诊断和治疗。

92. A

【解析】有机磷农药除少数为固体（乐果、敌百虫）外，多数呈油状液体，一般不溶于水，而溶于多种有机溶剂，稳定性较差，特别在碱性环境中更不稳定。因此采用浸酸纱布口罩无效。

93. C

【解析】胆碱酯酶复能剂包括解磷定和氯解磷定。亚甲蓝用于苯胺类中毒，依地酸二钠钙用于铅中毒。只有阿托品和胆碱酯酶复能剂是治疗有机磷农药中毒的常用特效解毒剂。

94. C

【解析】肥皂水呈碱性。碳酸氢钠可以用来有机磷口服中毒后洗胃。

95. D

【解析】氰化氢临床经过可分为前驱期、呼吸困难期、痉挛期和麻痹期。

96. B

【解析】高分子化学物由于分子量巨大，因此生物活性普遍小。一般说来，高分子化合物的毒性主要取决于所含游离单体的量和助剂的品种，而聚合物的毒性较低。如氯乙烯单体毒性远远大于聚氯乙烯。

97. C

【解析】马拉硫磷进入虫体后氧化成马拉氧磷，从而更能发挥毒杀作用，而进入温血动物时，则被在昆虫体内所没有的羧酸酯酶水解，因而失去毒性。

98. A

【解析】对硫磷在体内经肝细胞微粒体氧化酶的作用，形成毒性较大的对氧磷，毒性增强。

99. C

【解析】阿托品主要解除平滑肌痉挛，量大可解除小血管痉挛，改善微循环，同时抑制腺体分泌，解除迷走神经对心脏的抑制，使心搏加快、瞳孔散大、眼压升高，兴奋呼吸中枢，解除呼吸抑制。因此主要针对毒蕈碱样症状和中枢神经症状。

100. A

【解析】氧化使毒性作用增强，水能使毒性作用减弱，例如，对硫磷氧化后形成对氧磷，毒性增加，对氧磷又可被体内磷酸三酯水解酶水解，分解后的代谢产物对硝基酚等随尿排出。

101. E

【解析】职业卫生评价生产性毒物对人体危害的方法步骤采用毒理学方法进行。首先对毒物进行一般毒性试验，采用整体动物实验或体外试验的方式，确定其不同暴露途径下，急性、亚急性和慢性毒性，阐明剂量-反应关系，然后通过“三致”实验确定其特殊毒性，并对该生产性毒物进行危险度特征分析，评价有害因素可能对人体潜在的影响。通过毒理学实验确定 NOAEL，结合实际暴露状况、生物学监测、人群流行病学调查等，制定合理的卫生标准。

【A_2 型题】

102. C

【解析】题干表述为焚烧塑料垃圾含有高分子聚合物，有发热症状，可排除氰化物、氮氧化物和一氧化碳。中暑形成发热一般都伴有大汗或肌肉痉挛或血压下降。初步推断为吸入聚四氟乙烯热解物微粒所致聚合物烟雾热。

103. E

【解析】氰化氢中毒出现缺氧症状，典型表现为叹气样呼吸，患者呼出气中有苦杏仁味，强制性和阵发性抽搐，甚至角弓反张，“电击样”死亡等。

104. C

【解析】题干表述为乒乓球拍厂工人，可能会接触到用于粘贴的胶水等有机物。结合实验室检查，红细胞、白细胞、血小板均下降，推测为苯中毒。造血功能异常是慢性苯中毒的主要特征，主要表现为中性粒细胞减少，而淋巴细胞相对增多。粒细胞胞质出现中毒颗粒、空泡。同时或稍晚血小板也减少，患者出现出血倾向。晚期全血细胞均减少，发生再生障碍性贫血。少数病例可发生白血病。

105. B

【解析】题干表述为装修工人，油漆作业可能会接触到苯等有机物。结合醉酒样症状推测可能是急性苯中毒。主要表现为中枢神经系统的症状。轻者有头晕、头痛、兴奋、步态蹒跚，随之出现恶心、呕吐、神志恍惚，呈醉酒状。

106. E

【解析】有机磷类和氨基甲酸酯类农药均能抑制胆碱酯酶活性，而出现毒蕈碱样等症状。拟除虫菊类农药中毒则以刺激症状和全身症状为主，胆碱酯酶活力一般正常。

107. A

【解析】由题干可知，少量有机磷农药通过皮肤吸收造成中毒，但胆碱酯酶>70%，无毒蕈碱样和烟碱样症状，尚无明显中毒的临床表现。因此，不给予阿托品、解磷定等治疗措施，只需脱去衣服，阻止毒物继续吸收即可。

108. C

【解析】题干表述为芳香烃类，苯属于芳香烃类，其余不符。急性苯中毒：短时间吸入大量苯蒸气可致急性苯中毒，主要表现为中枢神经系统的症状，轻者有头晕、头痛、兴奋、步态蹒跚，随之出现恶心、呕吐、神志恍惚，呈醉酒状。

109. C

【解析】慢性汞中毒初期为类神经症，病情进一步发展则会发生性格改变，如急躁、易怒、胆怯、害羞、多疑等。结合其在温度计厂的职业史，可推断为慢性汞中毒。急性汞中毒口腔炎症状十分突出。

110. A

【解析】氯气为刺激性气体，急性中毒表现为刺激反应：出现一过性眼和上呼吸道黏膜刺激症状，表现为畏光、流泪、咽痛、呛咳。后发展为表现为急性气管-支气管炎或支气管周围炎，严重可致肺水肿；中毒典型表现为咳粉红色泡沫痰或痰中带血。CO 和氰化氢中毒皮肤均呈樱桃红色，且均表现为中枢神经系统症状，氰化氢中毒典型表现为叹气样呼吸，患者呼出气中有苦杏仁味，强制性和阵发性抽搐，甚至角弓反张。CO 中毒后碳氧血红蛋白高。硫化氢中毒与氰化氢类似，中枢神经先兴奋后抑制。甲烷为单纯窒息性气体，表现为缺氧症状。

111. C

【解析】由题目可知为急性有机磷中毒患者 72 小时后，因此排除 B、D、E。有机磷农药中毒后有些患者可能出现迟发性神经损伤，起初只有轻微的感觉障碍、无力和共济失调，后逐步加剧并波及上肢。其与肌力减退不符，因此选择 C。

112. D

【解析】题干表述为炉前工，因此只有 D 符合，其余皆不符。CO 急性中毒主要表现以脑缺氧为主的临床症状，如剧烈的头痛、头晕、四肢无力、恶心、呕吐，或出现轻度至中度意识障碍。

【B_1 型题】

113. A

【解析】针对病因进行的治疗手段，如根除体内毒物、加速代谢排泄等治疗方法均属于病因治疗。

114. C

【解析】支持治疗是近代医学提出的一种治疗方法，其治疗原则为就疾病对人体的损害，临床上给予与病情结合的营养支持治疗，包括提高免疫力、加强营养，充分休息等方法。

115. B

【解析】对症治疗是指用药的目的在于改善症状称为对症治疗，或称治标。D、E 为预防措施。

116. A

【解析】毒物吸收指标即暴露标志物，反映毒物进入体内的量。尿酚为苯在体内代谢产物，反映苯吸收量。

117. B

【解析】铅能抑制 δ-氨基-γ-酮戊酸脱水酶（ALAD），ALAD 受抑制后，δ-氨基-γ-酮戊酸（ALA）形成卟胆原的过程受阻，使血中 ALA 含量增加，而由尿排出。间接反映铅对血液系统的毒作用程度，属于效应标志物。

118. C

【解析】所致病损指标即反映对机体某些器官、系统损害的指标，肝毒性如肝功能、肾毒性如肾功能等。

119. E

【解析】有机磷农药由于毒性比较强，因此需使用阿托品，它能阻断乙酰胆碱或胆碱受体激动药与受体结合，从而拮抗了它们的作用。同时给予胆碱酯酶复活药，如碘解磷定，该药可恢复乙酰胆碱酯酶活性、阻止游离的毒物继续抑制乙酰胆碱酯酶活性。

120. C

【解析】拟除虫菊类农药中毒后乙酰胆碱酯酶活力可不降低，其毒性机制与有机磷和氨基甲酸酯类农药有所不同，该中毒尚无特效解毒治疗，以对症治疗及支持疗法为主。

121. D

【解析】氨基甲酸酯类农药类农药中毒机制类似有机磷类，但中毒程度较轻，一般采用阿托品，但可不达到阿托品化，同时给予对症治疗。

122. E

【解析】β-萘胺可致膀胱癌，损害泌尿系统。

123. C

【解析】慢性苯中毒主要表现为中性粒细胞减少，而淋巴细胞相对增多。晚期全血细胞均减少，发生再生障碍性贫血。少数病例可发生白血病。损害血液系统。

124. C

【解析】苯胺中毒主要致高铁蛋白血症，溶血性贫血，损害血液系统。

125. A

【解析】急性苯中毒主要引起中枢神经系统麻醉的表现，引起的醉酒状，损害神经系统。

126. B

【解析】硫化氢引起窒息机制类似于氰化物，都是阻碍细胞能量代谢，引起组织细胞内窒息。

127. A

【解析】CO 引起窒息机制为产生无携氧能力的碳氧血红蛋白，影响的氧气的运输而使阻止缺氧。

128. A

【解析】铅吸收：指有密切的铅接触史，尚无铅中毒的临床表现，尿铅≥0.34μmol/L（0.07mg/L）或 0.48μmol/24h（0.1mg/24h）；血铅≥1.90μmol/L（0.40mg/L）；或诊断性驱铅试验后尿铅≥1.45μmol/L 而<3.86μmol/L 者。

129. E

【解析】轻度铅中毒的诊断标准如下。①血铅≥2.9μmol/L（0.6mg/L）或尿铅≥0.58μmol/L（0.12mg/L），且具有下列一项表现者：a. 尿 δ-氨基-γ-酮戊酸≥61.0μmol/L（8mg/L）者；b. 血红细胞游离原卟啉（FEP）≥3.56μmol/L（2mg/L）者；c. 红细胞锌原卟啉（ZPP）≥2.91μmol/L（13.0μg/L）者；d. 有腹部隐痛、腹胀、便秘等症状者。②诊断性驱铅试验，尿铅≥3.86μmol/L（0.8mg/L）或 4.82μmol/24h（1mg/24h）者。

130. B

【解析】重度铅中毒：在中度铅中毒基础上伴有铅麻痹和铅脑病。

131. B

【解析】铅主要经肾脏随尿液排出，尿中铅的量可以代表吸收状况。少部分可从粪便、唾液、汗液、乳汁等途径排出。

132. C

【解析】锰主要经胆囊分泌，随粪便缓慢排出，尿中排出量少，唾液、乳汁等排出微量。

133. A

【解析】进入体内的苯，50%以原形由呼吸道排出，10%以原形贮存在体内各组织，40%进入肝脏代谢。

134. A

【解析】生产中接触某种毒物，提供了职业中毒的接触机会。

135. D

【解析】接触强度是接触职业性有害因素的浓度或者剂量，6V/m 是射频辐射接触剂量。

136. C

【解析】每天噪声环境下工作 4 小时，为接触时间。

137. B

【解析】毒物经皮肤吸收是毒物暴露途径，即接触方式。

138. A

【解析】职业中毒的病因是生产性毒物。

139. B

【解析】从生产工艺流程中消除有毒物质，可用无毒或低毒物质代替有毒或高毒物质，是生产性毒物危害控制原则之一，根除毒物。

140. E

【解析】健全的职业卫生服务在预防职业中毒中极为重要，认真做好上岗前和定期健康检查属于职业卫生服务范畴。

141. D

【解析】预防职业中毒的重要辅助措施是个体防护。

第五节 粉尘与尘肺

【A_1型题】

1. 硅沉着病的典型病理改变是
   A. 肺气肿
   B. 胸膜增生
   C. 气胸
   D. 结节型硅沉着病
   E. 胸膜斑
2. 单纯性煤尘是指其游离二氧化硅（SiO_2）含量
   A. 在15%以下
   B. 在10%以下
   C. 在5%以下
   D. 在3%以下
   E. 在1%以下
3. 硅沉着病诊断所必备的条件是
   A. 确切的二氧化硅粉尘接触史
   B. 确凿的胸部X线片表现
   C. 动态观察资料和该单位的硅沉着病流行病学调查情况
   D. 确切的二氧化硅粉尘接触史；确凿的胸部X线片表现；动态观察资料和该单位的硅沉着病流行病学调查情况
   E. 肺组织活检
4. 硅沉着病的X线表现有
   A. 圆形小阴影
   B. 不规则形小阴影
   C. 大阴影
   D. 胸膜和肺门改变
   E. 以上全有
5. 能引起变态反应的粉尘是
   A. 沥青粉尘
   B. 石棉粉尘
   C. 谷物尘
   D. 大麻尘
   E. 水泥粉尘
6. 尘肺按病因分类，哪一种是错误的
   A. 硅酸盐肺
   B. 碳尘肺
   C. 棉尘肺
   D. 金属尘肺
   E. 硅沉着病
7. 下列哪种粉尘对呼吸系统无致癌作用
   A. 石英
   B. 石棉
   C. 镍尘
   D. 铬酸盐尘
   E. 铀矿尘
8. 下面哪项不是煤工尘肺的主要病理改变
   A. 煤斑
   B. 肺气肿
   C. 煤硅结节
   D. 弥漫性纤维化
   E. 胸膜斑
9. Caplan综合征是
   A. 硅沉着病患者的并发症之一
   B. 石棉肺的并发症之一
   C. 煤矿工人尘肺的并发症之一
   D. 铸工尘肺的并发症之一
   E. 滑石尘肺的并发症之一
10. 纤维粉尘是指纵横径之比
   A. >10∶1
   B. >5∶1
   C. >3∶1
   D. <3∶1
   E. >2∶1
11. 下列粉尘的理化特性中哪种对致纤维化作用意义最大
   A. 粉尘的化学成分和粉尘浓度
   B. 粉尘的硬度
   C. 粉尘的溶解度
   D. 粉尘的荷电性
   E. 粉尘的爆炸性
12. 硅沉着病胸部X线片表现与肺部病变程度
   A. 一定平行
   B. 不一定平行
   C. 前者重于后者
   D. 后者重于前者
   E. 没有关系
13. 同样浓度和分散度的下列粉尘，哪种致纤维化能力最强
   A. 煤尘
   B. 石英尘
   C. 水泥尘
   D. 滑石尘
   E. 铅尘
14. 影响硅沉着病发病的重要因素有很多，以下哪项除外
   A. 粉尘中游离二氧化硅类型
   B. 二氧化硅含量
   C. 粉尘浓度
   D. 劳动者心情
   E. 接尘时间
15. 属于人工合成的有机粉尘是
   A. 铝
   B. 石英
   C. 炸药

D. 水泥
E. 木材

16. 可吸入性纤维粉尘是指
A. 直径>3μm，长度<5μm
B. 直径>3μm，长度≥5μm
C. 直径<3μm，长度<5μm
D. 直径<3μm，长度>5μm
E. 直径<3μm，长度≥9μm

17. 游离二氧化硅由于晶体结构不同致纤维性变能力表现为
A. 结晶型>无定型>隐晶型
B. 隐晶型>结晶型>无定型
C. 结晶型>隐晶型>无定型
D. 隐晶型>无定型>结晶型
E. 无定型>隐晶型>结晶型

18. 粉尘在呼吸道的阻留与以下哪种因素有关
A. 粉尘粒子的直径
B. 粉尘粒子的比重
C. 粉尘粒子的形状
D. 呼吸道结构
E. 以上均有关

19. 粉尘在呼吸道的沉积方式有多种，但没有下列哪项
A. 撞击
B. 沉降
C. 巨噬细胞吞噬
D. 弥散作用
E. 被气道上皮细胞及分泌物截留

20. 不会引起肺部病变的有机粉尘有
A. 面粉
B. 棉尘
C. 污染真菌的枯草
D. 污染真菌的蔗渣
E. 聚氯乙烯尘

21. 粉尘对人体可有以下哪种作用
A. 致纤维化
B. 刺激
C. 中毒
D. 致敏
E. 以上都是

22. 尘肺的胸部X线片表现中，不规则形小阴影的病理基础是
A. 成熟的硅结节
B. 不太成熟的硅结节
C. 大块纤维化
D. 肺间质纤维化
E. 硅结节和大块纤维化

23. 下列晚发型硅沉着病发生的条件中哪项是错误的
A. 接尘浓度高
B. 在脱尘作业若干年后被诊断为硅沉着病
C. 接尘年限短
D. 脱尘时胸部X线片未见明显异常
E. 接尘者身体比较虚弱

24. 三期尘肺的X线诊断标准是
A. 有密集度3级的小阴影，分布范围不超过4个肺区
B. 在二期尘肺的基础上，出现小阴影聚集
C. 有阴影出现，其长径不小于2cm，宽径不小于1cm
D. 有密集度2级的小阴影，分布范围达到4个肺区
E. 多个大阴影面积的总和超过右上肺区面积

25. 胸膜斑是以下哪种尘肺的病理特征
A. 硅沉着病
B. 煤肺
C. 石棉沉着病（石棉肺）
D. 石墨尘肺
E. 炭尘肺

26. 可呼吸性粉尘是指直径多大的粉尘
A. >15μm
B. >10μm
C. =10μm
D. <8μm
E. <5μm

27. 我国煤矿工人尘肺中多数为
A. 煤肺
B. 硅沉着病
C. 炭尘肺
D. 炭黑尘肺
E. 煤硅肺

28. 农药粉尘属于
A. 矿物性粉尘
B. 人工合成的无机粉尘
C. 人工合成的有机粉尘
D. 混合性粉尘
E. 有机粉尘

29. 在下列工业生产中，哪项不宜采用湿式作业
A. 采煤
B. 开凿隧道
C. 水泥生产
D. 矿山开采
E. 井下运输

30. 尘肺X线诊断标准中“t”小阴影是指
A. 直径在1.5mm以下的类圆形小阴影
B. 直径在1.5~3.0mm的类圆形小阴影
C. 直径在3~10mm的类圆形小阴影
D. 宽度在1.5mm以下的不规则形小阴影
E. 宽度在1.5~3.0mm的不规则形小阴影

31. 粉尘是指能够较长时间浮游在空气中的
A. 液滴
B. 固体微粒
C. 烟
D. 雾
E. 细菌

32. 农民肺属于职业性变应性肺泡炎，引起农民肺的粉尘是
A. 棉、麻等植物性粉尘
B. 霉变枯草粉尘
C. 田间飞扬的粉尘
D. 粮谷粉尘
E. 飞扬的人畜粪肥粉尘

33. 石棉肺患者的肺功能降低
A. 与胸部X线片表现无关
B. 往往比胸部X线片表现出现得早
C. 往往比胸部X线片表现出现得晚
D. 与胸部X线片表现同步
E. 与胸部X线片表现相反

34. 下述哪种粉尘为无机粉尘

A. 农药粉尘
B. 橡胶粉尘
C. 水泥粉尘
D. 木尘
E. 谷物粉尘

35. 粉尘的分散度是指
A. 粉尘的分布距离
B. 粉尘的分布均匀程度
C. 粉尘粒径大小（μm）的数量或质量组成百分比
D. 粉尘的漂浮能力
E. 粉尘的沉降能力

36. 痰中检出石棉小体，说明
A. 患有石棉肺
B. 患肺癌
C. 患胸膜间皮瘤
D. 石棉作业工人
E. 接触过石棉

37. 下列哪种变化属于晚期煤硅肺的典型表现
A. 煤斑
B. 煤斑旁肺气肿
C. 煤硅结节
D. 弥漫性纤维化
E. 大块纤维化

38. 生产性粉尘是指在生产过程中产生的能较长时间飘浮在空气中的
A. 烟
B. 雾
C. 固体微粒
D. 液体微滴
E. 气溶胶

39. 可吸入性粉尘是指粒径小于多少的粉尘
A. 0.4μm
B. 1μm
C. 2μm
D. 5μm
E. 15μm

40. 我国《尘肺病诊断标准》适用于
A. 硅沉着病
B. 水泥尘肺
C. 铝尘肺
D. 电焊工尘肺
E. 以上所有

41. 有化学毒性的粉尘，对人体的危害程度取决于粉尘的
A. 溶解度
B. 分散度
C. 形状和硬度
D. 比重
E. 荷电性

42. 下列哪项不属于硅酸盐
A. 石棉
B. 滑石
C. 云母
D. 水泥
E. 花岗岩

43. 对准备从事接尘作业职工进行就业前体检时，下列项目中哪个是不必要进行的检查项目
A. 职业史
B. 既往史和自觉检查
C. 一般临床检查
D. B超检查
E. 拍摄胸部X线片

44. 对已经脱尘作业的工人，还应定期作何种处理
A. 体内排尘处理
B. 服用治疗硅沉着病的药物
C. 脱敏治疗
D. 定期体检，以尽早发现异常
E. 不需要任何处理

45. 典型的硅结节横断面呈
A. “葱头”状
B. “星芒”状
C. 网状
D. 不规则状
E. “卫星”状

46. 尘肺是指
A. 由于长期吸入粉尘而引起的疾病
B. 由于长期吸入生产性粉尘而引起的疾病
C. 由于长期吸入生产性粉尘而引起的以肺组织纤维化为主的疾病
D. 由于长期吸入生产性粉尘而引起的肺病
E. 由于长期吸入生产性粉尘而引起的全身性疾病

【A_2 型题】

47. 某纺织女工，30岁，接触棉尘5年。近3个月，每逢厂休息日后第一天上班日的下班前有胸部紧束感、气急、咳嗽、发热症状，该工人所患疾病可能是
A. 感冒
B. 支气管炎
C. 棉尘症
D. 棉尘病
E. 肺结核

【B_1 型题】

（48~50题共用备选答案）
A. 石棉尘
B. 硅尘
C. 铁矿尘
D. 铝尘
E. 水泥尘

48. 能引起石棉肺的粉尘是
49. 能引起硅沉着病的粉尘是
50. 能引起铝肺尘埃沉着病的粉尘是

（51~53题共用备选答案）
A. 铅、砷、锰粉尘
B. 锡、铁、钡粉尘
C. 煤、石墨、炭黑、活性炭
D. 石棉、硅尘、煤尘
E. 面粉、茶尘、花粉

51. 引起粉尘沉着症的粉尘是
52. 引起碳肺尘埃沉着病的粉尘是
53. 引起中毒作用的粉尘是

（54~56题共用备选答案）
A. 硅沉着病
B. 晚发型硅沉着病
C. 硅酸盐肺
D. 肺尘埃沉着病
E. 速发型硅沉着病

54. 脱离粉尘作业>1年发生的硅沉着病，属哪种硅沉着病
55. 接触粉尘1~2年发生的硅沉

着病，属哪种硅沉着病

56. 接触石棉粉尘可引起哪种肺尘埃沉着病

（57~59 题共用备选答案）

A. 由于吸入被真菌、细菌或动物蛋白等污染的有机粉尘而引起

B. 血清沉淀素抗体试验阳性

C. 弥漫性网状和细小结节阴影

D. 4~8 小时

E. 接触 2~3 个月

57. 职业过敏性肺炎病因是

58. 可作为职业过敏性肺炎急性期致病因子接触指标的是

59. 职业过敏性肺炎急性期表现出现在接触致病因子

参考答案与解析

【A_1 型题】

1. D

【解析】由于长期吸入含有较高的游离二氧化硅粉尘而引起的肺组织纤维化病变，其典型的病变是硅结节。硅结节见于肺组织内和胸膜下，为 1~5mm 的散在结节。典型的硅结节是由多层排列的胶原纤维构成，横断面似“葱头”状。胸膜斑是石棉肺典型的病理特征。

2. C

【解析】含有 5% 以下游离二氧化硅的煤尘称为单纯性煤尘。

3. D

【解析】诊断硅沉着病必须有可靠的生产粉尘接触史，现场劳动卫生学调查资料，以技术质量合格的高千伏 X 线后前位胸片表现作为主要依据，参考受检者动态系列胸片及尘肺流行病学调查情况，结合临床表现和实验室检查，并排除其他疾病。

4. E

【解析】圆形小阴影是硅沉着病最常见和最重要的一种 X 线表现形态；不规则小阴影为肺间质纤维化；大阴影为晚期硅沉着病的重要 X 线表现，胸膜粘连增厚，可见肋膈角变钝或消失，晚期膈面粗糙，由于肺纤维组织收缩和膈胸膜粘连，呈“天幕状”阴影。胸部 X 线片上其他表现，如肺门呈“蛋壳”样钙化，晚期肺门上举外移，肺纹理增多或增粗变形、减少或消失改变，出现弥漫性、局限性、灶周性和泡性肺气肿，严重者可见肺大疱、肺气肿等。

5. D

【解析】棉尘病是由于吸入棉尘、亚麻尘、软大麻粉尘引起支气管收缩和肺功能损害的一种呼吸道道阻塞性疾病，所以大麻尘是可以引起棉尘肺的。棉尘病发病机制中有组胺的释放，引起支气管平滑肌痉挛，属于变态反应。谷物尘一般是指含有 60%~75% 有机物质（谷粒）和 25%~40% 无机物（泥土），还含有化肥、杀虫剂和微生物；可引起眼睛、皮肤、上呼吸道刺激，咳嗽、呼吸困难、喘鸣、哮喘、支气管炎、慢性阻塞性肺疾病，结膜炎、皮炎、鼻炎、谷物热；发生变态反应的少。沥青及其烟气对皮肤黏膜具有刺激性，有光毒作用和致癌作用。石棉尘可导致间皮瘤。水泥粉尘可致硅酸盐尘肺。

6. C

【解析】尘肺按病因可分为硅沉着病、硅酸盐肺、碳尘肺、金属尘肺和混合性尘肺。棉尘肺为有机粉尘所致，不属于职业性尘肺。

7. A

【解析】石棉致间皮瘤；镍及其化合物被确认为环境致癌物，与鼻咽癌有关；铬酸盐致肺癌；铀矿尘属于放射性粉尘，有致癌作用。石英主要引起硅沉着病，不具有致癌作用。

8. E

【解析】胸膜斑是石棉肺典型的病理学改变。其余均是煤工尘肺的主要病理改变。

9. C

【解析】类风湿性尘肺结节（Caplan 综合征）是煤矿工人尘肺的并发症之一。类风湿性尘肺结节是指煤矿工人中类风湿关节炎的患者，在胸部 X 线片中出现密度高而均匀、边缘清晰的圆形块状阴影。

10. C

【解析】纤维尘指其长度与直径之比 >3∶1，直径 <3μm，长度>5μm 的纤维为可吸入性纤维；直径 ≥3μm，长度 ≥5μm 的纤维称为非可吸入性纤维。

11. A

【解析】与粉尘的成分和空气中浓度有关。所有无机粉尘中，二氧化硅尘致纤维化能力最强。

12. B

【解析】肺组织代偿功能很强，硅沉着病患者可能在相当长时间内无明显自觉症状，但胸部 X 线片上已经呈现较显著的硅沉着病影像学改变。随着病情进展或有并发症时，可出现胸闷、气短、胸痛等症状和体征，无特异性，虽可逐渐加重，但与胸部 X 线片改变并不一定平行。

13. B

【解析】所有无机粉尘中，二氧化硅（石英）尘致纤维化能力最强，致纤维化能力的强弱主要

取决于游离二氧化硅的含量。

14. D

【解析】影响硅沉着病发病的因素：①粉尘中游离二氧化硅含量和结晶类型；②粉尘浓度和接尘时间；③粉尘分散度；④粉尘的联合作用；⑤防护措施；⑥个体素质条件。与劳动者心情无关。

15. C

【解析】根据生产性粉尘的性质可将生产性粉尘分为无机性粉尘、有机性粉尘和混合性粉尘。无机性粉尘包括：矿物性粉尘，如硅石、石棉、煤等；金属性粉尘，如铁、锡、铝等及其化合物；人工无机性粉尘，如水泥、金刚砂等。有机性粉尘包括：植物性粉尘，如棉、麻、面粉、木材；动物性粉尘，如皮毛、丝、骨质粉尘；人工合成有机粉尘，如有机染料、农药、合成树脂、炸药和人造纤维等。混合性粉尘是上述各种粉尘的混合存在，一般包括两种以上的粉尘。生产环境中最常见的就是混合性粉尘。

16. D

【解析】参见第10题解析。

17. C

【解析】各种不同的石英变体的致纤维化能力依次为鳞石英>方石英>石英>柯石英>超石英；晶体结构不同，致纤维化能力依次为结晶型>隐晶型>无定型。

18. E

【解析】粉尘分散度与其在呼吸道中的阻留有关。由于粉尘的粒子直径、比重、形状不同，呼吸道结构、呼吸的深度和频率等差异的影响，粉尘在呼吸道各区域的阻留沉积是不同的。为了相互比较，采用空气动力学直径（AED）这个参数来表示。

19. C

【解析】粉尘作为一种气溶胶在呼吸道的沉积与清除过程很复杂，在呼吸道通过撞击、重力、弥散和截留4种方式沉积，而沉积在呼吸道的粉尘则是通过黏液纤毛装置的纤毛摆动和肺泡巨噬细胞吞噬等方式清除。

20. A

【解析】面粉尘在体内容易溶解、吸收和排出，对人体的危害轻。

21. E

【解析】粉尘对人体影响最大的后果为尘肺。尘肺为由于在生产环境中长期吸入生产性粉尘可引起以肺组织纤维化为主的疾病。此外粉尘有局部作用和中毒作用。局部作用：粉尘对皮肤的影响可致阻塞性皮脂炎、粉刺、毛囊炎、脓皮病等；日光下接触沥青粉尘可致光感性皮炎等；金属和磨料粉尘可致角膜外伤等。中毒作用：吸入含有有毒物质（如铅、砷、锰等）的粉尘，因其可在呼吸道黏膜溶解吸收而引起中毒。

22. D

【解析】圆形小阴影的病理基础是成熟和较成熟的硅结节；不规则小阴影的病理基础是肺间质纤维化；大阴影的病理基础是团块状纤维化。

23. E

【解析】有些接尘者，虽接触较高浓度硅尘，接尘时间较短，在脱离粉尘作业时，胸部X线片未发现明显异常，或发现异常而不能诊断为硅沉着病，但在脱离接尘作业若干年后被诊断为硅沉着病，称为晚发型硅沉着病。速发型和晚发型硅沉着病与个人易感性密切相关。

24. C

【解析】有下列3种表现之一者可诊断为三期尘肺：①有大阴影出现，其长径不小于20mm，短径不小于10mm；②有总体密集度3级的小阴影，分布范围超过4个肺区并有小阴影聚集；③有总体密集度3级的小阴影，分布范围超过4个肺区并有大阴影。

25. C

【解析】胸膜对石棉的反应包括胸膜斑（指除肺尖部和肋膈角区以外的厚度大于5mm的局限性胸膜增厚，或局限性钙化胸膜斑块）、胸膜渗出和弥漫性胸膜增厚。

26. E

【解析】直径小于15μm的尘粒叫作可吸入性粉尘，直径在5μm以下的尘粒叫作可呼吸性粉尘。

27. E

【解析】煤矿除掘进岩石巷道以外的各种工种，选煤厂选煤工、煤球制造工、车站码头煤炭装卸工等均接触煤尘或煤硅混合尘。硅沉着病占所有煤工尘肺的11.4%、煤硅肺占87.6%，煤肺占1.0%。

28. C

【解析】参见第15题解析。

29. C

【解析】湿式作业是一种既经济又简单实用的防降尘措施，如采用湿式碾磨石英、耐火原料、矿山湿式凿岩、井下运输喷雾洒水，煤层高压注水等，可在很大程度上防止粉尘飞扬，降低作业场所粉尘浓度。水泥是水硬性黏结材料，沾水或受潮产生水化反应后就会凝结硬化，所以不能湿式作业。

30. E

【解析】圆形小阴影按直径大小可分为p（直径不超过1.5mm）、q（直径大于1.5mm，不超过3mm）和r（直径大于3mm，不超过10mm）；不规则小阴影按其宽度可分为s（宽度不超过1.5mm）、t（宽度大于1.5mm，不超过3mm）、u（宽度为大于3mm，不超过10mm）。

31. B

【解析】尘和烟理论上都是固

体颗粒，主要区别就是微粒径度的大小区别，一般情况下直径 < 0.1μm 的是烟，直径 > 0.1μm 的是粉尘，而雾是悬浮的小液滴。

32. B

【解析】农民肺属于职业性的外源性变态反应性肺泡炎。主要发生在饲料（枯草和粮谷）粉碎工，尤其在粉碎霉变的草料和粮谷工人中多见。吸入含嗜热性放线菌孢子的霉变枯草粉尘是主要致病原。

33. B

【解析】石棉肺患者由于肺间质弥漫性纤维化，严重损害肺功能，因此自觉症状和体征一般比较明显，肺功能改变出现较早，一般早于硅沉着病患者，表现为肺活量渐进性下降，早于胸部 X 线片的影像学表现。

34. C

【解析】无机粉尘包括矿物性尘、金属尘和人工无机粉尘，水泥尘属于硅酸盐粉尘，是矿物性粉尘。其余均为有机物产生的粉尘。

35. C

【解析】分散度是指物质被粉碎的程度，以粉尘粒径大小（μm）的数量或质量组成百分比来表示，粉尘颗粒越小，粉尘粒子分散度越高，其在空气中浮游的时间越长。

36. E

【解析】在石棉肺患者的肺组织中可发现石棉小体，长 10 ~ 100μm，粗 1 ~ 5μm，形如火柴或哑铃。有时在痰液中也能发现。发现石棉小体只能说明有过石棉接触，不能作为诊断石棉肺的依据。

37. E

【解析】大块纤维化又称为进行性大块状纤维化，是煤工尘肺晚期的一种表现，但不是晚期煤工尘肺的必然结果。其与硅沉着病融合团块不同，后者中结节较多，间质纤维化相对较少。而大块纤维化有的灶周大量煤尘和煤尘细胞，无结节改变，有的灶中可见结节，但仍以间质纤维化和煤尘为主。

38. C

【解析】尘和烟理论上都是固体颗粒，主要区别就是微粒径度的大小区别。

39. E

【解析】参见第 26 题解析。

40. E

【解析】在我国现行职业病名单中的尘肺共 13 种，它们是硅沉着病、石棉肺、煤工尘肺、石墨尘肺、炭黑尘肺、滑石尘肺、水泥尘肺、云母尘肺、铝尘肺、陶工尘肺、电焊工尘肺和铸工尘肺，以及根据《尘肺病诊断标准》（KGBZ 70—2009）与《尘肺病理诊断标准》（GBZ 25—2002）可以诊断的其他尘肺。

41. A

【解析】某些含有有毒物质的粉尘（如含砷粉尘）可在呼吸道溶解吸收，并导致中毒；另有些粉尘如面粉、糖等，在体内容易溶解、吸收和排出，对人体的危害轻。因此此类粉尘溶解度越大，则危害程度越大。

42. E

【解析】硅酸盐是由二氧化硅、金属氧化物和结合水组成的矿物质。硅酸盐可分为天然硅酸盐如石棉、滑石、云母和人造硅酸盐如水泥。

43. D

【解析】检查主要包括既往史和疾病史，一般临床检查包括血尿常规、肺功能等，最重要的就是 X 线检查，能及时发现肺部影像学变化。

44. D

【解析】脱尘工人定期进行健康查体，有利于发现晚发型尘肺等异常。

45. A

【解析】典型的硅结节是由多层排列的胶原纤维构成，横断面似“葱头”状。结节越成熟，胶原纤维越粗大密集，细胞成分越少。

46. C

【解析】尘肺是指由于在生产环境中长期吸入生产性粉尘可引起以肺组织纤维化为主的全身性疾病。A、B、D、E 均不全面。

【A_2 型题】

47. D

【解析】由题目可知休息日后上班第一天有胸部紧束感，推测可能是棉尘病。棉尘病是由于长期吸入棉、麻、软大麻等植物性粉尘引起，以支气管痉挛、气道阻塞为主的疾病，又称“星期一热”。临床表现为具有特征性的胸部紧缩感、胸闷、气短，可伴有咳嗽，偶有咳痰。

【B_1 型题】

48. A

【解析】石棉尘可致石棉肺。

49. B

【解析】硅沉着病即由二氧化硅粉尘引起。

50. D

【解析】铝肺尘埃沉着病即铝尘肺。

51. B

【解析】肺粉尘沉着症：有些生产性粉尘，特别是某些金属性粉尘（如锡、钡、铁等）吸入后，可沉积在肺组织中，只呈现一般的异物性反应，或仅发生轻微的纤维性变。脱离接尘作业后，肺内病变无进展或胸部 X 线片示阴影消退。

52. C

【解析】肺尘埃沉着病，即尘肺，是指由于在生产环境中长期吸入生产性粉尘可引起以肺组织纤维化为主的疾病，尘肺在我国是主要的职业危害。碳肺尘埃沉着病就是由于石墨等含碳尘埃所致。

53. A

【解析】铅、砷、锰等元素本身具有毒性，以粉尘形式吸收后，可引起相应的中毒。

54. B

【解析】晚发型硅沉着病则是指有部分病例，接触粉尘浓度较高，但时间不长即脱离接尘作业，此时胸部X线片未发现明显异常，然而在从事非接尘作业若干年后始发现硅沉着病。

55. E

【解析】速发型硅沉着病是指由于持续吸入高浓度、高游离二氧化硅含量的粉尘，经1~2年发生的硅沉着病。

56. C

【解析】接触石棉可致石棉肺，石棉属于硅酸盐，因此石棉肺是一种硅酸盐尘肺。

57. A

【解析】职业过敏性肺炎是由于吸入被真菌、细菌或动物蛋白等污染的有机粉尘而引起。

58. B

【解析】血清沉淀素抗体试验阳性可作为职业过敏性肺炎急性期致病因子接触指标。

59. D

【解析】在接触致病因子4~8小时职业过敏性肺炎出现急性期表现。

第六节　物理因素对健康的影响

【A_1型题】

1. 治疗中暑，化学降温方法应用的药物是
   A. 异丙嗪
   B. 地西泮
   C. 洛贝林
   D. 克拉明
   E. 氯丙嗪
2. 噪声引起的听觉器官损害特点是早期表现为
   A. 耳蜗底部受损
   B. 高频听力下降
   C. 低频听力下降
   D. 语频听力下降
   E. 中频听力下降
3. 影响振动对机体作用的主要因素是
   A. 加速度、频率、位移
   B. 位移、振幅、加速度
   C. 接触方式、加速度、位移
   D. 频率、振幅、加速度
   E. 振幅、频率、速度
4. 生产性噪声按其产生的来源可分为
   A. 机械性噪声、流体动力性噪声、电磁性噪声
   B. 稳态噪声、非稳态噪声、脉冲噪声
   C. 交通噪声、生活噪声、工业噪声
   D. 低频噪声、中频噪声、高频噪声
   E. 持续性噪声、脉冲噪声、电磁性噪声
5. 下列哪项不是诊断Ⅱ度慢性放射病的条件
   A. 长期射线接触史
   B. 乏力、头痛、头晕等自觉症状
   C. 有明显出血倾向
   D. 白细胞在稳定减少在$30\times10^9/L$以下，骨髓增生活跃
   E. 治疗后恢复缓慢
6. 微波对血液系统的影响是
   A. 白血病
   B. 贫血
   C. 血小板减少
   D. 外周血白细胞总数减少
   E. 再生障碍性贫血
7. 我国《工业企业噪声卫生标准》规定新建企业的噪声容许标准为
   A. 85dB（A）
   B. 75dB（A）
   C. 65dB（A）
   D. 55dB（A）
   E. 90dB（A）
8. 急性高原病分为
   A. 急性高原反应、高原肺水肿
   B. 急性高原反应、高原脑水肿
   C. 高原性心脏病、高原高血压
   D. 高原反应、高原肺水肿、高原脑水肿和视网膜出血
   E. 高原红细胞增多症、高原脑水肿
9. 热源集中，具有强辐射热源的高温作业，应采取的通风降温措施为
   A. 全面自然通风
   B. 局部抽出式机械通风
   C. 喷雾风扇
   D. 有组织的自然通风
   E. 全面机械通风
10. 下列有关局部振动病论述错误的是
    A. 以末梢循环障碍为主
    B. 还可累及肢体神经及运动功能
    C. 典型表现为发作性手指变白
    D. 多从手指近端开始
    E. 冷水复温试验阳性
11. 有关高频电磁场与微波作用的一般规律，以下哪项是错误的

A. 波长越短，生物作用越大
B. 穿透能力取决于频率
C. 只有被组织吸收的电磁波才能发生生物效应
D. 对机体的作用主要为器质性改变
E. 是电磁辐射的一部分

12. 噪声频率大于800Hz者称为
A. 连续性噪声
B. 脉冲性噪声
C. 稳态噪声
D. 非稳态噪声
E. 高频噪声

13. 我国的局部振动卫生标准可保护百分之几的作业工人20年（年接振250天，日接振2.5小时）不致发生振动性白指
A. 100%
B. 95%
C. 90%
D. 85%
E. 80%

14. 属于高温、高湿型作业的是
A. 炼钢
B. 地质勘探
C. 印染
D. 铸造
E. 熔玻璃

15. 急性减压病出现最早且较普遍的表现为
A. 神经系统的改变
B. 循环系统的改变
C. 呼吸系统的改变
D. 皮肤改变
E. 肌肉、关节、骨骼系统的改变

16. 高气湿是指环境相对湿度大于
A. 50%
B. 60%
C. 70%
D. 80%
E. 90%

17. 1000Hz纯音听阈声压为
A. 5μPa
B. 10μPa
C. 20μPa
D. 40μPa
E. 50μPa

18. 散热量大，热源分散的高温车间的通风降温措施应首选
A. 全面自然通风
B. 有组织的全面自然通风
C. 全面机械通风
D. 局部机械通风
E. 喷雾风扇

19. 防止高频电磁场对人体作用的正确措施是
A. 场源屏蔽，远距离操作，合理布局
B. 场源屏蔽，远距离操作，合理通风
C. 场源屏蔽，湿式作业，合理布局
D. 个人防护，远距离操作，合理通风
E. 场源屏蔽，合理布局，合理通风

20. 某企业一接触生产性噪声岗位，工人每天工作4小时，则该岗位的噪声容许标准为
A. <88dB（A）
B. <90dB
C. <90dB（A）
D. <93dB
E. <93dB（A）

21. 红外线对眼睛的损伤不包括
A. 角膜的热损伤
B. 热性白内障
C. 急性角膜结膜炎
D. 慢性充血性睑缘炎
E. 视网膜灼伤

22. 中暑按发病机制分为
A. 热射病、热痉挛和热衰竭
B. 轻症中暑和重症中暑
C. 热适应、热射病和热衰竭
D. 热适应、热痉挛和热衰竭
E. 热辐射、热痉挛和热衰竭

23. 高温作业指工作地点有生产性热源，其气温等于或高于本地区夏季通风室外设计计算温度多少的作业
A. 0.2℃
B. 0.2℃以上
C. 1℃
D. 1℃以上
E. 2℃

24. 影响噪声对机体作用的因素中最重要的是
A. 声压级大小
B. 频谱特征
C. 接触时间
D. 接触方式
E. 个体敏感性

25. 听觉适应是指
A. 强噪声下暴露时间短，听阈提高10~15dB，离开噪声环境1分钟之内即可恢复
B. 一种器质性听觉器官损伤
C. 是一种永久性的听阈位移
D. 强噪声下暴露时间较长，听力明显下降，听阈提高15dB，离开噪声环境后较长时间内听力才能恢复
E. 强噪声下暴露时间较长，听力明显下降，听阈提高30dB，离开噪声环境后较长时间内听力才能恢复

26. 局部振动病的典型表现为
A. 发作性手指变白
B. 感觉迟钝
C. 血管痉挛和变形
D. 肌无力、肌萎缩
E. 听力下降

27. 影响振动不良作用的重要外界条件是
A. 潮湿
B. 高温
C. 寒冷
D. 热辐射
E. 高压

28. 微波对眼的主要危害是
A. 结膜炎
B. 晶体浑浊
C. 角膜炎
D. 视网膜灼伤
E. 视网膜剥离

29. 射频辐射是指
   A. 高频电磁场和微波
   B. 高频电磁场和紫外线
   C. 高频电磁场和激光
   D. 微波和激光
   E. 激光和X射线
30. 声音持续时间小于0.5秒，间隔时间大于1秒，声压变化大于40dB者称为
   A. 连续性噪声
   B. 脉冲性噪声
   C. 稳态噪声
   D. 非稳态噪声
   E. 高频噪声
31. 放射卫生防护的基本措施不包括
   A. 内照射防护
   B. 外照射防护
   C. 控制辐射源
   D. 防护应当实现最优化
   E. 大部分照射必须有正当理由
32. 可能存在的高温、强热辐射的作业环境是
   A. 缫丝车间
   B. 炼钢车间
   C. 印染车间
   D. 造纸车间
   E. 深井煤矿工作场所
33. 生产性振动按作用于人体的部位分为
   A. 垂直振动、水平振动
   B. 全部振动、部分振动
   C. 机械振动、电动振动
   D. 全身振动、局部振动
   E. 全身振动、器官振动
34. 下列哪种情况称为负辐射
   A. 当周围物体表面温度超过人体表面温度时，周围物体对人体发射热辐射
   B. 当周围物体表面温度低于人体表面温度时，人体向周围物体辐射散热
   C. 当周围空气温度高于人体表面温度，人体散热困难
   D. 当周围空气温度低于人体表面温度，人体容易散热
   E. 当周围物体表面温度超过人体表面温度时，人体向周围物体辐射散热
35. 卫生学评价中表示声音强度大小的单位最常用的为
   A. 声频带
   B. 声频
   C. 声压级
   D. 声功率级
   E. 声强级
36. 热射病的发病机制为
   A. 水、电解质代谢紊乱
   B. 大量失水引起循环血量减少，热引起外周血管扩张
   C. 太阳照射头部过度受热，脑组织受热充血
   D. 机体产热与获热>散热，引起体内蓄热，使体内温度不断升高所致
   E. 大量出汗，致失水过多
37. 热辐射能量大小主要取决于
   A. 环境的温度
   B. 环境的湿度
   C. 辐射源的温度和表面积
   D. 辐射源的湿度
   E. 周围物体表面温度
38. 以下哪种不属于非电离辐射
   A. 激光
   B. X射线
   C. 紫外线
   D. 红外线
   E. 可见光
39. 噪声对其他系统的影响不包括
   A. 神经系统
   B. 消化系统
   C. 生殖系统
   D. 心血管系统
   E. 血液系统
40. 人耳能感觉到的声频范围是
   A. <20Hz
   B. 20~20 000Hz
   C. >20 000Hz
   D. 200~2000Hz
   E. >2000Hz
41. 目前评价振动强度大小的最常用的物理量是
   A. 时间
   B. 位移
   C. 速度
   D. 加速度
   E. 频率
42. 我国工业企业噪声卫生标准采用
   A. 总声级
   B. A声级
   C. B声级
   D. C声级
   E. D声级
43. 防止噪声危害最根本的措施是
   A. 制定合理的噪声卫生标准
   B. 控制噪声传播和反射
   C. 控制和消除噪声源
   D. 使用有效的个人防护用品
   E. 厂区厂房的合理规划
44. 听觉适应是指短时间暴露在噪声环境中检查时听阈提高
   A. 10dB
   B. >30dB
   C. 10~15dB
   D. 15~20dB
   E. 20~30dB
45. 以下有关急性放射病哪项是错误的
   A. 是一种全身性疾病
   B. 可以分为Ⅰ度和Ⅱ度
   C. 根据临床特点和基本病理改变可分为骨髓型、胃肠型、脑型
   D. 是人体一次或短时间内分次受到大剂量照射引起的
   E. 是国家法定职业病
46. 紫外线对皮肤作用最强的波长是
   A. 400nm
   B. 320nm
   C. 275nm
   D. 297nm
   E. 180nm
47. 在高温环境中，哪一种方式并非人体的散热表现
   A. 血液重新分配

B. 大量出汗，汗液蒸发散热
C. 细胞耗氧量增加
D. 产热中枢抑制，自身产热下降
E. 血管放射性扩张

48. 手臂振动病是
A. 以末梢循环障碍为主的疾病
B. 以末梢神经退行性变为主的疾病
C. 以手指骨骼变性为主的疾病
D. 以手部皮肤缺血为主的疾病
E. 以手部肌肉和血管损伤为主的疾病

49. 以下哪项不是职业性噪声聋的诊断原则
A. 有明确的职业噪声接触史3年以上
B. 排除其他致聋原因
C. 纯音测定为感音性耳聋
D. 暴露噪声强度超过职业接触限值
E. 听力损失为低频下降型

50. 局部振动病的诊断原则是
A. 有长期从事局部振动作业的职业史
B. 有关的主要临床表现
C. 要结合末梢循环功能及神经功能检查
D. 排除其他疾病
E. 以上都是

51. 下列哪种电磁辐射对皮肤无明显改变
A. 微波
B. 紫外线
C. 红外线
D. 激光
E. X射线

52. 高温作业的主要类型有
A. 高温、强辐射作业
B. 高温、高湿作业
C. 夏季露天作业
D. 以上都是
E. 以上都不是

53. 永久性听阈位移包括
A. 听觉适应、听觉疲劳
B. 听觉疲劳、听觉损伤
C. 听觉适应、噪声性耳聋
D. 听力损伤、噪声性耳聋
E. 听觉疲劳、噪声性耳聋

54. 高温车间是指
A. 夏季车间内气温超过30℃
B. 夏季车间内气温超过35℃
C. 车间内气温比室外夏季设计通风计算温度高1℃及以上
D. 车间内热源散热量每小时每平方米大于50kcal（1kcal=4.1840kJ）
E. 热源散热量大于$23W/m^3$的车间

【A_2型题】

55. 某男性，在粮库从事粮食烘干工作，工龄25年，近日感觉视物不清，检查证实患有白内障，如与职业有关，则其最可能暴露的射频辐射波段是
A. 超短波
B. 短波
C. 长波
D. 中波
E. 微波

56. 夏季，某青年工人在炼钢炉前工作，饮水较少，下午3时突然感到头晕、双下肢疼痛难忍，时而缓解，时而发作。经检查，患者体温37℃、神志清楚，他的疾患可能是
A. 热晕厥
B. 日射病
C. 热射病
D. 热衰竭
E. 热痉挛

57. 某女性，从事高温作业4小时后，感觉剧烈头痛，并迅速进入浅昏迷状态，体温39.5℃，则其最可能的中暑类型是
A. 机体蓄热
B. 热射病
C. 热痉挛
D. 热衰竭
E. 水、电解质平衡紊乱

58. 战士在夏季行军过程中，突然虚脱，体温正常，神志清楚，有腓肠肌痉挛，急需采取的措施是
A. 药物降温
B. 物理降温
C. 补充氯化钠，口服含盐饮料
D. 给氧
E. 到阴凉处平卧

59. 某电焊辅助工，工作4小时后，突然感到眼发干、有异物感，并肿胀，被送至医院就诊。此工人可能患哪种疾病
A. 眼损伤
B. 眼外伤
C. 眼炎
D. 急性角膜结膜炎
E. 结膜炎

60. 某男性，建筑工人。夏季在某工地施工，突然感到头痛、头晕、全身无力，故来院就诊。经检查患者体温正常，并见其四肢肌肉痉挛。此工人可能患哪种疾病
A. 热射病
B. 休克
C. 热痉挛
D. 中暑
E. 日射病

【B_1型题】

（61～63题共用备选答案）
A. 80dB（A）
B. 85dB（A）
C. 90dB（A）
D. 100dB（A）
E. 115dB（A）

61. 新建企业生产车间噪声容许标准是
62. 现有企业生产车间噪声容许标准可放宽至

63. 生产场所噪声强度最大不得超过

（64~67题共用备选答案）

A. 0.025μW/cm²

B. 0.05μW/cm²

C. 0.025mW/cm²

D. 50μW/cm²

E. 0.05mW/cm²

64. 超高频辐射连续波每日8小时接触容许限值是

65. 超高频辐射脉冲波每日8小时接触容许限值是

66. 微波辐射连续波8小时平均功率密度容许接触限值为

67. 微波脉冲波非固定辐射平均功率密度容许接触限值为

（68~70题共用备选答案）

A. 印染作业

B. 轧钢、炼钢、炼铁作业

C. 缝纫作业

D. 印刷作业

E. 建筑、修路夏季施工

68. 哪类属于高温、强辐射作业

69. 哪类属于高温、高湿作业

70. 哪类属于夏季露天作业

（71~74题共用备选答案）

A. 紫外线

B. 红外线

C. 高频电磁场

D. 无线电波

E. 微波

71. 无线电波中频率最大的部分是

72. 电磁辐射中波长最长的频段是

73. 能引起电光性眼炎的是

74. 能引起热性白内障的是

参考答案与解析

【A_1型题】

1. E

【解析】氯丙嗪抑制体温调节中枢，使体温降低，体温可随外环境变化而变化。用较大剂量时，置患者于冷环境中（如冰袋或用冰水浴），可出现“人工冬眠”状态。异丙嗪有镇静作用；能加强催眠药、镇痛药及麻醉药的中枢抑制作用；其抗胆碱作用亦较强，防治晕动症效果较好。地西泮用于治疗失眠，有抗焦虑及抗惊厥等作用。洛贝林和克拉明是中枢呼吸兴奋药，用于新生儿窒息、呼吸衰竭、一氧化碳引起的窒息等。

2. B

【解析】噪声引起的永久性听阈位移早期常表现为高频听力下降，听力曲线在3000~6000Hz（多在4000Hz）出现“V”形下陷，又称听谷。此时患者主观无耳聋感觉，交谈和社交活动能够正常进行。随着病损程度加重，高频听力下降明显，同时语言频段（500~2000Hz）的听力也受到影响，语言听力出现障碍。

3. D

【解析】振动加速度越大，危害越大；振幅越大，危害越大。不同频率的振动对人体影响不同。

4. A

【解析】按生产性噪声的来源分为机械性噪声、流体动力性噪声和电磁性噪声。根据噪声发生的时间分布可以分为连续声和间断声，连续声按照随时间的变化程度，又可分为稳态声和非稳态声。对于稳态噪声，根据频率特性，又可分为低频噪声、中频噪声和高频噪声。此外，还可以分为窄频带噪声和宽频带噪声。

5. D

【解析】Ⅱ度慢性放射病的诊断标准：①从事放射性工作前身体健康，有明确的长期或间断接受超过限制剂量的射线照射史；②工作多年后出现明显的无力型神经衰弱表现；③有较顽固的自觉症状和出血倾向；④白细胞数持续在30×10^9/L以下；⑤骨髓增生低下；⑥脱离射线及积极治疗后恢复缓慢。

6. D

【解析】在动态观察中可发现，部分微波接触者有白细胞缓慢减少的趋势，少数人同时伴有血小板减少，但未见出血体征，脱离接触一段时间后，外周血象的变化会恢复到正常。

7. A

【解析】我国最新制定的《工作场所有害因素职业接触限值》（GBZ 2.2—2007）中对于噪声的职业接触限值规定，每周工作5天，每天工作8小时，稳态噪声限值为85dB（A），非稳态噪声等效声级限值为85dB（A）；每周工作5天，每天工作不等于8小时，需计算等效声级，噪声限值为85dB（A）。卫生标准均采用A声级。

8. D

【解析】急性高原病包括急性高原反应、高原肺水肿、高原脑水肿和视网膜出血；慢性高原病包括高原红细胞增多症和高原性心脏病。

9. C

【解析】高温作业的通风应首先考虑自然通风，但对于热源集中，温度高，辐射强度作业，必要时使用送风风扇、喷雾风扇或空气淋雨等局部送风装置。喷雾系统能够镇压灰尘，调节大气温度，水滴蒸发的时候能降低周围温度。

10. D

【解析】手臂振动病的典型表

现是振动性白指，这是目前诊断本病的主要临床依据之一。其发作具有一过性和时相性特点，一般是在受冷后，患指出现麻、胀、痛，并由灰白变苍白，由远端向近端发展，变白部位界限十分明显。白指在振动作业工龄长者中多见，发作次数随病情加重而逐渐在增加，严重病例可见指关节变形和手部肌肉萎缩。观察对象表现为手部冷水复温试验复温时间延长或复温率降低。

11. D

【解析】电场和磁场的交互变化产生的电磁波，电磁波向空中发射或泄漏的现象，叫电磁辐射。电磁辐射包括（按序增加频率）电力、高频电磁场、微波、红外辐射、可见光、紫外线、X 射线和 γ 射线等。生物学效应的一般规律是随频率的增加和波长变短而递增，故其强弱顺序为微波>超短波>短波>中长波。射频辐射对人体的影响主要表现为类神经症，检查发现的阳性体征大多无特异性，一般对症处理即可收到良好效果，脱离接触收效更为明显。

12. E

【解析】对于稳态噪声，根据频率特性，又可分为低频噪声（主频率在 300Hz 以下）、中频噪声（主频率在 300～800Hz）和高频噪声（主频率在 800Hz 以上）。

13. C

【解析】我国实施的《局部振动卫生标准》（GB 10434—1989）规定，使用振动工具或工件的作业，工具手柄或工件的振动强度，以 4 小时等能量频率计权加速度有效值（ahw）不得超过 $5m/s^2$。这一标准限值可保护 90% 作业工人工作 20 年（年接振 250 天，日接振 25 小时）不致发生振动性白指。

14. C

【解析】炼钢、铸造、熔玻璃属于高温、强辐射作业；地质勘探属于夏季露天作业；印染、造纸、缫丝属于高温、高湿作业。

15. D

【解析】急性减压病大多数在数小时内发病，较早较多的症状为皮肤奇痒，是由于气泡对皮下感觉神经末梢直接刺激所致。

16. D

【解析】气湿指相对湿度，相对湿度大于 80% 为高气湿，小于 30% 为低气湿。

17. C

【解析】1000Hz 纯音对正常人耳刚能引起音响感觉的声压称为听阈，其声压值为 20μPa，痛阈的声压值为 20Pa。

18. B

【解析】全面通风指在一个工作场所内，全面地进行通风换气，用新鲜空气稀释或全部替换工作场所污浊空气，分为全面自然通风和全面机械通风。全面通风用于工作场所内有害物质扩散无法控制在一定范围或散发的位置较为分散。全面通风时，要经过气流组织，计算送、排风口位置对通风效果的影响并作好安排，计划好换气量及换气次数，不断向车间供应新鲜空气或符合一定要求的空气，以维持车间内良好的工作环境。自然通风是依靠室内外风压差和温差而使空气流动的通风方式。本题目有热源，且分散，因此采用合理的有组织的全面自然通风可以得到既经济又有效的通风效果。

19. A

【解析】合理通风可降低工作面毒物的浓度，湿式作业可降低粉尘浓度。高频电磁场主要防护措施有场源屏蔽，采用金属薄板或金属网、罩将高频电磁波的场源包围，以反射或吸收高频电磁波的场能，降低作业场所电磁场的强度。也可采用距离防护，在不影响操作的前提下尽量远离辐射源。高频机尽可能远离非专业工人的作业点和休息场所，布局合理。

20. A

【解析】噪声的职业接触限值规定，每周工作 5 天，每天工作 8 小时，工人工作地点噪声容许标准为 85dB（A），根据等能量的原则，如果接触时间减少一半，标准容许放宽 3dB（A），但最高不得超过 115dB（A）。

21. C

【解析】慢性充血性睑缘炎是红外线辐照所致慢性损伤；短波红外线能被角膜吸收，并能透过角膜伤及虹膜，造成损伤。红外线白内障多发生于工龄长的工人。波长<1μm 红外线和可见光可到达视网膜，主要损伤黄斑区。急性角膜结膜炎是紫外线刺激的结果，又称为电光性眼炎。

22. A

【解析】中暑按发病机制可以分为 3 种类型：热射病（包括日射病）、热痉挛和热衰竭。按临床症状轻重分为轻症中暑和重症中暑。

23. E

【解析】高温作业指工作地点有生产性热源，以本地区夏季室外平均温度为参照基础，工作地点气温高于室外 2℃ 或以上的作业。

24. A

【解析】听觉系统能够感受外界的声音，外界声波传入听觉系统主要依靠空气传导，使鼓膜振动，噪声的振动产生的声压对听觉系统具有十分重要的影响。声压大音响感强，声压小音响感弱，噪声的声压级决定了其对听觉系统损害的程度。

25. A

【解析】短时间暴露在强烈噪声环境中，感觉声音刺耳、不适，停止接触后，听觉器官敏感性下降，对外界的声音有“小”或“远”的感觉，听力检查听阈可提高10～15dB，离开噪声环境1分钟之内可以恢复，这种现象称为听觉适应。

26. A

【解析】手臂振动病，是指长期使用振动工具而引起的以手部末梢循环和/或手臂神经功能障碍为主的疾病，亦可引起手、臂骨关节-肌肉的损伤累及肢体神经及运动功能。发病部位多在上肢末端，其典型表现为发作性手指变白。在我国属法定职业病。

27. C

【解析】温度是影响振动危害的重要因素，手臂振动病的发病和流行多在寒冷地区及寒冷季节。全身和局部手冷是振动性白指发作的重要条件。

28. B

【解析】大强度微波辐照可致微波白内障，其特点是晶状体后极部浑浊。

29. A

【解析】射频辐射也叫作无线电波，包括高频电磁场和微波两部分

30. B

【解析】间断声包括脉冲声，声音持续时间小于0.5秒，间隔时间大于1秒，声压有效值变化大于40dB者称为脉冲噪声。

31. E

【解析】严格执行放射防护三原则：任何照射必须具有正当理由；防护应当实现最优化；应当遵守个人剂量限值的规定。外照射防护，必须具备有效的屏蔽设施，与辐射源保持一定的安全距离以及合理的工作时间。内照射防护主要采取防止放射性核素经呼吸道、皮肤和消化道进入人体的一系列相应措施，同时应十分重视防止核素向空气、水体和土壤逸散。

32. B

【解析】印染、造纸、缫丝属于高温、高湿作业；深井煤矿属于高湿度作业；炼钢属于高温、强辐射作业。

33. D

【解析】根据振动作用于人体的部位和传导方式，可将生产性振动分为局部振动和全身振动。手传振动亦称作手臂振动或局部振动，系指工具、机械或加工部件，振动通过手臂传导至全身。全身振动指工作地点或座椅的振动，由人体足部或臀部接触振动，通过下肢或躯干传导至全身。

34. B

【解析】正辐射：周围物体表面温度超过人体表面温度，向人体发放热辐射，使人体受热，称正辐射。负辐射：周围物体表面温度低于人体表面温度，人体表面则向周围物体辐射散热，称负辐射。

35. C

【解析】用能量大小表示声音的强弱称为声强。用声压来描述声音对传播介质压力的大小。声压大音响感强，声压小音响感弱，从听阈到痛阈声压绝对值相差10 000倍，为了计算方便，采用对数值描述声音强度大小，即声压级。

36. D

【解析】热射病是由于散热途径受阻，引起热蓄积，体温调节障碍所致。热痉挛是由于大量出汗，体内钠、钾和水过量丧失导致水和电解质平衡紊乱。热衰竭由于外周血管扩张和大量失水造成循环血量减少，机体不能有效代偿，致颅内供血不足而晕厥。

37. C

【解析】热辐射能量大小主要取决于辐射源的温度和表面积，辐射源温度越高，表面积越大，辐射能量越大。

38. B

【解析】非电离辐射是指能量比较低，并不能使物质原子或分子产生电离的辐射。非电离辐射包括低能量的电磁辐射。有紫外线、光线、红外线、微波及无线电波等。它们的能量不高，只会令物质内的粒子震动，温度上升。激光是由处于激发状态下的原子、离子或分子在光子作用下，形成受激辐射而产生的一种具有高度方向性、单色性和极大亮度与高能量或高功率密度的光束。是一种人造的、特殊类型的非电离辐射。

39. E

【解析】噪声除对听觉系统有损伤外，还对神经系统、心血管系统、内分泌和免疫系统、消化系统、生殖功能及胚胎发育均有不良影响。

40. B

【解析】人耳能够感受到的声音频率在20～20 000Hz，这一频率范围的振动波称为声波。小于20Hz的声波称为次声波，大于20 000Hz的声波称为超声波。

41. D

【解析】位移、速度、加速度均为反映振动强度的物理量，其中加速度是反映振动强度对人体作用关系最密切的物理量。

42. B

【解析】参见第7题解析。

43. C

【解析】根据具体情况采取适当措施，控制或消除噪声源，是从根本上解决噪声危害的一种方法。采用无声或低声设备代替发出强噪声的设备，如用无声液压代替高噪声的锻压，以焊接代替铆接等。

44. C

【解析】参见第25题解析。

45. B

【解析】急性放射病是机体在短时间内受到大剂量（>1Gy）电离辐射照射引起的全身性疾病。外照射和内照射都可能发生急性放射病，但以外照射为主。外照射引起急性放射病的射线有γ射线、中子和X射线等。放射病是法定职业病，根据临床表现分为三型：胃肠型、骨髓型和脑型。慢性放射病根据病情可分为Ⅰ度和Ⅱ度。

46. D

【解析】①远紫外区（短波紫外线），波长100~290nm，具有杀菌和致皮肤红斑作用，为灭菌波段。②中紫外区（中波紫外线），波长290~320nm，具有明显的致红斑和角膜、结膜炎效应，为红斑区。③近紫外区（长波紫外线），波长320~400nm，可产生光毒性和光敏性效应，为黑线区。波长297nm的紫外线对皮肤作用最强，可引起皮肤红斑并残留色素沉着。

47. C

【解析】高温环境下，经外周和中枢温度感受器的温度信息在下丘脑体温调节中枢整合后，产生抑制作用，以降低自身产热。人体可通过汗液的蒸发，散发热量，降低体温。高温作业时，一方面，心脏需要向皮肤血管输送大量血液，以便机体散热；另一方面，要向工作肌输送足够的血液，以满足工作的需要，因此血液重新分配。细胞耗氧量增加可以增加机体产热量，并非有利于散热。

48. A

【解析】以手部感觉障碍和神经功能异常为主要特点的振动性神经病是手传振动职业危害的早期表现。同时，引起外周循环功能改变，表现为皮肤温度降低，冷水负荷试验皮温恢复时间延长，外周血管发生痉挛等末梢循环障碍，出现典型的雷诺现象，即振动性白指。手传振动的严重危害，可引起手臂振动病。

49. E

【解析】职业性噪声聋诊断：连续噪声作业工龄3年以上，暴露噪声强度超过职业接触限值，纯音测定为感音性耳聋，听力损失为高频下降型，结合动态职业健康检查资料和劳动卫生学调查，并排除其他原因所致听力损失，方可诊断。

50. E

【解析】具有长期从事局部振动作业的职业史和有关主要临床表现，结合末梢循环功能及神经功能检查，进行综合分析，排除其他疾病后即可诊断为局部振动病。

51. A

【解析】波长越长，生物学作用越小，因此微波对皮肤无明显影响。

52. D

【解析】高温作业的主要类型有以下几种。①高温、强热辐射作业。特点是气温高，热辐射强，相对湿度低，形成干热环境，如冶炼钢铁、锻造、热处理、熔玻璃等。②高温、高湿作业。特点是高气温、高气湿，热辐射强度不大，低气流，形成湿热环境，如印染、造纸、煤矿井下作业等。③夏季露天作业。夏季从事农田劳动、建筑、搬运等露天作业，受太阳辐射和被加热后的地面及物体热辐射作用。

53. D

【解析】永久性听阈位移又分为听力损失或听力损伤及噪声性耳聋。暂时性听阈位移包括听觉适应和听觉疲劳。

54. E

【解析】一般将热源散热量大于$23W/m^3$的车间称为高温车间。

【A_2型题】

55. E

【解析】选项A、B、C、D均为高频电磁场，这一波段波长较长，能量较小，对人体健康影响主要为轻重不一的类神经症，无特异性体征。微波频率就较高，能量较大，其对健康影响大于高频电磁场，除类神经症外，可能还有局部不可逆损伤，如晶状体浑浊。

56. E

【解析】该工作符合高温作业，患者双下肢痉挛，体温正常，神志清楚，符合热痉挛表现。

57. B

【解析】由题干可知，该女性从事高温作业，可能出现中暑。突然发病，表现为高热，伴有意识障碍为热射病的典型表现。热痉挛主要表现为肌肉痉挛和疼痛，尤以腓肠肌痉挛疼痛最为常见，患者神志清楚，体温多正常。热衰竭临床表现为头晕、头痛、恶心、呕吐、皮肤湿冷、面色苍白、出冷汗、脉搏细弱、血压下降，严重者发生晕厥，体温不高或稍高。

58. C

【解析】由题干可知，体温正常，腓肠肌痉挛，为热痉挛的典型症状。处理方式采用及时口服含盐清凉饮料，体温正常不需采用降温。热射病需迅速降低体温。

59. D

【解析】由题干可知，电焊工作业时产生电弧，发出紫外线，可损伤角膜结膜，形成急性角膜结膜炎。

60. C

【解析】由题干可知，体温正常，腓肠肌痉挛，为热痉挛的典型症状。本题回答中暑不确切。

【B_1型题】

61. B

【解析】根据《工业企业噪声卫生标准》国家第五条规定，企业工作噪声不应超过85dB，工业企业的生产车间和作业场所的工作地点的噪声标准为85dB（A）。现有工业企业经过努力暂时达不到标准时，可适当放宽至90dB（A），但最高不能超115dB（A）。

62. C

【解析】参见第61题解析。

63. E

【解析】参见第61题解析。

64. E

【解析】我国工作场所有害因素职业接触限值，第2部分物理因素（GBZ 2.2—2007）规定，作业场所超高频辐射8小时/天接触的容许限值，连续波为0.05mW/cm²（14V/m），脉冲波为0.025mW/cm²（14V/m）。

65. C

【解析】参见第64题解析。

66. D

【解析】我国工作场所有害因素职业接触限值，第2部分物理因素（GBZ 2.2—2007）规定，作业场所全身微波辐射容许接触限值：连续波，8小时平均功率密度50μW/cm²，日接触剂量400μWh/cm²；脉冲波固定辐射，8小时平均功率密度25μW/cm²，日接触剂量200μW/cm²；脉冲波非固定辐射的平均功率密度与连续波相同。

67. D

【解析】参见第66题解析。

68. B

【解析】高温、强热辐射作业：特点是气温高，热辐射强，相对湿度低，形成干热环境，如冶炼钢铁、锻造、热处理、熔玻璃等。

69. A

【解析】高温、高湿作业：特点是高气温、高气湿，热辐射强度不大，低气流，形成湿热环境，如印染、造纸、煤矿井下作业等。

70. E

【解析】夏季从事农田劳动、建筑、搬运等露天作业，受太阳辐射和被加热后的地面及物体热辐射作用。

71. E

【解析】无线电波也成为射频辐射，波长1mm～3km，分为两部分：高频电磁场1m～3km和微波1mm～1m。波长越短，频率越大，因此微波是无线电波中频率最大的部分。

72. D

【解析】电场和磁场的交互变化产生的电磁波，电磁波向空中发射或泄露的现象，叫电磁辐射。电磁辐射包括（按序增加频率）：射频辐射，红外辐射，可见光，紫外线，X射线和γ射线等。波长最长的为射频辐射即无线电波。

73. A

【解析】紫外线能量较高，波长为250～320nm的紫外线，可大量被角膜上皮和结膜上皮所吸收，发生光电性损害，这种由电弧光发射的紫外线所致的急性角膜结膜炎，称为电光性眼炎，多见于电焊辅助工。

74. B

【解析】红外线的生理作用是致热，可使作业者皮肤出现红斑反应，加热深部组织，引起中暑，对眼睛的损害主要是慢性充血性睑缘炎和红外线白内障，并能损害眼底黄斑区。

第七节　职业性致癌因素与职业性肿瘤

【A_1型题】

1. 煤焦油、矿物油等混合物中含有的致癌物主要是
   A. 氯丙烯
   B. 氯甲醚
   C. 苯并[a]芘
   D. 芳香胺类
   E. β-萘胺
2. 石棉引起的法定职业性肿瘤是
   A. 白血病
   B. 直肠癌
   C. 肺癌
   D. 间皮瘤
   E. 肺癌、间皮瘤
3. 哪项不是职业性肿瘤的特点
   A. 接触明确的致癌因素
   B. 潜伏期长、发病年龄早
   C. 有一定好发部位
   D. 有一定的发病条件
   E. 多数毒物的毒性作用不存在阈值或阈剂量
4. 氯乙烯可引起的法定职业性肿瘤是
   A. 肝血管肉瘤
   B. 肺癌
   C. 皮肤癌
   D. 鼻咽癌
   E. 喉癌
5. 以下不是我国法定的职业性肿瘤的是
   A. 联苯胺所致膀胱癌
   B. 氯甲醚、双氯甲醚所致肺癌
   C. 砷及其化合物所致肺癌、皮肤癌
   D. 甲状腺癌
   E. 毛沸石所致肺癌、胸膜间皮瘤
6. 职业性肿瘤的发病条件包括
   A. 致癌物的性质
   B. 接触途径

C. 剂量
D. 机体对致癌物的敏感性
E. 以上全是

7. 下面哪种物质可引起肝血管肉瘤
A. 二异氰酸甲苯酯
B. 含氟塑料
C. 氯乙烯
D. 聚丙烯
E. 聚氯乙烯

8. 职业性肿瘤的识别途径包括
A. 临床观察
B. 实验研究
C. 职业性流行病学调查
D. 临床观察、实验研究
E. 临床观察、实验研究和职业性流行病学调查

9. 职业性肿瘤主要多见于
A. 呼吸道
B. 皮肤
C. 膀胱
D. 肝
E. 呼吸道、皮肤及膀胱

10. 苯可引起的法定职业性肿瘤是
A. 肝癌
B. 肺癌
C. 胰腺癌
D. 白血病
E. 间皮瘤

11. 砷及其化合物引起的法定职业性肿瘤是
A. 肺癌
B. 皮肤癌
C. 白血病
D. 脑瘤
E. 肺癌、皮肤癌

12. 焦炉工人所患法定职业性肿瘤是
A. 肺癌
B. 皮肤癌
C. 白血病
D. 膀胱癌
E. 肾脏肿瘤

13. 职业性致癌物包括
A. 确认致癌物
B. 可疑致癌物
C. 潜在致癌物
D. 动物致癌物
E. 确认致癌物、可疑致癌物和潜在致癌物

14. 哪种职业肿瘤是发现最早的
A. 肺癌
B. 皮肤癌
C. 膀胱癌
D. 骨癌
E. 白血病

15. 最常见的职业性致癌因素是
A. 生产性毒物和各种物理因素
B. 化学性因素和生物性因素
C. 化学性致癌物和某些生产过程
D. 生物性致癌物和某些生产过程
E. 药物和某些生产过程

16. 职业性肿瘤的预防原则是
A. 控制和管理职业性致癌因素
B. 对致癌剂的限制和使用定出规程
C. 健全医学监护制度
D. 加强控烟宣传
E. 以上全是

17. 氯甲醚可引起的法定职业性肿瘤是
A. 肺癌
B. 皮肤癌
C. 白血病
D. 肾脏肿瘤
E. 胃癌

18. 联苯胺引起的法定职业性肿瘤是
A. 肾脏肿瘤
B. 肺脏肿瘤
C. 白血病
D. 脑瘤
E. 膀胱癌

19. 铬酸盐制造工人所患法定职业性肿瘤是
A. 皮肤癌
B. 肺癌
C. 前列腺肿瘤
D. 白血病
E. 间皮瘤

【A_2 型题】

20. 某化工厂男性，从事染料生产工作，工龄 25 年，因尿血住院检查，疑患有膀胱癌。可能由下列哪种物质引起
A. 氯乙烯
B. 联苯胺
C. 石棉
D. 苯
E. 铬酸盐

21. 某化工厂清釜工在定期体检时发现多人肝脾大，其中一名诊断为肝血管肉瘤，此化工厂可能生产
A. 氯乙烯
B. 氯甲醚
C. 甲醛
D. 己内酰胺
E. 苯

参考答案与解析

【A_1 型题】

1. C

【解析】能引起皮肤癌的主要化学物质有煤焦油、沥青、蒽、木馏油、页岩油、杂酚油、石蜡、氯丁二烯、砷化物等，煤焦油类物质所致接触工人的皮肤癌最多见。在煤焦油类物质中，主要含致癌力最强的苯并[a]芘及少量致癌性较弱的其他多环芳烃。

2. E

【解析】我国2013年修订的《职业病分类和目录》中规定的职业性肿瘤：①联苯胺所致膀胱癌；②石棉所致肺癌、间皮瘤；③苯所致白血病；④氯甲醚、双氯甲醚所致肺癌；⑤砷及其化合物所致肺癌、皮肤癌；⑥氯乙烯所致肝血管肉瘤；⑦焦炉逸散物所致肺癌；⑧六价铬化合物所致肺癌；⑨毛沸石所致肺癌、胸膜间皮瘤；⑩煤焦油、煤焦油沥青、石油沥青所致皮肤癌；⑪β-萘胺所致膀胱癌；⑫另外还包括职业性放射性疾病中的放射性肿瘤。

3. E

【解析】在首次接触致癌物到肿瘤发生有一个明显的间隔期，称为潜伏期。不同的致癌因素有不同的潜伏期。对人类，潜伏期最短的4~6个月，如苯致白血病，而最长可达40年以上，如石棉诱发间皮瘤。但大多数职业性肿瘤的潜伏期较长，为12~25年。由于职业性致癌因素接触程度一般都较强，所以职业性肿瘤发病的潜伏期比非职业性同类肿瘤短。大多数毒物的毒性作用存在阈值或阈剂量，即超过这个剂量时才可引起健康损害，并以此作为制定安全接触剂量的依据。职业性肿瘤有比较固定的好发部位或范围，多在致癌因素作用最强烈、最经常接触的部位发生。由于皮肤和肺是职业致癌物进入机体的主要途径和直接作用的器官，故职业性肿瘤多见于呼吸系统和皮肤。职业性致癌因素往往由于种类不同而各具一定的病理类型，例如，铀矿工肺癌大部分为未分化小细胞癌，铬多致鳞癌。职业性肿瘤病因明确，都有明确的致癌因素接触史。职业性肿瘤发病年龄通常在40岁以下，与潜伏期长短有关。

4. A

【解析】参见第2题解析。

5. D

【解析】参见第2题解析。

6. E

【解析】职业性肿瘤的发病也需要一定条件。如金属镍微粒有致癌性，而块状金属镍就没有；苯胺的同分异构体中β位异构体为强致癌物，而α位异构体为弱致癌物，因此与致癌物本身结构和性质有关。铬盐和镍盐只有经肺吸入才能致癌，而涂抹在皮肤或经口摄入都没有致癌作用，接触途径也是发病条件之一。接触致癌物最关键的就是剂量，致癌性与剂量存在明显剂量-反应关系。此外还与接触时间、个体易感性等因素有关。

7. C

【解析】职业性肝血管肉瘤主要与接触氯乙烯有关，多见于接触高浓度氯乙烯的清釜工。

8. E

【解析】识别职业因素的致癌作用主要通过三种途径。①临床观察：通过肿瘤的临床诊断和认真观察、探索、分析肿瘤发生的环境因素，是识别和判定职业性致癌因素的重要方法，观察结果可为肿瘤病因的探索提供第一条线索，但往往带有偶然性，不能成为病因判定的依据。②实验研究：a. 设计良好的动物实验可获得可靠的实验结果，可用于判定某种物质是否对受试动物具有致癌性。b. 体外试验，采用该方法不需要长期观察和随访就可检测某些化学物是否具有致突变或诱导染色体损伤的能力，从而推断其致癌性。③流行病学调查：在职业人群中采用流行病学方法识别和判定某种因素对人的致癌性，提供了最强有力的因果关联的证据。

9. A

【解析】在职业性肿瘤中，经呼吸道和皮肤为主要接触途径。呼吸道肿瘤占极高比例。目前已知对人类呼吸道具致癌作用的物质有砷、石棉、煤焦油类物质、氯甲醚类、铬、镍、芥子气、异丙油、放射性物质等。

10. D

【解析】参见第2题解析。

11. E

【解析】参见第2题解析。

12. A

【解析】参见第2题解析。

13. E

【解析】根据流行病学研究和动物实验结果，职业性致癌物分为三类。①确认致癌物或生产过程：流行病学调查及动物实验都有明确证据者，表明对人有致癌性的理化物质和生产过程。②可疑致疑致癌物：有两种情况，一是动物实验证据充分，但人群流行病学调查结果有限；二是动物致癌实验阳性，特别是与人类血缘相近的灵长类动物中致癌实验阳性，对人类致癌性很大，但缺少对人类致癌的流行病学证据。可疑致癌物是目前流行病学的研究重点。③潜在致癌物：动物实验已获阳性结果，而人群中尚无流行病学调查资料表明对人有致癌性，如钴、锌、铅、硒等。

14. B

【解析】职业性肿瘤的历史可追溯到1775年，英国外科医生Percival Pott首次报告扫烟囱工的阴囊皮肤癌，其后陆续发现职业性致癌物质或致癌生产过程。迄今国际癌症研究中心（IARC）确认为与工农业生产原料有关的人类化学致癌物或工业过程有40多种。

15. C

【解析】能引起职业性肿瘤的致病因素称职业性致癌因素。职业性致癌因素包括化学因素、物理因素和生物因素，其中最多见的为化学因素，另外，工业过程也是重要的致癌因素。

16. E

【解析】职业性肿瘤的预防原则：①加强对职业性致癌因素的控制和管理；②建立预测致癌危险性的制度；③健全医学监护制度；④加强宣传教育，提高自我防护能力。

17. A

【解析】参见第2题解析。

18. E

【解析】参见第2题解析。

19. B

【解析】参见第2题解析。

【A_2型题】

20. B

【解析】参见第2题解析。

21. A

【解析】参见第2题解析。

第八节　妇女职业卫生

【A_1型题】

1. 职业性有害因素对妇女产生的生殖损伤包括
   A. 性功能障碍和月经改变
   B. 异常妊娠结局和不孕
   C. 流产、早产、死胎、妊娠并发症
   D. 生殖功能障碍和不良生殖结局
   E. 月经周期改变
2. 不良生殖结局是指
   A. 异常妊娠结局和不孕
   B. 子代发育异常
   C. 低体重儿
   D. 流产、早产、死产
   E. 月经周期改变
3. 伴随乳汁排出可能引起婴儿中毒的生产性毒物是
   A. CO
   B. 氯
   C. 铅
   D. CO_2
   E. 以上都不是
4. 妇女"五期"的劳动保护是指
   A. 青春期、经期、孕期、围产期和哺乳期
   B. 经期、孕期、围产期、产后期和更年期
   C. 青春期、经期、孕期、哺乳期和更年期
   D. 青春期、孕期、围产期、产后期和哺乳期
   E. 经期、孕期、围产期、哺乳期和更年期

参考答案与解析

【A_1型题】

1. D

【解析】生殖功能障碍包括性功能障碍和月经改变，不良生殖结局包括异常妊娠结局和不孕。

2. A

【解析】不良生殖结局包括异常妊娠结局和不孕。B、C、D属于异常妊娠结局。

3. C

【解析】氯为刺激性气体，可致肺水肿；CO为窒息性气体，可致人缺氧。铅可通过泌乳进入婴儿体内而导致铅中毒。我国规定，孕妇乳母应禁忌参加作业场合空气中铅超过国家规定的最高容许浓度的作业。

4. E

【解析】在职业卫生保健对策方面，主要是合理安排妇女工作，并侧重加强对妇女的"五期"（经期、孕期、围产期、哺乳期和更年期）劳动保护。

第九节　农村职业卫生

【A_1型题】

1. 农业机械化存在的劳动卫生问题是
   A. 噪声和振动
   B. 外伤
   C. 有毒有害气体
   D. 机械化操作时中暑
   E. 以上都是
2. 乡镇工业劳动卫生的特点是
   A. 规模小、数量多、发展快、分布广、人员不固定
   B. 劳动条件简陋
   C. 管理水平低
   D. 职业危害转移和转嫁
   E. 以上全是
3. 传统农业的劳动卫生问题是
   A. 高温中暑
   B. 急、慢性骨关节损伤
   C. 有害气体
   D. 眼外伤、牲畜暴力伤等
   E. 以上都是

【B_1型题】

（4~8题共用备选答案）

生物性有害因素所致病损的预防对策

A. 做好检疫隔离、疫情预报、疫源地消毒、预防接种和个人防护
B. 防霉和防尘，加强个人防护和定期健康监护
C. 诱蛾、捉虫、杀虫，作业时注意个人防护
D. 治疗钩虫病患者，粪便封存无害化使用，穿鞋袜、长裤作业
E. 结合施肥消灭椎实螺，粪便无害化处理和个人防护
（涂5%松香凡士林软膏）
4. 农民肺
5. 尾蚴皮炎
6. 毒毛皮炎
7. 钩蚴皮炎
8. 布鲁菌病等人畜共患疾病

参考答案与解析

【A_1 型题】

1. E

【解析】农业机械化存在职业卫生问题有：①噪声和振动；②外伤；③有害气体；④机械化操作时，拖拉机的驾驶舱小，受太阳辐射，并由于发动机的散热，使驾驶室内气温可达40℃以上，容易发生中暑；⑤使用电力设备水排灌、脱粒，黑光灯诱蛾及田间临时照明等，常因电缆破损或接头暴露而易发生触电事故等。

2. E

【解析】乡镇企业发展职业卫生问题具有如下特点：①发展速度快、地域广泛；②乡镇企业劳动条件简陋；③职业危害转移和转嫁；④管理水平低；⑤工艺及人员变动大；⑥缺乏必要的基本职业卫生服务。

3. E

【解析】传统农业职业卫生的主要问题如下。①有毒物质：包括有害气体。②异常气象条件：中暑。③工效学问题：急、慢性骨关节损伤。④伤害和外伤：眼外伤、牲畜暴力伤等。

【B_1 型题】

4. B

【解析】农民肺属于职业性的外源性变态反应性肺泡炎，主要发生在饲料（枯草和粮谷）粉碎工，尤其在粉碎霉变的草料和粮谷工人中多见，吸入含嗜热性放线菌孢子的霉变枯草粉尘是主要致病原，因此需要防霉。

5. E

【解析】血吸虫尾蚴性皮炎是指禽、畜类血吸虫的尾蚴侵入人体皮肤引起的一种变态反应性炎症。终宿主主要为家鸭和牛，中间宿主为锥实螺。因此，消灭其中间宿主、加强水田作业防护是有效的预防措施。

6. C

【解析】毒毛皮炎为人体与毒虫或其毒毛接触，而使局部皮肤出现的炎症反应，如桑毛虫皮炎。控制措施主要为杀虫、捉虫、注意个体防护。

7. D

【解析】钩蚴皮炎是由钩虫的幼虫—钩蚴侵入皮肤而引起的一过性局部皮肤损害，预防策略可从控制传染源（治疗钩虫病患者）和传播途径（粪便的无害化处理）等开展。

8. A

【解析】布鲁菌是一类革兰阴性的短小杆菌，牛、羊、猪等动物最易感染，人类接触带菌动物或食用病畜及其乳制品，均可被感染，是一种人畜共患病。预防对策为做好疫情预报，早发现、早隔离、早诊断、早处理，并加强动物及其乳制品消毒和个人防护。

第十节　职业性有害因素的识别与评价

【A_1 型题】

1. 下列关于“三同时”论述错误的是
   A. 是对新建、扩建、改建企业项目进行的卫生监督要求
   B. 是指职业卫生防护设施与主体工程同时设计、同时施工、同时投产
   C. 是预防性卫生监督内容
   D. 目的在于保证投产后劳动环境符合卫生标准要求
   E. 具有法律效力
2. 下列哪项不属于职业性有害因素评价工作
   A. 环境监测
   B. 健康监护
   C. 职业流行病学调查
   D. 阈限值制定
   E. 生物监测
3. 下列哪项不是常用的已知职业性有害因素的识别和筛选方法
   A. 类比法
   B. 检查表法
   C. 职业流行病学调查
   D. 工程分析法
   E. 经验法
4. 下述关于生产环境监测论述不正确的是

A. 掌握生产环境中有害因素的性质、强度和分布情况
B. 了解生产环境卫生质量
C. 估计人体接触水平
D. 评价职业性有害因素对劳动者健康危害程度
E. 对所观察的有害因素进行分析评价

5. 硅尘致肺癌的调查属于
A. 劳动卫生基本情况调查
B. 回顾性调查
C. 专题调查
D. 前瞻性调查
E. 事故调查

6. 空气样品采集时，定点区域采样的最短采样时间应不少于
A. 3 分钟
B. 5 分钟
C. 8 分钟
D. 10 分钟
E. 15 分钟

7. 职业有害因素的危险度评价方法不包括
A. 危害性鉴定
B. 剂量-反应关系评价
C. 经济和技术水平评价
D. 接触评估
E. 危险度特征分析

8. 不属于空气采集方法的是
A. 主动采集
B. 被动采集
C. 集气法
D. 检查表
E. 直读式检测仪

9. 以下有关职业流行病学特点说法不正确的是
A. 研究对象明确，相对稳定
B. 职业有害因素暴露或接触比较明确，可以进行准确的测量
C. 存在健康工人效应
D. 职业人群健康监护信息有利于进行长期的队列研究
E. 与一般流行病学相比无明显的特点

10. 以下关于职业流行病学在职业卫生领域的应用说法不正确的是
A. 发现致病的职业有害因素，识别、鉴定职业有害因素或其作用条件，估测其对人群健康损害的危险度
B. 探讨职业性病损、工作有关疾病和工伤的分布、发生发展规律
C. 阐明职业性有害因素的接触水平-反应关系
D. 职业流行病的研究结果不可外推到社区人群评估暴露与疾病的风险关系
E. 对企业职业卫生工作进行评价，鉴定职业卫生工作质量，评价预防措施效果

11. 职业流行病学研究的过程不包括
A. 明确研究目的
B. 确定研究人群
C. 确立研究类型
D. 调查实施和质量控制
E. 整理数据，分析资料

12. 下列有关职业流行病学调查实施和质量控制说法不正确的是
A. 质量控制主要是在分析整理数据阶段
B. 工作记录、工作报告是调查质量控制的方法之一
C. 调查员培训也是调查质量控制的必要方式
D. 资料的收集复核确保数据真实准确
E. 资料的预处理可以说是质量控制的质量保证

13. 有关职业流行病学调查结果的分析与判断说法正确的是
A. 职业流行病学调查的结果与真实情况不存在差异
B. 系统误差可避免
C. 职业流行病学调查结果的分析与判断需要具有职业卫生与职业医学知识
D. 分层分析无助于控制混杂因素
E. 以上都不正确

参考答案与解析

【A_1 型题】

1. E

【解析】预防性职业卫生监督是指对新建、改建、扩建和技术改造、技术引进的建设项目中的职业卫生防护设施是否与主体工程同时设计、同时施工、同时投产（简称“三同时”）所进行的卫生监督，即在厂址选择、工厂的设计和施工等阶段进行的监督，使之符合卫生要求。监督过程要严格按照国家或地方政府颁布的有关法律、法规、条例以及卫生标准等执行。如按卫生标准执行，即不具有法律效力。

2. D

【解析】阈限值的制定为职业卫生标准的制定方面内容，属于职业性有害因素控制工作。

3. C

【解析】已知职业性有害因素的识别和筛选方法有类比法、检查表法、工程分析法、经验法和检验、检测法等。未知职业性有害因素的识别和鉴定方法有临床病例观察、实验研究和职业流行病学调查 3 种。

4. D

【解析】生产环境监测是对劳

动者的工作环境进行有计划、长期、系统的检测，分析工作环境中有害物质的性质、浓度（强度）及其在时间、空间的分布和变化规律。内容包括以下几部分。①职业性有害因素存在的特点：工作环境可存在多种有害因素，其强度及其在时间、空间的分布随着生产工艺过程、工作过程及工作环境条件的变化而变动。②检测对象的确定和拟订检测方案：在初步了解工作环境中存在哪些职业性有害因素的基础上，结合查阅有关文献资料和参考有关的研究经验结果，确定检测的主要对象。拟订检测方案，包括检测的地点、时间、周期及检测记录表等。③接触水平：采用个体采样或区域采样法测定工作场所有害因素的浓度（强度），多以时间加权平均值表示，然后再求其平均值、标准差及其波动范围，作为接触水平估计的评价指标。④根据卫生标准、法规和工作环境检测所得资料对所观察的有害因素进行分析评价。

5. C

【解析】职业卫生调查可分为职业卫生基本情况调查、专题调查和事故调查。职业卫生基本情况调查是对工矿企业有关职业卫生基础资料的全面详细调查，目的是建立企业职业卫生档案。调查内容包括基本情况、劳动条件、工艺流程、防护设备及劳动组织、培训管理情况。专题调查是针对某种特定的职业性有害因素、特殊的职业危害或就具体问题等进行有计划、有目的的专项调查研究。事故调查是对发生事故的原因和所致人员损伤情况进行的现场调查。B、D为流行病学调查方法，主要用来观察某职业有害因素与某结局之间的关联程度的大小，用以确认病因。因此C正确。

6. B

【解析】定点区域一次采样时间一般为15~60分钟。最短采样时间不应少于5分钟；一次采样时间不足5分钟时，可在15分钟内采样3次，每次采集所需空气样品体积的1/3。

7. C

【解析】职业有害因素的危险度评价有定性评价和定量评价两部分。评价方法包括危害性鉴定、剂量-反应关系评价、接触评估和危险度特征分析4个步骤。

8. D

【解析】空气样品可使用主动采集、被动采集、集气法、直读式检测仪等方法采集。采样方式分为个体采样和定点区域采样。

9. E

【解析】职业流行病学特点主要有研究对象明确，相对稳定；职业有害因素暴露或接触比较明确，可以进行准确的测量；存在健康工人效应；职业人群健康监护信息有利于进行长期的队列研究。与一般流行病学相比职业流行病学有鲜明的特点。

10. D

【解析】职业流行病学在职业卫生领域的应用主要有发现致病的职业有害因素，识别、鉴定职业有害因素或其作用条件，估测其对人群健康损害的危险度；探讨职业性病损、工作有关疾病和工伤的分布、发生发展规律；阐明职业性有害因素的接触水平-反应关系；职业流行病的研究结果可外推到社区人群评估暴露与疾病的风险关系；对企业职业卫生工作进行评价，鉴定职业卫生工作质量，评价预防措施效果。

11. B

【解析】职业流行病学研究的过程可大致分为明确研究目的、确立研究类型和研究技术路线、调查实施、调查的质量控制和资料分析等阶段。

12. A

【解析】职业流行病学调查实施和质量控制在整个调查过程都是不可缺少的，必须有一完善的质量控制系统，从研究对象的确定、研究样本的选择、各类资料收集以及数据分析全过程进行质量控制。工作记录、工作报告是调查质量控制的方法之一；调查员培训也是调查质量控制的必要方式；资料的收集复核确保数据真实准确；资料的预处理可以说是质量控制的质量保证

13. C

【解析】职业流行病学调查的结果与真实情况存在差异，也存在研究误差，即随机误差和系统误差，系统误差带来偏倚不可避免。职业流行病学调查结果的分析与判断需要具有职业卫生与职业医学知识，结合基本知识采用多种分析方法，做出正确的判断。多因素分析和分层分析均可起到控制混杂因素的作用。

第十一节　职业性有害因素的预防与控制

【A_1型题】

1. 我国现行的主体性的车间空气中有害物质职业接触限值是

A. 最高容许浓度

B. 容许接触限值

C. 时间加权平均容许浓度

D. 阈限值

E. 短时间接触容许浓度

2. 在职业卫生标准应用过程中，下列哪项是错误的
   A. 我国职业卫生标准是实施卫生监督的依据
   B. 我国的职业卫生标准具有法律效力
   C. 职业卫生标准一经发布，各级管理部门和用人单位，都必须严格执行
   D. 职业卫生标准一经发布，就是技术规范
   E. 职业卫生标准一经发布，任何单位不得擅自更改和降低标准
3. 下列不是目前我国公布的职业卫生标准的是
   A. 粉尘、毒物最高容许浓度
   B. 物理性有害因素卫生标准
   C. 卫生管理标准
   D. 煤矿百万吨工伤死亡人数
   E. 测定方法标准
4. 下列哪项不属于个体防护措施
   A. 正确选择和使用个体防护用品
   B. 遵守安全操作规程
   C. 良好的个人卫生习惯
   D. 按时接受职业性体检
   E. 限制接触时间
5. 我国目前劳动卫生管理常用的手段中未包括的是
   A. 权力行政
   B. 环境规划
   C. 信息交流
   D. 政策鼓励
   E. 经济惩罚
6. 劳动卫生法规是
   A. 管理生产的条例
   B. 降低生产成本的依据
   C. 保障工人在安全卫生条件下劳动的行政管理依据
   D. 安全劳动的规范
   E. 以上都不是
7. 下列关于经常性卫生监督论述错误的是
   A. 地方性劳动卫生监督机构进行的工作
   B. 对现有企业贯彻执行卫生法规和卫生标准情况的监督
   C. 随时或定期进行监督
   D. 根据监督检查结果作出相应处理
   E. 监督检查数据是制定卫生标准的依据
8. 下列哪项不属于生产环境职业有害因素控制措施
   A. 从卫生和安全角度设计生产工艺和设备
   B. 降低劳动强度，减少接触时间
   C. 正确选择厂址、合理安排车间布局
   D. 避免使用有毒物质
   E. 密闭、隔离、通风，车间整洁，安全贮运
9. 恒温恒湿作业的通风措施主要应采用
   A. 全面自然通风
   B. 局部自然通风
   C. 天窗
   D. 送入式机械通风
   E. 排气罩
10. 下列哪项不是个人防护用品使用应注意的事项
   A. 正确选择性能符合要求的用品
   B. 充分理解使用目的和意义
   C. 做好维护保养，妥善安放，便于取用
   D. 建立发放和管理制度
   E. 尽量节约使用，以降低生产成本
11. “三同时”属于
   A. 日常劳动卫生业务
   B. 经常性卫生监督
   C. 事故性卫生监督
   D. 预防性卫生监督
   E. 职业病诊断与鉴定的监督
12. 下列关于健康监护论述错误的是
   A. 通过健康监护评价劳动条件是否符合卫生标准要求
   B. 通过各种健康检查和分析掌握职工健康状况
   C. 是早期发现健康损害的重要手段
   D. 就业前和定期健康检查是健康监护的基本内容之一
   E. 目的在于及时发现健康损害，以便采取措施
13. 以下是基层职业卫生工作的主要内容，除外
   A. 现场劳动卫生调查和职业流行病学调查
   B. 制定有关法规、条例和卫生标准
   C. 生产环境监测
   D. 人员培训和宣传教育
   E. 对劳动者进行健康监护
14. 下列关于职业卫生标准论述错误的是
   A. 对职业有害因素规定的接触限值
   B. 超过限值与否是诊断职业病的依据
   C. 是衡量作业卫生状况的尺度、改善劳动条件的目标
   D. 实施卫生监督的依据
   E. 其目的是保护劳动者健康
15. 下列关于工业通风论述错误的是
   A. 主要作用在于排出作业地带尘、毒污染的或潮湿、过热或过冷的空气，送入清洁空气
   B. 是降低车间空气中尘、毒污染的唯一有效措施
   C. 使用前后工作地点空气中有害物浓度变化可作为效果评价内容
   D. 效果评价应检查其设计、安装和使用是否合理
   E. 安全性和有无不良影响也应是效果评价内容
16. 厂房内产生有毒气体作业地点的通风排毒主要采用
   A. 全面抽出式机械通风
   B. 全面送入式机械通风

C. 有组织的全面自然通风
D. 局部送入式机械通风
E. 局部抽出式机械通风

【B_1 型题】

（17～19题共用备选答案）
A. 生物学接触限值
B. 时间加权平均容许浓度
C. 最高容许浓度
D. 阈限值
E. 短时间接触容许浓度

17. 工作地点、在一个工作日内、任何时间均不应超过的有毒物质的浓度是指
18. 以时间为权数规定的8小时工作日的平均容许接触水平是指
19. 一个工作日内，任何一次接触不得超过的15分钟时间加权平均的容许接触水平是指

参考答案与解析

【A_1 型题】

1. C

【解析】职业接触限值是一个总称，它包括不同的具体限值，我国有以时间加权平均浓度、短时间接触限值和最高容许浓度3种。时间加权平均容许限值：指8小时工作日或40小时工作周的时间加权平均容许浓度，长期反复接触该浓度（有害物质），几乎所有工人不会发生有害的健康效应。它是目前使用的主要接触限值。

2. B

【解析】职业卫生标准是以保护劳动者健康为目的，对劳动条件各种卫生要求所作出的技术性规定，它属于技术规范，是技术的尺度，也可被政府采用而成为管理的法定依据。但它不具备法律效力，《职业病防治法》才具有法律约束力。

3. D

【解析】职业卫生标准是以保护劳动者健康为目的，对劳动条件各种卫生要求所作出的技术性规定，它属于技术规范，是技术的尺度，也可被政府采用而成为管理的法定依据。目前包括《工业企业设计卫生标准》和《工作场所有害因素职业接触限值》，前者主要包括物理性有害因素限值，后者则重点规定了化学物的接触限值。为加强卫生标准工作程序化和规范化建设，保证卫生标准实施，原卫生部还发布了《卫生标准管理办法》，加强卫生标准工作程序化和规范化建设，提高工作效率，保证卫生标准质量，促进卫生标准实施。百万吨工伤死亡人数属于煤矿安全考核指标。

4. D

【解析】职业病的发生取决于三个因素：接触者、职业性有害因素和因素的作用条件。控制接触者的措施中，包括加强健康监护、加强个人防护、膳食保健和加强健康教育四方面。D项属于健康监护范畴，其余选项属于个人防护范畴。

5. B

【解析】环境规划属于预防性职业卫生监督的范畴。

6. C

【解析】劳动卫生法规是调整主、客体之间法律关系的强制工具，在促进社会进步，经济发展，保护劳动者合法权益，指导、控制劳动卫生工作方面，起着重大的作用。是政府颁布，保障工人在安全环境下劳动的管理依据。

7. E

【解析】经常性职业卫生监督是指地方职业卫生监督机构对现有厂矿企业贯彻执行卫生法规和卫生标准的情况，定期或随时进行的卫生监督，根据相应监督结果作出相应处理。

8. B

【解析】职业病的发生取决于三个因素：接触者、职业性有害因素和因素的作用条件。B项属于控制接触者的措施，其余选项属于控制职业有害因素的技术措施和工程措施。

9. D

【解析】机械通风是利用通风机产生的压力，使气流沿风道主、支网路流动，从而将新鲜空气送入工作场所并且将污浊空气从车间排出的通风方式。可根据不同的要求提供动力，能对不同成分的空气进行加热、冷却、加湿、净化处理。

10. E

【解析】节约使用，降低成本与安全防护无关。

11. D

【解析】预防性职业卫生监督是指对新建、改建、扩建和技术改造、技术引进的建设项目中的职业卫生防护设施是否与主体工程同时设计、同时施工、同时投产（简称“三同时”）所进行的卫生监督，即在厂址选择、工厂的设计和施工等阶段进行的监督，使之符合卫生要求。

12. A

【解析】评价劳动条件是生产环境监测的主要目的。健康监护是通过各种检查和分析，评价职业性有害因素对接触者健康的影响及影响程度，掌握职工的健康状况，及时发现健康损害征象，

以便及时采取相应的预防措施，防止有害因素所致疾患的发生和发展。

13. B

【解析】由政府组织协调、卫生健康委员会牵头、其他部门配合、企业落实的办法，结合本地区实际，制定《职业病防治条例》、实施《尘肺病防治条例》等一系列法律法规。A、C、D、E项均属基层职业卫生工作范畴。

14. B

【解析】职业卫生标准是以保护劳动者健康为目的，对劳动条件各种卫生要求所作的统一规定。它属于技术规范，是技术的尺度，也可被政府采用而成为管理的法定依据。卫生标准是衡量工作场所有害因素接触水平的技术尺度，是实施职业卫生监督的依据，也是改善职业卫生条件的目标之一。但是，它不是安全与有害的绝对界限。对于可经皮肤进入的毒物，即使空气中毒物浓度低于卫生限值，亦难以保障工人健康（因此尚需注意皮肤的防护）；工作场所空气中往往同时存在数种毒物，单个卫生限值并没有考虑其联合作用（应采用不同的评价标准和方法）；遵守限值尚不足以保护那些易感人群的健康。职业病诊断依据中主要为接触史、现场职业卫生检测结果、被诊断者的临床和实验室检查及症状和体征等。

15. B

【解析】工业通风包括通风、除尘、排毒、防暑降温等，目的就是防止粉尘及一些有毒、刺激性气体对室内外大气的污染，但不是降低尘、毒的唯一有效措施，最佳方法还是根除毒物。B选项的说法过于绝对。

16. E

【解析】自然通风主要依靠室内外风压和温差而使空气自然流动形成的一种方式。特别是室内温度较高、有毒物质浓度较低时采用。机械通风是利用通风机产生的压力，使室内外空气流动，可对空气进行加热、冷却、加湿、净化等，并且可对排出的有害气体回收净化，减少大气污染。全面通风用于有害物质在工作场所内扩散无法控制时，需设置全面的送风排风系统，造价高。局部通风可在作业环境某个区域建立良好的空气环境，在有害物质扩散前从发生源抽出，需要资金少，取得效果也比全面通风好。因此采用局部抽出式机械通风效果好。

【B_1型题】

17. C

【解析】职业接触限值是我国职业卫生标准中对于限值的一个总成，指劳动者在职业活动过程中，反复接触某种有害性因素，对绝大多数人的健康不引起有害作用的容许接触浓度，包括3个具体限值。①最高容许浓度(MAC)：我国早些年一直采用最高容许浓度，它是指工作地点化学物质一个工作日内任何时间均不得超过的浓度。②时间加权平均容许限值：指8小时工作日或40小时工作周的时间加权平均容许浓度，长期反复接触该浓度(有害物质)，几乎所有工人不会发生有害的健康效应。它是目前使用的主要接触限值。③短时间接触限值：是在一个工作日的任何时间均不得超过的短时间接触限值（以15分钟的时间加权值表示）。

18. B

【解析】参见第17题解析。

19. E

【解析】参见第17题解析。生物学接触限值是评价职业人群和劳动者个体接触有害因素的水平和潜在健康影响的指标。阈限值是时间加权平均容许限值、短时间接触限值的总称。

第十六章　营养与食品卫生学

第一单元　宏量营养素与能量

【A_1型题】

1. 在哪种情况下，机体为正氮平衡
   A. 饥饿
   B. 进食低质量蛋白
   C. 摄入氮>排出氮
   D. 糖尿病
   E. 摄入氮<排出氮

2. 对于孕妇、乳母，其体内摄入氮与排出氮之间的关系为
   A. I=（U+F+S）
   B. I>（U+F+S）
   C. I<（U+F+S）
   D. 正相关
   E. 负相关

3. 必要氮损失不包括
   A. 粪代谢氮
   B. 尿内源氮
   C. 皮肤中排出的氮
   D. 毛发及其他途径排出的氮

E. 消化的氮
4. 必要氮损失是在什么情况下消耗的氮
A. 完全不摄入脂肪
B. 完全不摄入蛋白质
C. 完全不摄入碳水化合物
D. 完全不摄入维生素
E. 完全不摄入无机盐
5. 下列哪种氨基酸为婴儿必需的氨基酸
A. 赖氨酸
B. 组氨酸
C. 苏氨酸
D. 蛋氨酸
E. 胱氨酸
6. 关于非必需氨基酸下列哪种说法是错误的
A. 人体不需要的氨基酸
B. 人体内可以合成
C. 不依赖食物的供给
D. 食物中含量丰富
E. 合成机体蛋白质所必需
7. 下列哪种氨基酸是半必需氨基酸
A. 苏氨酸
B. 脯氨酸
C. 酪氨酸
D. 赖氨酸
E. 亮氨酸
8. 蛋白质的生物价是表示蛋白质的
A. 蛋白质含量
B. 表观消化率
C. 真实消化率
D. 净利用率
E. 生物利用率
9. 氨基酸评分可以确定蛋白质的
A. 生物利用率
B. 真实消化率
C. 蛋白质含量
D. 必需氨基酸
E. 限制氨基酸
10. 评价食物蛋白质营养价值，应考虑
A. 蛋白质含量
B. 消化率
C. 利用率
D. 氨基酸模式
E. 以上都包括
11. 蛋白质功效比值是表示蛋白质的
A. 利用率
B. 消化率
C. 蛋白质含量
D. 表观消化率
E. 净利用率
12. 一般食物的蛋白质换算系数为
A. 5.85
B. 6.05
C. 6.25
D. 6.45
E. 6.00
13. 植物性食物中，优质蛋白质的来源是
A. 粮食
B. 蔬菜
C. 水果
D. 大豆
E. 植物油
14. 不同种类的食物混合食用，可改善膳食中
A. 蛋白质含量
B. 表观消化率
C. 真实消化率
D. 必需氨基酸比例
E. 净利用率
15. 健康成人蛋白质的摄入量应占总能量的
A. 10%~16%
B. 20%~25%
C. 10%~12%
D. 20%~30%
E. 50%~60%
16. 每克蛋白质在体内可产生多少热能
A. 9kcal
B. 4kcal
C. 16.81kJ
D. 15kcal
E. 6kJ
17. 关于蛋白质的特点，错误的是
A. 是人体组织的构成成分
B. 供给能量
C. 是由碳、氢、氧组成
D. 构成体内各种重要的生理活性物质
E. 体内蛋白质处于分解、合成的动态平衡之中
18. 下列哪种为必需脂肪酸
A. 花生四烯酸
B. EPA
C. DHA
D. 亚油酸
E. 油酸
19. 必需脂肪酸的特点不包括
A. 是磷脂的重要组成成分
B. 是合成尼克酸的前体物质
C. 是合成前列腺素的前体物质
D. 与胆固醇的代谢有关
E. 缺乏可引起生长迟缓、皮肤损伤
20. 碳链中只含一个不饱和双键的脂肪酸称为
A. 脂肪酸
B. 多不饱和脂肪酸
C. 单不饱和脂肪酸
D. 饱和脂肪酸
E. 反式脂肪酸
21. 食物脂肪的消化率与下列哪项密切相关
A. 脂肪酸含量
B. 亚油酸含量
C. 熔点
D. 亚麻酸含量
E. 花生四烯酸含量
22. 植物油中含亚油酸最低的是
A. 玉米油
B. 花生油
C. 豆油
D. 橄榄油
E. 椰子油
23. 在以下食物中饱和脂肪酸含量最低的油脂是
A. 猪油
B. 鱼油
C. 牛油
D. 羊油

E. 胆固醇

24. 下列哪种脂类是合成前列腺素必需的前体
A. 油酸
B. 亚麻酸
C. 花生四烯酸
D. 磷脂
E. 胆固醇

25. 我国成年人膳食中脂肪提供能量占全日摄入总能量的适宜百分比为
A. 12%~15%
B. 50%~60%
C. 20%~30%
D. 10%~12%
E. 10%~15%

26. C18：0是
A. 单不饱和脂肪酸
B. 多不饱和脂肪酸
C. 饱和脂肪酸
D. 类脂
E. 反式脂肪酸

27. 下列物质中属于多糖的是
A. 糖原
B. 蔗糖
C. 麦芽糖
D. 葡萄糖
E. 寡糖

28. 膳食纤维是
A. 可消化吸收的多糖
B. 可消化吸收的寡糖
C. 不被消化吸收的寡糖
D. 不被消化吸收的多糖
E. 单糖类物质

29. 下列对膳食纤维描述错误的是
A. 可降低胆固醇
B. 具有通便防癌的作用
C. 可降低餐后血糖
D. 具有结合阳离子的作用
E. 供给能量

30. 我国成年人膳食中碳水化合物提供能量占全日摄入总能量的适宜百分比为
A. 40%以下
B. 40%~54%
C. 55%~65%
D. 70%以上
E. 20%~30%

31. 膳食纤维最好的食物来源是
A. 蔬菜、水果
B. 精细粮食
C. 动物性食物
D. 豆类
E. 奶类

32. 与基础代谢无关的因素是
A. 年龄
B. 体力劳动强度
C. 体型
D. 性别
E. 气温

33. 每克脂肪在体内氧化可产生
A. 16.81kJ
B. 4kcal
C. 16.74kJ
D. 39.54kJ
E. 4.184kcal

34. 儿童热能消耗包括
A. 基础代谢消耗的热能
B. 食物特殊动力作用
C. 生长发育消耗的热能
D. 体力活动消耗的热能
E. 以上都包括

35. 成人摄入混合膳食时，因食物特殊动力作用所消耗的能量约相当于基础代谢的
A. 5%
B. 10%
C. 15%
D. 20%
E. 12%

【A_2型题】

36. 某成年男性，30岁，体重65kg，推荐能量摄入量为2400kcal，蛋白质提供的能量占总能量的12%，该成人每日应摄入蛋白质
A. 65g
B. 72g
C. 75g
D. 78g
E. 85g

【A_3/A_4型题】

（37~38题共用题干）

一谷物的赖氨酸评分为0.42，苏氨酸0.70，蛋氨酸1.04，缬氨酸0.96，色氨酸1.10

37. 该谷物的氨基酸分是
A. 0.42
B. 0.70
C. 1.04
D. 0.96
E. 1.10

38. 该谷物的限制氨基酸是
A. 色氨酸
B. 缬氨酸
C. 苏氨酸
D. 赖氨酸
E. 蛋氨酸

【B_1型题】

（39~43题共用备选答案）
A. 色氨酸
B. 组氨酸
C. 赖氨酸
D. 酪氨酸
E. 蛋氨酸

39. 半必需氨基酸是
40. 粮谷类食品应强化的氨基酸是
41. 大豆的最限氨基酸是
42. 除8种必需氨基酸外，婴儿还包括
43. 在体内可转化为尼克酸的氨基酸是

（44~47题共用备选答案）
A. 摄入氮
B. 吸收氮
C. 储留氮
D. 粪代谢氮
E. 尿内源氮

44. 食物氮-（粪氮-粪代谢氮）
45. 吸收氮-（尿氮-尿内源氮）
46. 机体不摄入蛋白质时尿中所含的氮
47. 机体不摄入蛋白质时粪便所含的氮

（48~52题共用备选答案）

A. 1%～3%
B. 10%～12%
C. 12%～14%
D. 20%～30%
E. 55%～65%
48. 蛋白质提供热能占总热能
49. 脂肪提供热能占总热能
50. 碳水化合物提供热能占总热能
51. 必需脂肪酸提供热能占总热能
52. 儿童蛋白质提供热能占总热能
（53～55题共用备选答案）
A. 36.7kJ
B. 4kcal
C. 6kcal
D. 37.6kJ
E. 4.184J
53. 1g脂肪产生能量为
54. 1g蛋白质产生能量为
55. 1g碳水化合物产生能量为

参考答案与解析

【A_1型题】

1. C

【解析】B=I-（U+F+S）式中：B为氮平衡；I为摄入氮；U+F+S为排出氮（U：尿氮；F：粪氮；S：皮肤氮）摄入氮多于排出氮，即B>0，为正氮平衡。

2. B

【解析】摄入氮多于排出氮，即B>0，为正氮平衡。婴幼儿、儿童青少年、孕妇、乳母、康复期的患者，以及需要增加肌肉的运动员等，除维持组织蛋白质更新外，还要合成新生组织或物质，应保持适当的正氮平衡，以满足机体对蛋白质的额外需要。B=I-（U+F+S）>0，因此I>（U+F+S）。

3. E

【解析】机体通过粪、尿、皮肤等途径排出的氮量是不可避免的，称为必要氮损失。必要氮损失来源于机体每天由于皮肤和黏膜的脱落细胞、毛发指甲、妇女月经期的失血及肠道菌体死亡排出等。因此E不包含。

4. B

【解析】在完全不摄入蛋白质的情况下，机体蛋白质仍然在分解、合成，机体处于负氮平衡状态。这种状态维持几天之后，氮的排出量将维持在一个较恒定的低水平。据测定，60kg体重成年男子每日仍然从体内排出约3.2g氮，相当于20g蛋白质。此时机体通过粪、尿、皮肤等途径排出的氮量是不可避免的，称为必要氮损失。

5. B

【解析】组氨酸为婴儿必需氨基酸，成人需要量相对较少。

6. A

【解析】非必需氨基酸是指人体可以自身合成的氨基酸，并非合成机体蛋白质时不需要，而是不一定需要从食物中摄入。

7. C

【解析】半胱氨酸和酪氨酸在体内可分别由蛋氨酸和苯丙氨酸转变而成，如果膳食中能提供充足的半胱氨酸和酪氨酸，则人体对蛋氨酸和苯丙氨酸的需要量可分别减少30%和50%。故称其为半必需氨基酸。因此选择C酪氨酸。

8. E

【解析】评价食物蛋白质利用率的指标很多，不同指标可从不同角度反映蛋白质被利用的程度，常用的指标有：①生物价；②蛋白质净利用率；③蛋白质功效比值；④氨基酸评分。因此生物价表示蛋白质的利用率。

9. E

【解析】氨基酸评分（AAS）也叫蛋白质化学评分，是通过测定蛋白质的必需氨基酸组成，并将各组分与参考蛋白或推荐的氨基酸评分模式相比较，发现其中最缺乏的氨基酸即限制性氨基酸，然后计算其与参考蛋白或推荐的氨基酸评分模式中相应的必需氨基酸的比值。

10. E

【解析】食物蛋白质的营养价值主要从蛋白质含量、消化吸收程度和被人体利用程度三方面来全面评价。包括蛋白质含量、蛋白质消化率、蛋白质利用率和氨基酸模式（蛋、奶、肉、鱼等动物性蛋白质以及大豆蛋白质的氨基酸模式与人体蛋白质氨基酸模式较接近，所含必需氨基酸被机体利用的程度就较高，蛋白质的营养价值也相对较高，被称为优质蛋白质）。

11. A

【解析】蛋白质功效比值：蛋白质功效比值（protein efficiency ratio，PER）是用动物生长实验的方法反映食物蛋白质利用率的指标。

12. C

【解析】微量凯氏（Kjeldahl）定氮法测定食物中的含氮量，再乘以蛋白质换算系数来计算食物蛋白质含量。不同食物蛋白质的含氮量稍有不同，平均为16%，因此由氮计算蛋白质的换算系数即是其倒数6.25。根据被测定食物的含氮量乘以6.25就可以得到该食物的粗蛋白质含量。

13. D

【解析】完全蛋白质：所含必

需氨基酸种类齐全、数量充足、比例适当。此类蛋白质不但能维持成人的健康，并能促进儿童生长发育。如乳类中的酪蛋白、乳清蛋白，蛋类中的卵清蛋白、卵磷蛋白，肉类中的清蛋白，大豆中的大豆蛋白等。粮食主要提供碳水化合物，蔬果等主要提供维生素和膳食纤维，食用油主要提供油脂类。

14. D

【解析】有些食物蛋白质的氨基酸模式与人体蛋白质氨基酸模式差异较大，其中一种或几种必需氨基酸含量相对较低，导致其他必需氨基酸在体内不能被充分利用，故其蛋白质营养价值较低。如大米和面粉蛋白质中赖氨酸含量相对最低，为第一限制氨基酸。为了提高植物性食物蛋白质的营养价值，往往将两种或两种以上的食物混合食用，这种通过不同食物蛋白质所含必需氨基酸的相互补充提高膳食蛋白质营养价值的作用称为蛋白质互补作用。

15. C

【解析】中国膳食以植物性食物为主，所以成人蛋白质推荐摄入量为 1.16g/（kg·d）。按能量计算，中国成人蛋白质摄入量占膳食总能量的比例为 10%～12%，儿童、青少年为 12%～14%。

16. B

【解析】蛋白质分解代谢后可释放出能量，1g 食物蛋白质在体内约产生 16.7kJ（4.0kcal）的能量。

17. C

【解析】蛋白质是人体组织和器官的重要组成成分，在人体生长过程中就包含着蛋白质的不断增加。蛋白质就是构成多种生理活性物质的重要成分，参与体内各种生理功能的调节。如酶蛋白催化体内物质代谢，并促进食物的消化、吸收。蛋白质分解代谢后可释放出能量，1g 食物蛋白质在体内约产生 16.7kJ（4.0kcal）的能量。在完全不摄入蛋白质的情况下，机体蛋白质仍然在分解、合成，体内蛋白质是处于动态平衡中。蛋白质的组成不仅有碳、氢、氧元素，还包含硫、氮等多种元素。

18. D

【解析】必需脂肪酸（essential fatty acid，EFA）指人体不可缺少且自身不能合成，必须通过食物供给的脂肪酸。亚油酸（$C_{18:2\ n-6}$）和 α-亚麻酸（$C_{18:3\ n-3}$）是公认的必需脂肪酸。花生四烯酸（$C_{20:4\ n-6}$）、二十碳五烯酸（EPA，$C_{20:5\ n-3}$）和二十二碳六烯酸（DHA，$C_{22:6n-3}$）亦有必需脂肪酸的功能，但它们可由膳食中亚油酸或 α-亚麻酸在人体内合成。

19. B

【解析】必需脂肪酸 EFA 有如下功能：①构成磷脂的重要组成成分；②前列腺素合成的前体；③参与胆固醇代谢。EFA 缺乏可引起生长迟缓、生殖障碍、皮肤损伤以及肾脏、肝脏、神经、视觉疾病。因此 B 项错误。

20. C

【解析】按脂肪酸饱和程度分类，含有一个不饱和双键的脂肪酸称为单不饱和脂肪酸（MUFA），含有两个及以上不饱和双键的脂肪酸称为多不饱和脂肪酸。

21. C

【解析】食物脂肪的消化率与脂肪的熔点有关，碳链较短、不饱和双链较多的脂肪熔点较低，消化率较高。

22. E

【解析】多数植物油中亚油酸含量较高，如棉籽油、大豆油、麦胚油、玉米油、芝麻油、花生油等。但椰子油例外，它的不饱和脂肪酸包括亚油酸含量均低。

23. B

【解析】陆生动物脂肪如猪油、奶油中饱和脂肪酸含量多，如豆蔻酸、软脂酸（又称棕榈酸）和硬脂酸等。鱼油中含有 EPA 和 DHA，具有降低血液胆固醇和甘油三酯的作用。胆固醇属于类脂。

24. C

【解析】n-6 和 n-3 多不饱和脂肪酸还是体内合成类二十烷酸的前体。而类二十烷酸是一组比较复杂的化合物，包括前列腺素（PG）、血栓素（TXA）以及白三烯（LT）等。亚油酸和花生四烯酸是 n-6 系列多不饱和脂肪酸中重要的脂肪酸，完全来自于植物油，这类脂肪酸可调节血脂和参与磷脂组成，其中花生四烯酸还是形成类二十烷酸的重要前体物质。

25. C

【解析】中国营养学会推荐成人脂肪摄入量的可接受范围（AMDR）应占总能量的 20%～30%。

26. C

【解析】$C_{20:4\ n-6}$代表，该脂肪酸有 18 个碳原子，有 4 个不饱和双键，第 1 个不饱和键从甲基端数起，在第 6 和第 7 个碳之间。本题为 18：0，因此代表没有不饱和双键，为饱和脂肪酸。

27. A

【解析】葡萄糖、果糖属于单糖；蔗糖、乳糖、麦芽糖是双糖。棉子糖和水苏糖等是寡糖。糖原、淀粉属于多糖。

28. D

【解析】膳食纤维是指存在于植物中不能被人体消化吸收的多糖。包括部分非淀粉多糖（纤维素、半纤维素、果胶等）、抗性淀粉、葡聚糖、低聚糖以及木质素等。

29. E

【解析】膳食纤维功能：①增

强肠道功能、有利粪便排出；②降低血糖和血胆固醇；③增加饱腹感；④改变肠道菌群。但其不能提供能量。

30. C

【解析】中国营养学会建议除1岁以下的婴幼儿外，中国居民膳食中碳水化合物提供的能量占总能量的50%~65%较为适宜。

31. A

【解析】膳食纤维的最好来源是天然的植物性食物，如谷类、豆类、薯类、新鲜的水果和蔬菜等。

32. B

【解析】基础代谢（basal metabolism，BM）是指维持生命的最低能量代谢，即人体在安静和恒温条件下（一般18~25℃），禁食12小时后，静卧、放松而又清醒时的能量代谢。此时能量仅用于维持体温、呼吸、血液循环及其他器官的基本生理活动需要。影响人体基础代谢的因素除了年龄、性别之外还有：①体表面积与体成分；②生理、病理状况和激素水平；③生活和工作环境，如高温。

33. D

【解析】1g脂肪在体内氧化平均可产生能量约为39.54kJ（9.45kcal）。

34. E

【解析】人体的能量消耗主要用于维持基础代谢、体力活动和食物热效应以及生长发育等方面的需要，以保持健康的体质和良好的工作效率。

35. B

【解析】成年人1天的基础代谢量，根据人种不同而存在差异，日本人为1200~1400kcal，欧美人为1500~2000kcal。一般混合食物的食物特殊动力作用多消耗的能量约为120~200kcal，大约占基础代谢能量的10%左右。

【A_2型题】

36. B

【解析】2400 * 12% = 288kcal

由于1g蛋白质提供4kcal能量，288/4=72g。

【A_3/A_4型题】

37. A

【解析】确定某一食物蛋白质的氨基酸评分分两步：第一步计算被测蛋白质每种必需氨基酸的评分值；第二步是在上述计算结果中，找出最低的必需氨基酸（第一限制氨基酸）评分值，即为该蛋白质的氨基酸评分。由于赖氨酸评分0.42最低，因此，该谷物氨基酸分为0.42。

38. D

【解析】由于赖氨酸评分0.42最低，因此，该谷物限制氨基酸分为赖氨酸。

【B_1型题】

39. D

【解析】半胱氨酸和酪氨酸在体内可分别由蛋氨酸和苯丙氨酸转变而成，如果膳食中能提供充足的半胱氨酸和酪氨酸，则人体对蛋氨酸和苯丙氨酸的需要量可分别减少30%和50%。故称其为条件必需氨基酸，或半必需氨基酸。故选择D。

40. C

【解析】大米和面粉蛋白质中赖氨酸含量相对最低，为第一限制氨基酸，导致其他必需氨基酸在体内不能被充分利用，故其蛋白质营养价值较低。

41. E

【解析】大豆蛋白质的氨基酸模式较好，具有较高的营养价值，属于优质蛋白质。其赖氨酸含量较多，但蛋氨酸（甲硫氨酸）含量较少，与谷类食物混合食用，可较好地发挥蛋白质的互补作用。

42. B

【解析】人体必需氨基酸有9种，即异亮氨酸、亮氨酸、赖氨酸、蛋氨酸、苯丙氨酸、苏氨酸、色氨酸、缬氨酸和组氨酸。其中组氨酸是婴儿的必需氨基酸。

43. A

【解析】成人体内的烟酸还可由色氨酸转化而来，平均60mg色氨酸可转化为1mg烟酸，其转化过程需要维生素B_2和维生素B_6的参与。

44. B

【解析】吸收氮 = 食物氮 -（粪氮-粪代谢氮）

45. C

【解析】储留氮 = 吸收氮 -（尿氮-尿内源性氮）

46. E

【解析】尿内源性氮为试验对象完全不摄入蛋白质时从尿中排出的氮，主要来源于组织蛋白质的分解。

47. D

【解析】粪代谢氮，即肠道内源性氮，是在实验对象完全不摄入蛋白质时，从粪中排出的氮量，包括分泌到肠道的消化液、脱落的肠黏膜细胞和肠道微生物所含的氮中未被重新吸收的部分。

48. B

【解析】按能量计算，中国成人蛋白质摄入量占膳食总能量的比例为10%~12%。

49. D

【解析】中国营养学会推荐成人脂肪摄入量的可接受范围（AMDR）应占总能量的20%~30%。

50. E

【解析】中国营养学会建议除1岁以下的婴幼儿外，中国居民膳食中碳水化合物提供的能量占总能量的50%~65%较为适宜。

51. A

【解析】必需脂肪酸的摄入量

每天应不少于总能量的3%。

52. C

【解析】按能量计算，中国成人蛋白质摄入量占膳食总能量的比例为10%~12%，儿童、青少年为12%~14%。

53. D

【解析】1g甘油三酯在体内完全氧化所产生的能量约为37.6kJ（9kcal）。

54. B

【解析】1g食物蛋白质在体内约产生16.7kJ（4.0kcal）的能量。

55. B

【解析】1g碳水化合物可提供约16.8kJ（4.0kcal）的能量。

第二单元　矿　物　质

【A_1型题】

1. 在营养学中，矿物质是指
   A. 微量元素
   B. 宏量元素
   C. 金属元素
   D. 微量元素+宏量元素
   E. 金属元素+微量元素
2. 微量元素是指
   A. 人体含量很少的元素
   B. 食物中含量很少的元素
   C. 自然界含量很少的元素
   D. 人体吸收率很低的元素
   E. 人体利用率很低的元素
3. 人体必需微量元素包括
   A. 硫、铁、氯
   B. 碘、镁、氟
   C. 铁、铬、钴
   D. 钙、锌、碘
   E. 氯、铁、锌
4. 下列对矿物质生理功能描述错误的是
   A. 供给能量
   B. 构成人体组织的重要成分
   C. 调节细胞膜的通透性
   D. 维持神经和肌肉的兴奋性
   E. 组成激素、酶的成分
5. 混溶钙池是指
   A. 骨骼钙、血液中的钙
   B. 血液中的钙、牙齿中的钙
   C. 牙齿中的钙、骨骼钙
   D. 毛发中的钙、牙齿中的钙
   E. 软组织、细胞外液和血液中的钙
6. 有利于钙吸收的因素是
   A. 乳糖
   B. 膳食纤维
   C. 草酸
   D. 植酸
   E. 单宁
7. 钙的良好的食物来源是
   A. 蔬菜、水果
   B. 乳类及乳制品
   C. 粮谷类
   D. 蛋类
   E. 豆类及其制品
8. 血红素铁是指
   A. 以$Fe(OH)_3$络合物形式存在的铁
   B. 与蛋白质结合的铁
   C. 与有机酸结合的铁
   D. 与卟啉结合的铁
   E. 血清铁
9. 有利于非血红素铁吸收的是
   A. 维生素C
   B. 植酸
   C. 草酸
   D. 膳食纤维
   E. 磷酸
10. 在铁减少期，出现改变的指标是
    A. 血红蛋白下降
    B. 血清铁下降
    C. 血清铁蛋白下降
    D. 运铁蛋白浓度下降
    E. 血细胞比容下降
11. 贫铁食品是
    A. 蛋类
    B. 鱼类
    C. 动物内脏
    D. 牛奶
    E. 肉类
12. 贫血患者应注意增加哪些食物的摄入
    A. 蔬菜、水果
    B. 粮谷类
    C. 蛋类
    D. 奶类
    E. 动物内脏
13. 克汀病是由于缺乏哪种营养素引起
    A. 锌
    B. 钙
    C. 硒
    D. 碘
    E. 铁
14. 碘的最好的食物来源是
    A. 蔬菜、水果
    B. 牛奶
    C. 肉类
    D. 蛋类
    E. 海产品
15. 味觉减退或异食癖可能是由于缺乏
    A. 锌
    B. 铬
    C. 硒
    D. 钙
    E. 碘
16. 锌的最好的食物来源是
    A. 贝壳类海产品
    B. 蔬菜
    C. 精制米面
    D. 牛奶
    E. 水果
17. 与克山病有关的营养素是
    A. 维生素A
    B. 铬
    C. 硒
    D. 维生素PP
    E. 碘

18. 下列哪种营养素是谷胱甘肽过氧化物酶的组成成分
A. 钙
B. 硒
C. 碘
D. 铁
E. 铜

19. 与儿童生长发育及生殖系统发育关系密切的微量元素是
A. 钙和锌
B. 钙和碘
C. 锌和铁
D. 锌和碘
E. 钙和铜

【B_1 型题】

（20~23 题共用备选答案）
A. 血红素铁
B. 非血红素铁
C. 血红素铁和非血红素铁
D. 功能性铁
E. 贮存铁

20. 动物性食物中的铁是
21. 食物中铁的存在形式是
22. 以铁蛋白和含铁血黄素存在的铁属于
23. 植物性食物中的铁是

参考答案与解析

【A_1 型题】

1. D

【解析】其中除碳、氢、氧、氮主要构成蛋白质、脂类、碳水化合物等有机化合物及水外，其余元素统称为矿物质。按照在机体内的含量，矿物质又可分为2类，其中体内含量大于体重0.01%的各种元素称为常量元素，有钙、镁、钾、钠、磷、硫、氯7种；含量小于体重0.01%的称为微量元素。矿物质不仅是金属元素，也包含非金属元素。

2. A

【解析】含量小于体重0.01%的称为微量元素。因此微量元素是人体内含量很少的元素。

3. C

【解析】目前已知的人体必需微量元素，包括铁（Fe）、锌（Zn）、碘（I）、硒（Se）、铜（Cu）、钼（Mo）、铬（Cr）、钴（Co）8种。钙为常量元素，氟、硫、氯不是人体必需微量元素。

4. A

【解析】矿物质种类繁多，在体内功能各不相同，但与维生素、膳食纤维等都不能参与人体供能。

5. E

【解析】钙（calcium）是人体内含量最多的一种矿物质，约占成人体重的1.5%~2%。其中99%集中在骨骼和牙齿中，其余1%存在于软组织、细胞外液和血液中，统称为混溶钙池。

6. A

【解析】乳糖可与钙螯合成低分子可溶性物质，并经肠道菌发酵产酸，降低了肠内pH，均有利于钙的吸收。另一方面，谷类中的植酸，某些蔬菜如菠菜、蕹菜、竹笋中的草酸可在肠腔内与钙结合成不溶解的钙盐；脂肪消化不良时未被吸收的脂肪酸与钙结合形成脂肪酸钙；膳食纤维中的糖醛酸残基与钙结合，均能妨碍钙的吸收。

7. B

【解析】食物中钙的最好来源是奶和奶制品，不但含量丰富，而且吸收率高。

8. D

【解析】血红素铁是血红蛋白及肌红蛋白中与卟啉结合的铁，可以卟啉铁的形式直接被肠黏膜上皮细胞吸收，在细胞内分离出铁并与脱铁铁蛋白结合。

9. A

【解析】影响非血红素铁吸收的因素较多。①抑制因素：谷类和蔬菜中的植酸盐、草酸盐，以及存在于茶叶、咖啡中多酚类物质，碳酸盐、磷酸盐等均可影响铁的吸收。②促进因素：维生素C可将三价铁还原为亚铁离子，并可与其形成可溶性螯合物，故有利于非血红素铁的吸收。

10. C

【解析】铁减少期（ID）：此时储存铁耗竭，血清铁蛋白下降。血清铁蛋白是反映机体储存铁的指标，目前WHO及我国均以血清铁蛋白<12μg/L为标准

11. D

【解析】牛奶是高钙贫铁类食物。膳食中铁的良好来源为动物肝脏、全血、肉鱼禽蛋类。其次是绿色蔬菜和豆类。

12. E

【解析】铁是血红蛋白、肌红蛋白、细胞色素以及某些呼吸酶的组成成分，参与体内氧的运送和组织呼吸过程。贫血需补充铁剂，膳食中铁吸收率较高的食物主要为动物肝脏、动物全血、肉蛋类等。

13. D

【解析】碘缺乏病在成年人易发生甲状腺肿，胚胎和婴儿期发生克汀病。

14. E

【解析】碘化物水溶性好，内陆山区的土壤和水中含碘较少，地势较低的海洋是碘元素的贮存库。海产食物如海带、紫菜、发菜、淡菜、海参、海蜇、干贝、蛤干、海鱼、海虾、蚶等含碘丰富，是碘的良好食物来源。

15. A

【解析】人体长期缺锌时可出现生长发育迟缓，食欲减退，味觉减退或有异食癖，性成熟推迟等。

16. A

【解析】动物性食物如贝壳类海产品（牡蛎、海蛎肉、蛏干、扇贝）、红色肉类及其内脏均为锌的良好来源。

17. C

【解析】1935年在中国黑龙江省克山县首先发现的克山病已被证实与硒缺乏有关。研究认为人群中缺硒现象与其生存的地理环境中硒元素含量偏低及膳食中硒摄入量不足有关。

18. B

【解析】硒是谷胱甘肽过氧化物酶（GSH-Px）的重要组成成分，lmol GSH-Px含有49原子硒。GSH-Px能特异性地催化还原型谷胱甘肽（GSH）和过氧化物（如过氧化氢、超氧阴离子、脂酰游离基等）的氧化还原反应，使有害的过氧化物还原为无害的羟基化合物，从而保护细胞和组织免受过氧化物损伤，以维持细胞的正常功能。

19. D

【解析】碘在体内主要参与甲状腺素的合成。甲状腺素的生理功能是维持和调节机体的代谢，促进生长发育尤其是早期神经系统的发育，儿童缺碘可以导致克汀病。人体长期缺锌时可出现生长发育迟缓，食欲减退，味觉减退或有异食癖，性成熟推迟，第二性征发育不全。

【B_1型题】

20. A

【解析】血红素铁是血红蛋白及肌红蛋白中与卟啉结合的铁，可以卟啉铁的形式直接被肠黏膜上皮细胞吸收，在细胞内分离出铁并与脱铁铁蛋白结合。此型铁既不受植酸等抑制因素的影响，也不受维生素C等促进因素的影响，通常血红素铁来源于动物性食品，易于人体吸收。

21. C

【解析】食物中的铁有血红素铁和非血红素铁两种类型。

22. E

【解析】储存铁，以铁蛋白和含铁血黄素的形式存在于肝、脾和骨髓中，约占铁总量的25%~30%。

23. B

【解析】非血红素铁主要以$Fe(OH)_3$络合物的形式存在于食物中，与其结合的有机分子有蛋白质、氨基酸和其他有机酸等。此型铁必须先与有机部分分离，并还原成为亚铁离子后才能被吸收。此类铁多存在于植物性食品中，人体利用率较低。

第三单元 维 生 素

【A_1型题】

1. 水溶性维生素特点描述错误的是
   A. 可在体内大量贮存，引起中毒
   B. 摄入过多时可经尿液排出体外
   C. 易溶于水，不溶于脂肪
   D. 主要以辅酶的形式参与机体代谢
   E. 摄入少时，很快出现缺乏症状
2. 维生素A的特点不包括
   A. 对酸和碱稳定
   B. 脂肪酸败可引起严重破坏
   C. 摄入过多可引起中毒
   D. 是黄素酶的辅酶成分
   E. 抗氧化作用
3. 夜盲症可能是由于缺乏
   A. 维生素A
   B. 维生素D
   C. 维生素B_1
   D. 维生素C
   E. 维生素E
4. 类胡萝卜素在体内可转变成哪种维生素
   A. 维生素D
   B. 维生素A
   C. 维生素E
   D. 维生素K
   E. 维生素B_2
5. 维生素A缺乏时，可以出现的缺乏症有
   A. 毛囊角化
   B. 脂溢性皮炎
   C. 皮下出血
   D. 皮疹
   E. 对称性皮炎
6. 视黄醇当量是指
   A. 维生素A_1的量
   B. 维生素A_2的量
   C. 体内具有维生素A活性物质的总量
   D. β-胡萝卜素的量
   E. 其他维生素A原的量
7. 视黄醇含量最多的食物是
   A. 动物肝脏
   B. 蔬菜
   C. 肉类
   D. 豆类
   E. 粮谷类
8. 含维生素A原较高的食物是
   A. 菠菜
   B. 土豆
   C. 冬瓜
   D. 苹果
   E. 四季豆
9. 生理盲点的测定可用于评价哪种维生素的营养状况

A. 维生素 B_1
B. 维生素 B_2
C. 维生素 C
D. 维生素 D
E. 维生素 A

10. 骨质软化症是由于缺乏哪种维生素
A. 维生素 A
B. 维生素 B_1
C. 维生素 C
D. 维生素 D
E. 维生素 E

11. 可以由皮肤合成的维生素是
A. 维生素 C
B. 维生素 B_1
C. 维生素 E
D. 维生素 A
E. 维生素 D

12. 与骨质疏松症有关的维生素是
A. 维生素 A
B. 维生素 B_1
C. 维生素 C
D. 维生素 D
E. 维生素 E

13. 以下对维生素 E 描述错误的是
A. 具有抗氧化作用
B. 预防衰老作用
C. 构成机体组织的成分
D. 与动物的生殖功能有关
E. 调节血小板的黏附力的作用

14. 维生素 E 含量丰富的食品是
A. 蔬菜
B. 植物油
C. 水果
D. 肉类
E. 蛋类

15. 在体内的维生素 B_1 主要以哪种形式存在
A. TMP
B. TDP
C. TPP
D. TTP
E. ATP

16. 维生素 B_1 缺乏可引起
A. 癞皮病
B. 脚气病
C. 坏血病
D. 佝偻病
E. 干眼病

17. 红细胞转酮醇酶活力测定是评价哪种维生素营养状况的指标
A. 维生素 A
B. 维生素 B_1
C. 维生素 C
D. 维生素 D
E. 维生素 E

18. 体内维生素 B_1 缺乏，TPP 效应是
A. <15%
B. >16%
C. <12%
D. >25%
E. >18%

19. 与能量代谢有关的维生素是
A. 维生素 C
B. 维生素 B_1
C. 维生素 E
D. 维生素 A
E. 维生素 D

20. 维生素 B2 缺乏时，可以出现的缺乏症有
A. 毛囊角化
B. 脂溢性皮炎
C. 皮下出血
D. 皮疹
E. 对称性皮炎

21. 红细胞谷胱甘肽还原酶活性系数测定是评价哪种维生素营养状况的指标
A. 维生素 B_1
B. 维生素 B_2
C. 维生素 C
D. 维生素 D
E. 维生素 A

22. 核黄素良好的食物来源是
A. 水果
B. 粮谷类
C. 植物油
D. 动物内脏
E. 肉类

23. 维生素 C 可促进哪种蛋白质在体内的合成
A. 肌纤维蛋白
B. 糖蛋白
C. 黏蛋白
D. 胶原蛋白
E. 肌红蛋白

24. 在体内与巯基系统有联系的维生素是
A. 维生素 A
B. 维生素 B_1
C. 维生素 C
D. 维生素 D
E. 维生素 E

25. 具有降低胆固醇作用的营养素是
A. 维生素 B_1
B. 钙
C. 维生素 B_2
D. 铁
E. 维生素 C

26. 维生素 C 的良好食物来源是
A. 粮谷类
B. 蔬菜、水果
C. 动物性食品
D. 豆类
E. 植物油

27. 负荷试验可用于哪类营养素的营养状况评价
A. 蛋白质
B. 脂溶性维生素
C. 水溶性维生素
D. 微量元素
E. 脂肪

28. 下列哪种氨基酸可转变成尼克酸
A. 苏氨酸
B. 脯氨酸
C. 酪氨酸
D. 色氨酸
E. 亮氨酸

29. 水溶性维生素中化学性质较稳定的是
A. 维生素 B_1
B. 维生素 B_2

C. 维生素 B_6
D. 维生素 C
E. 维生素 PP

30. 与能量代谢有关的一组维生素是
A. 维生素 B_1、维生素 B_2 和维生素 C
B. 维生素 B_1、维生素 B_2 和尼克酸
C. 维生素 B_1、维生素 B_6 和维生素 C
D. 维生素 B_2、维生素 B_{12} 和叶酸
E. 维生素 B_1、叶酸和维生素 B_2

31. 与神经管畸形发生发展有关的维生素
A. 叶酸
B. 核黄素
C. 维生素 B_6
D. 硫胺素
E. 尼克酸

32. 叶酸的良好食物来源是
A. 绿叶蔬菜
B. 粮谷类
C. 植物油
D. 水果
E. 鱼类

33. 与贫血无关的是
A. 叶酸
B. 维生素 B_1
C. 维生素 B_2
D. 维生素 B_6
E. 维生素 B_{12}

【A_3/A_4 型题】

（34~36 题共用题干）

营养调查结果显示，一成人能量摄入量为 2400kcal，维生素 B_1 1.4mg，维生素 B_2 0.76mg，尼克酸 15mg，维生素 A 800RE。

34. 考虑会引起哪种缺乏病
A. 脚气病
B. 口腔-生殖综合征
C. 癞皮病
D. 坏血病
E. 干眼病

35. 要进一步做实验室检查，应做
A. 生理盲点测定
B. TPP 效应
C. 红细胞谷胱甘肽过还原物酶活力系数测定
D. 暗适应能力检查
E. 羟脯氨酸指数测定

36. 为了提高该营养素摄入量，应增加
A. 动物内脏
B. 蔬菜
C. 粮谷类
D. 植物油
E. 水果

（37~38 题共用题干）

某女，32 岁，主诉刷牙时常出血，检查发现牙龈肿胀、松动，皮肤有出血瘀斑。

37. 患者可能缺乏
A. 维生素 B_1
B. 核黄素
C. 维生素 A
D. 维生素 C
E. 烟酸

38. 缺乏的维生素在下列食物中含量最丰富的是
A. 动物内脏
B. 蔬菜
C. 粮谷类
D. 蛋类
E. 豆类

（39~41 题共用题干）

男，16 岁，能量供给量为 2900kcal，蛋白质提供的热能占总热能的 12%，该学生

39. 蛋白质的供给量应是
A. 65g
B. 76g
C. 80g
D. 87g
E. 92g

40. 维生素 B_1 的供给量应是
A. 0.6mg
B. 1.0mg
C. 1.2mg
D. 1.5mg
E. 1.8mg

41. 尼克酸的供给量应是
A. 6mg
B. 10mg
C. 12mg
D. 15mg
E. 18mg

【B_1 型题】

（42~46 题共用备选答案）
A. 乳糖
B. 维生素 C
C. 膳食纤维
D. 维生素 E
E. 硒

42. 促进铁吸收的物质
43. 促进钙吸收的物质
44. 影响钙吸收的物质
45. 谷胱甘肽过氧化物酶的组成成分
46. 具有抗衰老作用的营养素

（47~51 题共用备选答案）
A. 维生素 B_1 缺乏
B. 核黄素缺乏
C. 维生素 A 缺乏
D. 维生素 C 缺乏
E. 烟酸缺乏

47. 干眼病
48. 坏血病
49. 癞皮病
50. 脚气病
51. 口腔-生殖综合征

（52~56 题共用备选答案）
A. 血红蛋白浓度降低
B. 血浆视黄醇结合蛋白浓度降低
C. 血浆蛋白质含量下降
D. 红细胞转酮醇酶活力系数>25%
E. 红细胞谷胱甘肽过还原物酶活力系数>1.2%

52. 人体维生素 B_1 缺乏
53. 人体维生素 B_2 缺乏
54. 人体维生素 A 缺乏
55. 蛋白质营养不良

56. 人体铁缺乏

（57～59题共用备选答案）

A. 维生素 B_1
B. 铁
C. 碘
D. 维生素 E
E. 维生素 C

57. 具有抗油脂氧化作用的营养素
58. 具有促进油脂氧化作用的营养素
59. 在体内具有氧化还原作用的营养素

（60～63题共用备选答案）

A. 碘
B. 叶酸
C. 维生素 A
D. 硫胺素
E. 尼克酸

60. 预防神经管畸形的营养素是
61. 过量摄入可能导致先天畸形的是
62. 胚胎期缺乏可引起克汀病的是
63. 与先天性脚气病有关的是

（64～68题共用备选答案）

A. 植物化学物
B. 宏量营养素
C. 微量元素
D. 宏量元素
E. 抗氧化营养素

64. 蛋白质属于
65. 铁、锌属于
66. 钙、钠属于
67. 碳水化合物属于
68. 维生素 C、维生素 E 属于

参考答案与解析

【A_1 型题】

1. A

【解析】水溶性维生素在体内一般没有非功能性的储存，经血液吸收过量时可很快从尿中排出，但摄入不足时较易出现缺乏症，必须经常通过食物供给。如维生素C能参与神经递质合成，促进机体解毒功能，都体现了其辅酶功能。

2. D

【解析】维生素 B_2 为黄素酶的辅酶成分。天然食物中维生素A多以棕榈酸酯的形式存在，对高温和碱性环境比较稳定，在一般烹调和罐头加工过程中不易被破坏。类胡萝卜素与单线态氧相互作用，生成类胡萝卜素氧化物，维生素A原具有清除细胞内活性氧的作用。过量摄入维生素A可引起急性、慢性及致畸毒性。成人一次摄入量超过90～300mg，儿童一次摄入量超过90mg即可能发生急性中毒。脂肪酸败可引起脂溶性维生素如A、D等破坏。

3. A

【解析】维生素A指所有具有视黄醇（retinol）生物活性的物质，维生素A缺乏除出现皮肤粘膜改变和夜盲症、眼干燥症等眼部特异性表现外，还可在此之前出现免疫功能下降，导致消化道和呼吸道感染的危险性提高，且感染常迁延不愈。

4. B

【解析】1930年首次发现β-胡萝卜素在哺乳动物中可转化为维生素A。现已知在600多种类胡萝卜素中约有50种可在人类和其他脊椎动物的肠黏膜、肝脏和其他器官中转化为维生素A。

5. A

【解析】维生素A缺乏最早的症状是暗适应能力下降，严重者可致夜盲症。维生素A缺乏初期的病理改变是上皮组织的干燥，继而使正常的柱状上皮细胞转变为角状的覆层鳞状上皮，形成过度角化变性和腺体分泌减少。这种变化累及全身上皮组织，最早受影响的是眼睛的结膜和角膜。皮肤改变为毛囊角化，皮脂腺、汗腺萎缩。

6. C

【解析】膳食或食物中全部具有视黄醇活性的物质用视黄醇当量（RAE）来表示，包括已形成的维生素A和维生素A原的总量。

7. A

【解析】维生素A主要存在于动物性食物中，如动物肝脏、鱼肝油、鱼卵、蛋类和乳制品等。

8. A

【解析】类胡萝卜素在深色蔬菜中含量较高，如荠菜、菠菜、豌豆苗、胡萝卜、西红柿、辣椒等。

9. E

【解析】生理盲点为视网膜在视神经离开视网膜的部位。生理盲点是判断维生素A营养状况的一个较灵敏的指标，缺乏时生理盲点扩大，经治疗该盲点缩小，同时可见视力恢复正常。

10. D

【解析】维生素D缺乏在婴幼儿可引起佝偻病，以钙、磷代谢障碍和骨样组织钙化障碍为特征，严重者出现骨骼畸形，成人维生素D缺乏可使已成熟的骨骼脱钙而发生骨质软化症和骨质疏松症。

11. E

【解析】维生素 D_2 是由植物中的麦角固醇经紫外线照射产生的，维生素 D_3 则是由动物和人体的表皮和真皮内含有的7-脱氢胆固醇经日光中紫外线照射转化而成。

12. D

【解析】维生素D缺乏在婴幼儿可引起佝偻病，以钙、磷代谢障碍和骨样组织钙化障碍为特征，严重者出现骨骼畸形，成人维生素D缺乏可使已成熟的骨骼脱钙而发生骨质软化症和骨质疏松症。

13. C

【解析】维生素E功能：①抗氧化作用；②预防衰老；③与动物的生殖功能和精子生成有关；④调节血小板的黏附力和聚集作用；⑤其他作用，维生素E通过调节嘧啶碱基而参与DNA的生物合成过程。蛋白质、脂类、水和部分无机盐等是构成机体组织的成分，维生素无此功能。

14. B

【解析】维生素E含量丰富的食物有植物油，麦胚、坚果、豆类及其他谷类。

15. C

【解析】维生素B_1，又称硫胺素、抗脚气病因子、抗神经炎因子，焦磷酸硫胺素（thiamine pyrophosphate，TPP）是维生素B_1的主要活性形式，人体内约有80%的维生素B_1为TPP形式，作为辅酶参与α-酮酸的氧化脱羧反应和磷酸戊糖途径的转酮醇酶反应。

16. B

【解析】维生素B_1，又称硫胺素、抗脚气病因子、抗神经炎因子。缺乏B维生素B_1可引起脚气病。

17. B

【解析】尿负荷试验、尿中硫胺素与肌酐含量比值、24小时尿中硫胺素排出量和红细胞转酮醇酶活力系数都可以用来评价硫胺素营养状况的方法。

18. D

【解析】一般认为TPP＞16%为不足，＞25%为缺乏。由于硫胺素缺乏早期就可见转酮醇酶活力下降，故此法是目前评价维生素B1营养状况较可靠的方法。

19. B

【解析】TPP是碳水化合物代谢中丙酮酸和α-酮戊二酸脱羧反应的辅酶。由葡萄糖、脂肪酸和支链氨基酸衍生来的丙酮酸和α-酮戊二酸需经氧化脱羧反应产生乙酰CoA和琥珀酰CoA，才能进入三羧酸循环，氧化产生ATP。乙酰CoA和琥珀酰CoA是三大营养素分解代谢和产生能量的关键环节。因此，当硫胺素严重缺乏时，ATP生成障碍，丙酮酸和乳酸在机体内堆积，对机体造成损伤。

20. B

【解析】维生素B_2缺乏表现为眼：角膜周围血管增生、睑缘炎。口腔：疼痛和溃疡。皮肤：脂溢性皮炎等。

21. B

【解析】红细胞谷胱甘肽还原酶活性系数：红细胞内的氧化型谷胱甘肽（GSSG）在谷胱甘肽还原酶作用下还原成还原型谷胱甘肽（GSH），FAD作为谷胱甘肽还原酶的辅酶催化这一反应。测定这种酶活性是评价核黄素营养状况的一个灵敏的功能性指标。

22. D

【解析】动物性食物是核黄素的良好食物来源，但不同食物品种间含量的差异较大，其中肝、肾、心、蛋黄、乳类中核黄素含量较为丰富。

23. D

【解析】生理功能维生素C是一种生物活性很强的物质，在人体内具有多种生理功能。抗氧化作用、参与胶原蛋白合成、参与类固醇代谢、参与神经递质合成等。

24. C

【解析】抗体分子中含有相当数量的二硫键（S-S），这些二硫键是由两个半胱氨酸组成的，所以合成抗体必须有半胱氨酸。食物蛋白质含有大量的胱氨酸，必须将其还原成半胱氨酸才能参与抗体的合成，体内高浓度的维生素C有助于胱氨酸还原为半胱氨酸。

25. E

【解析】胆固醇转化为胆汁酸必须经过羟化过程。维生素C缺乏时，肝脏内胆固醇转化为胆汁酸减少，以致胆固醇在体内蓄积，血中胆固醇浓度升高。

26. B

【解析】维生素C的主要食物来源是新鲜蔬菜和水果。一般而言，深色蔬菜的维生素C含量比浅色蔬菜多，叶菜类的维生素C含量比根茎类蔬菜多，酸味水果的维生素C含量比无酸味水果多。

27. C

【解析】尿中维生素C水平可测定24小时尿中维生素C排出量和进行4小时尿负荷试验。色氨酸负荷试验是维生素B_6缺乏的最早标记物之一是尿中黄尿酸含量等，维生素B_2、维生素B_1、叶酸等均可以采用尿负荷试验来评价其营养状况，因此选择水溶性维生素。

28. D

【解析】成人体内的烟酸还可由色氨酸转化而来，平均60mg色氨酸可转化为1mg烟酸，其转化过程需要维生素B_2和维生素B_6的参与。

29. E

【解析】烟酸也叫维生素PP，其化学性质很稳定，酸、碱、氧、光或加热条件下均不易破坏。在高压下，120℃ 20分钟也不被破坏。一般烹调损失极小，但会随水流失。

30. B

【解析】TPP是碳水化合物代谢中丙酮酸和α-酮戊二酸脱羧反应的辅酶。由葡萄糖、脂肪酸和支链氨基酸衍生来的丙酮酸和

α-酮戊二酸需经氧化脱羧反应产生乙酰 CoA 和琥珀酰 CoA，才能进入三羧酸循环（citric acid cycle），氧化产生 ATP。核黄素在体内以 FAD 和 FMN 与特定蛋白结合形成黄素蛋白，作为多种黄素酶的辅基，广泛参与体内氧化还原反应以及细胞中呼吸链能量产生过程。烟酸在体内以烟酰胺的形式与腺嘌呤、核糖和磷酸结合构成辅酶Ⅰ（CoⅠ或 NAD^+）和辅酶Ⅱ（CoⅡ或 $NADP^+$），在生物氧化还原反应中起电子载体或递氢体作用。

31. A

【解析】神经管畸形是指由于胚胎在母体内发育至第 3~4 周时，神经管未能闭合所造成的先天缺陷，与孕妇孕早期叶酸缺乏有关。

32. A

【解析】叶酸广泛存在于各种动、植物食品中。富含叶酸的食物为动物肝、肾、鸡蛋、豆类、酵母、绿叶蔬菜、水果及坚果类。

33. B

【解析】维生素 B_2 长期缺乏还可导致轻中度缺铁性贫血，儿童生长发育迟缓，妊娠期缺乏核黄素可导致胎儿骨骼畸形。叶酸缺乏时首先受影响的是细胞增殖速度较快的组织。由于 DNA 合成受阻，骨髓中幼红细胞分裂增殖速度减慢，形成巨幼红细胞贫血。维生素 B_6 乏经典的临床症状是一种脂溢性皮炎，小细胞性贫血，癫痫样惊厥，以及忧郁和精神错乱。维生素 B_{12} 缺乏引起蛋氨酸合成酶的抑制，使蛋氨酸合成和由 5-甲基四氢叶酸转变成四氢叶酸减少，以致红细胞中 DNA 合成障碍，诱发巨幼红细胞贫血。因此贫血与维生素 B_1 无关。

【A_3/A_4 型题】

34. B

【解析】每日能量摄入 2400kcal，不论男女，每日轻体力劳动均能满足需要。维生素 B_1 1.4mg、尼克酸 15mg、维生素 A 800RE 均能满足每日生理需要量，但维生素 B_2 推荐摄入量为 1.5mg/d，考虑该人可能缺乏，可能会导致口腔-生殖器综合征。

35. C

【解析】红细胞谷胱甘肽还原酶活性系数：红细胞内的氧化型谷胱甘肽（GSSG）在谷胱甘肽还原酶作用下还原成还原型谷胱甘肽（GSH），FAD 作为谷胱甘肽还原酶的辅酶催化这一反应。测定这种酶活性是评价核黄素营养状况的一个灵敏的功能性指标。

36. A

【解析】动物性食物是核黄素的良好食物来源，但不同食物品种间含量的差异较大，其中肝、肾、心、蛋黄、乳类中核黄素含量较为丰富。

37. D

【解析】膳食中维生素 C 摄入减少或机体需要量增加又得不到及时补充，可使体内维生素 C 储存减少。维生素缺乏可引起坏血症，临床表现为毛细血管脆性增强，全身任何部位可出现大小不等和程度不同的出血。起初局限于毛囊周围及牙龈等处，进一步发展可有皮下组织、肌肉、关节、腱鞘等处出血，甚至血肿或瘀斑。因此考虑缺乏维生素 C。

38. B

【解析】维生素 C 的主要食物来源是新鲜蔬菜和水果。一般而言，深色蔬菜的维生素 C 含量比浅色蔬菜多，叶菜类的维生素 C 含量比根茎类蔬菜多，酸味水果的维生素 C 含量比无酸味水果多。

39. D

【解析】 $2900\text{kcal} \times 12\% = 348\text{kcal}$，1g 蛋白质提供 4kcal，$348/4=87\text{g}$。

40. D

【解析】该学生每日摄入能量为 $2900\text{kcal} = 2900 \times 4.184 = 12133.6\text{KJ}$，维生素 B1 供给量定位 0.5mg/4.18MJ，因此需要硫胺素 $12133.6\text{KJ}/4180\text{KJ} \times 0.5\text{mg} = 1.45\text{mg} \approx 1.5\text{mg}$。

41. D

【解析】1988 年中国建议膳食中烟酸供给量为每 4180J（1000kcal）热能 5 毫克。一般规定膳食中烟酸供给量为维生素 B1 的 10 倍。此题 $2900/1000\times5=14.5\text{mg}$，四舍五入得 15mg，故而选择 D。

【B_1 型题】

42. B

【解析】有研究表明，当铁与维生素 C 重量比为 1∶5 至 1∶10 时，铁吸收率可提高 3~6 倍。

43. A

【解析】乳糖可与钙螯合成低分子可溶性物质，并经肠道菌发酵产酸，降低了肠内 pH，有利于钙的吸收。

44. C

【解析】膳食纤维中的糖醛酸残基与钙结合，能妨碍钙的吸收。

45. E

【解析】硒是谷胱甘肽过氧化物酶（GSH-Px）的重要组成成分，lmol GSH-Px 含有 49 原子硒。

46. D

【解析】脂褐质俗称老年斑，是细胞内某些成分被氧化分解后的沉积物。补充维生素 E 可减少脂褐质的形成。

47. C

【解析】维生素 A 缺乏可致干眼病，初期的病理改变是上皮组织的干燥，继而使正常的柱状上皮细胞转变为角状的覆层鳞状上皮，形成过度角化变性和腺体分泌减少。这种变化累及全身上皮组织，最早受影响的是眼睛的结膜和角膜，表现为结膜或角膜干燥、软化甚至穿孔，泪腺分泌减少，损伤严重时可致失明。

48. D

【解析】维生素缺乏可引起坏血症，临床表现为毛细血管脆性增强，全身任何部位可出现大小不等和程度不同的出血。

49. E

【解析】烟酸缺乏可引起癞皮病。此病起病缓慢，常有前驱症状，如乏力，记忆力差、失眠等。如不及时治疗，则可出现皮炎、腹泻和痴呆，称为癞皮病“3D”症状。

50. A

【解析】维生素 B1 缺乏症又称脚气病，初期症状为疲乏、淡漠、厌食、消化不良和便秘、头痛、失眠、忧郁、烦躁等。

51. B

【解析】由于缺乏维生素 B2 所引起的一类疾病，包括口角炎、唇炎、睑缘炎、脂溢性皮炎、阴囊皮炎等，故称为口腔-生殖器综合征。

52. D

【解析】红细胞转酮醇酶活力系数：血中维生素 B_1 绝大多数以 TPP 形式存在于红细胞内，并作为转酮醇酶的辅酶发挥作用。此酶的活力与血中维生素 B_1 的含量密切相关。一般认为 >16% 为不足，>25% 为缺乏。

53. E

【解析】测定红细胞谷胱甘肽还原酶活性是评价核黄素营养状况的一个灵敏的功能性指标。EG-RAC<1.2 为正常，1.2～1.4 为不足，>1.4 为缺乏。

54. B

【解析】血浆视黄醇结合蛋白（RBP）能比较敏感地反映体内维生素 A 的营养状况，正常值≥23.1mg/L，低于此值有缺乏可能。

55. C

【解析】在蛋白质营养不良时，可能由于适应性代谢的结果，血清游离氨基酸的数量和模式均发生变化。

56. A

【解析】铁在骨髓造血组织中与卟啉结合形成血红素，再与珠蛋白合成血红蛋白。缺铁会影响血红蛋白合成。

57. D

【解析】生素 E 是人体内最主要的抗氧化剂之一，具有较高的脂溶性，可以溶解在脂肪当中，早在 20 世纪初期就被研究学者们所发现。维生素 E 具有特殊的化学结构，因此具有一定的油脂氧化保护作用。

58. B

【解析】已知体内许多氧化还原反应都有铁化合物参与，如铁催化的 Fenton 反应产生活跃的羟自由基，后者可引起过氧化作用或细胞膜脂质和细胞内化合物的交联反应，致细胞老化或死亡。故铁可加速油脂氧化。

59. E

【解析】食物和人体组织中的抗坏血酸有还原型与氧化型之分，两者可通过氧化还原相互转变，均具有生物活性。在体内具有抗氧化作用。

60. B

【解析】神经管畸形是指由于胚胎在母体内发育至第 3～4 周时，神经管未能闭合所造成的先天缺陷。主要包括脊柱裂和无脑等中枢神经系统发育异常。孕妇孕早期叶酸缺乏可导致胎儿神经管畸形。

61. C

【解析】过量的维生素 A 还可能引起细胞膜的不稳定和某些基因的不适当表达。孕妇在妊娠早期每天大剂量摄入维生素 A，娩出畸形儿的相对危险度为 25.6。

62. A

【解析】孕妇严重缺碘可影响胎儿神经、肌肉的发育及引起胚胎期和围生期死亡率上升。胎儿期和新生儿期缺碘还可引起克汀病，又称呆小症。患儿表现为生长停滞、发育不全、智力低下、聋哑，形似侏儒。

63. D

【解析】婴儿脚气病常发生在 2～5 月龄，多是硫胺素缺乏的乳母所喂养的婴儿。

64. B

【解析】宏量营养素又称为产能营养素，包括蛋白质、脂类和碳水化合物。

65. C

【解析】含量小于体重 0.01% 的称为微量元素。包括铁、锌、碘、硒、铜等。

66. D

【解析】按照在机体内的含量，矿物质又可分为 2 类，其中体内含量大于体重 0.01% 的各种元素称为常（宏）量元素，有钙、镁、钾、钠、磷、硫、氯 7 种。

67. B

【解析】宏量营养素又称为产能营养素，包括蛋白质、脂类和碳水化合物。

68. E

【解析】维生素 C 和维生素 E 均有抗氧化作用，故称为抗氧化营养素。

第四单元　植物化学物

【A_1型题】

1. 下列哪一项是生蛋清中的抗营养因素
   A. 蛋白酶抑制剂
   B. 抗生物素
   C. 皂苷
   D. 植酸
   E. 植物红细胞凝集素
2. 谷类中影响矿物元素吸收的主要因素是
   A. 水苏糖
   B. 棉籽糖
   C. 植酸
   D. 植物红细胞凝集素
   E. 皂苷
3. 下面均属于非营养素活性成分的是
   A. 维生素D和褪黑素
   B. 谷蛋白和莱菔硫烷
   C. 胆固醇和植物固醇
   D. 辅酶Q和植物雌激素
   E. 维生素E和硫辛酸
4. 大豆皂苷经酸性水解后其水溶性组分主要为
   A. 氨基酸
   B. 糖类
   C. 有机酸
   D. 五环三萜类
   E. 脂肪酸
5. 异硫氰酸盐所属的植物化学物的类别为
   A. 多酚类
   B. 萜类
   C. 芥子油苷类
   D. 植物固醇
   E. 植物雌激素
6. 在植物界分布最广、最多的黄酮类化合物是
   A. 槲皮素
   B. 葛根素
   C. 儿茶素
   D. 大豆素
   E. 茶多酚
7. 具有维生素A原活性的类胡萝卜素是
   A. 叶黄素
   B. 玉米黄素
   C. 番茄红素
   D. β-隐黄素
   E. 维生素A
8. 植酸发挥抗氧化作用的主要基础为
   A. 调节免疫
   B. 诱导Ⅱ相代谢酶活性
   C. 金属离子的螯合作用
   D. 增加抗氧化维生素的摄入
   E. 诱导细胞凋亡
9. 主要来源于动物性食品的生物活性成分是
   A. 莱菔硫烷
   B. 褪黑素
   C. 槲皮素
   D. 葛根素
   E. 大蒜素
10. 在ATP合成中起主要作用的活性成分为
    A. 硫辛酸
    B. 辅酶A
    C. 槲皮素
    D. 金属蛋白酶抑制剂
    E. 辅酶Q
11. 存在于视网膜黄斑中的主要色素是
    A. 叶黄素
    B. α-胡萝卜素
    C. β-胡萝卜素
    D. 玉米黄素
    E. 番茄红素

参考答案与解析

【A_1型题】

1. B

【解析】生蛋清中含有抗生物素蛋白，可与生物素紧密结合而使之失活等。但这类抗维生素物质常随食物加工、烹调处理而失去活性。

2. C

【解析】植酸广泛存在于植物中，主要分布于种籽胚层和谷皮中，在谷类和豆类中含量可达1%~6%。磷和钙多以植酸盐形式存在于谷物，消化吸收较差。主要存在于谷皮和糊粉层中，加工容易损失。

3. D

【解析】营养素包括蛋白质、脂类、碳水化合物、维生素和矿物质。食物中除了含有多种营养素外，还含有其他许多对人体有益的物质，过去被称为非营养素生物活性成分。这类物质不是维持机体生长发育所必需的营养物质，但对维护人体健康、调节生理机能和预防疾病发挥重要的作用，目前被称为“食物中的生物活性成分”。物中的生物活性成分包括主要来自植物性食物的黄酮类化合物、酚酸、有机硫化物、萜类化合物和类胡萝卜素等，也包括主要来源于动物性食物的辅酶Q、Y-氨基丁酸、褪黑素及左旋肉碱等生物活性成分。此题应选择选项内没有营养素的，故选D。

4. B

【解析】皂苷由皂苷元和糖、糖醛酸或其他有机酸组成。常见的组成皂苷的糖有葡萄糖、半乳糖、鼠李糖、阿拉伯糖、木糖及其他戊糖类。根据皂苷元化学结构的不同，可将皂苷分为甾体皂苷和三萜皂苷两大类。三萜又可分为四环三萜和五环三萜两类，尤以五环三萜最为多见，大豆皂甙为五环三萜类皂甙，经酸水解后其水溶性组分主要为糖类，如葡萄糖、半乳糖、木糖、鼠李糖、阿拉伯糖和葡萄糖醛酸等。

5. C

【解析】有机硫化物主要包括两类，一类是存在于十字花科植物中的芥子油苷及其水解产物异硫氰酸盐；另一类是主要存在于百合科葱属植物中的烯丙基硫化物。

6. A

【解析】目前已知的黄酮类化合物已达数千种，按其结构可分黄酮和黄酮醇类，如槲皮素、芦丁、黄芩素等，其中槲皮素为植物中含量最多的黄酮类化合物。

7. D

【解析】类胡萝卜素根据其分子的组成，可分为两类，一类为不含有氧原子的碳氢族类胡萝卜素，称为胡萝卜素类；另一类为含有氧原子的类胡萝卜素，称为叶黄素类。主要的类胡萝卜素包括 α-胡萝卜素、β-胡萝卜素、γ-胡萝卜素、叶黄素、玉米黄素、β-隐黄素、番茄红素等。α、β、γ-胡萝卜素及 β-隐黄素可分解成维生素 A，属于维生素 A 原，而叶黄素、玉米黄素和番茄红素则不具有维生素 A 原的活性。

8. C

【解析】植酸的抗氧化效应主要基于其对 Fe^{3+}、Cu^{2+} 等过渡态金属离子的螯合作用。植酸通过对铁、铜等离子的螯合作用阻止 Fenton 反应，抑制活性氧的形成，从而保护细胞免受氧化损伤。

9. B

【解析】褪黑素又称黑素细胞凝集素，是一种主要由哺乳动物和人类松果体产生的胺类激素，褪黑素在自然界分布广泛，动物性食物是褪黑素的良好来源。莱菔硫烷是众多异硫氰酸酯中的一种，是蔬菜中防癌、抗癌效果最好的天然活性物质之一，十字花科植物如甘蓝、花椰菜、青花菜等含量最为丰富。槲皮素，是植物界分布广泛，具有多种生物活性的黄酮醇类化合物。葛根素是从中药葛根中分离的异黄酮类衍生物，存在于豆科植物葛及野葛的根。大蒜素是从葱科葱属植物大蒜的鳞茎中提取的一种有机硫化合物，也存在于洋葱和其他葱科植物中。

10. E

【解析】辅酶 Q 是呼吸链的组成成分之一，在黄素蛋白和细胞色素之间作为一种电子传递体参与细胞的氧化磷酸化过程，在 ATP 合成中具有重要作用。

11. A

【解析】叶黄素在黄斑区域（视觉最敏锐的区域）内高浓度聚集，是视网膜黄斑的主要色素。增加叶黄素摄入量具有明显的预防和改善老年性眼部退行性病变的作用，如视网膜色素变性、黄斑病变和白内障等。

第五单元　各类食品的营养价值

【A_1 型题】

1. 与食品营养价值无关的是
   A. 营养素的种类
   B. 营养素的数量
   C. 营养素间的相互比例
   D. 消化、吸收和利用率
   E. 食品的来源
2. 对于鸡蛋中铁的叙述正确的是
   A. 含量较低
   B. 营养价值很低
   C. 含量极低，但人体吸收率较高
   D. 含量较高，但人体吸收率较低
   E. 主要存在于蛋清中
3. INQ 的含义是
   A. 热能密度
   B. 功效比值
   C. 营养素密度
   D. 营养质量指数
   E. 身体质量指数
4. 下列不属于纯热能食物的是
   A. 蔗糖
   B. 葡萄糖
   C. 肉类
   D. 白酒
   E. 淀粉
5. 食品营养价值的取决因素
   A. 营养素的种类是否齐全
   B. 营养素的数量是否充足
   C. 营养素的比例是否适宜
   D. 食品被人体消化吸收的程度
   E. 以上都包括
6. 人体能量的主要食物来源是
   A. 谷类
   B. 肉类
   C. 蛋类
   D. 奶类
   E. 豆类
7. 谷类中含量较丰富的维生素是
   A. 硫胺素和尼克酸
   B. 硫胺素和抗坏血酸
   C. 尼克酸和胡萝卜素
   D. 维生素 A 和维生素 D
   E. 抗坏血酸和胡萝卜素
8. 美拉德反应指的是赖氨酸中

ε-氨基与下列哪类物质起反应
A. 羧基化合物
B. 羟基化合物
C. 羰基化合物
D. 氨基化合物
E. 烷基化合物

9. 谷类蛋白质中含赖氨酸较低的蛋白质组分是
A. 谷蛋白+白蛋白
B. 白蛋白+醇溶蛋白
C. 球蛋白+白蛋白
D. 醇溶蛋白+谷蛋白
E. 以上都不是

10. 增加小麦的出粉率，主要影响那种营养素的营养价值
A. 无机盐
B. 脂肪
C. 蛋白质
D. B族维生素
E. 碳水化合物

11. 谷粒中含淀粉最高的部位是
A. 胚乳
B. 糊粉层
C. 谷皮
D. 全谷粒
E. 胚

12. 谷皮中不含有
A. 淀粉
B. 脂肪
C. 灰分
D. 纤维素
E. 蛋白质

13. 胚乳中含量最高的营养成分是
A. 脂肪
B. 蛋白质
C. 无机盐
D. 维生素
E. 碳水化合物

14. 谷类食品保留哪部分容易引起食物的变质
A. 胚
B. 胚乳
C. 谷皮
D. 吸收层
E. 糊粉层

15. 谷胚中赖氨酸含量较高，是因为其蛋白质主要是
A. 清蛋白+谷蛋白
B. 球蛋白+清蛋白
C. 谷蛋白+球蛋白
D. 醇溶蛋白+谷蛋白
E. 醇溶蛋白+清蛋白

16. O-2玉米提高了下列哪种氨基酸的含量
A. 亮氨酸
B. 色氨酸
C. 赖氨酸
D. 组氨酸
E. 精氨酸

17. 谷粒中与纤维素平行分布的营养素为
A. 脂肪
B. 蛋白质
C. 矿物质
D. 维生素
E. 可溶性糖

18. 谷类食物不含
A. 烟酸
B. 硫胺素
C. 核黄素
D. 维生素C
E. 维生素E

19. 为了提高碳水化合物在膳食中的供能比例，应提高摄入的食物的种类是
A. 谷类
B. 肉类
C. 蛋类
D. 蔬菜
E. 水果

20. 谷类食物中的碳水化合物主要是
A. 葡萄糖
B. 麦芽糖
C. 淀粉
D. 果糖
E. 纤维素

21. 在面粉中强化哪种氨基酸可明显提高蛋白质的营养价值
A. 亮氨酸
B. 赖氨酸
C. 苏氨酸
D. 组氨酸
E. 精氨酸

22. 谷类提供的维生素有
A. 抗坏血酸
B. 硫胺素与尼克酸
C. 维生素A
D. 维生素D
E. 维生素C

23. 某成人每日摄入总能量达到需要，碳水化合物占总热能的30%，脂肪占40%，蛋白质30%，为了达到平衡膳食的要求，应提高摄入的食物的种类是
A. 谷类
B. 肉类
C. 蛋类
D. 蔬菜
E. 水果

24. 大豆中的最限制性氨基酸是
A. 赖氨酸
B. 苏氨酸
C. 色氨酸
D. 组氨酸
E. 蛋氨酸

25. 下列哪种食物中的蛋白质属于优质蛋白质
A. 大米
B. 玉米
C. 大豆及豆制品
D. 面粉
E. 麦片

26. 豆类的抗营养因素不包括下列哪一项
A. 蛋白酶抑制剂
B. 抗生物素
C. 皂苷
D. 植酸
E. 植物红细胞凝集素

27. 大豆中的抗营养因素中能影响钙、铁、锌等矿物元素吸收的是
A. 水苏糖
B. 棉籽糖
C. 植酸
D. 植物红细胞凝集素

E. 皂苷

28. 大豆中含量最高的营养成分是
A. 脂肪
B. 蛋白质
C. 碳水化合物
D. 维生素
E. 无机盐

29. 豆类食物可与谷类食物混合食用而提高谷类蛋白的营养价值，是因为豆类食物中富含
A. 蛋氨酸
B. 赖氨酸
C. 苏氨酸
D. 色氨酸
E. 亮氨酸

30. 膳食中的优质蛋白质主要来自动物性食物和
A. 大米
B. 玉米
C. 大豆及豆制品
D. 面粉
E. 麦片

31. 蔬菜和水果中含量较低的是
A. 水分
B. 脂肪
C. 矿物质
D. 粗纤维
E. 维生素

32. 下列哪项不是抗营养因子
A. 果胶
B. 草酸
C. 单宁
D. 有机酸
E. 抗胰蛋白酶因子

33. 下列属于成碱性食品的是
A. 谷类
B. 蛋类
C. 鱼类
D. 肉
E. 蔬菜和水果类

34. 新鲜蔬菜中不含有
A. 维生素 A
B. 硫胺素
C. 核黄素
D. 维生素 C
E. 胡萝卜素

35. 下列属于成碱性食物的是
A. 蔬菜
B. 米饭
C. 面粉
D. 肉类
E. 食盐

36. 下列对于成碱性食品，描述错误的是
A. 一般指富含钙、磷、铁、钾等矿物元素较多的食物
B. 指在机体内经过代谢后，产物呈现碱性的食物
C. 蔬菜类食品属于成碱性食品
D. 水果也属于成碱性食品
E. 水果中由于富含有机酸，所以属于成酸性食品

37. 深色蔬菜较浅色蔬菜富含
A. 碳水化合物
B. 胡萝卜素
C. 维生素 B_1
D. 蛋白质
E. 纤维素

38. 下列哪项是蔬菜和水果的共同特点
A. 不含膳食纤维
B. 不含有机酸
C. 维生素含量少
D. 含有有机酸和芳香物质
E. 蛋白质含量丰富

39. 膳食中的碱性物质主要来源于
A. 蔬菜
B. 米饭
C. 面粉
D. 肉类
E. 食盐

40. 预防佝偻病的首选食品是
A. 瘦肉
B. 牛奶
C. 菠菜
D. 大米
E. 油菜

41. 牛奶中含量较少的矿物质是
A. 钙
B. 磷
C. 钾
D. 钠
E. 铁

42. 喝牛奶后出现腹痛、腹泻等症状可改用
A. 酸奶
B. 脱脂奶
C. 奶粉
D. 甜炼乳
E. 淡炼乳

43. 母乳中含量很低的营养素是
A. 钙和维生素 D
B. 钙和维生素 A
C. 铁和维生素 A
D. 铁和维生素 D
E. 维生素 A 和维生素 D

44. 下列食物中相对钙含量高且吸收好的是
A. 禽类
B. 畜类
C. 蛋类
D. 乳类
E. 菠菜

45. 钙的最好食物来源是
A. 谷类
B. 肉类
C. 蛋类
D. 奶类
E. 豆类

46. 按照国家卫生标准，牛奶中脂肪的含量要求
A. ≥5%
B. ≤5%
C. ≥3%
D. 3%~5%
E. 2%~3%

47. 按照国家卫生标准，牛奶的比重要求是
A. 1.028~1.032
B. 1.000~1.028
C. 0.986~1.000
D. ≥1.028
E. ≤1.032

48. 调制奶粉与普通奶粉相比，没有增加的是
A. 乳糖
B. 亚油酸

C. 乳清蛋白
D. Ca，P，Na
E. 维生素 A、维生素 D、B族维生素

49. 对动物内脏的化学组成叙述正确的是
A. 蛋白质含量较高
B. 胆固醇含量较高
C. 无机盐含量较少
D. 维生素含量较少
E. 碳水化合物含量较高

50. 畜、禽肉中，下列哪些维生素含量较高
A. 维生素 A 和维生素 D
B. 维生素 C
C. 维生素 B_1
D. 维生素 B_2
E. 尼克酸

51. 对肉、鱼类蛋白质叙述不正确的是
A. 含量 10%~20%
B. 生物学价值很高
C. 含人体需要的各种必需氨基酸
D. 构成模式与合成人体蛋白质的模式接近
E. 肌肉蛋白质主要是胶原蛋白和弹性蛋白

52. 胆固醇含量最高的部位是
A. 脑
B. 舌
C. 肝脏
D. 瘦肉
E. 肥肉

53. 关于蛋的叙述，下列不正确的是
A. 蛋壳上分布有气孔
B. 蛋壳的主要成分是碳酸钙
C. 鸡蛋由蛋壳、蛋清和蛋黄组成
D. 蛋壳的颜色与鸡蛋的营养价值有关
E. 蛋白质是蛋壳的组成成分之一

54. 蛋白质生物学价值最高的是
A. 谷类
B. 肉类
C. 蛋类
D. 奶类
E. 豆类

55. 鱼肉中富含下列哪种营养素对脑发育有很好的作用
A. 赖氨酸
B. 膳食纤维
C. 亮氨酸
D. DHA 和 EPA
E. 有机酸

56. 膳食铁的最好来源是
A. 畜、禽、鱼类
B. 豆类
C. 粮谷类
D. 蔬菜类
E. 水果类

57. 出生 4~6 个月的婴儿需开始补充
A. 铁
B. 钙
C. 脂肪
D. 蛋白质
E. 维生素

58. 有助于预防缺铁性贫血的食物是
A. 牛奶
B. 鸡蛋
C. 精粉
D. 动物内脏
E. 苹果

59. 炸油条时，加碱和高温对营养素损失最严重的是
A. 烟酸
B. 无机盐
C. 蛋白质
D. 维生素 B_1
E. 维生素 B_2

60. 在面粉中强化哪种氨基酸可明显提高蛋白质的营养价值
A. 亮氨酸
B. 赖氨酸
C. 苏氨酸
D. 组氨酸
E. 精氨酸

61. 制作面食时加碱可使下列哪种营养素严重损失
A. 维生素 A
B. 维生素 B_1 和维生素 B_2
C. 烟酸
D. 必需氨基酸
E. 必需脂肪酸

62. 为了较大程度的保留蔬菜水果中的营养素，下列哪种作法是错误的
A. 先洗后切
B. 先切后洗
C. 现炒现切
D. 急火快炒
E. 现吃现炒

63. 减少冷冻动物性食物营养损失的重要措施是
A. 快速冷冻，缓慢融化
B. 缓慢冷冻，快速融化
C. 长时间冷冻
D. 超低温冷冻，快速融化
E. 急火快炒

【A_3/A_4型题】

（64~66 题共用题干）

经过检测，某食物每百克视黄醇当量为 310μg，能量 577kJ。现已知推荐的每日膳食中营养素供给量，成年轻体力劳动者视黄醇当量为 800μg，能量为 2600kcal。

64. 营养素密度为
A. 5.373×10^{-3}
B. 0.2219
C. 0.3875
D. 0.5373
E. 2.5806

65. 能量密度为
A. 5.308×10^{-2}
B. 0.2219
C. 0.3077
D. 0.5373
E. 4.506

66. INQ 值为
A. 0.1370
B. 0.5727
C. 1

D. 1.7461
E. 7.301

【B_1 型题】

（67~71 题共用备选答案）
A. 粮谷类
B. 蔬菜、水果类
C. 奶类
D. 豆类
E. 蛋类
67. 膳食纤维的最好来源
68. 最经济、最主要的热能来源
69. 钙的最好来源
70. 含胆固醇较高的食物
71. 植物性食物的优质蛋白质来源
（72~78 题共用备选答案）
A. 胚
B. 胚乳
C. 谷皮
D. 全谷粒
E. 糊粉层
72. 谷类食品淀粉全部集中在
73. 所含蛋白质最多的是
74. 纤维主要存在于
75. 灰分含量最高的部分是
76. 含硫胺素最多的是
77. 亚油酸含量最高的部位是
78. 赖氨酸含量较高的是
（79~81 题共用备选答案）
A. 肉类
B. 谷类
C. 蛋类
D. 牡蛎
E. 豆类
79. 铁的最好食物来源是
80. 蛋白质生物学价值最高的是
81. 锌的最好食物来源是
（82~85 题共用备选答案）
A. 1
B. 1/2
C. 1/3
D. 3/4
E. 1/10
82. 孕期优质蛋白质应占总蛋白的
83. 非血红素铁吸收率为
84. 存在于谷皮中的纤维占总纤维的
85. 营养价值较高的食物，其多种营养素的 INQ 值应大于
（86~89 题共用备选答案）
A. 豆类
B. 蔬菜水果类
C. 奶类
D. 谷类食物
E. 精制糖
86. 属于纯热能食物的是
87. 钙的最好的食物来源是
88. 富含膳食纤维、维生素 C 的食物是
89. 富含维生素 B_1、尼克酸的食品是
（90~92 题共用备选答案）
A. 肉类、粮谷类
B. 豆类和茶叶
C. 蔬菜、粮谷类
D. 蔬菜、水果、豆类、茶叶
E. 植物油、肉类
90. 成酸性食品是
91. 成碱性食品是
92. 富含多酚类物质的食品是

参考答案与解析

【A_1 型题】

1. E

【解析】食品营养价值的评定主要是从食品所含营养素种类及含量和营养素的质量两个方面进行。营养素的质与量同等重要。质的优劣体现在营养素可被人体消化吸收和利用的程度上。消化吸收率和利用率越高，其营养价值就越高。因此营养价值与营养素的来源无关。

2. D

【解析】蛋类的矿物质主要存在于蛋黄内，蛋清中含量极低。其中以磷、钙、钾、钠含量较多，此外还含有丰富的铁、镁、锌、硒等矿物质。蛋黄中的铁与磷蛋白结合，因此生物利用率不高，仅为3%左右。

3. D

【解析】营养质量指数（index of nutrition quality，INQ）：是指某食物中营养素能满足人体营养需要的程度（营养素密度）与该食物能满足人体能量需要的程度（能量密度）的比值。

4. C

【解析】《中国居民膳食指南》（2007 版）中将食物分为五大类，即谷类及薯类，动物性食物（包括肉、禽、鱼、奶、蛋等），豆类和坚果，蔬菜、水果和菌藻类，以及纯能量食物（包括动植物油、淀粉、食用糖和酒类）。

5. E

【解析】食品的营养价值是指某种食品所含营养素和能量能满足人体营养需要的程度。食品营养价值的高低，取决于食品中营养素的种类是否齐全；数量及相互比例是否适宜；是否易被人体消化吸收和利用。

6. A

【解析】膳食中的碳水化合物是来源最广、最经济的能量来源。1g 碳水化合物可提供约 16.8kJ（4.0kcal）的能量。中国居民以米面为主食，60%以上的能量来自碳水化合物。

7. A

【解析】谷类是 B 族维生素的重要来源，但玉米中的烟酸为结合型，不易被人体利用。玉米和

小米含少量胡萝卜素，玉米和小麦胚芽中含有较多的维生素E。谷类几乎不含维生素A、维生素D和维生素C。

8. C

【解析】面食在焙烤时，蛋白质中赖氨酸的ε-氨基与羰基化合物（尤其是还原糖）发生褐变反应（又称美拉德反应），产生的褐色物质在消化道中不能水解，故无营养价值，而且使赖氨酸失去营养价值。

9. D

【解析】一般谷类蛋白质所含的必需氨基酸组成不合理，通常赖氨酸为其第一限制氨基酸，其中醇溶蛋白和谷蛋白是谷类所特有的蛋白质。

10. A

【解析】谷类的矿物质含量为1.5%~3%。主要是磷和钙，多以植酸盐形式存在，消化吸收较差。主要存在于谷皮和糊粉层中，加工容易损失。

11. A

【解析】谷皮主要由纤维素、半纤维素等组成，含有较高矿物质和脂肪，不含淀粉。胚乳是谷粒的主要组成部分，含大量淀粉和一定量的蛋白质。

12. A

【解析】为谷粒外面的数层被膜，主要由纤维素、半纤维素等组成，含有较高矿物质和脂肪，不含淀粉。

13. E

【解析】是谷粒的主要组成部分，含大量淀粉（碳水化合物）和一定量的蛋白质。

14. A

【解析】谷粒由谷皮、糊粉层、胚乳和胚四个部分构成，其中胚位于谷粒一端，包括盾片、胚芽、胚轴和胚根。富含脂肪、蛋白、矿物质和维生素，是蛋白质腐败和脂肪酸败的主要原因。

15. B

【解析】谷类中蛋白质主要有谷蛋白、醇溶蛋白、白蛋白（清蛋白）和球蛋白组成；在谷胚中因为含有较多的球蛋白+清蛋白，此处含有赖氨酸含量相对较高。

16. C

【解析】通过传统的杂交育种方法成功培育出的高赖氨酸玉米（如Opaque-2玉米），改进了氨基酸模式，提高了蛋白质的营养价值。

17. C

【解析】为谷粒外面的数层被膜，主要由纤维素、半纤维素等组成，含有较高矿物质和脂肪，不含淀粉。向内分别为糊粉层、胚乳和胚，纤维素含量越来越低，矿物质亦然。

18. D

【解析】谷类是B族维生素的重要来源，谷类几乎不含维生素A、维生素D和维生素C。

19. A

【解析】近20年来，随着经济的发展和居民生活水平的提高，我国的膳食结构正逐渐向西方化转变，城市和经济发达地区的膳食结构不尽合理。畜、禽、蛋等动物性食物及油脂消费过多，谷类食物消费偏低，尤以杂粮摄入量下降明显。为提高碳水化合物在膳食中供能比例，应向我国传统的膳食结构靠拢，即高碳水化合物、高膳食纤维、低动物脂肪。

20. C

【解析】碳水化合物：是谷类的主要成分，主要为淀粉，含量在70%~80%，此外为糊精、戊聚糖、葡萄糖和果糖等。谷类淀粉是人类最广泛、最经济的能量来源。

21. B

【解析】一般谷类蛋白质所含的必需氨基酸组成不合理，通常赖氨酸为其第一限制氨基酸，故谷类蛋白质的营养价值低于动物性食物。为提高谷类蛋白质的营养价值，常采用赖氨酸强化，或利用蛋白质互补原理将谷类与豆类等含赖氨酸丰富的食物混合食用，以弥补谷类食物赖氨酸的不足。

22. B

【解析】谷类是B族维生素的重要来源，谷类几乎不含维生素A、维生素D和维生素C。

23. A

【解析】中国营养学会建议除1岁以下的婴幼儿外，中国居民膳食中碳水化合物提供的能量占总能量的50%~65%较为适宜。该成人碳水化合物占总热能的30%偏低，故应提高碳水化合物摄入。谷类是碳水化合物最主要的食物来源。

24. E

【解析】大豆蛋白质的氨基酸模式较好，具有较高的营养价值，属于优质蛋白质。其赖氨酸含量较多，但蛋氨酸（甲硫氨酸）含量较少，与谷类食物混合食用，可较好地发挥蛋白质的互补作用。

25. C

【解析】动物性蛋白质的消化率和利用率较高，而植物性食物的蛋白质的含量、利用率一般较低。因此，注意食物合理搭配、蛋白质互补是非常重要的。大豆可提供丰富的优质蛋白质，牛奶也是优质蛋白质的重要食物来源。

26. B

【解析】大豆中抗营养因子包括：大豆低聚糖（大豆中的水苏糖和棉籽糖）、蛋白酶抑制剂、豆腥味、大豆含有大豆异黄酮、大豆皂苷、大豆甾醇、植酸、植物红细胞凝血素等多种生物活性成分。

27. C

【解析】蔬菜、谷类中含有的草酸盐、植酸、膳食纤维等成分可影响钙、铁、锌的吸收而使这些矿物质较容易缺乏。

28. B

【解析】大豆蛋白含量较高，一般为35%~40%，是最好的植物性优质蛋白，也是蛋白质含量最多的食品。

29. B

【解析】一般谷类蛋白质所含的必需氨基酸组成不合理，通常赖氨酸为其第一限制氨基酸，有些谷类苏氨酸、色氨酸、苯丙氨酸、蛋氨酸也偏低，故谷类蛋白质的营养价值低于动物性食物。为提高谷类蛋白质的营养价值，常采用赖氨酸强化，或利用蛋白质互补原理将谷类与豆类等含赖氨酸丰富的食物混合食用，以弥补谷类食物赖氨酸的不足。

30. C

【解析】大豆蛋白质的氨基酸模式较好，具有较高的营养价值，属于优质蛋白质。其赖氨酸含量较多，但蛋氨酸（甲硫氨酸）含量较少，与谷类食物混合食用，可较好地发挥蛋白质的互补作用。

31. B

【解析】大部分蔬菜蛋白质含量很低，一般为1%~2%。脂肪含量极低，大多数蔬菜脂肪含量不超过1%。

32. D

【解析】对饲料中营养物质的消化、吸收和利用产生不利影响以及使人和动物产生不良生理反应的物质，统称为抗营养因子，存在与所有的植物性有关的食物中，种类繁多，已知的抗营养因子主要有蛋白酶抑制剂、非淀粉多糖（果胶）、植酸、凝集素、棉酚、单宁酸等。水果中的有机酸能刺激人体消化腺的分泌，增进食欲，有利于食物消化；有机酸还可以使食物保持一定的酸度，对维生素C的稳定具有保持作用。因此，有机酸不属于抗营养因子。

33. E

【解析】食物经过消化后最终形成氮、碳、硫、氯、盐等形成酸根留在体内的称酸性食物。诸如：牛，羊、猪、鸡、鸭、鱼肉、谷物等。碱性食物是指食物经燃烧后所得灰分的化学成分中主要含有钾、钠、钙、镁等元素，其溶于水后生成碱性溶液，这类食物包括各种蔬菜、水果、豆类、奶类以及硬果中的杏仁、栗子等。

34. A

【解析】新鲜蔬菜含丰富的维生素C、胡萝卜素、维生素 B_2 和叶酸等。但不含脂溶性维生素A。

35. A

【解析】食物经过消化后最终形成氮、碳、硫、氯、盐等形成酸根留在体内的称酸性食物。诸如：牛，羊、猪、鸡、鸭、鱼肉、谷物等。碱性食物是指食物经燃烧后所得灰分的化学成分中主要含有钾、钠、钙、镁等元素，其溶于水后生成碱性溶液，这类食物包括各种蔬菜、水果、豆类、奶类等。

36. E

【解析】食物经过消化后最终形成氮、碳、硫、氯、盐等形成酸根留在体内的称酸性食物。诸如：牛，羊、猪、鸡、鸭、鱼肉、谷物等。碱性食物是指食物经燃烧后所得灰分的化学成分中主要含有钾、钠、钙、镁等元素，其溶于水后生成碱性溶液，这类食物包括各种蔬菜、水果、豆类、奶类以及硬果中的杏仁、栗子等。因此水果属于碱性食品。

37. B

【解析】新鲜蔬菜含丰富的维生素C、胡萝卜素、维生素 B_2 和叶酸。蔬菜的维生素含量与品种、鲜嫩程度和颜色有关，一般叶部含量较根茎部高，嫩叶比枯老叶高，深色菜叶比浅色菜叶高。

38. D

【解析】大部分蔬菜蛋白质含量很低，一般为1%~2%，新鲜水果含水分多，营养素含量相对较低，蛋白质、脂肪含量均不超过1%。蔬果碳水化合物含量在6%~28%之间，主要是果糖、葡萄糖和蔗糖，还富含纤维素、半纤维素和果胶。水果含糖较蔬菜多。新鲜蔬菜含丰富的维生素C、胡萝卜素、维生素 B_2 和叶酸。新鲜水果中含维生素C和胡萝卜素较多。有机酸类，如苹果酸，在果实中以仁果类的苹果、梨、及核果类的桃、杏、樱桃等含量较多。果蔬中以莴苣、番茄含量较多。

39. A

【解析】碱性食物是指食物经燃烧后所得灰分的化学成分中主要含有钾、钠、钙、镁等元素，其溶于水后生成碱性溶液，这类食物包括各种蔬菜、水果、豆类、奶类以及硬果中的杏仁、栗子等。

40. B

【解析】奶中矿物质含量一般为0.7%~0.75%，富含钙、磷、钾，其中大部分与有机酸结合形成盐类。100ml牛乳中含钙110mg，且吸收率高，是钙的良好来源。佝偻病是体内维生素D不足，钙磷代谢紊乱，导致骨骼病变为特征的全身、慢性营养性疾病。补充维生素D和补钙是预防佝偻病的有效方法。

41. E

【解析】牛奶是高钙贫铁类食物。用牛奶喂养婴儿时应注意铁的补充。此外牛乳中还有多种微量元素，如铜、锌、硒、碘等。

42. A

【解析】牛奶中含有乳糖。牛奶中所含的乳糖是一种双糖，因为分子太大，在体内分解代谢需要有乳糖酶的参与。但当小肠中的乳糖酶未能发挥作用时，乳糖就在大肠内发酵，大约半小时至

2小时内出现胀气、肠鸣、腹痛、呕吐或腹泻等症状，统称为“乳糖不耐症”。牛奶经过乳酸菌发酵后，乳糖变成乳酸，蛋白质凝固、游离氨基酸和肽增加，脂肪不同程度的水解，形成独特的风味。酸奶更易消化吸收，还可刺激胃酸分泌。

43. D

【解析】奶属于高钙低铁类食品，铁含量很低，用牛奶喂养婴儿时应注意铁的补充。牛奶中维生素D含量较低，牛奶是B族维生素的良好来源，特别是维生素B_2。

44. D

【解析】奶中矿物质含量一般为0.7%～0.75%，富含钙、磷、钾，其中大部分与有机酸结合形成盐类。100ml牛乳中含钙110mg，且吸收率高，是钙的良好来源。

45. D

【解析】牛奶是高钙贫铁类食物。

46. C

【解析】乳脂是牛奶的重要组成成分，也是评价鲜奶质量的重要指标。通过对乳中脂肪含量的测定，还可判断鲜奶是否掺假。国家产品标准中规定，一般牛乳脂肪含量不应低于3%。所以本题答案选择C。至于D选项是指奶中脂肪含量一般为3%～5%，奶类食品包括牛奶、羊奶、马奶及其制品。考虑此题的题干问的是“按照国家卫生标准，牛奶脂肪含量要求”，所以还是以国家产品标准中的规定选择C。

47. A

【解析】牛奶的比重（$D4^{20}$）平均为1.032，比重大小与奶中固体物质含量有关，奶的各种成分除脂肪含量变动相对较大外，其他成分基本上稳定。

48. D

【解析】调制奶粉是以牛奶为基础，对牛奶的营养组成成分加以适当调整和改善调制而成。使各种营养素的含量、种类和比例接近母乳，更适合婴幼儿的生理特点和营养需要。如改变牛奶中酪蛋白与乳清蛋白的比例，补充乳糖的不足，强化了亚油酸，以适当比例强化维生素A、维生素D、维生素B_1、维生素B_2、维生素C、叶酸和微量元素铁、锌等。

49. B

【解析】物内脏富含蛋白、脂类、铁、锌、硒等多种矿物质，尤其是铁，还有丰富的维生素，如维生素A、维生素D和B族维生素，动物内脏含较高胆固醇，每100g猪脑中含量为2571mg，猪肝288mg。

50. A

【解析】动物性食物中含有维生素D3，以鱼肝和鱼油中含量最丰富，其次在鸡蛋、小牛肉的等。畜禽肉可提供多种维生素，其中主要以B族维生素和维生素A为主，特别富含维生素A。

51. E

【解析】畜禽肉蛋白质大部分存在于肌肉组织中，含量为10%～20%，属于优质蛋白质。皮肤和筋腱主要为结缔组织，主要含胶原蛋白和弹性蛋白。

52. A

【解析】畜肉类脂肪以饱和脂肪酸为主，其主要成分是甘油三酯，还含有少量卵磷脂、胆固醇和游离脂肪酸。动物内脏含较高胆固醇，每100g猪脑中含量为2571mg，猪肝288mg。

53. D

【解析】蛋壳占全蛋重的11%～13%，主要由碳酸钙构成，壳上布满细孔，对微生物进入蛋内和蛋内水分及二氧化碳过度向外蒸发起保护作用。蛋壳的颜色从白色到棕色，因鸡的品种而异，与蛋的营养价值无关。

54. C

【解析】全鸡蛋的生物价、蛋白质净利用率、蛋白质功效比值和氨基酸评分均高于其他动物性食品。

55. D

【解析】鱼类脂肪多由不饱和脂肪酸组成（占80%），熔点低，常温下呈液态，消化吸收率约为95%。不饱和脂肪酸的碳链较长，其碳原子数多在14～22。鱼类脂肪中含有的长链多不饱和脂肪酸，如二十碳五烯酸（EPA）和二十二碳六烯酸（DHA）具有降低血脂、防治动脉粥样硬化、促进胎儿大脑发育等作用。

56. A

【解析】膳食中铁的良好来源为动物肝脏、全血、肉鱼禽类。其次是绿色蔬菜和豆类。

57. A

【解析】乳中铁含量低，是由于铁不能通过乳腺输送到乳汁。母乳中铁的吸取率为45%～75%，而牛奶中铁的吸取率为13%。婴儿体内总铁约75mg/kg，其中25%为贮存铁。婴儿早期不易发生缺铁。约4月龄后，从母体获取的铁渐渐耗尽，而婴儿主食人乳和牛乳的铁含量均低，不能满足机体之需，贮存铁耗竭后即发生缺铁。

58. D

【解析】多数动物性食品中的铁吸收率较高，如鱼类为11%，血红蛋白为25%，动物肌肉、肝脏为22%，膳食中铁的良好来源为动物肝脏、全血、肉鱼禽类。

59. D

【解析】在制作面食时，一般蒸、烤、烙的方法，B族维生素损失较少，但用高温油炸时损失较大。如油条制作时因加碱及高温油炸，会使维生素B_1几乎全部损失，维生素B_2和烟酸仅保留一半。

60. B

【解析】一般谷类蛋白质所含的必需氨基酸组成不合理，通常赖氨酸为其第一限制氨基酸，故谷类蛋白质的营养价值低于动物性食物。为提高谷类蛋白质的营养价值，常采用赖氨酸强化，或利用蛋白质互补原理将谷类与豆类等含赖氨酸丰富的食物混合食用，以弥补谷类食物赖氨酸的不足。

61. B

【解析】制作面食时，一般蒸、烤、烙的方法，B族维生素损失较少，但用高温油炸时损失较大。如油条制作时因加碱及高温油炸，会使维生素B1几乎全部损失，维生素B2和烟酸仅保留一半。

62. B

【解析】蔬菜水果应使用合理加工烹调方法，即先洗后切，急火快炒，现做现吃是保存蔬菜中维生素的有效措施。

63. A

【解析】畜、禽、鱼等动物性食物一般采用低温储藏，包括冷藏法和冷冻法。冷藏是冷却后的食品在冷藏温度（常在冰点以上）下保藏食品的一种保藏方法，尤其对于果蔬，主要是使它们的生命代谢过程尽量延缓，保持其新鲜度。冷冻法是保持动物性食物营养价值、延长保藏期的较好方法。冷冻肉质的变化受冻结速度、储藏时间和解冻方式的影响。“快速冷冻，缓慢融化”是减少冷冻动物性食物营养损失的重要措施。

【A_3/A_4型题】

64. C

【解析】营养素密度=100g食物中某种营养素含量/相应营养素的推荐摄入量标准，因此视黄醇营养素密度=310/800=0.3875

65. A

【解析】能量密度=100g食物中某种营养素提供能量/相应营养素的能量推荐摄入量标准，因此视黄醇能量密度=577KJ×0.2389/2600kcal=5.308×10^{-2}

66. E

【解析】$INQ=\frac{某营养素密度}{能量密度}=\frac{某营养素含量/该营养素参考摄入量}{所产生能量/能量参考摄入量}$，INQ=0.3875/0.05308=7.300

【B_1型题】

67. B

【解析】膳食纤维的最好来源是天然的植物性食物，如新鲜的水果和蔬菜等。

68. A

【解析】膳食中的碳水化合物是来源最广、最经济的能量来源。1g碳水化合物可提供约16.8kJ（4.0kcal）的能量。中国居民以米面为主食，60%以上的能量来自碳水化合物。

69. C

【解析】食物中钙的最好来源是奶和奶制品，不但含量丰富，而且吸收率高。

70. E

【解析】蛋类胆固醇含量高，主要集中在蛋黄。

71. D

【解析】豆类的蛋白质含量较高，一般为35%~40%，是最好的植物性优质蛋白，也是蛋白质含量最多的食品。

72. B

【解析】胚乳是谷粒的主要组成部分，含大量淀粉和一定量的蛋白质。

73. B

【解析】胚乳是谷粒的主要组成部分，占谷粒总重的83~87%，含大量淀粉和一定量的蛋白质。糊粉层和胚中也富含蛋白质，但由于在谷粒中所占比重较低，故蛋白质的绝对量少。

74. C

【解析】为谷粒外面的数层被膜，主要由纤维素、半纤维素等组成，含有较高矿物质和脂肪，不含淀粉。

75. C

【解析】为谷粒外面的数层被膜，主要由纤维素、半纤维素等组成，含有较高矿物质和脂肪，不含淀粉。灰分指无机物，主要是矿物质。

76. A

【解析】胚位于谷粒的一端，包括盾片、胚芽、胚轴和胚根。胚芽富含脂肪、蛋白质、矿物质、B族维生素和维生素E。故含有硫胺素最多。

77. A

【解析】谷类脂肪含量低，如大米、小麦约为1%~2%，玉米和小米可达4%。主要集中在糊粉层和胚芽，胚芽油脂含不饱和脂肪酸达80%，其中亚油酸约占60%。

78. A

【解析】在谷胚中因为含有较多的球蛋白+清蛋白，此处含有赖氨酸含量相对较高。

79. A

【解析】多数动物性食品中的铁吸收率较高，如鱼类为11%，血红蛋白为25%，动物肌肉、肝脏为22%，故肉类是铁最佳来源。

80. C

【解析】生物价最高的为全鸡蛋，为94，其次为牛奶、鱼类等。

81. D

【解析】动物性食物如贝壳类海产品（牡蛎、海蛎肉、蛏干、扇贝）是锌的最佳来源。

82. C

【解析】CNS建议孕妇蛋白质推荐摄入量（RNI）为孕中、晚三期分别增加5g、20g，膳食中优质蛋白质至少占蛋白质总量的1/3以上。

83. E

【解析】血红素铁的生物利用高，有效吸收率接近40%；而非血红素铁有效吸收率仅为5~10%。故选择10%。

84. D

【解析】谷皮中含有丰富的膳食纤维，加工越精细，膳食纤维丢失越多，谷皮中纤维占全谷粒纤维成分的75%以上，故全谷类食物是膳食纤维的重要来源。

85. A

【解析】INQ=1，表示食物的该营养素供给与能量供给达到平衡。INQ>1，表示食物中该营养素的供给量高于能量的供给量，故INQ≥1为营养价值高。

86. E

【解析】《中国居民膳食指南》（2007版）中将食物分为五大类，即谷类及薯类，动物性食物（包括肉、禽、鱼、奶、蛋等），豆类和坚果，蔬菜、水果和菌藻类，以及纯能量食物（包括动植物油、淀粉、食用糖和酒类）。故选择精制糖。

87. C

【解析】食物中钙的最好来源是奶和奶制品，不但含量丰富，而且吸收率高。

88. B

【解析】蔬菜、水果具有良好的感官性状，且是膳食纤维的重要来源，对增进食欲、促进消化、丰富食品多样化、维持肠道正常功能具有重要意义。

89. D

【解析】谷类的维生素主要存在于糊粉层和胚芽中，精加工的谷物其维生素大量损失。谷类是B族维生素的重要来源。

90. A

【解析】食物经过消化后最终形成氮、碳、硫、氯、盐等酸根并留在体内的，称酸性食物。诸如：牛，羊、猪、鸡、鸭、鱼肉、谷物等。

91. D

【解析】碱性食物是指食物经燃烧后所得灰分的化学成分中主要含有钾、钠、钙、镁等元素，其溶于水后生成碱性溶液，这类食物包括各种蔬菜、水果、豆类、奶类以及硬果中的杏仁、栗子等。

92. B

【解析】茶叶中富含的茶多酚即属于黄烷-3-醇类，属于多酚类物质；谷物和豆类食品可以互补形成完整蛋白质。它们都是含多酚丰富的食品。菜豆、豌豆和坚果都包含类黄酮。黄豆是大豆异黄酮的丰富来源。此外，全谷物食品、燕麦和黑麦也包含多酚类物质。但蔬菜、水果、肉类等多酚物质含量较低。故选择B。

第六单元　特殊人群营养

【A_1型题】

1. 孕期营养不良对胎儿的影响不包括
   A. 低出生体重
   B. 脑发育受损
   C. 畸形儿
   D. 佝偻病
   E. 小于胎龄儿
2. 孕期营养不良可引起先天畸形的营养素是
   A. 维生素A、维生素B_1、叶酸
   B. 维生素A、叶酸、锌
   C. 维生素B_1、叶酸、钙
   D. 维生素B_1、叶酸、锌
   E. 维生素A、锌、钙
3. 孕妇对能量和各种营养素的需要
   A. 从孕早期开始增加
   B. 从孕中期开始增加
   C. 从孕晚期开始增加
   D. 与孕前相同
   E. 能量从孕早期开始增加，其余从孕晚期开始增加
4. 下列表述错误的是
   A. 母乳中含铁量很低
   B. 母乳中的铁吸收利用率差
   C. 婴儿出生时体内约含铁280mg
   D. 出生4~6月后体内的铁几乎消耗殆尽
   E. 动物食品中铁的吸收率高
5. 乳母长期营养不良，乳汁中成分含量改变较显著的是
   A. 铁
   B. 钙
   C. 维生素D
   D. 乳糖
   E. 蛋白质
6. 母乳中哪种营养素高于牛乳
   A. 乳糖
   B. 钙
   C. 蛋白质
   D. 脂肪
   E. 铁
7. 母乳中含量较恒定的营养素是
   A. 维生素B_1
   B. 维生素C
   C. 钙
   D. 叶酸
   E. 锌
8. 几乎不能通过乳腺输送到乳汁的营养素是
   A. 维生素B_1和锌
   B. 维生素C和钙
   C. 叶酸和铁
   D. 维生素D和铁
   E. 维生素D和锌
9. 下列表述错误的是
   A. 初乳富含免疫物质
   B. 母乳中含铁量很低
   C. 过渡乳中的乳糖和脂肪含

量逐渐增多
D. 过渡乳中的蛋白质大量增加
E. 第二周以后分泌的乳汁为成熟乳

10. 乳母的营养状况对乳汁中营养成分有一定的影响，不包括
A. 蛋白质
B. 脂肪
C. 维生素 A
D. 水溶性维生素
E. 钙

11. 出生 4~5 个月后的婴儿需开始补充
A. 钙
B. 铁
C. 锌
D. 维生素 E
E. 维生素 B1

12. 婴幼儿食物能量供给不足时，将会出现
A. 影响其他营养素在体内的作用
B. 动用自身的能量储备
C. 生长发育迟缓、消瘦、活动力减弱
D. 以上皆是
E. 以上皆不是

13. 婴幼儿缺锌可导致以下改变，但除外
A. 异食癖或味觉异常
B. 食欲缺乏
C. 生长停止
D. 认知行为改变
E. 龋齿

14. 儿童期对蛋白质和热能的需要按每千克体重计算，说法正确的是
A. 年龄越小需要的越少
B. 年龄越小需要的越多
C. 不论年龄，每千克体重均一样
D. 与成人一样
E. 远远低于成人

15. 儿童期热能消耗指的是
A. 生长发育消耗的热能
B. 维持基础代谢消耗的热能
C. 食物特殊动力作用
D. 体力活动消耗的热能
E. 以上皆是

16. 学龄前儿童膳食蛋白质中来源于动物性的蛋白质应占到
A. 1/2
B. 1/3
C. 2/3
D. 1/4
E. 3/5

17. 学龄儿童膳食碳水化合物和脂肪的适宜摄入量应占总能量的
A. 50%~60%和 25%~30%
B. 50%~65%和 20%~25%
C. 50%~60%和 30%~35%
D. 50%~65%和 20%~30%
E. 55%~65%和 30%~35%

18. 14~17 岁青少年钙的 RNI 从儿童期的 800mg 增加到
A. 850mg
B. 900mg
C. 950mg
D. 1000mg
E. 1050mg

19. 下列哪项不符合老年营养的需要
A. 应该大量补钙
B. 脂肪摄入不宜过多
C. 蛋白质量适而质优
D. 总热能摄入量应降低
E. 不宜食用含蔗糖高的食物

20. 关于老年人膳食原则的表述，错误的是
A. 减少能量摄入
B. 控制脂肪摄入
C. 摄入大量的动物性蛋白质
D. 多吃蔬菜和水果
E. 碳水化合物以谷类为主，减少精制糖

21. 老年人的生理代谢特点，错误的是
A. 消化系统功能减退
B. 体脂增加、瘦体组织减少
C. 合成代谢增加、分解代谢降低
D. 免疫功能下降
E. 体内氧化损伤加重

参考答案与解析

【A_1 型题】

1. D

【解析】孕期营养不良对胎儿健康的影响包括①胎儿生长发育迟缓；②先天性畸形；③脑发育受损；④低出生体重（新生儿出生体重小于 2500g）；⑤巨大儿（新生儿出生体重>4000g）。维生素 D 缺乏在婴幼儿可引起佝偻病，以钙、磷代谢障碍和骨样组织钙化障碍为特征。

2. B

【解析】妊娠早期妇女因某些微量元素、维生素摄入不足或摄入过量，常可导致胎儿先天畸形，如叶酸缺乏可导致神经管畸形，主要表现为无脑儿和脊柱裂，维生素 A 缺乏或过多可导致无眼、小头等先天畸形；缺乏锌与中枢神经畸形存在密切关系。

3. B

【解析】妊娠中、晚期的合理膳食：从怀孕第 4 个月起，妊娠反应开始消失或减轻，食欲好转，必须增加能量和各种营养素，要做到全面多样，荤素搭配，如牛奶、鸡蛋、动物肝脏、瘦肉、鱼虾类、豆制品、新鲜蔬菜水果等，保证胎儿的正常生长。

4. B

【解析】人乳中铁含量低，是由于铁不能通过乳腺输送到乳汁。母乳中铁的吸取率为45%～75%，而牛奶中铁的吸取率为13%。婴儿体内总铁约75mg/kg，其中25%为贮存铁。婴儿早期不易发生缺铁。约4月龄后，从母体获取的铁渐渐耗尽，而婴儿主食人乳和牛乳的铁含量均低，不能满足机体之需，贮存铁耗竭后即发生缺铁。膳食中铁的良好来源为动物肝脏、全血、肉鱼禽类等动物性食品。

5. E

【解析】母乳分为三期：产后第1周分泌的乳汁为初乳，呈淡黄色，质地黏稠，富含免疫球蛋白（尤其是分泌型免疫球蛋白A）和乳铁蛋白等；第2周分泌的乳汁称为过渡乳，过渡乳中的乳糖和脂肪含量逐渐增多；第2周以后分泌的乳汁为成熟乳，富含蛋白质、乳糖、脂肪等多种营养素。若乳母膳食中蛋白质质量差且摄入量严重不足，将会影响乳汁中蛋白质的含量及组成。

6. A

【解析】母乳中的蛋白质含量比牛乳低，每100mL中只含有1g蛋白质，而牛乳中有3.5g；脂肪含量两种乳汁大体相当，含钙、铁的量均低于牛乳。但乳糖的含量高于牛乳，可达7.0g/100g。

7. C

【解析】人乳中常量元素（钙、磷、镁、钾、钠）的浓度一般不受膳食的影响。微量元素中，碘和硒随膳食摄入量增加，人乳中含量也相应增加。

8. D

【解析】维生素D几乎不能通过乳腺，故母乳中维生素D含量很低；人乳中铁含量低，是由于铁不能通过乳腺输送到乳汁。但母乳中铁的吸取率为45%～75%。

9. D

【解析】第2周分泌的乳汁称为过渡乳，过渡乳中的乳糖和脂肪含量逐渐增多。

10. E

【解析】人乳中常量元素（钙、磷、镁、钾、钠）的浓度一般不受膳食的影响。微量元素中，碘和硒随膳食摄入量增加，人乳中含量也相应增加。

11. B

【解析】婴儿早期不易发生缺铁。约4月龄后，从母体获取的铁渐渐耗尽，而婴儿主食人乳和牛乳的铁含量均低，不能满足机体之需，贮存铁耗竭后即发生缺铁。

12. D

【解析】婴幼儿能量摄入长期不足，可使生长迟缓或停滞。可动用自身的能量储备，体重明显下降，严重的肌肉和脂肪消耗，体重为同年龄儿童平均体重的60～80%。

13. E

【解析】长期缺锌时可出现生长发育迟缓，食欲减退，味觉减退或有异食癖，性成熟推迟，第二性征发育不全，免疫功能降低，创伤不易愈合，易于感染等。儿童严重缺锌可能导致侏儒症和认知能力障碍。与龋齿无关。

14. B

【解析】蛋白质缺乏在成人和儿童中都会发生，但处于生长阶段的儿童更为敏感。中国成人蛋白质摄入量占膳食总能量的比例为10%～12%，儿童、青少年为12%～14%。婴幼儿和儿童阶段的能量消耗，还包括生长发育中形成新的组织所需要的能量。如新生儿按千克体重计算，比成人多消耗2～3倍的能量。

15. E

【解析】处于学龄期的儿童生长迅速、代谢旺盛。儿童的能量消耗主要用于维持基础代谢、体力活动和食物热效应以及生长发育等方面的需要，以保持健康的体质。

16. A

【解析】中国营养学会推荐学龄前儿童每日能量的需要为男童高于女童。学龄前儿童蛋白质的RNI为20～25g/d，其中动物性蛋白质应占到一半。

17. D

【解析】学龄儿童膳食中碳水化合物的AMDR总能量的50%～65%为宜。学龄儿童脂肪的AMDR为总能量的20%～30%。

18. D

【解析】青少年骨骼生长迅速，这一时期骨量的增加量占到成年期的45%左右。青少年期的钙营养状况决定成年后的峰值骨量，每天钙摄入量高的青少年的骨量和骨密度均高于钙摄入量低者，进入老年期后骨质疏松性骨折的发病危险性降低。因此，11～13岁钙的RNI为1200mg/d，14～17岁为1000mg/d。

19. A

【解析】老年人对能量的需要降低，所以膳食能量的摄入主要以体重来衡量；老年人容易出现负氮平衡，且由于老年人肝、肾功能降低，摄入蛋白质过多可增加肝、肾负担。因此，膳食蛋白质以优质蛋白质占1/3以上为宜；由于老年人胆汁分泌减少和酯酶活性降低而对脂肪的消化功能下降，因此，脂肪的摄入不宜过多；老年人的糖耐量降低，血糖的调节作用减弱，应降低单糖、双糖和甜食的摄入量。老年人的钙吸收率低，对钙的利用和储存能力低，应该适量补钙。

20. C

【解析】老年人对能量的需要降低，所以膳食能量的摄入主要以体重来衡量；由于老年人胆汁分泌减少和酯酶活性降低而对脂肪的消化功能下降，因此，脂肪的摄入不宜过多；老年人的糖耐量降低，血糖的调节作用减弱，容易发生血糖增高，建议碳水化合物提供的能量占总能量55%~65%为宜。另外，老年人应降低单糖、双糖和甜食的摄入量，增加膳食中膳食纤维的摄入。老年人容易出现负氮平衡，且由于老年人肝、肾功能降低，摄入蛋白质过多可增加肝、肾负担。

21. C

【解析】随着年龄的增长，体内脂肪组织逐渐增加，而瘦体重逐渐下降。老年人的生理代谢特点包括：①基础代谢率下降。②心血管系统功能减退。③消化系统功能减退。④体成分改变，分解代谢增加，而合成代谢降低。⑤代谢功能降低。⑥体内氧化损伤加重。⑦免疫功能下降。

第七单元　营养与营养相关疾病

【A_1型题】

1. 作为上身肥胖的标准，我国提出的标准为
   A. 男性≥75cm，女性≥70cm
   B. 男性≥80cm，女性≥70cm
   C. 男性≥85cm，女性≥75cm
   D. 男性≥85cm，女性≥80cm
   E. 男性≥90cm，女性≥80cm
2. 对于肥胖患者应控制总能量的摄入，目前推荐的膳食构成为蛋白质、脂肪和碳水化合物的供能比分别为
   A. 20%、<20%和50%~60%
   B. 15%、<30%和50%~55%
   C. 20%、<30%和40%~50%
   D. 10%、<30%和50%~60%
   E. 15%、<20%和50%~65%
3. 常用的减肥膳食包括
   A. 低脂、低碳水化合物和低蛋白膳食
   B. 低脂、低碳水化合物和高蛋白膳食
   C. 低脂、高碳水化合物和低蛋白膳食
   D. 低脂、高碳水化合物和高蛋白膳食
   E. 高脂、低碳水化合物和低蛋白膳食
4. 动脉粥样硬化的易患因素中以哪种因素占重要地位
   A. 脂质代谢异常
   B. 家族史
   C. 糖尿病
   D. 饮食习惯
   E. 缺乏体力活动
5. 下列哪一项论述是正确的
   A. 血胆固醇值增高，动脉粥样硬化的发病危险增高
   B. 血胆固醇值增高，动脉粥样硬化的发病危险降低
   C. 血胆固醇值降低，动脉粥样硬化的发病危险增高
   D. 血胆固醇值增高或降低，动脉粥样硬化的发病危险不变
   E. 以上均不对
6. 动脉粥样硬化的预防措施不包括
   A. 控制肥胖及超重
   B. 多吃蔬菜、瓜果
   C. 减少动物脂肪的摄入
   D. 少食含不饱和脂肪酸较多的植物油
   E. 戒烟忌酒
7. 关于高血压的病因，哪一种说法是错误的
   A. 与神经精神因素有关
   B. 与肥胖有关
   C. 与嗜盐习惯无关
   D. 与吸烟有关
   E. 与遗传有关
8. 下列哪项不是高血压的营养防治内容
   A. 限制钠、盐摄入量
   B. 增加钾、钙、镁摄入量
   C. 减少膳食蛋白摄入量
   D. 限制饮酒
   E. 克服不良饮食习惯
9. 各类营养与糖尿病的关系描述中错误的是
   A. 糖尿病患者过高摄入碳水化合物时，极易出现高血糖
   B. 摄入高脂膳食时，可使血糖上升
   C. 摄入高蛋白质膳食时，可使血糖明显上升
   D. 膳食补充三价铬和适当补硒对糖尿病有预防和辅助治疗作用
   E. 糖尿病患者应多食膳食纤维含量丰富的粗粮
10. 糖尿病患者碳水化合物供给量以占总能量的多少为宜
    A. 30%~40%
    B. 40%~50%
    C. 50%~60%
    D. 60%~70%
    E. 70%~80%
11. 为防止或延缓糖尿病患者的心脑血管并发症，必须限制哪种营养素的摄入
    A. 碳水化合物
    B. 蛋白质
    C. 脂肪
    D. 维生素和矿物质
    E. 膳食纤维
12. 以下哪项与痛风无关
    A. 过量饮酒
    B. 超重及肥胖
    C. 高嘌呤食物摄入过量
    D. 遗传因素
    E. 蛋白类食物
13. 痛风急性期患者限制嘌呤摄

入的要求正确的是
A. 自由选择低嘌呤含量的食物，适当选择中等嘌呤含量的食物
B. 嘌呤的摄入量应限制在200mg/d之内
C. 可适当食用动物肝脏、肉汁、肉汤等
D. 蛋白质每天摄入应在50～80g
E. 每日食盐量不超过6g

14. 以下关于癌症与营养的关系描述错误的是
A. 能量摄入过多，超重、肥胖者罹患乳腺癌、结肠癌、胰腺癌、子宫内膜癌和前列腺癌的概率高
B. 低蛋白质摄入与食管癌、胃癌的发生相关
C. 脂肪的摄入量与结肠癌、直肠癌、乳腺癌的发生呈负相关
D. 高淀粉摄入人群胃癌和食管癌发病率较高
E. 高钙高维生素D膳食与肠癌发病率呈负相关

15. 以下关于癌症患者营养防治的内容错误的说法是
A. 限制摄入高能量密度的食物
B. 加强红肉及加工的肉制品摄入
C. 限制含酒精饮料
D. 限制盐的摄入量
E. 避免发霉的谷类和豆类

16. 下列哪项关于骨质疏松的膳食营养防治的说法是错误的
A. 从儿童时期就应该开始预防
B. 加强体育锻炼，但不要进行负重运动
C. 多选择富含钙的食物
D. 经常摄入富含维生素A、维生素D的食物
E. 低钠饮食

17. 流质膳食适用于
A. 高热患者
B. 术后恢复期患者
C. 无急性腹泻患者
D. 严重营养不良患者
E. 食欲正常患者

18. 低盐膳食中，盐的每天摄入量为
A. 1～3g
B. 2～4g
C. 1～4g
D. 0.5～3.0g
E. 2～6g

19. 高血压患者每日盐的摄入量应控制在
A. 2g
B. 1g
C. 3g
D. 4g
E. 1.5g

20. 不属于肠内营养制剂的是
A. 要素膳
B. 维生素组件膳
C. 脂肪乳剂
D. 匀浆膳
E. 创伤用膳

21. 采用外周静脉营养进行营养支持治疗的时间一般不超过
A. 4周
B. 1周
C. 2周
D. 3周
E. 5周

22. 不属于肠内营养禁忌证的是
A. 胃部分切除患者
B. 急性胰腺炎的急性期
C. 小肠广泛切除患者
D. 胃肠瘘患者
E. 肝衰竭患者

23. 低蛋白膳食中，每日蛋白质的摄入量应控制在
A. 10～20g
B. 20～30g
C. 10～30g
D. 20～40g
E. 30～50g

24. 轻度限制脂肪膳食是指
A. 脂肪总量≤40g/d，供能占总能量的20%以下
B. 脂肪总量≤50g/d，供能占总能量的25%以下
C. 脂肪总量≤30g/d，供能占总能量的15%以下
D. 脂肪总量≤15g/d，供能占总能量的10%以下
E. 脂肪总量≤50g/d，供能占总能量的30%以下

25. 严格限制嘌呤的膳食是指
A. 嘌呤含量低于100mg/100g的食物
B. 嘌呤含量低于150mg/100g的食物
C. 嘌呤含量低于50mg/100g的食物
D. 嘌呤含量低于25mg/100g的食物
E. 嘌呤含量低于5mg/100g的食物

26. 对于围手术期患者，术后每日蛋白质的摄入应在
A. 60～80g
B. 80～100g
C. 100～120g
D. 120～140g
E. 100～140g

27. 下列哪项是目前临床营养状况评估的“金标准”
A. NRS 2002
B. MNA
C. SGA
D. NRI
E. MUST

28. 下列常用的营养风险筛查与评估工具中，纯筛查性质的是
A. NRS 2002
B. MNA
C. SGA
D. NRI
E. MUST

参考答案与解析

【A_1 型题】

1. D

【解析】我国针对腰围提出的标准为男性≥85cm，女性≥80cm作为上身性肥胖的标准。

2. B

【解析】预防和治疗肥胖要控制能量摄入。一般情况，推荐的膳食构成为蛋白质、脂肪和碳水化合物的供能比分别为15%、<30%和50%~55%。

3. B

【解析】常用的减肥膳食主要包括低脂、低碳水化合物和高蛋白质膳食。

4. A

【解析】动脉粥样硬化的形成与血脂异常关系密切，血浆总胆固醇、低密度脂蛋白（LDL）、甲状腺球蛋白（TG）和脂蛋白（a）［Lp（a）］的升高与HDL的降低是动脉粥样硬化的危险因素，LDL，尤其是氧化型LDL的升高是动脉粥样硬化的独立危险因素。

5. A

【解析】参见第4题解析。

6. D

【解析】限制总能量摄入，保持理想体重；限制脂肪和胆固醇摄入，适当增加单不饱和脂肪酸和多不饱和脂肪酸的摄入；提高植物性蛋白质的摄入，少吃甜食；摄入充足的膳食纤维；保证充足的维生素和微量元素；饮食清淡，少盐限酒。

7. C

【解析】在高血压病因中，一般认为遗传因素大约占40%，环境因素大约占60%。在环境因素中，主要与营养膳食有关。超重和肥胖，食盐过多摄入，低钾、低钙、低镁，以及过量饮酒等均是高血压的危险因素。

8. C

【解析】高血压的合理膳食包括：限制钠盐的摄入量，增加钾、钙、镁的摄入量，减少膳食脂肪摄入，膳食模式参考DASH膳食，限制饮酒，克服不良饮食习惯等。

9. C

【解析】糖尿病患者过高摄入碳水化合物时，机体调节血糖的功能失控，极易出现高血糖；摄入高脂膳食时，脂肪的氧化分解消耗大量葡萄糖分解的中间产物（如α-磷酸甘油），阻断了葡萄糖的彻底氧化分解，使血糖浓度上升；普遍认为膳食补充三价铬和适当补硒对糖尿病有积极的预防和辅助治疗作用。膳食纤维有降低空腹血糖和延缓碳水化合物吸收、降低餐后血糖及改善葡萄糖耐量的作用，是降低2型糖尿病高危因素的重要膳食成分，所以糖尿病患者应多食膳食纤维含量丰富的粗粮。目前还无确切的证据表明膳食蛋白质含量与糖尿病发病有直接关系。

10. C

【解析】糖尿病患者的碳水化合物供给量以占总能量的50%~60%为宜。

11. C

【解析】为防止或延缓糖尿病患者的心脑血管并发症，必须限制膳食脂肪摄入量，尤其是饱和脂肪酸。脂肪摄入量占总能量较合适的比例为20%~25%，最高不应超过30%。

12. D

【解析】大多数痛风病例没有遗传史，环境因素如饮食、酒精等使嘌呤原料增加、核酸转换增加及肾脏排出减少等均可导致高尿酸血症和痛风。

13. E

【解析】痛风急性期饮食：①应严格限制嘌呤的摄入，每天嘌呤的摄入量应限制在150mg/d之内，选择低嘌呤食物，忌用含嘌呤高的食物，如动物肝脏、肾脏、胰、鲭鱼、沙丁鱼、小虾、肉汁、肉汤等。②食物选择，碳水化合物应以精粮为主；蛋白质每天摄入应在40~65g，最好选择不含嘌呤的蛋、牛奶为蛋白质来源，如果要选择鱼肉类的话，则选用低嘌呤的鱼肉，如鳝鱼、鳊鱼、鲢鱼等，并弃汤后食用；油脂以植物油为主，烹调食物禁用油炸、油煎，宜采用蒸、煮、炖、卤等，可减少油脂的摄入。③摄取充足的水分。④适量选食蔬菜、水果，以供给丰富维生素及矿物质，对于含果糖较高的水果要加以控制。⑤禁酒及食用刺激性食物。⑥限盐，每日食盐量不超过6g。

14. C

【解析】流行病学资料表明，脂肪的摄入量与结肠癌、直肠癌、乳腺癌、肺癌、前列腺癌的危险性呈正相关。膳食脂肪的种类与癌症发生也有关系。饱和脂肪酸和动物油脂的摄入与肺癌、乳腺癌、结肠癌、子宫内膜癌等危险性增加有关。

15. B

【解析】防癌饮食的10条建议：①在正常体重范围内尽可能瘦。②将从事积极的身体锻炼作为日常生活的一部分。③限制摄入高能量密度的食物。④以植物来源的食物为主。⑤适量红肉的摄入，避免加工肉制品。⑥限制酒精饮料。⑦限制钠盐摄入。⑧强调通过膳食本身满足营养需要。⑨婴儿6个月完全母乳喂养。⑩癌症患者接受治疗同时，生活及饮食应该遵循癌症预防的建议。

16. B

【解析】骨质疏松营养防治：①调整生活方式：选择富含钙、低盐和适量蛋白质的均衡膳食；注意适当户外活动，选择适当负重或对抗的有助于骨健康的体育锻炼和康复治疗；避免嗜烟、酗酒和慎用影响骨代谢的药物等；采取防止跌倒的各种措施，如注意是否有增加跌倒危险的疾病和药物，加强自身和环境的保护措施（包括各种关节保护器）等。②骨健康基本补充剂辅助：a. 钙剂，我国营养学会制定成人每日钙摄入推荐量800mg，绝经后妇女和老年人每日钙摄入推荐量为1000mg。我国老年人平均每日从饮食中获得钙约400mg，故平均每日应补充的元素钙量为500～600mg。b. 维生素D，成人推荐剂量为200U（5μg）/d，老年人推荐剂量为400～800U（10～20μg）/d。治疗骨质疏松症时剂量可为800～1200U。

17. A

【解析】常用流质膳食分为普通流质、浓流质、清流质、冷流质和不胀气流质。流质膳食极易消化、含渣很少，呈流体状态。由于流质膳食是一种不平衡膳食，因此不宜长期食用。适用于高热、食欲差，咀嚼、吞咽极度困难患者；急性炎性胃肠疾病、急性腹泻、恶心、呕吐患者；体质重度虚弱，大手术后的第1次进食患者。

18. C

【解析】低盐膳食食盐摄入量以克为单位计算，限制每日膳食中的含盐量在1～4g。

19. D

【解析】参见第18题解析。

20. C

【解析】肠内营养是指具有胃肠道消化吸收功能的患者，因机体病理、生理改变或一些治疗的特殊要求，需利用口服或管饲等方式给予要素膳制剂，经胃肠道消化吸收，提供能量和营养素，以满足机体代谢需要的营养支持疗法。根据组成成分以往分为4类，即要素膳、非要素膳、组件膳和特殊营养膳食。肠外营养是通过肠道以外的通路即静脉途径输注能量和各种营养素，以达到纠正或预防营养不良、维持营养平衡目的的营养补充方式，肠外营养制剂的组成成分包括蛋白质（氨基酸）、脂肪、糖类、维生素、微量元素、电解质和水等，要求无菌、无毒、无热源，具有适宜的渗透压和pH，良好的相容性、稳定性。脂肪乳剂为肠外营养制剂，故此题选C。

21. C

【解析】外周静脉营养（PPN）是指将营养物质由外周静脉输入的方法。PPN采用的时间不应超过2周，主要是改善患者手术前后的营养状况，纠正疾病所致的营养不良。

22. E

【解析】肠内营养的绝对禁忌证是肠道梗阻。不宜使用肠内营养的情况还包括：①导致肠内营养渗漏的胃肠瘘患者。②严重应激状态、上消化道出血、应激性溃疡、顽固性呕吐或严重腹泻急性期、急性胰腺炎。③严重吸收不良综合征及长期少食者。④小肠广泛切除后4～6周以内。⑤年龄小于3月龄婴儿。排除法，此题选E。

23. D

【解析】低蛋白膳食是指控制膳食中的蛋白质含量，以减少含氮的代谢产物，减轻肝、肾负担，在控制蛋白质摄入量的前提下，提供充足的能量、优质蛋白质和其他营养素，以改善患者的营养状况。要根据患者的肾功能损伤情况，决定其蛋白质的摄入量，一般每日蛋白质总量在20～40g。

24. B

【解析】脂肪限量可分为3种，轻度限制脂肪膳食，脂肪总量≤50g/d，供能不超过总能量的25%；中度限制脂肪膳食，脂肪总量≤30g/d，供能占总能量的20%以下；严格限制脂肪膳食，脂肪总量≤15g/d，供能占总能量的10%以下。此题选B。

25. D

【解析】一般限制嘌呤含量者可以选用嘌呤含量低于150mg/100g的食物；中等限制嘌呤含量者可用嘌呤含25～150mg/100g的食物；严格限制嘌呤者宜用嘌呤含量低于25mg/100g的食物。

26. E

【解析】由于术前蛋白质摄入不足或术后蛋白质丢失，导致机体蛋白质严重缺乏而出现负氮平衡、血容量减少、血浆蛋白含量降低、免疫力减退、血氨升高及水肿，影响机体对麻醉和手术的耐受力及延迟伤口愈合。因此，围手术期应该保证优质蛋白质充足。术后反应期应注意支链氨基酸如L-亮氨酸、L-异亮氨酸、L-缬氨酸的供给，促进伤口愈合和全身康复。建议蛋白质摄入量100～140g/d，有利于转入或维持正氮平衡。

27. C

【解析】目前常用的营养风险筛查与评估工具包括营养风险筛查2002（nutritional risk screening 2002，NRS 2002）、主观综合评估（subjective globe assessment，SGA）、

患者主观综合评估（patient-generated subjective globe assessment，PG-SGA）、微型营养评估（mini nutritional assessment，MNA）、营养不良通用筛查工具（malnutrition universal screening tools，MUST）及营养风险指数（nutrition risk index，NRI）等。其中SGA是目前临床营养状况评估的“金标准”，其信度和效度已经得到充分检验。评估的内容包括详细的病史与身体评估的参数。

28. A

【解析】目前常用的营养风险筛查与评估工具包括营养风险筛查2002（NRS 2002）、主观综合评估SGA）、患者主观综合评估（PG-SGA）、微型营养评估（MNA）、营养不良通用筛查工具（MUST）及营养风险指数（NRI）等。上述方法中，NRS 2002属于纯筛查性质的；SCA、PG-SGA属于纯评估性质的；MNA、MUST兼备筛查与评估功能。

第八单元 公共营养

【A_1型题】

1. 通过观察或实验获得的健康人群某种营养素的摄入量是指
   A. 估计平均需求量
   B. 推荐摄入量
   C. 适宜摄入量
   D. 可耐受最高摄入量
   E. 生理需要量
2. 能满足某一特定人群中50%个体的营养需要是指
   A. 估计平均需求量
   B. 推荐摄入量
   C. 适宜摄入量
   D. 可耐受最高摄入量
   E. 生理需要量
3. RDA是指
   A. 适宜摄入量
   B. 估计平均需求量
   C. 生理需要量
   D. 推荐营养素供给量
   E. 可耐受最高摄入量
4. 人群平均需要量即为其RDA的是
   A. 蛋白质
   B. 热能
   C. 脂肪
   D. 无机盐
   E. 维生素
5. RDA的基础是
   A. 生理需要量
   B. 最低需要量
   C. 平均需求量
   D. 适宜摄入量
   E. 可耐受最高摄入量
6. 膳食调查的方法不包括
   A. 生化检查法
   B. 称重法
   C. 记账法
   D. 询问法
   E. 化学分析法
7. 营养调查的内容不包括
   A. 实验室生化检查
   B. 体格检查
   C. 膳食调查
   D. 营养缺乏病临床检查
   E. 社会经济状况调查
8. 用记账法进行膳食调查，不需要的数据是
   A. 各餐用膳人数
   B. 调查开始时库存各类食物的数量
   C. 称量烹调前、后各种食物的生重和熟重
   D. 每日各种食物购入量
   E. 调查结束时剩余食物数量
9. 不属于社会经济指标的是
   A. Engle指数
   B. 收入弹性
   C. 人均收入
   D. 食品深加工比值
   E. 人均收入增长率
10. 合理膳食包括
    A. 能量和营养素满足需要
    B. 食物多样化
    C. 营养素之间要保持适宜的平衡
    D. 应有舒适的进餐环境
    E. 以上都包括
11. 中国居民膳食宝塔第一层是
    A. 粮谷类
    B. 蔬菜、水果类
    C. 豆类及其制品
    D. 油脂
    E. 动物性食品
12. 2022年中国居民膳食指南指出，每人每日食盐摄入量不超过
    A. 5g
    B. 6g
    C. 7g
    D. 8g
    E. 10g
13. 膳食结构是指
    A. 食物的化学组成
    B. 居民平均每年消费的各种食物数量的总计
    C. 食物内部的组织构造
    D. 组成膳食的食物种类
    E. 居民消费的食物种类及其数量的相对构成
14. 不属于典型世界食物结构模式的是
    A. 中国模式
    B. 日本模式
    C. 东方膳食模式
    D. 经济发达国家模式
    E. 地中海膳食模式
15. 经济发达国家的膳食结构中的显著特点是
    A. 富含膳食纤维
    B. 优质蛋白质较少
    C. 以植物性食物为主
    D. 摄入饱和脂肪酸较多
    E. 维生素A、维生素B_2和钙

的摄入均较少

16. 某正常健康成人，能量推荐摄入量为2100kcal，按照合理营养的要求，晚餐应摄取能量为
    A. 210kcal
    B. 400kcal
    C. 630kcal
    D. 840kcal
    E. 980kcal
17. 体型正常的人要保持适宜体重，应
    A. 减少摄食量
    B. 增加蔬菜摄入量
    C. 减少脂肪摄入量
    D. 剧烈运动
    E. 食量与体力活动要平衡
18. 研制强化食品的目的不包括
    A. 使某种食品达到特定目的的营养需要
    B. 弥补某些食品天然营养素的缺陷
    C. 为特定人群提供其所需要的营养素
    D. 为防止食品腐败变质
    E. 添加食品加工过程中损失的营养素
19. 下列属于强制标示营养标签的预包装食品为
    A. 饼干
    B. 生鱼
    C. 水果
    D. 包装饮用水
    E. 现制糕点
20. 下列对我国新资源食品描述错误的是
    A. 在我国无食用习惯的动物、植物和微生物
    B. 从动物、植物、微生物中分离的在我国无食用习惯的食品原料
    C. 在食品加工过程中使用转基因植物作为原料
    D. 因采用新工艺生产导致原有成分发生改变的食品原料
    E. 因采用新工艺生产导致原有结构发生改变的食品原料

参考答案与解析

【A_1 型题】

1. C

【解析】适宜摄入量（AI）：是通过观察或实验获得的健康人群某种营养素的摄入量。

2. A

【解析】平均需要量（EAR）：是指某一特定性别、年龄及生理状况群体中个体对某营养素需要量的平均值。营养素摄入量达到EAR的水平时可以满足人群中50%个体对该营养素的需要。

3. D

【解析】膳食营养素参考摄入量（DRIs）是在推荐的每日膳食营养摄入量（recommended daily allowances，RDA）基础上发展起来的一组平均每日膳食营养素摄入量的参考值。RDA是以预防营养缺乏病为目标而提出的人体所需要一日膳食中能量和营养素的种类和数量。

4. B

【解析】平均需要量（EAR）：是指某一特定性别、年龄及生理状况群体中个体对某营养素需要量的平均值。营养素摄入量达到EAR的水平时可以满足人群中50%个体对该营养素的需要。RDA是以预防营养缺乏病为目标而提出的人体所需要一日膳食中能量和营养素的种类和数量。然而，随着经济发展和膳食模式改变，营养素摄入过多，营养相关性慢性病患病率呈逐年上升趋势。蛋白质、脂肪、无机盐和维生素等应达到RNI水平，仅达到EAR水平无法满足大部分人的需要。从慢性病角度，热能达到EAR水平的能量摄入既能满足大部分人需要，既不致发生营养不良性疾病，也能有效控制营养相关慢性病的增长，因此热能的EAR即为RDA。

5. A

【解析】RDA是在生理需要量的基础上，考虑人群安全系数确定的适宜膳食摄入量。

6. A

【解析】膳食调查方法包括称重法、记账法、膳食询问法、化学分析法和食物频率法。

7. E

【解析】营养调查内容包括膳食调查、人体营养水平的生化检验、人体营养相关疾病临床体征及症状检查和人体测量资料分析。社会经济状况调查属于营养监测指标。

8. C

【解析】通过查账或记录本单位一定时间内各种食物消耗总量和用餐人日数，计算出平均每人每日的食物消耗量。食物消耗总量=调查开始时食物结存总量+购进食物总量-废弃食物总量-结余食物总量。用餐人日数=用餐的人数（一日三餐）×用餐天数。

9. D

【解析】经济状况指标包括再生产的物质财富、不再生产的自然财富和无形的财富。在反映个人收入方面，常见的指标有Engel指数、收入弹性、人均收入及人

均收入增长率。以上均属于经济状况指标。

10. E

【解析】合理营养又称平衡膳食，是指供给机体种类齐全、数量充足、比例合适的能量和各种营养素，并与机体的需要保持平衡，进而达到合理营养、促进健康、预防疾病的膳食。其基本要求如下：①提供种类齐全、数量充足、比例合适的营养素。②保证食物安全。③科学烹调加工。④合理的进餐制度和良好的饮食习惯。

11. A

【解析】膳食宝塔共分5层，膳食宝塔各层位置和面积不同，这在一定程度上反映出各类食物在膳食中的地位和应占的比重。谷类食物在底层，每人每天应该摄入250~400g。

12. A

【解析】少盐少油，控糖限酒：2022年中国居民膳食指南提出，每人每日食盐摄入量不超过5.0g。

13. E

【解析】膳食结构是指膳食中各类食物的数量及其在膳食中所占的比重。根据各类食物所能提供能量及各种营养素的数量和比例来衡量膳食结构的组成是否合理。

14. A

【解析】依据动、植物性食物在膳食构成中的比例划分不同的膳食结构，一般将世界各国的膳食结构分为以下4种模式：东方膳食模式；经济发达国家膳食模式；日本膳食模式和地中海膳食模式。

15. D

【解析】经济发达国家膳食模式特点是提供高能量、高脂肪、高蛋白质、低膳食纤维为主要特点。这种膳食模式容易造成肥胖、高血压、冠心病、糖尿病等营养过剩性慢性病发病率上升。

16. C

【解析】各餐能量分配比例是否恰当，一般人群就餐应定时和定量，其能量比约为3∶4∶3。因此晚餐占2100/10×3=630kcal。

17. E

【解析】膳食宝塔提出了一个在营养上比较理想的膳食模式，同时注意了运动的重要性。即吃动平衡。

18. D

【解析】食品强化的目的：①弥补某些食品天然营养成分的缺陷，如向面粉及其制品中添加赖氨酸。②补充食品在加工过程中营养素的损失，如向精白米、面中添加维生素B_1。③为使某种食品达到特定目的的营养需要，如配方奶粉、宇航员食品。④特殊人群预防需要，如寒带人群食品需要充足的维生素C等。

19. A

【解析】营养标签是预包装食品标签上向消费者提供食品营养信息和特性的说明，包括营养成分表、营养声称和营养成分功能声称。营养标签是预包装食品标签的一部分。豁免强制标示营养标签的预包装食品为：①生鲜食品，如包装的生肉、生鱼、生蔬菜和水果、禽蛋等。②乙醇含量≥0.5%的饮料酒类。③包装总表面积≤$100cm^2$或最大表面面积≤$20cm^2$的食品。④现制现售的食品。⑤包装的饮用水。⑥每日食用量≤10g或10ml的预包装食品。⑦其他法律法规标准规定可以不标示营养标签的预包装食品。

20. C

【解析】新食品原料是指在我国无传统食用习惯的以下物品：动物、植物和微生物；从动物、植物和微生物中分离的成分；原有结构发生改变的食品成分；其他新研制的食品原料。新食品原料不包括转基因食品、保健食品、食品添加剂新品种，上述物品的管理依照国家有关法律法规执行。新食品原料应当具有食品原料的特性，符合应当有的营养要求，且无毒、无害，对人体健康不造成任何急性、亚急性、慢性或者其他潜在性危害。

第九单元　食品污染及其预防

【A_1型题】

1. 下列事件可造成食品生物性污染的是
   A. 奶粉中加入三聚氰胺
   B. 小麦保存不当发霉
   C. 苹果表面农药残留
   D. 鱼、虾遭受镉污染
   E. 果汁中添加过量色素

2. 食品中可能出现的有害因素主要有
   A. 细菌、真菌
   B. 食品添加剂
   C. 农药、包装材料
   D. N-亚硝基化合物、多环芳烃
   E. 以上都是

3. 表示食品受粪便近期污染的菌属是
   A. 肠杆菌属
   B. 埃希菌属
   C. 柠檬酸菌属
   D. 克雷伯菌属
   E. 雷极菌属

4. 典型大肠埃希菌是指哪种细菌
A. 大肠菌群
B. 埃希菌群
C. 柠檬酸菌属
D. 肠杆菌属
5. 根据对人体的致病性，能引起人类食物中毒的细菌属于
A. 机会致病菌
B. 酵母菌
C. 非致病菌
D. 致病菌
E. 腐败菌
6. 食品水分活性值的大小，对食品的影响为
A. 食品的水分活性值越小，越不利于微生物繁殖
B. 食品的水分活性值越小，越有利于微生物繁殖
C. 食品的水分活性值越大，越不利于微生物繁殖
D. 食品的水分活性值越大，真菌不能产毒
E. 食品的水分活性值越小，真菌能产毒
7. 嗜温菌的最适产毒繁殖温度是
A. 10~50℃
B. 10~40℃
C. 10~30℃
D. 20~40℃
E. 20~50℃
8. 鼠伤寒沙门菌 D 55℃ = 10，是指
A. 在55℃ 10分钟可减弱食品中90%鼠伤寒沙门菌
B. 在55℃ 10分钟可杀死食品中90%鼠伤寒沙门菌
C. 在55℃ 10秒可减弱食品中90%鼠伤寒沙门菌
D. 在55℃ 10秒可杀死食品中90%鼠伤寒沙门菌
E. 在55℃ 10分钟食品中90%鼠伤寒沙门菌不能繁殖
9. 使黄曲霉毒素发生裂解的温度是
A. 100℃
B. 280℃
C. 180℃
D. 120℃
E. 160℃
10. AFB_1 在体内致癌的代谢活化方式是
A. 脱甲基
B. 环氧化
C. 羟化
D. 还原
E. 脱羧基
11. AFB_1 在体内脱甲基后的代谢产物是
A. AFM_1
B. AFK_1
C. AFP_1
D. AFH_1
E. AFQ_1
12. 流行病学调查表明黄曲霉毒素与人类哪种肿瘤的发生密切相关
A. 肠癌
B. 胰腺癌
C. 食管癌
D. 胃癌
E. 肝癌
13. 下列哪种不是 AFB_1 在体内羟化的代谢产物
A. AFM_1
B. AFQ_1
C. AFP_1
D. AFH_1
E. AF毒醇
14. 产生AF毒素的真菌主要有
A. 寄生曲霉
B. 杂色曲霉
C. 烟曲霉
D. 构巢曲霉
E. 以上都不是
15. 我国规定哪种食品中不得检出 AFB_1
A. 玉米
B. 大米
C. 花生
D. 婴儿代乳食品
E. 植物油
16. 致使食品发生腐败变质的主要微生物是
A. 细菌
B. 真菌
C. 酵母
D. 病毒
E. 支原体
17. 食品腐败变质最终结果是
A. 挥发性盐基总氮（TVBN）升高
B. 二甲胺降低
C. 食品营养价值降低
D. 酸度升高
E. 皂化价降低
18. 检测蛋白质腐败变质最敏感的指标是
A. 微生物
B. 物理
C. 化学
D. 感官
E. 酸价
19. 不属于鉴定油脂酸败的卫生指标是
A. *K* 值
B. 酸价
C. 碘价
D. 羰基价
E. 过氧化物值
20. 我国鉴定肉类食品鲜度最常用的化学指标为
A. TVBN
B. 三甲胺
C. *K* 值
D. 过氧化物值
E. 碘价
21. 鉴定鱼肉类鲜度最常用的化学指标为
A. 羰基价
B. *K* 值
C. TVBN
D. 过氧化物值
E. 酸价
22. 说明鱼体绝对新鲜的 *K* 值范围为
A. $K \geqslant 20\%$
B. $K \leqslant 20\%$

C. $K \geqslant 30\%$
D. $K \leqslant 30\%$
E. $K \geqslant 40\%$

23. 不属于传统的保藏方法有
A. 辐照保藏
B. 脱水保藏
C. 发酵保藏
D. 盐渍
E. 糖渍

24. 酸性食品抑制多种微生物的pH范围是
A. pH 4.0 以下
B. pH 4.5 以下
C. pH 5.0 以下
D. pH 5.5 以下
E. pH 6.0 以下

25. 低温冷藏食品的主要卫生问题是
A. 蛋白质腐败
B. 糖酵解
C. 脂肪酸败
D. 霉变
E. 水解

26. 低温保藏食品宜采用的办法是
A. 速冻速融
B. 速冻缓融
C. 缓冻缓融
D. 缓冻速融
E. 以上都不是

27. 高温消毒的方法包括
A. 巴氏消毒法
B. 超高温瞬时灭菌法
C. 煮沸消毒法
D. 微波消毒法
E. 以上都是

28. 巴氏消毒法的温度范围为
A. 75~95℃
B. 63~95℃
C. 60~80℃
D. 65~95℃
E. 62~85℃

29. 高温巴氏消毒法效果好，但不能杀灭
A. 繁殖型微生物
B. 大肠埃希菌
C. 芽孢型微生物
D. 沙门菌
E. 酵母菌

30. 巴氏消毒法主要杀灭食品中的
A. 芽孢
B. 繁殖型微生物
C. 非致病菌
D. 致病菌
E. 腐败菌

31. 下列哪个剂量以下辐照的食品对人体是安全的
A. 1kGy
B. 10kGy
C. 100kGy
D. 1000kGy
E. 1Cy

32. 冷冻食品的粪便污染指示菌，目前趋向选用
A. 大肠菌群
B. 肠杆菌属
C. 肠球菌属
D. 克雷伯菌属
E. 志贺菌属

33. 在食品中残留期最长的农药是
A. 有机氯
B. 有机磷
C. 氨基甲酸酯类
D. 拟除虫菊酯类
E. 杀菌剂

34. 影响农作物农药残留的因素有
A. 农作物的品种
B. 施药到收获的时间间隔
C. 环境、气象条件
D. 农药品种
E. 以上都是

35. 残留有机氯类农药最多的食品是
A. 肉、鱼类
B. 蔬菜
C. 水果
D. 粮谷类
E. 豆类

36. 有机磷农药主要损害
A. 内分泌系统
B. 神经系统
C. 呼吸系统
D. 皮肤
E. 循环系统

37. 去除植物油中黄曲霉毒素B_1及3,4-苯并芘的共同措施是
A. 加热
B. 用氨处理
C. 活性炭吸附
D. 提取
E. 日晒

38. 下列哪种维生素能阻断N-亚硝基化合物的合成
A. 维生素B_2
B. 维生素C
C. 维生素D
D. 维生素A
E. 维生素B_1

39. 预防N-亚硝基化合物危害人体健康的措施是
A. 改善食品加工方法
B. 暴晒污染食品
C. 增加VC的摄入
D. 多施钼肥
E. 以上都是

40. 下列哪种物质为终致癌物
A. 苯并[a]芘
B. AfB_1
C. 亚硝胺
D. 亚硝酸胺
E. 聚氯乙烯

41. 亚硝胺在体内合成的主要部位是
A. 口腔
B. 胃
C. 肠道
D. 膀胱
E. 食管

42. 影响N-亚硝基化合物致癌作用的因素有
A. 化合物的种类与结构
B. 食物的加工与烹调方法
C. 化合物的剂量与摄入途径
D. 动物的种类
E. 以上都是

43. 下列哪种因素不影响N-亚硝基化合物在体内外的合成
A. 反应物浓度
B. 硫氰酸盐

C. 水分
D. pH
E. 微生物

44. 下列可制作供微波炉使用的容器的塑料是
A. 聚乙烯塑料
B. 聚丙烯塑料
C. 聚氯乙烯塑料
D. 聚苯乙烯塑料
E. 三聚氰胺甲醛塑料

45. 我国允许使用的合成色素共有几种
A. 7种
B. 8种
C. 9种
D. 10种
E. 20余种

46. 我国规定硝酸盐与亚硝酸盐用于肉制品不得超过
A. 0.3g/kg
B. 0.03g/kg
C. 3mg/kg
D. 0.3mg/kg
E. 0.03mg/kg

47. 我国规定硝酸盐与亚硝酸盐用于肉类罐头不得超过
A. 0.5g/kg
B. 0.05g/kg
C. 5mg/kg
D. 0.5mg/kg
E. 0.05mg/kg

48. 下列哪种食用色素经动物实验报道有致癌性
A. 胭脂红
B. 新红
C. 赤鲜红
D. 苋菜红
E. 亮蓝

【A_3/A_4型题】

（49~50题共用题干）
某年印度两个邦中有200个村庄暴发中毒性肝炎，398人发病，死亡106人。中毒时适逢暴雨，患者均食用过霉变食物，临床症状以黄疸为主，兼有呕吐、厌食，重者出现腹水、下肢水肿、肝脾增大及肝硬化。用发病村庄一些家庭剩饭喂狗，狗出现死亡。

49. 印度发生的上述中毒性肝炎事件为下列哪种真菌毒素中毒
A. 镰刀菌
B. 岛青霉
C. 黄曲霉
D. 杂色曲霉
E. 橘青霉

50. 可能引起的中毒食物是
A. 玉米、小麦、大米
B. 肉类
C. 蛋类
D. 鱼类
E. 奶类

【B_1型题】

（51~55题共用备选答案）
A. AFP_1、AFQ_1、AFH_1
B. AFM_1、AFB_{1-2}，3环氧化物
C. AFB_{1-2}，3环氧化物
D. AFP_1
E. AFM_1、AFQ_1、AFH_1

51. AFB_1经羟化后的主要代谢产物是
52. AFB_1经脱甲基后的代谢产物是
53. AFB_1经环氧化反应后的代谢产物是
54. AFB_1在体内代谢后的解毒产物是
55. AFB_1在体内代谢后的增毒产物是

（56~59题共用备选答案）
A. ≤10μg/kg
B. ≤20μg/kg
C. ≤5μg/kg
D. ≤15μg/kg
E. 不得检出

56. 我国食品中的AFB_1允许量规定玉米、花生油、花生仁
57. 我国食品中的AFB_1允许量规定大米及其他食用油
58. 我国食品中的AFB_1允许量规定其他粮食、豆类、发酵食品
59. 我国食品中的AFB_1允许量规定代乳食品

（60~64题共用备选答案）
A. 苯甲酸、山梨酸、丙酸
B. 糖精、甘草、甜味菊苷
C. 硝酸盐、亚硝酸盐
D. 硫黄、亚硫酸钠
E. 没食子酸丙酯、二丁基羟甲苯

60. 我国常用的食品防腐剂有
61. 我国常用的食品发色剂有
62. 我国常用的食品漂白剂有
63. 我国常用的食品甜味剂有
64. 我国常用的食品抗氧化剂有

（65~68题共用备选答案）
A. 不得超过允许限量
B. 作为伪造手段
C. 对人体安全无害
D. 不得加入食品添加剂
E. 不应有破坏作用

使用食品添加剂必须经过规定的食品毒理学安全评价程序，证明在使用期限内长期使用

65. 食品添加剂应不影响食品感官性质和原味、对食品营养成分
66. 食品添加剂应有严格的质量标准，其有害杂质
67. 不得使用食品添加剂掩盖食品的缺陷或
68. 未经卫健委允许，婴儿及儿童食品

参考答案与解析

【A_1 型题】

1. B

【解析】食品的生物性污染包括微生物、寄生虫和昆虫的污染。微生物污染主要有细菌与细菌毒素、真菌与真菌毒素及病毒等的污染，其中细菌、真菌及其毒素对食品的污染最常见、最严重。近年来，病毒污染食品事件也日益受到人们的关注，如轮状病毒、诺如病毒、甲型肝炎病毒和禽流感病毒等。寄生虫和虫卵污染主要是指患者、病畜的粪便通过水体或土壤间接污染食品或直接污染食品。昆虫污染主要有螨类、蛾类、谷象虫及蝇、蛆等。此题B为生物性污染，其他选项为化学性污染，故选B。

2. E

【解析】食品中可能出现的有害因素主要有：细菌，真菌污染，农药残留，N-亚硝基化合物，多环芳烃，杂环胺，氯丙醇及丙烯酰胺等化学性污染，有毒金属（铅、汞、镉、砷等）和食品添加剂等。

3. B

【解析】大肠菌群（coliform group）包括肠杆菌科的埃希菌属、柠檬酸杆菌属、肠杆菌属和克雷伯菌属。这些菌属中的细菌，均系来自人和温血动物的肠道。其食品卫生学意义：将其作为食品受到粪便污染的标志，当食品中检出典型大肠埃希菌说明是粪便近期污染，其他菌属可能为粪便的陈旧污染。

4. B

【解析】参见第3题解析。

5. D

【解析】致病菌是指摄入被细菌或细菌毒素污染的食品而引起的食物中毒。细菌性食物中毒是食物中毒中最常见的一类。包括：沙门菌属食物中毒；变形杆菌属食物中毒；副溶血性弧菌食物中毒；葡萄球菌肠毒素食物中毒等，均为致病菌引起的食物中毒。机会致病菌致病由正常菌群在集体免疫功能低下，寄居部位改变或菌群失调等特定条件下引起的感染的细菌。①寄居部位的改变，如某些大肠埃希菌是肠道内的常见菌，当它们进入泌尿道，就会引进泌尿道感染。②机体免疫功能低下，常引起内源性感染。③菌群失调，引起菌群失调症。

6. A

【解析】水分活性值（Aw）是指系统中水分存在的状态，即水分的结合程度（游离程度）。食品的Aw越小，越不利于微生物繁殖，食品越不易腐败变质。

7. D

【解析】按微生物发育所需的温度，大体可分为嗜冷菌、嗜中温菌及嗜热菌3种。嗜冷菌的最适温度为10~20℃；嗜中温菌的最适温度为20~40℃；嗜热菌的最适温度为50~60℃。

8. B

【解析】在55℃ 10分钟可杀死食品中90%鼠伤寒沙门菌。

9. B

【解析】黄曲霉毒素耐热，在一般的烹调加工温度下很少被破坏，在280℃时可发生裂解，毒性破坏。

10. B

【解析】黄曲霉毒素（AF）是一类结构类似的化合物，均为二呋喃香豆素的衍生物。呋喃环双键极容易产生环氧化反应，形成2,3-环氧化物。该环氧化物与核酸大分子中的亲核机团结合而影响核酸的结构与功能，所以凡二呋喃环的末端有双键者，其毒性较强，并有致癌性。

11. C

【解析】AFM1和AFQ1是AFB1羟化产物，AFH1是AFQ1的还原产物，AFP1是AFB16-去甲基酚型代谢产物。

12. E

【解析】黄曲霉毒素是目前发现的最强的化学致癌物质，其致肝癌强度比二甲基亚硝胺诱发肝癌的能力大75倍。除诱发肝癌，还可诱发胃腺癌、肾癌、直肠癌及乳腺、卵巢、小肠等部位肿瘤。某些研究表明，原发性肝癌发病机制中AF接触水平比乙肝病毒感染及流行更为重要。

13. C

【解析】AFM_1和AFQ_1是AFB_1羟化产物。AFB_1在动物肝脏中经酶作用，在末端环戊烷基形成的二级醇为黄曲霉毒醇，也为羟化作用。AFH_1是AFQ_1的还原产物，也是黄曲霉毒醇的羟化衍生物。而AFP_1是AFB_{16}-去甲基酚型代谢产物。

14. A

【解析】黄曲霉毒素是黄曲霉和寄生曲霉产生的一类代谢产物，寄生曲霉的所有菌株都能产生AF，而黄曲霉中是某些产毒菌株产毒。

15. D

【解析】婴儿代乳食品不得检出AFB_1。我国还规定婴幼儿配方食品中AFM_1不得检出，牛奶中

AFM_1 含量不得超过 0.5μg/L。

16. A

【解析】食品腐败变质是泛指在微生物为主的各种因素作用下，食品降低或失去食用价值的一切变化。食品腐败变质是以食品本身的组成和性质为基础，在环境因素影响下，主要由微生物的作用而引起。微生物包括细菌、真菌和酵母，一般情况下细菌常比酵母和真菌占优势。

17. C

【解析】食品腐败变质泛指在微生物为主的各种因素作用下，食品降低或失去食用价值的一切变化，也可简单地概括为食品腐败变质就是食品失去商品价值。

18. D

【解析】食品腐败变质的鉴定一般采用感官、物理、化学和微生物4个方面的指标。对蛋白质的腐败变质，感官指标最为敏感可靠，如食品的硬度、弹性、外形或颜色改变等。

19. A

【解析】对鱼肉早期腐败用 K 值来表示，为鉴定蛋白变质的指标。其余均属于鉴定油脂酸败的指标。

20. A

【解析】TVBN 是指食品水浸液在碱性下能与水蒸气一起蒸馏出来的总氮量，即在此种条件下能形成氨的含氮物。TVBN 与食品腐败变质程度之间有明显的对应关系，用于评价各种肉类腐败程度。对于鱼、虾等水产品也可用二甲胺与三甲胺表示其新鲜程度。对鱼肉早期腐败也有用 K 值来表示。

21. B

【解析】对鱼肉早期腐败也有用 K 值来表示的，K 值是指 ATP 分解的第几产物肌苷（HxR）和次黄嘌呤（Hx）占 ATP 系列分解产物（ATP+ADP+ANP+IMP+HxP+Hx）D 的百分比。$K \leqslant 20\%$ 表明鱼体新鲜，$K \geqslant 40\%$ 表示鱼体开始腐败。

22. B

【解析】参见第21题解析。

23. A

【解析】辐照保藏是利用γ射线或高能（低于10kGy）电子束辐照食品，以达到抑制生长（如蘑菇）、防止发芽（如马铃薯、洋葱）、杀虫（如干果）、杀菌，便于长期保藏的目的。此种方法一般家庭很难达到，因此不属于传统的保藏方式。

24. B

【解析】食品腐败变质是以食品本身的组成和性质为基础，在环境因素影响下，主要由微生物的作用而引起。食品本身的组成和性质：①组织酶。②食品的营养成分组成，富含蛋白质的肉、鱼、禽、蛋等食品，以蛋白质腐败为基本特征，碳水化合物性食品在细菌和酵母的作用下以产酸发酵为其基本特征，油脂等以脂肪为主的食品主要是理化因素引起的酸败。③pH，酸性食品（pH≤4.5）常可抑制多种微生物的生长繁殖。④水分，食品中的水分越少，越有利于食品的保存。⑤渗透压，食品渗透压过大，微生物因脱水不能进行正常物质代谢，出现生长繁殖停滞以致死亡。

25. C

【解析】低温可减弱食品中一切化学反应速率，低温虽然不能将酶破坏，但可使其活力明显下降，低温下食品的主要变化是脂肪酸败，解酯酶在-20℃才能基本停止活动。

26. B

【解析】在冷藏工艺上，快速冻结、缓慢解冻有利于保持食品的品质，因为当温度降至-1~5℃时，为冰晶生成带，如果冷冻缓慢，在此温度下停留时间过长，则使食品中形成的冰晶核体积增大，导致食品组织细胞膜破裂，释放出细胞液。当食品解冻时，就会引起汁液流失，食品的口感、风味及营养价值均受影响。

27. E

【解析】高温杀菌保藏方法：①煮沸消毒法。②巴氏消毒法。③超高温瞬时灭菌法。④微波消毒。

28. E

【解析】巴氏消毒分为传统巴氏消毒法：加热到62~65℃，持续30分钟。高温短时巴氏消毒法：72~75℃加热15~16秒或80~85℃加热10~15秒。因此，温度范围为62~85℃。

29. C

【解析】巴氏消毒法是指通过加热以达到杀灭所有致病菌和破坏及降低一些食品中腐败微生物数量为目的的一种杀菌方式。它只能杀死繁殖型微生物，不能杀死芽孢。而超高温巴氏消毒在137.8℃加热2秒，能杀灭大量的细菌，并且能使耐高温的嗜热芽孢梭菌的芽孢也被杀灭，但又不至于影响食品品质。

30. B

【解析】巴氏消毒法只能杀死繁殖型微生物，不能杀死芽孢。

31. B

【解析】评价辐照食品是否卫生安全一般考虑的因素有4个方面：①是否在食品中产生放射性。②对食品感官性状的影响。③对食品营养成分的影响。④可能产生的有害物质。一般在10kGy以下的辐照剂量，辐照食品是安全的。

32. C

【解析】在食品卫生细菌学检验中，一般认为能够构成粪便污染的指示菌者，需具备以下条件：①仅来自肠道。②在肠道中数量较多，易于检出。③在外环境中能生存一定时间。④食物细菌检验方法敏感简易。大肠菌群在粪便中存在数量较大，食品中的粪便污染量只要达到 0.01mg/kg 即可检出大肠菌群，因此其检验方法不仅简易而且敏感。由于大肠菌群在环境中广泛存在，所以它实际上也是食品一般污染的指示菌。大肠菌群是嗜中温菌，在 5℃以下的温度基本不能生长，因此不适用于低温菌占优势的水产食品，尤其是冷冻食品。近些年来，有些学者建议将肠球菌也列为反映粪便污染的指示菌。肠球菌属链球菌科、链球菌属细菌为革兰阳性菌，有长链，抵抗力较强，其自然宿主是人和其他动物的肠道。在人的肠道内，粪链球菌尤为多见。

33. A

【解析】有机氯类农药在环境中很稳定，不易降解，半衰期可达 3~10 年。由于其脂溶性强，高残留性，故在生物体内主要蓄积于脂肪组织，也可在食品中长期存留，如六六六。

34. E

【解析】影响农作物农药残留的因素有：农药的性质、农药的剂型及施用方法、施药的浓度时间和次数、气象条件和农作物的特性。

35. A

【解析】有机氯类农药在生物体内主要蓄积于脂肪组织，由于有机氯农药易于在环境中长期蓄积，并可通过食物链而逐级浓缩，还有一定的潜在危害和三致作用。选项 B、C、D、E 均为植物性食物。

36. B

【解析】有机磷属于神经毒剂，主要抑制生物体内胆碱酯酶活性，部分品种有迟发性神经毒性作用。

37. C

【解析】黄曲霉毒素可利用以下方法去除：①挑选霉粒法。②碾轧加工法。③植物油加碱去毒法。④物理去除法：植物油可加入白陶土或活性炭，搅拌静置，毒素可被吸附而达到去毒作用。⑤加水搓洗法。⑥氨气处理法。⑦紫外光照射物理去除法。对多环芳烃已造成的污染，应采用吸附法可去除食品中的一部分 B（a）P；因此，对两种污染物均有效的方法为活性炭吸附法。

38. B

【解析】增加维生素 C 等亚硝基化阻断药的摄入量：维生素 C 及某些食物成分，如大蒜（含大蒜素）等有较强阻断亚硝基化的作用，故对防止亚硝基化合物的危害有一定作用。

39. E

【解析】预防措施有：①防止食物霉变或被其他微生物污染。②控制食品加工中硝酸盐或亚硝酸盐用量。③施用钼肥。④增加维生素 C 等亚硝基化阻断药的摄入量。

40. D

【解析】亚硝酸胺是直接致癌物，能水解生成烷基偶氮羟基化物，对接触部位有直接致癌作用，这与胃癌的发生可能有较大关系。亚硝胺为间接致癌物，需在体内经肝微粒体酶代谢活化后才有致癌活性。

41. B

【解析】食用含有大量亚硝酸盐、硝酸盐的食物后，当胃肠道功能紊乱、贫血等时，胃酸浓度降低，胃肠道中的硝酸盐还原菌大量繁殖，产生大量的亚硝酸盐，如机体不能及时将亚硝酸盐分解，可与胃部胺类物质在酸性或弱酸性环境下形成亚硝胺。

42. E

【解析】对于 N-亚硝基化合物，其结构不同，致癌作用不同，如 N-亚硝胺是间接致癌物，而 N-亚硝酸胺是直接致癌物。已证实 N-亚硝基化合物为强动物致癌物，但目前尚缺乏对人类致癌的证据。不同的接触剂量和多种摄入途径均可诱发肿瘤。N-亚硝基化合物的前体，胺类，广泛存在于环境和食物中，在肉、鱼等动物性食品在腌渍、烘烤、煎炸、油炸等烹调过程中，可产生较多胺类。食品防腐、腌渍等也能产生大量 N-亚硝基化合物前体。

43. C

【解析】除食品中所含有的 N-亚硝基化合物外，人体内通过硝酸盐还原菌也能合成一定量的 N-亚硝基化合物。由于在 pH<3 的酸性环境中合成亚硝胺的反应较强。另外，胃中存在亚硝酸盐和具催化作用的氯离子和硫氰酸根离子，有利于胃内 N-亚硝基化合物的合成，因此胃可能是人体内合成亚硝胺的主要场所。此外，在唾液中及膀胱内（尤其是尿路感染时）也可能合成一定量的亚硝胺。因此本题与水分无关。

44. B

【解析】聚丙烯（PP）塑料的特点是：①防潮性在包装薄膜中最优良。②透气性为聚乙烯的 1/2。③耐热性比聚乙烯好。④透明性和印刷适应性好。⑤耐油性也好于聚乙烯。缺点是易老化，加工性能差。主要用于制造薄膜，尤其是复合薄膜袋，也可制成各种食品瓶的螺纹盖、啤酒桶及既耐低温又耐高温的食品容器，如保鲜盒和供微波炉使用的容器等。毒性与聚乙烯类似，世界各国都允许用于食品包装。

45. E

【解析】中国批准使用的合成色素有苋菜红、胭脂红、赤藓红、新红、柠檬黄、日落黄、靛蓝及亮蓝 20 余种。

46. B

【解析】肉类食品企业要严格按国家食品添加剂使用标准（GB 2760—2011）规定添加硝酸盐和亚硝酸盐，肉制品中硝酸盐（包括硝酸钠、硝酸钾）使用量不得超过0.5g/kg，最终残留量（以亚硝酸钠计）不得超过30mg/kg。亚硝酸盐（包括亚硝酸钠、亚硝酸钾）使用量不得超过0.15g/kg，最终残留量（以亚硝酸钠计）在不同食品的要求不同，但大多不得超过30mg/kg。30mg为0.03g。

47. B

【解析】护色剂使用标准中规定，硝酸盐与亚硝酸盐用于畜禽肉类罐头不得超过0.05g/kg，肉制品0.03g/kg，西式火腿0.07g/kg。

48. D

【解析】苋菜红又称蓝光酸性红，为合成色素，属于偶氮类化合物，每日允许摄入量（ADI）值为0~0.5mg/kg体重。这类着色剂多属于偶氮化合物，在体内进行生物转化可形成芳香胺，有致癌性。

【A_3/A_4型题】

49. C

【解析】急性毒性症状符合：黄曲霉毒素具有较强的肝脏毒性，抑制肝细胞DNA、RNA及蛋白质的合成。中毒动物主要表现为肝损伤：肝实质细胞坏死，胆管增生，肝细胞脂质消失延迟和肝出血。发病条件符合：中毒时适逢暴雨，天气潮湿，黄曲霉毒素主要污染粮油及其制品，其中以花生和玉米最严重。我国长江沿岸及长江以南地区黄曲霉毒素污染严重。一般寒冷、干旱地区产毒株少，而温暖、潮湿地区产毒株多。故选择C。

50. A

【解析】黄曲霉毒素主要污染粮油及其制品，其中以花生和玉米最严重，其次为麦子、大米和高粱等。

【B_1型题】

51. E

【解析】AFM_1和AFQ_1是AFB_1羟化产物，AFH_1是AFQ_1的还原产物，故AFM、AFQ_1和AFH_1均为羟化产物。

52. D

【解析】AFP_1是AFB_{16}-去甲基酚型代谢产物。

53. C

【解析】AFB_1-2,3环氧化物是AFB_1二呋喃环末端双键的环氧化代谢产物。

54. A

【解析】AFM_1是AFB_1在肝微粒体酶催化下的羟化产物，大部分从奶中排出，其余经尿液、粪及呼出气中排出。AFQ_1是AFB_1经羟化作用后的另一代谢产物，AFH_1是AFQ_1的还原产物，可能是另一种解毒过程，故属于代谢解毒。

55. B

【解析】有学者认为AFB_1-2,3环氧化物、AFM_1、AFG_1由于二呋喃环的双键被环氧化或易被环氧化，因此毒性很强，属于代谢活化。

56. B

【解析】玉米及花生制品（按照原料折算），玉米、花生仁和花生油均不得超过20μg/kg。

57. A

【解析】大米、其他食用油不得超过10μg/kg。

58. C

【解析】其他粮食、豆类、发酵食品不得超过5μg/kg。

59. E

【解析】婴儿代乳食品不得检出。

60. A

【解析】我国允许使用的防腐剂有苯甲酸及其钠盐、山梨酸及其钾盐，还有丙酸及其盐、对羟基苯甲酸乙酯、对羟基苯甲酸丙酯、丙酸钙、脱氢醋酸、双乙酸钠等。

61. C

【解析】发色剂又称护色剂，我国常用的护色剂硝酸盐和亚硝酸盐除对肉制品有护色作用外，还对微生物的繁殖有一定的抑制作用，特别是对肉毒梭状芽孢杆菌有特殊抑制作用。

62. D

【解析】我国允许使用的漂白剂有：①硫黄。②亚硫酸盐类。③低亚硫酸钠和焦亚硫酸钠。

63. B

【解析】我国批准使用的人工甜味剂有糖精钠（邻磺酰苯甲酰亚胺的钠盐）、甜蜜素（环己基氨基磺酸钠）、甜味素（天门冬酰苯丙氨酸甲酯）3种。我国批准使用的天然甜味剂有木糖醇、麦芽糖醇、异麦芽酮糖醇、甜叶菊苷等。

64. E

【解析】我国允许使用的抗氧化剂主要有：①丁基羟基茴香脑（BHA）。②二丁基羟基甲苯（BHT）。③其他，如没食子酸丙酯、特丁基对苯二酚、异山梨酸钠等。

65. E

【解析】食品添加剂使用时应符合以下基本要求：食品添加剂不应降低食品本身的营养价值。

66. A

【解析】食品添加剂有害杂质不允许超过允许限量标准。

67. B

【解析】不得掩盖食品本身或加工过程中的质量缺陷，或以掺假、掺杂、伪造为目的而使用食品添加剂。

68. D

【解析】不得在婴幼儿食品中添加食品添加剂。

第十单元　各类食品的卫生及管理

【A_1 型题】

1. 粮谷的安全水分为
   A. 12%~14%
   B. 15%~16%
   C. 18%~20%
   D. 21%~25%
   E. 26%~30%
2. 保存蔬菜和水果最适宜的温度约为
   A. -20℃
   B. -4℃
   C. 0℃
   D. 4℃
   E. 20℃
3. 畜肉处在僵直和后熟过程中为
   A. 腐败肉
   B. 条件可食肉
   C. 废弃肉
   D. 新鲜肉
   E. 病畜肉
4. 下列哪一阶段不是肉类腐败变质的典型过程
   A. 僵直
   B. 后熟
   C. 自溶
   D. 腐败
   E. 浑浊
5. 不符合炭疽病现场处理原则的是
   A. 工具煮沸消毒
   B. 立即宰杀同群牲畜
   C. 漂白粉或 5% 的 NaOH 溶液消毒现场
   D. 屠宰人员用青霉素进行预防注射
   E. 屠宰人员手和衣物用 2% 的来苏消毒
6. 每 $40cm^2$ 肉上检查出囊尾蚴 5 个，该肉应该
   A. 销毁
   B. 工业用
   C. 冷冻处理
   D. 盐腌
   E. 高温处理
7. 应该进行整体高温化制的病畜是
   A. 瘟猪
   B. 水疱病畜
   C. 炭疽病畜
   D. 囊虫病畜
   E. 布鲁氏菌病畜
8. 患布鲁氏菌病的牛所产的奶应做何处理
   A. 销毁
   B. 发酵
   C. 可制作奶酪用
   D. 巴氏消毒
   E. 喂饲其他禽畜
9. 下列哪种肉经过适当处理后可以食用
   A. 患炭疽病的牲畜
   B. 患口蹄疫的牲畜
   C. 严重结核病的牲畜
   D. 不明原因死亡的牲畜
   E. 严重感染囊尾蚴的牲畜
10. 某病畜的卫生处理措施如下：病畜不准解体，2m 深坑加石灰掩埋，肉绝对禁止食用。此病畜可能感染了哪种人畜共患传染病
    A. 结核
    B. 炭疽
    C. 猪瘟
    D. 口蹄疫
    E. 布鲁氏菌病
11. 屠宰以后的肉品经“后熟产酸”处理可杀死
    A. 炭疽杆菌
    B. 鼻疽杆菌
    C. 口蹄疫病毒
    D. 布鲁氏菌
    E. 结核分枝杆菌
12. 不传染人的畜病是
    A. 炭疽
    B. 猪瘟
    C. 结核
    D. 口蹄疫
    E. 布鲁氏菌病
13. 下列属于人畜共患寄生虫病的是
    A. 炭疽
    B. 旋毛虫病
    C. 口蹄疫
    D. 猪瘟
    E. 结核
14. 牛奶的消毒方法不包括
    A. 巴氏消毒法
    B. 超高温瞬间灭菌法
    C. 煮沸消毒法
    D. 过滤法
    E. 蒸汽灭菌法
15. 奶超高温巴氏消毒的目的之一是
    A. 去除杂质
    B. 杀灭致病菌
    C. 杀灭乳酸菌
    D. 增强奶的香味
    E. 杀灭所有微生物
16. 牛乳中含有下列哪种代谢产物，是一个值得重视的问题
    A. AFQ_1
    B. AFP_1
    C. AFM_1
    D. AF 毒醇
    E. AFH_1
17. 巴氏消毒法多用于下列哪种食品
    A. 鲜奶
    B. 肉类
    C. 鱼类
    D. 罐头
    E. 食用油
18. 以谷类为原料的蒸馏酒，甲醇不得超过
    A. 0.02g/100ml
    B. 0.04g/100ml
    C. 0.08g/100ml
    D. 0.12g/100ml

E. 0.16g/100ml

19. 长期饮用劣质白酒可引起视力减退甚至失明，其原因与酒中下列哪种有害物质含量较高有关
A. 甲醇
B. 杂醇油
C. 醛类
D. 氢氰酸
E. 铅

20. 下列不是用来评价油脂酸败的指标是
A. 酸价
B. 过氧化值
C. 羰基价
D. 丙二醛
E. 苯并[a]芘

21. 下列罐头中可食用的是
A. 漏听
B. 超过保存期
C. 生物性胖听
D. 物理性胖听
E. 平酸腐败

22. 罐头发生化学性胖听的原因
A. 酸性内容物的腐蚀
B. 内容物过多
C. 微生物作用
D. 平酸菌作用
E. 低温凝结

23. 关于保健食品的描述，下列错误的是
A. 保健食品属于食品
B. 保健食品不是药物
C. 保健食品具有特定的保健功能
D. 保健食品适于特定人群食用
E. 保健食品适于所有人群食用

24. 关于转基因食品的描述，下列错误的是
A. 抗生素标记基因可能使感染人类的细菌产生抗药性
B. 转基因食品安全无毒作用
C. 转基因食品营养成分的改变
D. 转基因食品可能产生毒性作用
E. 转基因食品可能引起人体变态反应

25. 关于无公害食品的标志描述不正确的是
A. 标志为圆形
B. 标志以棕色为主色调
C. 标志以绿色为主色调
D. 标志有中文“无公害农产品”字样
E. 标志有麦穗、对勾等元素组成

26. 绿色食品是指
A. 绿色的植物食品
B. 无污染、安全、优质的营养类食品
C. 有机农业的产品
D. 无公害的食品
E. 所有绿颜色的食品

27. 绿色食品标志图形的描述不正确的是
A. 标志为圆形
B. A级绿色食品标志与标准字体为绿色，底色为白色
C. 标志有太阳
D. 标志有叶片
E. 标志有蓓蕾

28. 关于中国有机产品认证标志的描述不正确的是
A. 标志为圆形
B. 标志以绿色为主色调
C. 标志以棕色为主色调
D. 标志有中文“中国有机产品”字样
E. 标志有英文“ORGANIC”字样

【B_1型题】

（29～32题共用备选答案）
A. 60℃，30分钟
B. 70℃，30分钟巴氏消毒后可食用
C. 80℃，30分钟巴氏消毒后喂饲其他禽畜
D. 禁止挤奶
E. 消毒废弃

29. 母牛结核菌素试验阳性，无明显症状，牛奶的处理原则是
30. 母羊患布鲁氏菌病且具有症状，羊奶的处理原则是
31. 轻度感染乳腺炎的母牛，牛奶的处理原则是
32. 患口蹄疫病但体温正常的母畜，奶的处理原则是

（33～34题共用备选答案）
A. 62～65℃，30秒
B. 62～65℃，30分钟
C. 72～75℃，15～16秒
D. 72～75℃，15～16分钟
E. 80℃，10分钟

33. 奶的低温消毒应选用
34. 奶的高温消毒应选用

参考答案与解析

【A_1型题】

1. A

【解析】在储藏期间粮豆的代谢活动主要表现在呼吸作用和后熟作用，水分含量的高低与其储藏时间的长短和加工方式密切相关。粮豆水分含量过高时，其代谢活动增强而发热，真菌、仓虫易生长繁殖，使粮豆发生霉变。因此，应将粮豆水分含量控制在安全水分以下。粮谷的安全水分为12%～14%，豆类为10%～13%。

2. C

【解析】绝大部分根茎类、叶

菜为喜凉果蔬，其适宜存放温度为0~2℃，不可低于0℃，如白菜、菠菜、胡萝卜、葡萄和苹果等。

3. D

【解析】牲畜宰杀后，从新鲜至腐败变质要经僵直、后熟、自溶和腐败4个过程。刚宰后的畜肉呈弱碱性（pH 7.0~7.4），肌肉中糖原和含磷有机化合物在组织酶的作用下，分解为乳酸和游离磷酸，使肉的酸度增加。当pH为5.4时，达到肌凝蛋白等电点，肌凝蛋白开始凝固，使肌纤维硬化出现僵直。此后，肉内糖原分解酶继续活动，pH进一步下降，肌肉结缔组织变软，具有一定弹性，肉松软多汁，味美芳香，表面因蛋白凝固形成有光泽的膜，有阻止微生物侵入内部的作用，这个过程称后熟，俗称排酸。畜肉处在僵直和后熟过程为新鲜肉。

4. E

【解析】牲畜宰杀后，从新鲜至腐败变质要经4个过程，不包括浑浊。

5. B

【解析】应对患病动物做出无出血扑杀处理，不准解体，并就地焚烧动物尸体。对同群动物立即进行强制免疫接种，隔离观察20天。对病死动物及排泄物，可能被污染的饲料、污水等进行无害化处理。对可能被污染的物品、交通工具、用具、动物舍进行严格彻底消毒。屠宰人员应进行预防注射和终末消毒。

6. E

【解析】每$40cm^2$肉上有4~5个囊尾蚴，高温处理后可出厂。每$40cm^2$肉上有6~10个囊尾蚴，可工业用或销毁，不允许做食品加工的原料。

7. C

【解析】炭疽、鼻疽病畜的处理：不准解体，整体高温化制或2m深坑加生石灰掩埋。肉绝对禁止食用。同群牲畜应立即隔离，进行相关检查。其余均可进行宰杀处理。

8. D

【解析】巴氏消毒法和超高温灭菌法足以有效杀灭牛奶中所有的布鲁氏菌。灭菌后合格的牛奶或奶粉，可放心饮用。

9. B

【解析】口蹄疫病畜的处理：①病畜及同群牲畜立即屠宰。②体温升高的病畜，其内脏和副产品经高温处理。③体温正常的病畜，剔骨肉及内脏经后熟处理，即在0~5℃放置48小时或6℃以上30小时，或10~12℃ 24小时无害化处理后方可食用。

10. B

【解析】由于炭疽杆菌在空气中6小时就可形成芽孢，因此一旦发现炭疽必须在6小时内采取一系列措施，防止本病蔓延。病畜不准解体，整体高温化制或2m深坑加生石灰掩埋。肉绝对禁止食用。

11. C

【解析】肌肉中形成的乳酸，具有一定的杀菌作用，如患口蹄疫病畜肉通过后熟产酸，可达到无害化处理。

12. B

【解析】猪瘟是一种急性、接触性猪传染病，以高热、内脏器官严重出血和高死亡率为特征，但对人类没有直接危害。其余皆为人畜共患病。

13. B

【解析】人畜共患病有选项A、C、E，只有选项B属于人畜共患寄生虫病，选项D属于猪的传染病。

14. D

【解析】牛奶消毒法包括：①巴氏消毒法。②超高温瞬间灭菌法。③煮沸消毒法。④蒸汽消毒法。过滤主要为了乳脂分离。

15. B

【解析】巴氏消毒法只能杀死繁殖型微生物，不能杀死芽孢。而超高温巴氏消毒在137.8℃加热2秒，能杀灭大量的细菌，并且能使耐高温的嗜热芽孢梭菌的芽孢也被杀灭，但又不至于影响食品品质。

16. C

【解析】我国还规定婴幼儿配方食品中AFM_1不得检出，牛奶中AFM_1含量不得超过0.5μg/L。AFM_1为AFB_1的代谢产物。

17. A

【解析】保质期较短的牛奶多为巴氏消毒法消毒的“均质”牛奶，用这种方法消毒可以使牛奶中的营养成分获得较为理想的保存，是目前世界上最先进的牛奶消毒方法之一。

18. B

【解析】我国《蒸馏酒及配制酒卫生标准》（GB 2757—2013）规定，以谷物为原料的甲醇含量应≤0.04g/100ml，以其他为原料的甲醇含量应≤0.12g/100ml（均按60%酒精度折算）。

19. A

【解析】甲醇急性中毒时，表现为恶心、呕吐、视物模糊，继而呼吸困难、发绀、昏迷，救治不及时可引起死亡；甲醇可损害视神经及视网膜导致失明。

20. E

【解析】在脂肪分解的早期，由于产生过氧化物和氧化物而使脂肪的过氧化物值上升；其后则由于形成各种脂酸而使油脂酸价升高；当不同脂酸在不同条件下发生醛酸败与酮酸败时，可产生醛、酮等羰基化合物，羰基（醛酮）反应阳性。在油脂酸败过程中，脂肪酸的分解可使其固有的碘价、凝固点、比重、折光率、皂化价等发生变化。与苯并芘无关。

21. D

【解析】①物理性胖听：多由于装罐过满或罐内真空不足引起。一般叩击呈实音、穿洞无气体逸出，可食用。②化学性胖听：系金属罐受酸性内容物腐蚀产生大量氢气所致，叩击呈鼓音，穿洞有气体逸出，但无腐败气味，一般不宜食用。③生物性胖听禁止食用。

22. A

【解析】参见第21题解析。

23. E

【解析】按照食用目的，保健食品可以分为两类：一类是以调节人体功能为目的的功能类产品；另一类为以补充维生素、矿物质为目的的营养素补充剂类产品。保健食品应该具有以下特征：①保健食品属于食品。②保健食品不是药物。③保健食品具有特定的保健功能。④保健食品适于特定人群食用。排除法，此题选E。

24. B

【解析】根据现有的科学知识推测，转基因食品可能对环境及人体健康造成危害。在生态环境方面的潜在危害主要是被转入基因的漂移所引起的基因污染。在人体健康方面的潜在危害主要表现在人体过敏，使细菌产生抗药性，改变食品的营养成分和毒性作用方面。由于目前的转基因技术不能完全有效地控制转基因后的结果，如果转入的基因发生突变则可能产生有毒物质，或者使食品中原有的毒素含量增加，产生毒性作用。

25. B

【解析】无公害食品的标志由中华人民共和国农业农村部和国家认监委联合制定并发布，是施加于获得全国统一无公害农产品认证的产品或产品包装上的证明性标记。全国统一无公害农产品标志标准颜色由主体绿色和橙色麦穗组成。标志图案主要由麦穗、对勾和无公害农产品字样组成，麦穗代表农产品，对勾表示合格，橙色寓意成熟和丰收，绿色象征环保和安全。

26. B

【解析】绿色食品是遵循可持续发愿原则，按照绿色食品标准生产，经过专门机构认定，许可使用绿色食品标志的无污染、安全、优质、营养类食品。绿色食品比一般食品更强调“无污染”或“无公害”的安全卫生特征，具备“安全”和“营养”的双重质量保证。

27. B

【解析】绿色食品标志是由绿色食品发展中心在国家市场监督管理总局商标局正式注册的质量证明标志。标志图形由3部分组成，即上方的太阳、下方的叶片和中心的蓓蕾。标志为圆形，意为保护、安全。AA级绿色食品标志与标准字体为绿色，底色为白色；A级绿色食品标志与标准字体为白色，底色为绿色。

28. C

【解析】中国有机产品的认证标志分为中国有机产品认证标志和中国有机转换产品认证标志两种。中国有机产品认证标志标有中文“中国有机产品”字样和相应的英文（ORGANIC）；图案主要由3部分组成，即外围的圆形、中间的种子图形及其周围的环形线条；图案以绿色为主色调。中国有机转换产品认证标志是指在有机产品转换期内生产的产品或者以转换期内生产的产品为原料的加工产品所使用的认证标志。该标志标有中文“中国有机转换产品”字样和相应英文（CONVERSION TO ORGANIC）。图案和中国有机食品认证标志相同，区别是图案的颜色以棕色为主。

【B_1 型题】

29. B

【解析】有明显结核症状的病畜奶禁止食用，应就地消毒销毁，病畜应予以处理。对结核菌素试验阳性而无临床症状的乳畜奶，经传统巴氏消毒70℃，30分钟后可以食用。

30. D

【解析】羊布鲁氏菌对人感染性强、威胁大，凡有症状的奶羊，禁止挤奶并给予淘汰。

31. E

【解析】乳畜乳房局部患有炎症或乳畜全身疾病在乳房周围有症状表现，其奶均应消毒废弃。

32. C

【解析】凡乳房出现口蹄疫病变（如水疱）的病畜奶，禁止食用并就地进行严格消毒处理后废弃；体温正常的病畜奶在严格防止污染的情况下，巴氏消毒80℃，30分钟后，允许喂饲牛犊或其他禽兽。

33. B

【解析】低温长时间消毒法：将奶温升至62℃加热30分钟；高温短时间消毒法：将奶在75℃加热15秒或80～85℃加热10～15秒。

34. C

【解析】参见第33题解析。

第十一单元　食物中毒及其预防

【A₁ 型题】

1. 以下疾病属于食物中毒范畴的是
   A. 暴饮暴食引起的急性胃肠炎
   B. 肠道传染病
   C. 特异体质引起的过敏性变态反应
   D. 食入正常数量可食状态的有毒食物
   E. 寄生虫病
2. 食物中毒是由于进食了下列哪种食物所引起的
   A. 有毒食物
   B. 腐败变质的食物
   C. 正常数量可食状态的有毒食物
   D. 动物性食物
   E. 植物性食物
3. 无论发生次数还是中毒人数，在我国占食物中毒总数第一位的是
   A. 细菌性食物中毒
   B. 有毒动、植物食物中毒
   C. 化学性食物中毒
   D. 霉变食物引起的食物中毒
   E. 真菌毒素
4. 食物中毒与流行性传染病的根本区别在于
   A. 人与人之间不传染
   B. 较短时间内有大量的患者出现
   C. 有一定潜伏期
   D. 有相似的临床表现
   E. 以胃肠道症状为主
5. 细菌性食物中毒多见于夏、秋季节，主要是由于
   A. 气温较高，微生物易于生长和繁殖
   B. 进食熟肉类食品多
   C. 人口流动性大
   D. 夏季食物易受污染
   E. 生熟肉交叉污染
6. 食物中毒的流行病学特点不正确的是
   A. 中毒的发生与吃某种食物有关
   B. 以集体暴发多见
   C. 中毒患者一般具有相同或相似的临床表现
   D. 以细菌性食物中毒为主
   E. 人与人之间有传染性
7. 下列哪一类型的细菌性食物中毒是典型的毒素中毒型食物中毒
   A. 沙门菌食物中毒
   B. 变形杆菌食物中毒
   C. 葡萄球菌食物中毒
   D. 副溶血性弧菌食物中毒
   E. 大肠埃希菌食物中毒
8. 从临床表现上来看，感染型与毒素型食物中毒最大的区别在于
   A. 有无恶心、呕吐
   B. 有无腹痛、腹泻
   C. 有无体温升高
   D. 病死率不同
   E. 死亡率不同
9. 引起沙门菌食物中毒的主要食物是
   A. 蔬菜、水果
   B. 豆类及制品
   C. 谷类
   D. 植物油类
   E. 肉类、奶类及其制品
10. 沿海喜食海产品的地区发生的细菌性食物中毒以下列哪项较为常见
    A. 沙门菌中毒
    B. 副溶血性弧菌中毒
    C. 葡萄球菌中毒
    D. 肉毒杆菌食物中毒
    E. 河豚中毒
11. 肉毒毒素主要侵犯
    A. 肝
    B. 感觉神经
    C. 肾
    D. 运动神经
    E. 循环系统
12. 引起肉毒杆菌毒素食物中毒的主要食品是
    A. 家庭自制的发酵食品
    B. 海产品及盐制食品
    C. 肉类及肉类制品
    D. 奶类及奶制品
    E. 淀粉类食物
13. 最适合葡萄球菌繁殖并产生毒素的条件是
    A. 淀粉含量高
    B. 水分含量高
    C. 高脂肪
    D. 高蛋白
    E. 以上都是
14. 植物性食物如剩米饭、奶油蛋糕、油煎食品等可引起哪种食物中毒
    A. 沙门菌中毒
    B. 副溶血性弧菌中毒
    C. 葡萄球菌肠毒素中毒
    D. 肉毒杆菌毒素中毒
    E. 变形杆菌中毒
15. 葡萄球菌由于具有以下特点，而使得其一旦在食物中产生，就很难用一般的烹调方法将其去除
    A. 可以在 7.5% 的盐水中大量生长
    B. 低温下可以维持数月
    C. 耐热性很强，加热不易破坏
    D. 不受胰蛋白酶的破坏
    E. 以上都是
16. 葡萄球菌污染食品后的产毒条件是
    A. 食物存放的环境
    B. 食物的种类及性质
    C. 食物存放的温度
    D. 食物受污染的程度

E. 以上都是

17. 葡萄球菌在生长过程中能够产生的毒素有
A. 溶血素
B. 外毒素
C. 肠毒素
D. 杀白细胞素
E. 以上都有

18. 以恶心、呕吐为主要症状的食物中毒是
A. 沙门菌中毒
B. 副溶血性弧菌中毒
C. 葡萄球菌中毒
D. 肉毒杆菌毒素中毒
E. 变形杆菌

19. 引起副溶血性弧菌中毒的主要食品是
A. 谷类
B. 豆类
C. 肉类
D. 海产品
E. 奶类

20. 引起过敏性变形杆菌食物中毒的细菌是
A. 奇异形杆菌
B. 摩根变形杆菌
C. 普通变形杆菌
D. 雷极变形杆菌
E. 蜡样芽孢杆菌

21. 酵（臭）米面食物中毒的病原物质为
A. 肠毒素
B. 米酵菌酸
C. 内毒素
D. 组胺类物质
E. 外毒素

22. 被称为“醉谷病”的是下列哪种食物中毒
A. 霉变甘蔗中毒
B. 黄曲霉毒素中毒
C. 展青霉素中毒
D. 赤霉病麦中毒
E. 毒蝇伞中毒

23. 霉变甘蔗中分离的毒素为
A. 黄曲霉素
B. 赭曲霉素
C. 伏马菌素
D. 3-硝基丙酸
E. 青霉素

24. 容易留下神经系统后遗症的食物中毒是
A. 沙门菌食物中毒
B. 金黄色葡萄球菌中毒
C. 霉变甘蔗中毒
D. 河豚毒素中毒
E. 蜡样芽孢杆菌中毒

25. 河豚毒素含量最多的部位是
A. 肌肉
B. 皮肤
C. 卵巢
D. 脾
E. 肾

26. 河豚毒素首先作用于
A. 运动神经
B. 感觉神经
C. 呼吸中枢
D. 肝
E. 肾

27. 河豚毒素在哪种条件下可被破坏
A. 油炸
B. 煮沸
C. 日晒
D. 盐腌
E. 加碱处理

28. 河豚毒素的作用机制是
A. 刺激胃肠黏膜，引起恶心、呕吐
B. 作用于腺苷酸环化酶，产生腹泻
C. 阻断神经冲动传导，使神经麻痹
D. 刺激迷走神经，通过呕吐中枢引起呕吐
E. 作用于外周神经肌肉接头处

29. 毒蕈中毒在临床上可分为6期的是哪一型
A. 神经精神型
B. 胃肠炎型
C. 溶血型
D. 肝肾损害型
E. 呼吸道感染型

30. 引起苦杏仁中毒的毒性物质是
A. 毒蛋白
B. 毒氨基酸
C. 生物碱
D. 氰苷类
E. 毒肽类

31. 氢氰酸是一种
A. 神经毒
B. 细胞原浆毒
C. 内毒素
D. 外毒素
E. 肠毒素

32. 能引起肠源性发绀的是
A. 组胺
B. 亚硝酸盐
C. 有机磷
D. 砷
E. 苯

33. 治疗亚硝酸盐食物中毒的特效解毒药物是
A. 亚甲蓝
B. 二巯丙醇
C. 亚硝酸异戊酯
D. 硫代硫酸钠
E. 亚硝酸钠

34. 有机磷农药中毒的主要毒作用机制为
A. 抑制胆碱酯酶活性
B. 抑制己糖激酶活性
C. 抑制琥珀酸脱氢酶活性
D. 抑制枸橼酸合成酶活性
E. 抑制异枸橼酸脱氢酶活性

35. 砷中毒首选的特效解毒剂是
A. 维生素C
B. 二巯丙醇
C. 亚甲蓝
D. 二巯基丙磺酸钠
E. 维生素E

36. 砷引起的食物中毒可引起多种脏器受损，主要有
A. 神经细胞受损引起神经系统病变
B. 实质性器官如肝肾发生病变
C. 损害血管造成全身性出血

D. 对黏膜产生强烈的腐蚀作用
E. 以上都是

37. 预防细菌性食物中毒主要应抓好以下几个环节
A. 预防细菌污染食品
B. 加强对广大群众的宣传教育
C. 控制细菌在食品中的繁殖及产毒
D. 彻底加热杀灭病菌、破坏毒素
E. 以上都是

38. 卫生医师到达中毒现场调查处理时，其主要任务是
A. 进行必要和可能的抢救
B. 尽快采集患者的粪便及呕吐物
C. 收集剩余食物及餐具的涂样
D. 指导现场的消毒处理
E. 以上都是

【A_3/A_4型题】

（39~41 题共用题干）

某小学校 160 名学生，在饭店定做课间餐，学生在当天上午 8：50~9：00 食用，大约 3 小时后，其中有 79 人出现头晕、腹痛、腹泻、恶心、呕吐。腹泻主要是黄绿色水样便，一日数次至10余次。腹痛多在上腹部，伴有压痛。体温一般在 38~40℃。

39. 根据以上症状判断本次食物中毒是属于下列哪种
A. 沙门菌中毒
B. 副溶血性弧菌中毒
C. 葡萄球菌肠毒素中毒
D. 肉毒杆菌毒素中毒
E. 酵米面中毒

40. 根据血清分型对人类致病的菌型常见的为哪几型
A. C~E 型
B. A~D 型
C. B~D 型
D. A~E 型
E. D~E 型

41. 其发病可能的原因是
A. 蛋类被污染
B. 家畜、家禽肉类被污染
C. 奶类被污染
D. 熟制品被污染
E. 以上都是

【B_1型题】

（42~46 题共用备选答案）
A. 水产品
B. 乳制品
C. 冷冻食品
D. 肉、鱼和罐头
E. 咸鱼

42. 假单胞菌属为典型的腐败细菌，在肉类和鱼类上易繁殖，多见于
43. 嗜盐杆菌属于嗜盐球菌属，多见于
44. 乳杆菌属多见于
45. 芽孢杆菌属与芽孢梭菌属，多见于
46. 弧菌属与黄杆菌属，多见于

（47~51 题共用备选答案）
A. 动物性食品、凉拌菜、水产品
B. 淀粉类食品、剩米饭、奶制品
C. 海产品、受海产品污染的咸菜
D. 自制发酵食品、臭豆腐、面酱
E. 动物性食品、病死牲畜肉、蛋类

47. 沙门菌食物中毒常见中毒食品为
48. 变形杆菌食物中毒常见中毒食品为
49. 副溶血性弧菌食物中毒常见中毒食品为
50. 葡萄球菌食物中毒常见中毒食品为
51. 肉毒杆菌毒素食物中毒常见中毒食品为

参考答案与解析

【A_1型题】

1. D

【解析】食物中毒必须是正常人在正常情况下经口摄入正常数量的可食状态食物后所发生的非传染性急性或亚急性疾病，因此食物中毒既不包括因暴饮暴食而引起的急性胃肠炎，食源性肠道传染病（如伤寒、痢疾），寄生虫病（如旋毛虫、囊虫病）和食物过敏，也不包括因一次大量或长期少量摄入某些有毒有害物质而引起的以慢性毒害为主要特征（如致癌、致畸、致突变）的疾病。

2. C

【解析】参见第 1 题解析。

3. A

【解析】细菌性食物中毒是指因摄入被致病性细菌或其毒素污染的食品而引起的食物中毒。细菌性食物中毒是最常见的食物中毒。

4. A

【解析】食物中毒的特点：①发病潜伏期短。②发病与食物有关。③中毒患者一般具有相同或相似的临床表现。④中毒患者对健康人不具传染性，即人与人之间不直接传染。传染病也可发病急，由于食物传播造成发病，患者有相同或相似的临床表现，

但可在人与人之间传播。

5. A

【解析】细菌性食物中毒全年皆可发生，但以5～10月较多，7～9月尤易发生，这与夏季气温高、细菌易于大量繁殖密切相关。

6. E

【解析】食物中毒的特点：①发病潜伏期短。②发病与食物有关。③中毒患者一般具有相同或相似的临床表现。④中毒患者对健康人不具传染性，即人与人之间不直接传染。

7. C

【解析】50%以上的金黄色葡萄球菌可产生肠毒素，并且1个菌株能产生2种以上的肠毒素，能产生肠毒素的菌株凝固酶试验常呈阳性。多数金黄色葡萄球菌肠毒素在100℃条件下30分钟不被破坏，并能抵抗胃肠道中蛋白酶的水解作用。葡萄球菌食物中毒主要是肠毒素中毒的症状。选项A、B、E属于感染型，选项D属于混合型，选项C属于毒素型。

8. C

【解析】感染型食物中毒：病原菌随食物进入肠道后，在肠道内继续生长繁殖，靠其侵袭力附着于肠黏膜或侵入黏膜及黏膜下层，引起肠黏膜充血、白细胞浸润、水肿、渗出等炎性病理变化。如各种血清型沙门菌感染等，除引起腹泻等胃肠道综合征之外，这些病原菌还进入黏膜固有层，被吞噬细胞吞噬或杀灭，菌体裂解，释放出内毒素。内毒素可作为致热原，刺激体温调节中枢，引起体温升高。因而感染型食物中毒的临床表现多有发热症状。毒素型食物中毒：大多数细菌能产生肠毒素或类似的毒素，由于肠毒素的刺激，激活了肠壁上皮细胞的腺苷酸环化酶或鸟苷酸环化酶，使胞质内的环磷酸腺苷或环磷酸鸟苷的浓度增高，通过胞质内蛋白质的磷酸化过程，进一步激活了细胞内的相关酶系统，使细胞的分泌功能发生变化。而由于肠壁上皮细胞 Cl^- 分泌亢进，使 Na^+ 和水的吸收受到抑制，因而导致腹泻的发生。常见的细菌性食物中毒均发病率高，病死率低。

9. E

【解析】沙门菌属食物中毒多由动物性食物引起，特别是畜肉类及其制品，其次为禽肉、蛋类、奶类及其制品，由植物性食品引起者很少。

10. B

【解析】引起副溶血性弧菌中毒的食物主要是海产品和盐渍食品，如海产鱼、虾、蟹、贝、咸肉、禽、蛋类及咸菜或凉拌菜等。

11. D

【解析】肉毒毒素中毒的临床表现与其他细菌性食物中毒不同，主要表现为运动神经麻痹的症状，而胃肠道症状少见。

12. A

【解析】引起中毒的食品的种类因地区和饮食习惯不同而异。国内以家庭自制植物性发酵品为多见，如臭豆腐、豆酱、面酱、豆豉等。在新疆察布查尔地区引起中毒的食品多为家庭自制谷类或豆类发酵食品，在青海主要为越冬密封保存的肉制品。

13. E

【解析】引起葡萄球菌中毒的食品种类很多，主要是营养丰富且含水分较多的食品，如乳类即乳制品、肉类、剩饭等，其次为熟肉类，偶见鱼类、蛋制品。

14. C

【解析】参见第13题解析。

15. E

【解析】葡萄球菌可以耐受较低的水分活性，因此能在10%～15%氯化钠培养基或高糖浓度的食品中繁殖。葡萄球菌的抵抗能力较强，在干燥的环境中可生存数月；多数金黄色葡萄球菌肠毒素在100℃条件下30分钟不被破坏，并能抵抗胃肠道中蛋白酶的水解作用。

16. E

【解析】食物被葡萄球菌污染后，肠毒素形成与下列因素有关：①食物受葡萄球菌污染的程度，食物中葡萄球菌污染越严重，繁殖越快，也越容易产生肠毒素。②食物存放的温度及环境，在37℃的范围内，温度越高，产生肠毒素所需要的时间越短，当通风不良氧分压降低时肠毒素易于形成。③食物的成分与性状，含蛋白质丰富，含水分较多，同时含一定淀粉或含油脂较多的食物，受葡萄球菌污染后易形成肠毒素。

17. E

【解析】葡萄球菌为机会致病菌，菌株致病力的强弱要取决于其产生的毒素和侵袭性酶，包括溶血素（外毒素）、杀白细胞素、血浆凝固酶、DNA酶和肠毒素。

18. C

【解析】肉毒毒素中毒的临床表现与其他细菌性食物中毒不同，主要表现为运动神经麻痹的症状，而胃肠道症状少见。选项A、B、E均有呕吐，但葡萄球菌肠毒素食物中毒潜伏期短，起病急骤，有恶心、呕吐、中上腹疼痛和腹泻，以剧烈而频繁地呕吐最为显著，呕吐物可呈胆汁性或含血及黏液。剧烈吐泻可导致虚脱、肌痉挛及严重失水等现象。

19. D

【解析】参见第10题解析。

20. B

【解析】过敏性变形杆菌致病性分为两种：一种为摄入变形杆菌后，进入胃肠道，在小肠内繁殖从而引起感染，同时产生肠毒素，引起中毒性胃肠炎；另一种由于摩根变形杆菌产生很强的脱羧酶，在其强力催化下，食品中的组胺脱羧酶脱羧生成组胺，从而使人体产生过敏。

21. B

【解析】椰毒假单胞菌酵米面亚种食物中毒传统上称为酵（臭）米面食物中毒，是由椰毒假单胞菌酵米面亚种产生的外毒素引起的。

22. D

【解析】赤霉病麦中毒主要症状有恶心、呕吐、腹痛、腹泻、头晕、头痛、嗜睡、流涎、乏力，少数患者有发热、畏寒等。个别重症患者呼吸、脉搏、体温及血压波动，四肢酸软，步态不稳，形似醉酒，故有的地方称之为“醉谷病”。一般患者无须治疗而自愈，对呕吐严重者应补液。

23. D

【解析】从霉变甘蔗中分离出的产毒真菌为甘蔗节菱孢霉，甘蔗节菱孢霉产生的3-硝基丙酸是一种强烈的嗜神经毒素，主要损害中枢神经系统。

24. C

【解析】甘蔗节菱孢霉产生的3-硝基丙酸是一种强烈的嗜神经毒素，主要损害中枢神经系统。轻度中毒者的潜伏期较长，重度中毒者多在2小时内发病。中毒症状最初表现为一时性消化道功能紊乱，表现为恶心、呕吐、腹痛、腹泻、黑便，随后出现头晕、头痛和复视等神经系统症状。重者可发生阵发性抽搐。抽搐时四肢强直，屈曲内旋，手呈鸡爪状，眼球间上，偏侧凝视，瞳孔散大，继而进入昏迷状态。患者可死于呼吸衰竭，幸存者则留下严重的神经系统后遗症，导致终身残废。

25. C

【解析】河豚所含河豚毒素的量因河豚的部位、种类、季节的不同而有所差异。河豚以卵巢含毒素最多，所以毒性最大，其次为肝，脾、血液、眼睛、鳃、皮肤的毒性依次递减。

26. B

【解析】河豚毒素主要作用于神经系统，阻碍神经传导，使神经末梢和中枢神经发生麻痹。首先是感觉神经麻痹，继而运动神经麻痹。其呼吸抑制作用是对延髓的直接作用。

27. E

【解析】河豚毒素对热稳定，100℃加热4小时才使其破坏，因此一般烹调加工温度不能破坏；日晒、盐腌、煮沸均不被破坏。对碱不稳定，加4%NaOH溶液处理20分钟可破坏。

28. C

【解析】河豚毒素主要作用于神经系统，阻碍神经传导，使神经末梢和中枢神经发生麻痹。

29. D

【解析】一般根据所含有毒成分和中毒的临床表现，大致将毒蕈中毒分为4种类型：①肝肾损害型，此型中毒最严重。②神经精神型。③溶血型。④胃肠毒型。其中肝肾损害型分为6期，分别为：①潜伏期。②胃肠炎期。③假愈期。④内脏损害期。⑤精神症状期。⑥恢复期。

30. D

【解析】含氰苷类植物中毒是指因食用苦杏仁、桃仁、李子仁、枇杷仁、樱桃仁、木薯等含氰苷类食物引起的食物中毒，其中以杏仁中毒最多见。

31. B

【解析】当杏仁等果仁在口腔中咀嚼和在胃肠内进行消化时，氰苷被果仁所含的水解酶水解释放出氢氰酸，并迅速被黏膜吸收入血引起中毒。氢氰酸是一种毒性大、作用快的细胞原浆毒。氢氰酸的氰离子可与细胞色素氧化酶中的铁离子结合，使呼吸酶失去活性，氧不能被组织细胞利用导致组织缺氧而陷于窒息状态。

32. B

【解析】亚硝酸盐为强氧化剂，进入血液后可使血中低铁血红蛋白氧化成高铁血红蛋白，从而失去输送氧的功能，致使组织缺氧，出现发绀症状而中毒。亚硝酸盐的中毒剂量为0.3~0.5g，致死剂量为1.0~3.0g。

33. A

【解析】亚甲蓝为强氧化剂，在体内还原型辅酶作用下还原成白色亚甲蓝，即可将高铁血红蛋白还原成低铁血红蛋白，恢复输送氧的功能，是亚硝酸盐中毒特效解毒剂。

34. A

【解析】有机磷农药进入人体后与体内胆碱酯酶迅速结合，形成磷酰化胆碱酯酶，使胆碱酯酶活性受到抑制，失去催化水解乙酰胆碱的能力，结果使大量乙酰胆碱在体内蓄积，导致以乙酰胆碱为传导介质的胆碱能神经处于过度兴奋状态，从而出现中毒症状。

35. D

【解析】特效解毒剂有二巯基丙磺酸钠、二巯丙醇等。此类药物的巯基与砷有很强的结合力，能夺取与组织中酶系统结合的砷，形成无毒物质并随同尿液排出。一般首选二巯基丙磺酸钠。

36. E

【解析】砷毒性主要表现为以下几方面：①砷在机体内可与细胞内酶的巯基结合而使其失去活性，从而影响组织细胞的新陈代谢，引起细胞死亡，这种毒性作用如发生在神经细胞则可引起神经系统病变。②砷对消化道有直接腐蚀作用，接触部位可产生急性炎症、溃疡、糜烂、出血，甚至坏死。③砷可麻痹血管运动中枢和直接作用于毛细血管，使血管扩张、充血、血压下降。④砷中毒严重者可出现肝脏、心脏及脑等器官的缺氧性损害。

37. E

【解析】细菌性食物中毒预防措施：①加强卫生宣传教育，改变生食等不良饮食习惯；严格遵守牲畜宰前、宰后的卫生要求，防止污染；食品加工、存贮和销售过程要严格遵守卫生制度，做好食具、容器的消毒；食品在使用前充分加热，以杀灭病原体和破坏毒素等。②加强食品卫生质量检查和监督管理。③建立快速、可靠的病原菌检测技术。

38. E

【解析】食物中毒现场处理：①控制措施。在经过初步调查，确认为疑似食物中毒后，调查人员应依法及时采取控制措施，以防止食物中毒蔓延、扩大。②追回、销毁导致中毒的食物。根据现场调查与检验结果，对已确认的中毒食品，卫生行政部门可直接予以销毁，也可在卫生行政部门的监督下，由肇事单位自行销毁。对已售出或发出、送出的中毒食品要责令肇事者追回销毁。③中毒场所处理。根据不同性质的食物中毒，调查人员应指导相关单位和个人，对中毒场所采取相应的处理措施，以消除污染。④对于病情严重者应给予积极治疗。

【A_3/A_4型题】

39. A

【解析】沙门菌食物中毒主要症状为发热、恶心、呕吐、腹痛、腹泻，一般先有腹痛、呕吐继而腹泻，腹泻为水样便，少数带有黏液和血，一日可达数次至10余次。伴有体温升高38～40℃。葡萄球菌中毒特征为剧烈呕吐；副溶血性弧菌中毒特征为以脐部阵发性绞痛；肉毒杆菌毒素中毒为以对称性脑神经受损的症状为其特征；酵米面中毒主要为肝肾损伤。

40. D

【解析】我国已发现26个沙门菌组、161个血清型。使人类致病的沙门菌大多属于A～E组。

41. E

【解析】参见第9题解析。

【B_1型题】

42. C

【解析】假单胞菌属是食品腐败性细菌的代表，为革兰阴性无芽孢杆菌，需氧，嗜冷，兼或嗜盐，多具有分解蛋白质和脂肪的能力，其中有些分解能力很强，增殖速度快。

43. E

【解析】革兰阴性需氧菌，嗜盐，可在高浓度食盐（至少为12%）中生长，多见于咸鱼，且可产生橙红色素。盐杆菌和盐球菌可在咸肉和盐渍食品上生长，引起食物变质。

44. B

【解析】乳杆菌经常与乳酸菌同时出现，革兰阳性，过氧化氢酶阴性杆菌，厌氧或微需氧，主要见于乳品中，可使其腐败变质。该属中的许多菌可用于生产乳酸或发酵食品，污染食品后也可引起食品变质。

45. D

【解析】革兰阳性菌，属于嗜中温菌，其引发的食物中毒季节性明显，以夏、秋季，尤其6～10月为多见。引起中毒的食品种类繁多，包括乳制品、肉类食品、蔬菜、米饭等。

46. A

【解析】弧菌属和黄杆菌属二者均为革兰阴性菌，兼性厌氧，主要来自海水或淡水，可在低温和5%食盐中生长，故在鱼类即水产品中多见。

47. E

【解析】参见第9题解析。

48. A

【解析】变形杆菌食物中毒主要是动物性食品，特别是熟肉以及内脏的熟制品。此外，凉拌菜、剩饭、水产品等也有引起变形杆菌食物中毒的报道。

49. C

【解析】副溶血性弧菌引起中毒的食物主要是海产品和盐渍食品，如海产鱼、虾、蟹、贝、咸肉、禽、蛋类及咸菜或凉拌菜等。

50. B

【解析】葡萄球菌引起中毒的食物种类很多，主要是乳及乳制品、肉类、剩饭等食品。

51. D

【解析】肉毒杆菌毒素引起中毒的食品种类因地区和饮食习惯不同而异。国内以家庭自制植物性发酵品为多见，如臭豆腐、豆酱、面酱、豆豉等。

第十二单元　食品安全风险监测和风险分析

【A_1型题】

1. 对某种受试物的急性毒性实验结果评价时，如放弃该受试物用于食品，不再继续其他毒理学实验，则表明其LD_{50}

   A. 大于人的可能摄入量的100倍

   B. 大于人的可能摄入量的50倍

   C. 大于人的可能摄入量的30倍

D. 大于人的可能摄入量的10倍

E. 小于人的可能摄入量的10倍

2. 亚慢性毒性实验中某种受试物的毒性较强，应放弃该受试物用于食品，表示其最大无作用剂量

A. 小于人体可能摄入量的100倍

B. 大于人体可能摄入量的100倍

C. 小于人体可能摄入量的300倍

D. 人于人体可能摄入量的300倍

E. 大于人体可能摄入量的500倍

3. 根据慢性毒性实验所得的最大未观察到有害作用剂量评价某种受试物时，如考虑允许使用于食品，表示其最大未观察到有害作用剂量

A. 小于或等于人的可能摄入量的10倍

B. 小于或等于人的可能摄入量的50倍

C. 在人的可能摄入量的50~100倍

D. 小于人的可能摄入量的100倍

E. 大于或等于人的可能摄入量的100倍

4. 由动物毒性实验结果外推到人时，鉴于动物与人的种属和个体之间的生物学差异，一般采用的安全系数为

A. 10倍

B. 50倍

C. 100倍

D. 500倍

E. 1000倍

5. 食品安全风险监测的工作不包括

A. 收集、分析和研究判断食品安全风险信息

B. 制订风险监测计划

C. 上报、汇总和分析数据

D. 发布、通报和监测结果跟踪评价

E. 参与食品生产过程

6. 食品安全风险监测工作的核心是

A. 收集、分析和研究判断食品安全风险信息

B. 制订风险监测计划

C. 采样和检验

D. 上报、汇总和分析数据

E. 发布、通报和监测结果跟踪评价

7. 关于食品安全的定义描述不正确的是

A. 食品无毒、无害

B. 符合应当有的营养要求

C. 对人体不造成任何急性或亚急性危害

D. 对人体不造成任何慢性危害

E. 对人体绝对安全

8. 食品安全风险评估中的危害识别资料来源一般不包括

A. 流行病学资料

B. 动物实验资料

C. 化学结构-活性关系资料

D. 体外毒理学研究资料

E. 个体易感性资料

参考答案与解析

【A_1型题】

1. A

【解析】进行急性毒性实验时，如LD_{50}小于人的推荐（可能）摄入量的100倍，则一般应放弃该受试物用于食品，不再继续进行其他毒理学实验。

2. A

【解析】90天喂养毒性实验，根据实验所得的未观察到有害作用水平进行评价的原则是：①未观察到有害作用水平小于或等于人的推荐（可能）摄入量的100倍表示毒性较强，应放弃该受试物用于食品。②未观察到有害作用水平大于100倍而小于300倍者，应进行慢性毒性实验。③未观察到有害作用水平大于或等于300倍者则不必进行慢性毒性实验，可进行安全性评价。

3. E

【解析】根据慢性毒性实验所得的未观察到有害作用水平进行评价的原则是：①未观察到有害作用水平小于或等于人的推荐（可能）摄入量的50倍者，表示毒性较强，应放弃受试物用于食品。②未观察到有害作用水平大于50倍而小于100倍者，经安全性评价后，决定该受试物可否用于食品。③未观察到有害作用水平大于或等于100倍者，则可考虑允许用于食品。

4. C

【解析】将动物毒性实验结果外推到人时，鉴于动物与人的物种差异和个体之间的生物学差异，不确定系数通常为100倍，但可根据受试物的原料来源、理化性质、毒性大小、代谢特点、蓄积性、接触的人群范围、食品中的使用量和人的可能摄入量、使用范围及功能等因素来综合考虑其安全系数的大小。

5. E

【解析】食品安全风险监测是指通过系统地、持续地对食源性

疾病、食品污染、食品中有害因素进行监测，并对监测数据及相关信息进行综合分析和及时通报的活动。具体而言，食品安全风险监测的工作主要包括收集、分析和研究判断食品安全风险信息，制订风险监测计划，采样和检验，上报、汇总和分析数据，发布、通报和监测结果跟踪评价5个步骤。

6. B

【解析】监测计划的制订是整个食品安全风险监测工作的核心，其他活动均是围绕此活动而开展的。

7. E

【解析】食品安全是指食品无毒、无害，符合应当有的营养要求，对人体健康不造成任何急性、亚急性或慢性危害。

8. E

【解析】在对食品中外源化学物进行危害识别时，首先要收集现有的毒理学资料，并对这些资料的质量和可信度进行评价、权衡后决定取舍或有所侧重。这包括流行病学资料、动物实验资料、化学物结构-活性关系资料和体外毒理学研究资料。

第十三单元　食品安全监督管理

【A_1 型题】

1. ADI是下列哪个概念的英文缩写
   A. 供给量
   B. 人体每日容许摄入量
   C. 水分活性
   D. 蛋白质功效比值
   E. 挥发性盐基总氮
2. 反映食品可能被污染及污染程度的指标是
   A. 大肠菌群
   B. 重金属
   C. 灰分
   D. 沙门菌
   E. 真菌毒素
3. 属于严重危害人体健康的指标是
   A. 灰分
   B. 真菌毒素
   C. 菌落总数
   D. 大肠菌群
   E. 挥发性盐基总氮
4. 属于间接反映食品安全质量发生变化的指标是
   A. 沙门菌
   B. 矿物质
   C. 重金属
   D. 挥发性盐基总氮
   E. 真菌毒素
5. 良好生产规范的英文缩写是
   A. GAP
   B. GMP
   C. GDP
   D. GEP
   E. GNP
6. 危害分析和关键控制点的英文缩写是
   A. HDCCP
   B. HNCCP
   C. HACCP
   D. HECCP
   E. HMCCP

参考答案与解析

【A_1 型题】

1. B

【解析】人体每日容许摄入量（ADI）是指人类终身每日摄入该物质后而对机体不产生任何已知不良效应的剂量，以人体每千克体重的该物质摄入量［mg/（kg·bw）］表示。

2. A

【解析】食品安全标准的主要技术指标中包括反映食品可能被污染及污染程度的指标，如菌落总数、大肠菌群等。

3. B

【解析】食品安全标准的主要技术指标中严重危害人体健康的指标，包括致病性微生物与毒素，如沙门菌、金黄色葡萄球菌及其产生的毒素、真菌毒素等；有毒有害化学物质，如砷、铅、汞、镉、多环芳烃类化合物等；放射性污染物等。

4. D

【解析】食品安全标准的主要技术指标中间接反映食品安全质量发生变化的指标，包括水分、含氮化合物、挥发性盐基总氮等。

5. B

【解析】良好的生产规范（good manufacturing practice，GMP）。

6. C

【解析】HACCP是英文hazard analysis critical control points首字母缩略词，称为“危害分析与关键控制点”。基本含义是：为了防止食物中毒或其他食源性疾病的发生，对食品生产加工过程中可能造成食品污染的各种危害因素进行系统和全面的分析，从而确定能有效预防、减轻或消除危害的加工环节（称之为“关键控制点”），进而在关键控制点对危害因素进行控制，并对控制效果进行监控，当发生偏差时予以纠正，从而达到消除食品污染的目的。

第十七章　妇女保健学

第一节　妇女保健概论

【A_1 型题】

1. 妇女保健的重点范围是
   A. 妇科恶性肿瘤的防治
   B. 生殖道感染及性传播疾病的防治
   C. 预产期保健及其疾病的防治
   D. 妇女从青春期到更年期生殖器官与功能的保健及疾病的防治
   E. 青春期、围产期、更年期保健
2. 女性一生要经过几个时期
   A. 5 个时期
   B. 6 个时期
   C. 7 个时期
   D. 8 个时期
   E. 4 个时期
3. 妇女保健与儿童发展的关系是
   A. 密切相关
   B. 两个不同的发展时期
   C. 无关
   D. 有待研究
   E. 可能有关
4. 下列哪项不属于女性一生要经过的时期
   A. 新生儿期
   B. 幼年期
   C. 青春期
   D. 性成熟期
   E. 胎儿期
5. 生殖健康的定义
   A. 母子保健
   B. 没有疾病
   C. 虚弱
   D. 在生命所有各阶段的生殖功能和生命全过程中，身体、心理和社会适应的完好状态，而不仅仅是没有疾病和虚弱
   E. 生育健康的下一代
6. 下列哪项不属于生殖健康的内涵
   A. 性生活方面：人们能享有负责、满意和安全的性生活，不必担心染上传染性疾病和计划外妊娠
   B. 生育功能方面：根据自己意愿决定是否生育、何时生育及生育间隔
   C. 母婴安全方面：妊娠及分娩经过安全、妊娠结局成功，婴儿存活并健康成长
   D. 节育方面：夫妇能对节育方法进行选择，并获取安全、有效、易接受的方法
   E. 在生命各阶段没有疾病
7. 妇幼保健工作中的哪项指标被列为评价一个地区或国家的人口、社会与经济发展的指标
   A. 孕产妇死亡率
   B. 人口出生率
   C. 死亡率
   D. 病死率
   E. 住院分娩率

【B_1 型题】

（8～10 题共用备选答案）
   A. 在生命所有各阶段的生殖功能和生命全过程中，身体、心理和社会适应的完好状态，而不仅仅是没有疾病和虚弱
   B. 强调下列方面。①性生活方面：人们能享有负责、满意和安全的性生活，不必担心染上传染性疾病和计划外妊娠。②生育功能方面：根据自己意愿决定是否生育、何时生育及生育间隔。③母婴安全方面：妊娠及分娩经过安全、妊娠结局成功，婴儿存活并健康成长。④节育方面：夫妇能对节育方法进行选择，并获取安全、有效、易接受的方法
   C. 内容广泛、以人为本对传统妇女保健观念的发展
   D. 生殖道无病理表现，无异常体征
   E. 行使正常生殖功能
8. 生殖健康的定义是
9. 生殖健康的内涵是
10. 生殖健康概念的特点是

（11～13 题共用备选答案）
   A. 母婴保健法
   B. 中国妇女发展纲要
   C. 中国儿童发展纲要
   D. 定向扶贫计划
   E. 健康中国 2030
11. 1994 年，中国颁布了（　），确保产妇和婴儿获得适当保健服务的权利，包括婚前和孕前咨询以及产前、围产期、产后和新生儿护理
12. 促进妇女权益的优先政策
13. 以消除极端贫困为目标，改善妇女和儿童的健康

参考答案与解析

【A_1 型题】

1. D

【解析】妇女保健重点范围是妇女从青春期到更年期生殖器官与功能的保健及疾病的防治。

2. B

【解析】女性一生中要经过6个时期：新生儿期、幼年期、青春期、性成熟期、更年期和老年期。

3. A

【解析】妇女保健与儿童发展密切相关。妇女保健与优生：①只有身心健康的母亲才能孕育出身心健康的儿童。②为了保护好儿童首先要保护好母亲。妇女保健与优育：①不发达地区常有较严重的性别歧视。②“儿童优先，母亲安全”。

4. E

【解析】参见第2题解析。

5. D

【解析】生殖健康的定义是在生命所有各阶段的生殖功能和生命全过程中，身体、心理和社会适应的完好状态，而不仅仅是没有疾病和虚弱。

6. E

【解析】生殖健康是指在生命所有阶段的生殖功能和生命全过程中的身体、心理和社会适应的完好状态，而不仅是没有疾病和虚弱。其内涵强调以下方面。①性生活方面：人们能享有负责、满意和安全的性生活，不必担心染上传染性疾病和计划外妊娠。②生育功能方面：根据自己意愿决定是否生育、何时生育及生育间隔。③母婴安全方面：妊娠及分娩经过安全、妊娠结局成功，婴儿存活并健康成长。④节育方面：夫妇能对节育方法进行选择，并获取安全、有效、易接受的方法。

7. A

【解析】孕产妇死亡率被列为评价一个地区或国家的人口、社会与经济发展的一项重要指标。

【B_1 型题】

8. A

【解析】参见第5题解析。

9. B

【解析】参见第6题解析。

10. C

【解析】生殖健康概念的特点是内容广泛、以人为本对传统妇女保健观念的发展。

11. A

【解析】1994年，中国颁布了《母婴保健法》，这是中国农村妇幼保健院的一个重要里程碑。它确保产妇和婴儿获得适当保健服务的权利，包括婚前和孕前咨询以及产前、围产期、产后和新生儿护理。

12. B

【解析】自1995年以来，中国先后出台了《妇女发展三阶段纲要》和《儿童发展三阶段纲要》作为促进妇女和儿童权益的优先政策。

13. D

【解析】2013年，以到2020年消除极端贫困为目标，启动了定向扶贫计划。该计划的一个重点是改善妇女和儿童的健康。

第二节　女童保健

【A_1 型题】

1. 胎儿期保健的原则是
   A. 避免不利因素的影响
   B. 保证有利因素的影响
   C. 保证有利因素的影响，避免不利因素的影响
   D. 可适当地使用一些药物
   E. 由于胎盘的屏障作用不会感染疾病
2. 以下哪个不是新生儿期保健的原则
   A. 保温
   B. 清理呼吸道
   C. 断脐
   D. 预防感染
   E. 睡眠
3. 以下不是儿童期发育特点的是
   A. 历时约10年
   B. 身体、智力发展最快的时期
   C. 加强营养
   D. 生殖器官发育也最快
   E. 易发生外阴阴道炎

参考答案与解析

【A_1 型题】

1. C

【解析】从卵子和精子结合到小儿出生统称为胎儿期。胎儿在母体子宫内约经过294天，在此期间胎儿完全依靠母体生存，孕母的健康、营养、情绪、环境、疾病等对胎儿的生长和发育影响极大。孕母如受到理化创伤、缺乏营养、感染、药物、心理创伤等不利因素侵扰时，可使胎儿生长和发育发生障碍，导致死胎、流产、早产或先天畸形等不良结果。因此，在孕期保证有利因素的影响，避免不利因素的影响十分重要。

2. E

【解析】自出生后脐带结扎时起至出生后28天内，称为新生儿期。这一时期小儿脱离母体开始独立生活，内、外环境发生巨大变化，但其生理调节和适应能力不够成熟，易发生体温不升、体重下降，各种疾病如产伤、窒息、溶血、感染、先天畸形等，不仅发病率高，死亡率也高。根据这些特点，新生儿期儿童保健特别强调护理，如保温、喂养、断脐、清洁卫生、消毒隔离等。

3. D

【解析】儿童期从6~14岁，大约10年，称为学龄期，是儿童发育生长最快的时期，所需的营养也最大；女童需要注意外阴的清洁，以防感染引发外阴阴道炎；而生殖器官发育最快的时期是青春期。

第三节 青春期保健

【A_1 型题】

1. 真性性早熟为
   A. 女童10岁前月经来潮
   B. 下丘脑-垂体-卵巢轴功能提前发育
   C. 垂体性腺肿瘤引起
   D. 女童患颗粒细胞瘤
   E. 服用含性激素类药物或保健品，小儿性器官提前发育
2. 性成熟期
   A. 卵巢可以排卵
   B. 月经不规律
   C. 是一生中生育活动的鼎盛时期
   D. 不易患妇科疾病
   E. 易患妇科常见病，如炎症、功能失调、肿瘤等
3. 青春期功能性异常子宫出血的原因多为
   A. 子宫肌瘤
   B. 下丘脑-垂体-卵巢轴功能紊乱
   C. 卵巢肿瘤
   D. 生殖器官感染
   E. 垂体肿瘤
4. 青春期生殖功能成熟的标志是
   A. 乳腺发育
   B. 月经来潮
   C. 女性体态
   D. 阴毛出现
   E. 声音高尖
5. 下列除哪一项外均是月经的特点
   A. 伴随卵巢周期性变化的子宫内膜脱落出血
   B. 性成熟的主要特征
   C. 月经来潮的第一天至下次月经第一天为1个月经周期
   D. 分为4个阶段
   E. 月经第一次来潮称为初潮
6. 儿童发育迟缓的病因除外
   A. 体质性延迟
   B. 低促性腺激素性腺功能延迟
   C. 高促性腺激素性腺功能减退
   D. 中枢神经系统或卵巢肿瘤者
   E. 与遗传无关
7. 青春期
   A. 月经未来潮
   B. 第二性征未发育
   C. 是儿童期末到性成熟期之间的一段时期
   D. 生殖器官未发育
   E. 易发生外阴阴道炎
8. 性早熟的定义是
   A. 女童在8岁以前出现乳房增大
   B. 女童在8岁以前出现阴毛、腋毛生长
   C. 女童在10岁以前月经来潮
   D. 女童在8岁以前出现第二性征发育
   E. 以上1种或1种以上者，均属于性早熟
9. 青春期下丘脑分泌促性腺激素释放激素的作用是
   A. 刺激卵巢发育及排卵
   B. 刺激垂体分泌雌激素与孕激素

C. 刺激子宫发育、内膜增厚、月经来潮
D. 刺激垂体分泌卵泡刺激素（FSH）及黄体生成素（LH）
E. 刺激卵巢分泌卵泡刺激素（FSH）及黄体生成素（LH）

10. 世界卫生组织（WHO）规定的青春期年龄为
A. 8~18岁
B. 10~20岁
C. 10~19岁
D. 12~20岁
E. 12~22岁

11. 女性经期可出现
A. 下腹和腰骶部不适
B. 子宫收缩痛
C. 胃肠道紊乱症状
D. 神经系统不稳定症状
E. 以上全可以出现

12. 青春期生殖器发育的特点不包括
A. 子宫很快发育，宫颈明显增大，子宫体与宫颈之比为1∶2
B. 子宫内膜呈周期性改变而月经来潮
C. 阴道变长而宽，黏液腺发育，有分泌物排出
D. 阴道分泌物由碱性转变为酸性，有利于抵抗病菌的侵袭
E. 外生殖器也生长发育，阴阜隆起，大阴唇肥厚，小阴唇增大，色素沉着及阴毛出现

13. 青春期心理特点不包括
A. 性困惑
B. 半成熟、半幼稚
C. 青春期幻想
D. 独立性增强
E. 不受同伴影响

14. 下列哪一项不是青春期第二性征发育的特点
A. 乳房发育增大
B. 乳晕增大、色素加深
C. 月经来潮
D. 腋毛生长
E. 阴毛生长

15. 月经血中不含有
A. 子宫内膜碎片
B. 宫颈黏液
C. 脱落的阴道上皮细胞
D. 血液
E. 毒素

【B_1型题】

（16~19题共用备选答案）
A. 伴随卵巢周期性变化而出现的子宫内膜周期性脱落及出血
B. 月经第一次来潮称为月经初潮，月经的出现是性成熟的主要特征
C. 月经周期的计算是从月经来潮的第一天算起，直到下次月经前一天
D. 月经周期可分为3个阶段：卵泡期、排卵期及黄体期
E. 月经周期的计算是从月经来潮的第一天算起，直到下次月经结束的最后一天

16. 月经是指
17. 月经初潮是指
18. 月经周期是指
19. 月经周期分为

（20~24题共用备选答案）
A. 保健的原则是对胎儿有利因素要保证，不利因素要尽量避免和减少
B. 主要保健重点是清理呼吸道，建立呼吸，保温，预防脐带断端、眼和皮肤感染，母乳喂养等
C. 约为10年，是身体和智力发展很快的时期。要加强营养，合理营养，避免儿童期肥胖的发生。避免女童发生外阴阴道炎
D. 是从儿童期末到性成熟期之间的一段生命时期，在此时期内身体和心理发生巨大的变化
E. 是妇女一生中生育和劳动生产的鼎盛时期

20. 胎儿期保健
21. 新生儿期保健
22. 儿童期保健
23. 青春期保健
24. 性成熟期保健

（25~27题共用备选答案）
A. 女童在8岁以前出现乳房增大，阴毛、腋毛生长等第二性征的一种或一种以上者，均属于性早熟
B. 包括真性性早熟和假性性早熟
C. 是针对病因进行治疗。治疗目的在于抑制排卵、月经，减慢第二性征的发育，预防身材过矮，促进身心的协调发展和心理健康
D. 女童在14岁以前出现第二性征发育，属于性早熟
E. 由肿瘤引起的假性性早熟，尚无特殊疗法，可用大剂量孕激素抑制促性腺激素的分泌，其效果观察6~12个月

25. 性早熟
26. 性早熟分类
27. 性早熟治疗原则

（28~30题共用备选答案）
A. 是指超过正常青春期开始平均年龄25个标准差以上尚无性成熟发育者
B. 分为体质性延迟、低促性腺激素性腺功能延迟、高促性腺激素性腺功能减退
C. 重视心理疏导，积极防治全身慢性病，改善营养状况
D. 患有中枢神经系统或卵巢肿瘤者，可用性激素替代疗法
E. 年龄达12岁尚无月经来潮、无第二性征发育称为

性发育迟缓

28. 性发育迟缓定义

29. 性发育迟缓分类

30. 性发育迟缓防治原则

参考答案与解析

【A₁ 型题】

1. B

【解析】性早熟即青春期提前出现。一般来说女童在 9 岁前出现包括第二性征在内的性发育，10 岁以前月经来潮，男童在 10 岁以前出现性发育，即为性早熟。其中由于各种原因导致下丘脑-腺垂体对性发育的促进提前者，称为真性性早熟。

2. C

【解析】性成熟期又称生育期，一般自 18 岁左右开始，历时约 30 年。此期妇女性功能旺盛，卵巢功能成熟并分泌性激素，已建立规律的周期性排卵，生殖器各部和乳房也均有不同程度的周期性改变，是一生中生育活动的鼎盛时期。

3. B

【解析】异常子宫出血是由神经内分泌失调，下丘脑-垂体-卵巢轴功能紊乱，并非由生殖器官病变所引起的不规则出血，其中以无排卵型为多见，占异常子宫出血的 80%~90%。

4. B

【解析】女性性成熟的标志是月经来潮。

5. D

【解析】月经周期分为 3 个阶段：卵泡期、排卵期及黄体期。

6. E

【解析】导致儿童发育迟缓的原因：①与遗传有关。②某些疾病导致，如卵巢肿瘤、代谢性疾病、骨骼疾病（骨软骨发育不全）、内分泌疾病（如生长激素缺乏症、甲状腺功能减退症）、唐氏综合征、特纳综合征等。③缺少生长激素及性激素。儿童的生长和发育离不开生长激素及性激素的调控，如低促性腺激素性腺功能延迟、高促性腺激素性腺功能减退等，当体内分泌的激素不足时，就会影响儿童正常的生长和发育。④与饮食相关，此因素是最重要的风险因素。⑤神经或器官损伤，如中枢神经系统损伤。

7. C

【解析】青春期是儿童期末到性成熟期之间的一段时期。世界卫生组织（WHO）规定青春期为 10~19 岁。此期显著的生理特性表现为：①全身发育，身高、体型已渐发育为女性特有的体型。②内外生殖器官发育渐趋成熟，第二性征发育呈现女性特有的体态。③月经来潮是青春期开始的一个重要标志。④具有生育能力。此时期整个生殖系统的功能虽尚未完善，但已有生育能力。

8. E

【解析】如女童在 8 岁以前出现乳房增大，出现阴毛、腋毛生长等第二性征发育，在 10 岁以前月经来潮等，只要出现以上 1 种或 1 种以上者，均属于性早熟。

9. D

【解析】下丘脑促性腺激素释放激素调控垂体分泌卵泡刺激素和黄体生成素。

10. C

【解析】世界卫生组织（WHO）规定青春期的年龄为 10~19 岁。

11. E

【解析】女性经期可出现下腹和腰骶部不适、子宫收缩痛、胃肠道紊乱、神经系统不稳定症状等。

12. A

【解析】青春期生殖器发育特点：进入青春期后，卵巢迅速发育长大，并出现发育程度不同的卵泡。青春期中、后期，卵巢开始分泌雌激素。内、外生殖器都发育和成长，并逐渐趋于成熟。外生殖器由幼稚型向成人型发展，阴阜隆起，阴毛出现，大阴唇变肥厚，小阴唇变大且有色素沉着。阴道的长度及宽度增加，阴道黏膜增厚，出现皱襞。子宫很快发育增大，尤其是子宫体明显增大，使宫颈与子宫体之比成为 1∶2。至 16 岁时，子宫长 5.5cm，重 30~35g。阴道开始排出分泌物，并由碱性变为酸性。少女出现第一次生理性子宫出血称为月经初潮，它是女孩性成熟过程中的一项重要标志，初潮年龄在 11~16 岁。

13. E

【解析】青春期是指个体的性功能从还没有成熟到成熟的阶段。在生物学上是指人体由不成熟发育到成熟的转化时期，他们的心理发展和生理发育往往不同步，具有半成熟、半幼稚的特点。具体有性困惑、同伴影响、青春期幻想、独立性增强。

14. C

【解析】进入青春期以后，在性激素的作用下，男女之间还出现除了性器官以外的男女性各自所特有的征象，称为第二性征，也称副性征，主要表现在乳房、阴毛、腋毛及体型、嗓音等方面。月经来潮为性器官的发育现象。

15. E

【解析】正常月经血呈暗红色，含有血液、子宫内膜碎片、宫颈黏液、脱落的阴道上皮细胞、大量细菌和多种激素等。

【B_1型题】

16. A

【解析】月经是指伴随卵巢周期性变化而出现的子宫内膜周期性脱落及出血。

17. B

【解析】月经第一次来潮称为月经初潮，月经的出现是性成熟的主要特征。

18. C

【解析】月经周期：自月经第一天起至下次月经的前一天，一般为28~30天，提前或延后7天之内仍属正常。

19. D

【解析】月经周期可分为3个阶段：卵泡期、排卵期及黄体期。

20. A

【解析】胎儿期保健的原则是对胎儿有利因素要保证，不利因素要尽量避免和减少。应加强营养、避免感染、慎用药物。

21. B

【解析】新生儿期保健的主要保健重点是清理呼吸道，建立呼吸，保温，预防脐带断端、眼和皮肤感染，母乳喂养等。

22. C

【解析】儿童期保健约为10年，是身体和智力发展很快的时期。要加强营养，合理营养，避免儿童期肥胖的发生。避免女童发生外阴阴道炎。

23. D

【解析】青春期保健是从儿童期末到性成熟期之间的一段生命时期，在此时期内身体和心理发生巨大的变化。生殖器官快速发育，并出现第二性征。一级预防包括合理的营养，培养良好的个人生活习惯。二级预防包括早期发现疾病和行为偏异及减少危险因素两个方面。三级预防包括对女青年疾病的治疗与康复。

24. E

【解析】性成熟期保健是妇女一生中生育和劳动生产的鼎盛时期。保健重点：①包括围婚期、妊娠分娩围孕产期和哺乳期保健。②指导掌握计划生育主动性，避免计划外妊娠，治疗不孕症。③改善劳动条件，推行妇女劳动卫生。④防治妇女常见病。

25. A

【解析】女童在8岁以前出现乳房增大，阴毛、腋毛生长等第二性征，10岁以前月经来潮，均属于性早熟。

26. B

【解析】性早熟分类包括真性性早熟和假性性早熟。

27. C

【解析】性早熟治疗原则是针对病因进行治疗。治疗目的在于抑制排卵、月经，减慢第二性征的发育，预防身材过矮，促进身心的协调发展和心理健康。

28. A

【解析】性发育迟缓是指超过正常青春期开始平均年龄25个标准差以上尚无性成熟发育者。

29. B

【解析】性发育迟缓分类分为体质性延迟、低促性腺激素性腺功能延迟、高促性腺激素性腺功能减退。

30. C

【解析】性发育迟缓防治原则是重视心理疏导，积极防治全身慢性病，改善营养状况。

第四节 婚前保健

【A_1型题】

1. 婚前医学检查对患有指定传染病在传染期内的医学意见应为
   A. 不宜结婚
   B. 可结婚，同时治疗
   C. 暂缓结婚，需先治疗
   D. 可先结婚，不宜生育
   E. 可结婚和生育
2. 婚前医学检查的严重遗传性疾病不包括
   A. 多基因遗传病
   B. 常染色体显性遗传病
   C. 常染色体隐性遗传病
   D. 因遗传病而生活不能自理再发风险高者
   E. 重型精神病
3. 婚前医学检查的主要疾病不包括
   A. 严重遗传性疾病
   B. 指定传染病
   C. 重型精神病
   D. 重要脏器疾病
   E. 过敏性疾病
4. 有关婚育指导中不宜结婚的疾病的说法错误的是
   A. 双方患有精神分裂症
   B. 双方患有性病
   C. 一方患有严重遗传性疾病
   D. 一方患有遗传性智力低下
   E. 双方为五代以内旁系血亲关系
5. 下面哪种情况需要暂缓结婚
   A. 精神病患者在发病期间
   B. 精神病患者病情稳定满2年
   C. 三代以内的旁系血亲
   D. 无法治疗的生殖器官畸形
   E. 痴呆患者
6. 不宜生育包括
   A. 严重遗传性疾病患者
   B. 全部或部分丧失自主生活

能力患者
C. 性病患者
D. 子代再发风险高无法进行产前诊断者
E. 因之不宜生育医生建议采取长效避孕措施，或者施行结扎手术患者

7. 重型精神病是指
A. 精神分裂症
B. 躁狂抑郁型精神病
C. 其他重型精神病在发病期间
D. 偏执性精神障碍
E. 以上均是

8. 指定传染病不包括
A. 艾滋病
B. 淋病
C. 梅毒
D. 麻风病
E. 医学上认为不影响结婚和生育的其他传染病在传染期内

9. 医患交流时，下列哪项不是“听”的技巧
A. 全神贯注倾听
B. 不做无关的动作
C. 不任意打断服务对象的谈话
D. 用非语言交流方式给予服务对象及时反馈
E. 录音

10. 医疗服务中，与服务对象的非语言交流的形式不包括
A. 与服务对象面对面相坐，保持合适距离，身体微向前倾
B. 行为端庄大方，礼貌待人，态度认真，平易近人
C. 面带微笑，目光注视服务对象
D. 常常用点头的方式表示对服务对象的赞同
E. 使用与服务对象共同接受的语言

11. 女性内生殖器官不包括
A. 卵巢
B. 输卵管
C. 子宫
D. 阴道
E. 前庭

12. 女性外生殖器官不包括
A. 阴阜
B. 大、小阴唇
C. 阴蒂
D. 前庭和会阴
E. 阴道

【B_1 型题】

（13～15 题共用备选答案）
A. 精子与卵子结合
B. 受精卵在女性子宫内孕育成胚胎、胎儿直至分娩的整个过程，即是生育的全过程
C. 胎儿娩出后母亲要哺乳，保证新生儿正常发育和成长
D. 计划生育既要控制人口数量，又要提高人口素质
E. 计划生育只要控制人口数量

13. 受精卵是
14. 生育是
15. 哺乳是

（16～18 题共用备选答案）
A. 分内、外两部分
B. 包括卵巢、输卵管、子宫和阴道
C. 又称外阴，包括阴阜、大阴唇、小阴唇、阴蒂、前庭和会阴
D. 大阴唇、小阴唇、肛门、尿道口
E. 仅指卵巢

16. 女性生殖器官
17. 女性内生殖器官
18. 女性外生殖器官

（19～21 题共用备选答案）
A. 对生殖健康有疑问、准备结婚的男女和新婚夫妇
B. 是“暂缓结婚”问题和“不宜生育”问题
C. 做好孕前准备，包括受孕时机、受孕季节的选择、夫妇双方的健康、心理、环境等因素的准备，同时要消除不利受孕因素的影响，如戒烟、戒酒、避免有害物理化学因素的接触，掌握受孕的方法如基础体温测量法、日程推算法、宫颈黏液观察法
D. 为服务对象保密，尊重服务对象的隐私权
E. 保证任何一位要求结婚生育的男女青年的要求

19. 有关婚育问题的咨询对象包括
20. 有关婚育问题的咨询内容包括
21. 孕前指导是指

（22～26 题共用备选答案）
A. 严重遗传性疾病、指定传染病、重性精神病和重要脏器疾病
B. 由遗传因素先天形成，患者全部或部分丧失自主生活能力，子代再现风险高，医学上认为不宜生育的遗传性疾病
C. 艾滋病、淋病、梅毒、麻风病以及医学上认为影响结婚和生育的其他传染病在传染期内
D. 精神分裂症、躁狂抑郁型精神病及其他重型精神病在发病期间
E. 重要脏器疾病伴有明显功能不全阶段，医学上认为结婚和生育可能导致母婴严重后果者

22. 婚前医学检查的疾病是指
23. 严重遗传性疾病是指
24. 指定传染病是指
25. 重性精神病是指
26. 重要脏器疾病是指

参考答案与解析

【A_1型题】

1. C

【解析】婚前医学检查对患有指定传染病在传染期内及有关精神病在发病期内的医学意见为暂缓结婚，需先治疗。

2. E

【解析】婚前医学检查的严重遗传性疾病包括多基因遗传病、常染色体显性遗传病、常染色体隐性遗传病和因遗传病而生活不能自理再发风险高者。

3. E

【解析】婚前医学检查的主要疾病包括严重遗传性疾病、指定传染病、重型精神病和其他与婚育有关的疾病，如心、肺等重要脏器疾病。

4. E

【解析】婚育指导中发现双方为直系血亲或三代以内旁系血亲关系以及医学上认为不宜结婚的疾病，如一方或双方患有重度、极重度智力低下、不具有婚姻意识能力的，或重型精神病（任一方患有或双方患有）、在病情发作期有攻击危害行为的、患有性病或其他类型的传染病，建议不宜结婚。

5. A

【解析】国家卫生健康委员会《婚前保健工作规范》明确医学建议如下。①建议不宜结婚：双方为直系血亲、三代以内旁系血亲关系，以及医学上认为不宜结婚的疾病，如发现一方或双方患有重度、极重度智力低下，不具有婚姻意识能力；重型精神病，在病情发作期有攻击危害行为的，注明“建议不宜结婚”。②建议不宜生育：患有严重遗传性疾病或其他重要脏器疾病。③建议暂缓结婚：患有指定传染病在传染期内及有关精神病在发病期内。精神病患者在发病期间为建议暂缓结婚疾病，故选A。

6. A

【解析】参见第5题解析。

7. E

【解析】重型精神病可分为6类：①精神分裂症。②双相情感障碍，如狂躁抑郁型精神病。③偏执性精神障碍。④分裂情感性精神障碍。⑤癫痫所致精神障碍。⑥严重精神发育迟滞。

8. E

【解析】指定传染病是指《中华人民共和国传染病防治法》中规定的艾滋病、淋病、梅毒、麻风病及医学上认为影响结婚和生育的其他传染病在传染期内。

9. E

【解析】“听”的技巧包括：全神贯注倾听、做无关的动作、不任意打断服务对象的谈话、用非语言交流方式给予服务对象及时反馈。

10. E

【解析】非语言技巧是人际沟通的润滑剂，意指通过无声的动姿：面部微笑、目光注视对方；良好的体态、仪表、服饰；随时运用有声的类语言：鼻音、叹息，让对方接受。

11. E

【解析】女性内生殖器官是指女性生殖器官的内藏部分，包括女性阴道、宫颈、子宫、输卵管和卵巢。

12. E

【解析】女性外生殖器官是指生殖器官的外露部分，又称外阴，包括阴阜、大阴唇、小阴唇、阴蒂、前庭、前庭大腺、前庭球、尿道口、阴道口和处女膜。

【B_1型题】

13. A

【解析】受精卵是精子与卵子结合。

14. B

【解析】生育是受精卵在女性子宫内孕育成胚胎、胎儿直至分娩的整个过程，即是生育的全过程。

15. C

【解析】产出的幼儿以母乳乳腺分泌的乳汁为营养，保证新生儿正常发育和成长。

16. A

【解析】女性生殖器官分为内、外两部分。

17. B

【解析】女性内生殖器官包括卵巢、输卵管、子宫和阴道。

18. C

【解析】参考第12题解析。

19. A

【解析】有关婚育问题的咨询对象包括对生殖健康有疑问、准备结婚的男女和新婚夫妇。

20. B

【解析】有关婚育问题的咨询内容包括“暂缓结婚”问题和“不宜生育”问题。

21. C

【解析】孕前指导是指做好孕前准备，包括受孕时机、受孕季节的选择、夫妇双方的健康，心理、环境等因素的准备，同时要消除不利受孕因素的影响如戒烟，戒酒、避免有害物理化学因素的接触，掌握受孕的方法如基础体温测量法、日程推算法、宫颈黏液观察法。

22. A

【解析】婚前医学检查的疾病是指严重遗传性疾病、指定传染病、重性精神病和重要脏器疾病。

23. B

【解析】严重遗传性疾病是指由遗传因素先天形成，患者全部或部分丧失自主生活能力，子代再现风险高，医学上认为不宜生育的遗传性疾病。

24. C

【解析】参见第8题解析。

25. D

【解析】重性精神病是指精神分裂症、躁狂抑郁型精神病以及其他重型精神病在发病期间。

26. E

【解析】重要脏器疾病是指重要脏器疾病伴有明显功能不全阶段，医学上认为结婚和生育可能导致母婴严重后果者。

第五节　孕产期保健

【A_1 型题】

1. 生育是指
   A. 使生命得以延续
   B. 受精卵的形成是生育的开始
   C. 子宫是孕育胎儿的地方
   D. 分娩的过程
   E. 从受精卵开始至分娩的全过程
2. 孕前指导是指
   A. 新婚阶段双方在性交时心情都比较紧张，又缺乏实践经验，选择的避孕方法要求简便易行
   B. 婚后短期内性交时女方阴道内外组织较紧，影响某些外用避孕药具的置入及放置部位
   C. 所用避孕方法停用后应不影响生育功能和下一代健康
   D. 做好孕前准备，包括受孕时机、受孕季节的选择、夫妇双方的健康、心理、环境等因素的准备，同时要消除不利受孕因素的影响如戒烟、戒酒、避免有害物理化学因素的接触
   E. 以上均是

【B_1 型题】

（3～6题共用备选答案）
A. 妊娠风险低。孕妇基本情况良好，未发现妊娠合并症
B. 妊娠风险一般。孕妇基本情况存在一定危险因素，或患有孕产期合并症，但病情较轻且稳定
C. 妊娠风险较高。孕妇年龄≥40岁或BMI≥28，或患有较严重的妊娠合并症，对母婴安全有一定威胁
D. 妊娠风险高。孕妇患有严重的妊娠合并症，继续妊娠可能危及孕妇生命
E. 孕妇患有传染性疾病，可同时伴有其他颜色的风险标识

对妊娠风险筛查阳性的孕妇进行首次妊娠风险评估。按照风险严重程度分级标识

3. 黄色标识
4. 橙色标识
5. 红色标识
6. 紫色标识

参考答案与解析

【A_1 型题】

1. E

【解析】生育是指受精卵在女性子宫内孕育成胚胎、胎儿直至分娩的整个过程。即是生育的全过程。

2. E

【解析】参见第四节第2题解析。

【B_1 型题】

3. B

【解析】对妊娠风险筛查阳性的孕妇进行首次妊娠风险评估。按照风险严重程度分别以“绿（低风险）、黄（一般风险）、橙（较高风险）、红（高风险）、紫（传染病）”5种颜色进行分级标识。①绿色标识：妊娠风险低。孕妇基本情况良好，未发现妊娠合并症。②黄色标识：妊娠风险一般。孕妇基本情况存在一定危险因素，或患有孕产期合并症，但病情较轻且稳定。③橙色标识：妊娠风险较高。孕妇年龄≥40岁或BMI≥28，或患有较严重的妊娠合并症，对母婴安全有一定威胁。④红色标识：妊娠风险高。孕妇患有严重的妊娠合并症，继

续妊娠可能危及孕妇生命。⑤紫色标识：孕妇患有传染性疾病。紫色标识孕妇可同时伴有其他颜色的风险标识。

4. C

【解析】参考第3题解析。

5. D

【解析】参考第3题解析。

6. E

【解析】参考第3题解析。

第六节　节育保健

【B_1型题】

（1~4题共用备选答案）

A. 以外用避孕药为宜，采用避孕阴茎套或外用避孕栓，以后可使用女性外用避孕药具如阴道隔膜、避孕海绵、避孕药膜，阴道套等，也可采用自然避孕法，具有经济简便、安全、无害的优点，但单用此法易失败需谨慎

B. 除可选用各种外用避孕药具外，如无用药禁忌可口服女用避孕药，以短效者为宜

C. 探亲避孕药，避孕药需正确使用方可获高效。但必须注意，应在停药3~6个月才能受孕，以防影响胎儿

D. 长效、安全、简便、经济的避孕方法，如宫内节育器，长效避孕针、药、阴道药环、皮下埋植等方法，也可根据具体情况选用。凡属终身不宜生育者，原则上有病一方应采取绝育或长效避孕措施

E. 及早行人工流产术

1. 婚后要求短期避孕者可采用
2. 婚后要求较长时间（1年以上）避孕者可采用
3. 如两地分居者可采用
4. 初婚后要求长期避孕或再婚后不准备生育者可采用

参考答案与解析

【B_1型题】

1. A

【解析】婚后要求短期避孕者以外用避孕药为宜，采用避孕阴茎套或外用避孕栓，以后可使用女性外用避孕药具如阴道隔膜、避孕海绵、避孕药膜，阴道套等，也可采用自然避孕法，具有经济简便、安全、无害的优点，但单用此法易失败需谨慎。

2. B

【解析】婚后要求较长时间（1年以上）避孕者除可采用各种外用避孕药具外，如无用药禁忌可口服女用避孕药，以短效者为宜。

3. C

【解析】如两地分居者可采用探亲避孕药，避孕药需正确使用方可获高效。但必须注意，应在停药3~6个月才能受孕，以防影响胎儿。

4. D

【解析】初婚后要求长期避孕或再婚后不准备生育者可采用长效、安全、简便、经济的避孕方法。如宫内节育器，长效避孕针、药、阴道药环、皮下埋植等方法，也可根据具体情况选用。凡属终身不宜生育者，原则上有病一方应采取绝育或长效避孕措施。

第七节　更年期保健

【A_1型题】

1. 围绝经期的定义
   A. 绝经是指女性最后一次来月经
   B. 是正常的生理过程
   C. 易患围绝经期综合征
   D. 正常生理过程，不必保健
   E. 必要时可行激素替代治疗
2. 围绝经期保健
   A. 合理营养
   B. 保持外阴清洁
   C. 防治绝经前期月经失调
   D. 自然生理过程不需治疗
   E. 预防生殖道萎缩及子宫脱垂的发生
3. 围绝经期保健正确的是
   A. 不需避孕
   B. 不会有肿瘤的发生
   C. 不用激素替代以防乳腺癌的发生
   D. 不需定期体检
   E. 补充钙剂，预防骨质疏松
4. 关于老年期的描述正确的是

A. 国际老年学学会规定 60～65 岁为老年前期，65 岁以后为老年期
B. 老年期妇女较易患各种身心疾病，如萎缩性阴道炎、子宫脱垂、妇科恶性肿瘤
C. 骨质疏松、脂代谢紊乱等
D. 应定期体格检查
E. 加强身体锻炼，防治老年期常见病、多发病

5. 更年期激素替代的适应证是
A. 子宫不规则出血
B. 更年期综合征伴肿瘤病史
C. 更年期综合征伴肝功能异常
D. 充血性心脏病
E. 骨质疏松症

【B_1 型题】

（6～10 题共用备选答案）
A. 是指妇女从接近绝经时出现与绝经有关的临床特征至绝经后的一段时期
B. 保健内容有：①合理营养，保持健康的生活态度，保持心情舒畅，注意锻炼身体。②保持外阴部清洁，预防生殖器发生感染。③防治绝经前期月经失调，重视绝经后出血。④由于年老体弱，支持组织及韧带松弛，容易发生子宫脱垂及张力性尿失禁，应进行肛提肌锻炼（用力做收缩肛门的动作），以加强盆底组织的支持力。⑤围绝经期应定期体检，接受妇科及肿瘤普查；早期发现妇科肿瘤。⑥采用激素替代、补充钙剂等综合措施防治围绝经期综合征及骨质疏松的发生
C. 应于绝经 1 年后取出
D. 国际老年学学会规定 65 岁以后为老年期
E. 保健重点在防治心脑血管疾病、骨质疏松症和恶性肿瘤。预防老年妇女发生骨质疏松症，应从儿童期开始。冠心病的发生在老年期也明显增多

6. 围绝经期定义
7. 老年期定义
8. 围绝经期保健
9. 老年期保健
10. 绝经后取环应在

（11～13 题共用备选答案）
A. 促性腺激素释放激素（GnRH）
B. 促性腺激素
C. 性激素，包括雌激素、孕激素和少量雄激素
D. 绒毛膜促性腺激素
E. 糖皮质激素、盐皮质激素

11. 下丘脑分泌
12. 垂体分泌
13. 卵巢分泌

参考答案与解析

【A_1 型题】

1. A

【解析】围绝经期是指从接近绝经出现与绝经有关的内分泌、生物学变化和临床表现起直至停经后 12 个月内，即绝经过渡期至最后一次月经后 1 年。绝经是指女性最后一次来月经。

2. C

【解析】女性在进入围绝经期后，随着卵巢功能的逐渐衰退，雌激素水平会逐渐下降，导致生理和心理功能的失调。围绝经期保健即是防治绝经前期月经失调。

3. E

【解析】围绝经期保健内容：①合理营养，保持健康的生活态度，保持心情舒畅，注意锻炼身体。②保持外阴部清洁，预防生殖器发生感染。③防治绝经前期月经失调，重视绝经后出血。④由于年老体弱，支持组织及韧带松弛，容易发生子宫脱垂及张力性尿失禁，应进行肛提肌锻炼（用力做收缩肛门的动作），以加强盆底组织的支持力。⑤围绝经期应定期体检，接受妇科及肿瘤普查；早期发现妇科肿瘤。⑥采用激素替代、补充钙剂等综合措施防治围绝经期综合征及骨质疏松症的发生。

4. A

【解析】老年期是人生过程的最后阶段。特点是身体各器官组织出现明显的退行性变化，心理方面也发生相应改变，衰老现象逐渐明显。从医学、生物学的角度，国际老年学学会规定 60～65 岁为老年前期，65 岁以后为老年期，其中 80 岁以后属于高龄，90 岁以后为长寿期。

5. E

【解析】更年期激素替代疗法的适应证是绝经后骨质疏松症。

【B_1 型题】

6. A

【解析】围绝经期定义是指妇女从接近绝经时出现与绝经有关的临床特征至绝经后的一段时期。

7. D

【解析】国际老年学学会规定 65 岁以后为老年期。

8. B

【解析】参见第3题解析。

9. E

【解析】老年期保健重点在防治心脑血管疾病、骨质疏松症和恶性肿瘤。预防老年妇女发生骨质疏松症，应从儿童期开始。冠心病的发生在老年期也明显增多。

10. C

【解析】绝经后取环应在绝经1年后取出。

11. A

【解析】下丘脑分泌 GnRH。

12. B

【解析】垂体分泌促性腺激素。

13. C

【解析】卵巢分泌性激素，包括雌激素、孕激素和少量雄激素。

第八节　妇女常见病防治

【A₁型题】

1. 妇女生殖器官疾病保健的关键是
   A. 判定待干预疾病
   B. 制订防治计划
   C. 建立各级机构
   D. 健全管理系统
   E. 有病及时治疗
2. 异常子宫出血包括
   A. 月经周期不规则
   B. 经期延长
   C. 经量增多
   D. 月经异常
   E. 以上全包括
3. 异常子宫出血发病因素不包括
   A. 下丘脑-垂体-卵巢轴功能紊乱
   B. 由于器质性病变引起
   C. 环境变化
   D. 气候骤变、过度劳累
   E. 营养不良
4. 下列哪项不是异常子宫出血的主要表现
   A. 月经周期紊乱
   B. 经期延长
   C. 出血量时多时少，甚至大量出血
   D. 无规律的子宫出血
   E. 生殖道器质性病变

【B₁型题】

（5~7题共用备选答案）

A. 阴蒂肥大、大阴唇融合、阴唇粘连、处女膜闭锁、先天性前庭尿瘘与粪瘘，两性畸形
B. 有先天性无阴道、阴道横隔、阴道纵隔、阴道斜隔、阴道闭锁和狭窄等。治疗常延至青春期后做手术整形
C. 双子宫、纵隔子宫、单角子宫、双角子宫等
D. 雄激素不敏感综合征
E. 特纳综合征

5. 较常见的阴道畸形有
6. 较常见的外阴发育异常及畸形有
7. 较常见的子宫及输卵管畸形有

（8~9题共用备选答案）

A. 月经周期紊乱，经期延长，出血量时多时少，甚至大量出血，一般不伴痛经
B. 包括精神紧张、环境变化、气候骤变、过度劳累、营养不良及全身性疾病
C. 绝经后阴道流血
D. 接触性出血
E. 凝血功能异常

8. 异常子宫出血的临床特点是
9. 异常子宫出血的发病因素是

参考答案与解析

【A₁型题】

1. A

【解析】妇女生殖器官疾病保健的关键是判定待干预疾病。

2. E

【解析】异常子宫出血包括月经周期不规则、经期延长、经量增多、月经异常。

3. B

【解析】异常子宫出血是由于调节生殖的神经内分泌机制失常引起的，而全身及内外生殖器官无器质性病变。

4. E

【解析】异常子宫出血是指由于 HPOU 轴功能失调，而非为生殖道器质性病变所引起的，以月经失调为特征的异常性子宫出血。主要临床表现：月经周期紊乱；经期延长，频繁；经量时多时少，甚至大量出血；月经淋漓不尽；排卵期出血；出血过多或出血时间过长。

【B₁型题】

5. B

【解析】较常见的阴道畸形有先天性无阴道、阴道横隔、阴道纵隔、阴道斜隔、阴道闭锁和狭窄等。治疗常延至青春期后做手术整形。

6. A

【解析】较常见的外阴发育异常及畸形有阴蒂肥大、大阴唇融合、阴唇粘连、处女膜闭锁、先

天性前庭尿瘘与粪瘘，两性畸形。

7. C

【解析】较常见的子宫及输卵管畸形有双子宫、纵隔子宫、单角子宫、双角子宫等。

8. A

【解析】异常子宫出血的临床特点：月经周期紊乱，经期延长，出血量时多时少，甚至大量出血，一般不伴痛经。

9. B

【解析】异常子宫出血的发病因素包括精神紧张、环境变化、气候骤变、过度劳累、营养不良及全身性疾病。

第十八章　儿童保健学

第一节　体格生长和发育

【A_1 型题】

1. 关于生长的正确概念是
   A. 细胞和组织的分化
   B. 细胞繁殖增大和细胞间质的增加
   C. 细胞的繁殖与增大
   D. 组织器官与身体各部大小重量的增加
   E. 身体组织成分的变化

2. 发育的不正确表述是
   A. 细胞和组织的分化
   B. 功能的不断完善
   C. 心理智力的发展
   D. 运动技能的获得
   E. 个体在形态和功能方面已全面达到成人水平

3. 关于生长和发育的一般规律的错误论述是
   A. 生长和发育过程是一个连续性过程
   B. 生长和发育过程具有阶段性
   C. 各系统的发育过程平稳而协调
   D. 生长和发育速度呈波浪形
   E. 儿童个体生长和发育呈现出一定的轨迹现象

4. 生长和发育长期变化（趋势）的主要表现是
   A. 营养的全面改善
   B. 身高一代比一代高，性发育的提前
   C. 都市化进程的加快
   D. 人群大规模迁移
   E. 体育活动的广泛开展

5. 出生后，哪个系统只发生一次生长突增高峰
   A. 心血管系统
   B. 神经系统
   C. 生殖系统
   D. 消化系统
   E. 骨骼系统

6. 肺活量在生长和发育特征中不正确的表述是
   A. 青春期开始后，女孩肺活量超过男孩
   B. 男、女孩的肺活量发育特征与身高、体重不同
   C. 男、女孩随年龄的增长，肺活量差异增大
   D. 随年龄增长肺活量增大
   E. 男孩在整个生长周期中，肺活量始终超过女孩

7. 个体生长关键期的正确描述是
   A. 在该时期细胞的生长方式是以增生增大为主
   B. 在该时期细胞生长主要表现为分化
   C. 若在此时期受到干扰，会造成器官或组织永久性的缺陷或功能障碍
   D. 若在此时期受到干扰，一般不会造成器官或组织永久性的缺陷或功能障碍
   E. 各组织器官的生长关键期是相同的

8. 在出生后前 10 年生长发育迅速，12 岁达到高峰，而后逐渐萎缩的系统是
   A. 淋巴系统
   B. 神经系统
   C. 生殖系统
   D. 内分泌系统
   E. 泌尿系统

9. 大量的研究证实，躯干与下肢的比例主要取决于
   A. 种族遗传
   B. 营养状况
   C. 体育锻炼
   D. 家族遗传
   E. 地理环境与季节

10. 能准确评价个体儿童发育水平的方法是
   A. 年增加百分位数
   B. 标准差分法
   C. 等级评价法
   D. 指数法
   E. 曲线图法

11. 生长轨迹现象主要受哪一因素的影响
   A. 遗传因素
   B. 内分泌系统
   C. 营养
   D. 地理与气候
   E. 疾病

12. 判断骨龄要利用 X 线摄片，最常用的摄片部位是
   A. 肩胛部
   B. 肘部
   C. 足部
   D. 手部
   E. 手腕部

13. 指出百分位数法评价发育水平时，哪些描述是错误的

A. 在大数量调查的基础上，计算各指标的百分位数
B. 可以用百分位数法划分发育等级
C. 可以制成某指标的百分位数图
D. 在百分位数图上可以观察儿童的发育变化
E. 能看出身体发育的匀称度

14. 体重在一生中增长最快的时期为
A. 胎儿期
B. 胎儿早期
C. 青春期
D. 幼儿期
E. 胎儿后期

15. 等级评价是评价个体儿童的
A. 单项发育指标的等级
B. 多项发育指标的等级
C. 单项发育指标的等级发育速度
D. 单项发育指标随年龄发育变动的趋势
E. 各发育指标之间的相互关系

16. 下面关于发育年龄哪一种描述是错误的
A. 发育年龄是心理和生理的成熟度
B. 以某发育指标的平均水平及其正常变异制成标准年龄
C. 发育年龄包括形态年龄、性征年龄、牙齿年龄和骨龄
D. 骨龄是机体成熟程度的标志
E. 12岁女童，身高年龄12岁，骨龄9岁说明发育落后

17. 某儿童身高等级评价结果，在+1～+2个标准差之间为
A. 下等
B. 中等
C. 中上等
D. 中下等
E. 上等

18. 瘦体重不包括
A. 神经血管
B. 内脏器官
C. 皮肤和皮下组织
D. 骨骼系统
E. 肌肉

19. 不仅适用于正态分布，也适用于偏态分布的评价方法是
A. 指数法
B. 离差法
C. 百分位数法
D. 等级评价法
E. 曲线图法

20. 出生后第1个10年内哪个系统基本不发育
A. 淋巴系统
B. 神经系统
C. 生殖系统
D. 消化系统
E. 呼吸系统

21. 关于发育曲线图法的描述哪一项是错误的
A. 单项发育指标的等级
B. 多项发育指标的等级
C. 单项发育指标多年来随年龄增长的变动趋势
D. 单项发育指标的发育速度、年增加值
E. 个体儿童发育水平及几年中某发育指标的变化趋势

22. 男孩最终身高高于女孩的主要原因是
A. 男孩发育水平高于女孩
B. 男孩发育比女孩晚，但发育时间长、幅度大
C. 男孩体育运动量大
D. 男孩瘦体重多，生长快
E. 以上都不是

23. 下列关于发育呈连续性又有阶段性的论述哪一项是错误的
A. 该过程既有量变又有质变
B. 各发育阶段顺序衔接，发育快的可以跳跃
C. 前一阶段为后一阶段打基础
D. 前一阶段发育受到障碍，可对后一阶段产生不良影响
E. 各发育阶段有各自的特点

24. 组织器官的生长模式不属于一般型的是
A. 胸腺
B. 心脏
C. 胰腺
D. 肠
E. 肺

25. 生长和发育的影响因素中对身高的影响是
A. 遗传因素决定一切
B. 遗传赋予了生长潜力，环境决定生长发育的现实性
C. 基因决定其最终身高
D. 营养决定其最终身高
E. 体育锻炼决定其最终身高

26. 影响生长和发育的环境因素中哪一项是最重要的
A. 营养因素
B. 体育锻炼
C. 疾病
D. 环境污染
E. 社会心理因素

参考答案与解析

【A_1型题】

1. B

【解析】生长是指细胞繁殖增大和细胞间质增加。

2. E

【解析】发育的概念是细胞和组织分化和不断完善。

3. C

【解析】生长和发育过程是一个连续性、具有阶段性、发育速度呈波浪式并且呈现出一定的轨迹现象。

4. B

【解析】生长和发育长期变化（趋势）的主要表现：身高体重增长；性发育及性成熟提前的趋势几乎在世界各地都可观察到；同龄者的脑重量随年代呈增大趋势；儿童第一恒磨牙的萌出时间提前；妇女停经年龄、衰老视平均年龄的推迟和平均寿命的延长。

5. B

【解析】神经系统只发生一次突增高峰。

6. A

【解析】肺活量在生长和发育特征中正确的表述是：男、女孩的肺活量发育特征与身高、体重不同；男、女孩随年龄的增长，肺活量差异增大；随年龄增长肺活量增大；男孩在整个生长周期中，肺活量始终超过女孩。

7. C

【解析】生长关键期是生长和发育过程中最重要的现象之一，有两大特点：①一旦此时的正常发育被干扰，常成为永久性的缺陷或功能障碍。②如果不能抓紧时间治疗而错过这些阶段，这些器官或组织即便出现或赶上生长，也往往是不完全的。不同的组织器官有其不同的生长关键期。

8. A

【解析】淋巴系统是在出生后前10年生长和发育迅速，12岁达到高峰，而后逐渐萎缩的系统。

9. A

【解析】大量的研究证实，躯干与下肢的比例主要取决于种族遗传。

10. C

【解析】等级评价法能准确评价个体儿童发育水平。

11. A

【解析】遗传因素是影响生长轨迹现象的关键因素。

12. E

【解析】判断骨龄要利用X线摄片，最常用的摄片部位是手腕部。

13. E

【解析】指出百分位数法评价发育水平时可在大数量调查的基础上，计算各指标的百分位数；可以用百分位数法划分发育等级；可以制成某指标的百分位数图；在百分位数图上可以观察儿童的发育变化。

14. E

【解析】胎儿7~9个月为体重在一生中增长最快的时期，此时为胎儿后期。

15. A

【解析】等级评价是评价个体儿童的单项发育指标的等级。

16. E

【解析】发育年龄是心理和生理的成熟度，以某发育指标的平均水平及其正常变异制成标准年龄。发育年龄包括形态年龄、性征年龄、牙齿年龄和骨龄。骨龄是机体成熟程度的标志。身高年龄属于形态年龄，单项形态指标仅反映全身发育的一个侧面，且指标个体差异较大，单独评价效果常不理想，只在衡量该指标的发育提前或滞后状态时有一定提示作用，不能绝对说明发育状况。

17. C

【解析】一般来说，儿童身高、体重数值在中位数±2个标准差范围以内均为正常。

18. C

【解析】瘦体重是指去脂体重加身体基本脂肪。

19. C

【解析】百分位数法不仅适用于正态分布，也适用于偏态分布。

20. C

【解析】生殖系统在青春期发育最快。

21. B

【解析】关于发育曲线图法的描述：是单项发育指标的等级；单项发育指标多年来随年龄增长的变动趋势；单项发育指标的发育速度、年增加值；个体儿童发育水平及几年中某发育指标的变化趋势。

22. B

【解析】男孩最终身高高于女孩的主要原因是男孩发育比女孩晚，但发育时间长、幅度大。

23. B

【解析】该过程既有量变又有质变；各发育阶段顺序衔接；前一阶段为后一阶段打基础，前一阶段发育受到障碍，可对后一阶段产生不良影响；各发育阶段有各自的特点。

24. A

【解析】人体各组织和器官的4种生长模式的一般型包括：全身的肌肉、骨骼、主要脏器、血液流量。

25. B

【解析】儿童的生长和发育是在机体遗传因素与环境因素的相互作用下实现的。遗传决定了生长和发育的可能性，即生长和发育的最大潜力与限度。而环境因素决定了生长潜力的发挥，最后决定发育的速度及可能达到的程度，即生长和发育的现实性。

26. A

【解析】营养因素是影响生长和发育的环境因素中最重要的。

第二节　神经心理发育

【A_1 型题】

1. 神经系统中发育最早的器官是
   A. 视觉器官
   B. 听觉器官
   C. 大脑
   D. 脊髓
   E. 小脑
2. 以下属于筛查性智力测验的是
   A. 韦氏学龄前儿童智力量表
   B. 绘人测验
   C. 贝利婴幼儿智力发育量表
   D. 发育量表
   E. 斯坦福-比内量表
3. 评价幼儿园儿童的智力发育水平或诊断智力低下的重要方法是
   A. 贝利婴幼儿发育量表
   B. 韦氏学龄前儿童智力量表
   C. 发育量表
   D. 韦氏儿童智力量表
   E. 图片词汇测验
4. 在描述神经系统发育特点中，以下哪一项描述是错误的
   A. 神经系统发育是一次性形成的
   B. 只有一次生长突增高峰
   C. 出生时，新生儿的脑重平均为 370g，占其身体的 10%～12%
   D. 新生儿的脑重已是成人脑重的 25%，6 岁接近成人脑重的 85%～90%
   E. 脑神经在 12 岁左右几乎完全髓鞘化
5. 素质发育特点中，各项素质指标的发育顺序为
   A. 速度、速度耐力、腰腹肌力量→臂肌静止耐力→下肢爆发力
   B. 速度、速度耐力、腰腹肌力量→下肢爆发力→臂肌静止耐力
   C. 下肢爆发力→速度、速度耐力、腰腹肌力量→臂肌静止耐力
   D. 下肢爆发力→臂肌静止耐力→速度、速度耐力、腰腹肌力量
   E. 臂肌静止耐力→下肢爆发力→速度、速度耐力、腰腹肌力量
6. 体育锻炼能促进哪些器官和组织的发育
   A. 心肺功能
   B. 神经精神系统
   C. 体格
   D. 免疫系统
   E. 骨骼系统
7. 儿童心理发育不包括
   A. 语言
   B. 思维
   C. 情绪
   D. 独立性和自我意识
   E. 唱歌、音乐、技巧等才能教育
8. 20 世纪 20 年代初，在印度发现狼孩，7～8 岁时被人发现时已没有语言能力，不能独立行走，尽管专家提供了优厚的生活条件和学习条件，但直至 6 年后其才开始直立行走，这与训练动物的时间不相上下，到 17 岁死去之前，仅学会几十个单词，整体发育相当于 2 岁儿童水平。通过此例子，你认为下面哪个答案是正确的
   A. 狼孩的遗传基因没有缺陷，但营养太差
   B. 狼孩的智力有问题，学习有困难
   C. 狼孩的遗传基因有缺陷，接受能力差
   D. 狼孩的遗传基因没有缺陷，但已错过接受教育的关键期
   E. 狼孩受恶劣环境影响，造成智力下降
9. 婴儿心理发育不包括
   A. 6 个月前视觉迅速发展是视力发育的敏感期
   B. 8～9 个月可以区别不同的声音
   C. 6 个月具有大小和深度知觉
   D. 6 个月能模仿成人的语音
   E. 6～8 个月形成对养育者的依恋

参考答案与解析

【A_1 型题】

1. D

【解析】神经系统是发育最早的系统，脊髓是神经系统中最早发育的器官。脊髓在胚胎时期即已开始发育，出生时形态结构已较完善，2 岁时与成人近似。

2. B

【解析】筛查性智力测验是一种简单、快速、经济的方法，在较短时间内就可以筛查出在生长和发育或智力方面有问题的儿童。筛查性智力测验比较常用的有：丹佛婴儿发育量表（DDST），适用于新生儿至 6 岁儿童；绘人测验，适用于 5～9 岁儿童；图片词汇测验，适于 4～9 岁儿童。

3. B

【解析】韦氏学龄前儿童智力量表（WISC）是评价6～16岁儿童智力水平和诊断智力低下的重要方法。

4. E

【解析】脑神经在3～4岁时基本完成髓鞘化。

5. B

【解析】身体素质的主要指标包括速度、力量、耐力、灵敏度、柔韧性、协调性等。青春期素质发育存在明显的阶段性。一般来说，女孩的快速增长期为7～12岁，男孩的快速增长期为7～15岁。各项素质发育的顺序大致为速度、耐力、腰腹肌力量发育较早，其后为下肢爆发力，而臂肌静止耐力发育比较晚。

6. C

【解析】体育锻炼能全面促进体格发育。

7. E

【解析】儿童心理发育不包括唱歌、音乐、技巧等才能教育。

8. D

【解析】狼孩的遗传基因没有缺陷，但是由于他在7～8岁时才开始进行人类社会的学习，此时已错过接受教育的关键期。

9. D

【解析】婴儿心理发育过程中，6个月前视觉迅速发展是视力发育的敏感期；8～9个月可以区别不同的声音；6个月具有大小和深度知觉；9～12个月能模仿成人的语音，调节自己的发音；6～8个月形成对养育者的依恋，对陌生人出现恐惧和焦虑。

第三节　合理营养

【A_1型题】

1. 维生素最主要的特点是
   A. 不提供热能
   B. 维持人体正常生长和发育、繁殖、调节身体各种功能
   C. 人体需要量很少
   D. 人体不能合成或合成量很少，必须由食物供给
   E. 是机体的组成成分
2. 小学生合理膳食的安排最好是
   A. 早餐和午餐应为富含蛋白质和脂肪食物
   B. 午餐应为富含蛋白质和脂肪食物
   C. 早餐应为富含蛋白质和脂肪食物
   D. 午餐和晚餐应为富含蛋白质和脂肪食物
   E. 晚餐应为富含蛋白质和脂肪食物
3. 从母体带来的铁可使用的时间是
   A. 1～2周
   B. 3～4周
   C. 1～2个月
   D. 3～4个月
   E. 5～6个月
4. 在评价儿童现实营养状况时，除了国际上通用的方法外，目前学术界还常用哪一指标
   A. 克托莱指数
   B. 体重指数（BMI）
   C. 劳雷尔指数
   D. 身高坐高指数
   E. Livi指数
5. 目前国际通用的反映个体营养状况的评价方法是
   A. 身高体重指数
   B. 身高坐高指数
   C. 身高胸围指数
   D. 年龄别体重
   E. 身高标准体重
6. 初生新生儿血红蛋白120g/L，红细胞4.0×10^{12}/L，表明
   A. 正常
   B. 轻度贫血
   C. 中度贫血
   D. 重度贫血
   E. 极重度贫血
7. 早餐提供的能量应占三餐总能量的合适比例为
   A. 30%
   B. 20%
   C. 40%
   D. 25%
   E. 35%
8. 儿童膳食中碳水化合物提供的能量占总能量的适宜比例为
   A. 12%～15%
   B. 45%～50%
   C. 55%～65%
   D. 25%～30%
   E. 60%～70%
9. 儿童膳食达到合理营养的具体表现是
   A. 各类食物搭配合理
   B. 色、香、味俱佳
   C. 饮食卫生
   D. 平衡膳食
   E. 合理烹饪，营养素损失少
10. 某城市发生儿童铅中毒，他们很有可能同时患有
    A. 佝偻病
    B. 贫血
    C. 脚气病
    D. 癞皮病
    E. 甲状腺肿
11. 幼儿用于生长和发育的热能需要占总热能的比例为
    A. 15%～16%
    B. 13%～15%
    C. 12%～14%
    D. 11%～13%
    E. 10%～12%
12. 母乳是婴幼儿最好的天然食

物，含有

A. 必需氨基酸

B. 花生四烯酸

C. 亚油酸

D. 乳酸

E. 以上都是

13. 关于母乳喂养的描述不正确的是

A. 母乳的营养成分全面，满足婴幼儿的生长需要

B. 母乳中含有多种抗感染成分

C. 母乳喂养促进婴儿情商发育

D. 母乳喂养易导致乳腺炎

E. 母乳喂养促进乳母避孕

14. 如何促进成功母乳喂养，不正确的是

A. 让母亲树立成功喂养的信心

B. 按需哺乳

C. 家人的鼓励和帮助

D. 乳母使用适当的喂乳衔接姿势

E. 禁止母乳代用品的推广

15. 关于母乳喂养的禁忌，不正确的是

A. 患有艾滋病的母亲不适宜母乳喂养

B. 患有严重的精神疾病的母亲不适宜母乳喂养

C. 婴儿患有乳糖不耐受症不能进行母乳喂养

D. 体重在2kg以上的早产儿依靠母乳可存活

E. 变应原通过母乳传输使婴儿过敏必须断乳

16. 辅食添加的原则，除外

A. 从稀到稠

B. 从细到粗

C. 一次可以添加多种食物

D. 应在小儿健康时添加

E. 食物的味道应清淡

17. 关于儿童的喂养问题描述不正确的是

A. 常见的喂养问题表现在吃得太快、太慢、太少、太多，不能咀嚼食物，将食物吐出来，玩食物，拒绝吞咽食物，挑食，吃非食物的东西等

B. 第1个高峰出现在出生后6个月，常和喂养方式的建立有关

C. 第2个高峰见于2~4岁，可能和儿童的自主发育有关

D. 第3个高峰在8~12岁，与肥胖问题、厌食有关

E. 儿童喂养问题不需干预，随着年龄增长将会改善

参考答案与解析

【A_1 型题】

1. D

【解析】维生素的共同特点：维生素是天然食物的微量成分；维生素是维持机体健康生长所必需的微量元素，在机体内不提供能量，一般也不是机体的组成成分；一般在体内不能合成或合成数量较少，不能充分满足机体需要，也不能充分贮存，必须经由食物供给，参与维持正常生理功能；当膳食中缺乏维生素或维生素吸收不良时可产生特异的营养缺乏症。

2. A

【解析】早餐和午餐应为富含蛋白质和脂肪的食物。

3. D

【解析】3~4个月后母乳中的铁就开始供应不足，应该添加含有铁的辅食。

4. B

【解析】在评价儿童现实营养状况时，除了国际上通用的方法外，目前学术界还常用BMI。

5. E

【解析】目前国际通用的反映个体营养状况的评价方法是身高标准体重。

6. B

【解析】新生儿贫血与婴幼儿贫血的诊断标准不一样。28天以内的儿童称为新生儿，新生儿贫血的诊断标准一般是血红蛋白<145g/L，120~145g/L属于轻度贫血，90~120g/L属于中度贫血，60~90g/L属于重度贫血，<60g/L属于极重度贫血。

7. A

【解析】各餐能量占全日总能量的合理比例为：早餐30%，午餐40%，晚餐30%。

8. C

【解析】儿童膳食中碳水化合物提供的能量占总能量的适宜比例为55%~65%。

9. D

【解析】儿童需要合理营养的平衡膳食。

10. A

【解析】体内铅大部分沉积于骨骼中，通过影响1,25（OH）$_2$维生素D_3的合成，抑制钙的吸收，作用于成骨细胞和破骨细胞，引起骨代谢紊乱，发生骨质疏松。

11. A

【解析】幼儿用于生长和发育的热能需要占总热能的比例为15%~16%。

12. E

【解析】母乳是婴幼儿最好的天然食物，含有必需氨基酸，如

乳清蛋白、胱氨酸、牛磺酸，乳清蛋白和酪蛋白的比例为80∶20。含有丰富的花生四烯酸和亚油酸、乙型乳糖、钙磷铁锌等无机盐及维生素A等。

13. D

【解析】母乳是婴幼儿最好的天然食物和饮料，母乳的营养成分全面，满足婴幼儿的生长需要。母乳中含有多种抗感染成分，可增强儿童的免疫力。母乳喂养增强母子间的感情，促进婴儿情商发育。母乳喂养促进乳母产后恢复及有避孕的效果。

14. E

【解析】促进母亲成功母乳喂养，需要让母亲树立成功喂养的信心，掌握正确的哺乳姿势，按需哺乳，得到家庭和丈夫的鼓励和帮助，暂时母乳不足不要急于添加其他奶类，社会遵守国际母乳代用品推广促销活动准则。

15. E

【解析】母乳喂养的禁忌证有母亲患有艾滋病、败血症、大出血、伤寒、活动性结核、严重的精神疾病和产后心理障碍等，婴儿患有乳糖不耐受症等。变应原通过母乳传输使婴儿过敏很少见，应寻找特殊的变应原并从母亲的饮食中去除，但不是断乳的必需原因。体重在2kg以上的早产儿可以依靠母乳存活。更低的出生体重儿，单独的母乳不能提供所需的足够营养素，需要补充其他奶制品。

16. C

【解析】辅食添加的原则和顺序：①从稀到稠、从细到粗、从少到多。②习惯一种后再添加另一种，至少需习惯4~5天后再添加另一种新食物，以便于识别过敏或不耐受的新食物。③应在小儿健康时添加。④食物的味道应清淡，不放盐或放少量盐，不要放味精。

17. E

【解析】儿童常见的喂养问题（行为异常）有：吃得太快、太慢、太少、太多，不能吸吮，不能咀嚼食物，将食物吐出来，将食物推开，拒绝张嘴，扔掉食物，玩食物，拒绝吞咽食物，哭闹或发脾气，离开饭桌，吃得狼藉，挑食，反刍，吃非食物的东西，恶心、呕吐，偷食物等。在进食中的行为偏离了常规，导致个人和家庭忧虑，危及社交行为和发育进程，甚至对健康产生不良后果。喂养问题的第1个高峰出现在出生后6个月，常与喂养方式的建立有关。第2个高峰见于2~4岁，可能与儿童的自主发育有关。第3个高峰在8~12岁，与肥胖问题、厌食有关。

第四节　预防接种

【A_1型题】

1. 下列哪项与新生儿破伤风诊断无关
   A. 有非科学接生史
   B. 牙关紧闭
   C. 苦笑面容
   D. 肌痉挛
   E. 白细胞增多
2. 卡介苗接种成功的标准
   A. 卡介苗接种后，结核菌素试验阳转率，农村在75%以上
   B. 卡介苗接种后，结核菌素试验阳转率，农村在85%以上
   C. 卡介苗接种后，结核菌素试验阳转率在80%以上
   D. 卡介苗接种后，结核菌素试验阳转率在75%以上
   E. 卡介苗接种后，结核菌素试验阳转率在85%以上
3. 治疗新生儿破伤风应除外
   A. 保持环境安静，避免强光照射
   B. 痉挛期可试用鼻饲
   C. 近端用3%过氧化氢或1∶4000高锰酸钾溶液冲洗后涂以聚维酮碘
   D. 保持呼吸道通畅
   E. 脐周注射破伤风抗毒素3000U
4. 在对小儿进行预防接种前，需核对的内容最主要的是
   A. 年龄
   B. 性别
   C. 疾病史
   D. 疫苗名称
   E. 疫苗剂型
5. 第一次乙肝疫苗注射与第二次注射间隔时间为
   A. 1个月
   B. 2个月
   C. 3个月
   D. 4个月
   E. 5个月
6. 以下哪种疫苗不是采用注射法接种
   A. 麻疹活疫苗
   B. 乙肝疫苗
   C. 脊髓灰质炎三价混合疫苗
   D. 卡介苗
   E. 百白破混合疫苗
7. 下列哪种疫苗是减毒活疫苗
   A. 卡介苗
   B. 流行性乙型脑炎疫苗
   C. 百日咳菌液
   D. 白喉类毒素
   E. 破伤风类毒素
8. 脊髓灰质炎三价混合疫苗在1岁以内应服用几次
   A. 1次
   B. 2次

C. 3次
D. 4次
E. 5次

9. 治疗新生儿破伤风时镇静药的应用原则应除外
A. 常用药物为氯丙嗪、巴比妥钠、水合氯醛
B. 各药可交替使用
C. 保持患儿呈嗜睡状态
D. 保持患儿呈清醒状态
E. 避免镇静药用量过大

10. 对于目前我国使用的脑膜炎球菌多糖疫苗的描述，不正确的是
A. A群脑膜炎球菌多糖疫苗用来预防A群流行性脑脊髓膜炎（流脑），适用于6月龄至15周岁以内的儿童和青少年的基础预防
B. A群、C群脑膜炎球菌多糖疫苗用来预防A群、C群流脑，适用于2周岁以上的儿童及成人
C. ACYW135群脑膜炎球菌荚膜多糖混合物推荐有多菌群感染高风险的，>2周岁的儿童及成人接种
D. A群脑膜炎球菌多糖疫苗，A群、C群脑膜炎球菌多糖疫苗已被纳入国家免疫规划
E. 妊娠期（尤其是前3个月）女性可以接种ACYW135群脑膜炎球菌多糖疫苗

11. 关于预防儿童感染乙型脑炎，描述错误的是
A. 流行性乙型脑炎疫苗用适用6月龄至10岁儿童
B. 乙型脑炎疫苗包括乙型脑炎减毒活疫苗、乙型脑炎灭活疫苗、乙型脑炎纯化疫苗
C. 乙脑减毒活疫苗通常需要注射2次，保护周期长
D. 乙脑灭活疫苗需要注射2次
E. 乙脑减毒疫苗及灭活疫苗已被纳入国家免疫规划

12. 关于甲肝疫苗，描述错误的是
A. 甲肝减毒活疫苗于儿童12月龄接种1剂
B. 甲肝灭活疫苗于儿童18月龄和24月龄各接种1剂
C. 甲肝减毒活疫苗通过皮下注射接种
D. 甲肝灭活疫苗通过肌内注射接种
E. 甲肝疫苗可以与麻疹疫苗、腮腺炎疫苗或乙肝疫苗联合使用

13. 2021年纳入国家免疫规划疫苗儿童免疫程序的，除外
A. 乙型肝炎疫苗
B. 水痘疫苗
C. 甲肝减毒活疫苗
D. 麻腮风疫苗
E. 脊灰减毒活疫苗

14. 人类免疫缺陷病毒（HIV）感染母亲所生儿童HIV感染状况不详者，不予接种
A. 乙肝疫苗
B. 百白破疫苗
C. 甲肝减毒活疫苗
D. A群流脑多糖疫苗
E. 脊灰灭活疫苗

15. HIV感染的儿童，可以接种
A. 乙肝疫苗
B. 卡介苗
C. 甲肝减毒活疫苗
D. 乙脑减毒活疫苗
E. 脊灰减毒活疫苗

16. 关于特殊健康状态儿童接种疫苗，描述错误的是
A. 早产儿（胎龄小于37周）和/或低出生体重儿（出生体重小于2500g）如医学评估稳定并且处于持续恢复状态，按照出生后实际月龄接种疫苗
B. 既往因接种疫苗发生喉头水肿、过敏性休克及其他全身性严重变态反应的，禁忌继续接种同种疫苗
C. HIV感染母亲所生儿童在出生后暂缓接种卡介苗
D. 正在接受全身免疫抑制治疗者可以接种灭活疫苗
E. 单纯性热性惊厥史、肝脏疾病、先天性感染梅毒是疫苗接种禁忌

17. 接种疫苗后出现反应，处理不正确的是
A. 局部反应和全身反应都是轻微的、短暂的，不需要做任何处理
B. 接种疫苗后出现5cm以上的红肿应进行热敷
C. 高热、头痛者可以口服解热镇痛药
D. 出现晕厥者立即送医院
E. 接种后偶合发病，与预防接种无因果关系

【B_1型题】

（18~22题共用备选答案）
A. 出生后2天至2个月
B. 2个月以上
C. 9个月以上易感儿
D. 3个月以上
E. 8个月以上

18. 预防结核病疫苗初种年龄为
19. 预防脊髓灰质炎疫苗初种年龄为
20. 预防麻疹疫苗初种年龄为
21. 预防百日咳、白喉、破伤风疫苗初种年龄为
22. 预防流行性乙型脑炎疫苗初种年龄为

参考答案与解析

【A_1 型题】

1. E

【解析】新生儿破伤风，根据接生时消毒不严、4～8天发病、牙关紧闭、苦笑面容、刺激引起惊厥可以诊断。

2. A

【解析】卡介苗接种后，结核菌素试验阳转率，农村在75%以上。

3. B

【解析】治疗新生儿破伤风应注意：保持环境安静，避免强光照射；近端用3%过氧化氢或1∶4000高锰酸钾溶液冲洗后涂以聚维酮碘；保持呼吸道通畅；脐周注射破伤风抗毒素3000U。

4. D

【解析】预防接种前的告知内容包括：疫苗品种、疫苗作用、禁忌证、不良反应、注意事项。

5. A

【解析】计划免疫注射乙肝疫苗的时间，第一次是在出生时，第二次是在出生后1个月，第三次是在出生后6个月。

6. C

【解析】脊髓灰质炎三价混合疫苗是口服。

7. A

【解析】卡介苗是由牛结核分枝杆菌制成的减毒活疫苗。

8. C

【解析】我国现在普遍应用的口服疫苗为Sobin三价混合减毒活疫苗。出生后2个月开始口服，每月1次，共服3次。4岁加强免疫口服三价糖丸疫苗1次。

9. D

【解析】新生儿破伤风的治疗原则是控制惊厥、处理脐部和控制感染。镇静药的应用原则：常用药物为氯丙嗪、巴比妥钠、水合氯醛；药物可交替使用；保持患儿呈嗜睡状态；避免镇静药用量过大。

10. E

【解析】目前我国使用的脑膜炎球菌多糖疫苗包括：A群脑膜炎球菌多糖疫苗，A群、C群脑膜炎球菌多糖疫苗，ACYW135群脑膜炎球菌多糖疫苗3类，各类疫苗的适用范围有所不同。A群脑膜炎球菌多糖疫苗用来预防A群流脑，适用于6月龄至15周岁以内的儿童和青少年的基础预防。A群、C群脑膜炎球菌多糖疫苗用来预防A群、C群流脑，适用于2周岁以上的儿童及成人。ACYW135群脑膜炎球菌多糖疫苗用来预防A群、C群、Y群、W135群脑膜炎球菌混合感染，推荐有多菌群感染高风险的，>2周岁的儿童及成人接种。A群脑膜炎球菌多糖疫苗，A群、C群脑膜炎球菌多糖疫苗已被纳入国家免疫规划并得到广泛使用。除ACYW135群脑膜炎球菌多糖疫苗严禁用于妊娠期（尤其是前3个月）接种者外，大多数情况下可以接种脑膜炎球菌多糖疫苗的。

11. D

【解析】流行性乙型脑炎疫苗主要用于防治6月龄至10岁儿童预防流行性乙型脑炎。疫苗主要包括乙型脑炎减毒活疫苗、乙型脑炎灭活疫苗、乙型脑炎纯化疫苗。乙脑减毒活疫苗通常需要注射2次，免疫效果好，而且保护周期长，乙脑灭活疫苗需要注射4次。乙脑减毒疫苗及灭活疫苗已被纳入国家免疫规划（2021年版国家免疫规划疫苗儿童免疫程序表）。

12. A

【解析】2021年版国家免疫规划疫苗儿童免疫程序指出甲肝减毒活疫苗于儿童18月龄接种1剂，通过皮下注射接种；甲肝灭活疫苗于儿童18月龄和24月龄各接种1剂，通过肌内注射接种；甲肝疫苗可以与麻疹疫苗、腮腺炎疫苗或乙肝疫苗联合使用。同时接种时，接种部位应不同。

13. B

【解析】2021年版国家免疫规划疫苗儿童免疫程序表中包含乙肝疫苗，卡介苗，脊灰减毒活疫苗，脊灰灭活疫苗，百白破疫苗，白破疫苗，麻腮风疫苗，乙脑减毒活疫苗，乙脑灭活疫苗，A群脑膜炎球菌多糖疫苗，A群、C群脑膜炎球菌多糖疫苗，甲肝减毒活疫苗，甲肝灭活疫苗。

14. C

【解析】HIV感染母亲所生儿童HIV感染状况不详者，不予接种乙脑减毒活疫苗、甲肝减毒活疫苗、脊灰减毒活疫苗，可按照免疫程序接种乙脑灭活疫苗，甲肝灭活疫苗，脊灰灭活疫苗，乙肝疫苗，百白破疫苗，白破疫苗，A群流脑多糖疫苗，A群、C群流脑多糖疫苗等。

15. A

【解析】HIV感染的儿童可按照免疫程序接种乙脑灭活疫苗、甲肝灭活疫苗、脊灰灭活疫苗、乙肝疫苗、百白破疫苗、A群流脑多糖疫苗、A群、C群流脑多糖疫苗和白破疫苗等。但不予接种乙脑减毒活疫苗、甲肝减毒活疫苗、脊灰减毒活疫苗、卡介苗。

16. E

【解析】早产儿（胎龄小于37周）和/或低出生体重儿（出生体重小于2500g），如医学评估稳定并且处于持续恢复状态（无须持续治疗的严重感染、代谢性疾病、急性肾脏疾病、肝脏疾病、心血管疾病、神经和呼吸道疾病），按照出生后实际月龄接种疫苗。对已知疫苗成分严重过敏或既往因接种疫苗发生喉头水肿、过敏性休克及其他全身性严重变态反应的，禁忌继续接种同种疫苗。HIV感染母亲所生儿童在出生后暂缓接种卡介苗，当确认儿童未感染HIV后再予以补种；当确认儿童HIV感染，不予接种卡介苗。除HIV感染者外的其他免疫缺陷或正在接受全身免疫抑制治疗者，可以接种灭活疫苗。下述常见疾病不作为疫苗接种禁忌：生理性和母乳性黄疸，单纯性热性惊厥史，癫痫控制处于稳定期，病情稳定的脑疾病，肝脏疾病，常见先天性疾病（先天性甲状腺功能减退、苯丙酮尿症、唐氏综合征、先天性心脏病）和先天性感染（梅毒、巨细胞病毒和风疹病毒）。

17. D

【解析】一般在接种疫苗后24小时左右局部发生红、肿、热、痛等现象。红肿直径在5cm以上者为强反应，有时可引起局部淋巴结肿痛，应进行热敷。全身反应除体温上升外，极个别的有头痛、呕吐、腹痛、腹泻等症状。目前所使用的预防接种制剂绝大多数局部反应和全身反应都是轻微的、短暂的，不需要做任何处理，经过适当休息，次日就可以恢复正常。全身反应严重者，可以对症处理，高热、头痛者可以口服解热镇痛药。一旦发生晕厥，应让儿童立即平卧，密切观察脉搏、心率、呼吸、血压，给予饮用温开水或糖水，一般可在短时间内恢复正常。接种后偶合发病，与预防接种无因果关系。

【B_1型题】

18. A

【解析】预防结核病疫苗初种年龄为出生后2天至2个月。

19. B

【解析】预防脊髓灰质炎疫苗初种年龄为2个月以上。

20. C

【解析】预防麻疹疫苗初种年龄为9个月以上易感儿。

21. D

【解析】预防百日咳、白喉、破伤风疫苗初种年龄为3个月以上。

22. E

【解析】预防流行性乙型脑炎疫苗初种年龄为8个月以上。

第五节　心理卫生

【A_1型题】

1. 以下关于“儿童心理健康标准”哪一条是错误的
   A. 智力发育正常
   B. 情绪稳定协调
   C. 行为特征符合实际年龄
   D. 能客观地看待环境和自己
   E. 良好的人际关系
2. 以下哪些措施不是幼儿心理保健的主要措施
   A. 建立正确的自我意识
   B. 通过游戏进行学习
   C. 提供温暖和睦的家庭环境
   D. 注意断乳期的辅食添加
   E. 保持和培养独立性、自尊心和自信心
3. 儿童多动症的主要症状不包括
   A. 注意障碍
   B. 活动过多
   C. 冲动性
   D. 学习困难
   E. 行为良好
4. 个性心理特征是什么时期初具雏形的
   A. 婴儿期
   B. 幼儿期
   C. 学龄前期
   D. 学龄期
   E. 青春期
5. 下列关于儿童行为的描述错误的是
   A. 非器质性遗尿症是在5周岁以上儿童中发生的
   B. 女孩遗尿症患病率高于男孩
   C. 神经性厌食症主要发生于青少年女性
   D. 异食癖多发生于婴幼儿和儿童时期
   E. 异食癖可能与营养缺乏、精神心理因素有关

【B_1型题】

（6~10题共用备选答案）

A. 个体在发育时期内（18岁以前），一般智力功能明显低于同龄平均水平，同时伴有适应行为的缺陷

B. 发音、语言理解或语言表达能力发育的延迟和异常，并对学习、职业和社交功能有所影响

C. 以社会交往和沟通障碍，局限、刻板、重复的兴趣和行为为临床特征

D. 表现为不自主的、反复的、快速的一个部位或多个部位肌肉运动抽动和发

声抽动

E. 与依恋对象分离时，产生过度的焦虑情绪，可伴有头痛、腹痛、恶心、呕吐等躯体症状

6. 语言发育障碍是指
7. 精神发育迟滞是指
8. 童年离别焦虑障碍是指
9. 抽动障碍是指
10. 孤独症谱系障碍是指

参考答案与解析

【A_1 型题】

1. D

【解析】根据我国青春期儿童的心理活动特点，他们达到心理健康应具备以下 6 个心理品质：①智力发展正常。②稳定的情绪。③能正确认识自己，清楚自己存在的价值，有自己的理想，对未来充满信心。④有良好的人际关系。⑤稳定、协调的个性，能对自己的个性倾向和个性心理特征进行有效控制和调节。⑥热爱生活，能充分发挥自己各方面的潜力，不因挫折和失败而对生活失去信心。

2. D

【解析】促进婴幼儿心理健康的五大措施：关注婴幼儿的情绪健康；帮助幼儿克服情绪危机；帮助幼儿掌握社会性技巧；维护幼儿的自尊；爱护特殊儿童。

3. E

【解析】多动症儿童的临床症状包括注意障碍、活动过多、情绪不稳、行为不良和学习困难。

4. C

【解析】个性心理特征包括气质、性格、能力等方面，是多种心理特点的一种独特组合，它集中反映了人的心理独特性和个别性。个性心理特征在学龄前期初具雏形。

5. B

【解析】非器质性遗尿症是在5周岁或智龄4岁以上的儿童发生在白天或黑夜的排尿失控现象，多见于男孩。神经性厌食症主要发生于青少年女性，14 岁和 18 岁是两个发病高峰。异食癖多发生于婴幼儿和儿童时期，病因不明确，可能与营养缺乏、精神心理因素、家庭教育背景等有关。

【B_1 型题】

6. B

【解析】语言发育障碍是指在发育早期就有正常语言获得方式的紊乱，表现为发音、语言理解或语言表达能力发育的延迟和异常，并对学习、职业和社交功能有所影响。

7. A

【解析】精神发育迟滞是指个体在发育时期内（18 岁以前），一般智力功能明显低于同龄平均水平，同时伴有适应行为的缺陷。

8. E

【解析】童年离别焦虑障碍是指患儿与其依恋对象（主要是父母）分离时，产生过度的焦虑情绪，而不愿离开亲人，同时可伴有头痛、腹痛、恶心、呕吐等躯体症状。

9. D

【解析】抽动障碍起病于儿童和青少年时期，主要表现为不自主的、反复的、快速的一个部位或多个部位肌肉运动抽动和发声抽动，可伴有注意力不集中、多动、强迫性动作和思维或其他行为症状。

10. C

【解析】孤独症谱系障碍是以社会交往和沟通障碍，局限、刻板、重复的兴趣和行为为临床特征，并且尽管程度可能不同但这些质的损害是个体在所有情景下功能的普遍性特征。

第六节　儿童各年龄期保健

【A_1 型题】

1. 青春期早期的主要表现
   A. 生长突增阶段，骨骼系统发育迅速
   B. 女孩乳房发育，男孩睾丸增大
   C. 阴毛、腋毛开始生长
   D. 性腺开始发育
   E. 性激素呈脉冲式释放

2. 青春期保健要点不包括以下哪项
   A. 痤疮
   B. 近视眼
   C. 遗精
   D. 经期保健
   E. 手淫

3. 手淫的危害不包括
   A. 男孩频繁手淫易造成频繁遗精
   B. 女孩月经失调、痛经
   C. 阴道内细菌感染
   D. 大脑过度兴奋而引起神经衰弱

E. 内分泌紊乱

4. 少女青春期月经来潮
A. 影响血液循环
B. 易贫血，对健康不利
C. 是正常的生理现象
D. 影响体格发育
E. 影响心肺功能

5. 用骨龄（BA）与时间年龄（CA）判断成熟类型，早熟类型应该是
A. BA<CA
B. BA>CA
C. BA≠CA
D. BA=CA
E. 以上都不是

6. 早期教育主要应在什么时候进行
A. 婴儿期
B. 幼儿期
C. 学龄前期
D. 学龄期
E. 青春期

7. 青春期哪一系统发育速度骤然加快
A. 神经系统
B. 淋巴系统
C. 循环系统
D. 呼吸系统
E. 生殖系统

8. 建议青春期男孩不穿紧身衣裤是为了
A. 保护皮肤
B. 促进生长
C. 防止频繁遗精
D. 保护生殖系统
E. 促进健康

9. 女性进入青春期的重要标志是
A. 乳房的增大
B. 月经初潮
C. 外阴色素沉着
D. 脂肪体重增加
E. 男女朦胧的爱慕心理出现

10. 小儿出生后，体格发育最快的时期是
A. 婴儿期
B. 幼儿前期
C. 幼儿期
D. 学龄前期
E. 学龄期

11. 女孩青春期生长突增开始的年龄
A. 9~11 岁
B. 8~10 岁
C. 10~12 岁
D. 8~12 岁
E. 9~12 岁

12. 女性性器官不包括
A. 阴阜
B. 外生殖器
C. 阴道
D. 子宫
E. 卵巢

13. 女性进入青春期最早的征象为
A. 月经初潮
B. 乳房萌出
C. 身高生长突增
D. 出现腋毛
E. 出现阴毛

14. 男性青春期性发育的第 1 个信号是
A. 睾丸增大
B. 首次遗精
C. 身高生长突增
D. 阴茎增长
E. 喉结出现

15. 对手淫采取的措施应该是
A. 坚决制止
B. 服用药物
C. 大力提倡
D. 积极引导，防止频繁发生
E. 知晓利害，避免再次发生

16. 痤疮发生主要是由于
A. 面部不清洁
B. 遗传
C. 肥胖
D. 雄激素分泌过多
E. 喜欢油腻

17. 青春期最容易出现的问题是
A. 营养问题
B. 心理问题
C. 学习问题
D. 人格问题
E. 疾病

18. 青春期分期的年龄范围是
A. 10~20 岁
B. 9~15 岁
C. 13~20 岁
D. 12~15 岁
E. 12~18 岁

19. 在月经期避免过度劳累是为了避免
A. 疲劳过度
B. 睡眠不安
C. 食欲缺乏
D. 腰酸腿痛
E. 盆腔充血

20. 男性第二性征发育不包括
A. 阴毛
B. 腋毛
C. 胡须
D. 变声
E. 睾丸增大

21. 男女生长曲线的两次交叉现象的特征不包括
A. 两次交叉之前女孩比男孩高 3cm
B. 在 13~15 岁男孩平均身高超过女孩
C. 在曲线图上 9~10 岁女孩身高超过男孩，形成第一次交叉
D. 9~10 岁女孩生长突增开始时间平均身高超过男孩
E. 在 9~10 岁前男孩平均身高超过女孩

22. 青春期晚期不包括
A. 性腺基本发育成熟
B. 出现月经初潮或首次遗精
C. 第二性征发育成熟
D. 骨骼基本愈合
E. 体格发育基本停止

23. 月经期使用清洁卫生巾是为了
A. 减少经血量
B. 舒适
C. 不需清洗
D. 避免感染
E. 避免痛经

参考答案与解析

【A₁ 型题】

1. A

【解析】青春期早期的主要表现为生长突增阶段，骨骼系统发育迅速。

2. B

【解析】青春期保健要点不包括近视眼。

3. E

【解析】手淫的危害不包括内分泌紊乱。

4. C

【解析】青春期少女月经来潮是正常的生理现象。

5. B

【解析】青春期早熟少年，其骨龄通常大于时间年龄。

6. B

【解析】早期教育主要应在幼儿期进行。

7. E

【解析】青春期时生殖系统发育速度骤然加快。

8. C

【解析】建议青春期男孩不穿紧身衣裤是为了防止频繁遗精。

9. A

【解析】女性进入青春期的重要标志是乳房的增大。

10. A

【解析】婴儿期特点：体格生长和发育及神经发育迅速；对蛋白质和能量需求相对较高，若供给不足，易造成营养不良和发育落后；由于从母体获得的免疫力逐渐消失，而自身后天获得的免疫力尚不完善，易患感染性疾病。

11. A

【解析】女孩青春期生长突增开始的年龄是 9~11 岁。

12. A

【解析】女性性器官包括外生殖器、子宫、阴道、卵巢。

13. C

【解析】女性进入青春期的最早征象为身高生长突增。

14. A

【解析】男性青春期性发育的第 1 个信号是睾丸增大。

15. D

【解析】过度手淫有害身体健康，应积极引导，防止频繁发生。

16. D

【解析】痤疮的发生主要是由于雄激素分泌相对增多。

17. B

【解析】青春期时最容易出现的问题是心理问题。

18. A

【解析】青春期分期的年龄范围是 10~20 岁。

19. E

【解析】在月经期间避免过度劳累是为了避免盆腔充血。

20. E

【解析】男性第二性征发育包括阴毛、腋毛、胡须、变声。

21. A

【解析】男女生长曲线的两次交叉现象的特征包括：在 13~15 岁男孩平均身高超过女孩；在曲线图上 9~10 岁女孩身高超过男孩，形成第一次交叉；9~10 岁女孩生长突增开始时间平均身高超过男孩；在 9~10 岁前男孩平均身高超过女孩

22. B

【解析】青春期中期为 2~3 年，性器官、第二性征迅速发育，性器官基本成熟；女孩月经初潮、男孩首次遗精来临。青春后期为 2~3 年，体格生长发育逐渐减慢直至骨骺完全融合，性器官和第二性征继续发育，直至达到成人水平。

23. D

【解析】月经期使用洁净卫生巾是为了避免感染。

第七节　儿童保健服务措施

【A₁ 型题】

1. 儿童生活安排基本原则中，下列哪一项是错误的
   A. 针对不同年龄阶段和不同健康状况儿童制定作息制度
   B. 根据大脑皮质功能活动特点及脑力工作能力变化规律安排日常生活
   C. 既能满足规定的学习任务，又能满足生活需要
   D. 学校、托幼机构与家庭作息时间一致
   E. 学校和家长可根据孩子个体的情况，增加课外学习的时间

2. 社区儿童保健的实施原则不包括
   A. 社区参与原则
   B. 公平原则
   C. 以健康为中心提供一揽子服务
   D. 低投入高产出

E. 自愿原则
3. 社区保健服务的对象是
A. 患者
B. 老年人
C. 儿童
D. 妇女
E. 社区成员
4. 佝偻病活动期的主要临床表现是
A. 出汗多
B. 睡眠不安、夜啼
C. 反复无热惊厥，重者突然窒息
D. 骨骼系统改变
E. 语言发育迟缓
5. 佝偻病活动期合并肺炎时，对佝偻病的主要处理是
A. 口服鱼肝油
B. 口服钙剂
C. 晒太阳
D. 肌内注射维生素 D_3
E. 暂不治疗
6. 3个月内的足月儿很少患营养性缺铁性贫血，主要原因是
A. 生长和发育相对较慢
B. 红细胞破坏较少
C. 有充足的母乳喂养
D. 胎儿后期从母体内获得足够的储存铁
E. 铁排泄量少
7. 营养性缺铁性贫血经铁剂治疗1周后，首先出现有效的治疗反应是
A. 红细胞总数增高
B. 血清铁增加
C. 血清铁饱和度增加
D. 网织红细胞增高
E. 红细胞平均容积恢复正常
8. 营养不良患儿皮下脂肪消减最先出现在
A. 腹部
B. 面部
C. 躯干
D. 大小腿外侧
E. 臀部
9. Ⅲ度营养不良患儿的饮食治疗，最初应供给热能（按理想体重计）
A. 0.17MJ/（kg·d）
B. 0.085MJ/（kg·d）
C. 0.25MJ/（kg·d）
D. 0.34MJ/（kg·d）
E. 0.46MJ/（kg·d）
10. 下列哪项符合Ⅰ度营养不良的诊断标准
A. 体重低于正常均值10%~25%
B. 精神萎靡
C. 肌肉明显松弛
D. 腹部皮下脂肪0.4cm以下
E. 身长低于正常
11. 关于Ⅱ度营养不良的诊断标准，下列哪项是错误的
A. 体重低于正常均值25%~40%
B. 身长低于正常
C. 皮肤稍苍白松弛
D. 消瘦明显
E. 肌张力基本正常
12. 下列说法哪项不正确
A. 营养不良分为消瘦型、水肿型及过渡型3种
B. 夸希奥科多发生于断奶期后以谷物喂养为主的婴儿
C. 恶性营养不良常有全身脏器萎缩、皮肤毛发病变及继发感染
D. 水肿型营养不良患儿能量供给充足而蛋白质供给相对不足
E. 极度消瘦患儿系长期能量及各种营养素缺乏所致
13. 营养不良的诊断依据应除外
A. 皮下脂肪减少
B. 体重低于正常均值10%以上
C. 智力低下
D. 有喂养不当史
E. 各器官功能低下
14. 维生素A缺乏的主要表现
A. 眼部症状及皮肤症状
B. 眼部症状及消化道症状
C. 皮肤症状及消化道症状
D. 泌尿道症状
E. 免疫系统症状
15. 龋齿发生的四联因素不包括
A. 致龋细菌
B. 糖类食物
C. 酸性食物
D. 宿主
E. 时间
16. 最常见的引起龋齿的病菌是
A. 变形链球菌和乳酸杆菌
B. 变形链球菌
C. 乳酸杆菌
D. G杆菌
E. 溶血性链球菌
17. 预防龋齿最主要的卫生措施是
A. 保持口腔卫生
B. 少吃糖
C. 少吃酸性食物
D. 加强营养
E. 药物预防
18. 弱视分类包括
A. 斜视性
B. 形觉剥夺性
C. 屈光不正性
D. 屈光参差性
E. 以上都是
19. 预防校正弱视最主要的措施是
A. 定期检查婴幼儿视力，早期发现，早期矫治
B. 注意用眼卫生，小儿看书距离不宜过近
C. 经常做眼保健操
D. 及早配戴眼镜
E. 多在阳光下活动
20. 屈光不正的预防原则是
A. 培养儿童注意阅读、书写卫生
B. 注意户外活动
C. 坚持做眼保健操
D. 改善学习环境
E. 佩戴眼镜

【A_2型题】

21. 患儿1岁，因长期腹泻引起营养性缺铁性贫血，近半个月来

患支气管肺炎。血常规：Hb 50g/L，RBC 2×10^{12}/L。应首选下列哪项处理措施
A. 增加富含铁质食品
B. 10%枸橼酸铁胺口服
C. 硫酸亚铁片剂口服
D. 肌内注射右旋糖酐铁
E. 按每次 7ml/kg 的量输入新鲜血

22. 患儿 10 个月，人工喂养未加辅食，平素很少到户外活动。因发热、咳嗽、气促 2 天以支气管肺炎收入院。突起惊厥，其急诊处理步骤是
A. 补钙→止惊→维生素 D
B. 止惊→补钙→维生素 D
C. 维生素 D→止惊→补钙
D. 补钙→维生素 D→止惊
E. 维生素 D→补钙→止惊

【B_1 型题】

（23~26 题共用备选答案）
A. 干骺端增厚，钙化预备带消失，呈毛刷样杯口状改变
B. 钙化预备带重新出现，致密增厚
C. 骨骼无明显改变
D. 长骨短曲和弯曲，干骺端变宽，呈喇叭口状，轮廓光整
E. 长骨钙化预备带密度增加，骨皮质增厚及骨硬化

23. 佝偻病活动期 X 线表现为
24. 佝偻病活动早期 X 线表现为
25. 佝偻病恢复期 X 线表现为
26. 轻、中度佝偻病后遗症期 X 线表现为

（27~30 题共用备选答案）
A. Ⅰ度营养不良
B. Ⅱ度营养不良
C. Ⅲ度营养不良
D. 恶性度营养不良
E. 正常儿

27. 1 岁女婴，体重 5kg，身高 71cm，极度消瘦，神情呆滞，肌张力低下
28. 6 个月男婴，体重 7kg，身高 69cm，皮肤红润，腹壁皮下脂肪 0.8cm，肌张力正常
29. 8 个月女婴，体重 6kg，身高 69cm，活泼，皮肤红润，腹壁皮下脂肪 0.8cm，肌张力正常
30. 2 岁 6 个月男婴，体重 8.5kg，身高 80cm，明显消瘦，喜哭闹，皮肤苍白，腹壁皮下脂肪 0.3cm

（31~34 题共用备选答案）
A. RBC 大小不等，小的为多，中央苍白区大
B. RBC 较小呈球形
C. RBC 大小不等，大的为多，中央苍白区不明显
D. RBC 大小不等，可见异型、靶型和有核红细胞
E. RBC 大小不等，大红细胞苍白区明显

31. 营养性缺铁性贫血
32. 营养性巨幼细胞贫血
33. 营养性混合性贫血
34. 珠蛋白生成障碍性贫血

（35~38 题共用备选答案）
A. 维生素 B_{12}
B. 叶酸
C. 维生素 C
D. 铁剂
E. 维生素 B_6

35. 有神经症状的大细胞性贫血首选
36. 治疗大细胞性贫血时可增加叶酸疗效的是
37. 大细胞性贫血治疗中，红细胞增生旺盛是加用
38. 可加重维生素 B_{12} 缺乏所致营养性巨幼细胞贫血精神症状的是

（39~42 题共用备选答案）
A. 初为 3MJ/d，以后根据食欲及消化道情况渐增到 0.63MJ/（kg・d），待体重接近正常后恢复到生理需要量
B. 初为 1.36MJ/d，以后根据食欲及消化道情况渐增到 0.50~0.63MJ/（kg・d），待体重接近正常后恢复到生理需要量
C. 2.76MJ/d
D. 初为 0.6MJ/d，以后根据食欲及消化道情况渐增到 0.63MJ/（kg・d），待体重接近正常后恢复到生理需要量
E. 初为 1.25MJ/d，1 周后根据食欲及消化道情况渐增到 0.63MJ/（kg・d），待体重接近正常后恢复到生理需要量

39. 6 个月女婴，体重 3.6kg，理想体重为 8kg，每天所需热能为
40. 7 个月男婴，体重 5kg，理想体重为 8.8kg，每天所需热能为
41. 5 个月男婴，体重 6kg，每天所需热能为
42. 6 个月男婴，体重 6kg，每天所需热能为

（43~44 题共用备选答案）
A. 7-脱氢胆固醇
B. 维生素 D_2
C. 维生素 D_3
D. 25-羟维生素 D_3
E. 1,25-二羟维生素 D_3

43. 经肝羟化后的维生素 D 成为
44. 经肾羟化后的维生素 D 成为

（45~47 题共用备选答案）
A. 促进钙、磷经肠道吸收作用增强
B. 抑制肾曲小管对磷的吸收，增进对钙的重吸收
C. 抑制骨盐溶解，使血清钙含量降低
D. 使 7-脱氢维生素 D_3 变为维生素 D_3
E. 促进维生素 D_3 转化为 25-羟维生素 D_3

45. 降钙素的主要生理功能是
46. 1, 25-（OH）$_2$D$_3$的生理功能是
47. 甲状旁腺的生理功能是
（48~51 题共用备选答案）
A. 3~6 个月
B. 5~9 个月以后
C. 6 个月以后
D. 2 岁以后
E. 3 岁以后
48. 佝偻病颅骨软化多发生于
49. 佝偻病方颅多发生于
50. 佝偻病手、足镯征多发生于
51. 佝偻病后遗症多发生于
（52~54 题共用备选答案）
A. 血清钙正常，血清磷明显降低
B. 血清钙、磷均降低
C. 血清钙、磷正常
D. 血清钙、磷低
E. 血清钙、磷乘积为 30~40
52. 佝偻病性手足搐搦症
53. 佝偻病活动期
54. 佝偻病活动早期
（55~57 题共用备选答案）
A. 2cm
B. 3cm
C. 3~6cm
D. 3~4cm
E. 6cm
55. 佝偻病轻度“O”形腿标准是两足跟靠拢，膝关节间距小于
56. 中度“X”形腿标准是两膝关节靠拢，踝关节间距为
57. 中度“O”形腿标准是两足跟靠拢，膝关节间距大于
（58~61 题共用备选答案）
A. 红细胞脆性增加
B. 红细胞脆性降低
C. 红细胞酶缺陷
D. 血清铁蛋白减少
E. Coombs 试验
58. 营养性小细胞低色素性贫血
59. 红细胞葡萄糖-6-磷酸脱氢酶缺陷症
60. 珠蛋白生成障碍性贫血
61. 遗传性球形红细胞增多症
（62~66 题共用备选答案）
A. 大细胞性贫血
B. 正细胞性贫血
C. 单纯小细胞性贫血
D. 小细胞低色素性贫血
E. 造血不良性贫血
62. 营养性缺铁性贫血
63. 营养性巨幼细胞贫血
64. 铁粒幼红细胞性贫血
65. 珠蛋白生成障碍性贫血
66. 急性失血性贫血
（67~69 题共用备选答案）
A. $>X+s$
B. $>X+2s$
C. $>X+3s$
D. $>X+4s$
E. $>X+5s$
67. 超重到轻度肥胖
68. 中度肥胖
69. 重度肥胖
（70~71 题共用备选答案）
A. $P_{75}\leqslant BMI<P_{90}$
B. $P_{85}\leqslant BMI<P_{95}$
C. $P_{90}\leqslant BMI<P_{95}$
D. $BMI\geqslant P_{90}$
E. $BMI\geqslant P_{95}$
由美国疾病预防控制中心和国家卫生统计中心制定，应用性别、年龄别 BMI 生长曲线进行评价，性别-年龄组百分位数 P
70. 超重
71. 肥胖

参考答案与解析

【A$_1$ 型题】

1. E

【解析】儿童生活安排基本原则：根据不同年龄阶段和不同年龄状况合理安排；按照儿童大脑皮质的功能特征和脑力工作能力变化规律制定活动与休息的交替顺序；充分保证身体与心理的健康发育及各种能力的全面发展。家庭、学校、托幼园所应统一协调，避免造成儿童适应不良。

2. E

【解析】社区儿童保健的实施原则有社区参与原则、公平原则、以健康为中心提供一揽子服务、低投入高产出。

3. E

【解析】社区保健服务的对象是社区成员。

4. D

【解析】佝偻病活动期的主要临床表现是骨骼系统改变。

5. D

【解析】佝偻病活动期合并肺炎时，对佝偻病的主要处理是肌内注射维生素 D$_3$。

6. D

【解析】3 个月内的足月儿很少患营养性缺铁性贫血，主要原因是胎儿后期从母体内获得足够的储存铁。

7. D

【解析】营养性缺铁性贫血经铁剂治疗 1 周后，首先出现有效的治疗反应是网织红细胞增高。

8. A

【解析】营养不良患儿皮下脂肪消减最先出现在腹部。

9. A

【解析】Ⅲ度营养不良患儿的饮食治疗，最初应供给热能为 0.17MJ/（kg·d）。

10. A

【解析】A 项符合 I 度营养不

良的诊断标准。

11. E

【解析】关于Ⅱ度营养不良的诊断标准：体重低于正常均值25%~40%；身长低于正常；皮肤稍苍白松弛；消瘦明显。

12. D

【解析】营养不良分为消瘦型、水肿型及过渡型3种；夸希奥科多发生于断奶期后以谷物喂养为主的婴儿；恶性营养不良常有全身脏器萎缩、皮肤毛发病变及继发感染；极度消瘦患儿系长期能量及各种营养素缺乏所致。

13. C

【解析】营养不良的诊断依据不包括智力低下。

14. A

【解析】维生素A缺乏主要表现在眼部症状及皮肤症状，如夜盲症。

15. C

【解析】龋病发生的四联因素是细菌、食物、宿主和时间。其中食物主要是指糖类食物，尤其蔗糖是主要致龋齿食物，不但可酵解产酸，还可通过合成细胞内外多糖的过程，直接参与牙菌斑的形成。

16. A

【解析】最常见的引起龋齿的病菌是变形链球菌和乳酸杆菌。

17. A

【解析】预防龋齿最主要的卫生措施是保持口腔卫生。

18. E

【解析】弱视的分类：斜视性弱视，屈光参差性弱视，行觉丧失性弱视，屈光不正性弱视，先天性弱视。

19. A

【解析】预防校正弱视的措施包括定期检查婴幼儿视力，早期发现，早期矫正；注意用眼卫生，小儿看书距离不宜过近；经常做眼保健操及早佩戴眼镜。其中，早期发现、诊断是防治弱视的关键。

20. A

【解析】预防屈光不正的主要措施：树立保护视力的良好意识；定期进行视力检查；注意用眼卫生；合理安排生活制度；注意户外运动。

【A_2 型题】

21. E

【解析】营养性缺铁性贫血由于发病缓慢，机体有一定的代偿能力，一般不需输血。重度贫血或合并严重感染或急需外科手术者，才是输血的适应证。本题患儿贫血症状较重，且半个月来患支气管肺炎，所以应该采取输血治疗。

22. B

【解析】该患者儿急诊处理步骤应是止惊→补钙→维生素D。

【B_1 型题】

23. A

【解析】佝偻病活动期X线表现：干骺端增厚，钙化预备带消失，呈毛刷样杯口状改变。

24. C

【解析】佝偻病活动早期X线表现：骨骼无明显改变。

25. B

【解析】佝偻病恢复期X线表现：钙化预备带重新出现，致密增厚。

26. C

【解析】轻、中度佝偻病后遗症期X线表现：骨骼无明显改变。

27. C

【解析】根据患儿表现，该患儿为Ⅲ度营养不良。

28. E

【解析】根据患儿表现，该患儿为正常儿。

29. A

【解析】根据患儿表现，该患儿为Ⅰ度营养不良。

30. B

【解析】根据患儿表现，该患儿为Ⅱ度营养不良。

31. A

【解析】营养性缺铁性贫血：RBC大小不等，小的为多，中央苍白区大。

32. C

【解析】营养性巨幼细胞贫血：RBC大小不等，大的为多，中央苍白区不明显。

33. D

【解析】营养性混合性贫血：RBC大小不等，可见异型、靶型和有核红细胞。

34. D

【解析】珠蛋白生成障碍性贫血：RBC大小不等，可见异型、靶型和有核红细胞。

35. A

【解析】有神经症状的大细胞性贫血首选维生素B_{12}。

36. C

【解析】治疗大细胞性贫血时可增加叶酸疗效的是维生素C。

37. D

【解析】大细胞性贫血治疗中，红细胞增生旺盛是加用了铁剂。

38. B

【解析】可加重维生素B_{12}缺乏所致营养性巨幼细胞贫血精神症状的是叶酸。

39. B

【解析】6个月女婴，体重3.6kg，理想体重为8kg，每天所需热能为初为1.36MJ/d，以后根据食欲及消化道情况渐增到0.50~0.63MJ/（kg·d），待体重接近正常后恢复到生理需要量。

40. E

【解析】7个月男婴，体重5kg，理想体重为8.8kg，每天所需热能为初为1.25MJ/d，1周后根据食欲及消化道情况渐增到

0. 63MJ/（kg · d），待体重接近正常后恢复到生理需要量。

41. C

【解析】5个月男婴，体重6kg，每天所需热能为2. 76MJ/d。

42. C

【解析】6个月男婴，体重6kg，每天所需热能为2. 76MJ/d。

43. D

【解析】经肝羟化后的维生素D成为25-羟维生素D_3。

44. E

【解析】经肾羟化后的维生素D成为1, 25-二羟维生素D_3。

45. C

【解析】降钙素的主要生理功能是抑制骨盐溶解，使血清钙含量降低。

46. A

【解析】1, 25-$(OH)_2D_3$生理功能是促进钙、磷经肠道吸收作用增强。

47. B

【解析】甲状旁腺的生理功能是抑制肾曲小管对磷的吸收，增进对钙的重吸收。

48. A

【解析】佝偻病颅骨软化多发生于3~6个月。

49. B

【解析】佝偻病方颅多发生于5~9个月以后。

50. C

【解析】佝偻病手、足镯征多发生于6个月以后。

51. E

【解析】佝偻病后遗症多发生于3岁以后。

52. D

【解析】佝偻病性手足搐搦征：血清钙、磷低。

53. B

【解析】佝偻病活动期：血清钙、磷均降低。

54. E

【解析】佝偻病活动早期：血清钙、磷乘积为30~40。

55. B

【解析】佝偻病轻度“O”形腿标准是两足跟靠拢，膝关节间距小于3cm。

56. C

【解析】中度“X”形腿标准是两膝关节靠拢，踝关节间距为3~6cm。

57. E

【解析】中度“O”形腿标准是两足跟靠拢，膝关节间距大于6cm。

58. D

【解析】营养性小细胞低色素性贫血：血清铁蛋白减少。

59. C

【解析】红细胞葡萄糖-6-磷酸脱氢酶缺陷症：红细胞酶缺陷。

60. B

【解析】珠蛋白生成障碍性贫血：红细胞脆性降低。

61. A

【解析】遗传性球形红细胞增多症：红细胞脆性增加。

62. D

【解析】营养性缺铁性贫血：小细胞低色素性贫血。

63. A

【解析】营养性巨幼细胞贫血：大细胞性贫血。

64. D

【解析】铁粒幼红细胞性贫血：小细胞低色素性贫血。

65. D

【解析】珠蛋白生成障碍性贫血：小细胞低色素性贫血。

66. B

【解析】急性失血性贫血：正细胞性贫血。

67. B

【解析】判断超重和肥胖的标准：以年龄别体重计算，同性别同年龄健康儿童体重均值为χ。$>\chi+2s$为超重到轻度肥胖，$>\chi+3s$为中度肥胖，$>\chi+4s$为重度肥胖。

68. C

【解析】参考第67题解析。

69. D

【解析】参考第67题解析。

70. B

【解析】由美国疾病预防控制中心和国家卫生统计中心制定，应用性别、年龄别BMI生长曲线进行评价，性别-年龄组第85百分位数（P_{85}）≤BMI<第95百分位数（P_{95}）定义为超重，BMI≥P_{95}定义为肥胖。

71. E

【解析】参考第70题解析。

第八节 儿童伤害

【A_1型题】

1. 对异物吸入的小儿应
   A. 嘱小儿蹦跳，将异物咳出
   B. 刺激咽喉部，将异物咳出
   C. 观察，必要时送往医院
   D. 拍背，帮助小儿咳出异物
   E. 立即送往医院
2. 电击伤的急救措施不包括
   A. 脱离电源
   B. 呼吸、心搏骤停者进行人工呼吸，心脏按压
   C. 有灼伤部位进行相应处理
   D. 对症治疗
   E. 用冰袋冰敷头部，保护脑组织
3. 对于急性中毒儿童的急救措施不包括

A. 尽快清除未被吸收的毒物
B. 对症治疗
C. 特效治疗
D. 防止毒物吸收
E. 抗感染治疗

4. 下列哪项不是气管及支气管异物的特点
A. 多见于学龄前儿童
B. 气管异物典型的三大体征是喘鸣、异物拍击声、异物撞击声
C. 支气管异物以右侧为多，可引起肺不张、肺气肿、肺脓胸、脓胸等继发感染
D. 急救处理首先用拍背法或推腹法进行急救
E. 在可视范围之内能够发现有异物阻塞气道，可将手指伸及该处将阻塞物取出

5. 下列哪项不是Ⅱ度烧伤的特点
A. 有水疱
B. 创底肿胀发红、剧痛
C. 可见网状栓塞血管
D. 3~4 周愈合
E. 愈合不留瘢痕

6. 对烫烧伤的儿童以下哪项措施是错误的
A. 迅速将儿童抢离火场或脱离烫伤源
B. 迅速将烫烧伤部位衣服撕掉
C. 用清洁被单包裹
D. 较小灼伤可清洁创面
E. 冷水降温

7. 对于溺水儿童采取急救措施主要是使儿童
A. 立即恢复呼吸道通畅及复苏心肺功能
B. 呼吸新鲜空气
C. 活动四肢
D. 立即保暖
E. 心肺复苏

8. 对于伤害危险因素描述不正确的是
A. 儿童时期是最容易发生伤害的年龄阶段
B. 婴儿易发生跌落伤死亡
C. 1~14 岁儿童易发生溺水、车祸死亡
D. 男孩的跌落伤、碰撞（挤压伤）、交通事故伤害发生率高于女孩
E. 贫困是儿童伤害最重要的危险因素之一

9. 对伤害的预防和控制策略，除外
A. 教育干预
B. 工程干预
C. 强制干预
D. 经济干预
E. 康复干预

10. 道路交通伤害的特点，除外
A. 行人伤害是 5~9 岁儿童最常见的车祸伤害死亡原因
B. 自行车伤害是急诊室创伤就诊儿童的最常见原因
C. 儿童安全座椅装置有效减少了儿童乘车发生的严重损伤
D. 自行车伤害的高峰年龄为 5~9 岁
E. 13~19 岁男生自行车伤害发生率高于女生

【A_2 型题】

11. 3 岁男童，开始出现频繁呛咳，后发生面部发绀。首先要考虑
A. 急性肺炎
B. 粟粒型肺结核
C. 气管异物
D. 药物中毒
E. 窒息

参考答案与解析

【A_1 型题】

1. E

【解析】对异物吸入的小儿应该立即送往医院。

2. E

【解析】电击伤的急救措施包括脱离电源；呼吸、心搏骤停者进行人工呼吸，心脏按压；有灼伤部位进行相应处理；对症治疗。

3. E

【解析】对于急性中毒儿童的急救措施不包括抗感染治疗。

4. D

【解析】气管及支气管异物的特点：多见于学龄前儿童；气管异物典型的三大体征是喘鸣、异物拍击声、异物撞击声；支气管异物以右侧为多，可引起肺不张、肺气肿、肺脓胸、脓胸等继发感染；在可视范围之内能够发现有异物阻塞气道，可将手指伸及该处将阻塞物取。

5. C

【解析】Ⅱ度烧伤特点不包括可见网状栓塞血管。

6. B

【解析】迅速将烫伤部位衣服撕掉是错误做法。

7. A

【解析】对于溺水儿童采取急救措施主要是使儿童立即恢复呼吸道通畅及复苏心肺功能。

8. B

【解析】儿童时期是最容易发生伤害的年龄阶段。在儿童不同阶段发生伤害的主要原因有所不同。婴儿易发生意外窒息死亡，1~14 岁儿童易发生溺水、车祸死

亡。男孩的伤害发生率高于女孩，跌落伤、碰撞（挤压伤）、割（刺）伤、交通事故的发生率男孩高于女孩。贫困是儿童伤害最重要的危险因素之一。

9. E

【解析】对伤害的预防和控制，国外学者提出“4E”干预，即教育（education）、工程（engineering）、强制（enforcement）和经济（economic）的综合干预方法。

10. D

【解析】道路交通伤害的特点表现为行人伤害是5~9岁儿童最常见的车祸伤害死亡原因；自行车伤害是急诊室创伤就诊儿童的最常见原因；国外报道自行车伤害的高峰年龄为9~15岁，13~19岁男生自行车伤害发生率高于女生；儿童安全座椅装置有效减少了儿童乘车发生的严重损伤。

【A_2型题】

11. C

【解析】出现频繁呛咳，后发生面部发绀，应首先考虑气管异物。

第十九章　学校/儿童青少年卫生学

第一节　儿童青少年卫生学绪论

【A_1型题】

1. 下列关于儿少卫生学的描述，错误的是
   A. 儿少卫生学是预防医学的重要组成部分
   B. 是保护和促进青少年身心健康的科学
   C. 儿少卫生学的研究对象是学龄儿童
   D. 当代儿少卫生学正从以往单纯的医学背景向儿少与学校卫生学转移
   E. 当代儿少卫生高度重视中小学生

2. 儿少卫生学的重点研究对象是
   A. 从出生后的婴儿到发育成熟的青年
   B. 中、小学生群体
   C. 大学生群体
   D. 0~3岁婴幼儿群体
   E. 学龄前儿童

3. 儿少卫生学的研究对象是
   A. 从出生后的婴儿到发育成熟的青年
   B. 中、小学生群体
   C. 大学生群体
   D. 0~3岁婴幼儿群体
   E. 学龄前儿童

参考答案与解析

【A_1型题】

1. C

【解析】儿少卫生学的研究对象是从出生后的婴儿到发育成熟的青年。

2. B

【解析】儿少卫生学的重点研究对象是中、小学生群体（7~18岁儿童青少年，即儿童期与青春期）。

3. A

【解析】儿少卫生学的研究对象是从出生后的婴儿到发育成熟的青年。

第二节　儿童青少年生长和发育

【A_1型题】

1. 下列关于生长和发育的说法，错误的是
   A. 生长是指细胞繁殖、增大和细胞间质增加
   B. 发育是指细胞、组织的分化及功能的不断完善
   C. 生长属于质变，发育属于量变
   D. 生长和发育结束时个体形态、功能达成人水平
   E. 生长和发育是一个动态过程，二者密不可分

2. 常用人体的哪部分骨骼判断骨骼的成熟程度
   A. 手腕骨
   B. 足踝骨
   C. 肩胛骨
   D. 头颈骨
   E. 腰椎骨

3. 下列关于生长和发育阶段性和连续性的说法，错误的是
   A. 胎儿和婴幼儿时期发育遵循“头尾发展律”
   B. 儿童期和青春期发育遵循“向心律”
   C. 青春期性器官的生长突增最早
   D. 青春期生长突增的顺序依次为手、前臂和上臂
   E. 生长发育有一定的顺序，各部分之间互相衔接
4. 在儿童青少年各种发育年龄中，哪个发育年龄应用最广泛
   A. 实际年龄
   B. 形态年龄
   C. 第二性征年龄
   D. 牙齿年龄
   E. 骨骼年龄
5. 下面关于“青春期”的描述，错误的是
   A. 是个体从出现第二性征到性成熟的生理发展过程
   B. 是个体从儿童认知方式发展到成人认知方式的心理过程
   C. 是个体从社会经济的依赖性到相对独立状态的过渡
   D. 青春期的年龄范围公认应界定在12~18岁
   E. 女性青春期发育的开始早于男性，结束得也早
6. 评价骨龄可作为下列哪些方面的参考，除了
   A. 判断生长发育障碍性疾病
   B. 运动员选材
   C. 营养状况评价
   D. 预测女孩月经初潮
   E. 预测儿童少年的成年身高
7. 下列关于“追赶性生长”的说法，错误的是
   A. “追赶性生长”之前一定有阻碍生长的因素存在
   B. 所有疾病恢复过程必然伴随儿童“追赶性生长”
   C. “生长关键期”生长和发育被干扰，可出现永久性的缺陷和功能障碍
   D. 及时治疗疾病，有助于儿童出现“追赶性生长”
   E. “追赶性生长”是儿童在生长过程中出现偏离正常生长轨迹的现象
8. 下列哪些不属于青春期心理发展的特点
   A. 心理发展与生理发育同步
   B. 成人感和独立意向增强
   C. 主观自我和客观自我分化
   D. 自我意识的强度和深度不断增加
   E. 自我评价能力趋于成熟
9. 下面关于“生长长期变化”的描述，哪项是错误的
   A. 生长长期变化既可表现为正向增长，又可表现为停滞增长
   B. 生长长期变化没有明确的方向
   C. 我国儿童青少年生长长期变化的现象很明显
   D. 生长长期变化有一定的限度
   E. 生长长期变化是社会多种因素作用的结果
10. 下列哪组年龄别均值曲线呈“V”形
   A. 身高体重指数，身高坐高指数
   B. 身高胸围指数，身高体重指数
   C. 身高坐高指数，Rohrer身体指数
   D. 握力指数，肺活量指数
   E. 肺活量指数，体重指数
11. 判断骨龄常用的检测手段是
   A. CT
   B. 磁共振成像
   C. X线摄片
   D. B超
   E. 透视
12. 下列关于生长和发育速度不均衡性的描述，不正确的是
   A. 生长和发育速度曲线呈波浪式
   B. 从胎儿到成人先后出现两次生长突增高峰
   C. 第一次生长突增高峰从胎儿4个月至出生1年
   D. 第二次生长突增高峰在青春发育早期
   E. 和男孩相比，女孩在生长突增期的增幅大，但持续时间短
13. 追踪测量某男孩9~19岁的身高和胸围，计算身高胸围指数。以下说法正确的是
   A. 青春期突增高峰前，该男孩的身高胸围指数不随年龄增长而变化
   B. 突增高峰时达最高值
   C. 突增高峰后随年龄增长，身高胸围指数随年龄增长而下降
   D. 突增高峰后随年龄增长，身高胸围指数不随年龄增长而变化
   E. 青春期突增高峰前，该男孩的身高胸围指数随年龄的增长而下降
14. 15岁男孩，身材矮小，智力正常。可以断定他不是
   A. 家族性矮身材
   B. 体质性生长迟缓
   C. 垂体性侏儒症
   D. 甲状腺功能减退症
   E. 营养不良
15. 4岁男孩，发育正常。以下情况与其年龄相符的是
   A. 手部精细动作（如写字、画图等）基本发育完善
   B. 躯干的增长速度最快
   C. 处于童年期
   D. 处于幼儿前期
   E. 身高在100cm左右
16. 儿科一门诊患儿，身高处于其年龄相应标准的第3百分位数之下。经检测，他的甲状腺素水平低于正常。以下关于其骨

龄（BA）、身高年龄（HA）、时间年龄（CA）的关系正确的是

A. HA = BA < CA
B. BA < CA < HA
C. BA < HA < CA
D. HA < BA = CA
E. HA = BA > CA

17. 男性，30岁，身高处于其年龄相应标准的第3百分位数之下。以下哪项不是矮身材的原因

A. 家族性矮身材
B. 体质性生长迟缓
C. 垂体性侏儒症
D. 甲状腺功能减退症
E. 营养不良

【A_3/A_4型题】

（18～20题共用题干）

某女生，3岁时身高开始落后，11岁时下降到正常标准的P_{10}以下；接受治疗后，身高迅猛增长，并在16岁时恢复到P_{50}左右。

18. 造成此女生出现身高生长落后的原因最可能是

A. 雌激素分泌不足
B. 胰岛素分泌不足
C. 肾上腺素分泌不足
D. 甲状腺素功能减退
E. 褪黑素分泌不足

19. 此女生接受的治疗是

A. 生长素
B. 甲状腺素
C. 肾上腺素
D. 胰岛素
E. 雌激素

20. 此女生接受治疗后表现出的迅猛生长现象称为

A. 生长突增
B. 过度生长
C. 赶上生长
D. 超越生长
E. 负反馈

【B_1型题】

（21～24题共用备选答案）

A. 骨骼年龄
B. 牙齿年龄
C. 形态年龄
D. 第二性征年龄
E. 心理年龄

21. 只适用于评价青春期发育情况的发育年龄是
22. 可用于评价出生后6个月至13岁儿童发育情况的发育年龄是
23. 各种发育年龄中应用最广泛的是
24. 只用于衡量体格指标的发育提前或者滞后状况的发育年龄是

（25～27题共用备选答案）

A. 青春期
B. 青春早期
C. 青春中期
D. 青春后期
E. 青年期

25. 以生长突增为主要表现的生长发育阶段是
26. 个体从出现第二性征到性成熟的生理过程称为
27. 以性器官、第二性征的迅速发育为特征的阶段是

（28～31题共用备选答案）

A. 下丘脑
B. 腺垂体
C. 甲状腺
D. 肾上腺
E. 松果体

28. 有5类内分泌细胞，能分泌7种不同激素的内分泌器官是
29. 内分泌系统的调节中枢是
30. 因出生后功能低下导致“呆小症”的是
31. 分泌褪黑素的是

参考答案与解析

【A_1型题】

1. C

【解析】生长属于量变，发育属于质变。生长和发育是由量变到质变。

2. A

【解析】骨龄测定包括手腕部、肘关节、膝关节及足等部位，手腕部因其敏感及摄片方便而最为常用。手腕部在较小的平面面积下集中了较多可参照的骨骼，理论上可减少单一骨测定所带来的误差。

3. C

【解析】身高的生长突增是青春期最早的征象。

4. E

【解析】人的生长和发育的程度可以用两个年龄来表示，即生活年龄（日历年龄）和生物年龄（骨龄）。骨龄是骨骼年龄的简称。

5. D

【解析】青春期的年龄范围一般指10～19岁。

6. C

【解析】骨龄可用来评价儿童的骨发育程度，也是衡量儿童生物年龄的客观指标。骨龄在儿童保健领域应用极其广泛，进行儿童生长和发育监测时，可根据骨龄来评价和分析儿童体格生长是否与生物年龄一致，早期发现生长偏离，尤其是线性生长异常。骨龄还可以预示儿童青春期发育情况，可对剩余身高生长潜能进行早期评估，是国际通用的预测成年身高的唯一客观指标。

7. B

【解析】并非所有的疾病恢复过程必然伴随追赶性生长，能否使生长恢复到原有正常轨迹，取决于致病的原因、疾病的持续时间和严重程度。

8. A

【解析】青春期是生理发展迅速走向成熟，而心理发展却相对落后于生理发展，在理智、情感、道德和社交等方面，都还未达到成熟的指标，还处在人格化的过程中。

9. B

【解析】生长长期变化具有明显的方向性。

10. C

【解析】身高坐高指数：通过坐高和身高比值，反映人体躯干和下肢的比例关系，反映体型特点。重量指数又称 Rohrer 身体指数，是反映体重与身长的比例关系，说明人体充实度。此曲线是根据两个指标的数据绘制的，二者的年龄别均值曲线呈“V”形。

11. C

【解析】骨龄是骨骼年龄的简称，借助于骨骼在 X 线摄像中的特定图像来确定。通常要拍摄人左手手腕部的 X 线片，医生通过 X 线片观察左手手掌指骨、腕骨及桡尺骨下端的骨化中心的发育程度，来确定骨龄。

12. E

【解析】生长突增期是指青春期来之前，由于内分泌的作用，少儿的体格发育及骨骼发育速度迅速加快的时期，预示青春期即将到来。女孩生长突增期较男孩早，增幅小，持续时间长。

【A_2 型题】

13. E

【解析】身高胸围指数是指单位身高的胸围，反映胸廓发育状况，亦可从横断面反映躯干体型。其均值在突增高峰前随年龄增长而下降，突增高峰时最低；突增高峰后再次随年龄增长而上升，成年后趋于稳定。

14. D

【解析】家族性矮身材、体质性生长迟缓、垂体性侏儒症、营养不良均会导致身材矮小，但甲状腺功能减退症会影响智力。

15. E

【解析】儿童手部精细动作发育完成时间为 5 岁左右；婴儿期躯干的增长速度最快；4 岁儿童处于学前初期；4 岁男孩正常身高在 92.5~116.5cm。

16. C

【解析】结合应用骨龄（BA）、时间年龄（CA）和身高年龄（HA），粗略分矮身材为体质性生长迟缓，HA = BA<CA；家族性矮身材，HA<BA = CA；甲状腺功能减退性矮身材，BA<HA<CA；垂体功能减低性矮身材，BA < HA<CA。

17. B

【解析】体质性生长迟缓即生长延迟，是指青春期发育延迟，但成年终身高正常，本题中男性 30 岁，已成年，但身材矮小，不是体质性生长迟缓。

【A_3/A_4 型题】

18. D

【解析】身高落后应与甲状腺素分泌不足有关，接受治疗后身高猛增，因此造成此女生身高生长落后原因可能为甲状腺功能减退。

19. B

【解析】此女生出现身高生长落后的原因可能是甲状腺功能减退，因此接受的治疗是甲状腺素。

20. C

【解析】患病儿童在阻碍生长的因素被克服后表现出的加速生长并恢复到正常轨迹的现象称为赶上生长。

【B_1 型题】

21. D

【解析】青春期的标志是性发育和性成熟，因此可用第二性征年龄评价青春期发育情况。

22. B

【解析】牙齿年龄鉴定是牙齿随年龄的增长而有规律地变化，且质硬不易腐败，故常用于鉴定年龄。一般规律是乳牙于出生后 6 个月开始萌出，至 20~25 岁出全，共 20 个；恒牙于 6 岁左右开始萌出，到 14 岁出满 28 个，18~20 岁才生出智齿。可用于评价出生后 6 个月至 13 岁儿童发育情况。

23. A

【解析】骨骼年龄是生理年龄的一种，是以个体骨骼的骨化为发育指标评定个体生长和发育年龄。

24. C

【解析】形态年龄是用某项形态发育指标（身高体重等）所制成的标准年龄，来表示个体儿童的发育状况，如身高年龄、体重年龄等，只用于衡量体格指标的发育提前或者滞后状况的发育年龄

25. B

【解析】生长突增主要发生在青春早期。

26. A

【解析】青春期是指个体从出现第二性征到性成熟的生理过程。

27. C

【解析】青春中期特征为性器官、第二性征的迅速发育。

28. B

【解析】已知腺垂体分泌的激素有 7 种：生长激素（HGH）、催乳素（PRL）、促黑素（MSH）、促甲状腺激素（TSH），促肾上腺皮质激素（ACTH），促性腺激素［GTH（包括 FSH 和 LH）］。腺

垂体的5类内分泌细胞为：生长素细胞、催乳素细胞、促甲状腺激素细胞、促性腺激素细胞、促肾上腺皮质激素细胞。

29. A

【解析】下丘脑位于丘脑沟以下，形成第三脑室下部的侧壁和底部。它是自主神经的皮质下最高中枢，边缘系统、网状结构的重要联系点，垂体内分泌系统的激发处。接受很多神经冲动，故为内分泌系统和神经系统的中心。

30. C

【解析】甲状腺分泌功能减退时，机体的基础代谢率低，可出现黏液性水肿。如果在胎儿或婴儿时期甲状腺分泌功能丧失，则骨骼和脑的发育停滞，表现为身材矮小、智力低下的呆小症。

31. E

【解析】人类松果体为长5~8mm、宽3~5mm的灰红色椭圆形小体，重120~200mg，其发育在7~8岁时达到顶峰。分泌褪黑素，抑制垂体促卵泡激素和黄体生成素的分泌，并分泌多种具有很强的抗促性腺激素作用的肽类激素，从而有效地抑制性腺的活动和两性性征的出现。若松果体受到破坏，则会出现早熟和生殖器官过度发育。

第三节 影响生长和发育的因素

【A_1型题】

1. 下列关于利用儿童生长和发育的环境因素，错误的建议是
   A. 提供儿童充足的高糖、高脂、高蛋白食品
   B. 让儿童青少年远离装修等污染源
   C. 避免儿童膳食热能供给大幅度波动
   D. 避免儿童从事剧烈的体育锻炼
   E. 合理安排儿童的作息时间
2. 青少年一日三餐合适的热量分配比例是
   A. 早餐20%，中餐60%，晚餐20%
   B. 早餐30%，中餐40%，晚餐30%
   C. 早餐40%，中餐40%，晚餐20%
   D. 早餐30%，中餐50%，晚餐20%
   E. 早餐20%，中餐50%，晚餐30%
3. 下列关于儿童葡萄糖耐量下降（IGT）的说法，错误的是
   A. 儿童IGT的影响因素主要是遗传
   B. 儿童IGT的影响因素主要是肥胖和不良生活方式
   C. 儿童IGT单纯而病程短、程度轻
   D. 儿童IGT具有一定的可逆性
   E. 儿童IGT应作为早期预防糖尿病的重点
4. 关于季节对儿童的生长和发育的影响，以下说法错误的是
   A. 婴儿出生后1~2年内体重的增长无明显的季节差异
   B. 体重增加的季节性差异尤其显著，9~11月增加较快
   C. 身高增加的季节性差异不同于体重
   D. 7~9月，身高增加最快
   E. 以半年为观察单位，体重增加的2/3发生在9月至次年2月
5. 下列关于遗传对儿童的生长和发育的影响，以下说法错误的是
   A. 良好环境下成长的儿童，其成年身高很大程度上取决于遗传
   B. 生长和发育存在家族聚集现象
   C. 双生子研究提示身高75%取决于遗传因素
   D. 环境因素可放大遗传因素对成人智力的影响效应
   E. 种族性遗传对个体体型、躯干和四肢长度比例等的作用较为微弱
6. 关于儿童生长和发育中的表观遗传作用，以下说法错误的是
   A. 表观遗传学方式具有DNA序列不变而表型改变
   B. 改变不可遗传
   C. 改变具有可逆性，易受环境因素的影响
   D. 不遵循孟德尔遗传定律
   E. 基因印迹异常调节可引起儿童少年生长过度或迟缓、智力障碍和行为异常
7. 铅对儿童健康的危害，以下说法错误的是
   A. 全身性的
   B. 影响学习-记忆过程
   C. 造成贫血
   D. 直接抑制甲状旁腺的功能，使骨骼生长落后
   E. 铅对儿童健康的损害安全界值是200μg/L
8. 社会决定因素对儿童生长和发育的影响体现在
   A. 生长发育的城乡差异
   B. 医疗卫生事业的投入
   C. 家庭生活质量
   D. 文化教育
   E. 以上均是
9. 网络对儿童青少年的危害表现在
   A. 严重影响睡眠
   B. 导致眼睛出现干涩、模糊

和视力下降

C. 自我个性迷失，人际交流能力弱化，养成孤僻、内向的性格

D. 健康危险行为高发

E. 以上均是

参考答案与解析

【A_1 型题】

1. A

【解析】糖类、脂肪、蛋白食品摄入要适量，并不是越高越好。

2. B

【解析】每餐所摄取的热量应该占全天总热量的1/3左右，但午餐既要补充上午消耗的热量，又要为下午的工作、学习提供能量，应多一些。所以早餐30%，中餐40%，晚餐30%。

3. B

【解析】IGT即糖耐量受损，是指患者的血糖介于正常人血糖值与糖尿病患者血糖值之间的种中间状态。儿童IGT的影响因素主要是遗传，具有一定的可逆性。

4. D

【解析】春季儿童身高增长最快，3~5月的身高增长值为9~11月的2倍左右。

5. E

【解析】良好生活环境下长大的儿童，其成年身高在很大程度上取决于遗传。双生子研究提示，人的成年身高与父母平均身高间的遗传度为0.75，即身高75%取决于遗传因素。父母与子女身高的相关系数呈现随年龄上升的趋势，称为生长发育的家族聚集性。环境因素可放大遗传因素对成人智力的影响效应。种族性遗传对个体体型、躯干和四肢长度比例等方面的作用较为显著。

6. B

【解析】表观遗传学方式具有DNA序列不变而表型改变，改变具有可遗传性和可逆性，不遵循孟德尔遗传定律等特点。表观遗传是环境因素和细胞内的遗传物质之间发生交互作用的结果。基因印迹异常调节可引起儿童青少年生长过度或迟缓、智力障碍和行为异常等。

7. E

【解析】铅对儿童健康的危害是全身性的，影响学习-记忆过程；造成贫血；直接抑制甲状旁腺的功能，使骨骼生长落后；铅对儿童健康的损害安全界值是100μg/L。

8. E

【解析】社会决定因素对儿童生长和发育的影响体现在生长和发育的城乡差异、医疗卫生事业的投入、家庭生活质量、文化教育等。

9. E

【解析】儿童青少年长期沉溺于网络的危害有：①严重影响睡眠、体育锻炼和其他活动，导致身体素质下降。②长时间视屏易导致眼睛出现干涩、模糊和视力下降。③沉迷于网络虚幻世界，导致自我个性迷失，人际交流能力弱化，养成孤僻、内向的性格。④不健康信息会误导儿童青少年，导致健康危险行为高发。

第四节　生长和发育调查及评价

【A_1 型题】

1. 身高体重指数在什么年龄时趋于稳定
   A. 男性18岁，女性16岁
   B. 男性20岁，女性18岁
   C. 男性21岁，女性17岁
   D. 男性21岁，女性19岁
   E. 男性25岁，女性23岁
2. 制定生长发育标准使用均数和标准差概念的理论依据是
   A. 正常儿童的多数生长发育指标呈正态分布
   B. 正常儿童的多数生长发育指标呈偏态分布
   C. 正常儿童的多数生长发育指标呈对数分布
   D. 正常儿童的多数生长发育指标呈半对数分布
   E. 正常儿童的多数生长发育指标呈偏态分布
3. 利用单位体重或身高矫正肺活量后，得到肺活量指数。对这个指标来讲，存在错误的是
   A. 校正后能更确切地反映集体肺通气能力的大小
   B. 青春期前，男孩的肺活量指数随年龄的增长而增长
   C. 青春期前，女孩的肺活量指数随年龄的增长而增长
   D. 青春期后，男孩的肺活量指数随年龄的增长而下降
   E. 青春期后，女孩的肺活量指数随年龄的增长而下降
4. 世界卫生组织（WHO）积极推荐哪种指标用于儿童青少年的营养状况评价
   A. 年龄别体重
   B. 年龄别身高
   C. 身高别体重
   D. 身高体重指数
   E. 体重指数

5. 以下是开展生长发育调查的主要目的，除了
   A. 研究不同儿童少年群体的生长发育特点和规律
   B. 探讨各种内外因素对生长发育的影响，从中发现主要影响因素，提出相应干预措施
   C. 制定本地区儿童少年生长发育正常值或评价指标
   D. 检验、评价学校保健措施对促进儿童少年生长发育的实际效果
   E. 作为衡量学校贯彻《学校卫生工作条例》工作的考核依据
6. 下列是生长和发育的调查内容，除了
   A. 形态指标
   B. 功能指标
   C. 素质指标
   D. 心理指标
   E. 教育指标
7. 下列哪项不是常用于评价儿童健康状况的指标
   A. 检出率
   B. 发病率
   C. 患病率
   D. 因病缺课率
   E. 平均因病缺课日数
8. 使用体重指数（BMI）评价儿童的营养状况，18岁时肥胖该指数的评价标准是
   A. BMI 大于 20
   B. BMI 大于 24
   C. BMI 大于 25
   D. BMI 大于 28
   E. BMI 大于 30
9. 要获得某个地区儿童青少年生长和发育的正常值，应选择下列哪所学校
   A. 普通中小学校
   B. 舞蹈学校
   C. 体育学校
   D. 武术学校
   E. 聋哑学校
10. 评价儿童生长速度最常用的指标是
   A. 身高
   B. 体重
   C. 头围
   D. 胸围
   E. 腹围
11. 下列哪项不是儿童青少年营养状况评价的主要内容
   A. 膳食构成
   B. 营养素摄入量
   C. 体内营养水平
   D. 体格发育和健康状况
   E. 常见病患病情况
12. 地区性的生长发育评价标准，修订的周期应该是
   A. 3~5 年
   B. 5~10 年
   C. 10~15 年
   D. 15~20 年
   E. 21~25 年
13. 使用体重指数（BMI）评价儿童的营养状况，18岁时超重是
   A. BMI 大于 20
   B. BMI 大于 24
   C. BMI 大于 25
   D. BMI 大于 28
   E. BMI 大于 30
14. 下列哪项不是评价儿童青少年营养状况的方法
   A. 年龄别体重
   B. 身高别体重
   C. 年龄别身高
   D. 身高体重指数
   E. 皮褶厚度

【A_2 型题】

15. 用一项指标对某小学1~6年级的所有学生进行发育年龄的评价，你认为单独使用哪项指标，能较好地反映每个学生的发育状况
   A. 体重年龄
   B. 第二性征年龄
   C. 牙齿年龄
   D. 身高年龄
   E. 变声情况
16. 年龄为7岁的双胞胎兄妹，连续10年监测其骨盆宽和肩宽，计算肩盆宽指数。随着年龄的增长，两人的肩盆宽指数会发生如何变化
   A. 哥哥的肩盆宽指数随年龄增长而下降，妹妹的肩盆宽指数随年龄增长而上升
   B. 哥哥的肩盆宽指数随年龄增长而上升，妹妹的肩盆宽指数随年龄增长而下降
   C. 两人的肩盆宽指数均随年龄增长而上升
   D. 两人的肩盆宽指数均随年龄增长而下降
   E. 两人的肩盆宽指数均随年龄增长而无变化
17. 某中学，有初中班和高中班。该学校的老师想用某指标对该校学生的发育年龄进行评价，以下指标中哪项最好
   A. 身高年龄
   B. 第二性征年龄
   C. 体重年龄
   D. 牙齿年龄
   E. 以上方法均可，没有最好的指标
18. 13岁女孩，欲通过测体脂含量判断其肥胖程度。假设她的体脂占体重的27%，则她属于
   A. 不肥胖
   B. 轻度肥胖
   C. 中度肥胖
   D. 重度肥胖
   E. 极重度肥胖
19. 某儿科医生使用卡钳测量皮褶厚度，用于评价儿童青少年近期的营养状况。以下对于卡钳测量特点说法错误的是
   A. 简单而经济
   B. 测量结果与X线片测量法相关度不高
   C. 对人体无放射性伤害

D. 操作者熟练程度、技术差异，结果容易产生测量误差
E. 被测者的皮褶厚度不同，会对技术差异的产生有影响

【A_3/A_4型题】

（20~21 题共用题干）

某市共有 4 个城区，各城区社会经济状况、小学校数量均不同。

20. 为了解该市城区小学生的生长和发育情况，应该开展
A. 横断面调查
B. 追踪性调查
C. 半纵向调查
D. 队列研究
E. 健康监测

21. 开展调查时，最佳的抽样方法是
A. 单纯随机抽样
B. 系统抽样
C. 分层抽样
D. 整群抽样
E. 多级式抽样

（22~24 题共用题干）

某女，18 岁，今年如愿考上了大学，参加新生体检时，身高 160cm，体重 75kg。

22. 其体重指数（BMI）为
A. 146.5
B. 95.0
C. 40.6
D. 29.4
E. 25.4

23. 根据 BMI 判断，她的营养状况为
A. 营养不良
B. 正常
C. 超重
D. 肥胖
E. 极度肥胖

24. 针对她的营养状况，可采取的措施包括
A. 控制饮食与适量运动相结合
B. 取消早餐
C. 每天减少 40%摄入量
D. 每天运动 3 小时
E. 不吃晚饭

【B_1型题】

（25~28 题共用备选答案）
A. 形态指标
B. 生理功能指标
C. 生化功能指标
D. 素质指标
E. 心理指标

25. 仰卧起坐属于
26. 总体钙属于
27. 身高、体重属于
28. 血压、脉搏属于

（29~32 题共用备选答案）
A 肺活量指数
B. 握力指数
C. 体重指数
D. 身高坐高指数
E. 身高体重指数

29. 将体型分为长躯型、中躯型和短躯型所依据的指标是
30. 可用于判断 18 岁以上个体超重的指标是
31. 反映机体肺通气能力的指标是
32. 反映上臂肌肉力量的指标是

参考答案与解析

【A_1型题】

1. D

【解析】男性 21 岁、女性 19 岁后身高体重指数趋于稳定。

2. A

【解析】正常儿童的多数生长和发育指标呈正态分布，制定生长发育标准时可使用均数和标准差概念。

3. D

【解析】肺活量体重指数、肺活量身高指数，分别利用肺活量和体重、身高的密切相关，以单位体重或身高肺活量的形式来反映肺通气能力的大小。两指数在青春期前男女均随年龄增长而上升，青春期开始后男性随年龄增长而继续上升，女性逐渐下降。

4. C

【解析】身高别体重可更好地反映儿童青少年的营养状况。

5. E

【解析】开展生长和发育调查的主要目的不包括作为衡量学校贯彻《学校卫生工作条例》工作的考核依据。

6. E

【解析】生长和发育的调查内容包括：形态指标，如身高、体重、坐高和胸围；功能指标，如生理功能指标、联合功能指标、生化功能指标；素质指标，如身体素质包括力量、速度、耐力、灵敏性、柔韧性、平衡性和协调能力；心理指标，如感知觉、言语、记忆、思维、想象、动机、兴趣、情感、性格、行为及社会适应能力。

7. C

【解析】患病率不常用于评价儿童健康状况。

8. D

【解析】体重指数适合所有由 18~65 岁的人使用，儿童、发育中的青少年、孕妇、乳母、老年人及肌肉发达者除外。其计算公式为：体重指数（BMI）= 体重（kg）/［身高（m）］^{2}。BMI < 18.5，过轻，某些疾病和某些癌症患病率增高；BMI 18.5~23.9，

正常；BMI 24.0～27.9，超重；BMI>28，肥胖。

9. A

【解析】中小学校更具普遍性，可获得该地区儿童青少年生长和发育的正常值。

10. A

【解析】评价儿童生长速度最常用的指标是身高。

11. E

【解析】营养状况评价是健康评价之一，用以了解儿童的营养素摄入与代谢是否达到平衡。包括：①膳食历史及现状的调查，了解过去和近期膳食中营养素的摄取量是否能够满足儿童需要。②人体测量，如身高、体重、皮褶厚度等。③临床检查，了解儿童的发育状况及有无营养缺乏病的体征。④生物化学测定，测定受检者的血液、尿液或头发中所含有的各种营养素及代谢物，用以评定膳食中营养素的水平、吸收及利用情况。

12. B

【解析】以5～10年为周期，修订地区性的生长和发育评价标准。

13. B

【解析】参见第8题解析。

14. D

【解析】身高体重指数是一个计算值，主要用于统计用途。当我们需要比较及分析一个人的体重对于不同高度的人所带来的健康影响时，BMI是一个中立而可靠的指标。

【A_2型题】

15. C

【解析】牙齿年龄鉴定是牙齿随年龄的增长而有规律地变化，且质硬不易腐败，故常用于鉴定年龄，可反映每个学生的发育年龄、发育状况。

16. A

【解析】肩盆宽指数即［骨盆宽（cm）/肩宽（cm）］×100，男性随年龄增长而逐渐下降，女性则随年龄增长而上升，从而反映男女性不同的体型特征。

17. B

【解析】青春发育期的生理迅速变化是由激素分泌量的快速增加所造成的。青春期是个体生长发育的鼎盛时期，这个时期身体和生理功能都发生急速变化，成为生长和发育的高峰期，也就是第二加速期。对中学生进行发育年龄评价，最好选用第二性征年龄。

18. B

【解析】采用体脂率判定肥胖的标准：男童，6～18岁，体脂率>20%为轻度肥胖，>25%为中度肥胖，>30%为重度肥胖；女童，6～14岁，体脂率>25%为轻度肥胖，>30%为中度肥胖，>35%为重度肥胖。

19. B

【解析】皮褶厚度可用X线、超声、皮褶卡钳等方法测量。用卡钳测量皮褶厚度最为简单而经济，测得结果和X线片测量值的相关度可达0.85～0.90，对人体也无放射性伤害。但是此方法需要操作者熟悉仪器的调试和检测方式，技术的差异不可避免地产生误差，其主要偏差的来源是检测者用手捏皮褶时施加的压力的稳定性、卡钳头的夹皮时间的长短、被测者的皮褶厚度的厚薄等。

【A_3/A_4型题】

20. A

【解析】横断面调查又称横断面研究，因为所获得的描述性资料是在某一时点或在一个较短时间区间内收集的，所以它客观地反映了这一时点的疾病分布及人们的某些特征与疾病之间的关联，可了解该市城区小学生的生长和发育情况。

21. E

【解析】多级式抽样具有整体抽样的简单易行的优点，同时，在样本量相同的情况下又较整群抽样的精度高。

22. D

【解析】体重指数（BMI）=体重（kg）/身高（m）的平方，该学生BMI=29.4。

23. D

【解析】BMI<18.5，过轻，某些疾病和某些癌症患病率增高；BMI 18.5～23.9，正常；BMI 24.0～27.9，超重；BMI>28，肥胖。该学生为肥胖。

24. A

【解析】肥胖学生应合理减肥，控制饮食与适量运动相结合，不可节食。

【B_1型题】

25. D

【解析】身体素质一般是指人体在活动中所表现出来的力量、速度、耐力、灵敏、柔韧等功能。表现在人们的生活、学习和劳动中，也表现在体育锻炼方面。仰卧起坐属于素质指标。

26. C

【解析】总体钙是人体进行生物化学检查时可测出的数据，属于生化功能指标。

27. A

【解析】身体形态是指人体外部与内部的形态特征。反映外部形态特征的指标有：高度（身高、坐高、足弓高等），长度（腿长、臂长、手长、头长、颈长、足长），围度（胸围、臂围、腿围、腰围、臀围），宽度（头宽、肩宽、髋宽）和充实度（体重、皮脂厚度等）等。反映内部形态的指标有：心脏纵横径、肌肉的形状与横断面等。

28. B

【解析】生理功能指标是指身体各系统各器官在生理功能上可测出的各种量度，包括体温、心率、血压等。

29. D

【解析】身高坐高指数：通过坐高和身高比值，反映人体躯干和下肢的比例关系，以及体型特点。

30. C

【解析】BMI 是目前国际上常用的衡量人体胖瘦程度及是否健康的一个标准。

31. A

【解析】肺活量是指在最大吸气后尽力呼气的气量，可反映机体肺通气能力。

32. B

【解析】握力主要是测试上肢肌肉群的发达程度，测试受试者前臂和手部肌肉力量，反映人体上肢力量的发展水平的一种指标。

第五节　儿童青少年心理卫生

【A_1 型题】

1. 避免儿童青少年“移情”咨询者，遵循了心理咨询的哪项原则
   A. 保密的原则
   B. 限时的原则
   C. 自愿的原则
   D. 情感自限的原则
   E. 延期决定的原则
2. 儿童青少年心理健康的核心是
   A. 注意力集中
   B. 情绪愉快
   C. 想象力丰富
   D. 思维敏捷
   E. 行为协调
3. 对于儿童期常见的心理-行为问题，下列哪种在女童中的患病率高于男童
   A. 注意缺陷多动障碍
   B. 习惯性抽动
   C. 儿童癔症
   D. 儿童孤独症（自闭症）
   E. 品行问题
4. 以下是青少年学习障碍的主要表现，除了
   A. 阅读障碍
   B. 计算障碍
   C. 书写障碍
   D. 非特定性学习障碍
   E. 视听觉障碍
5. 下列哪项不是儿童青少年常见心理-行为问题
   A. 学业相关问题
   B. 情绪问题
   C. 发育问题
   D. 品行问题
   E. 不良习惯
6. 下列哪项违背了学校心理咨询的原则
   A. 保护咨询者的个人及家庭隐私
   B. 建议学生找心理咨询老师聊聊
   C. 咨询师不让咨询者过分依赖
   D. 每次限定咨询时间
   E. 替咨询者做出决定
7. 下列属于社区儿童心理卫生保健工作一级预防方法的是
   A. 开展学校心理卫生宣教
   B. 对新生进行心理评估
   C. 使患病儿童青少年就诊
   D. 规范心理咨询工作
   E. 收集整理患病儿童资料
8. 替咨询者保守个人和家庭隐私，遵循了心理咨询的哪项原则
   A. 保密的原则
   B. 限时的原则
   C. 自愿的原则
   D. 情感自限的原则
   E. 延期决定的原则
9. “注意缺陷多动障碍”和“学习障碍”的患儿在以下哪方面存在区别
   A. 多动
   B. 智力低下
   C. 学习困难
   D. 不良情绪
   E. 无明显区别
10. 学校开展心理咨询的主要对象是
    A. 校领导
    B. 教师
    C. 心理教师
    D. 学生
    E. 家长
11. 下列哪项不是儿童多动症的症状表现
    A. 注意广度狭窄，抗干扰性差，不能预见行为后果
    B. 容易兴奋，缺乏对行为冲动的控制力
    C. 多动并伴攻击性行为
    D. 与家长、教师和同伴关系不良
    E. 营养不良
12. 学校心理卫生的目标，除外
    A. 帮助学生认识自己，接纳自己，管理自己
    B. 学会解决自身面临的各种问题，应付危机
    C. 使学生控制和消除不适心理症状，化解内心冲突或不良思想情感
    D. 帮助学生做出决策并制订行动计划
    E. 鼓励学生寻求和了解生活的意义

【A_2 型题】

13. 某患儿被诊断为“注意缺陷多动障碍”。“注意缺陷多动障碍”属于下列哪类心理-行

为问题
A. 学业相关问题
B. 情绪问题
C. 品行问题
D. 顽固性不良习惯
E. 广泛性发育障碍

14. 某儿童，多动，注意力不集中，多门功课成绩下降，无原发性情绪障碍。请问该儿童最有可能患有以下哪种心理-行为问题
A. 注意缺陷多动障碍
B. 学习障碍
C. 拒绝上学
D. 强迫行为
E. 心境障碍

15. 某班十几名学生突然出现面似红布、胡言乱语、小腿抖动等食物中毒、过敏等疾病。这些学生可能患有下列哪种疾病
A. 强迫行为
B. 恐惧
C. 心境障碍
D. 雷特综合征
E. 儿童癔症

16. 某3岁小儿，总是喜欢一个人玩耍，对父母似乎没有特别的感情，喜欢重复看特定的电视广告。经医生检查发现，其智力发育落后于一般儿童，但无语言发育障碍。其可能患有
A. 发育性学习障碍
B. 雷特综合征
C. 儿童瓦解型精神障碍
D. 孤独症谱系障碍
E. 心境障碍

17. 某中学要设立一心理咨询室。对于求咨者和咨询者位置关系的设立，你认为存在错误的是
A. 心理咨询的位置关系以面对面坐法最常见
B. 面对面的坐法可能会加重初次求咨者的心理负担
C. 并排坐可减少求咨者的紧张不安，但这场景常是关系亲密的象征，对内向、拘谨或异性青少年应该避免
D. 较理想的位置关系是求咨者坐在咨询者的右侧位置
E. 求咨者和咨询者之间宜放置一小桌

18. 4岁女孩，对母亲的来去都无所谓，很少纠缠母亲。你认为她对母亲的依恋属于哪种类型
A. 安全型
B. 回避型
C. 反抗型
D. 矛盾型
E. 以上都不是

【A_3/A_4型题】

（19~21题共用题干）

某患儿，4岁，行为刻板重复，与他人存在交流障碍，但无认知-语言发育障碍。

19. 该患儿最可能患有下列哪疾病
A. 雷特综合征
B. 孤独症谱系障碍
C. 心境障碍
D. 注意缺陷多动症
E. 刻板运动障碍

20. 该病属于哪种心理-行为问题
A. 顽固性不良习惯
B. 情绪问题
C. 学业相关问题
D. 品行问题
E. 神经发育障碍

21. 医生在对儿童进行行为指导时应遵循治疗的道德准则。下列哪项符合道德准则
A. 实施指导未取得被矫治儿童父母同意
B. 实施计划不公开
C. 选用对儿童具有最大功效及最小伤害的方法
D. 使用惩罚式的方法
E. 指导者尚未取得相应的资格

【B_1型题】

（22~25题共用备选答案）
A. 婴儿期
B. 幼儿期
C. 童年期
D. 学龄期
E. 青春期

22. 最易出现心理-行为偏差的时期是
23. 儿童思维发展的重大转折时期是
24. 完整的口头言语发展关键期是
25. 机械记忆向理解记忆过渡的时期

（26~29题共用备选答案）
A. 学业相关问题
B. 情绪问题
C. 品行问题
D. 顽固性不良习惯
E. 神经发育障碍

26. 孤独症属于
27. 口吃属于
28. 强迫症属于
29. 儿童多动症属于

参考答案与解析

【A_1型题】

1. D

【解析】咨访关系的确立和咨访工作顺利开展的关键，是咨询者与访问者心理的沟通和接近，但这也是有限度的。个人间接触过密，不仅容易使来访者过于了解咨询者内心世界和私生活，阻

碍来访者的自我表现，也容易使咨询者该说的不能说，从而失去客观公正地判断事物的能力。因此，避免来访者“移情”咨询者，遵循情感自限的原则。

2. B

【解析】情绪愉快是儿童青少年心理健康的核心。

3. C

【解析】儿童癔症往往都是在负性刺激作用下发病的。常见的负性刺激很多，诸如亲人死亡或其他不幸意外遭遇、自尊心受到挫折、人格遭受侮辱、父母冲突、父母对孩子态度生硬、同学之间的纠纷等所引起的气愤、委屈、恐惧或其他种种内心痛苦，均可导致本病的发生。某些躯体疾病、疲劳、健康状况不良等原因也容易促发本病。女性普遍存在着好幻想、易动情、意志较脆弱、暗示性较高的心理特点，这些特点构成了癔症易发的因素之一。

4. E

【解析】世界卫生组织（WHO）认为，学习障碍是指从发育的早期阶段起，儿童获得学习技能的正常方式受损。这种损害不是单纯缺乏学习机会的结果，不是智力发展迟缓的结果，也不是后天的脑外伤或疾病的结果。这种障碍来源于认识处理过程的异常，由一组障碍所构成，表现在阅读、拼写、计算和运动功能方面有特殊和明显的损害。

5. C

【解析】发育问题不属于心理-行为问题。

6. E

【解析】学校心理咨询基本原则：保密的原则、理解与支持的原则、积极心态培养的原则、时间限定的原则、来访者自愿的原则、感情限定的原则、重大决定延期的原则。

7. A

【解析】进行社区儿童心理卫生保健工作首先应进行健康教育，提高社区群众对儿童保健的认识水平，即提高整个社区对儿童保健重要性的认识。

8. A

【解析】保守咨询者的个人和家庭隐私，遵循保密的原则。

9. D

【解析】注意缺陷多动障碍：俗称“儿童多动症”，是指由非智力因素引起的、与年龄不相符的注意障碍、冲动、活动过度，并伴有学习困难和社会适应力低下的一组儿童行为异常症候群。注意缺陷多动障碍患者，由于自我控制能力的落后，很难控制自己的情绪。学习障碍是一组以阅读、书写、拼字、表达、推理、计算能力等特殊性学习技能获得困难为主要特征的症候群，包括阅读障碍、数学/运算障碍、书写障碍、非特定性学习障碍等，患儿不存在智力低下和视听觉障碍，也无环境和教育剥夺及原发性情绪障碍。

10. D

【解析】学校开展心理咨询的主要对象为学生。

11. E

【解析】营养不良是由于热能或蛋白质不足而致的慢性营养缺乏症，不属于儿童多动症的症状表现。

12. D

【解析】学校心理卫生的目标包括：①帮助学生认识自己，接纳自己，管理自己。②认识、掌控周围环境，同环境保持适应。③学会解决自身面临的各种问题，应付危机，摆脱困难，增强面对困境与压力的信心和勇气。④使学生控制和消除不适心理症状，化解内心冲突或不良思想情感。⑤帮助学生自己进行选择、自己做出决策并制订行动计划。⑥鼓励学生寻求和了解生活的意义，认清自身潜力，发挥个人潜能，过健康有意义、能自我满足的生活。

【A_2 型题】

13. A

【解析】注意缺陷多动障碍也就是多动症，是部分儿童在成长过程中遇到的一种心理上的障碍。注意缺陷多动障碍会对儿童的注意力和学习能力产生一定的影响，有时也会对身边的同学造成一定的影响。属于学业相关的心理-行为问题。

14. B

【解析】学习障碍是指儿童在语言、说话、阅读和社会交往技能方面的发育障碍。这些障碍不包括视觉障碍、听觉障碍和智力障碍，无不良情绪。

15. E

【解析】儿童癔症有明显的集体发作特征，多发于学龄期，女童多发，农村患病率较城市高，经济文化落后地区集体癔症发作频率较高。常表现为瘫痪、抽搐、步态异常、感觉障碍、失聪、失明及过度换气等。起病突然，症状消失也快，并可反复发作。儿童癔症的特征是情感暴发，常在精神刺激后急骤起病。

16. D

【解析】孤独症谱系障碍（ASD）是一类神经发育障碍性疾病，以男性多见，起病于婴幼儿期，主要表现为不同程度的言语发育障碍、人际交往障碍、兴趣狭窄和行为方式刻板。雷特综合征与孤独症谱系障碍的区别在于此病存在明确的基因变异，起病年龄较早，6~24 月龄起病，丧失手的目的性和精细操作技能。

17. D

【解析】心理咨询位置一般以对面坐法为多，但有时这种坐法会增加来访者负担，也可采用斜坐法、90°坐法和 180°并排坐法。

18. B

【解析】一般儿童表现出对母亲 4 种依恋类型的一种。①安全型：母亲在，孩子会很自在，能独立地探索环境。当母亲离开时，孩子表现的有点心烦，但是母亲回来就马上回到母亲身边寻求接触。②回避型：不寻求接近母亲，母亲离开后也没什么难过的表现，母亲回来了也很冷淡。③矛盾型：对母亲的情感状态是一种既积极又消极的混合反应。④混乱型：时而平静时而愤怒，是最没有亲密关系安全感的孩子。

【A_3/A_4 型题】

19. B

【解析】刻板运动障碍不存在社交交流障碍。

20. E

【解析】参考第 16 题解析。

21. C

【解析】医生应救死扶伤，实行人道主义。时刻为患者着想，千方百计为患者解除病痛。不可不经被矫正儿童父母同意实施行为指导，不公开实施计划或对儿童采取惩罚式方法，尤其不可在未取得相应资格时给予指导。

【B_1 型题】

22. E

【解析】心理行为偏差一般指个体及群体存在偏离大多数正常人所具有的心理行为的某些现象。青春期是个体由儿童向成人过渡的时期。青春期是青少年身心变化最为迅速而明显的时期，身体的迅速变化会使少年产生困扰、自卑、不安、焦虑等心理卫生问题，甚至产生不良行为。

23. D

【解析】学龄期是指 6~7 岁入小学起至 12~14 岁进入青春期为止的一个年龄段。此期小儿体格生长仍稳步增长，除生殖系统外其他器官的发育到本期末已接近成人水平。脑的形态已基本与成人相同，智力发育较前更成熟，控制、理解、分析、综合能力增强，是思维发展的重大转折时期。

24. B

【解析】儿童从 1~3 周岁末的这个时期称为幼儿期。儿童从婴儿期发育到幼儿期，无论是生理还是心理发育都是非常明显的，是完整的口头言语发展关键期。

25. D

【解析】机械记忆是通过机械化的重复来进行记忆、理解记忆，更适合称为逻辑或者关系记忆。学龄期儿童大脑的形态已基本与成人相同，智力发育较前更成熟，控制、理解、分析、综合能力增强，是机械记忆向理解记忆过渡的时期。

26. E

【解析】孤独症谱系障碍是一类神经发育障碍性疾病。

27. D

【解析】顽固不良习惯包括口吃、功能性遗尿、吮手指、习惯性抽动等。

28. B

【解析】强迫行为往往是为减轻强迫观念而引起的焦虑，患者不由自主地采取的一些顺从性行为。如强迫检查、强迫询问、强迫性清洗、强迫性意识动作，属于情绪问题。

29. A

【解析】儿童多动症（简称多动症），又称注意缺陷多动障碍（ADHD），是一种常见的儿童行为异常问题。这类患儿的智力正常或接近正常，但学习、行为及情绪方面有缺陷，主要表现为与年龄和发育水平不相称的注意力不易集中、注意广度缩小，注意时间短暂，不分场合的活动过多，情绪易冲动等，并常伴有认知障碍和学习困难，属于学业相关问题。

第六节　儿童青少年健康监测与常见病预防

【A_1 型题】

1. 下列属于青少年健康监测功能指标的是
   A. 身高
   B. 体重
   C. 肺活量
   D. 50m 跑
   E. 引体向上
2. 下列属于青少年健康监测形态指标的是
   A. 立定跳远
   B. 上臂围
   C. 肺活量
   D. 50m 跑
   E. 引体向上
3. 下列属于青少年健康监测身体素质指标的是
   A. 体重
   B. 上臂围
   C. 肺活量
   D. 血压
   E. 引体向上
4. 学生健康监测每一性别年龄组

的监测人数不应少于
A. 200人
B. 300人
C. 400人
D. 500人
E. 600人

5. 学校保护视力，预防近视的重点对象是
A. 所有在校的中、小学生
B. 成绩优异的中、小学生
C. 父母或家族中患有近视的中、小学生
D. 体质孱弱或病后的中、小学生
E. 未养成良好用眼卫生习惯的中、小学生

6. 为预防近视，学校每年应安排几次视力检查
A. 1次
B. 2次
C. 3次
D. 4次
E. 5次

7. 下列哪项不是预防近视的良好卫生习惯
A. 读写姿势端正，眼书距离保持1尺（33cm）
B. 连续看书1小时左右要休息片刻
C. 看电视每0.5~1.0小时要休息5~10分钟
D. 看电视时眼与电视屏幕的距离应为电视对角线长度的5~7倍
E. 看电视时，关闭室内照明灯

8. 下列哪项不是影响青少年近视的主要原因
A. 睡眠时间短
B. 视近工作时间长
C. 躺着看书
D. 未定期检查视力
E. 近视家族史

9. 青少年配镜的基本原则是
A. 充分矫正，以佩戴后获得正常视力的适度凹透镜为宜
B. 不充分矫正，以佩戴后获得较好视力的低度凹透镜为宜
C. 充分矫正，以佩戴后获得正常视力的适度凸透镜为宜
D. 不充分矫正，以佩戴后获得较好视力的低度凸透镜为宜
E. 不充分矫正，以佩戴后获得正常视力的凹透镜为宜

10. 预防青少年近视的根本措施是
A. 限制过多的长时间近距离视近活动
B. 合理安排青少年的睡眠时间
C. 合理安排青少年的膳食营养
D. 适当安排青少年的体育锻炼
E. 对青少年视力状况定期进行监测

11. 儿童青少年视力低下的诊断标准是
A. 裸眼视力低于4.2
B. 裸眼视力低于4.5
C. 裸眼视力低于4.8
D. 裸眼视力低于5.0
E. 裸眼视力低于5.5

12. 弱视是常见的儿童眼病，下列关于弱视的说法，错误的是
A. 无明显的眼部器质性改变，主要由功能性因素引起远视力低于0.8
B. 弱视通过屈光矫正可以达到正常或较好视力
C. 弱视仅发生在发育未成熟的小儿，8岁以上的儿童视觉发育成熟，不会发生弱视
D. 弱视儿童不能形成完整的立体视觉，严重者可引起立体盲等视功能障碍
E. 目前对弱视没有有效的治疗方法

13. 目前造成儿童青少年视力低下的主要原因是
A. 近视
B. 远视
C. 弱视
D. 红眼病
E. 沙眼

14. 保护儿童青少年视力的核心是
A. 预防近视
B. 防治弱视
C. 预防远视
D. 坚持做眼保健操
E. 注意用眼卫生

15. 下列哪项不是我国学生视力不良和近视的发生规律
A. 自小学开始，城市学生中的近视构成比高于农村
B. 随学习年限的增加而增加
C. 视力低下率男生明显超过女生
D. 随着年龄的增长，重度视力不良者的比例越大
E. 重点学校学生视力低下率显著高于非重点学校学生

16. 下列关于沙眼流行病学，错误的描述是
A. 沙眼是由沙眼衣原体引起的一种急性传染性眼病
B. 幼儿期和学龄期儿童沙眼患病率高
C. 如不及时治疗，沙眼发展到晚期常因并发症而导致视力障碍乃至失明
D. 沙眼主要通过接触被沙眼衣原体污染的手、毛巾、水等进行传播
E. 感染沙眼的主要原因是由不良的卫生习惯引起病原体传播

17. 预防沙眼传播的最主要措施是
A. 积极治疗沙眼患者
B. 对儿童保健老师进行培训
C. 加强对学生、老师和家长的相关健康教育工作
D. 定期对儿童青少年进行沙

眼监测
E. 注意儿童青少年生活环境卫生

18. 下面关于正确刷牙的方法，错误的描述是
A. 刷上牙内外面时从上往下刷，刷下牙内外面时从下往上刷
B. 刷咬合面时前后拉动着刷
C. 为有效去除牙菌斑，每次刷牙时间不宜少于5分钟
D. 刷牙的最佳时间是进食后3分钟
E. 刷牙后要充分漱口

19. 导致龋齿的最主要食物因素是
A. 碳水化合物
B. 脂肪
C. 蛋白质
D. 矿物质
E. 维生素

20. 目前我国下列主要儿童常见疾病得到了有效控制，除了
A. 营养不良
B. 沙眼
C. 龋齿
D. 蛔虫感染
E. 贫血

21. 为预防龋齿，向儿童青少年宣传刷牙的正确方法时，应强调重点刷什么部位
A. 尖牙及其咬合面
B. 切牙及其咬合面
C. 尖牙及其里外面
D. 切牙及其里外面
E. 磨牙及其咬合面

22. 防龋工作的重点应放在哪类人群上
A. 幼儿园儿童和小学生
B. 小学生和中学生
C. 初中生和高中生
D. 所有在校中、小学生
E. 高中生和大学生

23. 世界卫生组织（WHO）已将下列哪种儿童常见病列为需重点防治的第3位非传染病
A. 近视
B. 沙眼
C. 龋齿
D. 肥胖
E. 蛔虫感染

24. 龋齿的主要致病菌是
A. 葡萄球菌
B. 变形杆菌
C. 变形链球菌
D. 放线菌
E. 乳酸杆菌

25. 下列关于龋齿流行病的说法，错误的是
A. 龋患率与社会经济状况、生活习惯、饮食结构等密切相关
B. 发达国家龋患率较高，我国学生龋患率低于发达国家水平
C. 由于开展多种综合防治工作，我国学生龋患率正在呈下降趋势
D. 目前我国儿童青少年龋患率处于WHO规定的“较低水平”
E. 目前我国城市儿童龋患率城市低于农村

26. 使用氟化物是世界上公认的有效防龋方法，为确保氟化饮水的安全性，氟牙症指数为多少时，饮水中不需要加氟
A. 0.2
B. 0.3
C. 0.4
D. 0.5
E. 0.6

27. 窝沟封闭是世界卫生组织（WHO）推荐的一种重要的防龋措施，下列关于窝沟封闭的说法，错误的是
A. 窝沟封闭使用的合成高分子树脂材料具有强大的防酸蚀能力
B. 通过隔绝口腔致菌因素的侵害而发挥作用
C. 重点应选择牙面深，窝沟窄的牙齿以及已患早期龋或可疑龋的点隙裂沟进行封闭
D. 乳牙封闭应在3~4岁进行
E. 一生只需进行1次窝沟封闭就够了

28. 筛查儿童青少年营养不良的标准，主要采用
A. 身高别体重法
B. 体重指数法
C. 年龄别体重法
D. 皮褶厚度法
E. 年龄别身高法

29. 下列是关于儿童青少年单性肥胖的描述，错误的表达是
A. 单纯性肥胖是一种营养代谢性疾病
B. 儿童肥胖症相关的一些引起心血管疾病的危险因素和成人肥胖症表现一致
C. 单纯性肥胖对儿童心理健康的影响比生理损害更严重
D. 7~18岁学龄儿童青少年体重指数24和28为超重和肥胖界值点
E. 儿童青少年时期的肥胖大多为单纯性肥胖

30. 目前我国筛查7~18岁学龄儿童、青少年超重、肥胖的全国统一标准是
A. 身高标准体重
B. 体重指数
C. 身高体重指数
D. 身高坐高指数
E. Rohrer指数

31. 造成儿童青少年营养不良的膳食原因是
A. 碳水化合物供给不足
B. 蛋白质供给不足
C. 脂肪供给不足
D. 矿物质供给不足
E. 蛋白质和热能供给不足

32. 下列关于儿童青少年发生肥胖敏感年龄阶段的描述，错误的是
A. 孕期第30周开始，胎儿

细胞繁殖迅速，对热量的增加反应敏感
B. 婴儿期，细胞体积迅速增大，易积聚脂肪
C. 青春早期，无论男女，因身体需要为生长突增准备能源
D. 青春中期，因生长突增需要大量的能源
E. 青春后期，生长速度减慢，热量总需求下降，但青少年食欲仍很旺盛

33. 近年来，我国儿童青少年肥胖率持续升高，最主要的原因是
A. 遗传因素
B. 儿童膳食中热能摄入超过消耗，体力活动减少
C. 中、小学生课业负担过重
D. 社会经济水平提高
E. 社会保健水平提高

34. 儿少卫生领域筛查贫血的常用指标为
A. 红细胞数
B. 白细胞数
C. 血细胞比容
D. 血红蛋白浓度
E. 血小板数

35. 儿童青少年贫血主要是因为膳食中缺乏哪种矿物质
A. 铁
B. 钙
C. 锌
D. 锡
E. 镁

36. 蛔虫病是儿童期常见的寄生虫病，对所有学生进行集体驱蛔的适应证是
A. 学生蛔虫感染率在 20%以上
B. 学生蛔虫感染率在 30%以上
C. 学生蛔虫感染率在 40%以上
D. 学生蛔虫感染率在 50%以上
E. 学生蛔虫感染率在 60%以上

37. 学生蛔虫感染率低于 40%的地区，采用集体驱蛔的正确方法是
A. 对该地区所有学生进行集体驱蛔
B. 对该地区所有人群进行集体驱蛔
C. 对该地区学生粪检阳性者进行集体驱蛔
D. 对该地区所有粪检阳性者进行集体驱蛔
E. 蛔虫感染是自愈性疾病，不必采取任何措施

38. 儿童青少年哪种疾病与成年心血管疾病的发生密切相关
A. 贫血
B. 肥胖
C. 龋齿
D. 近视
E. 营养不良

39. 儿童膳食中哪种元素摄入过多与高血压的发生有关
A. 铁
B. 钙
C. 钠
D. 锡
E. 镁

40. 青少年成年期疾病的早期预防，有效的措施是
A. 健康教育
B. 合理膳食
C. 适量运动
D. 疾病监测
E. 采用以上综合措施

41. 预防儿童青少年动脉粥样硬化膳食控制方案的主要内容是
A. 限制膳食中碳水化合物和蛋白质的摄入
B. 限制膳食中饱和脂肪酸和胆固醇的摄入
C. 限制膳食中不饱和脂肪酸和胆固醇的摄入
D. 限制蛋白质和脂肪的摄入
E. 限制所有供热营养素的摄入

42. 为预防高血压，青少年膳食中每日钠盐摄入量最好不能高于
A. 2g
B. 3g
C. 4g
D. 5g
E. 6g

43. 目前我国血压偏高的儿童青少年已接近
A. 5%
B. 8%
C. 10%
D. 15%
E. 20%

44. 下列关于糖尿病影响因素的说法，不正确的是
A. 1 型糖尿病的遗传倾向比 2 型糖尿病更明显
B. 1 型糖尿病占我国糖尿病患者的 85%以上
C. 肥胖是糖尿病的重要影响因素之一
D. 重度肥胖儿童 10 岁左右即可发展成 2 型糖尿病
E. 高血压是 2 型糖尿病的一个独立的危险因素

45. 根据世界卫生组织（WHO）统计，全球 0~14 岁儿童的首位死因是
A. 结核
B. 营养不良
C. 意外伤害
D. 麻疹
E. 痢疾

46. 在预防儿童青少年意外伤害中，应着重抓好哪些方面的工作
A. 加强对父母、居民的安全教育
B. 利用现有疾病监测系统开展伤害监测
C. 对受伤害人群进行社区康复，避免伤残
D. 加强安全教育与社区康复同时进行

E. 促进交通部门立法

47. 下列哪项属于青少年自杀的保护因素
A. 父母分居、离异和一方或双方死亡
B. 家庭温馨、和睦，凝聚力大
C. 同伴间的暴力行为
D. 违禁药物滥用
E. 缺乏学校支持环境

48. 下列属于学校对青少年健康危害行为起保护作用的因素是
A. 教师不良教育行为
B. 学习负担过重
C. 学校压力过大
D. 同学关系紧张
E. 师生关系融洽

49. 下列不属于青少年健康危害行为的是
A. 尝试吸烟
B. 网络成瘾
C. 意外妊娠
D. 缺乏户外活动
E. 合理安排作息时间

50. 关于龋齿的病因，Keyes 提出“三联因素论”，后来 Newbrum 又提出“四联因素论”。请问后者较前者多出的一个因素是
A. 细菌
B. 食物
C. 清洁牙齿的习惯
D. 宿主
E. 时间

51. 对于在我国儿童龋齿的流行特点，你认为描述正确的一项是
A. 幼儿园儿童的龋患率高于小学生，小学生低于中学生
B. 幼儿园儿童的龋患率高于小学生，小学生高于中学生
C. 幼儿园儿童的龋患率低于小学生，小学生低于中学生
D. 城市高于农村，中、小城市高于大城市
E. 农村高于城市，大城市高于中、小城市

52. 对学龄儿童进行营养不良筛查时，应先后采用什么方法对其营养不良的情况进行评价
A. 年龄别体重、身高别体重
B. 年龄别体重、年龄别身高
C. 年龄别身高、身高别体重
D. 年龄别身高、年龄别体重
E. 身高别体重、年龄别体重

53. 为了防止儿童青少年发生意外伤害，我们要采取一定的干预措施。某同学骑自行车戴头盔，属于下列哪种干预
A. 被动干预
B. 主动干预
C. 教育干预
D. 技术干预
E. 紧急处置

54. 为了防止碰伤儿童，某品牌的家具推出磨平棱角的款式。这属于下列哪种干预措施
A. 主动干预
B. 教育干预
C. 技术干预
D. 强制干预
E. 紧急处置

55. 法律规定了允许骑摩托车的最小年龄，这属于下列哪种干预措施
A. 主动干预
B. 教育干预
C. 技术干预
D. 强制干预
E. 紧急处置

【A_2 型题】

56. 某低龄儿童，喜挑食，生长和发育迟缓，在黑暗环境中适应能力下降。其最可能缺乏的维生素是
A. 维生素 A
B. B 族维生素
C. 维生素 C
D. 维生素 D
E. 维生素 E

57. 一名小学生脊柱弯曲异常，以下不是可能的原因是
A. 不良站姿、坐姿
B. 剧烈活动
C. 课桌椅高矮不合适
D. 营养不良
E. 体质状况差

58. 5 岁男孩，生长和发育迟缓，畏食，有异食癖。1 个月前，手部划伤，伤口一直没有愈合。其最有可能缺乏哪种微量元素
A. 铬
B. 铜
C. 硒
D. 锌
E. 钴

59. 2 周岁患儿，疑患蛔虫病。检查发现，其每克粪便含蛔虫卵 4000 个。则该患儿的蛔虫感染度为
A. 轻度
B. 中度
C. 重度
D. 极重度
E. 无法判断

60. 某市对中、小学生进行脊柱弯曲异常筛查，脊柱弯曲异常检出率为 4.5%。该如何防控脊柱弯曲异常
A. 加强健康教育
B. 保证足够的体育锻炼和体力活动
C. 调整桌椅高度
D. 脊柱弯曲异常矫正
E. 综合上述措施

61. 某医生对阳光小学的 180 名学生进行了口腔检查。检查结果显示 36 名学生患有龋齿。其中，有 6 个牙龋的只有 1 人，有 4 个牙龋的有 5 人，有 3 个牙龋的有 5 人，有 2 个牙龋有 10 人，其余同学都只有 1 个牙龋。请计算龋均

A. 0.4
B. 0.2
C. 2.0
D. 4.0
E. 以上都不正确

62. 某保健所的工作人员从一项调查的结果中发现，6~8岁儿童的龋患率明显低于前几个年龄段的儿童。你认为这一结果产生的原因是
A. 6~8岁儿童的牙齿本身的抗龋能力强
B. 6~8岁儿童口腔中的唾液流量增多，有助于抑制龋病的发生
C. 6~8岁儿童养成了刷牙的好习惯
D. 6~8岁儿童吃糖的频率下降
E. 6~8岁儿童处于乳恒交替的时期

【A_3/A_4型题】

（63~65题共用题干）

某学生参加小学入学体检，远视力左眼0.5，右眼1.0。到眼科医院就诊，医生对他进行屈光矫正后，远视力为0.7。

63. 他患的是
A. 屈光性近视
B. 轴性近视
C. 弱视
D. 远视
E. 散光

64. 按照程度，所患眼病属于
A. 轻度
B. 中度
C. 重度
D. 极重度
E. 超重度

65. 按照性质，所患眼病属于
A. 斜视性
B. 屈光参差性
C. 形觉剥夺性
D. 屈光不正性
E. 轴性

（66~68题共用题干）

某初中学生，学习压力增加，一次体检时其血压值处于同性别同年龄组的P_{97}。

66. 医生的诊断是
A. 高血压
B. 高血压高危
C. 高血压待查
D. 正常
E. 低血压

67. 医生应该建议其
A. 在其他时间再测量1次血压
B. 在其他时间再测量2次血压
C. 在其他时间再测量3次血压
D. 在其他时间再测量4次血压
E. 在其他时间再测量5次血压

68. 若其确诊为高血压，则应养成低盐饮食习惯，其每日摄入食盐量不应超过
A. 2g
B. 2.5g
C. 3g
D. 5g
E. 6g

（69~73题共用题干）

某县城有6所小学，5所初中和3所高中；所属乡镇有10所中心小学，24所村小学和6所初中。该县疾病预防控制中心学校卫生科为了观察本县学生的生长和发育动态拟开展调查。

69. 应组织开展
A. 现况调查
B. 队列研究
C. 健康监测
D. 半纵向调查
E. 追踪性调查

70. 应该采取的抽样方法是
A. 随机抽样
B. 系统抽样
C. 整群抽样
D. 分层抽样
E. 多级式抽样

71. 每一性别-年龄组的监测人数不应少于
A. 100
B. 200
C. 300
D. 400
E. 500

72. 为减少季节等因素对监测结果的影响，建议每年的监测时间定在
A. 1~2月
B. 3~4月
C. 5~8月
D. 9~10月
E. 11~12月

73. 监测内容不包括
A. 身高体重
B. 肺活量
C. 立定跳远
D. 文化程度
E. 因病缺课情况

（74~78题共用题干）

9岁患儿，每晚睡前吃饼干，进来发现牙齿上有洞，但无疼痛感，前来就诊。

74. 经过医生诊断为
A. 乳牙浅龋
B. 乳牙深龋
C. 恒牙浅龋
D. 恒牙深龋
E. 龋齿继发牙周炎

75. 医生在病历中标明患齿为⌈7，即
A. 下颌左侧第一磨牙
B. 下颌右侧第一磨牙
C. 上颌左侧第一磨牙
D. 上颌右侧第一磨牙
E. 下颌左侧第二磨牙

76. 医生将治疗情况描述为1，则表明
A. 无须处理
B. 修补1个面
C. 修补2个面

D. 修补3个面
E. 修补>3个面

77. 治疗结束时，医生嘱咐其睡前一定要刷牙，尤其要注意刷牙齿的
A. 上牙内面
B. 下牙内面
C. 上牙外面
D. 下牙外面
E. 咬合面

78. 医生还提醒其父母，要定期带其进行牙齿检查，建议
A. 每3个月1次
B. 每6个月1次
C. 每9个月1次
D. 每年1次
E. 每2年1次

（79~82题共用题干）

某女暑假经常是白天上网，晚上躺在床上看小说。等到开学，发现黑板上的字看不太清楚，便去校医室检查。检查右眼时，5.0和4.9行视标都看不清，4.8行认错2个，4.7行认错1个，4.6行全部认对。左眼检查结果相同。

79. 校医先让其看视力表，这是检查
A. 近视力
B. 远视力
C. 屈光
D. 散光
E. 眼压

80. 其左眼视力为
A. 4.6
B. 4.7
C. 4.8
D. 4.9
E. 5.0

81. 为了明确诊断，校医接着又对其进行了
A. 近视力检查
B. 远视力检查
C. 屈光检查
D. 散光检查
E. 眼压检查

82. 检查结果是右眼5.0，左眼5.1，表明
A. 远视力正常
B. 远视力异常
C. 近视力正常
D. 近视力异常
E. 屈光正常

【B_1型题】

（83~85题共用备选答案）
A. 视力低下
B. 近视
C. 屈光性近视
D. 轴性近视
E. 调节紧张性近视

83. 因过度视近工作而形成的近视称为
84. 因眼球前后轴过长导致的近视称为
85. 因晶状体屈折力过强导致的近视称为

（86~88题共用备选答案）
A. 视力低下
B. 近视
C. 远视
D. 散光
E. 弱视

86. 幼儿园与低年级小学生的视力低下多属于
87. 仅发生于小儿的眼病是
88. 眼睛辨认5m以上目标的视觉能力低于正常称为

（89~92题共用备选答案）
A. 2~3岁
B. 3~4岁
C. 6~7岁
D. 10~11岁
E. 12~13岁

89. 窝沟封闭乳磨牙宜在
90. 窝沟封闭第一恒磨牙宜在
91. 窝沟封闭第二恒磨牙宜在
92. 窝沟封闭前磨牙宜在

（93~95题共用备选答案）
A. 法律对策
B. 安全教育
C. 伤害监测
D. 社区康复
E. 主动和被动干预

93. 青少年伤害三级预防的核心措施包括
94. 青少年伤害一级预防的关键措施包括
95. 能为制定意外伤害的预防策略和措施提供依据的是

（96~100题共用备选答案）
A. 主动干预
B. 教育干预
C. 技术干预
D. 强制干预
E. 紧急处置

96. 开通医院急救绿色通道属于预防意外伤害的
97. 为儿童配备安全座椅属于预防意外伤害的
98. 禁止酒后驾车属于预防意外伤害的
99. 骑自行车戴头盔属于预防意外伤害的
100. 给家长和儿童讲解交通法规属于预防意外伤害的

（101~105题共用备选答案）
A. 易导致非故意伤害的行为
B. 易导致故意伤害的行为
C. 物质滥用行为
D. 不良饮食和体重控制行为
E. 缺乏体力活动行为

101. 盲目减肥属于
102. 吸烟属于
103. 聚众斗殴属于
104. 骑车带人属于
105. 长时间看电视属于

参考答案与解析

【A_1 型题】

1. C

【解析】肺活量可反映青少年功能健康情况。

2. B

【解析】上臂围可反映青少年形态健康情况。

3. E

【解析】引体向上可反映青少年身体素质状况。

4. B

【解析】每一性别年龄组监测人数≥300 人。

5. C

【解析】近视具有遗传的可能性，因此要重点关注父母或家族中患有近视的中、小学生。

6. B

【解析】有关部门规定，学校应建立视力定期监测制度，每学期对学生视力进行 2 次监测，并做好各类指标的统计分析。

7. E

【解析】关灯看电视时光线对比度会特别高，眼睛特别容易感到疲劳，时间长了，就会影响视力，甚至损害眼睛。

8. D

【解析】未定期检查视力不会导致或影响青少年近视。

9. B

【解析】青少年初次佩戴眼镜者不要完全矫正，应在半年内分次矫正。近视眼的配镜应是以最小的度数达到最好的矫正视力，验光时矫正视力达到 1.0 即可，不要为追求矫正视力必须达到 1.5 而无限制增加度数。以佩戴后获得较好视力的低度凹透镜为宜。

10. A

【解析】预防青少年近视的根本措施即限制过多的长时间近距离视近活动。

11. D

【解析】1995 年《全国学生体质健康状况调查研究工作手册》规定：4.8~5.0 为轻度视力低下，4.6~4.8 为中度视力低下，4.5 及以下为重度视力低下。

12. E

【解析】弱视治疗有以下方法：①屈光矫正是治疗的弱视的最基础疗法，特别是对于屈光参差性和屈光不正性弱视。②遮盖疗法即遮盖优势眼，强迫弱视眼使用，是使用最为广泛、疗效最肯定的治疗单眼弱视的方法。③压抑疗法佩戴过矫的镜片加优势眼点阿托品散瞳，适用于最佳中、轻度单眼弱视及对遮盖疗法依从性不好的儿童。④其他，如后像疗法、红色滤光片疗法、光刷疗法、视刺激疗法、闪烁光疗法、氦氖激光疗法等也常被用于弱视的治疗。单一方法的疗效有限，因此多采用 2 种或 3 种方法进行综合治疗。

13. A

【解析】近视是造成儿童青少年视力低下的主要原因。

14. A

【解析】保护青少年视力的核心即预防近视。

15. C

【解析】视力低下率女生高于同年龄段男生。

16. A

【解析】沙眼是由沙眼衣原体引起的一种慢性传染性眼病，主要通过接触传播。

17. A

【解析】沙眼容易通过多种不同的途径由一个人传给另一个人，因此预防沙眼传播最主要的措施是积极治疗沙眼患者。

18. C

【解析】为有效去除牙菌斑，每次刷牙时间不宜少于 3 分钟。刷牙时间关系到幼儿牙齿的健康，时间太短不能彻底刷干净，时间太长损害幼儿牙齿健康。

19. A

【解析】碳水化合物如糖，可以增加患龋的机会，是致龋的主要食物因素。

20. C

【解析】龋齿目前尚未得到有效控制。

21. E

【解析】牙各表面对龋的敏感性不尽相同，某些表面易患龋，另一些表面很少波及。下颌第一磨牙各表面患龋病的顺序为咬合面、颊面、近中面、远中面和舌面；上颌第一磨牙依此为咬合面、近中面、腭面、颊面和远中面；对于上颌侧切牙，舌面较唇面更易患龋。这些差别的形成部分由于形态学的原因所致，如下颌磨牙颊沟、上颌第一磨牙腭沟和上颌侧切牙舌窝形成的滞留区易患龋。

22. A

【解析】幼儿园儿童和小学生正处于替牙期、恒牙列形成期，无论是龋齿还是龋齿引起的其他疾病，都会对其身体造成不良影响，因此应尽早防治。

23. C

【解析】前 3 位儿童常见非传染病依次为贫血、肥胖、龋齿。

24. C

【解析】龋齿的主要致病菌是变形链球菌，能产生葡萄糖基转移酶，使蔗糖转化为高分子细胞外多糖，多糖诱发变形链球菌的特异性聚集反应，使之易黏附于牙面。变形链球菌的产酸能力强，从而导致龋病的发生。

25. C

【解析】我国学龄前儿童龋患率男女差异不大，但城乡差距明显，农村龋患率明显高于城市。虽处于WHO规定得很低水平，但龋患率上升明显。

26. E

【解析】根据Dean分类法，对某地区受检者的病损程度确定一个相应的等级，并用数字来表示该受检者所属等级，然后在分别计数的基础上，计算该地区群体的氟牙症指数。Dean指出：作为公共卫生管理指导，氟牙症指数是0.4或小于0.4时，无氟中毒问题；但当指数高于0.6时，就构成了一个值得注意的公共卫生问题。

27. E

【解析】理想的儿童牙齿窝沟封闭应该做3次，分别是3~4岁做1次乳磨牙封闭，6~7岁进行第一恒磨牙封闭，剩余恒磨牙在11~12岁进行封闭。

28. A

【解析】身高别体重法主要用于筛查儿童青少年营养不良。

29. D

【解析】7~18岁学龄儿童青少年正在生长发育期，其BMI随年龄而变化，故无法像成人那样，用几个简单明了的点作为筛查标准，需用BMI年龄曲线表示。18岁时男、女体重指数24和28为超重和肥胖界值点。

30. B

【解析】体重指数（BMI）是目前国际上常用的衡量人体胖瘦程度及是否健康的一个标准。针对7~18岁儿童青少年制定了分性别、年龄超重肥胖BMI筛查界值，并以此作为学龄儿童、青少年超重和肥胖的评判标准。18岁时男、女体重指数24和28为超重和肥胖界值点。

31. E

【解析】膳食中蛋白质和热能供应不足导致营养不良，同时有维生素和矿物质等多种营养素缺乏的特点。

32. D

【解析】儿童青少年发生肥胖有4个较敏感的年龄阶段，具体如下。①孕晚期：胎儿细胞繁殖迅速，对热量增加反应敏感。②婴儿期：细胞体积迅速增大，易积聚脂肪。③青春早期：男孩、女孩都因身体需要为生长突增准备充足能源，使下丘脑对饱食中枢的抑制作用下降，食欲猛增，易过食而致肥胖。④青春后期：生长减慢，热量需求下降，但食欲仍旺盛，加之某些不良饮食习惯已养成，易使摄入热量超过热量消耗，引起肥胖。青春中期体格发育速度相对较快，好动而热量消耗大，故肥胖发生率相对较低。

33. B

【解析】儿童膳食中热能摄入超过消耗，体力活动减少，直接导致我国青少年肥胖率升高。

34. D

【解析】血红蛋白浓度是指单位体积（L）血液内所含血红蛋白的量。血红蛋白又称血色素，为一种含色素的结合蛋白质，是红细胞主要成分，能与氧结合，运输氧和二氧化碳。在临床上可用以诊断某些变性血红蛋白症和血液系统疾病。其增减的临床意义基本上与红细胞增减的意义相同，但血红蛋白能更好地反映贫血的程度。

35. A

【解析】膳食中含有铁元素，如动物血、动物肝脏、瘦肉、蛋黄、大豆、芝麻酱、鸡胗、干果等都是含铁量较高的食物，但铁摄入不足、生理需要量增加和吸收不良是导致青少年缺铁性贫血的主要原因。

36. C

【解析】学生蛔虫感染率低于40%的地区，对该地区学生粪检阳性者进行集体驱蛔；学生蛔虫感染率在40%以上，对所有学生进行集体驱蛔。

37. C

【解析】参见第36题解析。

38. B

【解析】肥胖对健康的危害是多方面的、多系统的，尤以心血管系统损伤对生命的威胁最为严重。儿童青少年期肥胖及肥胖自身的病理生理效应，构成了对心血管系统的不良影响。

39. C

【解析】钠是重要的电解质，主要存在于细胞外液，对维持正常的血液和细胞外液的容量和渗透压起着非常重要的作用。钠摄入过多，血容量增大，导致高血压。

40. E

【解析】健康教育、合理膳食、适量运动、疾病监测共同进行，可有效预防青少年成年期疾病。

41. B

【解析】饱和脂肪酸是导致血胆固醇升高的主要脂肪酸，其中以豆蔻酸作用最强，其次为棕榈酸和月桂酸。低密度脂蛋白胆固醇增高是动脉粥样硬化的重要因素。限制膳食中饱和脂肪酸和胆固醇的摄入，可预防儿童青少年动脉粥样硬化。

42. D

【解析】限制每人每天进盐量不超过5g的限盐膳食，可作为高血压预防措施。

43. B

【解析】北京大学公共卫生学院马军等对儿童青少年进行流行病学调查显示，我国7~18岁儿童青少年中6.4%存在血压偏高，高发地区主要分布在东部地区和沿海地区，尤其是环渤海地区。

44. B

【解析】1型糖尿病发病的高峰年龄段是在儿童青少年期，因而又称“青年发病型糖尿病”。全球35亿糖尿病患者中，约有90%属于2型糖尿病（儿童青少年糖尿病以1型糖尿病为主，占儿童青少年糖尿病的90%左右），发病年龄多在40~50岁，病因往往和体重超标导致的血糖过高有关。1型糖尿病常常在35岁以前发病，占糖尿病的10%以下。

45. C

【解析】意外伤害已成为世界各国0~14岁儿童青少年的第一“杀手”，中国儿童死亡原因中26.1%为意外伤害，而且这个数字还在以每年7%~10%的速度上升。儿童意外伤害具有明显的季节性、地区差异和年龄特征。南方儿童意外伤害的前3位死因是溺水、窒息和车祸，而北方儿童更多的死于窒息、中毒和车祸。城市儿童的首位意外死因是车祸，农村则为溺水。

46. D

【解析】加强安全教育的同时进行社区康复，可在两方面同时预防儿童青少年伤害。

47. B

【解析】家庭的温馨和睦及凝聚力在青少年成长中起着重要作用，有利于青少年身心健康发展，降低青少年自杀行为的发生率。

48. E

【解析】师生关系融洽有利于青少年身心健康，属于学校对青少年健康危害行为的保护作用。

49. E

【解析】合理安排作息时间属于青少年健康行为，对青少年发展有利。吸烟、网络成瘾、意外妊娠、缺乏户外活动等不利于青少年健康发展，属于健康危害行为。

50. E

【解析】三联因素论为食物、宿主、细菌；四联因素论为食物、宿主、细菌、时间。

51. B

【解析】目前我国幼儿园儿童的龋患率高于小学生，小学生高于中学生；城市高于农村，大城市高于中、小城市。

52. C

【解析】对于学龄前儿童，年龄与身高的关系和身高与体重的关系可以判断其营养状况。

53. B

【解析】①主动干预是个体自身选择一定安全设备或采取一定的行为方式，以达到避免伤害的目的。②被动干预是通过环境因素的改变来减少伤害的风险。包括：教育干预是通过对家长和儿童的安全教育，减少环境危险因素，改变危险的行为方式，增加安全行为；技术干预是通过设备与产品的设计与革新，使伤害风险减少。③强制干预是通过立法手段进行干预。④紧急处置是通过完善急救系统，开通医院急救绿色通道，提高医院急诊处理和护理水平，使受伤儿童青少年能在最短时间内得到最好的医疗服务，减少伤害死亡率和功能损伤。

54. C

【解析】技术干预是通过设备与产品的设计与革新，使伤害风险减少。

55. D

【解析】参见第53题解析。

【A_2型题】

56. A

【解析】维生素A能促进生长和发育，当它缺乏时生殖功能衰退，骨骼生长不良，生长发育受阻。此外，维生素A是构成视觉细胞内感光物质的成分，维生素A缺乏时，对弱光敏感度降低，暗适应障碍，重症者产生夜盲。

57. B

【解析】脊柱弯曲异常可能的原因有不良的习惯性姿势如不良站姿、坐姿等，课桌椅高矮不合适，体力活动缺乏，营养不良，体质状况差等因素。

58. D

【解析】锌元素缺乏表现为生长迟缓、免疫力降低、伤口愈合慢、皮炎、性功能低下、食欲缺乏、味觉异常、食土癖、暗适应减慢等。男性的第二性征发育和女性生殖系统的发育演变延缓，女性月经初潮延迟或闭经，骨骼发育受影响，影响脑功能，使智力降低，也可出现嗜睡症、抑郁症和应激性症状。该男童生长迟缓、异食、伤口愈合缓慢均符合以上症状。

59. B

【解析】轻度是指每克粪便含蛔虫卵1~1000个；中度是指每克粪便含蛔虫卵1001~5000个；重度是指每克粪便含蛔虫卵5001~19 000个；极重度是指每克粪便含蛔虫卵19 001个以上。我国儿童蛔虫感染度以轻度占绝大多数，中度较少，重度以上者极少。

60. E

【解析】脊柱弯曲异常的预防控制措施有加强健康教育、保证足够的体育锻炼和体力活动、调整桌椅高度、定期筛查早发现、脊柱弯曲异常矫正等。

61. A

【解析】龋均=龋、失、补牙

之和/受检人数。即（1×6+5×4+5×3+10×2+15×1）/180＝0.4。

62. E

【解析】学龄前儿童易患龋，乳牙萌出后不久即可患龋病，以后患病率逐渐增高，在3岁左右龋患率上升较快，至5～8岁乳牙龋患率达到高峰，6岁左右恒牙开始萌出，乳牙逐渐脱落，龋患率逐渐下降，12～15岁是恒牙龋病的易感时期，龋患率又开始上升，此时加强年轻恒牙的防龋措施十分重要。

【A_3/A_4型题】

63. C

【解析】凡眼部无明显器质性病变，以功能性因素为主引起的远视力≤0.8，且不能矫正者，均列为弱视。

64. A

【解析】轻度弱视：视力为0.6～0.8。中度弱视：视力为0.2～0.5。重度弱视：视力为0.1或以下。

65. B

【解析】屈光参差性弱视是弱视的一种类型，其临床检查结果是双眼屈光度不等，球镜度之差≥1.50D，柱镜度之差≥1.00D，称为屈光参差，屈光度高的眼易发生弱视。远视性屈光参差性弱视多见。

66. C

【解析】该学生本次测量血压偏高，但只是一次体检结果，不可确诊为高血压，为高血压待查。

67. B

【解析】一次血压偏高可能存在偶然性，或是诸多因素影响，要确诊高血压，应在其他时间再测量2次血压。

68. B

【解析】青少年高血压患者每日摄入食盐量最好不超过2.5g。

69. C

【解析】为了解学生的生长和发育动态，应对其进行长期的动态观察，即选用健康监测。

70. E

【解析】多级式抽样具有整体抽样的简单易行的优点，同时，在样本量相同的情况下又整群抽样的精度高。

71. C

【解析】按有关规定，为保证数据的有效性和准确性，每一性别-年龄组的监测人数不应少于300人。

72. C

【解析】5～8月为春、夏季，可减少季节对监测结果的影响。

73. D

【解析】为了解学生的生长发育动态开展健康监测，内容应为生长发育和健康状况，不包括文化程度。

74. C

【解析】9岁患儿牙齿应为恒牙，有洞为龋齿，无疼痛感说明龋齿较浅。

75. E

【解析】该符号意思为下颌左侧第二恒磨牙。以面部中央划分4个象限，以此为上颌右侧、上颌左侧、下颌右侧、下颌左侧。1～8分别表示中切牙、侧切牙、尖牙、第一前磨牙、第二前磨牙、第一磨牙、第二磨牙、第三磨牙。

76. B

【解析】“1”表示修补一个面即可。

77. E

【解析】牙齿咬合面更易患龋，刷牙时应着重刷咬合面。

78. D

【解析】医生建议每年应进行1次牙齿检查，以预防口腔疾病。

79. B

【解析】被检者坐在距视力表5m的地方，国际标准视力表1.0或者对数视力表5.0与被检眼在同一水平，双眼分别检查，先右后左，从上而下。受检者迅速说出视标缺口方向，把说对的最小视标一行的字号记录下来，为检查远视力。检查近视力时，我国通常用Jaeger近视力表与我国徐广第设计的E字标准近视力表。

80. B

【解析】4.6行可全部认对，4.7行认错一个，说明4.7行为该女生可视最后一行，因此视力为4.7。

81. A

【解析】为了明确诊断，还应进行近视力检查。

82. C

【解析】近视力检查正常，说明其近视力正常。

【B_1型题】

83. E

【解析】长时间近距离用眼，导致了睫状肌过于紧张，处于痉挛的状态，从而出现了视力的下降属于调节紧张性近视。

84. D

【解析】真性近视是因为眼轴增长，导致视网膜后移，经过晶状体折射后的光线只能落在视网膜前面，看不清远处的东西。

85. C

【解析】屈光性近视眼是指轴长不变（或在正常范围内），而由晶状体等屈光因素改变所引起的近视眼。

86. B

【解析】幼儿园与低年级小学生的视力低下多属于近视。

87. E

【解析】弱视是指单眼或双眼最佳矫正视力低于相应年龄的视力，但眼部检查无器质性病变，这是视觉发育期由于异常的视觉经验引起的。这些异常的视觉经验包括单眼斜视、高度屈光不正、屈光参差、形觉剥夺等。如果在

8岁前弱视仍未诊断及治疗，可导致延误治疗时机造成终身的视力低下。仅发生于小儿。

88. B

【解析】眼睛辨认5m以上目标的视觉能力低于正常称为近视。

89. B

【解析】3~4岁的儿童乳磨牙窝沟龋齿的发病率高，而且儿童牙齿清洁的配合度不高，做窝沟封闭可以预防乳磨牙窝沟龋齿。

90. C

【解析】窝沟封闭的最佳时机为牙齿完全萌出，且尚未发生龋坏时。乳磨牙3~4岁，第一恒磨牙6~7岁。

91. E

【解析】窝沟封闭适应证：牙面有患龋倾向的深窝沟；初期龋或怀疑有龋患的窝沟；第一恒磨牙以6~7岁为宜；前磨牙、第二恒磨牙一般以12~13岁为宜（第二恒磨牙在11~13岁为最适宜封闭的年龄）。

92. E

【解析】参见第91题解析。

93. D

【解析】一级预防其目标是通过减少能量传递或暴露的机制来预防导致伤害发生的事件。二级预防其目的是当伤害发生时，减少伤害的发生及其严重程度。三级预防是指伤害已经发生后，控制伤害的结果。

94. B

【解析】参见第93题解析。

95. C

【解析】通过持续、系统地收集、分析、解释和发布伤害相关的信息，能够实现对伤害流行情况和疾病负担详细和全面的描述，从而为制定伤害干预措施，评价干预效果，制定伤害预防与控制策略，合理配置卫生资源提供可靠的依据。

96. E

【解析】参见第53题解析。

97. C

【解析】参见第53题解析。

98. D

【解析】参见第53题解析。

99. A

【解析】参见第53题解析。

100. B

【解析】参见第53题解析。

101. D

【解析】盲目减肥即采用不合理的方式减肥，如节食或过度运动等，是不良饮食和体重控制行为。

102. C

【解析】吸烟、药物依赖等属于物质滥用行为。

103. B

【解析】聚众斗殴易发生危险导致伤害，属于易导致故意伤害的行为。

104. A

【解析】骑车带人可能发生危险，但非人意愿，属于易导致非故意伤害的行为。

105. E

【解析】长时间看电视时，易久坐不动，属于缺乏体力活动行为。

第七节　体育锻炼与健康

【A_1型题】

1. 构成青少年体质的物质基础是
   A. 身体形态
   B. 生理功能
   C. 身体素质
   D. 运动能力
   E. 心理发育
2. 下列哪项不是学校体育锻炼的主要目标
   A. 向学生传授体育卫生基本知识和技能
   B. 促进儿童青少年生长发育
   C. 指导学生掌握基本的运动技巧
   D. 培养学生对体育锻炼的兴趣
   E. 选拔体育竞技人才
3. 对于儿童青少年来说，各种身体素质的最快发展阶段有一定的年龄特点。以下说法错误的是
   A. 平衡能力训练在小学低年级即可进行
   B. 柔韧性、反应速度等可从小学高年级开始系统训练
   C. 速度训练的最佳时间是初中阶段
   D. 专项耐力训练最好到初中阶段
   E. 重力性训练最好到高中阶段
4. 体育锻炼是促进身体发育，增强体质的重要因素之一。以下几点是运动对青少年的影响，不完全正确的是
   A. 促进呼吸系统发育。经常参加体育锻炼者呼吸肌发达，胸围扩大，肺通气量、肺活量等显著增加
   B. 促进心血管系统发育。经常锻炼的人的心脏收缩力增强，心脏每搏输出量增大
   C. 有效调节内分泌，促进青春期正常发育。体育锻炼可推迟女性初潮年龄
   D. 控制体重，调节身体成分。经常锻炼的人肌肉显著增加，身体中脂肪含量相应减少
   E. 促进运动系统发育。改善肌肉工作的协调性，提高运动能力个技术水平

5. 为了使体育课更有利于儿童青少年的生长和发育，提高他们的体质健康水平，某校的体育老师决定进一步优化课程设计，使其更符合卫生方面的要求。在以下几点中，不合理的是
   A. 整个课程分为开始部分、准备部分、基本部分、结束部分4个基本环节
   B. 一堂体育课中，实际运动练习的时间占全课时间的30%~40%
   C. 准备活动的时间占据全课时间的10%
   D. 结束部分，老师利用4分钟进行小结
   E. 每节课上，对男生和女生有相同的运动量要求
6. 对于普通中小学、农业中学、职业中学学生的体育锻炼时间，教育部颁布的“学校体育工作条例”中有明确的规定。以下说法错误的是
   A. 每天应当安排课间操
   B. 每周安排3次以上课外体育活动
   C. 保证中学生每天至少有1小时的体育锻炼时间
   D. 保证小学生每天有0.5小时的体育锻炼时间
   E. 饭前、饭后1小时内不宜组织剧烈运动
7. 中、小学生每天户外活动时间（包括户外的活动、体育锻炼、游戏、休息、徒步往返学校等）应该为
   A. 小学生不少于2.5小时，中学生不少于2小时
   B. 小学生不少于3小时，中学生不少于2.5小时
   C. 小学生不少于3.5小时，中学生不少于2.5小时
   D. 小学生不少于4.5小时，中学生不少于3.5小时
   E. 小学生不少于5.5小时，中学生不少于4.5小时
8. 教育部颁布的“学校体育工作条例”规定，中小学生每天体育锻炼的时间应该不低于
   A. 30分钟
   B. 45分钟
   C. 1小时
   D. 1.5小时
   E. 2小时

【A_2型题】

9. 一个炎热的下午，部分男同学将代表白云中学参加市级篮球联赛。对于参与剧烈运动在补充营养方面应该注意的事项中哪项是错误的
   A. 饭后休息1.5~2.0小时再进行活动
   B. 运动过程中，不宜饮用大量水分，要少量多次饮水
   C. 运动后立即饮用大量水分
   D. 补充水分的同时，要注意补充电解质
   E. 篮球赛结束后休息0.5个小时再进餐
10. 某体育老师欲根据同学的健康状况将他们分为基本组、准备组和特别组。对于特别组的同学，老师将按特定的教学大纲进行体育教学。以下同学不应该被分在特别组中的是
   A. 患心肌炎后刚刚康复
   B. 器质性心脏病，以前很少运动
   C. 曾患小儿麻痹症，现留有后遗症
   D. 血压增高，心、肾检查有病理改变，心血管功能仍属正常
   E. 浸润性肺结核，最近食欲、睡眠不佳，体温持续低热，有盗汗症状

【A_3/A_4型题】

（11~14题共用题干）

下课铃一响，几个校篮球队队员便迫不及待地跑到操场上，分成两组，打起篮球。没打几分钟，周亮跳起投球，落地时摔倒了。好不容易站起来，右足却不能动了，而且很痛。

11. 最可能发生的运动性损伤是
   A. 骨折
   B. 关节扭伤
   C. 关节脱位
   D. 肌肉拉伤
   E. 挫伤
12. 首先应该采取的处理措施是
   A. 按摩
   B. 关节复位
   C. 热敷
   D. 冷敷
   E. 固定
13. 引起这次运动性损伤最主要的原因是
   A. 场地不平整
   B. 身体太疲劳
   C. 准备活动不充分
   D. 比赛缺乏组织
   E. 训练水平低
14. 这种原因导致的运动性损伤可以采取的预防措施是
   A. 安全防范法
   B. 保护帮助法
   C. 量力适应法
   D. 准备活动法
   E. 消除疲劳法

【B_1型题】

（15~16题共用备选答案）

A. 心率
B. 最大心率
C. 靶心率
D. 10秒心率
E. 1分钟心率

15. 达到最大强度运动时的心率称为
16. 可以用来确定健康中小学生体育课基本部分是否适宜的指标是

（17~21题共用备选答案）

A. 6~8 岁
B. 9~12 岁
C. 10~12 岁
D. 14~16 岁
E. 16~18 岁
17. 速度的最快发展阶段为
18. 模仿能力的最快发展阶段为
19. 协调性的最快发展阶段为
20. 平衡能力的最快发展阶段为
21. 耐力的最快发展阶段为
（22~25 题共用备选答案）
A. 2~3 分钟
B. 3~5 分钟
C. 6~12 分钟
D. 15~20 分钟
E. 25~30 分钟
22. 体育课开始部分适宜分配时间为
23. 体育课基本部分适宜分配时间为
24. 体育课准备部分适宜分配时间为
25. 体育课结束部分适宜分配时间为
（26~29 题共用备选答案）
A. 80~130 次/分
B. 90~120 次/分
C. 130~170 次/分
D. 130~180 次/分
E. 140~200 次/分
26. 体育课准备部分的脉搏宜为
27. 体育课基本部分的脉搏宜为
28. 体育课结束部分的脉搏宜为
29. 体育课期间的平均脉搏应维持在
（30~32 题共用备选答案）
A. 每周训练 1~2 次，每次 0.5 小时
B. 每周训练 1~2 次，每次 1 小时
C. 每周训练 2~3 次，每次 1.0~1.5 小时
D. 每周训练 3~4 次，每次 1.0~1.5 小时
E. 每周训练 3~4 次，每次 2 时
30. 9~11 岁学生业余体育训练的适宜量为
31. 12~15 岁学生业余体育训练的适宜量为
32. 16~18 岁学生业余体育训练的适宜量为
（33~35 题共用备选答案）
A. 安全防范法
B. 保护帮助法
C. 量力适应法
D. 准备活动法
E. 消除疲劳法
33. 运动员进行高低杠训练及比赛时，常采取的运动损伤预防措施是
34. 今天体育课要进行跨栏训练，课前，老师对跨栏和跑道进行了检查，这属于运动损伤预防措施中的
35. 每次体育课都要进行 10 分钟左右的热身运动，这属于运动损伤预防措施中的
（36~39 题共用备选答案）
A. 25%
B. 40%
C. 60%
D. 50%~60%
E. 70%~75%
36. 高中生从事轻、中度工农业劳动，其劳动负荷不应超过成人的
37. 初中生从事轻、中度工农业劳动，其劳动负荷不应超过成人的
38. 小学 5~6 年级学生从事轻、中度工农业劳动，其劳动负荷不应超过成人的
39. 16~17 岁女学生从事较重的工农业劳动，其劳动负荷不应超过成人的

参考答案与解析

【A_1 型题】

1. A
【解析】身体形态是构成青少年体质的物质基础。
2. E
【解析】学校体育锻炼对于学生来说具有重要的意义，能够提高运动系统的功能，促进生长发育。但并非主要为了选拔体育竞技人才。
3. D
【解析】一般耐力的敏感期在 12~14 岁，专项耐力的敏感期在 15~16 岁，即专项耐力训练最好到高中阶段。
4. C
【解析】体育锻炼和初潮没有必然的联系，不会推迟女性初潮年龄。初潮和个人体内激素有关，多运动身体会更健康，有助于身体各方面的生长和发育。
5. E
【解析】因男、女生生理特点不同，不必要求每节课的男、女生运动量相同。
6. D
【解析】教育部要求中、小学生必须确保每天 1 小时的体育活动。
7. C
【解析】中、小学生每天户外活动时间小学生不少于 3.5 小时，中学生不少于 2.5 小时。
8. C
【解析】按照“学校体育工作条例”规定，中、小学生每天体育锻炼的时间应该不低于 1 小时。

【A_2型题】

9. C

【解析】剧烈运动后马上大量饮水极易导致钠代谢失调，发生肌肉抽筋。因为连续的运动，已经大量出汗、同时导致大量无机盐（主要是钠）外流，血液中盐分含量相对偏低，如果这个时候即刻大量饮水，这样会使血液中盐的含量急剧降低，加之出汗让盐分更易丧失，容易使细胞渗透压降低，导致钠代谢失调，发生肌肉抽筋等现象。

10. D

【解析】体育教学的目的是增进健康，根据学生身体健康状况、功能水平、身体发育程度和身体锻炼等不同情况，选择适合自己的运动或教学组别。体育教学健康分组可分为基本组、准备组和特别组（体育医疗组）。心肌炎刚刚康复、器质性心脏病、小儿麻痹后遗症、浸润型肺结核均属于不适宜运动的病，应分在特别组；而血压增高，但心血管功能仍正常，可正常参与体育活动者，可根据平时参加锻炼情况酌情分在基本组和准备组。值得注意的是，血压增高，心、肾检查有病理改变，不适合剧烈运动。

【A_3/A_4型题】

11. B

【解析】骨折是由于身体在受到外界暴力的作用下导致骨骼断裂、变形、功能丧失的一种疾病的总称。而扭伤一般为关节部位超过正常方向范围的拉伸，常为肌肉韧带等软组织的损伤。踝关节扭伤的临床表现包括伤后迅即出现扭伤部位的疼痛和肿胀，随后出现皮肤瘀斑。严重者患足因为疼痛肿胀而不能活动。骨折则常因广泛的软组织损伤、大量出血、剧烈疼痛或并发内脏损伤等而引起休克，且骨折处大量发热。

12. D

【解析】软组织损伤急性期应当冷敷，减轻组织充血肿胀。24小时以后可以热敷。

13. C

【解析】因为下课铃一响就跑到操场上打篮球，并没有做足准备活动，因此导致运动性运动损伤。

14. D

【解析】因准备活动不充分所致的损伤可通过准备活动法进行预防。

【B_1型题】

15. B

【解析】最大心率是指达到最大强度运动时的心率。

16. C

【解析】靶心率是指通过有氧运动提高心血管循环系统的功能时有效而安全的运动心率。靶心率范围在60%~80%最大心率。它是判断有氧运动的重要依据。可以用来确定健康中、小学生体育课基本部分是否适宜的指标是靶心率。

17. D

【解析】14~16岁为速度的最快发展阶段。

18. B

【解析】9岁左右是儿童初级哲学思维产生的关键期，也是儿童模仿能力发展最快的时期。

19. C

【解析】10~12岁处于协调性的最快发展阶段。

20. A

【解析】平衡能力是指身体对来自前庭器官、肌肉、肌腱、关节内的感受器及视觉等各方面刺激的协调能力，其发展最快的阶段为6~8岁。

21. E

【解析】耐力的最快发展阶段为16~18岁。

22. A

【解析】体育课各部分时间安排：开始部分，2~3分钟；准备部分，6~12分钟；基本部分，25~30分钟；结束部分，3~5分钟。

23. E

【解析】参见第22题解析。

24. C

【解析】参见第22题解析。

25. B

【解析】参见第22题解析。

26. A

【解析】体育课准备部分的脉搏宜为80~130次/分，处于较平静状态

27. D

【解析】体育课基本部分的脉搏宜为130~180次/分，处于运动状态。

28. B

【解析】体育课结束部分的脉搏宜为90~120次/分，基本恢复平静状态。

29. C

【解析】体育课期间的平均脉搏应维持在130~170次/分。

30. A

【解析】9~11岁学生业余体育训练的适宜量为每周训练1~2次，每次0.5小时。

31. D

【解析】12~15岁学生业余体育训练的适宜量为每周训练3~4次，每次1.0~1.5小时。

32. B

【解析】16~18岁学生业余体育训练的适宜量为每周训练1~2次，每次1小时。

33. B

【解析】进行高低杠训练及比赛时教练可通过握其手臂、拖其腰部进行保护，为保护帮助法。

34. A

【解析】在进行跨栏训练之前

检查跑道和跨栏，防患于未然属于安全防范法。

35. D

【解析】体育课开始时先进行10分钟热身运动，避免肌体在正式活动时受到损伤，属于准备活动法。

36. E

【解析】高中生从事轻、中度工农业劳动，其劳动负荷不应超过成人的70%~75%。

37. D

【解析】初中生从事轻、中度工农业劳动，其劳动负荷不应超过成人的50%~60%。

38. B

【解析】小学5~6年级学生从事轻、中度工农业劳动，其劳动负荷不应超过成人的40%。

39. A

【解析】16~17岁女学生从事较重的工农业劳动，其劳动负荷不应超过成人的25%。

第八节 教育过程卫生

【A_1型题】

1. 学校卫生标准（GB/T 17223—2012）要求，1~2年级、3~6年级小学生及中学生每天睡眠时间分别不宜少于
   A. 12小时，11小时，10小时
   B. 11小时，10小时，9小时
   C. 10小时，9小时，8小时
   D. 9小时，8小时，7小时
   E. 8小时，7小时，6小时
2. 学校卫生标准（GB/T 17222—2012）要求：中学生除体育课、早操、课间操外，每周参加课外体育活动不宜少于几次
   A. 1次
   B. 2次
   C. 3次
   D. 4次
   E. 5次
3. 根据不同年龄学生的有意注意时间，目前我国普遍采用的每节课时间是
   A. 小学20分钟，中学30分钟，大学40分钟
   B. 小学30分钟，中学35分钟，大学40分钟
   C. 小学40分钟，中学45分钟，大学50分钟
   D. 小学45分钟，中学50分钟，大学60分钟
   E. 小学45分钟，中学50分钟，大学90分钟

【A_3/A_4型题】

（4~5题共用题干）

这是某中学初中三年级的每周课表。

课节	星期一	星期二	星期三	星期四	星期五
第一节	语文	英语	历史	语文	英语
第二节	数学	物理	化学	物理	数学
第三节	化学	数学	数学	物理	语文
第四节	音乐	体育	英语	生物	劳动
午 休					
第五节	英语	地理	作文	英语	化学/物理实验
第六节	美术	德育	作文	数学	

4. 此课表中没有遵循课程难易程度原则的是
   A. 星期一第五节英语
   B. 星期二第五节地理
   C. 星期三第一节历史
   D. 星期四第五节英语
   E. 星期四第六节数学
5. 星期四第二、三节都是物理课，违背了大脑皮质功能活动的
   A. 始动调节
   B. 优势法则
   C. 动力定型
   D. 镶嵌式活动
   E. 保护性抑制

（6~9题共用题干）

6岁的娟娟今年9月入学成了一名小学生。上学的第1周，她总是在课堂上低头玩弄小手绢，老师便不断提醒她，“娟娟，抬头看黑板”。第2周娟娟就能认真听讲了。可是到了学期末，她时常在课堂上做小动作，学习效率降低。

6. 老师的提醒使娟娟很快适应了课堂学习，是老师应用了大脑皮质功能活动特征的
   A. 始动调节
   B. 动力定型
   C. 优势法则

D. 保护性抑制
E. 镶嵌式活动
7. 娟娟在学期末学习效率降低是
A. 年龄小的缘故
B. 厌倦学习的表现
C. 淘气的表现
D. 对学习内容没兴趣的原因
E. 脑力工作能力的变化规律
8. 在课堂上做小动作表明娟娟出现了
A. 疲倦
B. 早期疲劳
C. 显著疲劳
D. 过度劳累
E. 厌学情绪
9. 针对娟娟的这些表现，老师应该采取的措施是
A. 提醒她端正坐姿
B. 在课堂上增加互动内容
C. 多采取问答形式讲授或复习
D. 朗读、书写、电化教学相结合
E. 以上都是

【B_1型题】

（10~13题共用备选答案）
A. 感觉性记忆
B. 逻辑性记忆
C. 第一记忆
D. 第二记忆
E. 第三记忆
10. 老师只教了1遍字母“A”，3岁幼儿所产生的记忆为
11. 老师反复教了5遍字母“A”，3岁幼儿所产生的记忆为
12. 老师每天教5遍字母“A”，连续教了1周，3岁幼儿所产生的记忆为
13. 在半年时间里，老师将字母“A”和“apple”同时教授给3岁幼儿，并用苹果做道具，每周都进行复习，幼儿所产生的记忆为
（14~18题共用备选答案）
A. 始动调节
B. 动力定型
C. 优势法则
D. 保护性抑制
E. 镶嵌式活动
14. 某小学生写了1小时作业，打起了瞌睡，这是因为大脑皮质出现了
15. 某小学1年级学生，老师总是提醒他上课要“坐直，手背后”。2周下来，他已经能认真听讲了。这是因为脑皮质出现了
16. 每学期刚开始，老师总会安排一些容易的课程，作业也很少，这正符合大脑皮质的
17. 学校安排课程时，总把音乐、体育、美术、劳动等课程穿插在语文、数学、英语等课程中，这正体现了大脑皮质的
18. 自然课上，老师总是先讲一个故事，然后提出问题，这种教学方式正好符合大脑皮质的
（19~22题共用备选答案）
A. 10分钟
B. 15分钟
C. 20分钟
D. 25分钟
E. 30分钟
19. 5岁儿童有意注意时间为
20. 7岁儿童有意注意时间为
21. 10岁儿童有意注意时间为
22. 12岁儿童有意注意时间为
（23~25题共用备选答案）
A. 星期一
B. 星期二
C. 星期三
D. 星期四
E. 星期五
23. 1周内，脑力工作能力逐渐升高是在
24. 1周内，脑力工作能力出现终末激发可能会在
25. 1周内，脑力工作能力一般是在
（26~27题共用备选答案）
A. 第一学期开始
B. 第一学期中段
C. 第一学期末（寒假前）
D. 第二学期中段
E. 第二学期末（暑假前）
26. 全学年，脑力工作能力最高时为
27. 全学年，脑力工作能力最低时为
（28~30题共用备选答案）
A. 疲劳
B. 早期疲劳
C. 显著疲劳
D. 疲倦
E. 过劳
28. 学习生理负荷达到临界限度的指标是
29. 学习负荷过量时会出现
30. 长期学习负荷过重引起的慢性疲劳称为
（31~33题共用备选答案）
A. 体征与行为观察法
B. 教育心理学方法
C. 生理学方法
D. 生理-教育心理结合法
E. 社会心理学方法
31. 校字（校图）法属于学习疲劳评价方法中的
32. 条件反射测定属于学习疲劳评价方法中的
33. 观察课堂上学生做小动作、瞌睡等行为属于学习疲劳评价方法中的
（34~37题共用备选答案）
A. 4小时
B. 5小时
C. 6小时
D. 7小时
E. 8小时
34. 小学3~4年级学生每天学习总时数不应超过
35. 小学5~6年级学生每天学习总时数不应超过
36. 初中学生每天学习总时数不应超过
37. 高中学生每天学习总时数不应超过

（38~40 题共用备选答案）
A. 1.0~1.5 小时
B. 2 小时
C. 2.5 小时
D. 3 小时
E. 3.5 小时
38. 小学生每天户外活动时间不少于
39. 小学生 4 年级以下每天自由活动时间应为
40. 中学生每天户外活动时间不少于
（41~43 题共用备选答案）
A. 6 小时
B. 7 小时
C. 8 小时
D. 9 小时
E. 10 小时
41. 学校卫生标准规定，中学生睡眠时间不宜少于
42. 学校卫生标准规定，小学 1~2 年级学生睡眠时间不宜少于
43. 学校卫生标准规定，小学 3~6 年级学生睡眠时间不宜少于
（44~47 题共用备选答案）
A. 半个月
B. 1 个月
C. 1 个半月
D. 2 个月
E. 2 个半月
44.《全日制中小学校工作条例》规定，中学生的劳动时间每年最多
45.《全日制中小学校工作条例》规定，小学 4 年级以上的劳动时间每年最多
46.《全日制中小学校工作条例》规定，小学生寒、暑假应有
47.《全日制中小学校工作条例》规定，中学生寒、暑假应有
（48~52 题共用备选答案）
A. 5-羟色胺
B. 促肾上腺皮质激素
C. 去甲肾上腺素
D. 肾上腺素
E. 血管升压素
48. 能加速学习，延长记忆的内分泌激素是
49. 参与选择性记忆的内分泌激素是
50. 使大脑皮质全面兴奋的中枢神经递质是
51. 使注意力集中并参与记忆痕迹再现的中枢神经递质是
52. 维持大脑觉醒状态的中枢神经递质是

【A_1 型题】

1. C

【解析】1~2 年级、3~6 年级小学生及中学生每天睡眠时间分别不宜少于 10 小时、9 小时、8 小时。

2. C

【解析】中学生除体育课、早操、课间操外，每周参加课外体育活动不宜少于 3 次。

3. C

【解析】目前我国普遍采用的每节课时间是小学 40 分钟，中学 45 分钟，大学 50 分钟。根据年龄的不同、有意注意时间不同，安排的上课时间不同，可提高效率。

【A_3/A_4 型题】

4. E

【解析】学生到校后从早读开始其大脑工作能力逐渐提升，约第一节课后达到最高峰，以后逐渐下降，在第四节课时效率一般最低。午间休息后，下午上课有所回升，然后又逐渐下降。因此，一般将难学难懂的认知类课程和主科（如语文、数学等）安排在上午第一节到第三节或下午第一节；将容易接受的课程和副科（如艺体、思品等）安排在上下午末节。

5. D

【解析】大脑镶嵌式活动是指随着工作性质的转换，工作区域休息区不断轮换，使大脑皮质的神经细胞能有劳有逸，以逸待劳，维持高效率。1 周中每天都应有不同性质的主副科轮换促使个体左右脑交替活动且应极少安排连上两节相同科目以免引起超限抑制，违背大脑镶嵌式活动，降低课堂教学效率。

6. B

【解析】动力定型是指一种由固定程序的条件作用建立的暂时联系系统，即条件反射系统。这是巴甫洛夫学说中的一个概念。在这一种系统内各个条件刺激按严格的序列和时间呈现，即用一系列刺激的定型形式获得这种系统中的每个刺激的确切而不变的效果，最后的结果就是在大脑皮质的活动中建立的一种动力定型。

7. E

【解析】儿童在学习日中的脑力工作能力，通常有 4 类变化规律：第Ⅰ型表现为学习日开始后工作能力逐步升高，约 2 个小时后达到高峰，然后逐渐下降，午休后又回升，随后又逐渐下降，到学习日末下降到略低于学习日开始水平。第Ⅱ型与第Ⅰ型不同的是在学习日末时，由于对即将到来的休息性活动引起前驱性兴奋，使工作能力略有回升，有学者称之为“终末激发”。第Ⅲ型表现为工作能力从学习日开始兴奋性持续性升高。第Ⅳ型表现为兴奋性很早就迅速下降。

8. B

【解析】早期疲劳特点包括不能形成有效的优势兴奋灶、脑力工作速度减慢，效率降低等。娟娟属于早期疲劳症状。

9. E

【解析】老师在上课时可以通过提醒娟娟、增加互动、多提问、多种上课方式相结合等方式帮助娟娟集中注意力，提高上课兴趣。

【B_1 型题】

10. A

【解析】老师只教了1遍字母“A”时，3岁幼儿以感知过的事物形象为内容产生记忆，为感觉性记忆。

11. C

【解析】老师反复教了5遍字母“A”，3岁幼儿对此产生初步印象，为第一记忆。

12. D

【解析】老师每天教5遍字母“A”，连续教了1周，3岁幼儿反复感知，并在头脑中留下一定印象，为第二记忆。

13. E

【解析】在半年时间里，老师将字母“A”和“apple”同时教授给3岁幼儿，并用苹果做道具，每周都进行复习，使新的信息与人已有的知识结构形成联系。此时，3岁幼儿产生的记忆为第三记忆。

14. D

【解析】保护性抑制即过久刺激引起的条件反射的减弱是保护性抑制，能保护大脑以避免过度疲劳。

15. B

【解析】动力定型是指人长期生活、劳动、反复重演某种活动、逐渐在大脑皮质高级神经系统中建立的巩固的条件反射活动模式。其外在表现即为动作习惯。老师2周中总提醒他“坐直，手背后”，使之已经形成习惯。

16. A

【解析】始动调节是指皮质工作能力在工作开始时水平较低，经启动过程后逐渐提高。学期初课业负担较轻，符合这一规律。

17. E

【解析】镶嵌式活动原则：脑是人体的司令部，在司令部里有着十分细致的分工。当人们在从事某一项活动时，只有相应区域的大脑皮质在工作与这项活动无关的区域则处于休息状态。因此，常把音乐、体育、美术、劳动等课程穿插在语文、数学、英语等课程中。

18. C

【解析】优势法则是指人从内外环境中选出最强的或最重要的符合他的兴趣，愿望或与达到某种目的有关的少数刺激，这些刺激引起兴奋的皮质区称为优势兴奋灶。

19. B

【解析】5岁儿童有意注意时间为15分钟。

20. C

【解析】7岁儿童有意注意时间为20分钟。

21. D

【解析】10岁儿童有意注意时间为25分钟。

22. E

【解析】12岁儿童有意注意时间为30分钟。

23. B

【解析】1周内，脑力工作能力逐渐提升，能力一般时为星期一，从星期二开始逐渐升高，后下降，星期五时可能会出现终末激发。

24. E

【解析】参见第23题解析。

25. A

【解析】参见第23题解析。

26. B

【解析】全学年第一学期中段脑力工作能力最高，之后逐渐下降至第一学期结束。第二学期规律同第一学期，但第二学期末脑力工作能力低于第一学期末脑力工作能力。

27. E

【解析】参见第26题解析。

28. B

【解析】早期疲劳是学习生理负荷达到临界限度的指标。

29. C

【解析】显著疲劳的机制是大脑皮质的保护性抑制全面加深和扩散，造成内抑制障碍和兴奋的泛化两类表现同时出现，表现为：①上课时打哈欠，瞌睡。②对条件刺激反应异常，即对强刺激引起弱反应，对弱刺激引起强反应，对强、弱刺激都有反应。

30. E

【解析】过劳是指由于工作时间过长、劳动强度过大、心理压力过重导致精疲力竭的亚健康状态。

31. D

【解析】校字法、校图形法、语言强化运动条件反射法等均属于生理-教育心理结合法。

32. C

【解析】生理学方法是研究生物的功能及其机制的方法。条件反射测定属于生理学方法。

33. A

【解析】观察学生上课时的小动作属于体征与行为观察法。

34. B

【解析】小学3~4年级学生每天学习总时数不应超过5小时。

35. C

【解析】小学5~6年级学生每天学习总时数不应超过6小时。

36. D

【解析】初中学生每天学习总时数不应超过7小时。

37. E

【解析】高中学生每天学习总时数不应超过8小时。

38. E

【解析】小学生每天户外活动时间不少于3.5小时。

39. A

【解析】小学生4年级以下每天自由活动时间应为1.0~1.5小时。

40. C

【解析】中学生每天户外活动时间不少于2.5小时。

41. C

【解析】学校卫生标准规定，中学生睡眠时间不宜少于8小时。

42. E

【解析】学校卫生标准规定，小学1~2年级学生睡眠时间不宜少于10小时。

43. D

【解析】学校卫生标准规定，小学3~6年级学生睡眠时间不宜少于9小时。

44. B

【解析】《全日制中小学校工作条例》规定，中学生的劳动时间每年最多1个月。

45. A

【解析】《全日制中小学校工作条例》规定，小学4年级以上的劳动时间每年最多半个月。

46. E

【解析】《全日制中小学校工作条例》规定，小学生寒、暑假应有2个半月。

47. D

【解析】《全日制中小学校工作条例》规定，中学生寒、暑假应有2个月。

48. E

【解析】血管升压素是由下丘脑的视上核和室旁核的神经细胞分泌的九肽激素，经下丘脑-垂体束到达神经垂体后释放出来，可加深记忆。

49. B

【解析】促肾上腺皮质激素（ACTH）是脊椎动物脑垂体分泌的一种多肽类激素，能促进肾上腺皮质的组织增生及皮质激素的生成和分泌，参与选择性记忆。

50. D

【解析】肾上腺素是一种激素和神经传送体，由肾上腺释放。肾上腺素会使心脏收缩力上升，使心脏、肝、骨骼肌的血管扩张和皮肤、黏膜的血管收缩，使大脑皮质全面兴奋。

51. A

【解析】5-羟色胺（5-HT）又称血清素，是一种重要的神经递质，内源性活性物质，与人类的一系列行为问题有关，同时也与性格和情感障碍有关。可使注意力集中并参与记忆痕迹再现。

52. C

【解析】去年肾上腺素既是一种神经递质，主要由交感节后神经元和脑内肾上腺素能神经末梢合成和分泌，是后者释放的主要递质，也是一种激素，由肾上腺髓质合成和分泌作为一种压力激素。其增加可获得的食物能量储存，并能提高大脑的醒觉度。

第九节　学校建筑和设备卫生

【A_1型题】

1.《中小学校建筑设计规范》要求，中、小学黑板宽度均不应小于
   A. 0.8m
   B. 0.9m
   C. 1.0m
   D. 1.2m
   E. 1.5m

2.《中小学教室采光和照明卫生标准》要求，中、小学校教室窗透光面积与地面积之比（玻地面积比）应不低于
   A. 1∶2
   B. 1∶3
   C. 1∶4
   D. 1∶5
   E. 1∶6

3. 2015年5月，我国开始实施《学校课桌椅功能尺寸及技术要求》（GB/T 3976—2014）标准，该标准规定目前我国中、小学生课桌椅共有几个型号
   A. 8个
   B. 9个
   C. 10个
   D. 11个
   E. 12个

4. 我国寒冷地区冬季中、小学生教室温度应达到
   A. 14~16℃
   B. 16~18℃
   C. 18~20℃
   D. 20~22℃
   E. 22~24℃

5. 下列不利于控制教室眩光的措施是
   A. 给教室的照明灯安装灯罩
   B. 教室内灯具距课桌面的最低悬挂高度不应低于1.7m
   C. 灯管排列采用平行于黑板方向
   D. 将教室外的树木移走
   E. 增加照明灯具数量

6. 我国《中小学教室换气卫生标准》规定教室内空气中CO_2最高允许浓度为
   A. 0.05%
   B. 0.10%
   C. 0.15%
   D. 0.20%
   E. 0.25%

7.《中小学校建筑设计规范》要求，中、小学黑板的长度分别不应小于
   A. 中学3.0m；小学3.5m
   B. 中学3.2m；小学3.5m
   C. 中学3.5m；小学4.0m
   D. 中学4.0m；小学3.6m
   E. 中学4.0m；小学4.5m

8. 现行《中小学校教室采光和照明卫生标准》规定，教室黑板

面的平均照度不应低于
A. 100lx
B. 120lx
C. 150lx
D. 200lx
E. 500lx

9. 现行《中小学校教室采光和照明卫生标准》（GB 7793—2010）规定，教室课桌面的平均照度不应低于
A. 100lx
B. 120lx
C. 150lx
D. 200lx
E. 300lx

10. 下列哪项不是中、小学校在课桌椅卫生管理要求
A. 遵循课桌与课椅同号搭配的原则
B. 最前排课桌前沿与黑板距离至少要有2m
C. 最后排课桌后沿与黑板距离小学不大于8m，中学不大于9m
D. 少数学生无匹配号码，可遵循就大不就小的原则
E. 身高低的在前，高的在后

11. 下列关于学校的选址要求，哪一项是不正确的
A. 学校应设在居民区适中的地方
B. 学校教学用房与铁路的间隔不应小于300m
C. 学校宜设在科学、教育、文化、体育等设施的附近
D. 学校应选在阳光充足、空气流通、地势较高的路段
E. 学校用地面积要为学校的发展留有余地

12. 从卫生学角度，常以儿童青少年使用房间的哪种气体浓度作为反映空气清洁度的指标
A. CO
B. CO_2
C. NO
D. SO_2
E. 氡

13. 为保证建筑物清洁及学生如厕方便，《中小学校建筑设计规范》规定小学教学楼中的学生厕所设置标准是
A. 女生每13名学生设1个大便器；男生每40名学生设1个大便器外加2个0.6m小便槽
B. 女生每10名学生设1个大便器；男生每20名学生设1个大便器外加1m小便槽
C. 女生每15名学生设1个大便器；男生每25名学生设1个大便器外加1m小便槽
D. 女生每20名学生设1个大便器；男生每30名学生设1个大便器外加1m小便槽
E. 女生每25名学生设1个大便器；男生每35名学生设1个大便器外加1m小便槽

14. 学校卫生标准规定，中小学生教学用房普通教室人均使用面积的要求是
A. 中学1.22m²；小学1.15m²
B. 中学1.15m²；小学1.12m²
C. 中学1.20m²；小学1.15m²
D. 中学1.25m²；小学1.20m²
E. 中学1.35m²；小学1.25m²

15. 现行《中小学校教室采光和照明卫生标准》规定，教室黑板面的照度均匀度不低于
A. 0.5
B. 0.6
C. 0.7
D. 0.8
E. 0.9

16. 为促进儿童青少年的发育和健康，提高学习效率，教室应符合以下卫生要求，除了
A. 足够的室内面积
B. 良好的采光照明和室内微小气候
C. 防止噪声干扰
D. 便于学生就座和通行，便于清扫和养成良好的卫生习惯
E. 温馨、舒适的墙面布置

17. 以下是一所小学校教室的装修设计，哪项不符合学校卫生要求
A. 天棚和侧墙刷成白色
B. 前墙刷成米黄色
C. 课桌表面漆成暗蓝色
D. 窗外不能去除的遮挡物刷成白色
E. 黑板的宽度为1.2m，长度为4.0m

【A_2型题】

18. 某学校要在教学楼内修建厕所，需要改善的是
A. 厕所设在楼的一端
B. 厕所有向外的开窗
C. 男、女厕所均按每40人设1个大便器
D. 厕所不面对教室和办公室
E. 厕所设有排气管道

【A_3/A_4型题】

（19~21题共用题干）

某中学的校医，每学期都会给所有在校学生检查一次视力，视力表摆放在校医室。

19. 按照卫生要求，每次检查视力前，张丽都会测量视力表表面的亮度，保证不低于
A. 300lx
B. 350lx
C. 400lx
D. 450lx
E. 500lx

20. 视力表和灯箱悬挂在无窗的白墙上，最末一行E字与多数学生的两眼
A. 成30°
B. 成10°

C. 同一水平
D. 成-10°
E. 成-30°

21. 学生采取站位检查，每次都会提醒学生双足足尖与地标线齐平，地标线与视力表的距离为
A. 5m
B. 4m
C. 3m
D. 2m
E. 1m

（22~24 题共用题干）
某市卫生监督所对曙光小学进行物质环境检查，该校为学生配备的桌椅为升降式。抽查 5 年级 1 班 10 名学生，结果如下。

项目	1	2	3	4	5	6	7	8	9	10
学生身高/cm	130	133	125	120	141	135	124	128	133	138
学生坐高/cm	78	73	70	72	80	77	73	69	73	83
桌椅高差/cm	26	25	23	27	26	26	24	23	24	28

22. 适宜的桌椅高差为学生坐高的
A. 1/6
B. 1/5
C. 1/4
D. 1/3
E. 1/2

23. 但是对于身高 140cm 以上者桌椅高差应加
A. 0. 5~1. 0cm
B. 1. 0~2. 5cm
C. 2. 5~4. 0cm
D. 4. 0~4. 5cm
E. 5~6cm

24. 根据此结果计算出的桌椅高差合格率为
A. 100%
B. 90%
C. 80%
D. 70%
E. 60%

（25~26 题共用备选答案）
A. 5 分钟左右
B. 10 分钟左右
C. 15 分钟左右
D. 20 分钟左右
E. 15~20 分钟

25. 城市中学布点时，服务半径为学生走路上学需
26. 城市小学布点时，服务半径为学生走路上学需

（27~28 题共用备选答案）
A. 50m
B. 80m
C. 100m
D. 200m
E. 300m

27. 教学用房的外墙与铁路的距离不应小于
28. 教学用房的外墙与城市主要干道同侧路边距离不应小于

（29~33 题共用备选答案）
A. 0. 5m^2
B. 1. 0m^2
C. 1. 1m^2
D. 2. 3m^2
E. 3. 3m^2

29. 校园绿化用地中学生每人不应少于
30. 校园绿化用地小学生每人不应少于
31. 学校运动场地中学每名学生不宜小于
32. 学校运动场地小学每名学生不宜小于
33. 小学校普通教室小学生人均使用面积不小于

（34~38 题共用备选答案）
A. 1. 1m
B. 1. 8m
C. 2. 1m
D. 2. 8m
E. 3. 4m

34. 学校办公服务用房净高不应低于
35. 学校楼梯栏杆高度不应小于
36. 学校教学用房内廊净宽度不应小于
37. 学校教学用房外廊净宽度不应小于
38. 中学普通教室净高不应低于

（39~43 题共用备选答案）
A. 0. 2m
B. 0. 6m
C. 1. 0m
D. 2. 0m
E. 3. 6m

39. 小学校教室黑板的长度不宜小于
40. 教室讲台距地面的高度一般为
41. 教室黑板的宽度中、小学校均不应小于
42. 教室各列桌间纵行走道的宽度不应小于
43. 教室前排桌子的前缘至黑板的距离不应小于

（44~48 题共用备选答案）
A. 每 13 人 1 个
B. 每 40 人 1 个
C. 每 20 人 1 个
D. 每 40~45 人 1 个
E. 每 40~45 人 0. 6m

44. 中、小学教学楼中男生厕所大便器应
45. 中、小学教学楼中女生厕所大便器应
46. 中、小学教学楼中男生厕所小便斗应
47. 教学楼内洗手盆应
48. 教学楼内盥水槽应

参考答案与解析

【A_1型题】

1. C

【解析】按规定，中小学黑板宽度均不应小于1.0m。

2. D

【解析】中小学校教室窗透光面积与地面积之比（玻地面积比）应不低于1∶5。

3. D

【解析】《学校课桌椅功能尺寸及技术要求》（GB/T 3976—2014）标准规定，目前我国中小学生课桌椅共有11个型号，依次为：0号、1号、2号、3号、4号、5号、6号、7号、8号、9号、10号。课桌椅颜色标志依次为浅蓝、蓝、浅绿、绿、浅红、红、浅黄、黄、浅紫、紫、浅橙。

4. B

【解析】根据我国实情，寒冷地区冬季中、小学生教室温度可控制在16~18℃。

5. C

【解析】原卫生部颁发的《教室采光和照明卫生标准》指出，为了减少照明淘汰引起的直接眩光，教室不宜采用裸灯照明；灯具距课桌面的最低悬挂高度不应低于1.7m；灯管排列宜采用其长轴垂直于黑板面布置。

6. B

【解析】室内空气中CO_2最高允许浓度为0.10%。

7. D

【解析】按规定，中、小学黑板的长度分别不应小于4.0m、3.6m。

8. E

【解析】教室黑板面的平均照度不应低于500lx。

9. E

【解析】教室课桌面的平均照度不应低于300lx。

10. C

【解析】最后排课桌后沿与黑板距离小学不大于8m，中学不大于8.5m。

11. E

【解析】学校选址应注意建设在阳光充足、空气流动、场地干燥、排水通畅、地势较高的宜建地段。校内应有布置运动场地和提供设置基础市政设施的条件等因素，暂时不需考虑用地面积为学校的发展留余地。

12. B

【解析】人在呼出CO_2的同时，也呼出许多有害物质。因此，CO_2作为室内空气清洁度的评价指标。

13. A

【解析】根据《中小学校设计规范》（GB 50099—2011）规定要求，学生厕所按学生人数配置，男生每40人设1个大便器或1.2m大便槽，每20人设1个小便斗或0.6m小便槽；女生每13人设1个大便器或1.2m大便槽。

14. A

【解析】中、小学生教学用房普通教室人均使用面积分别为1.22m^2、1.15m^2。

15. C

【解析】教室黑板面的照度均匀度不低于0.7。

16. E

【解析】为了给师生提供良好的学习、生活环境，促进学生的集体荣誉感和参与意识，教室应符合卫生要求，足够的面积，良好的采光、气候，防噪能力，便于学生的措施均可促进儿童青少年的发育和健康，提高学习效率。

17. C

【解析】课桌的颜色从大范围上讲不宜选用过度鲜艳的彩色，人们的眼睛容易在长时间的鲜艳色彩刺激下，极易产生疲劳的状态；温和的色彩虽然容易让人接受但是也容易产生怠惰的情绪和心理，不利于及时消解知识获取有效信息，不利于长远发展；太过庄严的颜色则很容易造成高度的压迫感和紧张感。因此，不宜选用暗蓝色。

【A_2型题】

18. C

【解析】参见第13题解析。

【A_3/A_4型题】

19. E

【解析】视力表灯箱亮度有要求，普通的灯箱视力表要求符合GB 11533—89，亮度要求在：80~320cd/m^2，即亮度不低于500lx。

20. C

【解析】按照规定视力表和灯箱悬挂在无窗的白墙上，最末一行E字应与多数学生的两眼水平。

21. A

【解析】地标线与视力表的距离应为5m。

22. D

【解析】适宜的桌椅高差为学生坐高的1/3。

23. B

【解析】按照规定，一般小学生适宜桌椅高差为坐高的1/3，身高140cm以上者桌椅高差应加1.0~2.5cm。

24. C

【解析】4、5号不合格，所以合格率为80%。

【B_1 型题】

25. E

【解析】城市中学布点时，服务半径为学生走路上学需15～20分钟。

26. B

【解析】城市小学布点时，服务半径为学生走路上学需10分钟左右。

27. E

【解析】教学用房的外墙与铁路的距离不应小于300m。

28. B

【解析】教学用房的外墙与城市主要干道同侧路边距离不应小于80m。

29. B

【解析】校园绿化用地中学生每人不应少于1.0m^2。

30. A

【解析】校园绿化用地小学生每人不应少于0.5m^2。

31. E

【解析】学校运动场地中学每名学生不宜小于3.3m^2。

32. D

【解析】学校运动场地小学每名学生不宜小于2.3m^2。

33. C

【解析】小学校普通教室小学生人均使用面积不小于1.1m^2。

34. D

【解析】学校办公服务用房净高不应低于2.8m。

35. A

【解析】学校楼梯栏杆高度不应小于1.1m。

36. C

【解析】学校教学用房内廊净宽度不应小于2.1m。

37. B

【解析】学校教学用房外廊净宽度不应小于1.8m。

38. E

【解析】中学普通教室净高不应低于3.4m。

39. E

【解析】小学校教室黑板的长度不宜小于3.6m。

40. A

【解析】教室讲台距地面的高度一般为0.2m。

41. C

【解析】教室黑板的宽度中、小学校均不应小于1.0m。

42. B

【解析】教室各列桌间纵行走道的宽度不应小于0.6m。

43. D

【解析】教室前排桌子的前缘至黑板的距离不应小于2.0m。

44. B

【解析】中、小学教学楼中男生厕所大便器应每40个学生设1个。

45. A

【解析】中、小学教学楼中女生厕所大便器应每13个学生设1个。

46. C

【解析】中、小学教学楼中男生厕所小便斗应每20个学生设1个。

47. D

【解析】中、小学教学楼内洗手盆应每40~45人设1个。

48. E

【解析】中、小学教学楼内应每40~45人设0.6m的盥水槽。

第十节　学校健康教育和健康促进

【A_1 型题】

1. 学校健康教育的核心是
   A. 传播健康知识
   B. 传授健康技能
   C. 提高学生健康信念
   D. 使学生养成健康的生活方式
   E. 促进学生生长发育
2. 下列哪项不是学校健康教育的目标
   A. 提高学生健康知识水平
   B. 改变学生健康认知态度
   C. 建立学生健康行为习惯
   D. 提高学生的学习技巧
   E. 提高学生的健康水平
3. 下列哪项不是学校健康教育的核心要素
   A. 健康知识
   B. 健康态度
   C. 健康技能
   D. 健康行为
   E. 健康活动
4. 对学校健康教育活动的长期效果进行评价，合适的指标是
   A. 学生健康知识的知晓率的变化情况
   B. 学生健康信念的形成率的变化情况
   C. 学生健康行为的改善率
   D. 学生健康活动的参与率
   E. 学生因病缺课率的变化情况
5. 下列哪项不是学校开展生活技能教育的现实意义
   A. 提高学生心理社会能力
   B. 增强青少年自我意识
   C. 预防健康危险行为
   D. 促进青少年终身健康的有效途径
   E. 提高儿童青少年的健康知识
6. 下列学校预防艾滋病健康教育，错误的核心信息是
   A. 艾滋病正在世界各国蔓延

B. 我国已经进入艾滋病快速蔓延增长阶段
C. 青少年是艾滋病的易感人群
D. 女性青少年尤其对艾滋病敏感
E. 迄今为止，还没有找到可根治艾滋病的药物，但已经成功研制出预防艾滋病的疫苗

7. 以下哪组反映了学校健康教育形式的架构
A. 教学、活动、环境
B. 教学、服务、环境
C. 教学、服务、活动
D. 教学、活动、政策
E. 教学、服务、政策

8. 中、小学生健康教育的第一目标人群是
A. 中、小学生
B. 教职员工
C. 学校领导
D. 社区人群
E. 学生家长

9. 下列是关于学校生活技能与学校生活技能教育的描述，不正确的是
A. 生活技能并非泛指日常生活能力，而专指人的心理社会能力
B. 生活技能是心理健康的重要标志
C. 生活技能教育是连接健康知识、态度、价值观和行为的桥梁
D. 生活技能教育以提供知识为核心，促进青少年心理健康
E. 生活技能的学习以实践为基础，学生是教育活动的主体

10. 以下是对健康促进学校的理解，不正确的是
A. 是健康促进理论在学校场所的具体运用
B. 健康促进学校关注学生身体、心理和社会适应能力的全面提高
C. 健康促进学校需要调动多方有利于学生成长的资源
D. 动员政府参与是开展健康促进学校工作最重要的措施
E. 资源不足、条件差的学校没有开展健康促进学校的条件

11. 下列学校健康教育活动中属于参与式教学方法的是
A. 课堂教学
B. 讲座
C. 同伴教育
D. 给学生观看健康科普宣传片
E. 示教

12. 下列哪项属于学校开展健康教育工作时营造健康环境的内容
A. 安排学生健康教育课
B. 组织学生参观禁毒展览
C. 为学生进行健康体检
D. 改造学生食堂
E. 组织学生秋季运动会

13. 在学校健康教育活动中，属于“项目质量控制审查”的评价类型是
A. 需求评价
B. 过程评价
C. 近期效应评价
D. 远期效应评价
E. 结局评价

14. 健康促进学校的目标人群主要是
A. 学生
B. 教职员工
C. 学校领导
D. 学生家长
E. 社区人群

15. 以下是关于传统式健康教育方法和参与式健康教育方法的说法，存在错误的一项是
A. “传统式”并不意味着该方式陈旧而应淘汰
B. 传统式健康教育的方法有参与式健康教育无法取代的作用
C. 传统式以教师为主导
D. 参与式健康教育方法中，教师起组织、协调的作用，学生参与程度高
E. 参与式教育方法有很多优点，没有弱点

16. 下列关于艾滋病传播的途径，错误的表达是
A. 通过性接触传播
B. 通过血液传播
C. 通过母婴传播
D. 握手等日常生活接触不传播
E. 可通过蚊虫叮咬传播

17. 下列哪项不是学校开展生活技能教育的原则
A. 尽早开展，注重实践
B. 坚持以学生为主体
C. 注重培训教师
D. 和家庭、社区密切配合
E. 以提高学生考试成绩为目标

18. 下列哪项不是健康促进学校的工作内容
A. 学校健康政策
B. 学校社会和社会环境
C. 学校与社区关系
D. 个人健康技能
E. 学校卫生监督

19. 下列开展健康促进学校的有效措施需要特别突出的是
A. 选择解决健康问题的适宜突破口
B. 发挥学校自身拥有的潜力
C. 发动学校师生以实际行动改善学校环境哪个方面的工作领域
D. 加强与学校周边组织、机构的联系，共同为学生的健康成长服务
E. 突出健康促进学校的政府行为

20. 学校为学生进行健康体检，属

于健康促进学校哪个方面的工作领域
A. 制定学校健康政策
B. 创造学校物质和社会环境
C. 密切学校和社区之间的关系
D. 提高个人健康技能
E. 提供学生卫生保健服务

21. 下列是教育青少年预防艾滋病的主要内容，除了
A. 遵守性道德，洁身自爱，不发生婚前或婚外性行为
B. 不输未经检测的血液和血制品
C. 接受任何注射和验血时使用一次性针具
D. 不与他人共用牙刷和剃须刀
E. 与艾滋病患者或感染者保持一定的距离

22. 学校开展预防艾滋病知识竞赛活动，属于健康促进学校
A. 制定学校健康政策
B. 创造学校物质和社会环境
C. 密切学校和社区之间的关系
D. 提高个人健康技能
E. 提供学生卫生保健服务

23. 下列关于学校健康教育评价的描述，错误的是
A. 指对学校开展的健康教育活动的计划、措施、方法、活动效果进行评估的过程
B. 学校健康教育评价在整个教育活动结束时进行
C. 评价有助于提高学校健康教育活动的效果
D. 评价有助于提高学校健康教育工作者的理论实践水平
E. 评价是学校健康教育工作的重要组成部分

24. 评价学校健康教育对提高学生知识、信念和行为改变的情况时最常用的方法是
A. 问卷调查
B. 行为观察
C. 自我评估
D. 访谈
E. 小组讨论

25. 某学校为确保健康促进学校工作顺利开展，在年初制订了健康促进学校年度专项工作计划，属于健康促进学校哪方面的工作领域
A. 制定学校健康政策
B. 创造学校物质和社会环境
C. 密切学校和社区之间的关系
D. 提高个健康技能
E. 提供学生卫生保健服务

26. 对于健康促进学校，你认为理解错误的是
A. 健康促进学校要为学生提供完整、有益的经验和知识体系
B. 健康促进学校应开设正式的健康教育课
C. 健康促进学校要创造安全、健康的学校环境
D. 健康促进学校应提供适当的卫生服务
E. 健康促进学校要动员家庭和更广泛的社区参与

27. 在开展学校健康教育活动前，收集信息，了解基本情况，为确定教育的目标、步骤和方法提供科学依据属于哪种类型的评价
A. 需求评价
B. 过程评价
C. 近期效应评价
D. 远期效应评价
E. 结局评价

【A_2型题】

28. 生活技能具体表现的10种能力中不包括
A. 自我认识能力
B. 同理能力
C. 有效交流能力
D. 组织能力
E. 人际关系能力

29. 某学校将开展艾滋病相关的健康教育活动，在活动开始要进行需求评价。需求评价应包括哪项内容
A. 查阅文献，了解最新的调查研究
B. 对本校学生进行艾滋病知识、态度、行为的基线调查
C. 对该校的班主任、校医等进行访谈
D. 对学生进行小组座谈
E. 以上几项全部包括

30. 某同学通过阅读老师发放的《中学生健康知识手册》学习健康知识。该同学是通过以下哪种健康教育方法获得知识的
A. 传统式健康教育方法
B. 参与式健康教育方法
C. 直接式健康教育方法
D. 间接式健康教育方法
E. 课堂教学

31. 某老师组织同学就“吸烟是否为个人行为”问题进行小组讨论。以下为讨论会的具体步骤，你认为存在问题的是
A. 分组，确定小组主持人和记录员，都由学生担任
B. 规定讨论时间
C. 老师积极引导，保持良好的讨论气氛
D. 每个小组推举代表向全班汇报
E. 老师进行总结，统一观点，对存在明显错误的一方强制压服

32. 某高中开展一项健康教育活动，对于这项活动的结局评价，应该体现在哪方面
A. 效果
B. 效益
C. 效应
D. 效果+效益
E. 效果+效应

33. 生活技能教育的理论依据包括以下几个环节：①改变知识、态度、价值观。②预防不良行为。③提高生活技能（心理社会能力）。④建立健康行为。⑤行为改变或强化。对于生活技能教育促进健康的理论环节的顺序为
A. ①⑤③④②
B. ①③⑤④②
C. ①④⑤③②
D. ①②③④⑤
E. ③①④⑤②

【A_3/A_4型题】

（34~37题共用题干）

某大学二年级学生，因爸爸经常在家抽烟，他从高中就开始尝试吸烟，现在每天都会抽上1~2支。新学期一开始，学校就公布了新的奖励制度，明确规定吸烟学生不得授予奖学金和优秀称号。他便成功戒烟

34. 爸爸经常在家抽烟是导致吸烟的
A. 促进因素
B. 保护因素
C. 危险因素
D. 协同因素
E. 刺激因素

35. 吸烟行为属于
A. 易导致非故意伤害的行为
B. 易导致故意伤害的行为
C. 物质滥用行为
D. 不良饮食和体重控制行为
E. 缺乏体力活动行为

36. 学校对吸烟学生采用的干预措施是
A. 健康教育
B. 同伴教育
C. 生活技能教育
D. 支持性政策
E. 改善环境

37. 戒烟成功是
A. 日常健康行为
B. 避免有害环境行为
C. 保健行为
D. 预警行为
E. 戒除不良嗜好行为

【B_1型题】

（38~41题共用备选答案）
A. 学校卫生政策
B. 学校物质环境
C. 学校社会环境
D. 个人健康技能
E. 卫生服务

38. 某学校派校医参加当地中小学保健所和疾病预防控制中心举办的常见病防治知识培训班，是为了提高学校的
39. 某学校组织全体师生参观地震博物馆，并进行紧急疏散演习，是为了提高大家的
40. 某学校将土操场改成了塑胶操场，改善了
41. 某市教育委员会出台了《中小学校全面禁烟的规定》，属于健康促进学校六大内容的

（42~46题共用备选答案）
A. 日常健康行为
B. 避免有害环境行为
C. 保健行为
D. 预警行为
E. 戒除不良嗜好行为

42. 戒烟属于
43. 积极锻炼属于
44. 定期体检属于
45. 雷雨天远离大树、电线属于
46. 乘飞机先系安全带

参考答案与解析

【A_1型题】

1. D

【解析】学校健康教育的核心是使学生养成健康的生活方式。

2. D

【解析】学习健康教育是从健康角度出发，为学生身心健康进行的教育，使学生从各方面认识健康并健康发展，提高学习技巧不属于健康教育的目标。

3. E

【解析】健康活动不属于学校健康教育的核心要素，学校健康教育主要从知识、态度、技能、行为等要素出发。

4. E

【解析】学校健康教育活动果评价的5个指标为学生的卫生保健知识水平、学生健康的意识与观念、学生的健康行为、学生的健康状况、学校健康教育工作。对学校健康教育活动的长期效果评价，合适的是学生因病缺课的变化情况。

5. E

【解析】教育的内容主要包括：心理和处事能力，是为了使青少年更好地融入社会。侧重点不在于提高健康知识。

6. E

【解析】目前尚未成功研制出预防艾滋病的疫苗。

7. B

【解析】学校健康教育以教学、服务、环境为构架进行。

8. A

【解析】中、小学生进行健康教育首先面向的人群，即中、小学生。

9. D

【解析】生活技能教育的目的就是使青少年不仅要有独立的生存能力，而且还要能够正确认识自己、他人和周围环境，调整自

己的行为，发挥个人潜能，建立健康的生活方式，以达到最佳的发展和良好的社会适应状态。教育的内容主要包括：心理和处事能力。宗旨：突出技能训练，创新教育方法；提高学生素质，促进健康成长。核心并非提供知识。

10. E

【解析】学校应积极开展健康促进学校工作，资源不足、条件差的学校也可开展健康促进学校。

11. C

【解析】同伴教育强调以学生为主体，鼓励他们自己去发现问题、制订计划、采取行动来解决问题。转变以教师、成人为中心的教育理念，使学生从健康信息的单纯接受者转变为既是健康教育的接受者，同时又是教育者、传递者和健康促进的合作伙伴。属于参与式教学方法。

12. D

【解析】改造食堂属于从环境上为学生营造健康环境，安排健康教育课、组织参观展览、体检、组织运动会等是从教学和服务方面开展健康教育工作。

13. B

【解析】过程评价即过程质量评价，是通过对某些过程有侧重地进行检查，以评价过程控制的有效性，是属于项目质量控制审查的评价类型。

14. A

【解析】学生是学校的工作主体，健康促进学校的目标人群主要是学生。

15. E

【解析】"参与式教学"既是一种教学理念，也是一种教学方法，有许多优点，同时也有缺点，就目前我国国情来讲，有效进行仍有一点困难。

16. E

【解析】艾滋病的传播方式为性传播、血液传播、母婴传播。握手等一般接触不会传播，蚊虫叮咬不会传播艾滋病，因为蚊子吸血时并不将自己的或刚吸来的血注入被叮咬者，而只是注入唾液作为润滑剂以便吸血。另外，HIV 在蚊子体内也不能复制且存活很短时间。因此，即使病毒进入蚊虫体内也不能感染蚊子或传播给他人。

17. E

【解析】生活技能教育的目的就是使青少年不仅要有独立的生存能力，而且还要能够正确认识自己、他人和周围环境，调整自己的行为，发挥个人潜能，建立健康的生活方式，以达到最佳的发展和良好的社会适应状态。不以提高考试成绩为目标。

18. E

【解析】健康促进学校的内容主要包括：学校健康环境建设、学校开展健康知识活动、学校开展健康运动、培养健康心理、建立健康保障任务、学校与社会的互动。

19. E

【解析】健康促进学校中，政府行为起着很大作用，提供各种政策支持，使健康促进学校工作稳健开展。

20. E

【解析】体检属于学校为学生提供的健康保健服务，预防疾病，确保健康促进学校工作的顺利进行。

21. E

【解析】应教育青少年从内心接受、不歧视并关爱艾滋病病毒感染者和艾滋病患者，与他们正常接触，平等相处，给予他们关爱和温暖。

22. D

【解析】学校开展防艾滋病知识竞赛旨在增强学生的自我保护能力，提高个人健康技能。

23. B

【解析】学校健康教育评价指标分 3 级，共 20 项指标。第一级是教学基础指标，包括课时、教材与教具、采光照明与黑板、饮水与洗漱设施、厕所设施 6 项指标；第二级是教育过程指标，包括教学计划、教案、师资培训、授课质量、传播活动、开课率 6 项指标；第三级是教育效果指标，包括书面考核、实际操作、头发与指甲、面部与衣着、体育锻炼、教学用房与宿舍、校园与厕所、缺课率。并不是在整个教育活动结束时进行的。

24. A

【解析】问卷法节省时间、经费和人力，结果易于量化，便于统计处理与分析，可达规模调查。因此，评价学校健康教育常用调查问卷的方法。

25. A

【解析】制订健康促进学校年度专项工作计划，属于健康促进学校制定健康政策，以确保健康促进学校工作顺利开展。

26. B

【解析】健康促进学校是指通过学校及学校所在社区成员的共同努力，提供能促进并保护学生健康的、全面的、积极的经验和组织机构。内容包括正式和非正式的健康教育课程；创建一个安全和健康的学校环境；提供适当的健康服务等。同时，促进家庭和社区更广泛参与，以便最大限度地促进和保障学生和社区成员的健康。并非必须开设正式健康教育课程。

27. A

【解析】需求评价是研究和评价学生需求，进行教学计划安排的有关根据。

【A_2 型题】

28. D

【解析】生活技能具体表现的

10种能力为：①自我认识能力。②同理能力。③有效交流能力。④人际关系能力。⑤调节情绪的能力。⑥缓解压力的能力。⑦创造性思维能力。⑧批判性思维能力。⑨决策能力。⑩解决问题能力。

29. E

【解析】活动开展时进行需求评价应包括查阅文献，了解最新的调查研究、对本校学生进行艾滋病知识、态度、行为的基线调查、对该校的班主任、校医等进行访谈、对学生进行小组座谈等内容，以更好开展艾滋病相关的健康教育活动。

30. D

【解析】同学通过老师发放的书籍等获得健康教育属于间接式健康教育。

31. E

【解析】对存在明显错误的一方不应强制压服，应通过各种方式或材料使之信服，不应采取强制态度和手段。

32. D

【解析】结局评价着眼于健康项目实施后所导致目标人群健康状况和生活质量的变化，即效果和效益。

33. B

【解析】生活技能教育促进健康的理论环节的顺序为：①改变知识、态度、价值观。②提高生活技能（心理社会能力）。③行为改变或强化。④建立健康行为。⑤预防不良行为。

【A_3/A_4型题】

34. C

【解析】危险因素是指事件的发生与该因素有一定的因果关系。父亲经常在家抽烟与该学生从高中开始抽烟有很大关系。

35. C

【解析】物质滥用是指一种对物质使用的不良适应方式，它会导致临床明显的损害或痛苦，并会在长时间内持续或间断复发。物质滥用行为包括吸食毒品、滥用药物、吸烟等。

36. D

【解析】学校政策规定吸烟学生不得授予奖学金和优秀称号，以此帮助学生戒烟。此干预措施属于支持性政策。

37. E

【解析】吸烟属于不良嗜好。因此，戒烟成功为戒除不良嗜好行为。

【B_1型题】

38. E

【解析】卫生服务是卫生机构使用各种卫生资源向居民提供医疗、预防、保健、康复服务的过程。学校派校医参加常见病防治知识培训班是为了提高学校的卫生服务。

39. D

【解析】紧急疏散演习使学生参与其中，让每个人都了解遇到危险如何紧急避难，属于提高个人健康技能。

40. B

【解析】土操场改成了塑胶操场，在物质条件上得到了改善，是改善了学校的物质环境。

41. A

【解析】《中小学校全面禁烟的规定》属于从政策层面进行规定，属于学校卫生政策。

42. E

【解析】参见第37题解析。

43. A

【解析】积极锻炼是日常进行的健康行为。

44. C

【解析】定期体检防患于未然属于保健行为。

45. B

【解析】雷雨天站在树下或电线下易发生危险，远离这些地方属于避免有害环境的行为。

46. D

【解析】坐飞机时可能发生危险，提前系好安全带属于预警行为。

第十一节　学校卫生监督

【A_1型题】

1. 学校卫生监督工作的主要执行依据是
   A.《中华人民共和国宪法》
   B.《中华人民共和国义务教育法》
   C.《中华人民共和国未成年人保护法》
   D.《中华人民共和国传染病防治法》
   E.《学校卫生工作条例》
2. 学校卫生监督是由什么机构进行的执法活动
   A. 教育行政部门
   B. 卫生行政部门
   C. 本地区疾控中心
   D. 中小学卫生保健机构
   E. 市级以上疾控中心
3. 下面哪项属于学校经常性卫生监督的内容
   A. 学校食品卫生
   B. 学生文具
   C. 学生课桌椅
   D. 学校面积和平面布局设计
   E. 校址的选择
4. 学校卫生监督的特点是

A. 只有惩罚
B. 只有奖励
C. 奖励与惩罚相结合
D. 奖励为主
E. 惩罚为主

5. 下面哪项属于学生用品卫生监督的内容
A. 学校食品卫生
B. 学生文具
C. 传染病防治
D. 学校饮用水卫生
E. 学校教室、办公用房的设计

6. 经常性学校卫生监督是指监督员对学校日常卫生工作进行的现场监督检查工作。监督检查工作的内容不应该包括
A. 建筑设备卫生
B. 学习和教室卫生
C. 学生用品
D. 体育锻炼和劳动安全
E. 学校食品卫生

7. 学校卫生监督员必须经过什么机构聘任并发给监督员证书才能执行学校卫生监督任务
A. 县级以上卫生行政部门
B. 省级以上卫生行政部门
C. 县级以上教育行政部门
D. 省级以上教育行政部门
E. 省级以上卫生专业机构

8.《学校卫生条例》规定，对因为体育场地和器材不符合卫生和安全要求导致人为伤害的学校，卫生行政部门对直接责任单位和个人给予下列哪种形式的处罚
A. 警告并限期改进，情节严重的，可建议教育行政部门给予行政处分
B. 警告
C. 警告并限期改进，情节严重的，同时处以200元以下的罚款
D. 警告并限期改进，情节严重的，可建议教育行政部门给予行政处分，并处以200元以下的罚款
E. 警告并限期改进

9. 下列哪项不是学校卫生监督员应具备的职业素质
A. 忠实履行职责，严格执法
B. 具备丰富全面的业务知识
C. 有良好的操作技能和社会协调能力
D. 执法时不出示证件
E. 对查阅和搜集到的资料保密

10. 下面关于学校卫生监督说法，不正确的是
A. 学校卫生监督以经常性卫生监督为核心
B. 学校卫生标准是进行预防性、经常性卫生监督的重要技术依据
C. 经常性卫生监督是指监督员对学校日常卫生工作进行的现场监督检查活动
D. 经常性卫生监督应按轻重缓急，分期、分批进行，保证监督收到实效
E. 预防性卫生监督的主要任务是依据国家有关法律、法规、条例和卫生标准，对新、改、扩建学校，各种儿童少年文化体育活动场所等进行卫生审查

11.《学校卫生条例》规定，下列哪个机构对学校卫生监督工作行使职权
A. 县级以上卫生行政部门
B. 县级以上卫生专业机构
C. 县级以上教育行政部门
D. 省级以上教育行政部门
E. 省级以上卫生专业机构

12. 下列哪项不是学校突发事件
A. 传染病暴发疫情
B. 食品污染中毒
C. 饮水与环境污染
D. 集体药物不良反应
E. 某班1个学生患感冒

13. 下面哪项属于学校预防性卫生监督的内容
A. 学校需采取的食品卫生
B. 学生文具
C. 学生课桌椅
D. 学校饮用水卫生
E. 学校地理位置

参考答案与解析

【A_1型题】

1. E

【解析】《学校卫生工作条例》是为加强学校卫生工作，提高学生的健康水平制定，是学校卫生监督工作的主要执行依据。1990年4月25日经国务院批准，由国家教育委员会、卫健委于1990年6月4日发布并实施。

2. B

【解析】学校卫生监督由卫生行政部门进行。

3. A

【解析】学校经常性卫生监督的内容包括学校传染病防治卫生监督、学校饮用水卫生监督、教学环境卫生监督。

4. C

【解析】奖惩并施可使学校卫生监督作用最大化。

5. B

【解析】学生用品包括文具、娱乐器具、保健用品等，应依据国家有关法律、法规和卫生标准，使学生用品的卫生标准符合国家有关规定。

6. C

【解析】学生用品是学校建筑设备卫生研究的内容。

7. B

【解析】学校卫生监督员必须经过省级以上卫生行政部门聘任并发给监督员证书才能执行学校卫生监督任务。

8. A

【解析】《学校卫生条例》规定，对因为体育场地和器材不符合卫生和安全要求导致人为伤害的学校，卫生行政部门对直接责任单位和个人给予警告并限期改进，情节严重的，可建议教育行政部门给予行政处分。

9. D

【解析】学校卫生监督员应忠实履行职责，严格执法，具备丰富全面的业务知识和良好的操作技能和社会协调能力，坚守保密原则，并在执法时出示证件。

10. A

【解析】学校卫生工作的主要任务是：监测学生健康状况；对学生进行健康教育，培养学生良好的卫生习惯；改善学校卫生环境和教学卫生条件；加强对传染病、学生常见病的预防和治疗。

11. A

【解析】《学校卫生条例》规定，县级以上卫生行政部门对学校卫生监督工作行使职权。

12. E

【解析】学校突发事件是指在校园内突然发生的，造成或者可能造成严重社会危害，影响着学生的安全和正常生活、学习，需要采取应急处置措施予以应对的事故灾难和社会安全事件。1个学生患感冒不属于学校突发事件。

13. A

【解析】学校预防性卫生监督内容包括校舍建设前的卫生审批、教学环境预评价、拟建的运动场所、需采取的食品卫生等。

第二十章　社会医学

第一节　绪　论

【A_1型题】

1. 社会医学的基本任务是
   A. 弘扬正确的医学模式
   B. 倡导积极的健康观
   C. 发现社会卫生问题
   D. 开展特殊人群的预防保健工作
   E. 以上都是
2. 以下不属于社会医学基本任务的是
   A. 改善社会卫生状况
   B. 倡导积极的健康观
   C. 推动医学模式的转变
   D. 制定卫生政策和策略
   E. 改进医疗技术服务
3. 社会医学的研究对象是
   A. 人群
   B. 个体
   C. 患者
   D. 健康人
   E. 生物体
4. 以下不属于社会医学主要研究内容的是
   A. 社会卫生策略
   B. 社会卫生状况
   C. 医学治疗技术
   D. 影响人群健康的社会因素
   E. 社会卫生措施
5. 关于社会医学学科性质的描述不正确的是
   A. 具有自然科学与社会科学双重性质的交叉学科
   B. 医学与社会学之间交叉的产物
   C. 连接了自然科学与社会科学两大领域
   D. 综合了生物医学与社会科学的研究方法
   E. 临床医学与生物遗传学之间交叉的产物
6. 第一次提出社会医学概念的学者是
   A. 法国医师盖林
   B. 古希腊哲学家希波克拉底
   C. 德国医学家诺尔曼
   D. 病理学家魏尔啸
   E. 英国医师玛利逊
7. 第一次卫生革命的主要防治对象是
   A. 心血管疾病
   B. 意外伤害
   C. 癌症
   D. 传染病和寄生虫病等
   E. 突发公共卫生事件
8. 第二次卫生革命的主攻目标是
   A. 慢性非传染性疾病
   B. 传染病
   C. 寄生虫病
   D. 营养不良疾病
   E. 性病
9. 下列不属于第二次卫生革命主攻目标的是
   A. 恶性肿瘤
   B. 意外伤害
   C. 心脑血管系统疾病
   D. 精神疾病
   E. 寄生虫病和地方病

参考答案与解析

【A_1 型题】

1. E

【解析】社会医学的任务：①倡导积极的健康观和现代医学模式。②改善社会卫生状况；提高人群健康水平。③制定社会卫生政策和策略。④开展健康弱势人群保健和社会病控制。

2. E

【解析】参见第1题解析。

3. A

【解析】社会医学的研究对象与研究内容：①研究社会卫生状况，主要是人群健康状况。②研究影响人群的健康因素，特别是社会因素。③研究社会卫生策略与措施。

4. C

【解析】参见第3题解析。

5. E

【解析】社会医学主要研究人群的健康与疾病现象，研究社会因素对人群健康的影响，探讨提高人群健康水平的社会策略、措施和方法，属于医学的一个分支，但社会医学研究中应用的理论与方法，有借鉴了许多社会科学的成果，所以它是一门医学与社会科学相互融合的交叉学科。

6. A

【解析】第一次提出社会医学概念的学者是法国医师盖林。

7. D

【解析】第一次卫生革命的主要防治对象是传染病和寄生虫病等。

8. A

【解析】第二次卫生革命以慢性非传染性疾病为主攻目标，主要是心脑血管疾病、恶性肿瘤、糖尿病、精神疾病和意外伤害。

9. E

【解析】参见第8题解析。

第二节 医学模式与健康观

【A_1 型题】

1. 医学模式是
   A. 某一时期各种医学思想的集中反映
   B. 某一时期各种医学学派的集中反映
   C. 对医学各门类的总和
   D. 对医学知识和技术的总称
   E. 临床疾病的治疗模式

2. 有关医学模式，正确的描述是
   A. 是人类在与疾病抗争和认识自身生命过程的实践中得出的对健康和疾病等的认识
   B. 是医学理论研究和实践操作的指导思想
   C. 一时期各种医学学派的集中反映
   D. 一旦形成不可改变
   E. 医学模式仅体现医学观，不能体现方法论

3. 目前谈到的医学模式转变是指
   A. 生物医学模式向社会医学模式的转变
   B. 自然哲学的医学模式向生物、心理、社会医学模式的转变
   C. 神灵主义的医学模式向社会医学模式的转变
   D. 生物医学模式向生物、心理、社会医学模式的转变
   E. 机械论的医学模式向新医学模式的转变

4. 现代医学模式是指
   A. 神灵主义医学模式
   B. 自然哲学医学模式
   C. 机械论医学模式
   D. 生物医学模式
   E. 生物-心理-社会医学模式

5. 历史上医学模式的演变经历了几个阶段
   A. 3
   B. 4
   C. 5
   D. 6
   E. 7

6. 医学模式的核心是
   A. 健康观
   B. 价值观
   C. 疾病观
   D. 医学观
   E. 医学理论

7. 哪位学者提出的生物-心理-社会医学模式
   A. 希波克拉底
   B. 魏尔啸
   C. 哈维
   D. 巴斯德
   E. 恩格尔

8. 对不同历史阶段的医学科学发展和医学实践起着重要的导向作用的是
   A. 方法论
   B. 医学模式
   C. 价值观
   D. 技术
   E. 理论

9. 疾病谱和死因谱的改变指的是

A. 烈性传染病的增加
B. 慢性非传染性疾病的下降
C. 烈性传染病的下降与慢性非传染性疾病的增加
D. 老年性疾病的下降
E. 新型传染病的下降

10. 医学模式的演变过程是
A. 神灵主义医学模式
B. 神灵主义医学模式、自然哲学的医学模式
C. 神灵主义医学模式、自然哲学的医学模式、机械论的医学模式
D. 神灵主义医学模式、自然哲学的医学模式、机械论的医学模式、生物医学模式
E. 神灵主义医学模式、自然哲学的医学模式、机械论的医学模式、生物医学模式、生物-心理-社会医学

11. 关于生物-心理-社会医学模式的内涵不正确的是
A. 揭示了医学观的动态性
B. 肯定了生物医学的价值
C. 确立了社会、心理因素的重要地位
D. 立体地探索了健康观念
E. 对医德修养和医德教育的最全面认识

12. 从生物、心理和社会等方面来观察、分析和思考，并且处理疾病和健康问题的科学观和方法论是
A. 神灵主义医学模式
B. 整体医学观
C. 生态医学模式
D. 生物-心理-社会医学模式
E. 综合健康医学模式

13. 生物医学模式的局限性在于
A. 对医学的发展起到了促进作用
B. 确立了基因理论
C. 发展了基因技术
D. 忽视了人的社会性
E. 抗菌药物的应用

14. 目前人类健康需求的增加主要是因为
A. 人们健康观念的转变
B. 慢性非传染性疾病增加
C. 人们健康状况的下降
D. 老年性疾病的增加
E. 新型传染病的发病率增加

15. 下列哪项不是生物-心理-社会医学模式产生的背景
A. 人类面临的疾病谱与死因谱发生变化
B. 人类健康需求的与日俱增
C. 医学科学与相关学科的相互渗透
D. 健康影响因素的多元化
E. 社会的进步与发展

16. 生物医学模式的贡献在于
A. 重视人的社会性
B. 重视人们心理活动的复杂性
C. 抗菌药物的应用、发展了基因理论等
D. 能够圆满解释当今人类面临的所有健康问题
E. 以上均是

17. 生物-心理-社会医学模式的出现，揭示了医学模式的
A. 长期性
B. 稳定性
C. 动态性
D. 综合性
E. 历史性

18. 医学模式的特点不包括
A. 产生的社会性和存在的普遍性
B. 作用的广泛性和发展的渐进性
C. 产生的社会性和作用的广泛性
D. 作用的广泛性和存在的普遍性
E. 产生的影响性和作用的可及性

19. 现代医学模式对医学实践的影响不包括
A. 对医学目的的影响
B. 对临床工作的影响
C. 对预防工作的影响
D. 对卫生服务的影响
E. 对经济发展的影响

20. 健康与疾病的关系是
A. 健康即是无疾病
B. 有病就是不健康
C. 是相对的状态
D. 用人体测量、体格检查和各种生理、生化指标来衡量
E. 是体液与代谢的平衡与紊乱

21. “没有疾病和症状就是健康”的观点属于
A. 神灵主义的健康观
B. 自然哲学的健康观
C. 恩格尔医学模式的健康观
D. 生物医学模式的健康观
E. 整体医学模式的健康观

【B_1 型题】

（22~25 题共用备选答案）
A. 神灵主义医学模式
B. 自然哲学的医学模式
C. 机械论的医学模式
D. 生物医学模式

22. 人类的生命和健康是上帝神灵所赐，疾病和灾祸是天谴神罚，指的是哪种医学模式

23. 把健康、疾病与人类生活的自然环境与社会环境联系起来观察与思考，产生了朴素、辩证、整体的医学观念，指的是哪种医学模式

24. 把人当作自己发动的机器，而疾病是机器出现故障和失灵。因此，需要修补和完善，指的是哪种医学模式

25. 疾病都必然并且可以在器官、细胞或分子上找到可以测量的形态学或化学改变，都可以确定出生物的或理化的特定原因，都应该能找到治疗手段，指的是哪种的医学模式

参考答案与解析

【A_1 型题】

1. A

【解析】医学模式是人类在与疾病抗争和认识自身生命过程的实践中得出的对健康观和疾病观等重要医学观念的本质概括。医学模式是医学理论研究和实践操作的指导思想。医学模式并不是一成不变的，因此是某一时期各类医学思想的集中反映。医学模式既体现了医学观，又体现了方法论。

2. B

【解析】参见第1题解析。

3. D

【解析】医学模式的演变过程为神灵主义医学模式、自然哲学医学模式、机械论医学模式、生物医学模式、生物-心理-社会医学模式。目前谈到的医学模式转变为生物医学模式向生物、心理、社会医学模式的转变。

4. E

【解析】现代医学模式指的是生物-心理-社会医学模式。生物-心理-社会医学模式是指从生物、心理和社会等方面来观察、分析、思考，以及处理健康和疾病相关问题的医学观和方法论。

5. C

【解析】历史上医学模式经历了以下5个阶段：①神灵主义医学模式。②自然哲学的医学模式。③机械论的医学模式。④生物医学模式。⑤生物-心理-社会医学模式。

6. D

【解析】医学模式，又称医学观。医学观是医学模式的核心，是人们考虑和研究医学问题时所遵循的总的原则和总的出发点即是人们从总体上认识健康和疾病以及相互转化的哲学观点，包括健康观、疾病观、诊断观、治疗观等，影响着某一时期整个医学工作的思维及行为方式，从而使医学带有一定的倾向性、习惯化了的风格和特征。目前已由生物医学模式转变为生物-心理-社会医学模式。医学心理学正是适应这一转变而逐步发展、完善起来的。

7. E

【解析】1977年美国纽约州罗彻斯特大学精神和内科教授恩格尔（Engel）提出，应该用生物-心理-社会医学模式取代生物医学模式。

8. B

【解析】医学模式是人类在与疾病抗争和认识自身生命过程的实践中得出的对医学本质的概括。这种高度概括、抽象的思想观念和思维方法既表现了医学的总体结构特征，又是指导医学实践的基本观点。

9. C

【解析】随着人类的进步与发展，社会中的疾病谱和死亡谱也发生了改变。由于医学技术的发展，在一定程度上控制了烈性传染病；同时结合社会发展出现的社会现象，慢性非传染病增加。

10. E

【解析】参见第1题解析。

11. E

【解析】生物-心理-社会医学模式的含义是肯定了生物医学的价值，立体地探索了健康观念，确立了社会、心理因素的重要地位。这种医学模式从生物、心理、社会等综合因素全面认识健康和疾病，而不是对医德修养和医德教育的最全面认识，故E选项错误。

12. D

【解析】生物-心理-社会医学模式是从生物、心理和社会等方面来观察、分析和思考，并且处理疾病和健康问题的科学观和方法论。

13. D

【解析】生物医学模式是建立在生物科学基础上，反映病因、宿主与自然环境之间的变化规律的医学观和方法论。但是，随着疾病谱的变化和医学科学的发展，生物医学模式已逐渐暴露出其局限性和片面性，忽视了人的社会性和复杂的心理活动及主体意识，使其无法圆满解释和有效解决当今人类健康所面临的问题，许多疾病的生物因素还需要通过心理与社会因素才起作用。

14. A

【解析】目前人类健康需求的增加主要是因为人们健康观念的转变。

15. E

【解析】模式的产生背景：①疾病谱和死因谱的改变凸显心理和社会因素的作用。②对保护健康和防治疾病的认识深化。③医学科学发展的社会化趋势。④人们对卫生保健需求的提高。

16. C

【解析】生物医学模式的贡献在于抗菌药物的应用、发展了基因理论等。

17. C

【解析】生物-心理-社会医学模式的出现，揭示了医学模式的动态性。

18. E

【解析】医学模式的特点是产生的社会性、存在的普遍性、作用的广泛性和发展的渐进性。

19. E

【解析】现代医学模式对医学实践的影响包括：对临床工作、预防工作、卫生服务、医学目的及医学教育5方面的影响。

20. C

【解析】所有生物体都有可能生病，都要经历生长、老化、死亡的过程。因此，可以把健康与疾病看作是一个连续的统一体或是分度尺。良好的健康在一端，死亡在另一端，每个人都在疾病和健康连续统一体的两端之间的某一位置，而且随着时间的推移处在不断地动态变化之中。

21. D

【解析】“无病即健康”是生物医学模式的健康观，它仅以躯体生理功能正常作健康的指标，未涉及心理和社会方面，因而是片面的和消极的。

【B_1型题】

22. A

【解析】人类的生命和健康是上帝神灵所赐，疾病和灾祸是天谴神罚，是在神灵主义医学模式指导下的认识。

23. B

【解析】把健康、疾病与人类生活的自然环境与社会环境联系起来观察与思考，产生了朴素、辩证、整体的医学观念，指的是自然哲学的医学模式。

24. C

【解析】把人当作自己发动的机器，而疾病是机器出现故障和失灵，因此，需要修补和完善，是机械论的医学模式的指导思想。

25. D

【解析】疾病都必然并且可以在器官、细胞或分子上找到可以测量的形态学或化学改变，都可以确定出生物的或理化的特定原因，都应该能找到治疗手段，指的是生物医学模式的医学模式思想。

第三节　社会因素与健康

【A_1型题】

1. 社会医学重视下列哪些因素对人群健康及疾病的影响
   A. 生物因素
   B. 遗传因素
   C. 社会因素
   D. 以上都是
   E. 以上都不是
2. 布鲁姆、拉隆达和德威尔等学者在20世纪70年代提出影响健康的因素是
   A. 环境因素
   B. 行为与生活方式
   C. 生物、遗传因素
   D. 医疗卫生服务因素
   E. 以上均是
3. 世界卫生组织在1991年的一项调查中显示，行为生活方式占死亡原因的
   A. 30%
   B. 40%
   C. 50%
   D. 60%
   E. 70%
4. 下列不属于社会因素范畴的是
   A. 原生环境
   B. 次生环境
   C. 生物学因素
   D. 政治经济
   E. 文化
5. 社会因素影响健康的规律与特点是
   A. 恒常性与积累性
   B. 泛影响性和变异性
   C. 交互作用与特异性
   D. 恒常性与易变性
   E. 积累性与跳跃性
6. 划分社会阶层的主要依据是
   A. 文化水平
   B. 经济地位
   C. 价值观念
   D. 生活条件
   E. 职业
7. 通常反映社会经济发展水平的指标是
   A. 人均收入
   B. GDP/人均GDP
   C. 出生率
   D. 死亡率
   E. 平均期望寿命
8. 通常反映人口健康状况的综合指标是
   A. 人均GDP
   B. GDP
   C. 出生率
   D. 死亡率
   E. 平均期望寿命
9. 社会经济发展对健康的作用是
   A. 促进作用
   B. 抑制作用
   C. 线性正相关
   D. 线性负相关
   E. 双向作用
10. 现代经济学认为，健康是一种
    A. 基本人权
    B. 收益
    C. 利润
    D. 人力投资
    E. 固定成本
11. 社会阶层的含义包括
    A. 文化水平、职业
    B. 经济地位、文化水平
    C. 经济地位、文化水平、职业

D. 经济地位、文化水平、职业、价值观念
E. 经济地位、文化水平、职业、价值观念和生活条件等

12. 风俗习惯主要通过什么途径影响人们的健康
A. 生活环境
B. 劳动条件
C. 行为生活方式
D. 精神生活
E. 心理

13. 宗教信仰主要通过什么来影响人们的健康
A. 生活环境
B. 劳动条件
C. 行为
D. 精神生活
E. 生活方式

14. 教育是人社会化的过程和手段，其中与健康关系最直接的内容是
A. 教育水平
B. 健康素养
C. 价值观
D. 健康观
E. 消费结构

15. 一旦人们的生活水平达到或超过起码需求，有条件决定生活资料的使用方式，对健康的作用越来越重要的是
A. 经济发展水平
B. 人口
C. 社会制度
D. 文化因素
E. 法律

16. 文化是
A. 语言
B. 文字
C. 物质财富
D. 艺术
E. 一种思考与行动的范型

17. 狭义的文化是指
A. 物质财富
B. 精神文化
C. 风俗
D. 道德
E. 文学艺术

18. 伦理道德主要通过什么影响人们的健康
A. 生活环境
B. 劳动条件
C. 心理
D. 精神生活
E. 生活方式

19. 文学艺术主要通过什么影响人们的健康
A. 生活环境
B. 劳动条件
C. 行为
D. 精神生活
E. 生活方式

20. 语言主要通过什么影响人们的健康
A. 生活环境
B. 劳动条件
C. 心理
D. 精神生活
E. 生活方式

21. 生活资料主要通过什么影响人们的健康
A. 生活环境
B. 劳动条件
C. 心理
D. 精神生活
E. 生活方式

22. 人的社会化指的是
A. 教育
B. 社会活动
C. 从自然人到社会人的过程
D. 信仰
E. 风俗

23. 人类社会化的主要手段是
A. 教育
B. 宗教
C. 信仰
D. 风俗
E. 法律

24. 影响社会支持的因素有
A. 人际关系、社会制度
B. 社会制度、社会网络
C. 人际关系、社会网络
D. 文化因素
E. 人际关系、社会网络、社会凝聚力

25. 促进健康的行为具有下列特征
A. 有利性
B. 有利性、规律性
C. 有利性、规律性、和谐性
D. 有利性、规律性、和谐性、一致性
E. 有利性、规律性、和谐性、一致性、适宜性

26. 下列不属于促进健康的行为是
A. 积极的休息和睡眠
B. 体育锻炼
C. 饮酒
D. 心理平衡
E. 合理营养和平衡膳食

27. 下列不属于社会经济发展对健康负面影响的选项是
A. 环境污染和破坏
B. 不良行为和心理压力
C. 交通事故增多
D. 传染性疾病发病率下降
E. 社会流动人口增加

28. 与健康较为密切的人口结构是
A. 文化和婚姻
B. 年龄和性别
C. 性别和婚姻
D. 职业和文化
E. 年龄和职业

29. 气质指的是人典型的、稳定的心理特征，主要表现为
A. 个人心理活动过程的速度和稳定性
B. 心理活动的指向性（倾向于外部事物或倾向于内部体验）
C. 心理过程的强度、心理活动的指向性（倾向于外部事物或倾向于内部体验）
D. 个人心理活动过程的速度和稳定性、心理过程的强度
E. 个人心理活动过程的速度和稳定性、心理过程的强度、心理活动的指向性

（倾向于外部事物或倾向于内部体验）

30. 性格指的是
   A. 个体对客观现实所持的稳定态度
   B. 习惯了的行为方式
   C. 个体对客观现实所持的稳定态度及习惯了的行为方式
   D. 做什么
   E. 怎样做
31. 20世纪50年代弗里德曼（Friedman）和罗森曼（Rosenman）等提出的冠心病易发性格模型，指的是
   A. A型性格
   B. B型性格
   C. C型性格
   D. E型性格
   E. D型性格
32. A型性格的特征是
   A. 雄心壮志
   B. 喜欢竞争
   C. 雄心壮志、喜欢竞争、性情急躁、缺乏耐心
   D. 雄心壮志、喜欢竞争、性情急躁、缺乏耐心、容易激动
   E. 做事不慌不忙
33. 近年有人提出一种肿瘤易发性格模型，指的是哪种性格模型
   A. A型性格
   B. B型性格
   C. C型性格
   D. E型性格
   E. D型性格
34. C型性格的特征是
   A. 压抑自己的情绪
   B. 过分忍让
   C. 回避矛盾
   D. 怒而不发，好生闷气
   E. 压抑自己的情绪，过分忍让，回避矛盾，怒而不发，好生闷气，内向
35. 情绪是人根据什么而产生的态度体验
   A. 生理
   B. 心理
   C. 态度
   D. 愿望
   E. 对客观事物是否符合自身需要
36. 哪种情绪对人的生理功能起良好的作用，可以提高人的活动能力，充实体力和精力，发挥潜在能力，有利于人体健康
   A. 愉快、积极
   B. 不愉快
   C. 消极
   D. 强烈
   E. 长期强烈
37. 高血压、冠心病、恶性肿瘤、糖尿病、消化性溃疡、哮喘和偏头痛等多种疾病与不良情绪有关，将此类疾病称为
   A. 生理疾病
   B. 心理疾病
   C. 精神疾病
   D. 心身疾病
   E. 神经疾病
38. 下列不属于健康危险行为特征的是
   A. 后天生活习惯
   B. 长期稳定的行为
   C. 偶然性行为
   D. 有明显的健康危害
   E. 偏离行为
39. 健康社会影响因素的分层模型中，第一层代表
   A. 具有不同基因的个体
   B. 个体行为和生活方式可能对健康带来不同影响
   C. 社会和社区影响
   D. 社会结构性因素
   E. 宏观社会经济、文化和环境
40. 经济因素对健康的作用可以表述为
   A. 经济发展只对健康起到正向的促进作用
   B. 经济发展不是最关键的因素
   C. 经济促进健康的改善和提高，健康的人群促进经济的稳定发展
   D. 发达国家的人健康
   E. 经济通过文化教育作用于健康
41. 健康对经济发展的作用不包括以下哪项
   A. 增加劳动供给
   B. 提高劳动生产率
   C. 减少疾病损失和资源消耗
   D. 促进教育收益实现
   E. 促进医疗技术发展
42. 从健康角度看，自我保健能力的提高、良好的生活习惯、正确的求医行为等影响人们健康生活的能力和生活方式，由以下哪种因素决定
   A. 权力
   B. 职业
   C. 社会阶层
   D. 经济收入
   E. 文化教育
43. 下列关于科技进步与健康的关系”的叙述，不正确的是
   A. 科学技术对健康的影响表现为双刃剑
   B. 医疗技术的进步提高临床诊疗水平，让患者直接受益
   C. 医疗大数据的发展物化了医患关系
   D. 高科技医疗技术提高了就医成本
   E. 高科技医疗技术有可能带来过度医疗
44. 家庭分类中属于影响健康的高危家庭是
   A. 核心家庭
   B. 单亲家庭
   C. 主干家庭
   D. 二代同堂
   E. 三代同堂
45. 研究社会阶层与健康的意义

主要在于
A. 探讨不同社会阶层人群的死亡谱和疾病谱
B. 发现弱势人群
C. 掌握公众医疗卫生服务需要量
D. 研究不同社会阶层人群的社会适应能力
E. 研究不同社会阶层人群的价值观念

【B_1 型题】

（46~48 题共用备选答案）
A. 感知觉系统
B. 神经
C. 神经-内分泌
D. 神经-内分泌-免疫系统
E. 大脑

46. 社会因素影响健康的门户是
47. 社会因素影响健康的中介机制是
48. 社会因素作用与健康的调节器是

（49~53 题共用备选答案）
A. 环境污染
B. 生活方式
C. 现代文明病
D. 心理健康
E. 人口流动

49. 社会经济发展过程中，由于对资源不合理的开采和利用，使什么对人类健康产生重大威胁
50. 随着营养、劳动和卫生设施等生活条件的改善，什么成为影响人类健康的重要因素
51. 高血压、糖尿病、恶性肿瘤及空调综合征、电脑综合征等被称为
52. 随着经济发展，人们的生活节奏加快，竞争加剧，什么成为日益严重的社会问题
53. 什么增加，导致城市生活设施负担加重，带来许多新的健康问题

（54~58 题共用备选答案）
A. 历史性
B. 现实性
C. 渗透性
D. 继承性
E. 社会性

54. 人类文化的产生与发展是世代努力的结果，这指的是文化的
55. 文化是人类生活模式的体现，这指的是文化的
56. 不同文化之间的相互影响性，指的是文化的
57. 文化可以逐代传递，指的是
58. 一个国家或地区，长期以来可以形成特定的民族文化或地域文化，这指的是文化的

（59~62 题共用备选答案）
A. 胆汁质
B. 多血质
C. 黏液质
D. 抑郁质
E. 其他

59. 智慧敏捷，缺乏准确性；热情但急躁、易冲动是哪种人的气质特征
60. 灵活、有朝气，善于适应变化的生活环境，情绪体验不深是哪种人的气质特征
61. 稳重但不灵活；忍耐力强、沉着但缺乏生气是哪种人的气质特征
62. 易感但内向、稳重、持久但懦弱，沉默而孤独是哪种人的气质特征

（63~66 题共用备选答案）
A. 行为危险因素
B. 物理性危险因素
C. 医疗卫生服务中的危险因素
D. 生物性危险因素
E. 生物遗传危险因素

63. 细菌、病毒、寄生虫属于
64. 噪声、振动、电离辐射、电磁辐射属于
65. 吸烟、饮酒、缺乏体育锻炼属于
66. 误诊漏诊、医疗质量低属于

参考答案与解析

【A_1 型题】

1. C

【解析】社会医学重视社会因素对人群健康及疾病的影响

2. E

【解析】布鲁姆（Blum）提出影响人类健康有环境、生物、行为生活方式、卫生服务四大因素，其中环境因素包括自然和社会环境，特别是社会环境对健康有重要影响。拉隆达（Lalonde）和德威尔（Dever）对环境健康医学模式加以修正和补充后，提出了综合健康医学模式，为制定卫生政策、指导卫生保健工作提供了理论基础。该模式认为影响人类健康的四大类因素，每一大类可分为 3 个因素，共计 12 个因素；各类因素对不同的疾病影响不同，如心脑血管疾病的影响因素以行为生活方式、生物因素为主，意外死亡以环境因素为主，传染病以卫生服务因素为主。

3. D

【解析】世界卫生组织（WHO）在 1991 年的一项调查中显示，行为生活方式占死亡原因的 60%。

4. C

【解析】社会因素范畴包括原生环境、次生环境、政治经济、文化。

5. A

【解析】社会因素影响健康的规律与特点是恒常性与积累性、泛影响性、交互作用。

6. B

【解析】划分社会阶层的主要依据是经济地位。

7. B

【解析】通常反映社会经济发展水平的指标是GDP/人均GDP。

8. E

【解析】通常反映人口健康状况的综合指标是平均期望寿命。

9. E

【解析】社会经济发展对健康具有双向作用。经济发展有利于健康水平提高，但在经济发展过程中，由于对环境的破坏和人们生活方式的改变，也会产生一些负面效应，带来一些新的健康问题，如现代社会病的产生、心理紧张因素增加。

10. D

【解析】现代经济学认为，健康是一种人力投资。

11. E

【解析】社会阶层的含义包括经济地位、文化水平、职业、价值观念和生活条件等。

12. C

【解析】风俗习惯主要通过行为生活方式影响人们的健康。

13. D

【解析】宗教信仰主要通过精神生活来影响人们的健康。

14. B

【解析】教育是人社会化的过程和手段，教育影响健康的途径主要是影响人们对生活方式的选择、对卫生服务的利用和就业机会及收入。前两项与健康素养提升有关，故选B。

15. D

【解析】一旦人们的生活水平达到或超过起码需求，有条件决定生活资料的使用方式，对健康的作用越来越重要的是文化因素。

16. E

【解析】文化是一种思考与行动的范型。

17. B

【解析】狭义的文化是指精神文化，人类一切精神财富的总和，包括思想意识、宗教信仰、文学艺术、道德规范、法律、习俗、教育、科学技术和知识等。

18. E

【解析】文化可分为智能文化、规范文化和思想文化三种类型。不同类型的文化，通过不同的途径影响人群健康：智能文化包括科学技术、生产生活知识等，主要通过影响人类的生活环境和劳动条件作用于人群健康；规范文化包括社会制度、教育、法律、风俗习惯、伦理道德等，主要通过支配人类的行为生活方式来影响人群健康；思想文化包括文学艺术、宗教信仰、思想意识等，主要通过影响人们的心理过程和精神生活作用于人群健康。伦理道德主要通过生活方式影响人们的健康。

19. D

【解析】文学艺术主要通过精神生活影响人们的健康。

20. E

【解析】语言主要通过生活方式影响人们的健康。

21. A

【解析】生活资料主要通过生活环境影响人们的健康。

22. C

【解析】人的社会化指的是从自然人到社会人的过程。

23. A

【解析】人类社会化的主要手段是教育。

24. E

【解析】影响社会支持的因素有人际关系、社会网络、社会凝聚力。

25. E

【解析】促进健康的行为具有有利性、规律性、和谐性、一致性、适宜性等特征。

26. C

【解析】饮酒属于不利于健康的行为。

27. D

【解析】传染性疾病发病率下降不属于社会经济发展对健康的负面影响。

28. B

【解析】与健康较为密切的人口结构是年龄和性别。

29. E

【解析】气质指的是人典型的、稳定的心理特征，主要表现为个人心理活动过程的速度和稳定性、心理过程的强度、心理活动的指向性（倾向于外部事物或倾向于内部体验）。

30. C

【解析】性格指的是个体对客观现实所持的稳定态度及习惯了的行为方式。

31. A

【解析】20世纪50年代Firedman和Roseman等提出的冠心病易发性格模型，指的是A型性格。

32. D

【解析】A型性格的特征是雄心壮志、喜欢竞争、性情急躁、缺乏耐心、容易激动。

33. C

【解析】近年有人提出C型性格是肿瘤易发性格模型。

34. E

【解析】C型性格的特征是压抑自己的情绪，过分忍让，回避矛盾，怒而不发，好生闷气，内向。

35. E

【解析】情绪是人根据对客观事物是否符合自身需要而产生的态度体验。

36. A

【解析】愉快、积极的情绪对人的生理功能起良好的作用，可以提高人的活动能力，充实体力和精力，发挥潜在能力，有利于人体健康。

37. D

【解析】高血压、冠心病、恶性肿瘤、糖尿病、消化性溃疡、哮喘和偏头痛等多种疾病与不良情绪有关，将此类疾病称为心身疾病。

38. C

【解析】偶然性行为不属于健康危险行为特征。

39. A

【解析】学者们对社会因素如何影响健康进行研究，并提出了一些理论模型。其中，达尔格伦（Dahlgren）和怀特海德（Whitehead）在1991年建立的健康社会影响因素的分层模型被认为是一个经典模型。该模型由内向外分别代表影响个体健康的主要因素，以及这些因素背后的诱因。第一层代表不同基因的个体。第二层代表个体行为和生活方式可能对健康带来不同影响，如人们可以选择抽烟或者不抽烟。第三层代表社会和社区影响，社会支持可能对个体健康带来有利影响，也可能带来不利影响。第四层代表社会结构性因素，如住房、工作环境卫生、保健服务、水和卫生设施等。第五层代表宏观社会经济、文化和环境，处于内环的因素都受到外层因素的影响。

40. C

【解析】经济发展对健康水平的促进是多渠道综合作用的结果。经济发展提高了居民物质生活水平，有利于增加健康投资，并通过对教育的影响间接影响人群健康。

41. E

【解析】从健康对经济发展的作用机制来看，健康对经济发展的影响主要有以下几个方面：增加劳动供给、提高劳动生产率、减少疾病损失和资源消耗、促进教育收益实现、促进自然资源的利用。

42. E

【解析】教育是人类社会化的重要手段。一个人的健康意识、自我保健能力、生活习惯、求医行为等都与教育水平有着密切的关系。

43. C

【解析】高科技在诊疗中的应用，物化了医患之间的关系，增加了医患双方对技术和机器的依赖，导致出现了“高技术、低情感”的现象。

44. B

【解析】家庭的状况对个体的健康影响至关重要。家庭结构的完整与否、家庭关系的和谐与否、家庭成员的健康状况、家庭的社会经济地位都对家庭中每个成员的身心健康起着重要的作用。有证据表明，一个缺少亲情关怀的孩子，其身体、智力、情感的成长及其社会发展，都会受到损害。

45. B

【解析】研究社会阶层与健康的主要意义在于发现高危人群，采取相应策略与措施维护和促进健康。A、C、D、E都不是社会医学研究社会阶层的根本目标。故选B。

【B_1型题】

46. A

【解析】社会因素影响健康的门户是感知觉系统。

47. D

【解析】社会因素影响健康的中介机制是神经-内分泌-免疫系统。

48. E

【解析】社会、心理因素影响健康都必须经过脑才能发生作用，社会因素从被人感知直到产生效应的整个过程都受脑的控制。由于脑的调节和控制作用，同样的社会因素对不同的人可能产生不同的健康效应。脑的控制作用主要通过调节内分泌功能来体现的，即调节神经-内分泌-免疫系统。

49. A

【解析】社会经济发展过程中，由于对资源不合理的开采和利用，使环境污染对人类健康产生重大威胁。

50. B

【解析】随着营养、劳动和卫生设施等生活条件的改善，生活方式成为影响人类健康的重要因素。

51. C

【解析】高血压、糖尿病、恶性肿瘤及空调综合征、电脑综合征等被称为现代文明病。

52. D

【解析】随着经济发展，人们的生活节奏加快，竞争加剧，心理健康成为日益严重的社会问题。

53. E

【解析】人口流动增加，导致城市生活设施负担加重，带来许多新的健康问题。

54. A

【解析】人类文化的产生与发展是世代努力的结果，这指的是文化的历史性。

55. B

【解析】文化是人类生活模式的体现，这指的是文化的现实性。

56. C

【解析】不同文化之间的相互影响性，这指的是文化的渗透性。

57. D

【解析】文化可以逐代传递，这指的是文化的继承性。

58. E

【解析】一个国家或地区，长期以来可以形成特定的民族文化或地域文化，这指的是文化的社会性。

59. A

【解析】智慧敏捷，缺乏准确性；热情但急躁、易冲动是胆汁质人的气质特征。

60. B

【解析】灵活、有朝气，善于适应变化的生活环境，情绪体验不深是多血质人的气质特征。

61. C

【解析】稳重但不灵活，忍耐力强、沉着但缺乏生气是黏液质人的气质特征。

62. D

【解析】易感但内向、稳重、持久但懦弱，沉默而孤独是抑郁质人的气质特征。

63. D

【解析】细菌、病毒、寄生虫属于生物性危险因素。

64. B

【解析】噪声、振动、电离辐射、电磁辐射属于物理性危险因素。

65. A

【解析】吸烟、饮酒、缺乏体育锻炼属于行为危险因素。

66. C

【解析】误诊、漏诊、医疗质量低属于医疗卫生服务中的危险因素。

第四节　社会医学研究

【A_1型题】

1. 社会医学最常用的研究方法是
   A. 试验研究
   B. 调查研究
   C. 文献研究
   D. 评价研究
   E. 社区干预研究
2. 社会医学研究的特点是
   A. 研究对象的复杂性和社会群体性
   B. 研究方法的综合性和跨学科性
   C. 研究内容的广泛性
   D. 研究结果的实践性和现实指导性
   E. 以上都是
3. 下列不属于非概率抽样的方法是
   A. 定额抽样
   B. 雪球抽样
   C. 整群抽样
   D. 方便抽样
   E. 立意抽样
4. 定性研究常用的方法有
   A. 观察法和深入访谈法
   B. 现况调查
   C. 专题小组讨论
   D. A和C
   E. A和B
5. 下列属于非概率抽样的方法是
   A. 单纯随机抽样
   B. 系统抽样
   C. 机械抽样
   D. 分层抽样
   E. 定额抽样
6. 开放式问题的优点是
   A. 回答者能充分发表自己的看法
   B. 节省时间
   C. 节省精力
   D. 易于数据整理分析
   E. 适用于答案较少的情况
7. 下列属于概率抽样的方法是
   A. 分层抽样
   B. 定额抽样
   C. 偶遇抽样
   D. 立意抽样
   E. 雪球抽样
8. 下列哪项不是问卷中常用的答案格式
   A. 填空式
   B. 二项选择式
   C. 多项选择式
   D. 图表式和排序式
   E. 简述式
9. 下列有关信度与效度关系的叙述不正确的是
   A. 信度不高，效度也不高
   B. 信度高，不一定效度也高
   C. 信度高，效度一定也高
   D. 效度不高，信度可能高，也可能不高
   E. 效度高，信度一定高
10. 社会调查中最重要的一步是
   A. 选题
   B. 制定研究方案
   C. 收集资料
   D. 整理和分析资料
   E. 解释结果
11. 下列有关定性研究的描述，正确的是
   A. 结果可外推
   B. 结果多用概率统计方法
   C. 结果很少用概率统计方法
   D. 注重事物的结果
   E. 在较短的时间内可获得所需资料
12. 问卷的一般结构是
   A. 封面信、指导语、问题及答案、编码等
   B. 指导语、问题及答案、编码
   C. 封面信、问题及答案、编码
   D. 封面信、指导语、备查项目
   E. 封面信、指导语、问题及答案
13. 问卷设计中常见错误有
   A. 双重装填（指一个问题包括了2个或2个以上的问题）
   B. 使用了一些专业术语
   C. 诱导性提问和抽象的提问
   D. 直接询问敏感性问题

E. 以上都是

14. 封闭式问题的优点是
A. 易于数据整理分析
B. 费时
C. 回答者应有较高的语言表达能力
D. 回答者能充分发表自己的看法
E. 无法归类编码

15. 社会医学的研究过程包含 5 个步骤，其顺序是
A. 选择课题、制定研究方案、收集资料、整理和分析资料、解释结果
B. 选择课题、收集资料、制定研究方案、整理和分析资料、解释结果
C. 选择课题、收集资料、整理和分析资料、制定研究方案、解释结果
D. 收集资料、制定研究方案、选择课题、整理和分析资料、解释结果
E. 制定研究方案、收集资料、选择课题、整理和分析资料、解释结果

16. 关于定量研究的特点与方法，下列说法错误的是
A. 研究的重点在于“验证假设”，一般具有较为严密的逻辑架构
B. 标准化和精确化程度较高
C. 具有较高的客观性和科学性，具有较强的说服力
D. 社会医学的定量研究主要采取抽样调查的研究方法
E. 研究设计包括民族志研究、田野调查、历史研究、访谈等

【B_1 型题】

（17~21 题共用备选答案）
A. 复测信度
B. 复本信度
C. 准则效度
D. 内容效度
E. 折半信度

17. 用同一问卷在不同时间对同一研究对象进行重复测量，所得结果一致性程度的指标是
18. 设计另外一种与研究问卷在测量内容、应答形式及统计方法等方面高度类似的问卷，同时测量同一研究对象，评价两个问卷测量结果相关性的指标是
19. 将一个问卷分拆为两半，分别作为各自的复木的是
20. 评价问卷所涉及的内容，能在多大程度上覆盖研究目的所要求达到的各个方面和领域的指标为
21. 评价问卷测量结果与标准测量的接近程度的指标为

参考答案与解析

【A_1 型题】

1. B
【解析】社会医学最常用的研究方法是调查研究。

2. E
【解析】社会医学研究的特点是研究对象的复杂性和社会群体性、研究方法的综合性和跨学科性、研究内容的广泛性、研究结果的实践性和现实指导性。

3. C
【解析】抽样的方法分为两类，即概率抽样和非概率抽样。①概率抽样：方法有多种，常用的有单纯随机抽样、分层抽样、系统抽样、整群抽样、等距抽样等。②非概率抽样：常用方便抽样、定额抽样、立意抽样、雪球抽样等。

4. D
【解析】定性研究常用的方法有观察法、深入访谈法、专题小组讨论和选题小组讨论。

5. E
【解析】参见 A_1 型题第 3 题解析。

6. A
【解析】开放式问题的优点是回答者能充分发表自己的看法。

7. A
【解析】参见 A_1 型题第 3 题解析。

8. E
【解析】问卷中常用的答案格式有填空式、二项选择式、多项选择式、图表式和排序式等。

9. C
【解析】信度与效度的关系有 4 种：①信度不高，效度也不高。②信度高，不一定效度也高。③效度不高，信度可能高，也可能不高。④效度高，信度一定也高。

10. A
【解析】社会调查中最重要的一步是选题。

11. C
【解析】定性研究的结果很少用概率统计方法。

12. A
【解析】问卷的一般结构是封面信、指导语、问题及答案、编码等。

13. E
【解析】问卷设计中常见错误如下。①双重装填：问题中包含了 2 个或 2 个以上的含义，使回答者难以作出一种正确选择。②含糊不清：调查对象不容易理解问题。

③抽象提问：这类问题涉及幸福、爱等一类抽象概念，往往难以回答。④诱导性提问：这类问题人为地增加了某些倾向性回答机会，存在诱导作用。⑤敏感性问题：设计这类问题要十分慎重，否则将造成回答者拒绝回答或说谎。

14. A

【解析】封闭式问题的优点是易于数据整理分析。

15. A

【解析】社会医学作为一种科学研究，其研究过程遵循科学研究的一般范式，整个研究的过程包括5个步骤：选择课题、制定研究方案、收集资料、整理和分析资料、解释结果。

16. E

【解析】民族志研究、田野调查、历史研究、访谈等均为专门的定性研究设计。

【B_1型题】

17. A

【解析】用同一问卷在不同时间对同一研究对象进行重复测量，所得结果一致性程度的指标是复测信度。

18. B

【解析】设计另外一种与研究问卷在测量内容、应答形式及统计方法等方面高度类似的问卷，同时测量同一研究对象，评价两个问卷测量结果相关性的指标是复本信度。

19. E

【解析】将一个问卷分拆为两半，分别作为各自的复本的是折半信度。

20. D

【解析】评价问卷所涉及的内容，能在多大程度上覆盖研究目的所要求达到的各个方面和领域的指标为内容效度。

21. C

【解析】评价问卷测量结果与标准测量的接近程度的指标为准则效度。

第五节　社会卫生状况与社会卫生策略

【A_1型题】

1. 我国新时期卫生工作方针的战略重点是
   A. 农村卫生，预防为主，中西医并重，依靠科技与教育，动员全社会参与，为人民服务，为社会主义现代化服务
   B. 预防为主，动员全社会参与，依靠科技进步，中西医协调发展，为人民健康服务
   C. 面向工农兵，预防为主，团结中西医，卫生工作与群众运动相结合
   D. 以基层为重点，以改革创新为动力，预防为主，中西医并重，将健康融入所有政策，人民共建共享
   E. 普及健康生活，优化健康服务，完善健康保障，建设健康环境，发展健康产业
2. 根据世界卫生组织规定，老年人口为
   A. 55岁或60岁以上人口
   B. 60岁或65岁以上人口
   C. 60岁或70岁以上人口
   D. 70岁或75岁以上人口
   E. 70岁或80岁以上人口
3. 用于衡量一个国家（人群）社会卫生状况的指标是
   A. 新生儿死亡率、孕产妇死亡率
   B. 发病率、患病率
   C. 患病率、病死率
   D. 出生率、死亡率
   E. 婴儿死亡率、平均期望寿命
4. 对于卫生服务提供者，社会卫生状况评价的主要意义在于
   A. 有利于科学地制定、改善社会卫生措施
   B. 找出主要社会卫生问题，重点保护人群和重点防治对象
   C. 动员有限的社会卫生资源
   D. 了解社会经济环境现状
   E. 了解卫生服务和卫生资源提供
5. 21世纪人人享有卫生保健的总目标中不包括
   A. 提高平均期望寿命
   B. 提高生活质量
   C. 卫生系统的可持续发展
   D. 提供免费服务
   E. 改善国家内部和国与国间健康公平性
6. 下列不属于社会卫生策略与措施的是
   A. 社区卫生服务
   B. 供应安全饮用水
   C. 医疗技术措施
   D. 合理配置卫生资源
   E. 突发公共卫生应急机制
7. 下列反映疾病发生频率的指标是
   A. 某病死亡率
   B. 某病病死率
   C. 发病率
   D. 治愈率
   E. 因病（伤）缺勤率
8. 性比例指的是
   A. 男性人口与女性人口分别占总人口的比例
   B. 男性人口的比例
   C. 女性人口的比例
   D. 男性人口与女性人口之比
   E. 女性人口与男性人口之比
9. 2015年联合国可持续发展峰会

制定了“2030年可持续发展议程”，以下关于该议程目标的叙述错误的是
A. 到2030年，全球孕产妇每10万例活产的死亡率降至70人以下
B. 到2030年，通过预防、治疗及促进身心健康，将非传染性疾病导致的过早死亡减少2/3
C. 到2020年，全球公路交通事故造成的死伤人数减半
D. 到2030年，大幅减少危险化学品以及空气、水和土壤污染导致的死亡和患病人数
E. 到2030年，确保普及性健康和生殖健康保健服务

10. 下列不属于社会卫生状况评价的人口学指标是
A. 人口自然增长率
B. 人口负担系数
C. 老龄化指数
D. 年龄中位数
E. 离婚率

11. 关于初级卫生保健的叙述不正确的是
A. 适宜、可靠的技术
B. 费用是社区或国家能够负担得起的
C. 社区和家庭能够普遍享受的
D. 只在发展中国家需要普及
E. 属于基本卫生保健

12. 一个国家或地区，60岁以上人口数达到总人口数的百分之多少或多少岁以上人口达到总人口的7%称为老龄化社会
A. 5%，65
B. 7%，65
C. 10%，65
D. 10%，70
E. 10%，80

13. 属于社会卫生状况评价的社会环境指标的是
A. 人均居住面积
B. 15岁以上人口识字率
C. 人均国内生产总值
D. 劳动人口就业率
E. 恩格尔系数

14. 反映人群健康状况较为敏感的指标是
A. 人群期望寿命
B. 出生率
C. 死亡率
D. 婴儿死亡率
E. 患病率

15. 下列不属于社会卫生状况评价的自然环境指标是
A. 人均居住面积
B. 安全饮用水普及率
C. 老龄化指数
D. 人均占有公共绿地面积
E. 成人识字率

16. 建设健康中国的战略主题是
A. 共建共享，全民健康
B. 预防为主，促进健康
C. 公平可及，系统连续
D. 完善制度，扩展服务
E. 健康公平，全民健康

17. 研究社会卫生状况的实质是
A. 进行社会卫生诊断
B. 制定社会卫生措施
C. 健康教育与健康促进
D. 研究社会因素的作用
E. 实现社会的可持续发展

18. 关于健康中国战略任务的描述不正确的是
A. 普及健康生活
B. 优化健康服务
C. 完善健康保障
D. 建设健康环境
E. 创新健康技术

19. 健康中国建设的基本原则不包括
A. 健康优先
B. 改革创新
C. 免费医疗
D. 科学发展
E. 公平公正

【B_1型题】

（20~24题共用备选答案）
A. PYLL
B. LEFD
C. ALE
D. DALY
E. HALE

20. 活动期望寿命的英文简称是
21. 无残疾期望寿命的英文简称是
22. 减寿人年数的英文简称是
23. 伤残调整生命年的英文简称是
24. 健康期望寿命的英文简称是

（25~29题共用备选答案）
A. 减寿人年数
B. 无残疾期望寿命
C. 活动期望寿命
D. 伤残调整生命年
E. 健康期望寿命

25. 人群一定时期内（通常为一年）在目标生存年龄（通常为70岁或出生期望寿命）以内死亡所造成的寿命减少的总人年数指的是
26. 于残疾状态下所消耗的平均寿命，从而得到无残疾状态下的预期平均生存年数指的是
27. 以日常生活自理能力的丧失作为观察终点，代替普通寿命表以死亡作为观察终点，指的是
28. 衡量健康生命损失情况的单位，用年数表示，将早死导致的健康生命年损失和残疾导致的健康生命年损失结合起来，构成生命数量和生活质量以时间为单位的综合性指标是
29. 扣除了死亡、残疾和疾病对于健康的影响，衡量的是

（30~34题共用备选答案）
A. 老年人口系数
B. 少年人口系数
C. 老龄化指数
D. 总抚养比
E. 老年人口抚养比

30. 60岁或者65岁及以上人口在

总人口中所占的百分比指

31. 14岁以下的人口在总人口中所占的百分比是指
32. 少年人口数为100时，相对应的老年人口数是指
33. 非劳动年龄人口与劳动年龄人口数之比是指
34. 65岁及以上人口数与15～65岁人口数之比是指

（35～39题共用备选答案）

A. 发病率
B. 患病率
C. 某病病死率
D. 某病死亡率
E. 治愈率

35. 观察期内，可能发生某病的一定人群中，新发生某病的频率指的是
36. 常用什么表示病程长的慢性病存在或流行的程度
37. 规定的观察期内某病患者中因该病而死亡的频率是
38. 规定的观察期内人群中因某病而死亡的频率是
39. 表示接受治疗的患者中治愈的频率的是

参考答案与解析

【A_1型题】

1. D

【解析】我国新时期卫生工作方针的战略重点是以基层为重点，以改革创新为动力，预防为主，中西医并重，将健康融入所有政策，人民共建共享。把人民健康放在优先发展的战略地位，以普及健康生活，优化健康服务，完善健康保障，建设健康环境，发展健康产业为重点，全方位、全周期保障人民健康。

2. B

【解析】根据世界卫生组织规定，老年人口为60岁或65岁以上人口。

3. E

【解析】用于衡量一个国家（人群）社会卫生状况的指标是婴儿死亡率和平均期望寿命。婴儿死亡率不受人口构成的影响，具有可比性，是反映社会经济、文化教育、卫生保健事业发展和评价妇幼卫生工作的综合和敏感指标之一。平均期望寿命是评价人群健康状况，社会、经济发展和人民生活质量的一个重要指标。不受人口年龄构成的影响。

4. B

【解析】对于卫生服务提供者来讲，社会卫生状况评价的主要意义在于找出主要社会卫生问题，重点保护人群和重点防治对象。

5. D

【解析】人人享有的总目标包括：①使全体人民增加期望寿命和提高生活质量。②在国家之间与国家内部改进健康的公平程度。③使全体人民利用可持续发展的卫生系统提供的服务。

6. C

【解析】社会医学所指的社会卫生策略和措施涵盖了卫生发展的一系列战略与策略、目标与指标、政策与措施等，通常包含合理配置卫生资源、科学组织常规卫生服务和应对突发公共卫生事件的应急机制，为改善卫生服务公平和效率而采用的一系列政治、经济、法律和文化教育等方面的综合性策略和措施，而医疗卫生技术研究不属于此范畴。

7. C

【解析】下列反映疾病发生频率的指标是发病率。

8. D

【解析】性比例指的是男性人口与女性人口之比。

9. B

【解析】2015年联合国可持续发展峰会制定了“2030年可持续发展议程”，关于该议程的目标有到2030年，全球孕产妇每10万例活产的死亡率降至70人以下；到2030年，通过预防、治疗及促进身心健康，将非传染性疾病导致的过早死亡减少1/3；到2020年，全球公路交通事故造成的死伤人数减半；到2030年，大幅减少危险化学品以及空气、水和土壤污染导致的死亡和患病人数和到2030年，确保普及性健康和生殖健康保健服务等。

10. E

【解析】社会卫生状况评价的人口学指标是人口自然增长率、人口负担系数、老龄化指数和年龄中位数。没有离婚率。

11. D

【解析】《阿拉木图宣言》提出初级卫生保健是一种基本的卫生保健，它依靠切实可行、学术上可靠又为社会可接受的方式和技术，是社区的个人与家庭通过积极参与普遍能够享受的，费用也是社区和国家在发展的各个时期本着自力更生及自觉精神能够负担得起的。选项E，初级卫生保健不仅是发展中国家，也是发达国家所需要的。

12. C

【解析】一个国家或地区，60岁以上人口数达到总人口数的10%或65岁以上人口达到总人口的7%称为老龄化社会。

13. A

【解析】人均居住面积属于社会卫生状况评价的社会环境指标。

14. D

【解析】反映人群健康状况较为敏感的指标是婴儿死亡率。

15. E

【解析】成人识字率不属于社会卫生状况评价的自然环境指标。人均居住面积、安全饮用水普及率、老龄化指数、人均占有公共绿地面积属于社会卫生状况评价的自然环境指标。

16. A

【解析】建设健康中国的战略主题是“共建共享，全民健康”。

17. A

【解析】社会卫生状况是指人群的健康状况，以及影响人群的诸多社会因素的状况。因此研究社会卫生状况实际上就是对社会卫生进行诊断。

18. E

【解析】健康中国战略任务主要包括普及健康生活，优化健康服务，完善健康保障，建设健康环境，发展健康产业。

19. C

【解析】健康中国建设的基本原则包括健康优先、改革创新、科学发展、公平公正。

【B_1 型题】

20. C

【解析】活动期望寿命的英文简称是 ALE。

21. B

【解析】无残疾期望寿命的英文简称是 LEFD。

22. A

【解析】减寿人年数的英文简称是 PYLL。

23. D

【解析】伤残调整生命年的英文简称是 DALY。

24. E

【解析】健康期望寿命的英文简称是 HALE。

25. A

【解析】人群一定时期内（通常为一年）在目标生存年龄（通常为 70 岁或出生期望寿命）以内死亡所造成的寿命减少的总人年数指的是减寿人年数。

26. B

【解析】于残疾状态下所消耗的平均寿命，从而得到无残疾状态下的预期平均生存年数指的是无残疾期望寿命。

27. C

【解析】以日常生活自理能力的丧失作为观察终点，代替普通寿命表以死亡作为观察终点，指的是活动期望寿命。

28. D

【解析】衡量健康生命损失情况的单位，用年数表示，将早死导致的健康生命年损失和残疾导致的健康生命年损失结合起来，构成生命数量和生活质量以时间为单位的综合性指标是伤残调整生命年。

29. E

【解析】扣除了死亡、残疾和疾病对于健康的影响，衡量的是健康期望寿命。

30. A

【解析】60 岁或者 65 岁及以上人口在总人口中所占的百分比指老年人口系数。

31. B

【解析】14 岁以下的人口在总人口中所占的百分比是指少年人口系数。

32. C

【解析】少年人口数为 100 时，相对应的老年人口数是指老龄化指数。

33. D

【解析】非劳动年龄人口与劳动年龄人口数之比是指总抚养比，用来说明人口年龄构成对人口经济活动的影响。

34. E

【解析】65 岁及以上人口数与 15~65 岁人口数之比是指老年人口抚养比，表明每 100 名劳动年龄人口所抚养的老年人口数。

35. A

【解析】观察期内，可能发生某病的一定人群中，新发生某病的频率指的是发病率。

36. B

【解析】常用患病率表示病程长的慢性病存在或流行的程度。

37. C

【解析】规定的观察期内某病患者中因该病而死亡的频率是某病病死率。

38. D

【解析】规定的观察期内人群中因某病而死亡的频率是某病死亡率。

39. E

【解析】表示接受治疗的患者中治愈的频率的是治愈率。

第六节　卫生服务研究

【A_1 型题】

1. 关于卫生服务研究，以下说法不正确的是

A. 卫生服务的目的是提高居民的健康水平和生活质量，改善社会卫生状况

B. 卫生服务研究从宏观和微观两个方面，广泛采用比较的方法，重点研究卫生服务需要、卫生资源供给、卫生服务利用三者之

间的关系

C. 促进公平、提高效率、改善质量是卫生服务研究的永恒主题

D. 卫生服务研究对促进我国卫生事业的可持续发展具有十分重要的现实意义

E. 卫生服务研究的分类包括卫生系统研究、卫生工作研究和防治效果评价

2. 关于卫生服务研究所需关注的问题，下列说法不正确的是

A. 提高卫生服务的普及程度和居民接受卫生服务的能力

B. 关注控制医药费用，提高卫生服务的社会效益和经济效益

C. 关注改进卫生服务质量，提高居民健康水平和生活质量

D. 保证卫生服务利用的社会公平性

E. 世界各国关注的卫生服务研究问题基本上一致

3. 卫生服务综合评价内容的特征，不包含以下哪一项

A. 适宜程度

B. 足够程度

C. 进度

D. 效率

E. 损耗

4. 有关卫生服务研究的内容的描述正确的是

A. 社会因素对卫生系统的影响、评价人群的医疗卫生服务需要

B. 卫生资源的合理配置和有效使用、卫生系统的组织结构与功能

C. 卫生系统的经济分析、卫生服务效果评价

D. 以上描述均正确

E. 以上描述均不正确

5. 下列关于卫生服务需要、需求、利用的叙述正确的是

A. 卫生服务需要都能转化成卫生服务需求

B. 卫生服务利用可以直接用于评价卫生服务的效果

C. 卫生服务利用主要取决于卫生服务需求

D. 卫生服务需要主要反映了居民对健康的一种主观愿望

E. 没有需要的需求造成卫生资源的浪费和短缺

6. 影响卫生服务需要与利用的因素不包括

A. 人口数量及其年龄性别构成

B. 文化教育

C. 卫生服务质量与设施

D. 行为心理

E. 饮食习惯

7. 卫生人力需要量的预测方法不包括

A. 健康需要法

B. 健康需求法

C. 近似估计法

D. 服务目标法

E. 人口比值法

8. 下列不属于卫生服务需要指标的是

A. 两周每千人患病人数

B. 两周患病率

C. 两周每千人患病日数

D. 每千人因病卧床天数

E. 一年内每千人住院日数

9. 下列不属于卫生服务利用指标的是

A. 两周每千人就诊次数

B. 两周就诊率

C. 每人每年就诊次数

D. 每千人因病卧床天数

E. 一年内每千人住院日数

参考答案与解析

【A₁型题】

1. E

【解析】卫生服务研究的分类包括卫生系统研究、卫生工作研究、防治效果评价和行为医学研究。

2. E

【解析】世界各国卫生服务研究的问题视其社会经济发展水平、文化背景、卫生服务体系、医疗保健制度等不同而不尽相同，至今还没有对卫生服务研究形成一个明确、统一的定义。

3. E

【解析】卫生服务综合评价内容的特征包括适宜程度、足够程度、进度、效率、效果、影响。

4. D

【解析】卫生服务研究的内容包括社会因素对卫生系统的影响、评价人群的医疗卫生服务需要、卫生资源的合理配置和有效使用、卫生系统的组织结构与功能、卫生系统的经济分析、卫生服务效果评价。

5. E

【解析】没有需要的需求常常与真正需要卫生服务的人竞争有限的卫生资源，会造成卫生资源的浪费和短缺。

6. E

【解析】影响卫生服务需要与利用的因素包括人口数量及其年龄性别构成、社会经济因素、文化教育、卫生服务质量与设施、医疗保险、地理条件、行为心理、婚姻与家庭。

7. C

【解析】从社会和经济发展、科技进步、劳动力发展等多种因素出发，研究卫生部门在目标年间需要卫生人力的数量和质量。经典的预测方法有健康需要法、健康需求法、服务目标法、人口比值法。

8. E

【解析】两周每千人患病人数、两周患病率、两周每千人患病日数和每千人因病卧床天数属于卫生服务需要的指标。一年内每千人住院日不属于卫生服务需要指标。

9. D

【解析】每千人因病卧床天数属于卫生服务需要指标。

第七节　健康管理

【A_1型题】

1. 健康危险因素评价的主要目的是
   A. 寻找疾病的生物学病因
   B. 促进人们改变不良的行为生活方式
   C. 延长人类寿命
   D. 改善生活条件
   E. 便于疾病的早期诊断和治疗

2. 健康危险因素评价是下列哪种疾病的预防的相对有效措施
   A. 痢疾
   B. 心脑血管疾病
   C. 流行性感冒
   D. 乙型脑炎
   E. 麻疹

3. 健康危险因素评价是研究危险因素与（　）发病及死亡之间数量依存关系及其规律性的一种技术方法
   A. 传染病
   B. 寄生虫
   C. 营养不良
   D. 慢性病
   E. 急性病

4. 被评价者的实际年龄 41 岁，评价年龄 43 岁，增长年龄 36 岁，此被评者属于
   A. 健康型
   B. 自创性危险因素型
   C. 一般性危险型
   D. 难以改变的危险因素型
   E. 少量危险型

5. 危险因素影响健康的特点不包括
   A. 潜伏期长
   B. 特异性弱
   C. 有联合作用
   D. 广泛存在
   E. 作用明显

6. 危险因素对健康的影响取决于
   A. 危险强度
   B. 危险频度
   C. 危险程度
   D. A 和 C
   E. B 和 C

7. 健康危险因素的个体评价中，如果评价年龄高于实际年龄，说明
   A. 被评价者存在的危险因素低于平均水平
   B. 被评价者存在的危险因素高于平均水平
   C. 被评价者存在的危险因素等于平均水平
   D. 被评价者不存在危险因素
   E. 以上都不是

8. 被评价者的实际年龄 41 岁，评价年龄 47 岁，增长年龄 46 岁，此被评者属于
   A. 健康型
   B. 自创性危险因素型
   C. 一般性危险型
   D. 难以改变的危险因素型
   E. 少量危险型

9. 健康危险因素的个体评价中，如果评价年龄低于实际年龄，说明
   A. 被评价者存在的危险因素低于平均水平
   B. 被评价者存在的危险因素高于平均水平
   C. 被评价者存在的危险因素等于平均水平
   D. 被评价者不存在危险因素
   E. 以上都不是

10. 健康危险因素评价从疾病自然史的第几阶段开始
    A. 第一阶段
    B. 第二阶段
    C. 第三阶段
    D. 第四阶段
    E. 第五阶段

11. 被评价者的实际年龄 47 岁，评价年龄 43 岁，增长年龄 42 岁，此被评者属于
    A. 健康型
    B. 自创性危险因素型
    C. 一般性危险型
    D. 难以改变的危险因素型
    E. 少量危险型

12. 引起人类疾病和死亡的行为相关危险因素种类很多，下列哪项除外
    A. 环境危险因素
    B. 心理、行为危险因素
    C. 生物遗传危险因素
    D. 医疗卫生服务中的危险因素
    E. 以上都是

13. 健康危险因素的作用过程，不包含以下哪一部分
    A. 无危险阶段
    B. 出现危险因素
    C. 劳动力丧失
    D. 症状出现
    E. 生命丧失

14. 健康管理的核心内容是
    A. 对个体生活方式的管理

B. 对灾难性疾病的管理
C. 对个体健康危险因素的评价和干预活动
D. 残疾管理
E. 疾病管理

15. 健康管理策略不包括
A. 生活方式管理
B. 需求管理
C. 个体管理
D. 灾难性疾病管理
E. 残疾管理

16. 健康危险因素评价中，增长年龄（或称可达到年龄）与评价年龄之差表示
A. 危险因素已经存在的年数
B. 降低危险因素的严重程度后可能延长寿命的年数
C. 消除危险因素所需要的年数
D. 接触危险因素后引发疾病所需要的年数
E. 接触危险因素后从患病到死亡的年数

17. 有关健康管理的描述，错误的是
A. 以人们的健康需要为导向
B. 对个体和群体健康状况及各种危险因素进行监测、分析、评估及预测
C. 向人们提供有针对性的医疗服务
D. 协调个人、组织和社会行动
E. 对各种健康危险因素进行系统干预和管理

18. 健康管理的基本步骤不包括
A. 收集健康管理对象的个人健康信息
B. 进行健康和疾病风险评估与预测、疾病预警
C. 实施健康干预
D. 提供医疗服务
E. 进行干预效果评价

参考答案与解析

【A1型题】

1. B

【解析】健康危险因素评价的主要目的是促进人们改变不良的行为生活方式。

2. B

【解析】健康危险因素评价对心脑血管疾病的预防是相对有效的措施。

3. D

【解析】健康危险因素评价是研究危险因素与慢性病发病及死亡之间数量依存关系及其规律性的一种技术方法。

4. B

【解析】自创性危险因素型的特点是被评价者评价年龄大于实际年龄，且评价年龄与增长年龄的差值大。这种类型个体的评价年龄大于实际年龄，说明危险因素平均水平较高。评价年龄与增长年龄相差较大，说明这些危险因素属于自创性，通过降低危险因素的措施，有可能延长预期寿命。

5. E

【解析】危险因素影响健康的特点包括潜伏期长、特异性弱、有联合作用、广泛存在。

6. C

【解析】危险因素对健康的影响取决于危险程度。

7. B

【解析】健康危险因素的个体评价中，如果评价年龄高于实际年龄，说明被评价者存在的危险因素高于平均水平。

8. D

【解析】难以改变的危险因素型的特点是被评价者的评价年龄大于实际年龄，但是评价年龄与增长年龄之差较小。这种类型说明个体的危险因素主要来自生物遗传因素与既往及目前疾病史，通常不易于改变这些因素。

9. A

【解析】健康危险因素的个体评价中，如果评价年龄低于实际年龄，说明被评价者存在的危险因素低于平均水平。

10. A

【解析】健康危险因素评价是从疾病自然史的第一阶段——无危险阶段开始。

11. A

【解析】被评价者的评价年龄小于实际年龄属于健康型。说明个体危险因素低于平均水平，预期健康状况良好。

12. E

【解析】引起人类疾病和死亡的危险因素种类很多，包括环境因素，心理、行为险，生物遗传因素和医疗卫生服务中的危险因素四类。

13. E

【解析】健康危险因素的作用过程：无危险阶段、出现危险因素、致病因素出现、症状出现、体征出现、劳动力丧失。不包含生命丧失。

14. C

【解析】健康管理是在个体临床预防服务基础上发展起来的，因此对个体健康危险因素的评价和干预活动是健康管理的核心内容。

15. C

【解析】健康管理策略包括生活方式管理、需求管理、疾病管

理、灾难性管理、残疾管理和综合健康管理。

16. B

17. C

【解析】健康管理是以人们的健康需要为导向，通过对个体和群体健康状况及各种危险因素进行全面监测、分析、评估及预测，向人们提供有针对性的健康咨询和指导服务，通过制订健康管理计划，协调个人、组织和社会行动，对各种健康危险因素进行系统干预和管理。

18. D

【解析】健康管理的基本步骤包括收集健康管理对象的个人健康信息，进行健康和疾病风险评估与预测、疾病预警，实施健康干预，进行干预效果评价。

第八节 生命质量评价

【A_1 型题】

1. 生命质量的概念最初来源于哪个领域
   A. 生物学
   B. 医学
   C. 社会学
   D. 管理学
   E. 哲学
2. 生命质量评价的内容一般不包括
   A. 情绪反映
   B. 自身健康判断
   C. 主观满意度
   D. 个人生理状态
   E. 个人所在家庭规模的大小
3. 健康相关生命质量评价在临床医学的应用主要集中在
   A. 肿瘤和慢性非传染性疾病
   B. 传染病和寄生虫病
   C. 呼吸系统疾病
   D. 结核
   E. 艾滋病
4. 生命质量测量中最敏感的部分是
   A. 情绪反应
   B. 注意力
   C. 记忆力
   D. 思维
   E. 机智
5. 健康调查量表（SF-36）适用于
   A. 普通人群生命质量的测量
   B. 临床试验及研究
   C. 卫生政策评价
   D. 以上都是
   E. 以上都不是
6. 某社区老年人口的平均寿命是71.6岁，其中健康生活65.2年（生命质量权重值为1），非卧床活动受限4.5年（生命质量权重值为0.59），卧床功能丧失1.9年（生命质量权重值为0.34），该社区老年人健康寿命年为
   A. 68.5年
   B. 70.3年
   C. 65.2年
   D. 59.7年
   E. 67.8年
7. 健康调查量表（SF-36）适用于
   A. 患者生命质量的测量
   B. 慢性病患者生命质量的
   C. 癌症患者生命质量的测量
   D. 感染性疾病患者生命质量的测量
   E. 普通人群生命质量的测量
8. 在生命质量评价中，用来测定患者整个生命质量水平的是
   A. 满意度
   B. 幸福感
   C. 生理状态
   D. 社会功能状态
   E. 情绪反应
9. 通过成本效益分析，宜选用下列哪项措施预防冠心病
   A. 戒烟（COST/QALY < 180美元）
   B. 控制高血压（COST/QALY≤1700美元）
   C. 控制血脂水平（COST/QALY≥1700美元）
   D. 戒烟和控制高血压
   E. 戒烟和控制血脂水平
10. 癌症患者生活功能指标量表（FLIC）适用对象是
    A. 慢性病患者
    B. 脑血管病患者
    C. 心脏病患者
    D. 意外伤害
    E. 癌症患者
11. 主要用于测量在疾病和治疗影响下行为改变和角色功能表现的量表是
    A. QWB评价量表
    B. 疾病影响量表（SIP）
    C. 健康调查量表（SF-36）
    D. 癌症患者生活功能指标量表（FLIC）
    E. 欧洲生存质量测定量表
12. 生质（E）评价（5D）适用于
    A. 临床疗效的评价
    B. 疾病负担评估
    C. 人群健康状况的评定
    D. 以上都是
    E. 以上都不是
13. 常见用于生命质量测量的通用型量表不包括
    A. 良好适应状态指数
    B. 36条目简明健康量表
    C. 世界卫生组织生存质量测定量表
    D. 欧洲生存质量测定量表
    E. 慢性病治疗功能评价系统

【B_1 型题】

（14~15题共用备选答案）

A. 满意度

B. 幸福感
C. 认知功能
D. 情绪反应
E. 社会功能

14. 在生命质量评价中，用来测定患者需求满足程度的是

15. 在生命质量评价中，用来测定患者整个生命质量水平的是

参考答案与解析

【A_1 型题】

1. C

【解析】生命质量的概念最初来源于社会学领域。

2. E

【解析】生命质量评价的内容包括身体、心理、社会生活和健康意识，一般不包括个人所在家庭规模的大小。

3. A

【解析】健康相关生命质量评价在临床医学的应用主要集中在肿瘤和慢性非传染性疾病。

4. A

【解析】生命质量测量中最敏感的部分是情绪反应。

5. D

【解析】健康调查量表（SF-36）适用于普通人群生命质量的测量、临床试验及研究和卫生政策评价。

6. A

【解析】健康寿命年是生命质量用于调整生存年数而得到的一个新指标。通过生命质量评价把不正常功能状态下的生存年数换算成有效用的生存年数（利用生命质量权重值），使其与健康人处于等同状态。故本题的健康寿命年为：$65.2\times1+4.5\times0.59+1.9\times0.34=65.2+2.655+0.646=68.5$。故选A，即该社区老年人健康寿命年为68.5年。

7. E

【解析】健康调查量表（SF-36）适用于普通人群生命质量的测量。

8. B

【解析】在生命质量评价中，满意度用来测定患者的需求满足程度，幸福感用来测定患者整个生命质量水平。

9. A

【解析】通过效益分析，戒烟（COST/QALY<180美元）为冠心病较好的预防措施。

10. E

【解析】癌症患者生活功能指标量表（FLIC）适用对象是癌症患者。

11. B

【解析】主要用于测量在疾病和治疗影响下行为改变和角色功能表现的量表是疾病影响量表（SIP）。

12. D

【解析】生命质量评价适用于临床疗效的评价、疾病负担评估和人群健康状况的评定。

13. E

【解析】慢性病治疗功能评价系统属于生命质量评价的特异型量表。

【B_1 型题】

14. A

【解析】在生命质量评价中，用来测定患者需求满足程度的是满意度。

15. B

【解析】参见 A_1 型题第10题解析。

第九节　社区卫生服务

【A_1 型题】

1. 关于社区卫生服务的概念，下列描述不正确的是
   A. 是社区服务中一种基本的卫生服务
   B. 强调政府领导、社会参与
   C. 以基层卫生机构为主体，以全科医生为服务的主干力量
   D. 以需要为导向，提供无偿服务
   E. 以解决慢性病和常见病为目标
2. 下列哪项不属于社区卫生服务的基本特点
   A. 综合服务
   B. 持续性服务
   C. 协调性服务
   D. 可及性服务
   E. 专科高精尖技术
3. 关于社区卫生服务主要内容的叙述，不正确的是
   A. 社区健康教育
   B. 社区预防与康复
   C. 慢性病防治与管理
   D. 疑难重症的诊疗
   E. 计划生育技术指导
4. 不属于弱势（脆弱）人群的是
   A. 老年人
   B. 职业紧张人群
   C. 妇女儿童
   D. 残疾人

E. 低收入人群

5. 20 世纪 70 年代起，美国健康服务的重点逐步向（　）转移
A. 疾病
B. 健康
C. 个人
D. 患者
E. 社区

6. 社区卫生服务的内容是
A. 预防
B. 医疗
C. 保健与康复
D. 健康教育与计划生育
E. 以上均是

7. 下列哪项不是社区卫生服务的对象
A. 健康人群
B. 亚健康人群
C. 高危人群与重点保健人群
D. 患者
E. 职业人群

8. 根据社区卫生服务中心设置指导标准，业务用房使用面积不应少于
A. $200m^2$
B. $300m^2$
C. $400m^2$
D. $500m^2$
E. $600m^2$

9. 下列哪项不是社区卫生服务的重点人群
A. 妇女、儿童
B. 老年人
C. 残疾人
D. 慢性病患者
E. 中青年

10. 在我国，就社区卫生服务而言，社区一般界定为城市的和农村的
A. 居委会，村
B. 居委会，乡镇
C. 居委会，县
D. 街道，村
E. 街道，乡镇

11. 根据社区卫生服务中心人员配备指导标准，辖区人员每万人至少配备多少名全科医生
A. 1
B. 2
C. 3
D. 4
E. 5

12. 控制医疗费用不合理增长的重要环节及控制医疗费用的守门人分别是
A. 三级医院服务，临床医生
B. 二级医院服务，临床医生
C. 一级医院服务，预防服务
D. 预防服务，预防医师
E. 社区卫生服务，全科医生

13. 下列哪项不是社区卫生服务的特点
A. 有效、经济
B. 方便
C. 综合
D. 连续
E. 服务态度好

14. 随着疾病谱、死因谱的改变，慢性病成为威胁人们健康的主要疾病，防治慢性病，必须重视
A. 医院服务
B. 专科服务
C. 临床服务
D. 预防服务
E. 社区卫生服务

15. 中华医学会全科医学分会成立，标志着我国全科医学学科的诞生，其时间是
A. 1992 年 10 月
B. 1993 年 11 月
C. 1995 年 6 月
D. 1997 年 1 月
E. 1999 年 12 月

16. 设置社区卫生服务机构，由哪一级政府卫生行政部门审批
A. 县级
B. 地市级
C. 乡级
D. 省级
E. 中央

17. 提供社区卫生服务的骨干力量是
A. 临床医生
B. 内科医生
C. 外科医生
D. 心理医生
E. 全科医生

18. 开展社区卫生服务的理论基础是
A. 临床医学
B. 预防医学
C. 行为医学
D. 社会医学
E. 全科医学

19. 社区卫生服务机构属于
A. 二级医疗机构
B. 三级医疗机构
C. 专科医疗机构
D. 非营利性医疗机构
E. 营利性医疗机构

20. 根据社区卫生服务站基本设施设置指导标准，业务用房使用面积不应少于
A. $60m^2$
B. $70m^2$
C. $80m^2$
D. $90m^2$
E. $100m^2$

21. 社区卫生服务的中心、单位、范围、导向分别是
A. 健康、人、家庭、需求
B. 健康、家庭、社区、需求
C. 健康、人、家庭、需要
D. 疾病、人、社区、需求
E. 疾病、人、社区、需要

22. 根据社区卫生服务中心基本设施设置指导标准，至少要设有
A. 诊断室
B. 诊断室、治疗室
C. 诊断室、治疗室、预防保健室
D. 诊断室、治疗室、预防保健室、健康教育宣传栏
E. 诊断室、治疗室、药房、健康教育宣传栏

23. 社区卫生服务的意义不包括
A. 有利于预防保健的落实
B. 积极应对人口老龄化挑战的重要途径
C. 提供人性化、综合化服务
D. 是建立新型城市卫生服务体系的重要基础
E. 是维护社会稳定的重要途径

参考答案与解析

【A_1 型题】

1. D

【解析】社区卫生服务是社区建设的重要组成部分，是在政府领导、社区参与、上级卫生机构指导下，以基层卫生机构为主体，全科医师为骨干，合理使用社区资源和适宜技术，以人的健康为中心、家庭为单位、社区为范围、需求为导向，以妇女、儿童、老年人、慢性病患者、残疾人、贫困居民等为服务重点，以解决社区主要卫生问题、解决慢性病和常见病、满足基本卫生服务需求为目的，融预防、医疗、保健、康复、健康教育、计划生育技术服务功能等为一体的，有效、经济、方便、综合、连续的基层卫生服务。

2. E

【解析】社区卫生服务的特点是公益性、主动性、全面性、综合性、连续性、可及性。

3. D

【解析】社区卫生服务的主要内容：①社区健康教育。②社区预防（传染病和多发病的预防，卫生监督与管理，慢性病控制）。③社区康复。④社区医疗。⑤慢性病防治与管理。⑥计划生育技术指导。

4. B

【解析】弱势人群是指身体健康状态较差或特殊性，或由于经济、医疗保障等方面有限，对卫生服务的可及性较差的人群。

5. E

【解析】20世纪70年代起，美国健康服务的重点逐步向社区转移。

6. E

【解析】参见 A_1 型题第1题解析。

7. E

【解析】社区卫生服务的对象是健康人群、亚健康人群、患者、高危人群与重点保健人群。

8. C

【解析】根据社区卫生服务中心设置指导标准，业务用房使用面积不应少于 $400m^2$。

9. E

【解析】参见 A_1 型题第1题解析。

10. E

【解析】在我国，就社区卫生服务而言，社区一般界定为城市的街道和农村的乡镇。

11. C

【解析】根据2019年国家卫生健康委员会印发的《社区医院基本标准（试行）》相关要求，社区医院全科医师应不少于3名。

12. E

【解析】控制医疗费用不合理增长的重要环节及控制医疗费用的守门人分别是社区卫生服务和全科医生。

13. E

【解析】参见 A_1 型题第1题解析。

14. E

【解析】随着疾病谱、死因谱的改变，慢性病成为威胁人们健康的主要疾病，防治慢性病，必须重视社区卫生服务。

15. B

【解析】中华医学会全科医学分会成立，标志着我国全科医学学科的诞生，其时间是1993年11月。

16. B

【解析】设置社区卫生服务机构，由地市级政府卫生行政部门审批。

17. E

【解析】提供社区卫生服务的骨干力量是全科医生。

18. E

【解析】开展社区卫生服务的理论基础是全科医学。

19. D

【解析】社区卫生服务机构属于非营利性医疗机构。

20. A

【解析】根据社区卫生服务站基本设施设置指导标准，业务用房使用面积不应少于 $60m^2$。

21. B

【解析】参见 A_1 型题第1题解析。

22. D

【解析】根据社区卫生服务中心基本设施设置指导标准，至少要设有诊断室、治疗室、预防保健室、健康教育宣传栏。

23. C

【解析】综合性服务和人性化服务都属于社区卫生服务的特点之一，不是社区卫生服务的意义。

第十节 社会病防治

【A_1 型题】

1. 关于社会病的概念，下列说法正确的是
   A. 成为社会问题的越轨行为主要是由社会的原因引起的，而且与躯体和心理健康有关
   B. 社会病是社会问题和越轨行为的结合体
   C. 社会问题都属于社会病
   D. 社会病不一定具有社会性
   E. 社会病产生的根源较为单一
2. 下述与社会病的基本特点无关的是
   A. 具有公共性
   B. 受到患者个人行为因素的强烈影响
   C. 具有严重的社会危害性
   D. 反映了社会问题
   E. 需要全社会共同防治
3. 在我国目前经济社会转型时期，下列哪一问题不属于社会病
   A. 老龄化问题
   B. 性传播疾病
   C. 道路交通伤害
   D. 吸毒
   E. 青少年妊娠
4. 社会病防治的基本措施是
   A. 积极开展全民健康教育
   B. 加强对社会病的社会控制
   C. 充分发挥家庭的作用
   D. 建立社会病的咨询与治疗机构，进行危机干预
   E. 以上全是
5. 二级社会预防的主要对象是
   A. 健康人群
   B. 高危人群
   C. 病患者
   D. 残疾人群
   E. 其他
6. 有关暴力的描述，正确的是
   A. 所有暴力行为都是攻击行为，所有攻击行为也都是暴力行为
   B. 暴力行为是社会问题不是公共卫生问题，可分为人际暴力、自我指向的暴力、群体性暴力
   C. 公共场所暴力和帮派暴力不属于人际暴力
   D. 暴力行为是多水平因素对行为影响的产物，其发生是个体、人际、社会、文化和环境因素复杂交互作用的结果
   E. 躯体暴力对受害者的影响是即时性，心理暴力对健康的影响是终生的
7. 有关暴力行为预防的公共卫生策略的描述，错误的是
   A. 原则是多管齐下、以证据为基础、多水平联动
   B. 一级预防是预防暴力的发生
   C. 二级预防是对暴力行为的即时反应
   D. 三级预防侧重对受暴者的长期照护
   E. 选择性预防是针对特定群体或一般人群，而不是对有危险的个体进行干预
8. 有关自杀的社会学因素的叙述，错误的是
   A. 自杀不仅是个人决定的行为，也受社会环境影响
   B. 独身、离异、丧偶者自杀率高于婚姻稳定者
   C. 低社会阶层者的自杀率最高
   D. 国外资料显示，自杀未遂者中男女比例为1∶3
   E. 社会文化对自杀率也有影响
9. 有关自杀预防的措施，下述说法错误的是
   A. 提高人群的心理健康素质
   B. 普及有关自杀和自杀预防的知识
   C. 对有关自杀的事件进行全方位报道
   D. 建立预防自杀的专门机构
   E. 提供完善的精神卫生服务
10. 吸毒的社会根源不包括
    A. 毒品的可获得性
    B. 同伴影响和团伙压力
    C. 社会文化对毒品的容忍程度
    D. 成长环境的影响
    E. 遗传因素
11. 在吸毒的三级预防措施中，下列不属于一级预防的是
    A. 电视教育
    B. 街道宣教
    C. 学校教育
    D. 标语口号
    E. 重返社会
12. 在吸毒的三级预防措施中，下列不属于三级预防的是
    A. 戒毒治疗
    B. 康复治疗
    C. 重返社会
    D. 高危人群的预防
    E. 善后照顾
13. 为了防止碰伤儿童，某品牌的家具推出磨平棱角的款式。这属于下列哪种干预措施
    A. 主动干预
    B. 教育干预
    C. 技术干预
    D. 强制干预
    E. 紧急处置
14. 在性传播疾病的社会根源中，法律对商业性工作者的管理和控制属于
    A. 社会干预
    B. 人口流动

C. 性放纵
D. 对性的禁锢
E. 非上述因素

15. 有关青少年妊娠的预防和控制，下述说法不正确的是
A. 提高全民族文化教育水平
B. 在全社会形成健康的性观念和性道德
C. 推动针对青少年的性健康教育
D. 提高医务工作者的服务水平
E. 加大对怀孕青少年的帮助力度

16. 下列哪项不是精神障碍产生的社会根源
A. 文化信念、社会发展、医学化等社会文化因素对精神障碍的产生和发展有影响
B. 处于社会优势的群体精神障碍患病率较高
C. 原有社会支持系统遭到破坏、社会动乱可增加精神障碍的患病风险
D. 心理社会应激是精神障碍的公认病因
E. 对精神患者的歧视是导致精神障碍慢性化的重要原因之一

参考答案与解析

【A_1 型题】

1. A

【解析】与“社会病”相关的社会学术语有两个，一个是社会问题，另一个是越轨行为。越轨行为主要是从个体与社会的关系角度来看问题，其外延比社会问题要小得多。一般来说，凡是违背群体标准或期望的行为都可以称为越轨行为。如果越轨行为影响了社会的稳定和发展，就有可能成为社会问题。很多社会问题都与越轨行为有关，如果成为社会问题的越轨行为主要是由社会原因引起的，而且与躯体和心理健康相关，就构成了“社会病”。

2. B

【解析】本题考查社会病的特点。社会病的核心特点在于“社会性”，因此无论是病因、危害性、产生和发展、防治机制等都具有社会属性。选项A、C、D、E都很好地体现了社会病的社会性、公共性特点，而选项B的错误在于，社会病的产生虽然与个人行为有着密切的联系，但产生社会病的主要的、决定性原因不是个人行为因素，而是社会因素。

3. A

【解析】老龄化问题为标准的社会问题，需要社会努力加以解决，不能称为社会病。

4. E

【解析】社会病一般须采用社会性防治措施才能加以控制，社会病防治的基本措施：①积极开展全民健康教育。②加强对社会病的社会控制。③充分发挥家庭的作用。④建立社会病的咨询与治疗机构，进行危机干预。

5. B

【解析】二级预防主要是“早发现、早治疗、早诊断”三早预防，所以其主要对象应该是高危人群，即容易患病的人群。患者是三级社会预防的主要对象。

6. D

【解析】暴力行为是十分重要的公共卫生问题，分为人际暴力、自我指向暴力、群体性暴力。暴力行为是多水平因素对行为影响的产物，其发生是个体、人际、社会、文化和环境因素复杂交互作用的结果。人际暴力的主要表现形式有儿童虐待、青少年暴力、亲密关系暴力、性暴力、虐待老人、工作场所暴力、针对性暴力、帮派暴力。所有类型的暴力都会对受害者一生的健康产生影响。所有暴力行为都是攻击行为，但不是所有攻击行为都是暴力行为。

7. E

【解析】普遍性预防是针对特定群体或一般人群而不是有危险的个体进行干预，选择性预防是针对有危险因素的高危人群进行干预，针对性预防是对曾经有过暴力行为的人进行治疗、监管和控制。

8. C

【解析】失业者、固定职业者、非技术工人及高社会阶层的自杀率较高。自杀不仅是个人决定的行为，也受社会环境影响。独居、离婚、丧偶者中自杀率高于婚姻状况稳定者。国外资料显示，在自杀死亡者中，男女性别比约为3∶1，而在自杀未遂者中，男女性别比约为1∶3。社会文化对自杀率也有影响。

9. C

【解析】对于自杀的预防和控制，应采取综合性预防措施，目前主要从以下几个方面进行：建立国家自杀预防战略，提高人群的心理健康素质，普及有关自杀和自杀预防的知识，指导媒体有关自杀的报道减少自杀的机会，建立预防自杀的专门机构，对医务工作者和心理咨询工作者进行培训，提供完善的精神卫生服务，加强学校和工作场所的自杀预防工作，关注自杀死亡者的亲人。

10. E

【解析】吸毒的社会根源主要

包括毒品的可获得性、同伴影响和团伙压力、成长环境的影响、社会文化对毒品的容忍程度。不包括遗传因素。

11. E

【解析】一级预防是针对普通人群的预防，其主要目的是提高普通公众对毒品及其危害的认识，采取的主要手段包括利用各种传播媒介，如广播、电视、报纸、标语口号、招贴画等。在中小学生中进行有关毒品和毒品危害的课堂教育。重返社会是三级预防措施。

12. D

【解析】三级预防的主要目的在于降低毒品需求，是针对已经吸毒的人群而进行的，包括为吸毒者提供脱毒（戒毒治疗）、康复、重返社会、善后照顾等一系列的服务，以期减少吸毒人数，降低吸毒者对毒品的需求，预防吸毒的各种并发症。针对高危人群的预防属于二级预防。

13. C

【解析】①主动干预，是个体自身选择一定的安全设备，或采取一定的行为方式，以达到避免伤害的目的。②被动干预，是通过环境因素的改变来减少伤害的风险。③教育干预，是通过对家长和儿童的安全教育，减少环境危险因素，改变危险的行为方式，增加安全行为。④技术干预，是通过设备与产品的设计与革新，使伤害风险减少。⑤强制干预，是通过立法手段进行干预。⑥紧急处置，是通过完善急救系统，开通医院急救绿色通道，提高医院急诊处理和护理水平，使受伤儿童少年能在最短时间内得到最好的医疗服务，减少伤害死亡率和功能损伤。

14. A

15. D

【解析】预防和控制青少年妊娠，主要从以下几方面入手：提高全民族文化教育水平，在全社会形成健康的性观念和性道德，推动针对青少年的性健康教育，加大对怀孕青少年的帮助力度。

16. B

【解析】精神障碍产生的社会根源主要有社会文化因素、社会结构因素、社会动荡、文化源性应激及社会歧视。一般情况，处于社会劣势的群体精神障碍患病率较高。

第二十一章　健康教育与健康促进

第一节　概　　论

【A_1 型题】

1. 健康教育的实质是
   A. 卫生宣传
   B. 预防疾病
   C. 促进健康
   D. 提高生活质量
   E. 一种干预

2. 健康促进的概念是
   A. 提高生活质量
   B. 一种综合策略
   C. 疾病预防
   D. 改善自身健康
   E. 履行健康责任

3. 关于健康教育与健康促进关系的叙述，正确的是
   A. 健康教育是健康促进的深化与发展
   B. 健康促进以健康教育为先导
   C. 与健康促进相比，健康教育融客观的支持和主观的参与于一体
   D. 健康促进是健康教育的核心
   E. 健康教育对健康促进起维护和推动作用

4. 下列哪项不是健康促进的活动领域
   A. 创造支持的环境
   B. 加强社区的行动
   C. 发展个人技能
   D. 加快医疗机构的改革
   E. 调整卫生服务方向

5. 健康教育与卫生宣教的关系是
   A. 同等关系
   B. 并行关系
   C. 先后关系
   D. 包含与被包含关系
   E. 毫无关系

6. 下面哪一项不是影响健康的因素
   A. 行为生活方式
   B. 环境因素
   C. 生物遗传因素
   D. 医疗卫生服务
   E. 疾病谱

7. 下列哪项叙述不正确
   A. 健康教育是有计划、有组织、有评价的教育活动
   B. 健康教育就是卫生宣传
   C. 健康教育是一种干预
   D. 健康教育是一种社会措施
   E. 健康教育是一种预防措施

8. 有关健康素养的描述不正确的是
   A. 健康素养包括基本知识和理念、健康生活方式与行为、基本技能
   B. 健康素养等同于文化程度

C. 指个人获取和理解健康信息，并运用这些信息维护和促进自身健康的能力
D. 健康素养可由后天培养训练和实践而获得
E. 健康教育是提高健康素养的主要手段。

9. 健康促进的核心策略是
A. 社会策略
B. 环境保护
C. 社会动员
D. 社会倡导
E. 健康教育

10. 有关健康促进基本策略的描述正确的是
A. 倡导、协调、赋权
B. 传播、教育、干预
C. 知识、信念、行为
D. 传播、培训、干预
E. 环境、行为、情景

11. 国家基本公共卫生服务项目是我国政府针对当前城乡居民存在的主要健康问题，以儿童、孕产妇、老年人、慢性疾病患者为重点人群，面向全体居民免费提供的最基本的公共卫生服务。服务项目不包括
A. 城乡居民健康档案管理、健康教育、中医药健康管理
B. 卫生计生监督协管服务、免费提供避孕药具、健康素养促进行动
C. 老年人健康管理、慢性病患者健康管理（高血压、糖尿病）
D. 预防接种、0~6岁儿童健康管理、孕产妇健康管理
E. 精神疾病患者管理、结核病患者健康管理、传染病及突发公共卫生事件报告和处理服务

12. 下列哪项不是健康教育与健康促进的意义
A. 是卫生事业发展的战略举措
B. 是实现初级卫生保健的基础
C. 是提高临床实践技能水平的重要途径
D. 是提高公民素养的重要渠道
E. 是一项低投入、高产出、高效益的保健措施

13. 下述有关“将健康融入所有政策”的说法不正确的
A. 是健康促进五大行动领域中“调整服务方向”的延续和发展
B. 强调健康问题并非卫生部门一家之职，需要各政府、非政府部门共同参与
C. 是解决人民健康问题的治本之策
D. 是我国新时期卫生与健康工作方针的重要内容
E. 是健康优先理念的体现

14. 下列关于健康中国战略的说法，不正确的是
A. 以普及健康生活、优化健康服务、完善健康保障、建设健康环境、发展健康产业为重点
B. 把健康融入所有政策，全方位、全生命周期保障人民健康
C. 牢固树立和贯彻落实创新、协调、绿色、开放、共享的发展理念
D. 从广泛的健康影响因素入手
E. 以提高人民生活质量为核心

15. 20世纪后期以来，影响健康最主要的因素是
A. 生物因素
B. 行为生活方式
C. 环境因素
D. 卫生服务因素
E. 社会制度

参考答案与解析

【A_1型题】

1. E

【解析】健康教育是通过信息传播和行为干预，帮助个人和群体掌握卫生保健知识、树立健康观念、充分医疗卫生资源、自觉采纳健康生活行为和生活方式的教育活动和过程。健康教育的实质是一种行为干预。

2. B

【解析】健康促进是1986年11月21日世界卫生组织在加拿大的渥太华召开的第一届国际健康促进大会上首先提出的，是指运用行政的或组织的手段，广泛协调社会各相关部门以及社区、家庭和个人，使其履行各自对健康的责任，共同维护和促进健康的一种社会行为和社会战略。因此，健康促进是一种综合策略。

3. B

【解析】健康教育与健康促进密不可分，健康促进是健康教育发展到一定阶段后的产物，其包含健康教育，而健康教育是健康促进策略中最活跃的一部分，是健康促进的核心和基础。如果健康促进不以健康教育为基础和先导，则健康促进是无源之水、无本之木；反之，健康教育必须以健康促进战略思想为指导。

4. D

【解析】《渥太华宪章》明确地指出健康促进涉及5个主要活动领域：①制定能促进健康的公

共政策。②创造支持性环境。③加强社区行动。④发展个人技能。⑤调整卫生服务方向。

5. D

【解析】我国当前的健康教育是在过去的卫生宣教基础上发展起来的，现在健康教育的部分措施仍可称为卫生宣教，卫生宣教是健康传播的一部分，所以二者的关系是包含与被包含的关系。

6. E

【解析】健康影响因素包括以下4个方面。①环境因素：自然环境和社会环境因素。②行为与生活方式因素。③生物遗传因素。④卫生服务因素。健康影响因素不包括疾病谱。

7. B

【解析】健康教育是通过有计划、有组织、有系统的教育活动，促进人们自愿地采取有利健康的行为，消除和降低发病率、伤残率和死亡率，提高生活质量，并对其作出评价。健康教育的实质是一种干预，它提供人们行为改变所必需的知识、技术、服务（如免疫接种、定期体检）等，使人们在面临促进健康、疾病的预防、治疗、康复等各个层次的健康问题时，有能力作出行为抉择。它的首要任务是致力于疾病的预防控制，所以说它是一项预防措施；健康教育是整个卫生事业的组成部分，也是创造健康社会环境的"大卫生"系统工程的一部分，所以，它又是一项社会系统工程，而卫生宣传是健康教育的重要措施之一。

8. B

【解析】健康素养是指个人获取和理解健康信息，并运用这些信息维护和促进自身健康的能力。公民健康素养包括3个方面：基本知识和理念、健康生活方式与行为、基本技能。健康素养是一种可由后天培养训练和实践而获得的技能和能力；健康教育是提高健康素养的主要手段。健康素养不等同于文化程度。

9. C

【解析】健康促进主要通过社会各系统的动员，激发社会各系统倡导健康理念、出台健康政策、提供健康服务、改善健康环境来实现，其核心策略是社会动员。

10. A

【解析】《渥太华宪章》指明倡导、协调、赋权是健康促进的3个基本策略。

11. E

【解析】国家基本公共卫生服务项目有14项内容。即城乡居民健康档案管理、健康教育、预防接种、0~6岁儿童健康管理、孕产妇健康管理、老年人健康管理、慢性病患者健康管理（高血压、糖尿病）、严重精神障碍患者管理、结核病患者健康管理、传染病及突发公共卫生事件报告和处理服务、中医药健康管理、卫生计生监督协管服务、免费提供避孕药具、健康素养促进行动。故E错误，应为严重精神障碍患者管理。

12. C

【解析】健康教育与健康促进的意义：①是卫生事业发展的战略举措。②是实现初级卫生保健的基础。③是一项低投入、高产出、高效益的保健措施。④是提高公民素养的重要渠道。

13. A

【解析】"将健康融入所有政策"是世界卫生组织在全球倡导的一项健康促进与发展战略，强调健康是多部门的责任，通过跨部门协作凝聚力量，积极应对人类面临的健康威胁，以提升人口健康水平。是健康促进五大行动领域中"制定健康的公共政策"的延续和发展；是建设社会主义强国的重要支撑，是解决人民健康问题的治本之策。"将的健康融入所有政策"体现的是健康共治，健康优先。

14. E

【解析】"健康中国2030"规划纲要是今后15年推进健康中国建设的行动纲领。要坚持以人民为中心的发展思想，牢固树立和贯彻落实创新、协调、绿色、开放、共享的发展理念，坚持正确的卫生与健康工作方针，坚持健康优先、改革创新、科学发展、公平公正的原则，以提高人民健康水平为核心，以体制机制改革创新为动力，从广泛的健康影响因素入手，以普及健康生活、优化健康服务、完善健康保障、建设健康环境、发展健康产业为重点，把健康融入所有政策，全方位、全周期保障人民健康，大幅提高健康水平，显著改善健康水平。

15. B

【解析】20世纪后期以来，影响健康最主要的因素是行为生活方式。

第二节　健康相关行为

【A_1型题】

1. 健康相关行为是指
   A. 个体与健康有关的行为
   B. 个体或群体与健康有关的行为
   C. 个体与健康和疾病有关的行为
   D. 个体或群体与健康和疾病有关的行为
   E. 个体或群体与健康或疾病有关的行为

2. 有关行为的描述不正确的是
   A. 行为的产生和发展受三类因素（倾向因素、促成因素、强化因素）共同作用
   B. 人的行为包括外显行为和内隐行为
   C. 行为的要素包括行为主体、行为客体、行为环境、行为手段
   D. 人类行为的目的性是健康教育的前提
   E. 行为是有机体在内外环境刺激下为适应环境所产生的反应。
3. 有关人类行为产生和发展影响因素的描述不正确的是
   A. 需要和需求、认知、态度、情绪情感和意志可以影响行为的产生和发展
   B. 经济、制度、文化、人口、法律法规等是影响行为产生发展的社会因素
   C. 自然环境会影响人们的饮食生活习惯，性格特点，经济活动内容，进而影响人的行为
   D. 生物遗传因素对行为的影响不大
   E. 教育与学习、家庭以及大众媒体可以影响行为。
4. 关于健康教育的知信行理论，下列表述不正确的是
   A. 知识是改变健康相关行为的基础
   B. 信念是行为改变的动力
   C. 正确态度的建立有可能改变危害健康的行为
   D. 知识的增加总是伴随行为的改变
   E. 健康教育目标是行为改变
5. 针对艾滋病高危人群举办“艾滋病传播途径”的专题讲座，根据健康信念模式，其目的是使他们知觉到
   A. 疾病的易感性
   B. 疾病的危害性
   C. 预防保护行为的益处
   D. 预防保护行为的障碍
   E. 自我效能
6. 知觉自己有可能成为该疾病或危险因素的受害者，是导致健康相关行为改变的心理活动的
   A. 危害性因素
   B. 易感性因素
   C. 效益
   D. 障碍
   E. 自我效能
7. “打算在未来6个月改变不利于健康的行为”是行为改变阶段理论哪个阶段的行为心理特点
   A. 没有打算阶段
   B. 打算阶段
   C. 准备阶段
   D. 行动阶段
   E. 维持阶段
8. 理性行动理论和计划行为理论均认为下列哪一个构建要素是影响行为最直接的因素和行为的最佳预测值
   A. 行为态度
   B. 感知行为控制
   C. 行为意向
   D. 主观规范
   E. 实际行为
9. 属于群体行为改变理论的是
   A. 知信行理论模式
   B. 健康信念理论
   C. 创新扩散理论
   D. 行为改变阶段理论
   E. 社会认知理论
10. 创新扩散理论的优点是
    A. 是大众传播与人际传播相结合
    B. 是自下而上，互动多
    C. 影响因素明确
    D. 早期接受者多
    E. 以群体传播为主
11. 下列不属于团体行为干预方法的是
    A. 应用竞争机制
    B. 动员群众参与
    C. 树立典型和培养骨干
    D. 行为矫正技术
    E. 开发领导
12. 危害健康行为通常可分为四类
    A. 日常危害健康行为、致病性行为模式、预警行为、高危险行为
    B. 日常危害健康行为、致病性行为模式、不良疾病行为、预警行为
    C. 致病性行为模式、高危险行为、预警行为、不良疾病行为
    D. 日常危害健康行为、致病性行为模式、高危险行为、不良疾病行为
    E. 日常危害健康行为、致病性行为模式、不良疾病行为、避免有害环境行为
13. 以下促进健康的行为中，属于二级预防的是
    A. 保健行为
    B. 预警行为
    C. 求医行为
    D. 遵医行为
    E. 戒除不良嗜好行为
14. 驾车时使用安全带属于促进健康行为中的
    A. 基本健康行为
    B. 日常促进健康行为
    C. 保健行为
    D. 避开环境危害行为
    E. 预警行为
15. 关于健康教育的社会营销，下列说法不正确的是
    A. 以消费者为导向
    B. 其基础思想与一般的营销活动的基础思想相同
    C. 需要对对象人群进行细分和分析
    D. 需进行传播渠道分析
    E. 服务是社会营销项目中的最主要的产品类型

参考答案与解析

【A_1 型题】

1. E

【解析】健康相关行为是指个体或群体与健康或疾病有关的行为。

2. C

【解析】行为的要素包括行为主体、行为客体、行为环境、行为手段、行为结果。

3. D

【解析】影响人类行为形成和发展的因素包括遗传因素、环境因素、学习因素、社会因素等。

4. D

【解析】健康教育“知信行”是知识、信念、行为的简称。其中“知”是基础，“信”是动力，“行”是目标。只有当人们了解了相关的健康知识，建立起积极、正确的信念与态度，才有可能主动地形成有益于健康的行为。知识、信念、行为之间只存在因果关系，并不存在三者间必然的联系。行为改变是目标，为达到行为转变，必须以知识作为基础，以信念作为动力。只有对知识积极的思考，对自己有强烈的责任感，就可以逐步形成信念，当知识上升为信念，就有可能采取积极的态度去转变行为。因此，知识的增加并不总是伴随行为的改变。

5. A

【解析】针对艾滋病高危人群举办“艾滋病传播途径”的专题讲座，根据健康信念模式，其目的是使他们知觉到疾病的易感性。

6. B

【解析】知觉自己有可能成为该疾病或危险因素的受害者，是导致健康相关行为改变的心理活动的易感性因素。

7. B

【解析】行为改变阶段理论的不同行为变化阶段，其心理行为表现不同。没有打算阶段：不打算改变阶段，在未来6个月不打算改变，或有意坚持不改；打算改变阶段：打算在未来6个月改变不利于健康的行为；改变准备阶段：为行为改变做必要准备，未来1个月会改变行为；行动阶段：行为改变阶段，在过去6个月中，目标行为已有所改变；维持阶段：行为维持阶段：持续新行为6个月以上。

8. C

【解析】理性行动理论认为行为意向是决定行为的直接因素，它受行为态度和主观规范的影响；计划行为理论在此基础上增加了感知行为控制。理性行动理论和计划行为理论都认为行为意向是影响行为最直接的因素和行为发生的最佳预测值。

9. C

【解析】知信行理论模式、健康信念理论、行为改变阶段理论属于应用于个体水平的行为改变理论；社会认知理论为应用于人际水平的行为改变理论，创新扩散理论属于应用于群体水平的行为改变理论。

10. A

【解析】创新扩散理论的优点是大众传播与人际传播相结合，针对不同类型的人群采取不同的扩散策略；其缺点是自上而下，缺乏互动，影响因素考虑不全。

11. D

【解析】属于团体行为干预方法的是：应用竞争机制、动员群众参与、树立典型和培养骨干、开发领导。

12. D

【解析】危害健康行为通常可分为四类：日常危害健康行为、致病性行为模式、高危险行为、不良疾病行为。

13. C

【解析】一级预防又称病因预防或初级预防，主要是在疾病尚未发生时针对致病因子（或危险因子）采取的措施。二级预防又称“三早”预防，即早发现、早诊断、早治疗，它是发病期所进行的阻止病程发展、防止蔓延或减缓发展的主要措施。二级预防的核心是早期诊断。早期诊断的基础在于早期发现，早期诊断导致早期治疗，可以改善预后。

14. E

【解析】驾车时使用安全带属于促进健康行为中的预警行为。

15. E

【解析】社会营销是从市场营销中演变发展而来，二者在营销战略、流程、理论等方面有着共同之处，如都以交换理论为基础、以消费者为导向都应用“4P”策略。其产品形式包括有形产品和服务、理念或态度、健康实践等，其中最主要的产品类型是信息。制订社会营销计划时，要对目标对象、社会营销环境、市场和传播渠道进行分析。

第三节　健康传播

【A_1型题】

1. 传播作为一个行为过程，下列哪项不是传播的必须要素
   A. 传播者
   B. 信息
   C. 传播途径
   D. 接受者
   E. 反馈
2. 施拉姆传播模式属于
   A. 单向传播模式
   B. 双向传播模式
   C. 互动传播模式
   D. 整体传播模式
   E. 两级传播模式
3. 传播是一种什么性质的信息传递的行为
   A. 交换性
   B. 被动性
   C. 社会性
   D. 传递性
   E. 主观性
4. 传播的媒介选择原则是
   A. 保证效果
   B. 针对性
   C. 速度快、经济
   D. 可及性高
   E. 以上都是
5. 罗杰斯关于健康传播的概念中不包含
   A. 态度和行为改变
   B. 医学研究成果转化
   C. 降低疾病的患病率和死亡率
   D. 提高社区、国家和个人的生活质量
   E. 科研成果转化
6. 健康传播的特点不包括
   A. 具有公共性和公益性
   B. 对传播者有特殊的素质要求
   C. 传播的是一切信息
   D. 目的明确
   E. 传播过程具有复合性
7. 将健康信息以最快、最通畅渠道传递给目标人群，要选择的传播媒介应
   A. 保证效果
   B. 针对性
   C. 经济性
   D. 速度快
   E. 可及性高
8. 介于人与人之间的一种直接的面对面信息沟通的交流活动是
   A. 人际传播
   B. 自我传播
   C. 群体传播
   D. 组织传播
   E. 大众传播
9. 有关人际传播特点的叙述，正确的是
   A. 可导致从众行为、具有意见领袖的引导作用
   B. 反馈是强制的
   C. 传播速度快、范围广
   D. 效果好，经济实用
   E. 全身心、多元化、互动性、全息性、个性化
10. 健康教育工作中，人际传播的常见形式应除外
    A. 咨询
    B. 交谈或个别访谈
    C. 广播
    D. 全服
    E. 指导
11. 下列哪项不是人际传播的特点
    A. 信息量大
    B. 简便易行
    C. 传播较慢
    D. 针对性高
    E. 互动性
12. 讲话者要让对方能听懂并理解自己的话是以下哪种人际传播技巧
    A. 问话技巧
    B. 听话技巧
    C. 反馈技巧
    D. 说话技巧
    E. 动作技巧
13. 人际交流过程中做到有效交流的正确做法是
    A. 随想随说，可以随意改变话题
    B. 你是专家，要主导谈话过程
    C. 多问问题，连珠炮式发问，可以获得更多信息
    D. 对方反馈时，可以随时发表自己的观点
    E. 对对方的正确言行表示赞同和支持时，要态度坚定
14. 下列选项中不是大众传播的特点的是
    A. 必须遵守相应的文化和政治规则
    B. 信息扩散距离远、速度快、覆盖面广
    C. 信息是公开的、公共的、面向全社会人群
    D. 需要借助一定的传播技术手段
    E. 任何人都可以是传播者
15. 根据媒介在当地的覆盖情况、受众对媒介的拥有情况和使用习惯来选择媒介属于选择传播媒介的哪项原则
    A. 综合性原则
    B. 针对性原则
    C. 速度快原则
    D. 可及性原则
    E. 经济性原则
16. 有关新媒体的描述不正确的是
    A. 新媒体即网络媒体，是所有人对所有人的传播
    B. 新媒体是利用数字技术，通过计算机网络、无线通信网、卫星等渠道，以及电脑、手机、数字电视机等终端，向用户提供信息

和服务的传播形态

C. 新媒体可分为互联网新媒体、手机新媒体、数字电视新媒体、自媒体

D. 新媒体呈现出“点对点”、“多对多”的传播特点

E. 新媒体传播模式主要有综合性门户网站的健康频道、专业健康网站、社交网络服务。

17. 下列有关新媒体特点的描述错误的是

A. 数字化与网络化

B. 超文本性与实名性

C. 高互动性

D. 时效性和经济性

E. 自主参与性、信息服务个性化

18. 某村地理位置偏僻，全村80%是文盲和半文盲，15%的家庭拥有电视机，家家装有有线广播。乡里有事往往通过有线广播通知，但村里有时停电；村里有一所民办小学，共有十几名小学生，根据传播策略选择的可及性原则。该村的传播媒介应以

A. 电视为主

B. 小册子、小报为主

C. 有线广播为主

D. 小学的健康教育课为主

E. 黑板报为主

19. 健康传播效果是指（　）在接受健康信息后，情感、思想、态度、行为等方面发生的反应。

A. 医务工作者

B. 传播者

C. 受传者

D. 教育者

E. 领导者

20. 健康传播效果的最高层次是

A. 健康信念认同

B. 知晓健康信息

C. 态度向有利健康转变

D. 采纳健康的行为和生活方式

E. 理解健康信息

21. 影响健康传播效果的因素不包括

A. 受者

B. 信息

C. 动机

D. 传播者

E. 传播途径

22. 受众方面影响健康传播效果的因素不包括

A. 受传者的健康状况

B. 受传者的社会经济文化特征

C. 受传者的心理因素

D. 信息内容的针对性、科学性和指导性

E. 受传者行为发展特征

23. 下列属于影响健康传播效果的社会环境因素的是

A. 环境布置

B. 传播活动地点、场所

C. 相关的政策法规

D. 传播者的行为动机

E. 受者的心理需求

24. 开展社区预防慢性非传染性疾病的健康教育，从健康传播效果的层次看，以下表述属于健康信念认同的是

A. 经常参加有氧健身活动

B. 相信合理膳食有利预防疾病

C. 不能经常吃新鲜水果蔬菜

D. 知晓肥胖对健康的危害

E. 愿意接受健康指导

25. 在传播材料预试验中，听取有关领导对该材料的修改意见属于

A. 可读性试验

B. 重点人群调查

C. 把关人调查

D. 问卷调查

E. 以上都不是

参考答案与解析

【A_1 型题】

1. E

【解析】传播作为一个行为过程，包含的必需要素为传播者、信息、传播途径、接受者和传播效果。反馈除外。

2. B

【解析】传播的模式有单向传播模式（拉斯韦尔5W模式）、双向传播模式（施拉姆双向循环模式）、互动传播模式（强调传授双方各自的文化背景）、整体传播模式（以普遍联系和相互作用的系统观为指导，从整体社会环境系统研究传播过程的模式。）、两级传播模式（强调舆论领袖的作用）。

3. C

【解析】传播是人类普遍存在的一种社会行为，其基本特点为社会性、普遍性、互动性、共享性。

4. E

【解析】传播的媒介选择原则是保证效果、针对性、速度快、经济和可及性高。

5. E

【解析】健康传播的概念中包含的要点为态度和行为改变、医学研究成果转化、降低疾病的患病率和死亡率、提高社区、国家和个人的生活质量。

6. C

【解析】健康传播的特点包括健康传播具有公共性和公益性、

对传播者有特殊的素质要求、传播的是健康信息、具有明确的目的性、传播过程具有复合性。

7. D

【解析】将健康信息以最快、最通畅渠道传递给目标人群，要选择的传播媒介应速度快。

8. A

【解析】介于人与人之间的一种直接的面对面信息沟通的交流活动是人际传播。

9. E

【解析】人际传播的特点主要体现在全身心、多元化、互动性、全息性、个性化。

10. C

【解析】健康教育中常用的人际传播形式为可咨询、交谈或个别访谈、劝服、指导，不包括广播。

11. A

【解析】人际传播的特点有简便易行、传播较慢、信息量相对较小、针对性高和互动性。

12. D

【解析】讲话者要让对方能听懂并理解自己的话是人际传播技巧中的说话技巧。

13. E

【解析】人际交流过程中需注意的问题：避免突然改变话题；过分表述自己的意见，主导谈话过程；避免连珠炮式发问；要充分听取谈话对象的内容，避免过早下结论或做出判断；对谈话对象的问题答非所问；对对方表现出不耐烦、轻视或用命令、生硬、教训式口气；对对方的正确言行表示赞同和支持时，要态度坚定等。

14. E

【解析】大众传播的特点：①大众传播中的传播者是从事信息生产和传播的专业化媒介组织。②大众传播是运用先进的传播技术和产业化手段大量生产、复制和传播信息的活动。③大众传播是公开的，对象是社会上的一般大众。④大众传播的信息既具有商品属性，又具有文化属性。⑤大众传播属于单向性很强的传播活动。⑥大众传播是一种制度化的传播。但是并不是任何人都可以是传播者。

15. D

【解析】根据媒介在当地的覆盖情况、受众对媒介的拥有情况和使用习惯来选择媒介属于选择传播媒介的可及性原则。

16. C

【解析】新媒体可分为互联网新媒体、手机新媒体、数字电视新媒体。

17. B

【解析】有关新媒体的特点描述有数字化与网络化、超文本性与虚拟性、匿名性、高度交互性和信息服务、个性化、时效性和经济性。

18. C

【解析】根据传播策略选择的可及性原则，该村的传播媒介应优先考虑“媒介在当地覆盖情况和使用习惯”。从本题给出的背景资料可以发现，电视普及率很低，A不适合；全村多数人是文盲，B和E都不适合；只有一所民办学校，小学生很少，D不适合。因为该村家家装有有线广播，乡里有事往往通过有线广播通知，为村民可及的传播媒介，故C为最佳答案。

19. C

【解析】健康传播效果是指受传者接受健康信息后，情感、思想、态度、行为等方面发生的反应。

20. D

【解析】健康传播效果分为4个层次，依次为知晓健康信息、健康信念认同、态度向有利健康转变、采纳健康的行为和生活方式。

21. C

【解析】影响健康传播效果的因素包括受传者、信息、传播者、传播媒介、环境因素。

22. D

【解析】受众方面影响健康传播效果的因素主要包括受传者的属性（性别、年龄、经济状况、健康状况等）、受传者心理因素（选择性心理、对信息需求的共同心理特征、接受新信息的心理行为发展过程、对信息的寻求和使用等）影响。

23. C

【解析】影响健康传播效果的环境因素包括物质环境和社会环境，物质环境主要包括自然条件对健康传播活动的影响，场所的选择、环境布置、座位排列等；社会环境包括宏观社会环境和微观社会环境，政策法规属于宏观社会环境。D和E分别来自传播者和受传者的影响。

24. B

【解析】健康信念认同：受传者接受所传播的信息，并对信息中倡导的健康信念理解，认同一致。A属于采纳健康的行为和生活方式，C属于错误的观念。D属于知晓健康信息。E属于态度向有利于健康转变。

25. C

【解析】传播的一切信息，都要经过把关人的过滤或筛选，才能同公众见面。在传播者与受众之间，“把关人”起着决定继续或中止信息传递的作用。

第四节　健康教育与健康促进的计划设计

【A_1 型题】

1. 健康促进规划的 3 个组成部分是
   A. 设计、管理、评价
   B. 设计、评价、反馈
   C. 评估、设计、实施
   D. 评估、实施、管理
   E. 设计、实施、评价
2. 有关计划设计的描述不正确的是
   A. 是一个组织机构根据实际情况，通过科学的预测和决策，提出在未来一定时期内所要达到的目标及实现这一目标的方法、途径等所有活动的过程
   B. 不需要确定优先干预的健康问题
   C. 是健康教育项目成功与否的关键环节
   D. 是健康教育项目评价的标尺
   E. 是健康教育项目的行动指南
3. 计划设计应遵循的原则不包括
   A. 目标性原则
   B. 整体性原则
   C. 参与性原则
   D. 可行性原则
   E. 一经制定，不得改变
4. 健康教育计划设计步骤主要是
   A. 了解需求→确定优先项目→确定目标→制订方案→实施计划→确定效果评价指标
   B. 了解需求→确定目标→制订方案→确定优先项目→实施计划→确定效果评价指标
   C. 了解需求→制订方案→实施计划→确定优先项目→确定目标→确定效果评价指标
   D. 确定优先项目→了解需求→确定目标→制订方案→实施计划→确定效果评价指标
   E. 确定效果评价指标→了解需求→确定优先项目→确定目标→制订方案→实施计划
5. 根据 PRECEDE 模式，健康教育诊断首要步骤是
   A. 流行病学诊断
   B. 行为诊断
   C. 社会诊断
   D. 教育与组织诊断
   E. 环境诊断
6. 健康促进规划设计中社会诊断的目的是评估
   A. 社会经济
   B. 生态环境
   C. 卫生服务状况
   D. 人群生活质量
   E. 人群卫生知识
7. 流行病学诊断的任务是
   A. 回答该健康问题在空间、时间上有什么规律
   B. 回答目标人群中因该健康问题而受累的是哪些人
   C. 回答威胁目标人群的主要健康问题是什么
   D. 确定影响生活质量的健康问题及其分布
   E. 对哪个或哪些健康问题进行干预效果可能最好
8. 关于行为诊断任务的描述错误的是
   A. 区分引起健康问题的行为和非行为问题
   B. 区分重要行为和相对不重要行为
   C. 区分高可变性行为和低可变性行为
   D. 确定优先干预的行为
   E. 与文化传统关联密切、社会认可度低、行为发展阶段的行为为高可变性行为
9. 教育诊断的任务是
   A. 在目标人群中进行定量和定性调查方法获取资料
   B. 确认影响目标行为的倾向因素、促成因素和强化因素
   C. 查阅资料
   D. 定性诊断
   E. 专家咨询
10. 知识、信念、态度、价值属于哪种影响行为的因素
    A. 危险因素
    B. 强化因素
    C. 促成因素
    D. 促进因素
    E. 倾向因素
11. 健康教育干预框架包括
    A. 确定干预策略、干预场所
    B. 确定目标人群
    C. 确定干预活动内容、方法和日程
    D. 确定干预活动组织网络与工作人员队伍
    E. 以上均是
12. 在健康教育计划中，确定优先项目的基本原则有
    A. 重要性、可行性、方便性
    B. 重要性、严重性、有效性
    C. 重要性、可行性、可变性
    D. 重要性、有效性、方便性
    E. 必要性、有效性、可重复性
13. 在确立优先项目问题的重要性与可变性评估中，应首先选择哪种情况
    A. 非常重要而不可改变
    B. 非常重要且可以改变
    C. 可以改变，而不重要
    D. 不可改变，且不重要
    E. 其他情况

14. 在确定计划目标的总体目标时应首先考虑或回答
A. 知识、态度、信仰和信念的变化情况
B. 人体健康状况有无改变及改变程度
C. 首先考虑3个“W”和2个“H”
D. 提高生活质量
E. 提高健康水平

15. 有关健康教育与健康促进具体目标的描述不正确的是
A. 具体目标包括教育目标、行为目标、健康目标
B. 具体目标应是可量化的、可完成的
C. 是执行健康促进计划后预期应达到理想的影响和效果，是宏观的
D. 具体目标是可信的、有时间性
E. 具体目标形成目标体系

16. 在制定健康促进的策略中应选择的干预场所为
A. 公共场所及居民家庭
B. 教育机构及医疗机构
C. 工作场所
D. 娱乐场所
E. A+B+C

【A_2型题】

17. 经过社区需求诊断，某社区中糖尿病的患病率为3%，该社区工作中糖尿病健康教育的目标人群为
A. 糖尿病患者及其家属
B. 糖尿病高危人群
C. 一般健康人群
D. 社区领导者和决策者
E. 以上都是

18. 某单位使用公益电视广告进行干预活动宣传应属于
A. 社会策略
B. 教育策略
C. 环境策略
D. 行为策略
E. 心理策略

【A_3型题】

（19~23题共用题干）

在某地区健康教育促进项目中开展控烟行动。

19. 如果该健康教育项目实施1年后，要求有60%的青少年学会如何拒绝第一支烟的技巧，这是计划的
A. 行为目标
B. 教育目标
C. 健康目标
D. 态度目标
E. 价值观目标

20. 在控制烟草使用的健康促进规划中，在公共场所建立无烟区属于
A. 环境策略
B. 社会策略
C. 教育策略
D. 传播策略
E. 资源策略

21. 在学校开展以“学会拒绝吸第一支烟”为主题的第二课堂活动，属于
A. 环境策略
B. 社会策略
C. 教育策略
D. 资源策略
E. 政策倡导策略

22. 如果在青少年的控烟计划中提出“通过健康促进活动的实施，创建无烟学校，造就不吸烟的新一代”，该目标属于
A. 教育目标
B. 总体目标
C. 行为目标
D. 健康目标
E. 具体目标

23. 对于没有戒烟意愿的人，要改变其吸烟行为，根据行为转变阶段理论，下列干预方法效果更好的是
A. 提供怎样戒烟的具体方法
B. 提高他对吸烟危害的认识，产生戒烟愿望
C. 进行意志力培养
D. 进行经济限制
E. 强化戒烟的行为

参考答案与解析

【A_1型题】

1. E

【解析】健康促进规划的3个组成部分是设计、实施、评价。

2. B

【解析】计划设计是一个组织机构根据实际情况，通过科学的预测和决策，选择需要优先干预的健康问题，提出在未来一定时期内解决该健康问题的目标及实现这一目标的策略、方法、途径等所有活动的过程。健康教育计划是科学管理、行动指南、协调纲领、评价标尺。

3. E

【解析】计划设计的原则是目标原则、整体性原则、参与性原则、可行性原则、灵活性原则、从实际出发原则、社区参与原则。

4. A

【解析】计划设计的一般程序为了解需求→确定优先项目→确定目标→制订方案→实施计划→确定效果评价指标。

5. C

【解析】根据PRECEDE模式，健康教育诊断首要步骤是社会诊断。

6. D

【解析】社会诊断是从分析人群生活质量入手，发现影响人群生活质量的主要健康问题，使健康教育项目更好地符合人群的健康需求。分析人群生活质量的第一步是先评估人群卫生知识。

7. D

【解析】流行病学诊断的任务是确定影响生活质量的健康问题及其分布，并确定优先要解决的健康问题。

8. E

【解析】与当地文化传统关联不密切，社会认可度低、不赞许，与当地主流宗教规范、风俗习惯不相关，既往有成功先例，处于行为发展阶段的行为为高可变性行为。

9. B

【解析】教育与生态诊断的任务是确认影响目标行为的倾向因素、促成因素和强化因素。

10. E

【解析】倾向因素包括知识、信念、态度、价值观。

11. E

【解析】健康教育干预框架包括确定目标人群、确定重点干预的行为影响因素、确定教育场所、确定干预策略、确定干预活动内容、方法和日程，确定干预活动组织网络与工作人员队伍。

12. C

【解析】健康教育计划中，确定优先项目的基本原则包括重要性、有效性、可变性和符合成本效益原则。

13. B

【解析】在确立优先项目问题的重要性与可变性评估中，应首先选择非常重要且可以改变的情况。

14. C

【解析】在确定计划目标的总体目标时应首先考虑或回答 3 个“W”和 2 个“H”，即为什么改变（Why to change）——价值问题；改变什么（What to change）——方向问题；改变成什么样子（What to change to）——靶心问题；怎样改变（How to change）——方法问题；怎样持续改变（How to continually change）——机制问题。

15. C

【解析】总体目标是执行健康促进计划后预期应达到理想的影响和效果，是宏观的，甚至计划者并不能亲自看见这种结果。具体目标是为实现总体目标所要达到的具体结果，应是具体的、量化的、可完成的、可信的、有时间性的。一般分为教育目标、行为目标、健康目标三个方面。

16. E

【解析】健康教育干预场所主要包括教育机构、卫生机构、工作场所、公共场所和居民家庭。

【A_2 型题】

17. E

【解析】根据与目标行为的关系，健康教育的目标人群分为一级目标人群（计划直接干预，将实施健康行为的人群）、二级目标人群（对一级目标人群有重要影响的人，或能激发教育和加强一级目标人群行为和信念的人）、三级目标人群（对项目有支持作用或重大影响的人）。因此，社区糖尿病健康教育的目标人群包括上述所有人。

18. B

【解析】健康教育计划制订过程中的干预策略主要有教育策略、社会策略、环境策略、资源策略。教育策略包括大众传播和人际交流策略、技能培训及组织方法等；社会策略为政策、法律法规等；环境策略为改善有关社会文化环境和物理环境的各种策略手段；资源策略为动员、筹集、分配利用社区各种有形和无形资源的途径和方法。

【A_3 型题】

19. B

【解析】教育目标是实现行为转变所必需的知识、信念、态度、技能等；行为目标是该计划执行一定时间后有关行为的转化率；健康目标是指在执行后产生的健康效益，如某些生理生化指标的改变，或疾病发病率或死亡率的变化。

20. A

【解析】参见 A_1 型题第 18 题解析。

21. C

【解析】参见 A_1 型题第 18 题解析。

22. B

【解析】健康教育项目总体目标是执行健康促进计划后预期应达到理想的影响和效果，是宏观的，甚至计划者不能亲自看见这种结果。

23. B

【解析】行为改变阶段模式分为 5 个阶段：无打算转变阶段（提供信息，提高认识），打算转变阶段（激发动机，提供方法），准备阶段（提供方法，鼓励尝试），行动阶段（继续支持，不断强化），维持阶段（环境支持，预防复发）。故选 B。

第五节　健康教育与健康促进计划的实施

【A_1型题】

1. 有关健康教育计划进度表的描述，不正确的是
   A. 进度表是整个执行计划的核心
   B. 是实现目标管理的依据
   C. 以时间为引线列出各项实施工作内容、检测指标
   D. 包括负责人员和经费预算
   E. 不包括特殊需求
2. 健康教育计划实施过程中的监测内容不包括
   A. 工作进程
   B. 活动内容和开展情况
   C. 人群知信行和相关危险因素
   D. 经费开支情况
   E. 人群健康状况改变情况
3. 实施监测的方法包括
   A. 记录与报告
   B. 审计
   C. 现场考察
   D. 定量与定性调查
   E. 以上均正确
4. 下列不属于计划执行中的监测和质量控制的内容是
   A. 建立完整的资料收集和保存体系
   B. 建立专家小组，保证计划执行的质量
   C. 正确评估计划执行者的技能
   D. 项目执行人员的技能培训
   E. 对经费开支的监测
5. 有关健康教育项目实施的组织机的构描述不正确的是
   A. 组织机构包括领导机构和执行机构
   B. 领导机构的作用是政策支持、部门协调和社区开发
   C. 执行机构多设置在某一相关业务部门
   D. 领导机构不包括社区重点人群代表
   E. 执行机构具体负责落实和执行健康教育计划，开展干预活动。
6. 健康教育项目工作人员培训的原则是
   A. 目的明确原则、理论联系实际原则、即时评估原则
   B. 目的明确原则、参与原则、理论联系实际原则
   C. 目的明确原则、从实际出发原则、即时评估原则
   D. 参与原则、弹性原则、从实际出发原则
   E. 目的明确原则、从实际出发原则、重视技能原则
7. 健康教育项目工作人员常用于培训的参与式教学方法不包括
   A. 头脑风暴法
   B. 角色扮演法
   C. 小组讨论法
   D. 案例分析法
   E. 书面作业
8. 下列哪项是健康教育项目技术人员培训的内容
   A. 财务与设备管理
   B. 质量控制
   C. 人员管理
   D. 专业知识
   E. 项目评价和总结
9. 健康教育项目进行工作人员培训，其效果评价不包括
   A. 培训过程中采取的各种活动的执行情况
   B. 培训过程中采取的各种活动的效率
   C. 培训后学员知识、技能掌握情况
   D. 学员能否将所学的知识运用于实践中并产生明显的效果
   E. 培训后学员行为改变情况
10. 培训效果评价的3个层次包括
    A. 过程评价、形成评价、效率评价
    B. 过程评价、形成评价、效应评价
    C. 过程评价、近期效果评价、远期效果评价
    D. 过程评价、结局评价、效应评价
    E. 过程评价、结局评价、效率评价
11. 下列哪项不属于一般健康传播材料
    A. 平面（印刷）材料
    B. 网络材料
    C. 音像材料
    D. 实物材料
    E. 无形材料
12. 健康传播材料制作应遵循的程序是
    A. 分析需求，确定信息→制订计划→形成初稿→预试验→设计制作→生产发放和使用→监测与评价
    B. 分析需求→制订计划→形成初稿→征求意见→设计制作→生产发放和使用→评价
    C. 分析需求，确定信息→制订计划→设计制作→定稿→生产发放和使用→监测
    D. 分析需求，确定信息→制订计划→设计制作→信息反馈→定稿→生产发放和使用→监测与评价
    E. 确定信息→设计制作→形成初稿→预试验→定稿→生产发放和使用→监测与评价
13. 健康传播材料预试验方法不包括
    A. 问卷调查
    B. 大范围人群调查

C. 电话采访
D. 个别意见征求
E. 人群代表座谈会

14. 健康教育项目的过程评价主要关注
A. 计划是否完善、合理、可行
B. 项目活动的数量、质量、效率
C. 目标人群知识、态度、信念的变化
D. 目标人群健康状况和生活质量的变化
E. 项目目标是否实现

15. 属于健康教育计划实施的过程评价指标是
A. 干预活动暴露率
B. 健康知识知晓率
C. 母乳喂养率
D. 高血压病控制率
E. 态度形成率

参考答案与解析

【A_1型题】

1. E

【解析】进度表以时间为引线列出各项实施工作内容（各项具体活动)、工作地点、具体负责人员、经费预算，特殊需求（该项活动所需要的特定设备、资料、场所以及外请人员）等。时间进度表是整个执行计划的核心，也是实现目标管理的依据。

2. E

【解析】健康教育计划实施过程中的监测内容包括工作进程、活动内容和开展情况、人群知信行和相关危险因素及经费开支情况。不包括对人群健康状况的改变情况进行监测。

3. E

【解析】实施监测和质量控制的方法主要包括记录与报告方法，现场考察和参与方法、现场督导，审计方法，召集例会，专项调查。

4. D

【解析】项目执行人员的技能培训不属于计划执行中的监测和质量控制内容，属于项目各级骨干人员培训的内容。

5. D

【解析】组织机构包括领导机构和执行机构，领导机构包括计划实施直接相关部门的领导和业务负责人，社区分管领导、社区卫生服务中心领导、社区重点企事业单位分管领导，社区重点人群代表也可根据项目需要纳入领导机构中来。其作用是政策支持、部门协调和社区开发。执行机构多设置在某一相关业务部门，具体负责落实和执行健康教育计划，开展干预活动。

6. A

【解析】健康教育项目工作人员培训的原则：目的明确，理论联系实际，重视技能训练，及时评估。

7. E

【解析】健康教育项目工作人员常用于培训的参与式教学方法包括头脑风暴法、角色扮演法、小组讨论法、案例分析法。

8. D

【解析】健康教育项目技术人员培训的内容：专业知识、传播材料制作、人际交流技术、人员培训方法、健康干预方法。

9. E

【解析】健康教育项目进行工作人员培训，其效果评价包括培训过程中采取的各种活动的执行情况，培训过程中采取的各种活动的效率，培训后学员知识、技能掌握情况，学员能否将所学的知识运用于实践中并产生明显的效果。不包括其自身行为的改变。

10. C

【解析】项目执行人员技能培训工作的评价包括过程评价、近期效果评价、远期效果评价。

11. E

【解析】健康传播材料一般分为三类：文字印刷类、音像视听类、实物材料。

12. A

【解析】健康传播材料制作应遵循的程序：分析需求，确定信息→制订计划→形成初稿→预试验→设计制作→生产发放和使用→监测与评价

13. B

【解析】健康传播材料预试验的主要方法：问卷调查、电话采访、个别意见征求、人群代表座谈会

14. B

【解析】教育项目的过程评价主要关注项目活动的数量、质量、效率。

15. A

【解析】过程评价的目的是确保项目按照计划执行，从而使计划目标真正实现，包括项目计划执行涉及的各个方面，评价指标包括项目活动执行率、干预活动覆盖率、干预活动暴露率、有效指数、目标人群满意度和资源使用进度指标。

第六节　健康教育与健康促进效果评价

【A_1型题】

1. 健康教育项目的评价方案形成于
   A. 项目设计阶段
   B. 项目实施阶段
   C. 项目实施结束后
   D. 项目设计、实施全过程
   E. 项目开始阶段
2. 健康教育评价的目的在于
   A. 确定计划达到预期目标的程度
   B. 进一步确定优先项目
   C. 进一步确定目标
   D. 有助于制定策略
   E. 有助于确定研究方法
3. 关于健康教育评价意义的表述，不正确的是
   A. 是取得成功的必要保障
   B. 可以科学地说明计划的价值
   C. 可以减少计划实施过程的偏差
   D. 扩大项目对社区的影响
   E. 提高健康教育专业人员的理论与实践水平
4. 健康教育近期效果评价的含义为
   A. 针对计划本身及实施过程中的管理问题
   B. 针对了解计划实施后对人群健康状况改善的程度
   C. 着眼于实施后的整个结局
   D. 着眼于计划实施后知识、态度、信念、价值观变化的程度
   E. 其他方面
5. 安全用水百分率、计划免疫覆盖率属于
   A. 卫生政策指标
   B. 社会经济指标
   C. 预防性卫生服务指标
   D. 健康状况指标
   E. 其他
6. 评价经干预后健康状况和社会效益的变化属于
   A. 过程评价
   B. 效应评价
   C. 形成评价
   D. 近期效果评价
   E. 远期效果评价
7. 下列评价指标中属于近期或中期效果评价指标的是
   A. 卫生知识知晓率
   B. 平均期望寿命
   C. 发病率
   D. 婴儿死亡率
   E. ASHA 指数
8. 属于影响健康教育效果评价的历史性因素是
   A. 新的卫生政策颁布
   B. 测试者的暗示效应
   C. 调查人员工作经验增加
   D. 因搬迁不能对居民进行随访
   E. 测试对象的霍桑效应
9. 在评价影响内在真实性的历史性因素中可通过下列哪种方法排除
   A. 加强工作人员的技术培训
   B. 多次基线测量
   C. 设立对照组或过程追踪
   D. 测量工具的校正
   E. 其他方法
10. 属于影响健康教育效果评价的参与者熟练性因素的是
   A. 测量工具
   B. 测试者观察偏倚
   C. 调查人员技术熟练
   D. 因搬迁不能对居民进行随访
   E. 项目地区发生自然灾害
11. 健康教育与健康促进的效应评价内容不包括
   A. 促成因素
   B. 倾向因素
   C. 强化因素
   D. 健康相关行为
   E. 危险因素
12. 健康教育是否反映了重点对象的需求属于
   A. 过程评价
   B. 近期效果评价
   C. 远期效果评价
   D. 结局评价
   E. 效应评价
13. 实验研究是
   A. 将研究对象按随机原则分为实验组和对照组
   B. 实验组与对照组不是随机的
   C. 实验组（干预组）和对照组在某些方面必须相似
   D. 常用于行为观察
   E. 从原因到结果的调查研究
14. 关于设对照组的前后测试，下列描述不正确的是
   A. 目标人群在项目实施前后的情况进行比较
   B. 可剔除时间、测量因素对结果的影响
   C. 可剔除观察因素对结果的影响
   D. 对干预效果作出有说服力的解释
   E. 为干预组选择一个匹配的对照组
15. 属于影响健康教育效果评价的失访因素是
   A. 颁布新卫生政策
   B. 测试者的观察偏倚
   C. 调查人员技术更加熟练
   D. 因搬迁不能对居民进行随访
   E. 项目地区发生自然灾害
16. 影响健康教育与健康促进的效果评价的因素有
   A. 历史性原因
   B. 工作人员与参与者的熟

练性
C. 失访
D. 以上各项均是
E. 以上各项均错

17. 下列评价指标中属于远期效果评价指标的是
A. 卫生知识合格率
B. 卫生知识知晓率
C. 平均期望寿命
D. 行为改变率
E. 信念流行率

18. 下列属于效应评价的内容的是
A. 传播材料的预实验
B. 人群健康需求评估
C. 行为影响因素的变化评估
D. 传播媒体的评估
E. 人群的参与度

【A_2 型题】

19. 一项对控制吸烟的干预研究中，对观看录像的参与人数的评估属于
A、形成评价
B、过程评价
C、近期效果评价
D、远期效果评价
E、总结评价

20. 对某社区进行糖尿病健康促进规划的结局评价，应评估糖尿病患者
A. 自测血糖技能的变化
B. 有关糖尿病知识的变化
C. 饮食行为的变化
D. 血糖控制率的变化
E. 饮食态度的改变

21. 在实施心血管疾病健康教育第二年，某市政府宣布，在所有副食商店不再出售肥肉，在全市范围内提倡禁烟活动，属于
A. 历史性因素
B. 成熟因素
C. 观察偏倚
D. 人为因素
E. 回归因素

参考答案与解析

【A_1 型题】

1. D

【解析】健康教育项目评价贯穿于项目的始终。

2. A

【解析】健康教育评价的目的在于确定计划达到预期目标的程度。

3. C

【解析】健康教育评价意义是取得成功的必要保障，可以科学地说明计划的价值，扩大项目对社区的影响，可提高健康教育专业人员的理论与实践水平。

4. D

【解析】健康教育近期效果评价的含义为着眼于计划实施后知识、态度、信念、价值观变化的程度。

5. C

【解析】安全用水百分率、计划免疫覆盖率属于预防性卫生服务指标。

6. E

【解析】远期效果评价（结局评价）是评价健康教育与健康促进项目实施后导致的目标人群健康状况乃至生活质量的变化。因此评价经干预后健康状况和社会效益的变化属于远期效果评价。

7. A

【解析】效应评价又称近期和中期效果评价。评价内容为影响健康的相关行为的变化。常用指标如下：①卫生知识均分。②卫生知识合格率。③卫生知识知晓率。④信念（态度）形成率。⑤行为流行率，如吸烟率、母乳喂养率。⑥行为改变率，如戒烟率。

8. A

【解析】历史性因素又称时间因素，指在健康教育计划执行或评价阶段发生的重大的可能对目标人群产生某种影响的事件，如新的卫生政策颁布。

9. C

【解析】在评价影响内在真实性的历史性因素中可通过设立对照组或过程追踪方法排除。

10. C

【解析】属于影响健康教育效果评价的参与者熟练性因素的是调查人员技术熟练。

11. E

【解析】健康教育与健康促进的效应评价内容包括促成因素、倾向因素、强化因素和健康相关行为。

12. A

【解析】健康教育是否反映了重点对象的需求、干预活动暴露率均属于过程评价指标。

13. A

【解析】实验研究是将研究对象按随机原则分为实验组和对照组。

14. A

【解析】关于设对照组的前后测试，可剔除时间、测量因素对结果的影响，可剔除观察因素对结果的影响，对干预效果作出有说服力的解释，为干预组选择一个匹配的对照组。

15. D

【解析】属于影响健康教育效果评价的失访因素是因搬迁不能对居民进行随访。

16. D

【解析】影响健康教育与健康

促进的效果评价的因素有历史性原因、工作人员与参与者的熟练性和失访。

17. C

【解析】远期效果评价又称结局评价，着眼于评价健康教育与健康促进项目实施后导致的目标人群健康状况乃至生活质量的变化。A、B属于近期效果评价，D属于中期效果评价。

18. C

【解析】效应评价的内容：倾向因素，促成因素，加强因素，健康相关行为，政策、法规制定情况。

【A_2型题】

19. B

【解析】过程评价是计划实施过程中监测计划各项目工作的进展，了解并保证计划的各项活动能按计划的程序发展。评价的内容包括评估项目运作情况并随时了解现场反应、评估工作人员工作情况、项目预试验、修正项目计划。

20. D

【解析】结局评价也称远期效果评价，主要评价健康促进计划的最终目的是否实现。人群健康状况和人群生活质量，如生理、心理健康指标，以及疾病与死亡指标。

21. A

【解析】历史性因素是指在项目实施期间所发生的干预之外的事件，包括全国性、地区性或组织机构内部，或在干预场所发生的事件、导致参与者发生某些可能对结局有影响的变化。因此本题属于历史性因素。

第七节　重要场所的健康教育与健康促进

【A_1型题】

1. 新的公共卫生方法的精髓是
   A. 健康教育
   B. 健康促进
   C. 卫生宣教
   D. 预防接种
   E. 卫生宣教
2. 按目标人群或场所划分，健康教育的内容不包括
   A. 社区健康教育
   B. 学校健康教育
   C. 心理健康教育
   D. 患者健康教育
   E. 职业人群健康教育
3. 下列关于健康教育在社区卫生服务中的地位和作用的描述，不正确的是
   A. 社区卫生服务的重要基础
   B. 是社区卫生服务的重要组成部分
   C. 是社区疾病预防和健康干预的有效途径
   D. 提高民族素质，促进精神文明建设
   E. 是创造经济效益的重要渠道
4. 关于社区健康教育与健康促进的表述，不正确的是
   A. 以社区为单位
   B. 以社区人群为教育对象
   C. 以促进社区居民健康为目标
   D. 有组织、计划、有评价的健康教育活动
   E. 以社区医疗机构为单位
5. 下列有关社区健康教育的描述，不正确的是
   A. 教育对象是社区人群
   B. 要求政府采取行政措施
   C. 引导居民养成良好的行为和生活方式
   D. 有计划、有组织、有评价的活动
   E. 是初级卫生保健的集中体现
6. 社区健康教育与健康促进的策略是
   A. 开发领导，实现行政干预
   B. 动员社会力量，建立健全组织网络
   C. 依靠家庭力量，实施健康教育
   D. 开发利用社区人力资源、财力资源、物力资源、信息资源
   E. 以上都是
7. 城市社区健康教育基本内容不包括
   A. 慢性非传染性疾病的社区防治
   B. 加强安全教育，防止意外伤害
   C. 家庭健康教育
   D. 移风易俗，改变不良卫生习惯
   E. 社会卫生公德与卫生法规教育
8. 城市社区健康教育的基本内容有
   A. 城市社区常见疾病防治的宣传教育
   B. 家庭健康教育
   C. 创建健康城市（国家卫生城市）的宣传与动员
   D. 社会卫生公德与卫生法规教育
   E. 以上都是
9. 下列哪项不是城市社区健康教育的基本作用
   A. 健康教育是社区卫生服务的重要内容
   B. 是促进全民健康的重要手段
   C. 在社区卫生服务中具有基础作用
   D. 在社区卫生服务中具有导

向作用
E. 在社区卫生服务中具有引领作用
10. 关于农村社区健康教育的形式，下列叙述不正确的是
A. 深入开展“九亿农民健康教育行动”
B. 开发利用农村传播媒介和渠道
C. 培训家庭保健员，开展“卫生科普入户”活动
D. 结合农村疾病防治，开展健康教育
E. 以宣传为重点
11. 农村社区健康教育的基本内容包括
A. 农村常见疾病防治的宣传教育
B. 移风易俗，改变不良卫生习惯
C. 农村环境卫生与环境保护
D. 健康观念与卫生法制教育
E. 以上各项均是
12. 关于学校健康促进的叙述，不正确的是
A. 学校、家长和学校所属社区内所有成员的共同参与
B. 设置正式和非正式的健康教育课程
C. 创造安全健康的学习环境，提供合适的健康服务
D. 共同促进学生健康
E. 移风易俗
13. 学校健康促进的内容不包括
A. 学校健康政策
B. 学校健康教育
C. 学校健康社会环境和社区关系
D. 学校思想教育
E. 学校卫生服务
14. 下列指标中不是学校健康促进效果评价指标的是
A. 及格率
B. 人均住院日数
C. 不吸烟率
D. 人均病假日数
E. 月病假率
15. 师生之间开展多种形式的交流活动，属于学校社会环境的
A. 人际环境
B. 物质环境
C. 社区环境
D. 事物环境
E. 教育环境
16. 在医院健康教育中，不属于住院教育形式的是
A. 入院教育
B. 病房教育
C. 出院教育
D. 随访教育
E. 出院后教育
17. 根据教育对象和实施途径的不同，医院健康教育和健康促进的形式不包括
A. 医护人员教育
B. 患者教育
C. 社区卫生服务中的健康教育
D. 社会性宣传教育
E. 职业人群健康教育
18. 医院健康教育的目标人群（广义概念下的医院健康教育）为
A. 患者及其家属
B. 患者、家属及陪护人员、医护人员与职工、社区人群
C. 患者、家属及陪护人员
D. 患者及社区群众
E. 医护人员及社区人群
19. 关于医院健康教育与健康促进的概念，下列说法错误的是
A. 以健康为中心
B. 以医疗保健机构为基础
C. 为改善患者及其家属、社会成员等的健康相关行为
D. 不需要相关的政策、法规支持
E. 是在临床的实践过程中进行的
20. 医院健康教育与健康促进的实施不包括
A. 建立医院健康促进组织网络
B. 创造有利于健康的医院环境
C. 加强医务人员的健康教育培训
D. 开展多种形式的健康教育活动
E. 移风易俗
21. 关于医院健康教育与健康促进中患者教育形式的叙述，不正确的是
A. 门诊教育
B. 住院教育
C. 出院教育
D. 随访教育
E. 医学教育
22. 在医院健康教育中，不属于患者门诊教育形式的是
A. 候诊教育
B. 随诊教育
C. 随访教育
D. 门诊咨询教育
E. 专题讲座及培训
23. 在医院健康教育中，不属于心理卫生教育内容的是
A. 对待疾病的正确心理教育
B. 患者家属的心理教育
C. 安宁疗护及死亡教育
D. 疾病预防、治疗知识的宣传教育
E. 指导家属给患者精神安慰
24. 在企业健康促进活动中，其综合干预措施不包括
A. 从企业管理政策方面进行干预
B. 改善劳动环境
C. 完善职业卫生服务
D. 完善医疗保障制度
E. 针对职业危害因素开展健康教育活动
25. 工矿企业健康促进工作开展的基础是
A. 政府、社区共同参与
B. 开展职业健康教育
C. 合理组织和安排劳动生产

D. 改变不良作业方式
E. 完善职业卫生服务

26. 职业卫生知识与防护技能教育的主要内容是
A. 消除职业精神紧张与改变不良作业方式
B. 改善劳动环境
C. 治理职业有害因素
D. 日常个人卫生习惯教育
E. 营养与合理膳食教育

27. 职业卫生知识与防护措施教育的主要内容不包括
A. 进行心理卫生教育
B. 一般卫生习惯教育
C. 采取正确的作业方式
D. 坚持工间操制度
E. 合理组织、安排生产劳动时间

参考答案与解析

【A_1 型题】

1. B

【解析】新的公共卫生方法的精髓是健康促进。健康促进是指一切能促使行为和生活条件向有益于健康改变的教育与环境、支持的综合体。健康教育是健康促进的组成要素之一。政策、法规、组织及其他环境的支持都是健康促进的组成部分，但它需要与健康教育相结合，没有健康教育，健康促进将成为徒有虚名的概念。

2. C

【解析】按目标人群或场所划分，健康教育的内容包括社区健康教育、学校健康教育、患者健康教育和职业人群健康教育。心理健康教育不包括在内。故选C。

3. E

【解析】健康教育在社区卫生服务中的地位和作用：①社区卫生服务的重要基础。②是社区卫生服务的重要组成部分。③是社区疾病预防和健康干预的有效途径。④提高民族素质，促进精神文明建设。

4. E

【解析】社区健康教育与健康促进是以社区为单位，以社区人群为教育对象，以促进社区居民健康为目标，有组织、计划、有评价的健康教育活动。

5. B

【解析】社区健康教育是初级卫生保健的集中体现，是有计划、有组织、有评价的活动。教育对象是社区人群，引导居民养成良好的行为和生活方式。

6. E

【解析】社区健康教育与健康促进的策略：①开发领导，实现行政干预。②动员社会力量，建立健全组织网络。③依靠家庭力量，实施健康教育。④开发利用社区人力资源、财力资源、物力资源、信息资源。

7. D

【解析】城市社区健康教育与健康促进的基本内容：第一，城市社区常见疾病防治知识的宣传教育，包括：①慢性非传染性疾病的社区防治。②提高警惕，防范新老传染病。③加强安全教育，防治意外伤害。第二，家庭健康教育，包括：①家庭饮食卫生与营养。②家庭急救与护理。③居室环境卫生知识。④生殖健康教育。⑤家庭心理卫生教育。第三，创建健康城市（国家卫生城市）的宣传教育。第四，社会卫生功德与卫生法律法规教育。

8. E

【解析】参见 A_1 型题第 3 题解析。

9. E

【解析】城市社区健康教育的基本作用：健康教育是社区卫生服务的重要内容，是促进全民健康的重要手段，在社区卫生服务中具有基础作用和在社区卫生服务中具有导向作用。

10. E

【解析】农村社区健康教育的形式：①深入开展“九亿农民健康教育行动”。②开发利用农村传播媒介和渠道。③培训家庭保健员，开展“卫生科普入户”活动。④结合农村疾病防治，开展健康教育。

11. E

【解析】农村社区健康教育的基本内容：①农村常见疾病防治的宣传教育。②移风易俗，改变不良卫生习惯。③农村环境卫生与环境保护。④健康观念与卫生法制教育。

12. E

【解析】学校健康促进强调通过学校、家长和学校所属社区内所有的成员的共同努力，给学生提供完整的、积极的经验和知识结构，包括设置正式和非正式的健康教育课程，创造安全健康的学习环境，提供合适的健康服务，让家庭和更广泛的社区参与，共同促进学生健康。一级目标人群包括大中小学生。

13. D

【解析】学校健康促进的内容：①学校健康教育。②学校卫生环境。③学校健康政策。④社区关系。⑤个人健康技能。⑥学校卫生服务。

14. B

【解析】学校健康促进效果评价指标有及格率、不吸烟率、人均病假日数和月病假率。

15. A

【解析】学校的健康社会环境是激发和促进学生参加健康活动，主动培养健康意识的外部环境，包括学校的人际环境、事物环境和物质环境。人际环境主要指学校内师生之间、员工之间及员工与学生之间的相互关系。事物环境是指校内各种活动和措施以及学校师生员工的健康状况。学校物质环境是指学校的基础设施环境及自然环境。

16. D

【解析】在医院健康教育中，属于住院教育形式的有入院教育、病房教育、出院教育、出院后教育。不包括随访教育。

17. E

【解析】根据教育对象和实施途径的不同，医院健康教育和健康促进的形式可以分为医护人员教育、患者教育、社区卫生服务中的健康教育和社会性宣传教育。

18. B

【解析】从广义的医院健康教育出发，其目标人群包括：①患者及其家属，这是医院健康教育对象的主体。②社区群众。③医院的医护人员与职工。医护人员是健康教育的实施者，同时，应该不断提高自身的保健意识和能力，采纳健康行为，促进自身健康。

19. D

【解析】医院健康促进是健康教育和能促进患者和群体行为和生活方式改变的政策、法规、经济以及组织等环境支持的综合。

20. E

【解析】医院健康教育与健康促进的实施包括：①建立医院健康促进组织网络。②创造有利于健康的医院环境。③加强医务人员的健康教育培训。④开展多种形式的健康教育活动。

21. E

【解析】医院健康教育与健康促进，患者教育的形式有门诊教育、住院教育、出院教育和随访教育。不包括医学教育。

22. C

【解析】医院健康教育中，属于患者门诊教育形式的是候诊教育、随诊教育、门诊咨询教育、专题讲座及培训。

23. D

【解析】在医院健康教育中，属于心理卫生教育内容的是对待疾病的正确心理教育、患者家属的心理教育、安宁疗护及死亡教育和指导家属给患者精神安慰。

24. D

【解析】在企业健康促进活动中，其综合干预措施包括：①加强企业管理的政策、法规和组织。②改善工作场所条件和劳动环境。③完善职业卫生服务。④积极开展健康教育活动，控制健康危险因素，促进职工选择健康生活方式。

25. B

【解析】工矿企业健康促进工作开展的基础是开展职业健康教育。

26. A

【解析】职业卫生知识与防护技能教育的主要内容是消除职业精神紧张与改变不良作业方式。

27. B

【解析】职业卫生知识与防护措施教育的主要内容包括：①进行心理卫生教育。②采取正确的作业方式。③坚持工间操制度。④合理组织、安排生产劳动时间。

第八节 重点公共卫生问题健康教育与健康促进

【A_1 型题】

1. 不属于高血压行为危险因素的是
   A. 紧张刺激
   B. 缺少锻炼
   C. 从医行为不良
   D. 遗传因素
   E. 吸烟

2. 与高血压发生有关的因素不包括
   A. 高钠盐饮食
   B. 肥胖
   C. 吸烟、饮酒
   D. 长期的紧张、缺少锻炼
   E. 饮食过多

3. “加强随访和管理，使其知道坚持从医行为、遵从医嘱服药和非药物治疗的重要性”，这一高血压病的社区健康促进对策适用于
   A. 高血压病患者及其家属
   B. 社区一般人群
   C. 高危人群
   D. 社会公众
   E. 社区领导

4. 高血压健康教育对策的目标人群不包括
   A. 高血压病患者及其家属
   B. 高血压病高危人群
   C. 一般健康人群
   D. 社会公众
   E. 社区领导者和决策者

5. 经筛检后，对高血压水平的个体再检查，可预期复查者的血压值会下降属于
   A. 历史性因素
   B. 回归因素
   C. 选择偏倚
   D. 成熟因素
   E. 测试因素

6. 冠心病、恶性肿瘤、卒中的主要危险因素为
   A. 战争
   B. 营养不良

C. 免疫接种覆盖率下降
D. 不良行为和不科学的生活方式
E. 其他因素

7. 对慢性病进行健康教育，干预期限一般为
A. 1年
B. 2年
C. 5年
D. 10年
E. 10年以上

8. 慢性非传染性疾病的过早死亡与下列哪项有关
A. 生物因素
B. 治疗不当
C. 不良行为与不科学的生活方式
D. 卫生服务不好
E. 医疗技术落后

9. 烟草的使用是导致人们患病和早逝的原因之一，烟草对人的危害包括
A. 增加了心血管疾病的发病机会
B. 导致肺癌、慢性阻塞性肺疾病
C. 与口腔、喉、食管的肿瘤发生相关
D. 对胎儿、青少年的发育生长的影响
E. 以上都正确

10. 影响戒烟行为的促成因素为
A. 法规，如公共场所禁烟
B. 吸烟危害知识
C. 个人价值观
D. 有关吸烟危害的态度、信念
E. 同伴的支持

11. 下面哪一项不是吸烟产生的主要有害物质
A. 二氧化碳
B. 一氧化碳
C. 尼古丁
D. 氮氧化物
E. 焦油

12. 不属于被动吸烟危害范畴的是
A. 母亲吸烟对胎儿的影响
B. 与口腔、喉、食管癌的发病密切相关
C. 对成年人的影响
D. 可增加肺癌的危险
E. 家长吸烟对儿童的影响

13. 影响戒烟行为的强制策略为
A. 立法
B. 吸烟危害的知识掌握与否
C. 创建无烟环境
D. 制订控烟规划
E. 开展多种形式的控烟活动

14. 关于控制吸烟策略的叙述，不正确的是
A. 立法
B. 创建无烟环境
C. 制订控烟规划
D. 开展多种形式的控烟活动
E. 取缔烟草生产及销售

15. 艾滋病传播途径的预防教育内容不包括
A. 性传播预防教育
B. 消化道传播预防教育
C. 血液传播预防教育
D. 母婴传播预防教育
E. 吸毒与感染艾滋病病毒的关系及其危险性教育

16. 艾滋病健康教育的重点目标人群不包括
A. 艾滋病病毒感染者、艾滋病患者
B. 吸毒、同性恋者
C. 艾滋病患者的亲属
D. 流动人口、服务行业人员
E. 普通人群

17. “增加教育的覆盖面”，属于艾滋病健康教育
A. 治“标”措施
B. “标”“本”兼治措施
C. 治“本”措施
D. 消除社会歧视措施
E. 以上均不正确

18. “重点放在静脉吸毒和卖淫嫖娼等具有高风险行为的人群”，属于艾滋病健康教育
A. 治“标”措施
B. “标”“本”兼治措施
C. 治“本”措施
D. 消除社会歧视措施
E. 以上均不正确

19. “应为艾滋病患者提供社会支持，并给予经济、情感等方面的帮助”，属于艾滋病健康教育
A. 治“标”措施
B. “标”“本”兼治措施
C. 治“本”措施
D. 消除社会歧视措施
E. 以上均不正确

20. 艾滋病健康教育的行为干预目标是
A. 降低高危性行为
B. 提高对STD的规则治疗需求
C. 对HIV感染和STD预防的规范寻求政策支持
D. 减少对AIDS患者和HIV感染者的冷漠和歧视
E. 以上各项都正确

21. 下列哪项不属于突发公共卫生事件的特征
A. 突发公共卫生事件多为突然发生，发病很急
B. 突发公共卫生事件往往表现为病情严重、发病人数多或病死率高
C. 突发公共卫生事件影响到相当的群体，而非个别人或少数人
D. 突发公共卫生事件的发生和应急处理往往涉及社会的诸多方面
E. 突发公共卫生事件的发生一般都没有原因，所以从根本上说是不能预防和控制的

22. 突发公共卫生事件中，开展健康教育工作的作用不包括
A. 把握舆论导向，维护社会稳定
B. 有效缓解社会群众的紧张心理

C. 提高专业人员的应对技能
D. 推动安全社区建设
E. 普及健康知识，形成健康的生活方式正确

23. 发生突发公共卫生事件时，健康教育者的首要任务是
A. 开展相关人员培训
B. 组织相关专家座谈
C. 开展调查研究
D. 设计干预方案
E. 迅速有效的信息传播

24. 有关伤害的描述正确的是
A. 意外伤害主要发生在家庭之外
B. 包括交通事故、烧烫伤、溺水、中毒、动物咬伤等
C. 虐待和忽视不属于意外伤害
D. 伤害是无法预防和控制的
E. 伤害是社会问题，不是公共卫生问题

25. 下列哪项不是意外伤害的预防和控制措施
A. 加大宣传，维护社会稳定
B. 宣传有关法律和技术措施
C. 推动安全社区建设
D. 营造良好环境
E. 伤害的急救、自救和康复

26. 意外伤害的行为干预措施不包括
A. 工程干预
B. 经济干预
C. 强制干预
D. 教育干预
E. 心理干预

27. 结核病防治策略是
A. 婴幼儿卡介苗接种，封锁疫情，短程督导化疗，药物预防，切断传播途径
B. 新生儿卡介苗接种，封锁疫情，长期督导化疗，药物预防，切断传播途径
C. 婴幼儿卡介苗接种，隔离患者，短程督导化疗，药物预防，切断传播途径
D. 新生儿卡介苗接种，病例发现，短程督导化疗，药物预防，切断传播途径
E. 新生儿卡介苗接种，病例发现，长期督导化疗，药物预防，切断传播途径

28. 下列关于结核病传染源的说法不正确的是
A. 肺结核患者是结核病的主要传染源
B. 患者排菌量大小与其传染力大小呈正比
C. 痰菌阳性患者的传染力与痰菌阴性患者相当
D. 结核病牛也可以成为人类结核病的传染源
E. 痰涂片阳性患者排菌量高于培养阳性患者

29. 结核病的高危险人群不包括
A. 既往患有结核病，未经彻底治疗
B. 与排菌患者密切接触者
C. 儿童及青少年中结核菌素反应阴性者
D. 对结核病缺乏特异免疫力的人群
E. HIV 感染者

30. 关于结核病健康教育的目标人群的叙述，正确的是
A. 患者是一级目标人群，是治疗管理的重点对象
B. 患者家属、医务人员、行政领导干部、教师是二级目标人群
C. 全体公众是三级目标人群
D. 活动性痰涂片阴性肺结核患者是一级目标人群
E. HIV 感染者是一级目标人群

31. 以下各型肝炎中，哪种类型不通过血液传播
A. 甲肝和乙肝
B. 乙肝
C. 甲肝、戊肝
D. 乙肝、丙肝
E. 乙肝、丙肝和丁肝

32. 关于糖尿病的描述不正确的是
A. 糖尿病的典型症状是：多食、多饮、多尿、体重减少
B. 分为 1 型糖尿病、2 型糖尿病，妊娠糖尿病不属于糖尿病
C. 1 型糖尿病的危险因素主要有：遗传因素、病毒感染、自身免疫、环境因素
D. 2 型糖尿病的危险因素主要有：遗传因素、肥胖、体力活动不足、膳食因素、糖耐量受损、胰岛素抵抗、高血压等
E. 高血糖是代谢综合征的症状之一。

33. 糖尿病的综合干预策略是
A. 饮食控制、运动治疗、药物治疗、健康教育、血糖监测
B. 工程干预、经济干预、强制干预、教育干预
C. 分类管理、药物治疗、加强运动、健康教育、对症治疗
D. 分类管理、社区干预、运动干预、药物干预、健康教育
E. 普及知识、血糖监测、药物治疗、全程联合、营养治疗

34. 下列哪些行为对健康有益
A. 维持正常体重
B. 适量饮酒，不吸烟
C. 每晚睡眠 7~8 小时
D. 每月锻炼 5 次（每次约 35 分钟）
E. 定时进早餐

35. 健康生活方式中有关营养指导的叙述不正确的是
A. 食物多样化、以谷类为主
B. 多吃蔬菜、水果、奶类、大豆
C. 多食优质蛋白
D. 少盐少油，控糖限酒
E. 吃动平衡、保持健康体重

36. 下列哪项不是维护心理健康的方法
A. 面对现实，适应环境
B. 认识自己，悦纳自己
C. 结交知己，与人为善
D. 严格要求，永不满足
E. 挫折磨砺，积极进取

参考答案与解析

【A_1 型题】

1. D

【解析】遗传因素属于高血压的危险因素，但不属于高血压行为危险因素。

2. E

【解析】与高血压发生有关的因素包括高钠盐饮食、肥胖、吸烟、饮酒、长期紧张刺激、缺少锻炼。

3. A

【解析】“加强随访和管理，使其知道坚持从医行为、遵医嘱服药和非药物治疗的重要性”，这一高血压病的社区健康促进对策适用于高血压病患者及其家属。

4. D

【解析】高血压健康教育对策的目标人群包括高血压病患者及其家属、高血压病高危人群、一般健康人群、社区领导者和决策者。

5. B

【解析】回归因素指的是由于偶然因素，个别被测试对象的某特征水平过高或过低，在以后又回复到实际水平的现象。经筛检后，对高血压水平的个体再检查，可预期复查者的血压值会下降属于回归因素。

6. D

【解析】冠心病、恶性肿瘤、卒中的主要危险因素为不良行为和不科学的生活方式。

7. C

【解析】对慢性病进行健康教育，干预期限一般为5年。

8. C

【解析】慢性非传染性疾病的过早死亡与不良行为与不科学的生活方式有关。慢性非传染性疾病，简称慢性病，是一类起因隐匿、病程长且病情迁延不愈、缺乏明确的传染性生物病因证据、病因复杂或病因尚未确认的疾病的概括性总称。主要指心脑血管疾病、恶性肿瘤、慢性呼吸系统疾病及糖尿病。

9. E

【解析】烟草的使用是导致人们患病和早逝的原因之一，烟草对人的危害为增加了心血管疾病的发病机会，导致肺癌、慢性阻塞性肺疾病，与口腔、喉、食管的肿瘤发生相关，对胎儿、青少年的发育生长的影响。

10. A

【解析】促成因素是指由人、财、物资源条件和教育技术条件及社会支持程度，综合形成的促进或妨碍行为的社会影响力，如卫生服务或实行健康行为的资源的可及性、有关政策、法规制定情况、行政对健康教育的干预程度、效果。本题影响戒烟行为的促成因素为法规，如公共场所禁烟。

11. A

【解析】烟草烟雾中含有7000多种化学物质，其中数百种对人体有害，致癌物高达69种，主要有害物质有尼古丁、一氧化碳、氮氧化物、焦油、苯并芘、放射性物质等。二氧化碳不是对人有害的物质。

12. B

【解析】被动吸烟是指不吸烟者暴露于烟雾环境中，无意或被动吸入由于烟草燃烧所产生的烟雾。被动吸烟的危害：①母亲吸烟对胎儿的影响。吸烟妇女导致低出生体重婴儿、流产、早产及胎儿新生儿死亡的增加，导致胎盘剥离等并发症的增加。②家长吸烟对儿童的影响。父母吸烟与其2岁以下儿童的呼吸道疾病，如支气管炎、肺炎、哮喘的发生有密切关系。③被动吸烟对成年人的影响。引起眼刺激、头痛、鼻部症状、咳嗽及变态反应，加剧患有心、肺病和变态反应患者的症状。④被动吸烟可增加患肺癌的危险。

13. A

【解析】影响戒烟行为的强制策略为立法。

14. E

【解析】控制吸烟的策略包括立法、创建无烟环境、制定控烟规划和开展多种形式的控烟活动。

15. B

【解析】艾滋病传播途径的预防教育内容包括：①性传播预防教育。②血液传播预防教育。③母婴传播预防教育。④吸毒与感染艾滋病病毒的关系及其危险性教育。

16. E

【解析】我国艾滋病健康教育应针对不同的目标人群实施不同的教育干预。目标人群的分类：①艾滋病病毒感染者、艾滋病患者。②高危人群：为卖淫嫖娼者、吸毒者、同性恋者、受劳教或教养中心的人员、性病患者、艾滋病病毒感染者和艾滋病患者的亲属。③重点人群：为年轻人、流动人口、宾馆或服务行业人员、长途汽车司机、个体户。④其余则属一般人群。

17. C

【解析】艾滋病的健康教育，“增加教育的覆盖面”属于艾滋病健康教育的治“本”措施。

18. A

【解析】“重点放在静脉吸毒和卖淫嫖娼等具有高风险行为的人群”属于艾滋病健康教育治“标”措施。

19. D

【解析】“应为艾滋病患者提供社会支持，并给予经济、情感等方面的帮助”，属于艾滋病健康教育消除社会歧视措施。

20. E

【解析】艾滋病健康教育的行为干预目标是降低高危性行为、提高对 STD 的规则治疗需求、对 HIV 感染和 STD 预防的规范寻求政策支持和减少对 AIDS 患者和 HIV 感染者的冷漠和歧视。

21. E

【解析】突发公共卫生事件的发生都是有原因的，不明原因只是暂时未有调研结果。由此说明，突发公共卫生事件从根本上说是可以预防和控制的。

22. D

【解析】突发公共卫生事件中，开展健康教育工作的作用：把握舆论导向，维护社会稳定；有效缓解社会群众的紧张心理；提高专业人员的应对技能；强化群众依法防病的知识；普及健康知识，形成健康的生活方式正确。

23. E

【解析】信息传播活动是突发公共卫生事件处置中的关键环节。突发公共卫生事件发生时，公众往往焦虑、情绪不稳，非常渴望了解相关信息。此时健康教育工作者应以最快的速度向社会公众传播准确明晰的信息以及行之有效的可操作的自我防护方法。如果由于疾病的突发性，尚未掌握疾病发生发展的全过程，也不要坐等，应尽快将最新动态先行传播。如果等到有了完整结论再发布信息就失去了信息的时效性和指导意义。

24. B

【解析】伤害是严重威胁人类健康与生命的重要公共卫生问题，可发生在人类活动的任何地方，包括交通事故、烧烫伤、溺水、中毒、动物咬伤、跌落、窒息、机械外伤、虐待与忽视等，伤害是可以预防和控制的。

25. A

【解析】A 应为加大宣传，动员多部门合作。意外伤害的预防涉及范围广泛，涉及医学、教育、司法、交通、机械、建筑、劳动、新闻等多部门参与与合作。

26. A

【解析】意外伤害的行为干预措施也称为 4“E”干预措施，分别是：工程干预、经济干预、强制干预、教育干预。

27. D

【解析】结核病防治策略：普及结核病防治相关知识、培养良好的卫生习惯、按时接种卡介苗、药物预防、积极开展短程化学疗法、关心患者，不歧视。

28. C

【解析】痰菌阳性患者的传染力强于痰菌阴性患者。

29. C

【解析】结核菌素反应阴性者不作为高危人群。

30. E

【解析】结核病健康教育的一级目标人群有患者和活动性涂阴肺结核患者；二级目标人群是患者家属、医务人员、行政领导干部、教师；三级目标人群包括可以接受传播媒介教育的全体公众。

31. C

【解析】甲肝、戊肝主要经粪-口途径传播，常见的传播途径有：经食物传播、经水传播和日常生活接触传播。

32. C

【解析】糖尿病分为四种类型：1 型糖尿病（IDDM 胰岛素依赖型糖尿病）、2 型糖尿病（NIDDM 非胰岛素依赖糖尿病）、其他特殊类型糖尿病、妊娠糖尿病。

33. C

【解析】糖尿病的综合干预策略是饮食控制、运动治疗、药物治疗、健康教育、血糖监测，又称为糖尿病治疗的五驾马车。

34. D

【解析】应为每周锻炼 5 次（每次约 35 分钟）。

35. C

【解析】应为适量吃优质蛋白质。

36. D

【解析】保持心理健康的方法：①认识自己，悦纳自己。②面对现实，适应环境。③结交知己，与人为善。④挫折磨砺，积极进取。